Hans-Ulrich Kauczor　Mark Oliver Wielpütz

MRI of the Lung

Second Edition

肺部磁共振成像

第2版

主　编〔德〕汉斯-乌尔里希·卡祖尔
马克·奥利弗·维普特斯

主　译　李新春　罗良平　邓　宇

天津出版传媒集团
天津科技翻译出版有限公司

著作权合同登记号:图字:02-2019-261

图书在版编目(CIP)数据

肺部磁共振成像 / (德) 汉斯-乌尔里希·卡祖尔,(德) 马克·奥利弗·维普特斯主编; 李新春, 罗良平,邓宇主译. —天津 : 天津科技翻译出版有限公司,2022.7

书名原文:MRI of the Lung

ISBN 978-7-5433-4184-5

Ⅰ. ①肺… Ⅱ. ①汉… ②马… ③李… ④罗… ⑤邓… Ⅲ. ①肺疾病-核磁共振成像 Ⅳ. ①R563.04

中国版本图书馆 CIP 数据核字(2021)第 246005 号

授权单位:Springer Nature Switzerland AG.

出　　版:天津科技翻译出版有限公司

出 版 人:刘子媛

地　　址:天津市南开区白堤路 244 号

邮政编码:300192

电　　话:(022)87894896

传　　真:(022)87893237

网　　址:www.tsttpc.com

印　　刷:天津新华印务有限公司

发　　行:全国新华书店

版本记录:787mm×1092mm　16 开本　30.5 印张　650 千字

2022 年 7 月第 1 版　2022 年 7 月第 1 次印刷

定价:248.00 元

译者名单

主　译　李新春　罗良平　邓　宇

副主译　魏新华　孙翀鹏　万　齐

译　者　（按姓氏汉语拼音排序）

包盈莹　邓　宇　邓颖诗　胡剑锋　雷永霞
黎玉婷　李　锷　李新春　李咏仪　梁建业
罗良平　阮秀杭　孙翀鹏　万　齐　魏新华
徐　曦　张　冬　邹　乔

编者名单

Talissa A. Altes Department of Radiology, University of Missouri, Columbia, MO, USA

Grzegorz Bauman Division of Radiological Physics, Department of Radiology, University of Basel Hospital, Basel, Switzerland

Department of Biomedical Engineering, University of Basel, Basel, Switzerland

Nicolau Beckmann Department of Musculoskeletal Diseases, Novartis Institutes for BioMedical Research, Basel, Switzerland

Edwin J.R. van Beek Edinburgh Imaging, Queen's Medical Research Institute, University of Edinburgh, Edinburgh, UK

Donald Benson Department of Radiology, UW-Madison School of Medicine and Public Health, University of Wisconsin-Madison, Madison, WI, USA

Juergen Biederer Diagnostic and Interventional Radiology, University Hospital Heidelberg, Heidelberg, Germany

Radiologie Darmstadt, Gross-Gerau County Hospital, Gross-Gerau, Germany

German Center for Lung Research (DZL), Translational Lung Research Center Heidelberg (TLRC), Heidelberg, Germany

Dante P.I. Capaldi Robarts Research Institute and Department of Medical Biophysics, Western University, London, Canada

Ho-Fung Chan POLARIS, Unit of Academic Radiology, University of Sheffield, Sheffield, UK

Yannick Crémillieux Institut des Sciences Moléculaires, Université de Bordeaux, CNRS, Bordeaux, France

Olaf Dietrich Josef Lissner Laboratory for Biomedical Imaging, Institute for Clinical Radiology, Ludwig-Maximilians-University Hospital Munich, Munich, Germany

Julien Dinkel Institute for Clinical Radiology, Ludwig-Maximilians-University Hospital Munich, Munich, Germany

German Center for Lung Research (DZL), Comprehensive Pneumology Center (CPC), Munich, Germany

Department of Clinical Radiology, University of Munich Hospital (LMU), Munich, Germany

Rachel L. Eddy Robarts Research Institute and Department of Medical Biophysics, Western University, London, Canada

Roger Eibel Department of Radiology, Pediatric- and Neuroradiology, HELIOS Kliniken Schwerin, Teaching Hospital of the University of Rostock, Schwerin, Germany

Monika Eichinger Department of Diagnostic and Interventional Radiology, University Hospital Heidelberg, Heidelberg, Germany

German Center for Lung Research (DZL), Translational Lung Research Center Heidelberg (TLRC), Heidelberg, Germany

Department of Diagnostic and Interventional Radiology with Nuclear Medicine, Thoraxklinik at University Hospital Heidelberg, Heidelberg, Germany

Sean B. Fain Departments of Medical Physics, Radiology, and Biomedical Engineering, University of Wisconsin, Madison, WI, USA

2488 Wisconsin Institutes for Medical Research (WIMR), University of Wisconsin, Madison, WI, USA

Christopher J. Francois Department of Radiology, UW-Madison School of Medicine and Public Health, University of Wisconsin-Madison, Madison, WI, USA

Department of Medicine, UW-Madison School of Medicine and Public Health, University of Wisconsin-Madison, Madison, WI, USA

Marcel Gutberlet Hannover Medical School, Institute of Diagnostic and Interventional Radiology, Hannover, Germany

Biomedical Research in Endstage and Obstructive Lung Disease Hannover (BREATH), Hannover, Germany

Claus Peter Heussel Department of Interventional and Diagnostic Radiology with Nuclear Medicine, Clinic for Thoracic Diseases, University Heidelberg, Heidelberg, Germany

Department of Diagnostic and Interventional Radiology, University Hospital Heidelberg, Heidelberg, Germany

Translational Lung Research Center, Member of the German Center of Lung Research, University of Heidelberg, Heidelberg, Germany

Hans-Ulrich Kauczor Department of Diagnostic and Interventional Radiology, University Hospital Heidelberg, Heidelberg, Germany

Department of Interventional and Diagnostic Radiology with Nuclear Medicine, Clinic for Thoracic Diseases, University Heidelberg, Heidelberg, Germany

Translational Lung Research Center, Member of the German Center of Lung Research, University of Heidelberg, Heidelberg, Germany

Hisanobu Koyama Division of Radiology, Department of Radiology, Kobe University Graduate School of Medicine, Dallas, TX, USA

Department of Radiology, Kobe University Graduate School of Medicine, Kobe, Japan

Karl-Friedrich Kreitner Department Diagnostic and Interventional Radiology, Johannes Gutenberg-University Mainz, Mainz, Germany

Sebastian Ley Chirurgisches Klinikum München Süd, Diagnostic and Interventional Radiology, Munich, Germany

Institute of Clinical Radiology, Ludwig-Maximilians University Hospital Munich, Munich, Germany

Julia Ley-Zaporozhan Klinik und Poliklinik für Radiologie, Ludwig-Maximilians University Hospital Munich, Munich, Germany

Francesco Molinari Centre Hospitalier de Tourcoing, Lille, France

Jan Mueller Diagnostic and Interventional Radiology, University Hospital Heidelberg, Heidelberg, Germany

David G. Mummy Department of Biomedical Engineering, University of Wisconsin, Madison, WI, USA

Iga Muradyan Department of Radiology, Brigham and Women's Hospital, Harvard Medical School, Boston, MA, USA

Scott K. Nagle Department of Radiology, University of Wisconsin, Madison, WI, USA

K. Nakajima Department of Radiation Oncology, Asahikawa Medical College, Asahikawa, Japan

Yoshiharu Ohno Division of Functional and Diagnostic Imaging Research, Department of Radiology, Kobe University Graduate School of Medicine, Kobe, Japan

Advanced Biomedical Imaging Research Center, Kobe University Graduate School of Medicine, Kobe, Japan

Grace Parraga Robarts Research Institute and Department of Medical Biophysics, Western University, London, Canada

Samuel Patz Department of Radiology, Brigham and Women's Hospital, Harvard Medical School, Boston, MA, USA

Michael Puderbach Department of Radiology, Community Hospital Bad Langensalza, Bad Langensalza, Germany

Translational Lung Research Center Heidelberg (TLRC), German Center for Lung Research (DZL), Heidelberg, Germany

Department of Diagnostic and Interventional Radiology with Nuclear Medicine, Thoraxklinik at University Hospital Heidelberg, Heidelberg, Germany

Department of Diagnostic and Interventional Radiology, University Hospital Heidelberg, Heidelberg, Germany

Frank Risse Department of Translational Medicine and Clinical Pharmacology, Boehringer Ingelheim Pharma GmbH & Co KG, Biberach, Germany

T. Sasaki Department of Radiology, Asahikawa Medical College, Asahikawa, Japan

Mark L. Schiebler Department of Radiology, UW-Madison School of Medicine and Public Health, University of Wisconsin-Madison, Madison, WI, USA

Tilman Schubert Clinic of Radiology and Nuclear Medicine, University Hospital, Basel, Switzerland

Department of Radiology, UW-Madison School of Medicine and Public Health, University of Wisconsin-Madison, Madison, WI, USA

Ronald L. Sorkness School of Pharmacy and Morris Institute for Respiratory Research, University of Wisconsin, Madison, WI, USA

Neil J. Stewart POLARIS, Unit of Academic Radiology, University of Sheffield, Sheffield, UK

K. Takahashi Department of Radiology, Asahikawa Medical College, Asahikawa, Japan

Masaya Takahashi Advanced Imaging Research Center, Department of Radiology, University of Texas, Southwestern Medical Center at Dallas, Dallas, TX, USA

Jens Vogel-Claussen Hannover Medical School, Institute of Diagnostic and Interventional Radiology, Hannover, Germany

Biomedical Research in Endstage and Obstructive Lung Disease Hannover (BREATH), Hannover, Germany

Mark Oliver Wielpütz Department of Diagnostic and Interventional Radiology, University Hospital Heidelberg, Heidelberg, Germany

Department of Interventional and Diagnostic Radiology with Nuclear Medicine, Clinic for Thoracic Diseases, University Heidelberg, Heidelberg, Germany

Translational Lung Research Center, Member of the German Center of Lung Research, University of Heidelberg, Heidelberg, Germany

Jim M. Wild POLARIS, Unit of Academic Radiology, University of Sheffield, Sheffield, UK

Takeshi Yoshikawa Division of Functional and Diagnostic Imaging Research, Department of Radiology, Kobe University Graduate School of Medicine, Kobe, Japan

Advanced Biomedical Imaging Research Center, Kobe University Graduate School of Medicine, Kobe, Japan

Wei Zha Department of Medical Physics, University of Wisconsin, Madison, WI, USA

中文版序言

肺部磁共振成像(MRI)一直是医学影像学中充满挑战的领域。肺部高分辨率CT(HRCT)是诊断肺部疾病的首选检查方法,能提供与大体病理相媲美的空间分辨率,但HRCT为基于辐射衰减的单参数成像,且提供肺的功能信息有限。而MRI除了常规质子成像外,还能通过吸入超极化气体、氟化气体或氧气获得区域肺通气信息,也能通过灌注增强获得肺组织的血流灌注信息,是一种真正意义上的功能成像方法,目前在肺的呼吸力学、正常或疾病状态下的区域肺功能评价上均有应用。近年来,随着MRI软硬件的飞速发展,国外著名的医学中心及医院已经逐步将MRI应用于肺部实质性病变、间质病变、血管病变等疾病的诊断及定量研究。本书由德国海德堡大学医院的Hans-Ulrich Kauczor和Mark Oliver Wielpütz教授主编,并由肺部MRI领域的全球知名学者参编,是国际上第一部系统性介绍肺部常规MRI技术及功能成像的学术巨著。

广州医科大学附属第一医院是广州呼吸健康研究院、国家呼吸系统疾病临床医学研究中心、呼吸疾病国家重点实验室所在医院,在肺部疾病的诊断及治疗方面在国内外享有很高声誉。非常高兴本书由我院李新春教授、邓宇博士,暨南大学附属第一医院罗良平教授等来自多家教学医院从事胸部影像学的知名专家协力翻译完成,翻译团队工作科学严谨、翻译术语规范,并进行了多次的审校、讨论,保证了本书翻译既忠实于原著内容,又符合中文的表达习惯,便于理解及推广。

本书可作为开展肺部MRI的临床应用或科学研究的重要指导,相信在不久的将来,随着压缩感知、人工智能、深度学习等新兴技术的不断发展,肺部MRI的成像速度及空间分辨率将得以大幅提高,有望作为特殊人群如儿童、孕妇、碘对比剂过敏患者、需要多次随访肺部病变患者的肺部常规检查,同时可从新的视角进一步深入理解肺部生理及疾病特征,从而开辟一个全新的肺部解剖及功能成像领域。

最后,我衷心祝贺由李新春教授、罗良平教授及邓宇博士主译的《肺部磁共振成像》一书顺利出版,相信本书对于肺部疾病的MRI应用及影像诊断有较大指导作用,将为肺部疾病患者的诊疗做出贡献。

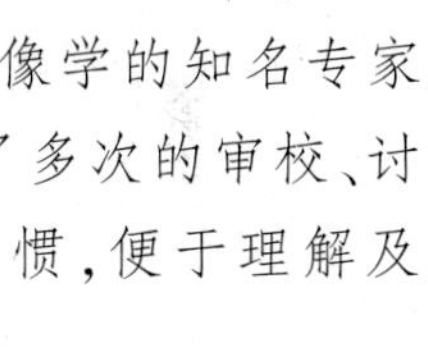

中文版前言

由 Hans-Ulrich Kauczor 和 Mark Oliver Wielpütz 主编的《肺部磁共振成像》一书自 2008 年第 1 版问世以来，在国际上受到了放射科医生，特别是胸部放射科医生的重视。随着 MRI 技术的进步，本书于 2018 年再版。作者与时俱进，回顾了大量的相关文献，详细阐述了肺部 MRI 的成像方法、基本原理，以及在临床、科研方面的应用，从解剖成像到功能成像，涵盖常规扫描及前沿应用，为肺部 MRI 临床工作和科研选题提供了新的思路和方向。

本书内容丰富、图文并茂，不仅有大量的精美插图，还附有详尽的说明，且每章后都附有详细的参考文献，特别有利于读者查阅相关领域的有关动态，是一本非常实用的参考书，相信本书的出版会让影像科医生、临床医生及相关方向研究人员受益匪浅。

本书由广州医科大学附属第一医院、暨南大学附属第一医院及广州市第一人民医院的一批中青年放射科医生合力翻译，历经多次校对，但由于时间仓促，译者水平有限，错漏之处望读者批评指正。

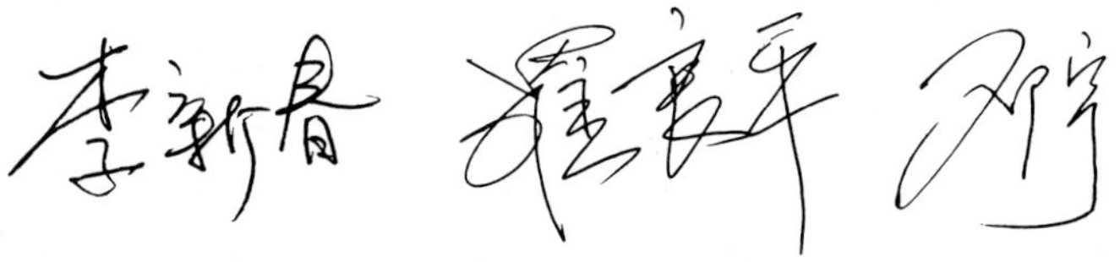

前　言

肺部一直被认为是磁共振成像的“黑洞”。自20世纪80年代起，物理学家和放射学家开始尝试使用磁共振来研究各种肺部疾病。但在当时他们既不能在合理的检查时间内获得令人满意的图像质量，也不能产生实质性的临床价值。这种情况在过去的15年内发生了明显变化。在心脏新技术、新序列及超极化惰性气体应用快速发展的驱动下，MRI在肺部疾病研究中的潜在应用成为一个令人兴奋和充满挑战的临床研究领域。

MRI在显示肺部形态学改变的同时，也能显示肺部灌注、通气和气体交换的改变，为肺部成像开辟了全新的视角，并随之进入临床领域。因此，第1版《肺部磁共振成像》的巨大成功和磁共振技术的快速发展鼓励我们准备更新至第2版。这本书主要阐明了影像学从单纯的形态学到复合形态学–功能显像的转变。此次再版保留了第1版中的所有章节，并对其中的知识进行了更新及拓展，例如：

- 标准扫描方案的推荐和基本原理；
- 非对比与对比增强的肺部MR血管成像；
- 非对比与对比增强的肺部MR灌注成像；
- 超极化气体(^{3}He、^{129}Xe)、氟化气体和氧气进行动态质子MRI通气成像。

此外，国际知名放射学家详细阐述了如何使用MRI对多种肺部疾病进行诊断及定量研究，包括肺动脉高压、肺栓塞、血管畸形与血管病变、慢性阻塞性气道疾病(哮喘、慢性阻塞性肺疾病、囊性纤维化)、肺癌、纵隔疾病、肺炎、弥漫性肺实质病变(纤维化)、胸膜及胸壁疾病等。

为了进一步反映当前肺部MRI的发展，第2版增加了3章，以强调MRI在呼吸系统疾病动物模型和临床试验中的新作用，以及在使用3T MRI及全身MRI应用(如肿瘤病变分期)时所面临的特殊挑战。

非常感谢所有对本书有贡献的作者和专家，为我们的图书提供了丰富的材料和话题。第2版作为一本领先的指导手册不仅全面概述了肺部MRI的临床应用，而且描绘了肺部MRI的潜在新应用及其在放射学最前沿的未来前景。

本书强烈推荐给放射科医生，尤其是对胸部成像、磁共振成像感兴趣的放射科医生，并可作为培训手册来使用。同时本书也可作为呼吸内科、胸外科医生的一个非常有用的信息来源,以便对患者进行诊断和治疗管理。毫无疑问,读者们将会获益良多。

Hans-Ulrich Kauczor
Mark Oliver Wielpütz
于德国海德堡

目 录

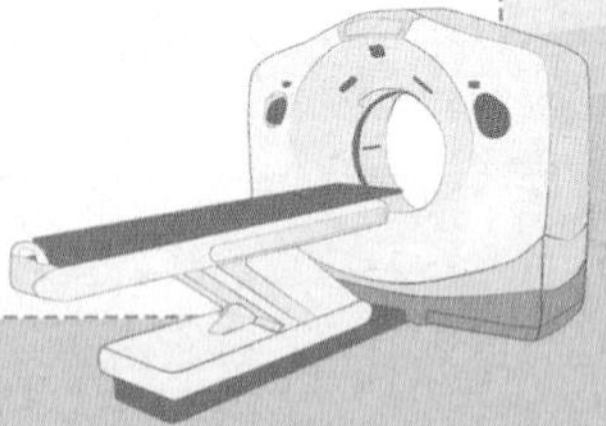

第1章

肺部MRI检查的一般要求及标准化建议

Juergen Biederer

目录

J. Biederer
Diagnostic and Interventional Radiology, University Hospital Heidelberg, Im Neuenheimer Feld 410, D-69120 Heidelberg, Germany

Radiologie Darmstadt, Gross-Gerau County Hospital, Wilhelm-Seipp-Str. 3, D-64521 Gross-Gerau, Germany

German Center for Lung Research (DZL), Translational Lung Research Center Heidelberg (TLRC), Heidelberg, Germany
e-mail: biederer@radiologie-darmstadt.de

摘要

在肺部成像方法中，质子磁共振成像(MRI)是最新引入临床的方法。胸部X线检查仍是肺部疾病最常用的一线影像检查方法；计算机体层成像(CT)是目前提供横断面和肺部三维成像最全面、最精准的方法。由于MRI无电离辐射，且可提供有关呼吸力学和首过灌注成像的动态信息，这是CT检查不能达到的，因此MRI检查近年来已逐步应用于肺部疾病的临床工作中，可作为肺部疾病评估的补充手段。本章讨论了克服肺部MRI的主要挑战，例如，如何克服呼吸、心跳等运动伪影和肺部低信号等不利因素。本书论述了不同肺部疾病的MRI扫描序列，可推荐作为对此感兴趣的放射工作者的"入门教程"，包括平扫及增强序列：屏气T1加权3D梯度回波序列(3D-GRE)主要应用于实性病变和气道病变；T2加权快速自旋回波序列 (FSE)适用于检测浸润和软组织病变；T2WI/FSE脂肪抑制或反转恢复序列易于显示肿大淋巴结和骨骼病变；自由呼吸中的稳态自由进动序列(SSFP)有助于显示肺栓塞、心功能不全和呼吸力学的异常；肿瘤、可疑胸腔积液和炎性疾病需补充增强序列；动态对比增强(DCE)快速梯度回波主要应用于评估肺部和肿瘤的灌注，有助于评估血栓栓塞性疾病、气道阻塞性疾病和肺部病变的特征；脂肪抑制的扩散加权成像(DWI)可用于评估淋巴结和肺部疾病的特征。

1 引言

近年来，肺部MRI已从科研工作逐步应用于临床实践，随着多中心、多供应商和多平台的肺部MRI在全球范围内的应用，其图像质量明显提高，临床经验不断增加。与CT相比，MRI检查有以下优势：首先，MRI检查无电离辐射，对儿童肺部疾病（肺炎、囊性纤维化）、孕妇或需要长期随访的肺部疾病患者（如不明原因发热的免疫功能低下患者）有重要应用价值；其次，得益于MRI软组织分辨率较高，肿瘤和纵隔肿块侵及胸壁是传统适应证；最后，肺部呼吸力学的MRI动态增强检查和首过灌注增强成像明显优于CT。高质量的肺部MRI对部分肺部疾病的临床决策有重要价值，如肺癌、恶性胸膜间皮瘤、急性肺栓塞、肺动脉高压、气道疾病（如囊性纤维化、间质性肺疾病和肺炎）等疾病。肺部MRI可为上述疾病手术方案的选择或放射治疗提供更多信息，如肺部肿块良恶性的评估、肺癌与阻塞性肺不张的鉴别等。全身MRI可进行全肺扫描，适用于肺部病变筛查和分期。

然而，尽管肺部MRI有许多潜在优势，但比其他影像检查方法复杂，因此仍未广泛应用于胸部疾病的临床实践中(Boiselle等，2013)。此外，从事胸部X线和CT诊断的放射科医生可能会对具有不同影像学特征和较低空间分辨率的肺部MRI感到不适，这也限制了肺部MRI的临床应用。因此，本书的主要目的是让感兴趣的读者熟悉肺部MRI的诊断范围及其潜在优势。在技术方面，下文主要概述了克服肺部MRI不利因素的策略，例如，如何克服运动伪影和肺部低信号等不利因素的影响，还包括标准化的规范协议，可作为感兴趣并能将其应用于临床的医务工作者的“入门教程”(Biederer等，2012)。在本书的专门章节中，除基本扫描规范外，为满足该领域的高级用户和资深专家的需求，还介绍了更多的扫描策略，并且可根据高级用户在该领域不断增长的经验和专业知识将其添加到这个协议中。

2 肺部质子MRI面临的挑战

肺部MRI面临的一个主要挑战是心脏搏动和呼吸运动引起的胸部器官连续运动，以下胸部及前胸壁为著，这使得经典的T1、T2加权自旋回波(SE)和快速自旋回波(FSE)成像的图像质量较差。MRI应用于肺实质时会遇到更具体的问题。MRI使用的是微弱的共振信号进行成像，当水或有机物的氢原子核（质子）被带进强磁场中，并被精准的射频脉冲激发时，这些共振信号可从氢原子核（质子）中获得。与身体其他部位相比，肺的质子密度极低，4~6L的肺容积内仅有约800g的组织和血液分布，因此肺的信号强度与身体其他部位相比非常低(Albertin，1996；Wild等，2012)。此外，由于肺内组织-空气或液体-空气界面的磁敏感伪影引起的局部磁场不均匀，会导致低信号快速去相位，T2*弛豫时间极短(Su等，1995)。因此，在大多数临床MRI中，正常肺组织通常没有信号。对于诊断应用来说，这不一定是个问题。因为所有具有较高质子密度的病变都会产生高信号，与低信号的含气肺组织形成明显对比。近年来，随着 MRI 图像质量的提高，仅有非常小的肺部病变或细微网状结构可能不被显示，特别是在运动伪影没有充分抑制的情况下（Wild 等，2012）。

3　运动补偿策略

对于多数具有较高空间分辨率的 MRI 序列而言，图像采集时间仍然过长，无法做到在自由呼吸状态下对肺和心脏进行扫描且无运动伪影。因此，门控技术在胸部 MRI 中的应用已有很长的历史。众所周知，肺部 MRI 中运动补偿的主要问题来源于心脏。通过门控技术，图像数据可被分割成多个短节段，这些短节段被拟合到预先设定的呼吸或心脏周期中。门控技术包括回顾性和前瞻性两种，回顾性门控使用连续采样的图像数据，这些数据通过与同时获得的呼吸和心脏信号进行关联、分组及重新排序。运动校正的图像是通过仅使用呼吸曲线中的目标相位内获得的部分严重过度采样数据来实现的（Remmert 等，2007）。“触发”是前瞻性门控技术中的一个亚型，当检测到生理事件后（如 R 波或呼吸监测仪的信号），就会启动数据采集（Lutterbey 等，2005）。然而，无论根据什么生理信号采集，任何触发或门控都会使采集时间成倍增加，而运动伪影补偿技术常常是不完全的（Biederer 等，2010）。一般来说，较快的呼吸频率可减少检查时间，这有助于呼吸触发成像在儿科患者中的应用，特别是不能配合呼吸指令甚至需要镇静的年龄较小的患者（Biederer 等，2012；Wielpütz 等，2013）。

在患者上腹部或胸部放置一个简单的气动带或可压缩的缓冲垫，就可获得适当的呼吸信号。由设备的压缩和解压而引起的压力变化可被 MR 扫描仪直接记录。这种设备的理想位置取决于患者静息时的呼吸模式。触发信号通常设置在呼气相，通常是呼吸周期中最长和最可重复的阶段（Biederer 等，2002a；Both 等，2005）。因为质子密度和肺信号强度随着呼气时肺容积减小而增加，所以呼气末有利于肺实质成像。然而，指导患者正确配合呼吸门控，仍然是获得无呼吸运动伪影、高质量图像的关键。

导航序列通过对横膈膜顶部进行小体积连续实时图像采集来代替呼吸带。这些图像可通过电子方式评估膈肌的运动，同时操作者也可交互使用触发器设置。其缺点为，当采集诊断图像时导航序列不得不停止，这时不能跟踪呼吸运动。必要时可采用呼吸带或类似的设备来做到不间断地监控呼吸运动。同样的呼吸导航技术可用于调整多次屏气采集的几个层块，以适应不同的呼吸幅度。

随着导航触发技术的深入发展，先进的方法利用 MRI 数据本身的非空间编码 k 空间中心（DC）信号的固有周期性变化。该信号与连续图像采集期间的呼吸周期密切相关。就像外部信号一样，这个“内在”信号可用于连续采集图像数据的回顾性门控。基于这种方法，Weick 等提出了一种具有内在门控及运动补偿的三维梯度回波序列（3D-GRE）（Weick 等，2013）。内在触发与径向采集技术的结合可提高抑制运动伪影的稳健性。这种方法可推荐应用于 PET-MRI 整合系统中的肺实性病变的灌注成像和 MRI 运动补偿（Lin 等，2008；Bauman 和 Bieri，2016；Rank 等，2016）。

原则上可通过心电监测或外周脉搏血氧饱和度来抑制心脏搏动伪影，但要以更长的检查时间为代价。因此，由于呼吸和心脏搏动，通常不推荐同时使用双触发或门控技术(Leutner 和 Schild,2001)。总之,简单增加心脏 MRI 序列并不会得到高效率的肺部成像方案(Wild 等,2012)。

在临床应用中,克服呼吸运动最简单、快捷的方法是使用单次 20s 的屏气技术,此法可覆盖整个胸部,同时还可忽略心脏搏动的影响。这得益于并行成像技术的广泛引入,不仅明显缩短了检查时间,而且有助于胸部的全容积覆盖(Heidemann 等,2003)。并行成像技术主要是利用多线圈的排列来获取沿相位编码方向的附加信息。k 空间数据部分来源于空间信息的重建,而空间信息主要来源于检查部位到单个线圈的距离所产生的信号强度的差异。该技术可将图像采集速度提高 2~3 倍。目前具有并行采集成像技术能力的 1.5 T 或 3 T MRI 扫描仪可在一次屏气中完成全胸 3D 数据集的采集,体素大小可达 1.6mm×1.6mm×4mm 或者 2mm×2mm×2mm 的各向同性体素。对于肺部来说,2~3 个加速因子是比较合理的,目前不建议超过 3 个。

如果采集时间仍然超过 20s 或者患者不能屏气 20s,则可将检查分成几个层块,并在几次屏气采集中完成。然而,如果屏气不稳定,分段采集会导致额外的伪影(Biederer 等,2001)。此外,无论是旋转相位编码条[PROPELLER 技术或 BLADE 技术(Pipe,1999;Deng 等,2006)]还是径向 k 空间采集(Bauman 和 Bieri,2016),都可提供图像的固有运动补偿,这有助于提高肺部 MRI 质量的稳定性。旋转相位编码已开始广泛应用,而径向采集序列和自动导航技术目前正在应用于常规检查。因此,呼吸运动伪影对于大多数患者不再是问题,并有望得到进一步改善。

快速图像采集技术也有助于心脏搏动的补偿,即非常快速的单次激发技术,例如部分傅里叶采集的快速自旋回波成像(T2-HASTE)、快速稳态梯度回波成像(SS-GRE,TrueFISP),或超短回波时间,如超快速自旋回波成像(UTSE)(Leutner 等,1999)。这种类型的序列不需要对患者进行任何指令,就可获得一组单次激发图像集,这对于依从性较差的患者来说是一个福音。使用部分傅里叶采集技术的快速自旋回波成像(如 T2-HASTE)或轴向稳态梯度回波成像(SS-GRE,TrueFISP)可通过 50%的层面重叠实现呼吸运动和心脏搏动的伪电影可视化。SS-GRE 系列在这方面表现显著,因为它的 T1/T2 加权对比显示血液为高信号,与血栓形成物质有良好的对比度。它提供了呼吸循环中肺部运动的基本信息,以及中央肺血管的大小、形状和通畅率。因此,它可作为一种快速技术用于排除大面积急性肺栓塞,即使在依从性较差、自由呼吸的患者中也可应用(Kluge 等,2005)。

即使无心脏触发或门控技术,快速小角度翻转梯度回波和 T1 加权 3D-GRE[如容积内插屏气扫描(VIBE)]受心脏搏动的影响也比较小。这些序列的图像质量主要取决于患者的屏气能力和依从性,而不是心脏运动补偿。有时读出频率或其倍数似乎与心脏搏动同步,因此"伪门控"使心脏轮廓非常清晰。据我们所知,目前还没有这方面的深入研究,但它有望提高梯度回波序列抑制心脏搏动伪影的稳定性。

本章中关于肺部 MRI 标准方案的建议分析了这些利弊,采用无心电触发的,心脏搏动伪影可接受,使检查时间保持在临床常规可接受的范围内。为了与最先进的临床 MR 扫描仪兼容,所有方案都是基于目前普及的技术。即将到来的技术改进,比如径向采集技术或内源性门控,一旦可用,可通过添加或替换协议组件来轻松实现。

4 肺实质疾病 MRI 策略

根据肺部 MRI，肺疾病可分为两类，即质子密度增加的疾病和质子密度减低的疾病。幸运的是，大多数由实性病变或液体浸润导致质子密度增加的病变都可由 MRI 显示，特别是在正常充气肺实质的低信号背景下。这意味着肺实质本身的显示在临床上对肺疾病的形态学成像并不太重要，除了少数质子密度减小的病变以外，这些病变主要是由于空气潴留、肺气肿或气胸引起的肺过度膨胀。只有当正常肺结构和病变有不同的信号时，常规成像才可显示病变，也可通过对比增强灌注成像或使用超极化气体通气成像显示病灶。对比增强灌注成像可在标准方案建议中解决，但超极化气体通气成像仍只在专门的研究中心应用。

在临床肺部 MRI 中，质子密度增加的疾病主要包括肺内实性病变（肺转移瘤或原发性肺癌）或肺实质本身密度增大的病变（肺炎引起的肺泡内或间质液体积聚）。对于任何新的成像方法，都必须诊断准确且具有合理的敏感性和特异性。

对于肺结节，MRI 已证实比胸部 X 线片敏感性高，但不能与 CT 相比。根据肺结节含水量的多少，可采用快速 T1 加权 3D-GRE（VIBE）、T2 加权单次部分激发傅里叶采集自旋回波成像（HASTE）或反转恢复序列（TIRM）显示病灶。Schäfer 等已证实 T1 和 T2 加权序列对肺小结节检出率大致相同，但快速 T1-GRE 序列的假阳性率较低（Schäfer 等，2005）。对于>4mm 的肺结节，敏感性为 80%~90%；>8mm 的肺结节，敏感性可达 100%。总体而言，在理想条件下（即患者可保持屏气 20s 或完美的门控/触发），认为 MRI 可检测到 3~4mm 的肺结节，但不包括无信号的钙化结节（Biederer 等，2003；Both 等，2005；Schroeder 等，2005；Bruegel 等，2007；Fink 等，2007）。因而，肺部 MRI 不推荐用于软骨肉瘤或其他伴有钙化的转移瘤的分期。目前用于肺结节检测和计算机辅助肺结节体积测量的 MRI 技术正处于研究中，还没有商品化。

然而，肺炎所致的肺内液体积聚在 T1-GRE 图像上仅表现为低信号。有研究结果表明，T1-GRE 序列上肺组织内液体的信号强度过低，无诊断价值（Biederer 等，2002b）。而另一研究发现，肺部渗出性病变如肺炎易被 T2 加权图像，以及 TrueFISP 和 T2-TIRM 序列检测到（Fink 等，2007）。因此，常规采用 T2 加权序列来评估肺部渗出性病变。快速 T2 加权单次激发成像技术可采用部分傅里叶采集（如 HASTE）或超短 TE（UTSE）实现。黑血预脉冲可用于特殊部位成像，如纵隔。呼吸触发的快速 T2 加权自旋回波序列可作为屏气成像的较好替代序列（Leutner 和 Schild，2001；Biederer 等，2002a）。

5 标准化建议

关于肺部成像技术的以下建议是基于目前 MR 标准扫描设备及大多数仪器上都可应用的并行采集技术提出的，这有助于在一次屏气中实现全胸的覆盖，并减少呼吸运动伪影。建议中有些成像技术仍需要多次屏气采集，如果没有并行采集技术，所有成像序列可以很容易地改成多次屏气采集。在这种情况下建议重叠扫描，以避免不同屏气程度和层块之间的信息丢失。在临床实践中，通用的基本成像方案已被证明可满足多数临床需求，对于特殊要求如恶性肿瘤分期、肺血管评估和灌注等，则可扩展一些序列（Biederer 等，2012）。此外，对于临床急诊，如急性肺动脉栓塞，制订短期、专用的扫描方案很重要。标准程序的检查时间不应超过 15 分钟，扩展序列的检查时间为 5~10 分钟。对于特殊情况，如不能屏气的患者或幼儿，应该有相应的解决方案（如快速实时成像、触发序列）。表 1.1 概述了不同临床适应证的常规标准方案（Biederer 等，2012）。表 1.2 概述了可用序列和成像参数，包括不同供应商兼容序列的英文首字母缩略词（Biederer 等，2012）。

通常，成像视野（FOV）需根据扫描部位的大小进行调整（例如，冠状面采集 FOV 为 450~500mm，横断面采集 FOV 为 400mm），矩阵为 256~384 像素（触发快速自旋回波序列矩阵可达 512），其像素大小<1.8mm×1.8mm。2D 采集的层厚范围为 4~6mm（Biederer 等，2012）。横断面和冠状面肺 3D-GRE 序列层厚≤4mm，冠状面肺 MRA 的层厚≤2mm（Biederer 等，2004）。

检查准备包括指导患者呼吸和选择用于胸部成像的相控阵体部线圈。呼吸带与心电监护为可选设备，若需要增加心脏成像序列，比如肿瘤浸润心包或纵隔大血管，可选用心电监护。

肺部 MRI 基本成像协议是从梯度回波定位开始，然后计划扫描程序。第 1 个序列是在屏气下获得冠状面 T2-HASTE 序列（图 1.1），然后是横断面 T1-3D-GRE（VIBE）（图 1.2，表 1.1）。如上所述，这些序列分别可检测肺渗出性及实性疾病。快速 T2 加权单次激发成像可提供高信号和良好的病灶-背景对比度，但由于采用部分傅里叶采集和长回波序列，使得组织结构的轮廓稍有些模糊。T1 加权 3D-GRE 图像的整体信号较低，但是由于空间分辨率较高，使其清晰度较高。如果需要，可通过静脉注射钆剂使 T1WI-3D-GRE 序列上肺实质信号增强（序列参数调整见下文）。除了渗出性病变、肺不张或实性病变，上述两个序列通常不能显示正常肺组织的信号。

随后是扫描冠状面 T1/T2 加权自由呼吸 SS-GRE 序列（TrueFISP）（图 1.3a）。这可以使患者从上述一系列屏气呼吸中恢复。SS-GRE 图像上信号强度为中等，但可在短时间内获得有关呼吸周期中的心脏运动、肺部运动的基本信息。由于肺血管在该序列上为高信号，与低信号的血栓形成良好的对比，因此可排除肺栓塞。SS-GRE 图像上正常肺实质为低信号，但仍明显高于 T2-HASTE 序列。

最后，需要扫描两组多次屏气图像。首先，扫描横断面运动补偿反转恢复序列（IR）或脂肪抑制 T2 加权序列（图 1.4），这有助于检测纵隔淋巴结和骨髓水肿，而正常肺实质呈低信号。然后，采用多次屏气、没有脂肪抑制的相同序列进行冠状面扫描。高空间分辨率的 T2 加权快速自旋回波序列可更加清晰地显示肿块对胸壁的侵犯和纵隔病变。与早期的 T2 加权序列相比，该序列由于具有高空间分辨率和较好的软组织对比度，更有助于显示肺部肿块的特征。

上述基本肺部 MRI 方案用时约 15 分钟，可根据临床情况调整扫描方案和添加其他序列，如增加静脉注射后增强扫描。

6 特殊扫描方案

6.1 呼吸力学

为了进一步评估呼吸力学和膈肌运动，可选择单层模式扫描动态的 SS-GRE 序列（图 1.3b）。该序列重点关注感兴趣的结构，例如，根据 MR 扫描仪的性能，可以以每秒 3~10 幅图像的时间分辨率检测膈穹隆的最

表 1.1　肺部 MRI 的扫描建议方案(改编自 Biederer 等,2012)

序列	专用于解决临床问题的序列组合				患者配合,能屏气 20s			静脉注射对比剂	不能屏气 20s 患者(如儿童等)的替代方法
	常见问题(15′)	肺部肿块(20′)	肺栓塞，动静脉畸形(15′)	肿块或血管的侵犯(25′)	切面方向	层厚	呼吸状态		
3D 梯度回波 T1 加权序列	X	X		X	横断位	4mm(插值)	屏气	否	具有内在门控的径向 3D 梯度回波脉冲序列
半傅里叶快速自旋回波 T2 加权序列	X	X		X	冠状位	6~8mm	屏气	否	自由呼吸状态下触发或非触发采集(采集时间 0~5 分钟)
稳态梯度回波序列	X	X	X	X	冠状位	4~6mm	自由呼吸	否	不需要
旋转相位编码的快速自旋回波 T2 加权序列	X	X		X	冠状位(非脂肪饱和)	4~6mm	屏气	否	自由呼吸触发采集（采集时间增加 5 分钟）
旋转相位编码的快速自旋回波 T2 加权序列	X	(X)		(X)	横断位(脂肪饱和或反转序列)	4~6mm	屏气	否	自由呼吸触发采集（采集时间增加 5 分钟）
弥散加权成像序列		X		(X)			多次屏气	否	自由呼吸触发采集（采集时间增加 5 分钟）
3D 梯度回波 T1 加权动态血管造影序列			X	X	冠状位	5mm	屏气	是	可能在浅自由呼吸状态下采集(采集时间没有增加)
3D 梯度回波 T1 加权最大空间动态血管造影序列			X	X	冠状位	1.5~3mm	屏气	是	不可用/待开发
3D 梯度回波 T1 加权脂肪饱和序列		X	X	X	横断位	4mm(插值)	屏气	是	具有内在门控的径向 3D 梯度回波脉冲序列
3D 梯度回波 T1 加权脂肪饱和序列		X			冠状位	4mm(插值)	屏气	是	具有内在门控的径向 3D 梯度回波脉冲序列

表 1.2 肺部 MRI 序列(改编自 Biederer 等,2012)

序列类型	特征或变化	厂商及相应产品首字母缩写					呼吸方法	空间分辨率	时间分辨率	肺部 MRI 的特别用途(病理学)	建议
		Siemens	Philips	GE	Hitachi	Toshiba	标准采集时间	标准像素大小	s/(层或容积)		B:基础 T:肿瘤 V:血管
3D 梯度回波 T1 加权序列	体积插值(脂肪饱和的增强图像,图 1.2和图 1.8)	VIBE	THRIVE	LAVA	TIGRE	Quick3D	屏气(21s)	高 (1.5mm×1.5mm)	低	肺结节、肿块、气道	B,T,V
	最大空间分辨率血管造影(图 1.7 和图 1.9)	Flash 3D	FFE	SPGR	RF 射频的 SARGE	FE, FFE	屏气(21s)	高 (1.2mm×1mm)	低	高分辨率血管造影(动静脉畸形)	V
	回波共享(图 1.6)	TWIST	TRAK	TRICKS	TRAQ	DRKS	屏气或浅呼吸	低 (3.5mm×2mm)	高(<1.5s/容积)	首过肺灌注(栓塞、缺氧性血管收缩)	V(T)
快速自旋回波 T2 加权	半傅里叶采集(图 1.1 和图 1.8)	HASTE	FSE 半扫描	1/2 激励次数 FSE	半扫描单激发 FSE	AFI RO	多次屏气(2×20s)	低 (1.8mm×1.8mm)	高	浸润	B,T
	旋转相位编码(图 1.8)	BLADE	MultiVane	PROPELLER	RADAR	JET	多次屏气[(4~5)×20s]	中度 (1.8mm×1.5mm)	中度	结节、肿块	B,T
	呼吸触发,高分辨率(图 1.5)	TSE-rt	TSE	FSE	FSE	FSE	呼吸触发(5~10 分钟)	中-高 (1.3mm×1mm)	低	肿块	(B),(T)

(待续)

表1.2(续)

序列类型	特征或变化	厂商及相应产品首字母缩写					呼吸策略	空间分辨率	时间分辨率	肺部MRI的特别用途(病理学)	建议
		Siemens	Philips	GE	Hitachi	Toshiba	标准采集时间	标准像素大小	s/(层或容积)		B:基础 T:肿瘤 V:血管
	脂肪饱和	TSE fs BLADE fs	TSE fs 或 MultiVane	FSE fs 或 PROPELLER	FSE fs 或 RADAR	FSE fs 或 JET fs	多次屏气[(4~5)×20s]或呼吸触发(4~8分钟)	中度(1.8mm×1.5mm)	中度	淋巴结、骨转移	B,T
短时间反转恢复序列	快速自旋回波(图1.4)	STIR	STIR	STIR	STIR	STIR					
扩散加权成像(DWI)	平面回波成像或其他快速成像技术	REVEAL (DWI)	DWIBS (DWI)	全身扩散加权成像(DWI)	DWI	Body vision (DWI)	多次屏气[(3~4)×20s]或触发呼吸(4~5分钟)	低(3mm×2mm)	低	结节、肿块	T
稳态梯度回波序列	T1/T2增强(图1.3a,b)	TrueFISP	bFFE	FIESTA	BASG	TrueSSFP	自由呼吸(60s)或指导呼吸时间	中度(2.4mm×1.6mm)	高(<0.5s/层)	肺栓塞	B,T,V
										呼吸力学	T

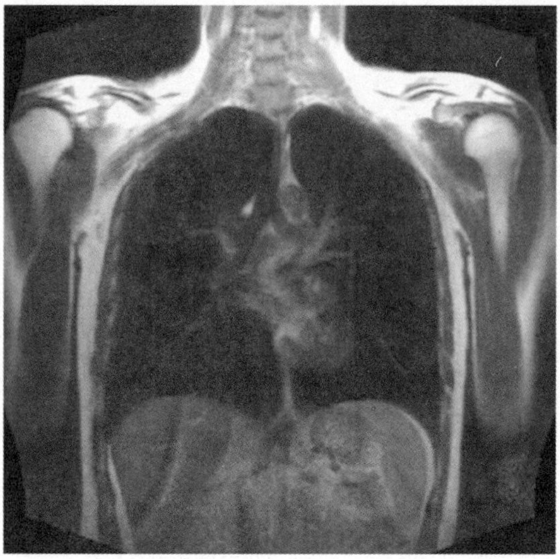

图 1.1 T2 加权激发部分傅里叶(T2 HASTE,屏气冠状面采集,30 岁健康男性志愿者)。

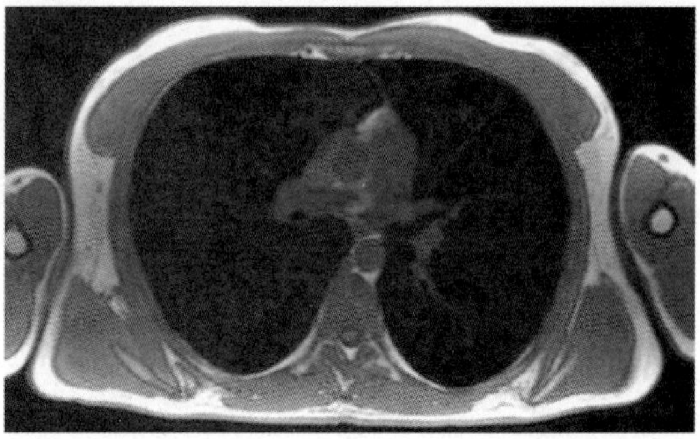

图 1.2 T1 加权 3D 体积插值屏气检查序列(VIBE,屏气时横断面采集,30 岁健康男性志愿者)。

大高度或肺内病变(Plathow 等,2006)。除此之外,序列参数与第 3 次采集相同。要求患者像在肺功能测试中一样进行深呼吸,即同第 1 秒用力呼气容积(FEV_1)的操作一样。该方案的这一小部分是充分利用 MRI 的时间分辨潜力来观察膈肌功能,与 CT 相比,这是一个明显的优势。

6.2 肺部肿瘤/胸部肿块

对于肺部恶性肿瘤或其他胸部肿块的评估,可增加横断面和冠状面 T1 加权 3D-GRE 序列,且均采用单次屏气扫描。这些增强扫描序列可通过清晰地显示血管、肺门结构和胸膜的强化来提高诊断率,肺实质疾病和实性病变也可出现强化。因此,为了排除

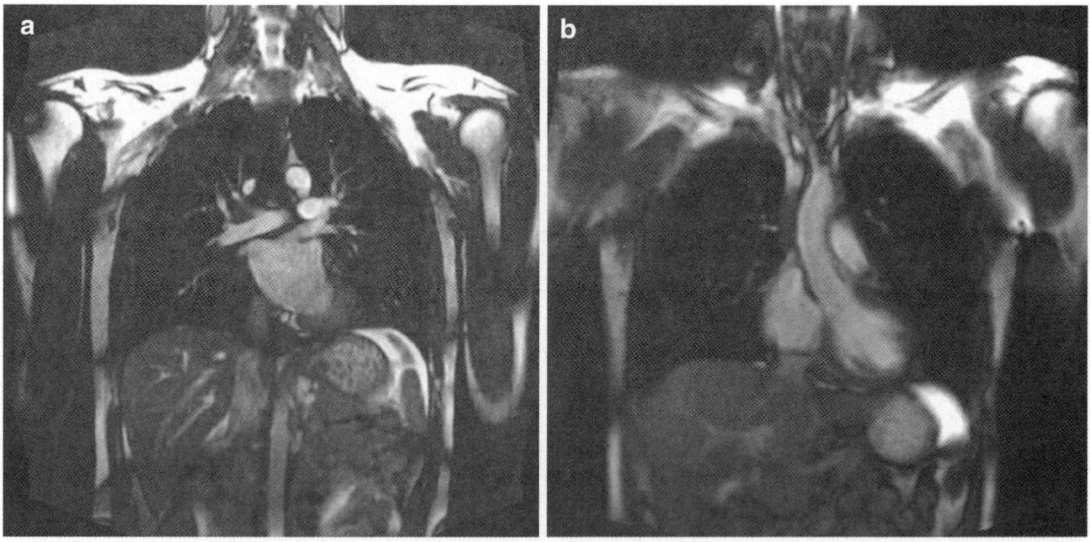

图 1.3 T1/T2 加权稳态梯度回波序列(TrueFISP)。(a)自由呼吸中的冠状面采集,以半动态采集技术扫描全肺。(b)用力呼吸动作的冠状面采集,用于研究呼吸力学。第 1 秒用力呼气容积(FEV_1)包括最大吸气和最大呼气动作,都需要与操作者(30 岁健康男性志愿者)有良好的互动。

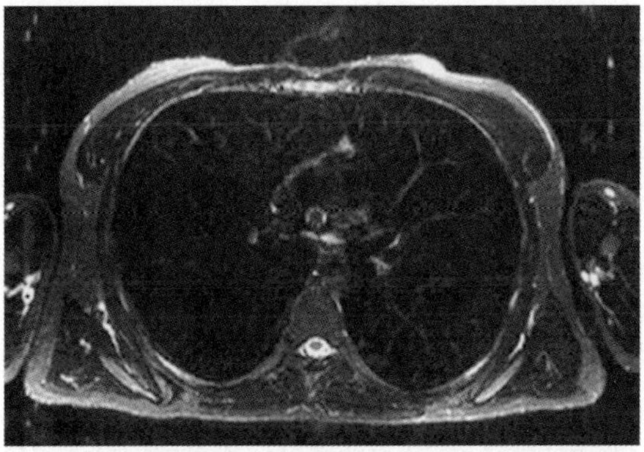

图 1.4 反转恢复快速自旋回波序列(TIRM,STIR,屏气横断面采集,30 岁健康男性志愿者)。

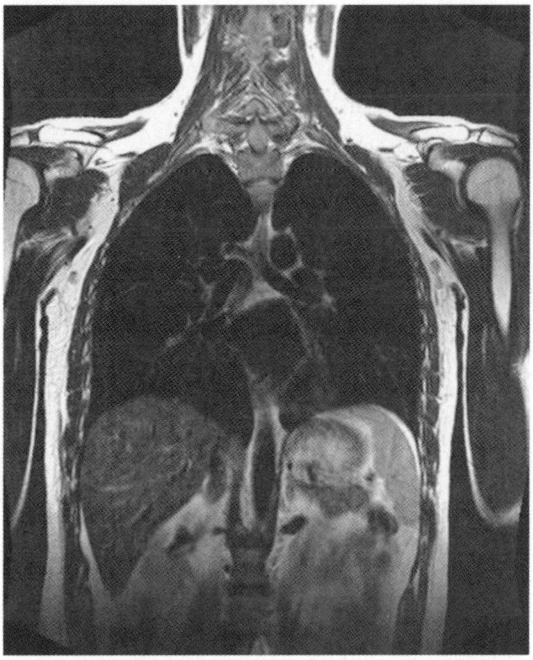

图 1.5 呼吸触发的 T2 加权快速自旋回波序列(T2-TSE,自由呼吸冠状面采集,30 岁健康男性志愿者)。

肺部恶性病变,比如肿瘤分期,扫描序列中通常包括对比增强序列,最好是脂肪饱和的 3D-GRE 序列。对于胸膜病变(如脓胸、脓肿、肿瘤转移播散、间皮瘤),除功能成像或 MRA 之外建议也进行增强扫描,以进一步评估实性肿块(Biederer 等,2004)。由于目前所列的序列缺乏脂肪抑制的 3D-GRE 序列,因此最好在对比增强扫描前扫描额外的脂肪饱和序列,以便直接比较对比剂的吸收情况,其序列参数与非增强扫描序列相同。

现有的顺磁性对比剂在图像质量方面的差异尚不明显,对于简单的增强序列,通过手动静脉注射钆对比剂 0.1~0.2mmol/kg,就可获得较好的增强图像。肺灌注成像与时间分辨对比增强磁共振血管造影首选高压注射器注射对比剂。

扩展标准方案的进一步选择包括呼吸触发(或门控)的 T1 和 T2 加权 SE 或 FSE 序列(图 1.5)。传统上,推荐采用 T1 加权图像观察淋巴结和肿瘤的胸壁浸润,但是由于 T2 加权图像还可额外评估肺实质性病变,并且提供与 T1 加权相同的有关胸壁和纵隔的信息,如果需要的话,T1 及 T2 加权序列是优选检查序列。

目前我们仍不建议常规使用扩散加权成像(DWI)。原则上,DWI 可用于肺癌的全身分期,包括纵隔转移(Kim 等,2015)。由于空间分辨率低,DWI 对肺结节检出率有限。Regier 等研究发现,对于 5mm 的肺结节,DWI 敏感性为 44%;对于 10mm 的肺结节,其敏感性提高到 97%(阈值大小约为 6mm)(Regier 等,2011)。Koyama 等报道,与 IR-T2 加权序列相比,DWI 的肺结节检出率较低(Koyama 等,2010)。一项包括 545 例患者在内的 10 个 Meta 分析研究发现,DWI 对肺恶性肿瘤评估的总敏感性为 84%,总特异性为 84%。在高预测率的患者中,DWI 能够证实肺部恶性病变;反之,在低预测率的患者中,DWI 能排除肺部恶性病变(Wu 等,2013)。然而,DWI 扫描方案的差异较大,仍未被认为是可靠的、高度标准化和简单的临床应用技术(Kim 等,2015)。根据笔者的经验,DWI 有助于显示邻近胸膜的病变,评估纵隔侵犯,并可作为检测小结节的“次要参考”(Biederer 等,2012)。因此,我们建议将 DWI 作为肺部肿瘤方案的可选序列。

6.3　肺血管病变

肺灌注异常和肺血管病变是肺部 MRI 需要解决的最常见临床问题。因此,对于肺血管病变,建议将超短 TR 和 TE 的 T1 加权增强 3D GRE 序列的两种衍生序列用于屏气 MRA:一个具有高时间分辨率(空间分辨率较低)的动态序列和一个具有高空间分辨率(时间分辨率较低)的血管造影用于肺实质首过灌注研究。关于增强扫描肺实质首过灌注成像和肺 MRA 的图像后处理技术,本书有专门章节讨论。

6.3.1　时间分辨的灌注成像

对于多时相肺灌注成像, 每个时相 3D 数据的采集时间要求小于 5s(Fink 等,2004),这在大多数具有并行采集技术的临床 MRI 扫描仪上都能实现。对于低端的 MRI 扫描仪,2D 灌注亦可提供适宜的时间分辨率(Levin 等,2001), 但在 z 轴的解剖覆盖和空间分辨率较差,不能满足临床需求。灌注扫描最简单的途径是注射对比剂的同时开始扫描,而不需要团注计时。高时间分辨率可以很好地区分动脉和静脉,即使在有严重呼吸系统疾病和屏气能力较差的患者中,该技术也很少产生运动伪影。为了便于图像数据的保存和观察, 对比增强的 3D 磁共振灌注图像通常会经过减影处理,即减去造影增强前的蒙片(图 1.6)。由于采集时间和诊断效能完全能替代小剂量对比剂团注试验所提供的信息,动态灌注成像可为随后的高空间分辨率 MRA 计算团注时间 (Biederer 等,2012)。与小剂量对比剂团注试验(test bolus)相比,动态灌注序列的缺点是需要增加图像后处理的时间及对比剂的剂量。为了使团注曲线与血管造影同步,二者的注射速度和对比剂加氯化钠注射液(至少 20mL NaCl)的体积应该保持一致,高性能的图像重建系统和高压注射器是实现该方法的前提。

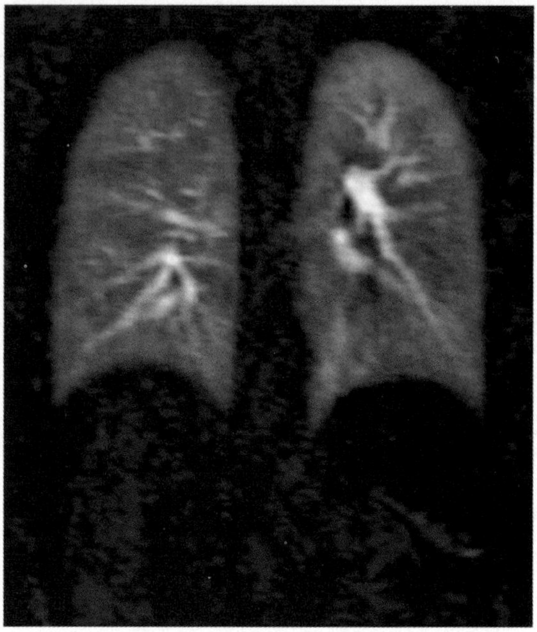

图 1.6　T1 加权 4D 对比增强首过灌注图像(T1 加权 3D-GRE,回波共享,TWIST 技术,减影图像,屏气冠状面采集,30 岁男性健康志愿者)。

6.3.2　高分辨率肺血管造影

肺动脉成像要求重复时间 (TR)<5ms、回波时间(TE)<2ms 和高空间分辨率(常规体素大小为 1.2mm×1.0mm×1.6mm, 需要屏气 20~30s)。短 TR 可短暂屏气采集, 短 TE 可降低背景信号和敏感性伪影, 患者屏气能力是图像质量的关键。冠状面图像采集可实现解剖全覆盖,单次注射对比剂(0.1~0.2mmol/kg,流速为 2~5mL/s,自动高压注射器注射至少 20mL 生理盐水冲管)即可。血管信号强度由中央 k 空间采集时钆剂的浓度决定;因此,延迟扫描时间可采用实时团注追踪(Care Bolus)技术或小剂量对比剂团注

试验来进行个体调整。理想情况下，肺动脉成像可通过上文阐述的首过灌注扫描方案来实现。MRA 和灌注成像用来解决的最常见临床问题是排除年轻女性的肺栓塞，无论这些患者有没有怀孕的可能。为此，建议将 k 空间的中心调整到最大肺实质灌注（大约比中央肺动脉峰值晚 2s）。最大密度投影重建技术（MIP）提供了非常直观的肺实质图像（图 1.7）。图像减影、多平面重建（MPR）和 MIP 是浏览图像和记录结果的标准方式。

6.4　纵隔

纵隔包括心脏、大血管、气管、食管、神经、淋巴组织和胸导管。在解剖学中，尽管纵隔之间没有物理分隔，但传统上一般将其分为 3 个间隔（目前多采用三分区法），即前纵隔、中纵隔和后纵隔，主要根据其与心脏和大血管等中部器官的位置关系来分区（Strollo 等，1997a，b）。横断面成像有助于观察来源于纵隔的肿块，MRI 和 CT 都可评估肿块的大小、位置及特征，例如显示畸胎瘤中的脂肪或钙化。为此，推荐使用基于 Dixon 技术的 3D-GRE 脂肪抑制技术，以生成同相位和反相位的图像（化学位移成像），这可用于评估肺部病变的脂肪含量（错构瘤）（Hochhegger 等，2012），而 CT 对小钙化灶较敏感。通常 CT 需要使用对比剂来区别血管和软组织，而 MRI 具有良好的软组织分辨率，大多数纵隔肿块在平扫 MRI 上就可显示（Landwehr 等，1999），如结节病中肿大纵隔淋巴结的中心为低信号（暗淋巴结征），具有特定的临床诊断价值（Chung 等，2013）。然而，对于性质不清的肿块，可使用顺磁性对比剂来提供更多肿瘤成分和分化的信息。

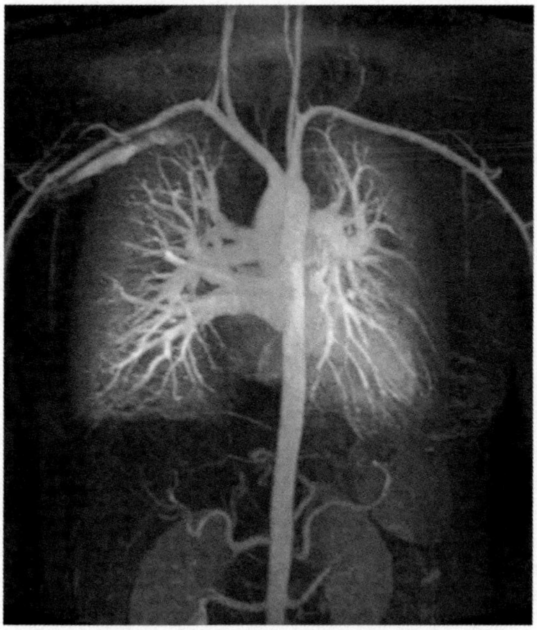

图 1.7　T1 加权 3D 对比增强 MRA（MIP 重建，健康 24 岁女性志愿者，排除肺栓塞的临床检查）。

本章中上文阐述的关于肺成像的建议同样适用于纵隔。通过使用非脂肪饱和与脂肪饱和的平扫 3D-GRE 序列，并在对比增强后重复脂肪饱和的 3D-GRE 序列，可对纵隔疾病进行鉴别。当平面分辨率为 1.6mm 时，可检测到非常小的淋巴结。增强扫描必须使用压脂序列，否则增强的淋巴结难以在高信号的脂肪组织中显示。T2 加权反转恢复图像（TIRM）或 T2 加权脂肪饱和图像有利于显示纵隔淋巴结（Ohno 等，2004）。由于与纵隔脂肪存在明显对比，STIR 序列对检测纵隔内淋巴结高度敏感，并且对肺癌和纵隔转移的检测和分类可能比 DWI 更敏感（Koyama 等，2010）。DWI 虽被推荐用于肺癌的全身分期，也包括纵隔转移，但是与其他 MRI 序列相比，DWI 的明显优势至今尚未得到证实（Koyama 等，2010）。Wu 等（2012）基于 19 项研究、2845 例经病理证实的纵隔肿瘤的 Meta 分析证实，DWI（72%）与 PET/CT（75%）具有相似的总敏感性。因此，推荐使用本章方案中可选的 DWI 序列用于纵隔病变成像。

然而，除了标准扫描序列外，如果临床情

况直接与纵隔及其结构有关，还可考虑选用其他特定的技术。快速扫描纵隔肿块可选用磁化准备部分傅里叶快速自旋回波黑血序列(HASTE)(Hintze 等,2006)。平扫 MRI 黑血序列可减少血液流动伪影，更好地辨识血管壁、区分淋巴结,但是信号强度较低。现有屏气技术的缺点是它们的空间分辨率较差,而且只有部分 T1 或 T2 对比。对于胸壁和纵隔,清晰的 T1 和 T2 对比度非常有用,特别是对纵隔肿块特征的显示。传统的自旋回波和快速自旋回波成像需要几分钟的采集时间,因此,必须通过触发或门控技术使心脏和呼吸运动得到补偿。由于受呼吸运动影响不大,特别是在上纵隔成像时,使用呼吸触发序列的价值有限，相对于明显延长的扫描时间得不偿失。常规心电触发的 T1 加权自旋回波和 T2 加权快速自旋回波序列可以极好地显示心脏周围结构的细节,这两个序列对淋巴结的显示是相同的。这些序列在标准的扫描仪上均具备，我们的扫描建议没有对这些序列进行特别调整。扫描协议中可选的呼吸触发 T2 加权快速自旋回波序列可同时使纵隔淋巴结和肺实质得到良好的显示(图 1.5)。

6.5 胸壁和肺尖

肺尖、上胸廓出口和后胸壁 MRI 的典型适应证是恶性肿瘤对该区域的侵犯,例如肺上沟瘤。重点的成像结构包括大血管、颈-臂丛神经、脊柱和脊髓。由于该区域与心脏和膈肌距离较远,受运动伪影的影响小,所以检查时不需要特别的运动补偿。因此,基于常规自旋回波和快速自旋回波序列的扫描协议可在大多数扫描仪上获得(Shiotani 等,2000)。我们的肺癌标准化扫描建议中完全包含了此区域所有的诊断问题。

当沿着下胸廓方向扫描，由于受呼吸运动影响,后胸壁成像较好,而前胸壁和胸骨成像较差。可采用简单、有效的俯卧位解决这个问题，此方法已在常规乳腺 MRI 中应用多年,对于此区域其他部分成像也十分有用,例如胸骨的不明肿物或破坏。需要注意的是,即使患者处于仰卧位，使用我们扫描建议中的快速屏气序列也能获得极好的胸骨图像。

6.6 儿科应用

肺部 MRI 的应用对儿科影像学有重要意义。除了极具挑战的肺部超声之外，肺部 MRI 是唯一没有辐射的胸部成像方法。本章推荐的标准扫描建议有两个局限性:第一,屏气成像要求患者有良好的依从性。Eichinger 等研究发现,其对 10 岁及以上的儿童 MR 成像效果较好(Eichinger 等,2006)。如果医生与患者沟通良好,即使 6~10 岁的儿童使用屏气技术也可获得较好的图像。单次激发稳态梯度回波成像(TrueFISP)已有效应用于 6 岁以下儿童(Rupprecht 等,2002)。在更小的患者中,其快速呼吸频率适用于呼吸触发序列,适当的技术修订详见表 1.2。第二,如果该矩阵被用于婴幼儿,T1 加权 3D-GRE(VIBE)技术在小体积和小体素中信号较低。

7 3T 及 1.5T 以下的扫描协议应用

3T MR 应用于肺部疾病成像可能是没有优势的,因为会产生更多的磁敏感伪影。而在较低的场强中,与 1.5T 相比,0.5T 肺 MRI 的肺实质信号强度应更高。

实践表明,使用 1.5T 的扫描协议采集 3T 图像,其图像质量与 1.5T 相当(Lutt erbey 等,2005,2007;Regier 等,2007)。观察者偏好研究表明,肺部 MRI 各种脉冲序列的成像特征在 1.5T 和 3T 之间没有显著差异(Fink

等，2007；Fabel 等，2009）。在这两种场强中，T2 加权部分傅里叶单次激发序列（HASTE）显示浸润性病灶的信号-背景比最佳，并可清晰显示病灶的范围。在 1.5T 和 3T 肺部 MRI 中，3D 梯度回波序列（VIBE）均可用于显示结节性病灶，且均可获得最高的信噪比。在 3T MRI 中，梯度回波序列的对比度和信号强度略有改善，但稳态梯度回波序列的偏共振伪影增多。应用 3T MRI 研究呼吸力学时，梯度回波序列优于稳态序列。在 3T MRI 上，反转恢复序列的图像质量稍有下降。在这两种场强的 MR 扫描仪中，呼吸触发的快速自旋回波序列都是显示纵隔的优先选择序列。目前在肺部成像方面，高场 MRI 没有明显的优势，但是前述的成像技术方案可直接应用于 3T MRI 中。由于 3D-GRE 序列具有较高的病变-背景比和较短的扫描时间等优势，建议在使用 3T 扫描仪时，重点关注 3D-GRE 序列及其在增强扫描和血管造影方面的应用（图 1.8 和图 1.9）（Dewes 等，2016）。迄今为止，对于适用于 3T 肺部 MRI 的专用扫描协议是否能带来额外的益处尚无评估。

原则上，低场强 MRI 较经济，并且从患

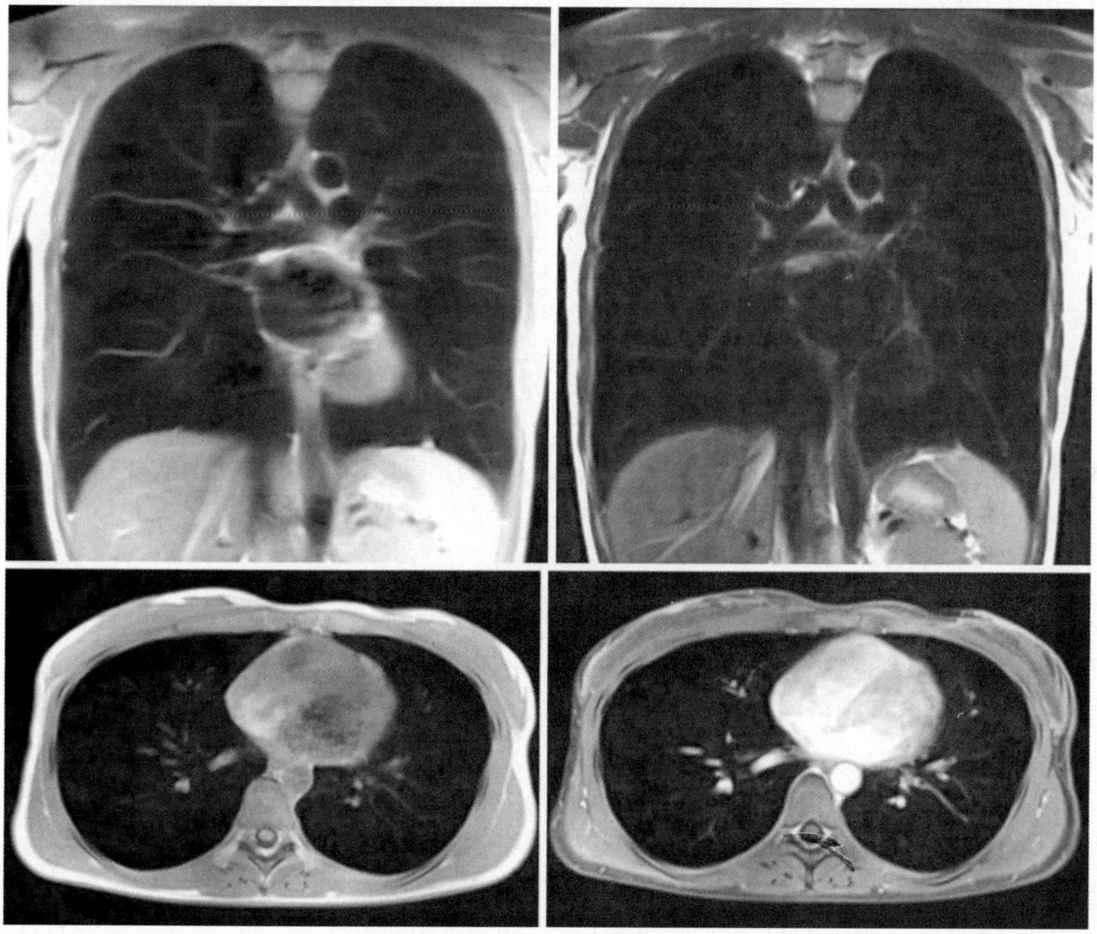

图 1.8　3T 肺部 MRI，患者，女性，26 岁，不明原因胸痛的临床扫描。T2 加权部分傅里叶采集单激发快速自旋回波（T2 HASTE，屏气冠状采集，左上图）、旋转相位编码的 T2 加权快速自旋回波（T2 BLADE，多次屏气冠状采集，右上图）、T1 加权 3D 容积插值梯度回波序列（VIBE，屏气横断面采集）增强前（左下图）和增强后（右下图）。

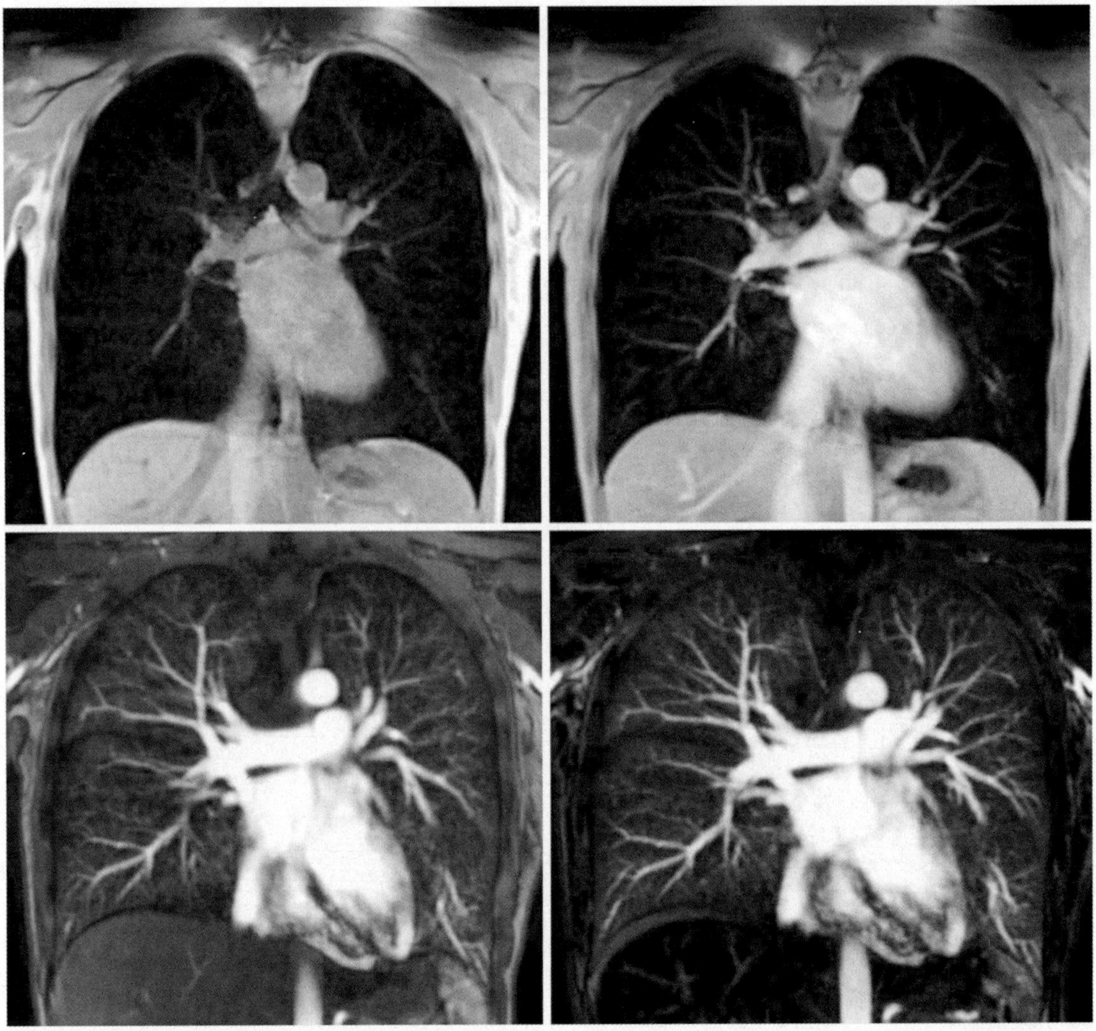

图 1.9 3T 肺部 MRI,图 1.8 同一患者,T1 加权 3D 体积插值梯度回波序列(VIBE,屏气冠状面采集)增强前(左上图)和增强后(右上图)、非减影(左下图)和减影(右下图)屏气冠状采集 T1 加权 3D 对比增强 MRA。

者依从性角度来看,特别是对于儿童患者,低场强具有开放性系统的优势。遗憾的是,不是所有用于 1.5T MRI 系统的扫描协议都能适合其他场强。迄今为止,T1-GRE 和 T2-FSE 序列已经在 0.5T MRI 上得到成功的应用(Schäfer 等,2002;Abolmaali 等,2004)。由于系统的梯度场表现较差,2D 梯度回波序列优于 3D 技术。具有高 T1/T2 对比度的稳态梯度回波序列使实性和液性病变产生高信号,也是非常有价值的。在低场强下磁敏感伪影较少,这很适合应用稳态成像技术。这些序列也被叫作 SS-FFE、TrueFISP 或带有重绕梯度回波的平衡稳态采集(BASG),可应用于 2D 或 3D 多层面采集或单厚层面采集技术(Heussel 等,2002)。迄今为止,像在 1.5T 场强中那样的综合方案未见有应用于低场的成果发表,但常规序列参数可从引用文献中获得。

(邹乔 译 李新春 孙翀鹏 审校)

参考文献

Abolmaali ND, Schmitt J, Krauss S, Bretz F, Deimling M, Jacobi V, Vogl TJ (2004) MR imaging of lung parenchyma at 0.2 T: evaluation of imaging techniques, comparative study with chest radiography and interobserver analysis. Eur Radiol 14:703–708

Albertin K (1996) Structural organization and quantitative morphology of the lung. In: Cutillo AG (ed) Application of magnetic resonance to the study of lung; hrsg. v. Futura Pub. Co., Armonk, NY, pp 73–114

Bauman G, Bieri O (2016) Reversed half-echo stack-of-stars TrueFISP (TrueSTAR). Magn Reson Med 76:583–590

Biederer J, Graessner J, Heller M (2001) Magnetic resonance imaging of the lung with a volumetric interpolated 3D-gradient echo sequence. RöFo Fortschritte Auf Dem Geb Röntgenstrahlen Nukl 173:883–887

Biederer J, Reuter M, Both M, Muhle C, Grimm J, Graessner J, Heller M (2002a) Analysis of artefacts and detail resolution of lung MRI with breath-hold T1-weighted gradient-echo and T2-weighted fast spin-echo sequences with respiratory triggering. Eur Radiol 12:378–384

Biederer J, Busse I, Grimm J, Reuter M, Muhle C, Freitag S, Heller M (2002b) Sensitivity of MRI in detecting alveolar infiltrates: experimental studies. RöFo Fortschritte Auf Dem Geb Röntgenstrahlen Nukl 174:1033–1039

Biederer J, Schoene A, Freitag S, Reuter M, Heller M (2003) Simulated pulmonary nodules implanted in a dedicated porcine chest phantom: sensitivity of MR imaging for detection. Radiology 227:475–483

Biederer J, Liess C, Charalambous N, Heller M (2004) Volumetric interpolated contrast-enhanced MRA for the diagnosis of pulmonary embolism in an ex vivo system. J Magn Reson Imaging 19:428–437

Biederer J, Hintze C, Fabel M, Dinkel J (2010) Magnetic resonance imaging and computed tomography of respiratory mechanics. J Magn Reson Imaging 32:1388–1397

Biederer J, Beer M, Hirsch W, Wild J, Fabel M, Puderbach M, Beek EJR (2012) MRI of the lung (2/3). Why … when … how? Insights Imaging 3:355–371

Boiselle PM, Biederer J, Gefter WB, Lee EY (2013) Expert opinion: why is MRI still an under-utilized modality for evaluating thoracic disorders? J Thorac Imaging 28:137

Both M, Schultze J, Reuter M, Bewig B, Hubner R, Bobis I, Noth R, Heller M, Biederer J (2005) Fast T1- and T2-weighted pulmonary MR-imaging in patients with bronchial carcinoma. Eur J Radiol 53:478–488

Bruegel M, Gaa J, Woertler K, Ganter C, Waldt S, Hillerer C, Rummeny EJ (2007) MRI of the lung: value of different turbo spin-echo, single-shot turbo spin-echo, and 3D gradient-echo pulse sequences for the detection of pulmonary metastases. J Magn Reson Imaging 25:73–81

Chung JH, Cox CW, Forssen AV, Biederer J, Puderbach M, Lynch DA (2013) The dark lymph node sign on magnetic resonance imaging: a novel finding in patients with sarcoidosis. J Thorac Imaging 29:125–129

Deng J, Miller FH, Salem R, Omary RA, Larson AC (2006) Multishot diffusion-weighted PROPELLER magnetic resonance imaging of the abdomen. Investig Radiol 41:769–775

Dewes P, Frellesen C, Al-Butmeh F, Albrecht MH, Scholtz J-E, Metzger SC, Lehnert T, Vogl TJ, Wichmann JL (2016) Comparative evaluation of non-contrast CAIPIRINHA-VIBE 3T-MRI and multidetector CT for detection of pulmonary nodules: in vivo evaluation of diagnostic accuracy and image quality. Eur J Radiol 85:193–198

Eichinger M, Puderbach M, Fink C, Gahr J, Ley S, Plathow C, Tuengerthal S, Zuna I, Müller F-M, Kauczor H-U (2006) Contrast-enhanced 3D MRI of lung perfusion in children with cystic fibrosis—initial results. Eur Radiol 16:2147–2152

Fabel M, Wintersperger BJ, Dietrich O, Eichinger M, Fink C, Puderbach M, Kauczor H-U, Schoenberg SO, Biederer J (2009) MRI of respiratory dynamics with 2D steady-state free-precession and 2D gradient echo sequences at 1.5 and 3 Tesla: an observer preference study. Eur Radiol 19:391–399

Fink C, Puderbach M, Bock M, Lodemann K-P, Zuna I, Schmähl A, Delorme S, Kauczor H-U (2004) Regional lung perfusion: assessment with partially parallel three-dimensional MR imaging. Radiology 231:175–184

Fink C, Puderbach M, Biederer J, Fabel M, Dietrich O, Kauczor H-U, Reiser MF, Schönberg SO (2007) Lung MRI at 1.5 and 3 Tesla: observer preference study and lesion contrast using five different pulse sequences. Investig Radiol 42:377–383

Hasegawa I, Boiselle PM, Kuwabara K, Sawafuji M, Sugiura H (2008) Mediastinal lymph nodes in patients with non-small cell lung cancer: preliminary experience with diffusion-weighted MR imaging. J Thorac Imaging 23:157–161

Heidemann RM, Griswold MA, Kiefer B, Nittka M, Wang J, Jellus V, Jakob PM (2003) Resolution enhancement in lung 1H imaging using parallel imaging methods. Magn Reson Med 49:391–394

Heussel CP, Sandner A, Voigtländer T, Heike M, Deimling M, Kuth R, Rupprecht T, Schreiber WG, Kauczor HU (2002) Prospective feasibility study of chest X-ray vs. thoracic MRI in breath-hold technique at an open low-field scanner. ROFO Fortschr Geb Rontgenstr Nuklearmed 174:854–861

Hintze C, Biederer J, Wenz HW, Eberhardt R, Kauczor HU (2006) MRI in staging of lung cancer. Radiology 46:251–4, 256–9

Hochhegger B, Marchiori E, dos Reis DQ, Souza AS, Souza LS, Brum T, Irion KL (2012) Chemical-shift MRI of pulmonary hamartomas: initial experience using a modified technique to assess nodule fat. AJR Am J Roentgenol 199:W331–W334

Kim HS, Lee KS, Ohno Y, van Beek EJR, Biederer J (2015) PET/CT versus MRI for diagnosis, staging, and follow-up of lung cancer. J Magn Reson Imaging 42:247–260

Kluge A, Gerriets T, Müller C, Ekinci O, Neumann T, Dill T, Bachmann G (2005) Thoracic real-time MRI: experience from 2200 examinations in acute and ill-defined thoracic diseases. RöFo Fortschritte Auf Dem Geb Röntgenstrahlen Nukl 177:1513–1521

Koyama H, Ohno Y, Aoyama N, Onishi Y, Matsumoto K, Nogami M, Takenaka D, Nishio W, Ohbayashi C, Sugimura K (2010) Comparison of STIR turbo SE imaging and diffusion-weighted imaging of the lung: capability for detection and subtype classification of pulmonary adenocarcinomas. Eur Radiol 20:790–800

Landwehr P, Schulte O, Lackner K (1999) MR imaging of the chest: mediastinum and chest wall. Eur Radiol 9:1737–1744

Leutner C, Schild H (2001) MRI of the lung parenchyma. RöFo Fortschritte Auf Dem Geb Röntgenstrahlen Nukl 173:168–175

Leutner C, Gieseke J, Lutterbey G, Kuhl CK, Flacke S, Glasmacher A, Theisen A, Wardelmann E, Grohe C, Schild HH (1999) MRT versus CT in the diagnosis of pneumonias: an evaluation of a T2-weighted ultrafast turbo-spin-echo sequence (UTSE). ROFO Fortschr Geb Rontgenstr Nuklearmed 170:449–456

Levin DL, Chen Q, Zhang M, Edelman RR, Hatabu H (2001) Evaluation of regional pulmonary perfusion using ultrafast magnetic resonance imaging. Magn Reson Med 46:166–171

Lin W, Guo J, Rosen MA, Song HK (2008) Respiratory motion-compensated radial dynamic contrast-enhanced (DCE)-MRI of chest and abdominal lesions. Magn Reson Med 60:1135–1146

Lutterbey G, Gieseke J, von Falkenhausen M, Morakkabati N, Schild H (2005) Lung MRI at 3.0 T: a comparison of helical CT and high-field MRI in the detection of diffuse lung disease. Eur Radiol 15:324–328

Lutterbey G, Grohé C, Gieseke J, von Falkenhausen M, Morakkabati N, Wattjes MP, Manka R, Trog D, Schild HH (2007) Initial experience with lung-MRI at 3.0T: comparison with CT and clinical data in the evaluation of interstitial lung disease activity. Eur J Radiol 61:256–261

Ohno Y, Hatabu H, Takenaka D, Higashino T, Watanabe H, Ohbayashi C, Yoshimura M, Satouchi M, Nishimura Y, Sugimura K (2004) Metastases in mediastinal and hilar lymph nodes in patients with non-small cell lung cancer: quantitative and qualitative assessment with STIR turbo spin-echo MR imaging. Radiology 231:872–879

Pauls S, Schmidt SA, Juchems MS, Klass O, Luster M, Reske SN, Brambs H-J, Feuerlein S (2012) Diffusion-weighted MR imaging in comparison to integrated [^{18}F]-FDG PET/CT for N-staging in patients with lung cancer. Eur J Radiol 81:178–182

Pipe JG (1999) Motion correction with PROPELLER MRI: application to head motion and free-breathing cardiac imaging. Magn Reson Med 42:963–969

Plathow C, Hof H, Kuhn S, Puderbach M, Ley S, Biederer J, Claussen CD, Huber PE, Schaefer J, Tuengerthal S, Kauczor H-U (2006) Therapy monitoring using dynamic MRI: analysis of lung motion and intrathoracic tumor mobility before and after radiotherapy. Eur Radiol 16:1942–1950

Rank CM, Heußer T, Buzan MTA, Wetscherek A, Freitag MT, Dinkel J, Kachelrieß M (2016) 4D respiratory motion-compensated image reconstruction of free-breathing radial MR data with very high undersampling. Magn Reson Med 77:1170–1183

Regier M, Kandel S, Kaul MG, Hoffmann B, Ittrich H, Bansmann PM, Kemper J, Nolte-Ernsting C, Heller M, Adam G, Biederer J (2007) Detection of small pulmonary nodules in high-field MR at 3 T: evaluation of different pulse sequences using porcine lung explants. Eur Radiol 17:1341–1351

Regier M, Schwarz D, Henes FO, Groth M, Kooijman H, Begemann PG, Adam G (2011) Diffusion-weighted MR-imaging for the detection of pulmonary nodules at 1.5 Tesla: intraindividual comparison with multidetector computed tomography. J Med Imaging Radiat Oncol 55:266–274

Remmert G, Biederer J, Lohberger F, Fabel M, Hartmann GH (2007) Four-dimensional magnetic resonance imaging for the determination of tumour movement and its evaluation using a dynamic porcine lung phantom. Phys Med Biol 52:N401–N415

Rupprecht T, Böwing B, Kuth R, Deimling M, Rascher W, Wagner M (2002) Steady-state free precession projection MRI as a potential alternative to the conventional chest X-ray in pediatric patients with suspected pneumonia. Eur Radiol 12:2752–2756

Schäfer JF, Vollmar J, Schick F, Seemann MD, Mehnert F, Vonthein R, Aebert H, Claussen CD (2002) Imaging diagnosis of solitary pulmonary nodules on an open low-field MRI system—comparison of two MR sequences with spiral CT. ROFO Fortschr Geb Rontgenstr Nuklearmed 174:1107–1114

Schäfer JF, Vollmar J, Schick F, Seemann MD, Kamm P, Erdtmann B, Claussen CD (2005) Detection of pulmonary nodules with breath-hold magnetic resonance imaging in comparison with computed tomography. ROFO Fortschr Geb Rontgenstr Nuklearmed 177:41–49

Schroeder T, Ruehm SG, Debatin JF, Ladd ME, Barkhausen J, Goehde SC (2005) Detection of pulmonary nodules using a 2D HASTE MR sequence: comparison with MDCT. AJR Am J Roentgenol 185:979–984

Shiotani S, Sugimura K, Sugihara M, Kawamitsu H, Yamauchi M, Yoshida M, Kushima T, Kinoshita T, Endoh H, Nakayama H et al (2000) Diagnosis of chest wall invasion by lung cancer: useful criteria for exclusion of the possibility of chest wall invasion with MR imaging. Radiat Med 18:283–290

Strollo DC, Rosado de Christenson ML, Jett JR (1997a) Primary mediastinal tumors. Part 1: tumors of the anterior mediastinum. Chest 112:511–522

Strollo DC, Rosado-de-Christenson ML, Jett JR (1997b) Primary mediastinal tumors: part II. Tumors of the middle and posterior mediastinum. Chest 112: 1344–1357

Su S, Saunders JK, Smith IC (1995) Resolving anatomical details in lung parenchyma: theory and experiment for a structurally and magnetically inhomogeneous lung imaging model. Magn Reson Med 33:760–765

Weick S, Breuer FA, Ehses P, Völker M, Hintze C,

Biederer J, Jakob PM (2013) DC-gated high resolution three-dimensional lung imaging during free-breathing. J Magn Reson Imaging 37:727–732

Wielpütz MO, Eichinger M, Puderbach M (2013) Magnetic resonance imaging of cystic fibrosis lung disease. J Thorac Imaging 28:151–159

Wild JM, Marshall H, Bock M, Schad LR, Jakob PM, Puderbach M, Molinari F, Van Beek EJR, Biederer J (2012) MRI of the lung (1/3): methods. Insights Imaging 3:345–353

Wu L-M, Xu J-R, Gu H-Y, Hua J, Chen J, Zhang W, Haacke EM, Hu J (2012) Preoperative mediastinal and hilar nodal staging with diffusion-weighted magnetic resonance imaging and fluorodeoxyglucose positron emission tomography/computed tomography in patients with non-small-cell lung cancer: which is better? J Surg Res 178:304–314

Wu L-M, Xu J-R, Hua J, Gu H-Y, Chen J, Haacke EM, Hu J (2013) Can diffusion-weighted imaging be used as a reliable sequence in the detection of malignant pulmonary nodules and masses? Magn Reson Imaging 31:235–246

第 2 章

非对比与对比增强肺部MR血管成像

Mark L. Schiebler, Donald Benson, Tilman Schubert, Christopher J. Francois

目录

M.L. Schiebler, M.D. (✉) • D. Benson, M.D., Ph.D.
Department of Radiology, UW-Madison School of Medicine and Public Health, University of Wisconsin-Madison, Madison, WI, USA
e-mail: Mschiebler@uwhealth.org

T. Schubert, M.D.
Clinic of Radiology and Nuclear Medicine, Basel, University Hospital, Basel, Switzerland

Department of Radiology, UW-Madison School of Medicine and Public Health, University of Wisconsin-Madison, Madison, WI, USA

C.J. Francois, M.D.
Department of Radiology, UW-Madison School of Medicine and Public Health, University of Wisconsin-Madison, Madison, WI, USA

Department of Medicine, UW-Madison School of Medicine and Public Health, University of Wisconsin-Madison, Madison, WI, USA

摘要

肺部单次屏气三维对比增强磁共振血管成像(CE-MRA)是评估肺动脉疾病重要的成像方法。一些临床基地已经将这种方法用于年轻患者肺栓塞的初步评估。CE-MRA与计算机体层血管成像(CTA)相比,在评估肺血管方面的优势如下:①无电离辐射;②可进行时间分辨的灌注成像;③无须碘对比剂。尽管伪影可能造成错误判断,但对于肾功能处于临界状态或碘对比剂过敏的患者,CE-MRA是CTA的良好替代检查方法。自由呼吸的CE-MRA方法利用超短回波时间脉冲序列可进一步改善MRA成像质量,也可显示肺实质。

1 引言

对于大多数放射科医生来说,肺部血管成像的重点是评估肺动脉栓塞(PE)。关于这个主题有很多优秀的综述性文章(Goldhaber 和 Bounameaux,2012;Stein 等,2011b;Tapson,2008;West,1986)。这种栓塞性疾病每年会影响大约 1/1000 的正常人群(Spencer 等,2008),它是引起猝死的原因之一。在应对可能存在的静脉血栓栓塞(VTE)风险时,临床医生需要制订各种决策。这个临床问题的范围从预防开始,一直到外科血栓剥脱术。在治疗的风险和收益之间找到合适的平衡点对于改善患者预后至关重要。

由于多探测器 CT 血管成像(CTA)的准确性、速度和安全性等问题,CE-MRA 技术在肺血管成像中的广泛应用受到限制(Remy Jardin 等,2007,1996;Tillie-Leblond 等,2002)。PIOPED Ⅲ(Stein 等,2010,2008)的结果显示,与 CTA 相比,MRA 的敏感性和特异性分别为 79%和 98%。很明显,CE-MRA 在常规临床使用之前,需要先进行技术改进。

读者可能会问以下问题:“既然 CTA 这么好,为什么还需要肺部 CE-MRA 来诊断肺栓塞呢?”大多数人的答案是“不需要这么麻烦”去做 MRA,因为 MRA 花费太长时间,而且它的好处尚未被证实,而 CTA 既快速又准确。在本章中,我们将说明 MRA 作为研究肺部病理生理学的重要影像学检查的一个选择,是值得努力掌握的(Nagle 等,2016;Schiebler 等,2013)。早期有报道表明,CTA 检查与循环淋巴细胞中双链 DNA 断裂数量的增加有关(Popp 等,2016)。而在心血管的钆对比增强 MR 检查后没有发现 DNA 损伤(Brand 等,2015)。碘对比剂与过敏反应和急性肾衰竭有关。因此,肺部 MRA 可通过使用不含碘对比剂的非电离成像模式来研究肺血管系统,从而提高患者的安全性(Nagle 等,2016)。

2 对比增强肺部 MRA

截至今天,肺血管 MRA 最好是在注射增强对比剂后利用 3D 梯度回波序列进行屏气成像,重复时间(TR)小于 6ms,回波时间(TE)尽可能短,以最小化肺部的磁敏感效应。虽然有一种观点认为,任何肺动脉检查都必须在动脉期采集来减少静脉污染的影响,但我们还没有发现这是检测 PE 的一个必要组成部分。成功的临床肺部 MRA 检查的基础是稳健、可靠和可重复的 MRA 技术。如 1999 年所提出的,创建高质量 MRA 图像的核心思想是将对比剂团注峰值增强信号的中心与 k 空间采集的中心对齐(Meaney 和 Prince,1999a,b)。椭圆中心读出通过首先填充 k 空间的中心来实现这一要求。这允许

MRI 技术人员追踪对比剂团注情况，并在感兴趣的动脉达到最大强化时触发扫描。另一种方法是使用定时团注法来确定扫描采集所需的延迟时间。使用对比剂峰值测试显示当问题血管达强化峰值时，在此确切的时间开始扫描。非实时性是使用对比剂峰值测试的缺点。许多问题可能会影响那些仅依靠对比剂峰值测试来确定 MRA 采集时机的检查质量：①吸气使不含对比剂的血液流入（短暂性对比剂团注中断）；②患者在采集期间的呼吸或整体运动；③在团注对比剂期间静脉或手臂折曲。有一些伪影与血栓相似，这是由于扫描时机不正确造成的。例如，在达到对比剂团注峰值之前填充 k 空间中心会形成 Maki 伪影（Maki 等，1996）。在这种情况下，对比度并不存在于采集的 k 空间中心，而是在边缘部分。这导致采集容积内的血管内腔周围特征性环状高信号可能被当成血栓。

并行成像的引入（Griswold 等，2000）使获得 3D 高分辨率肺部 MRA 成为可能。与传统 MRI 的 k 空间轨迹相比，并行成像技术仅获得相位编码线的一小部分。使用不同接收线圈的固有空间编码将丢失的信息重建为全视野图像（Griswold 等，2000）。对比传统重建方法，节省 2~4 倍的时间（加速因子）（Blaimer 等，2006；Breuer 等，2005；Fink 等，2003；Griswold 等，2000）。因为可通过使用并行成像加速来节省时间，我们使用它来单纯减少总采集时间，或在不延长采集时间的情况下将空间分辨率增加到亚毫米级各向同性分辨率。

自 2008 年以来，我们一直在使用目前的肺部 MRA 协议（表 2.1）（Nagle 等，2016；Schiebler 等，2013）。我们也将该协议用于其他 MRA 检查，如胸腹主动脉、肾动脉和盆腔 MRA 检查。这些检查使用相同的基本协议，但在矩阵、层数及线圈单元数量方面有适当修改。获得高质量检查而避免无诊断价值检查的秘诀就是通过 MR 技术人员多次重复检查来积累经验（图 2.1）。熟能生巧，不断练习可更好地操作 MRA 胸部检查！该特定协议的另一个技术要素是使用椭圆中心相位编码顺序在 k 空间轨迹开始时捕获右旋相位对比增强峰值。另一特征是使用矢状激发层块，以最小化肩部和手臂的卷褶伪影，这

表 2.1 UW-Madison Basic MRA PE——5 分钟扫描方案说明

MRI 采集次数	说明	脉冲序列	扫描时长（分钟）
1	定位像	单次激发快速自旋回波	<1
2	增强前 MRA	T1 加权梯度回波	<1
3	增强后 MRA——团注期	T1 加权梯度回波	<1
4	增强后 MRA——注射后立即扫描	T1 加权梯度回波	<1
5	增强后平衡期 较小的翻转角	T1 加权梯度回波	<1
（额外检查）	自由呼吸的补救检查	4 次平均 非并行成像 3D T1 加权 MRA	3
6	增强后 T1 脂肪抑制胸部成像	T1 加权化学脂肪饱和轴位或脂肪抑制的三维扰相梯度回波	<1

在过去 8 年的使用中尚未改变。

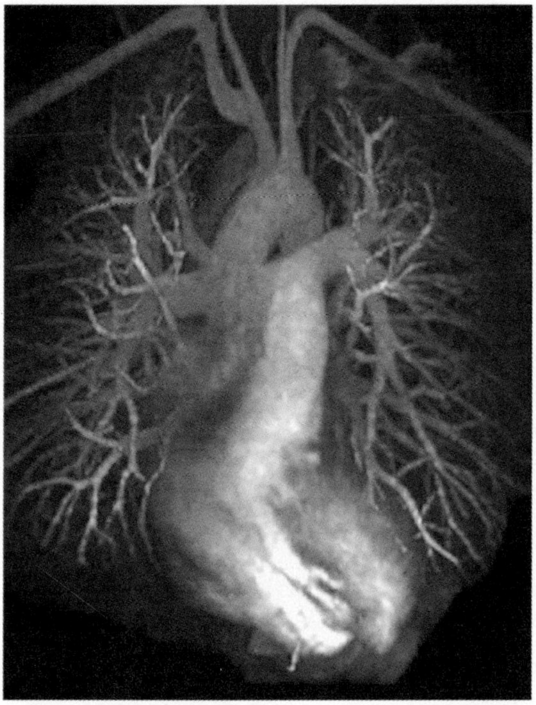
图 2.1　正常对比增强 MRA 平衡期最大强度投影，显示肺动脉、主动脉和大血管。

样可以选择更小的视野。对比剂团注给药的时间计算也很重要。我们注射对比剂的速度很慢，持续图像采集的整个团注期(Nagle 等,2016)。这限制了早期阶段的强化变化，可防止出现明显的 Maki 伪影 (Maki 等，1996)。我们还发现每个患者在哪个血管成像期最具诊断性是不同的。有时是团注期，而其他时候则是延迟期采集更好。这些软件参数和硬件配置现在都可在当前的 MRI 扫描仪上常规使用。目前不使用灌注序列或时间分辨 MR 血管成像序列进行肺栓塞的常规评估。这可能需要第二次注射，而我们尽量减少检查时间，以便这些急诊患者可被安插到非常繁忙(已经满额)的临床 MR 检查时间表中。

2.1　时间分辨成像

一些研究使用时间分辨肺灌注成像和时间分辨插值对比剂动力学成像(TRICKS)，这已经是常规临床检查的主要成像方法(Fink 等,2003,2004;Nikolaou 等,2005;Ohno 等,2003)。TRICKS 基于视图共享。鉴于共享的 k 空间中心区域比其他区域更新更频繁，从而有效缩短了总采集时间。1996 年，引入了三维视图共享的 MRA(TRICKS)将对比剂的团注转运过程可视化(Korosec 等,1996)。这最初是由腿部外周血管疾病中的血流差异问题引起的。在 TRICKS 中，对图像对比度贡献最大的低频 k 空间数据比决定空间分辨率的高频 k 空间数据采样更频繁。k 空间的高频部分采样不频繁，需要在连续时间帧之间插值(Frayne 等,1996;Korosec 等,1996)。许多其他可用于获取时间分辨 MRA 的组合如下：①非笛卡尔 k 空间采样(例如螺旋 k 空间采样)；②螺旋-TRICKS MRA，肺部 MRA 空间分辨率为 0.6mm×0.6mm×2mm，时间分辨率约为 2s (Du 和 Bydder，2007)。自此，许多其他时间分辨 MRA 采集解决方案从这种 k 空间采样策略中产生(Carroll 等,2000,2001;Du 等,2003,2002)。在患者患有胸部疾病和肺栓塞的情况下，时间分辨成像可作为一种灌注样采集；然而，为获得更高的时间分辨率，代价是更低的空间分辨率(Velikina 等,2010)。对于这个问题也有重建解决方案，涉及压缩感知和适用于颅脑循环的更广泛的视图共享方法(Chang 等,2015)。但在对比剂团注采集期间，由于膈肌和心脏的复杂运动，故不能应用于胸部。

胸部时间分辨 MRA 的一个有趣特征是确定循环时间(Francois 等,2003)，这是团注对比剂从肺动脉进入主动脉所需的时间。通过测量放置在肺动脉干(PA)和主动脉(Ao)中感兴趣区的信号强度，帮助在团注对比剂后找到达到峰值信号强度(SI)的时间(时间=0)。对于研究中的所有受试者,碘或钆剂浓度必须相同。团注必须标准化,即在肘前静脉或其他位置的置管中以一定的速度给予定量的对比剂。通过时间是团注对比剂的峰值信号强度从肺动脉(时间 0)(时间 1-时间 0=传输时间)到达升主动脉(时间 1)所需的时间。许多疾病会影响循环时间,但最常见的原因是左心功能不全 (Francois 等,2003)。通过时间是心肺成像中未充分利用的指标。

2.2 屏气的重要性

为了保证肺部 CE-MRA 的图像质量,适当的屏气尤为重要。患者呼吸困难是肺部 MRA 在临床中难以推广的核心问题。如果他们可以屏气,就不太可能出现症状性肺栓塞。另一方面,放射科医生需要研究的那些患者都无法屏住呼吸。如果呼吸不能暂时停止,产生的噪声会使 10~20s 的 MRA 检查变得不可读。如果患者无法屏气,则必须使用其他策略,如自由呼吸采集。通过修改扫描层厚,最大至 3mm,使得整体采集时间缩短。可使用更大的并行成像加速因子,但更高 G 因子导致的伪影可能会影响图像解读(图 2.2)。要求患者在最大吸气时而不是在最大呼气时屏气,并且还可加上 2~4L 鼻导管吸氧。技术员可通过以下策略使患者过度通气以轻微降低 $PaCO_2$ 水平:吸气,保持 5s 后呼气;吸气保持 5s 并呼气;吸气后屏气。有时这些额外的策略仍然不起作用,可尝试自由呼吸、高度平均检查,特别是在使用血管内对比剂(纳米氧化铁或钆磷维塞三钠)之后。

当患者不能屏气时,使用自由呼吸对比增强的 MRA 成像方法来检查肺栓塞将优于任何当前基于呼吸控制的成像方法。当需要补救由于呼吸运动伪影而导致肺部 MRA 检查无法诊断时,该肺部 MRA 检查策略是有用的。通过关闭并行成像、扩大视野、增加相位采集矩阵、缩小层厚、增加采集总数,影像科医生可沿“记忆通道”往回走,使用 20 世纪 90 年代流行的胸部和腹部 MRI 方法。虽然会因运动导致图像不清晰,但这些都是高度可读的检查,在没有其他有效屏气选择的情况下可能是一个不错的选择。

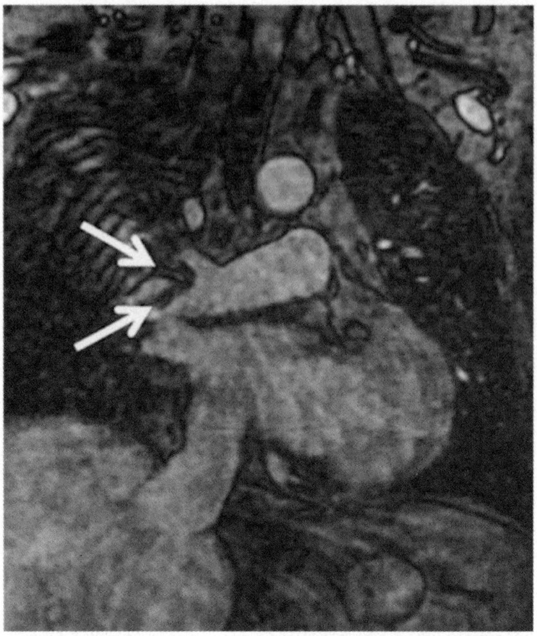

图 2.2 G 因子所致的图像质量下降。并行成像中图像噪声传播至图像中心。通过增加采集容积的前后范围可减少卷褶伪影和 G 因子噪声。

最近引入了一种新的肺部脉冲序列,依赖于超短回波时间 (UTE)(Johnson 等,2013),使得自由呼吸肺部 MRA 成为可能。这限制了由于肺实质/血管的质子与支气管和肺泡内的空气之间的磁化率差异而发生的失相位。该脉冲序列是自由呼吸采集的良好选择。最近研究将自由呼吸采集与 UTE 脉冲序列组合,已经成功显示动物模型中的亚段肺栓塞(Bannas 等,2016)。他们指出,当使用血管内对比剂时,自由呼吸 UTE 检查的效果明显优于传统的 MRA(Bannas 等,2016)。

Bauml 等报道了在评估肺栓塞的患者中使用自由呼吸 UTE 策略的初步结果（Bauml 等，2016）。结果表明，MRA 的观察者间 ICC 为 0.60（中等一致），UTE 为 0.78（显著一致）。UTE 检查的总体图像质量得分（74.4 分）明显优于常规 MRA 检查（62.9 分）（P=–0.02）（Bauml 等，2016）。原因很简单，MRA 检查的质量取决于患者屏气的能力，而自由呼吸 UTE 检查的质量依赖于呼吸的规律性、舒张期心腔位置的总和及受试者没有大体运动。可疑肺栓塞的患者屏气能力不一样，因此 UTE 检查有助于评估此类患者。

2.3 三维导航自由呼吸的平衡稳态自由进动序列，增强前或增强后 MRA

三维导航方法（Wang 等，1996）非常适于跟踪膈肌的呼吸变化，从而将心脏数据限制在呼吸周期中处于静止状态的部分（例如接近呼气末期）。然而，这种方法不适用于肺和肺动脉。这是因为导航器是一个用于跟踪半膈运动的单独饱和带。饱和带在肝脏上方时适用于心脏，但如果感兴趣的区域是肺部，则该位置不合适，因为通过重复施加饱和带使肺部分饱和了。

3 MRA 对比剂的选择

肺部 MRA 是钆对比剂（GBCA）和纳米氧化铁的适应证外应用。单剂量钆贝酸二葡甲胺的 MRA 信号质量优于双剂量的钆贝酸二葡甲胺（Woodard 等，2012）。虽然可使用任何 GBCA，但具有较高弛豫率的那些制剂应优先用于 MRA 检查。由于对肾源性系统性纤维化（NSF）和基底节钆沉积的关注，应优先选择具有更高的热稳定性制剂（Grobner，2006；Suzuki 等，2010；Thomson 等，2015）。现在使用钆磷维塞三钠（Ablavar™）遇到了困难，因为供应商将不再制造和销售这种血管内 MRI 对比剂。该药物已成功用于判断肺栓塞和深静脉血栓形成（Hansch 等，2011；Pfeil 等，2012）。现仅存的完全血管内 MRA 对比剂是纳米氧化铁，它被批准用于难治性缺铁性贫血的慢性肾病患者的静脉给药。但作为 MRA 对比剂（1~4mg/kg），是该产品的一种适应证外应用。这是一种非化学计量超顺磁性氧化铁，表面包裹聚葡萄糖山梨醇羧甲基醚，总尺寸为 17~31nm。该药剂的弛豫率非常高，可用于亮、黑血成像。亮血图像依赖于短 TE 的 T1 效应。黑血成像依赖于该药剂在较长的回波时间能缩短 T2*/T2 时间。美国食品药品监督管理局（FDA）最近发布了一个关于团注该药剂的黑框警告。它最安全的操作是在扫描仪外缓慢输注用盐水稀释的药剂，并在循环内在其药代动力学分布的稳定状态下使用。对于那些既往过敏或过敏反应的患者，纳米氧化铁是禁忌的，应仔细评估其在已知的含铁血黄素沉着症/血色素沉着症的患者中使用的风险和益处（Hope 等，2015）。

4 肺部 MRA 检查的对比剂用量

现在有一个易于使用且免费的移动应用程序（GadCalc，威斯康星大学）用于确定 MRI 对比剂的静脉注射剂量。这款手机应用程序还可轻松访问产品的 FDA 说明书（PDF）。这一参考可帮助 MR 技术人员确定每个批准的 MRI 对比剂的正确剂量（mL），还涵盖了纳米氧化铁的剂量。对于钆贝酸二甲葡胺的肺部 MRA，我们使用的标准剂量为 0.15mmol/kg，用盐水稀释至 30mL。对于纳米氧化铁，可使用 1~3mg/kg 的剂量稀释于 150mL 盐水中，缓慢输注给药 15 分钟（10mL/min）以上。

5 钆对比剂的安全性

当肾源性系统性纤维化（NSF）的“黑云”开始消散时（Bruce 等，2016；Haemel 等，2011；Sadowski 等，2007；Soulez 等，2015），我们现在必须处理新的问题：在先前使用钆对比剂（GBCA）的儿童和成人中，脑深部核团和骨骼中出现了钆沉积（Gd^{3+}是钙类似物）（Huckle 等，2016；Suzuki 等，2010）。这种钆沉积在线性对比剂中较大环螯合剂更明显。在这一点上，我们不清楚这种沉积的长期影响是什么。虽然钆沉积完全有可能不被认为是重大发现，或对我们的患者有任何持久影响，但我们必须认识到这可能会持续影响他们多年。目前关于该问题的最佳证据表明，这是 GBCA 使用的一个有趣副作用，但在临床使用的浓度下，它对患者的生存率、发病率或正常脑功能并不重要。这个问题从侧面说明，我们必须开始重新考虑在普通志愿者中使用 GBCA，特别是那些正在重复使用这些制剂的志愿者。

6 非对比增强肺部 MRA

非对比 MRA 方法在心脏平衡稳态自由进动（bSSFP）中使用的历史很长，但不是在肺部。使用 bSSFP 脉冲序列导致肺和肺血管系统图像质量差的原因是多方面的。首先，肺内血管小于心腔和大血管。其次，肺血管移动几乎与心腔一样多（特别是在左肺上叶舌段），而传统上不使用心电门控。最后，在较小的肺动脉/静脉与周围的肺/支气管之间存在较心腔中更大量的磁敏感伪影，这对于 bSSFP 成像是非常不利的。Heredia 等（2012）的一项研究比较了使用 bSSFP MRA 的孕妇和使用对比增强 3D 梯度回波（3D-GRE）的年轻女性（Heredia 等，2012），发现在 21 名受试者中，中央动脉和肺叶动脉 100%可见，在 90%的病例中可见到肺段动脉。对于非对比 bSSFP MRA 检查和钆增强后的 MRA 检查，肺段血管的图像质量不佳与血液信号差和运动有关。Kalb 等指出，与灌注成像或对比增强后 3D MRA 相比，bSSFP 图像的显示性能较低（Kalb 等，2012）。他们发现，门控的 true FISP 序列检测肺栓塞的特异性为 67%，3D-GRE 成像检测的特异性为 73%。当然，bSSFP 可评估中央肺动脉，但对于较小的血管仍然需要对比剂。

动脉自旋标记可较好地应用于腹部血管成像，因为动脉血流从上到下流动是可预知的（Bley 等，2016；Miyazaki 和 Akahane，2012）。虽然这种方法可能会有效评估肺动脉血流，但它在患者中的应用有限（Mai 和 Berr，1999）。

时间飞跃法对于头颈部非增强 MRA 非常有效。动脉血流方向通常从下方向上方流动，而器官静止。由于心脏或膈肌几乎持续移动，TOF 血管成像并不适用于胸部。虽然屏气可帮助解决这个问题，但那些患病或因气短导致呼吸急促的患者，他们屏住呼吸的能力有限。另外，胸部的血液流动是多方向的。心肺系统是应用非对比 TOF MRA 方法较困难的部位之一。Edelman 已经引入了一种非增强的 2D 时间飞跃 MRA 方法，该方法简单利用了最近的一些进展（Edelman 等，1990）。间歇静态单次激发（QISS）就是这样一种方法，首先使用 bSSFP 技术结合心电门控，并加上饱和带，以采集最大收缩期的流入血流。使用该方法产生信号强度对比的机制主要由流入的新鲜血液的自旋产生。饱和带的应用是将静脉与动脉血流分开的主要方法。虽然这种方法对头部和下肢的血流抑制效果较好，但胸部却不适用。在胸部应用肺动脉干饱和可抑制肺动脉信号强度，而左心室饱和可抑制主动脉信号。使用盘状激发的 ASL 方法还可帮助进一步单独选择某些血管来激发成像。

6.1　黑血成像

采用常规自旋回波成像分析血流的问题在于慢血流会获得相位重聚，使其在血管腔内显示为令人混淆的高信号。为了在动脉血管壁和心室心肌壁成像中解决这一问题，开发了一种去除所有非静态自旋的序列（Edelman 等，1990）。后来引入了双反转恢复方法用于冠状动脉成像（Fayad 等，2000；Worthley 等，2001）。这一脉冲序列在消除腔内缓慢移动的自旋方面特别有效，这些自旋可污染黑血图像的近内膜区域。该方法的主要应用是帮助分析冠状动脉和主动脉管壁中的脂质斑块。它也可帮助消除右心室中的信号强度，用于分析致心律失常性右心室心肌病（ARVC）中的右心室壁。原则上，该方法可使用自由呼吸 3D 方法，并与心肺循环周期同步，以减少运动伪影，使其应用于肺动脉。有些地方利用常规快速自旋回波图像上肺动脉的高信号强度作为判断慢性肺动脉高压慢血流的指标（Swift 等，2014）。

6.2　相位对比 MRA

流速敏感血流成像主要基于单层、屏气、心电门控电影 2D 相位脉冲序列（Firmin 等，1990，1987；Klipstein 等，1987；Nayler 等，1986；Parsons 等，1990；Rees 等，1987）。这通常用于分析肺动脉血流（主肺动脉）和主动脉血流，计算 Qp/Qs。该分析对于评估先天性心脏病的左向右分流和肺动脉瓣功能不全至关重要。所有 MR 心血管成像机构每天都使用该方法进行血流定量。由于必须在每个层面的正方向和负方向上应用流体编码梯度，因此 3D 相位对比 MRA 的检查时间要长很多。这种方法适用于那些完全不动的身体部位（头部和颈部）和那些仅轻微移动的部位（肠系膜动脉）（Wasser 等，1996）。然而，对于身体移动频繁的区域，如胸部，3D 相位对比 MRA 序列具有一定的困难。在放射状 k 空间采样模式中，所有 k 空间线都穿过中心，但 k 空间的总体积仅被部分采样，该 3D 相位对比脉冲序列称为 PC-VIPR（相位对比——极低采样的体素各向同性径向投影成像）（Barger 等，2002）。使用这种节省时间的方法，可在合理时间段内从用户定义的速度编码梯度获取所有 3D 速度依赖性相位。这些数据也可结合心电和呼吸循环。这些心电和呼吸门控的 3D 相位对比研究叫作 4D flow MRI。PC-VIPR 图像的重建采用非笛卡尔方法，并且需要独立的后处理工作站（Markl 等，2011）。厂家已经开发了基于笛卡尔重建方法的更小视野 4D flow 采集的市场，在检查时可看到这些 4D flow 的图像重建。4D flow MRI 已用于身体许多部位的血管成像，用于评估流速、血管内的流动模式、管壁剪切力、血管顺应性、脉搏波速度、压力差和湍流动能。虽然 4D flow 法目前可应用于肺动脉高压，但在肺动脉系统其他疾病中的应用有所滞后（Barker 等，2015；Chelu 等，2016）。

MRA 通过使用血管内对比剂可增加 4D flow 法的信噪比（Dyverfeldt 等，2015；Markl 等，2011）。在可能发生肺栓塞的情况下，4D flow 的使用受到限制，因为此时流速非常缓慢，仅对于肺动脉和静脉的较大血管的图像分辨率是最佳的，对于段和亚段脉管系统而言价值非常有限。4D flow 所需的成像时间较长，需要在重建前仔细观察心脏和呼吸周期。

计算流体力学(CFD)目前在商业上被用于在冠状动脉CT血管图像中判定冠状动脉狭窄(Zarins 等,2013)。这项工作背后的原理在于,当血管狭窄增加时,血流量减少,这可通过评估血管腔内的对比剂密度来确定。该方法也已应用于肺动脉系统,并且Clark等已经建立了肺栓塞的数学模型(Burrowes等,2011)。他们发现近端肺栓塞并不能解释肺动脉高压的程度。他们认为,缺乏功能信息、肺血管收缩和任何外周血栓的组合是导致缺氧的非常重要的组分(Burrowes 等,2014;Clark 等,2012,2014)。

7 MRA伪影:原因与解决方法

如果不能清楚地了解可能存在的伪影,就会出现对这些检查的错误解释。

7.1 Gibbs截断伪影

Gibbs截断伪影是由k空间采样区域边缘的数据突然截断引起的(Wood 和 Henkelman,1985)。当在重建图像中存在高对比度(锐利)边缘时可形成这些伪影,从而在锐利边缘邻近处出现“环”。当血管直径为3~5个像素时,这些“环”可叠加在血管的中心,导致中央出现充盈缺损 (图2.3)(Bannas 等,2014)。在肺部MRA检查中,这些伪影在肺动脉和静脉中均可见。此外,与真正的肺栓塞相比,判断伪影存在的一个有用线索是在近端较大血管中存在线性低信号影 (图2.4),这些线在远端血管叠加形成截断伪影。Bannas等最近提出的一种简单方法可区分游离的血管中心栓子和Gibbs截断伪影(2014)。他们的方法是将“假定肺栓塞”处的ROI信号强度(SI)除以周围增强肺动脉腔的

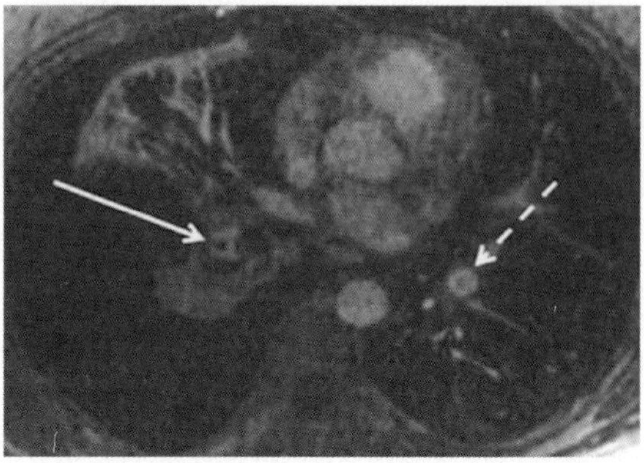

图 2.3 叶间动脉中央充盈缺损(实线箭头)。左下肺动脉中的Gibbs截断伪影(虚线箭头)。

4个ROI的平均信号强度(肺动脉栓塞处ROI信号强度/平均ROI的信号强度)。如果发现该值≥50%,则存在肺栓塞;如果该值<50%,则表明该区域是截断伪影(图2.4)。还有一个问题需要考虑,那就是肺栓塞溶栓治疗后中央栓子出现溶解时,这些栓子可吸收钆对比剂并具有中等信号强度。可能有助于判断中央肺栓塞的另一个成像特征是,与伴行的支气管相比,具有漂浮栓子的血管扩张,这是由于血流减少继发引起血管舒张(自动调节)。如果在成像检查之前栓塞动脉处于闭塞状态,则问题血管供给区域的肺实质可能出现出血。

特定大小的支气管也可出现这种伪影(反向Gibbs伪影),表现为支气管中心区域的高信号,仅存在于对比增强后的MRA,因为在增强后支气管壁出现强化。支气管壁的明亮信号导致图像空间中由傅里叶变换形成的波纹,逐渐形成这种点状高信号,这与脊髓和正常肺血管(特定尺寸)的低信号相反。有趣的是,在特定大小的肺栓塞中发现了第二个反向Gibbs伪影。这是由血管腔的强化高信号和凝块外表面的黑色低信号之间的突然转变引起的,我们将其称为“明亮的中心点”。这是肺栓塞的直接征象之一,有

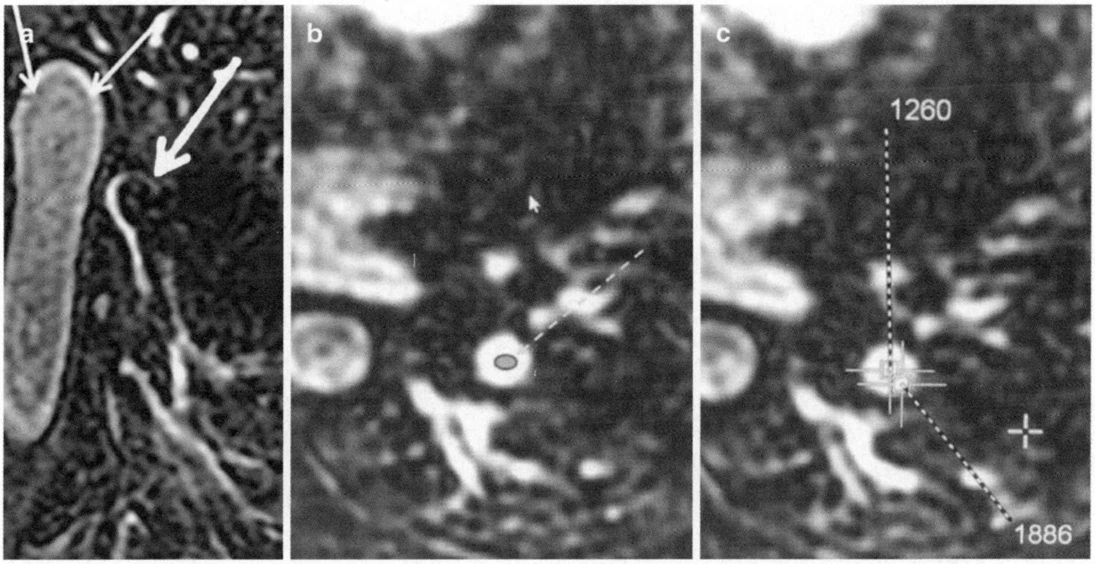

图 2.4　(a)远离血管中心(细箭头)可看到低信号伪影,叠加形成类似肺栓塞的中央截断伪影。粗箭头示左下肺动脉栓塞。(b)Gibbs 截断伪影(灰色圆圈,并用边框勾勒)。(c)Bannas 通过测量血管中心感兴趣区信号强度并将该测量值与管腔周围部分信号强度进行对比来判断肺栓子与凝血块。在该示例中,中心测量值为 1260 个信号强度单位,周围管腔测量值为 1886 个信号强度单位,比率为 67%(1260/1886)。由于该值大于 50%,因此该区域与截断伪影最为一致,肺栓塞的比例通常小于 50%。

助于将其从 MRA 检查中的 Gibbs 伪影中区分开来(图 2.5)。

7.2　对比剂团注过程短暂中断

对于 CTA 和 MRA 检查来说,这是一个有趣的伪影。人们必须了解肺部生理学和胸膜腔内压对血液流入右心房的影响,以了解伪影是如何产生的。这个问题与一个简单的现象有关,即如果患者在注射对比剂期间吸气,将会有来自下腔静脉不含对比剂的血液突然涌入,这将妨碍肺动脉的对比增强(Wittram,2003;Wittram 和 Yoo,2007)。该伪影的必要特征如下:①上腔静脉含对比剂;②肺动脉高信号影非常少;③肺静脉、左心和主动脉可见高信号影。实际上,由于技术人员告诉患者在扫描开始之前吸气,造成对比剂有一个间断效应。这可能发生在团注阶段的图像中,但对平衡期检查影响不大。通

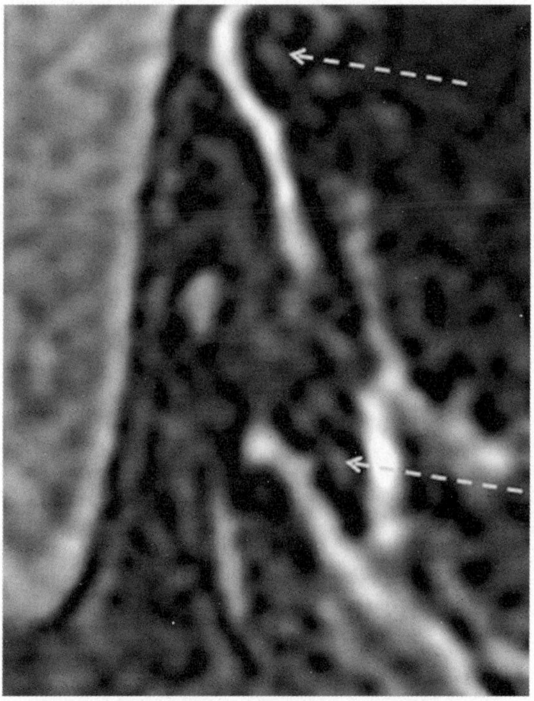

图 2.5　虚线箭头表示具有反 Gibbs 伪影的肺栓塞(PE),这是肺栓塞区分于 Gibbs 截断伪影的直接征象。

过让患者安静地呼吸然后停止呼吸(或让患者在呼气末屏气),这个问题就可避免。这些方法可避免肺内压力突然降低。在MRA检查期间,大多数肺栓塞患者在呼气末会有憋气困难症状。

7.3 并行成像中的超范围和噪声增强

用于并行成像的k空间欠采样产生混叠(Deshmane等,2012)。Sense重建依赖于混叠图像进行重建,GRAPPA类型重建依赖于k空间缺失数据的重建。残留混叠可表现为成像对象内部或外部的重影。另一方面,噪声增强使图像看起来呈颗粒状,并且通常是不均匀的(Deshmane等,2012)。

7.4 视野卷褶

肺部MRA的一个更大问题是,患者两侧的手臂卷褶到视野中。虽然可采用更大的视野(FOV)来避免这个问题,但这种方法会延长采集时间。在大多数肺部MRA检查中,有一些来自k空间采样不足的卷褶。使用矢状层面激发或让患者将手臂抱在头上有助于解决这个问题。

7.5 Fontan和Glenn分流术

Glenn和Fontan分流术的术后静脉连接可在肺动脉采集期类似肺栓塞。这对于CTA、MRA和核医学通气/灌注检查来说是一个非常令人困惑的问题(Chow等,2001)。在Glenn或Fontan手术后,当其中一条肺动脉主要接受一条腔静脉血液时,注射的对比剂就可能只会进入该腔静脉连接的相应肺动脉。这些病例的主肺动脉看起来有一个巨大的肺栓塞,但在延迟的图像上却正常充盈。一些研究中心正在用计算流体力学、4D flow和3D打印技术对这些流动模式进行建模。这些患者的静脉–肺动脉连接的流动模型可为这些分流术的外科修正提供帮助。众所周知,当上腔静脉血液与下腔静脉血液混合不良时,肺内会形成小的周围动静脉畸形(Ashrafian和Swan,2002)。

8 临床应用

8.1 MRA用于急性肺栓塞的初步诊断:UW-Madison经验

在使用MRA成功观察到Adamkiewicz动脉后,我们开始在急诊科行MRA检查进行肺栓塞的初步诊断(图2.6)(Bley等,2010)。该方法基于2D自动校准方法(ARC)对k空间填充中心进行改进,该方法曾用于3D MRA采集(Brau等,2008;Lum等,2009)。表2.1展示了基本的协议内容,特别提到了患者检查所需的扫描时间。该协议所需的采集时间少于5分钟,这使得该研究可从急诊科添加到繁忙的MRI临床检查日程中。但注意在极

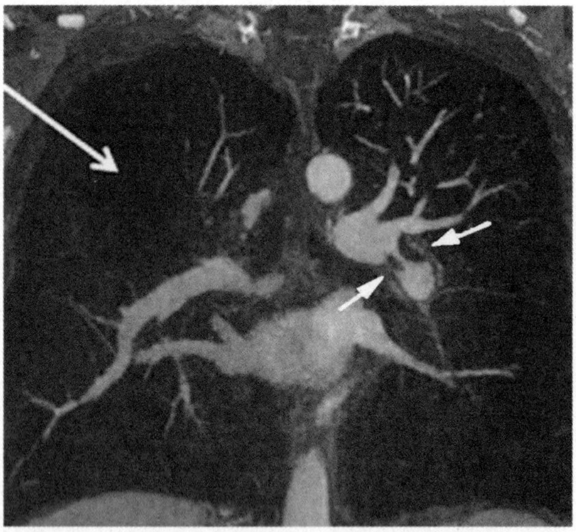

图2.6 肺栓塞(短箭头)的MRA,长箭头显示右肺上叶的灌注缺损。(Case courtesy of Dr. J. Paul Finn, UCLA Medical Center)

少数情况下，患者可能无法配合进行屏气采集。在这种情况下，自由呼吸策略有助于检查。在不到 1%的病例中，完全失败者需要进行后续 CTA 或核医学通气/灌注检查。根据最近的经验，MRA 最适合稳定的低中度肺栓塞风险的患者。

9　患者的选择

9.1　临床决策规则

临床决策规则（CDR）的常规应用对于减少影像学检查在肺栓塞诊断中的过度使用具有重要意义（Rybicki 等，2016）。使用 Wells 评分、Geneva 规则或修订的 Geneva 规则有助于控制对所有胸痛患者进行影像检查的需求，提高阳性检出率。Lucassen 等对各种预成像 CDR 预测肺栓塞的诊断效能进行了 Meta 分析（Lucassen 等，2011）。他们发现了以下特征：①Wells 规则，临界值<2 的敏感性为 84%，特异性为 58%；②Wells 临界值≤4，敏感性为 60%，特异性为 80%；③Geneva 规则，敏感性为 84%，特异性为 50%；④修订的 Geneva 规则，敏感性为91%，特异性为 37%（Lucassen 等，2011）。该小组还使用前瞻性队列重复了这项研究，发现简化的 Wells 规则下阈值诊断肺栓塞的敏感性为 96%，特异性为 49%（Hendriksen 等，2015）。CDR 的问题在于，在被认为风险较低的患者中，CTA 发现至少有 2%的患者存在肺栓塞（Dentali 等，2006）。

9.2　理想患者

能接受肺部 MRA 检查的理想患者年龄在 50 岁以下，能够屏气超过 13s，并能听从口头指令（表 2.2）。对先前行 CTA 检查已知肺栓塞的年轻患者进行短期随访也是肺 MRA 检查的适应证（Kluge 等，2005；Stein 等，2016）。这有助于最大限度地降低因医疗辐射诱发恶性肿瘤的潜在风险（Brenner，2014）。对于肾衰竭或肾功能处于临界值的患者，CE-MRA 也可被视为 CTA 的替代检查方案。最近已经证明在肾功能受损患者中使用 GBCA 是安全的，没有证据表明它能诱导肾性纤维化（Soulez 等，2015）。在这种情况下，使用纳米氧化铁也是有利的（Hope 等，

表 2.2　CE-MRA 与 CTA 对肺栓塞的初步诊断的最佳患者选择取决于患者年龄、配合能力及肾功能

患者情况	CE-MRA	CTA
年轻女性（<30 岁）	是	可以
儿童患者	是	可以
已知肺栓塞的随访	是	可以
肾衰竭尚未透析（30<eGFR<60）	是（纳米氧化铁或钆贝酸二葡甲胺）	否
肾衰竭并透析	是——纳米氧化铁	是
怀孕	可能——纳米氧化铁或非增强 MRA	是
重度呼吸困难	可以——信号高度平均的检查	是
碘对比剂过敏	是	可以——需要检查前用药
对碘对比剂有严重过敏反应	是	不推荐
带有起搏器和植入式除颤器	可以——需要由心脏科医生确认并关闭	是
CTEPH	是	是

本表对 MRA 和 CTA 在患者各种情况下的适用性进行说明。

2015)。对于那些有碘对比剂过敏的患者，CE-MRA 和 NM V/Q 扫描可作为需要检查前用药的 CTA 的替代检查(Ersoy 等,2007)。

10 MRA 对肺栓塞的效能：好的、差的、极差的

25 年前，肺部CE-MRA 被发现是一种有前途的新型肺栓塞检查方法 (Grist 等，1993;Meaney 和 Prince,1999a,b;Meaney 等，1997;Schiebler 等,1993)。从那时起,许多研究人员开始努力证明这种方法对于肺栓塞是否能够达到与其他公认的成像研究相似的敏感性和特异性(表 2.3)(Blum 等,2005;Ersoy 等,2007;Gefter 等,1993,1995;Grist 等，1993;Gupta 等,1999;Kluge 等,2006a,b,c;Meaney 等,1997;Ohno 等,2004;Oudkerk 等,2002;Pleszewski 等,2006;Revel 等，2012;Schiebler 等,1993;Stein 等,2010;Goodman 等,2000)。在 Martine Remy-Jardin 及其同事大量细致研究之后,CTA 被确立为诊断肺栓塞新的金标准 (Remy-Jardin 等，1996;Mayo 等,1997)，并且用于评估 MRA 方法的每一步进展在初步诊断肺栓塞的有效性。比较 MRA 与 CTA 对 PE 诊断效能的最大、最好、也可能是最后一次被资助的研究是 PIOPED Ⅲ(Stein 等,2010)。这项前瞻性研究比较了在可疑肺栓塞患者中在 CTA 检查后进行 MRA 检查的诊断效能。显示 MRA 的表现难以令人满意，合计技术性失败率为 25%(范围为 11%~51%)。PIOPED 网络中专家级学术中心的技术成功率为 50%,MRA 对肺栓塞检测敏感性一般(80%)。从积极的一面来看,PIOPED 研究人员发现了 MRA 具有非常高的特异性(99%)(表 2.4)。

10.1 MRA 与 MRV 方法

肺部 MRA 可以很容易地在 1.5T 或 3T 下进行。图像质量在 3T 时更好,然而运动伪影也更明显。如果患者有呼吸困难,可采用一系列干预措施来确保良好的图像质量(见前文)。MRV 能可靠地量化深静脉血栓的数量(DVT)(Mani 等,2015)。因此,MRV 能量化深静脉血栓对血栓溶解剂和长期抗凝治疗的反应。

11 后处理

不建议对肺部 MRA 图像进行减影,因为在屏气时获得的图像和对比增强前蒙片之间存在太多的配准错误,以致无法进行任何有意义的图像减影。最大强度投影(MIP)和多平面重建(MPR)是对 MRA 图像的有益补充。容积再现(VR)也可用于科学演示。如果向观众展示血管畸形,则尤其如此,因为 VR 图像与标准血管造影最相似。

12 肺部 MRA 的最新进展

在 PIOPED Ⅲ试验中,尽管做了许多努力,MRA 仍未达到能确保采用这种新技术的关键目标。然而,自 PIOPED Ⅲ结束以来,MRA 采集方法已大大改善。在使用多线圈技术、并行成像、团注方法、注射速率和持续时间、k 空间自动校准策略(Brau 等,2008)、进行脉冲序列组合检查等方面都发生了变化。表 2.4 突出了目前的 UW- Madison 和 PIOPED Ⅲ方法之间的异同。因此,当今策略不仅仅依赖于动脉团注阶段的单次采集(Brau 等,2008;Ohno 等,2004)。此外,医生的经验水平、对 MRA 伪影的熟悉程度、技术

表 2.3　基于患者的 MRA 对急性肺栓塞的诊断效能：使用 CTA 作为金标准，测定 MRA 的准确性、敏感性、特异性、阳性预测值（PPV）和阴性预测值（NPV）

发表	检查	患者总数（%，诊断）	准确性（%，TP+TN/总数）（95%CI）（患病率）	敏感性（%，TP/TP+FN）（95%CI）	特异性（%，TN/TN+FP）（95%CI）	PPV（%，TP/TP+FP）（95%CI）	NPV（%，TN/TN+FN）（95%CI）
Grist 等（1993）	MRA	14	78%（11/14）（42%）	100%（6/6）	63%（5/8）	66%（6/9）	100%（5/5）
Schiebler 等（1993）	MRA	18（100%）	– –（77%）	85%	–	–	–
Kalb 等（2012）	MRA	22		55%	95%		
	FISP	22		67%	100%		
	3D-GRE	22		73%	100%		
	All 3	22		84%	100%		
Stein 等（2010）	MRA	371（75%）	93%（260/279）（28%）	78%（59/76）（67~86）	99%（201/203）（96~100）	97%（59/61）（91~98）	92%（201/218）（82~97）
Stein 等（2010）	MRA 和 MRV	370（48%）	94%（166/176）（28%）	92%（65/71）（83~97）	96%（101/105）（91~99）	94%（65/69）（74~98）	94%（101/107）（92~99）
Revel 等（2012）	MRA	274（72%）	92%（182/198）（37.5%）	84.5%（71/84）（75~91）	99.1%（111/112）（95~100）	98.6%（71/72）（93~100）	89.5%（111/124）（83~94）
Kluge 等	MRA	62 87%	94%（51/54）（30%）	81%（13/16）	100%（38/38）	100%（13/13）	93%（38/41）
Ersoy 等（2007）	MRA	27 100%	96%（26/27）（15.4%）	100%（4/4）	95%（22/23）	80%（4/5）	100%（22/22）
Pleszewski 等（2006）	MRA	48 100%	95%（46/48）（23%）	82%（9/11）	100%（37/37）	100%（9/9）	95%（37/39）
Blum 等（2005）	MRA	89 100%	77%（69/89）（71%）	71%（44/62）（60~82）	92%（25/27）（82~100）	96%（44/46）（90~100）	58%（25/43）（42~72）
Ohno 等（2004）	MRA	48 100%	94% 45/48（25%）	92% 11/12	94% 34/36	85% 11/13	97% 34/35
Meaney 等（1997）	MRA	30	100%（30/30）（26%）	100%（8/8）	95%（21/22）	89%（8/9）	100%（21/21）

（待续）

表 2.3(续)

发表	检查	患者总数(%,诊断)	准确性(%,TP+TN/总数)(95%CI)(患病率)	敏感性(%,TP/TP+FN)(95%CI)	特异性(%,TN/TN+FP)(95%CI)	PPV(%,TP/TP+FP)(95%CI)	NPV(%,TN/TN+FN)(95%CI)
Oudkerk 等(2002)	MRA	128 92%	91% (30%)	77% (61~90)	98% (92~100)	93% (78~99)	91% (83~96)
Gupta 等(1999)	MRA	36	92% (33/36) (36.1%)	85% (11/13) (64~98)	96% (22/23) (85~100)	92% (11/12) (74~100)	92% (22/24) (83~100)
Zhang 等(2013)	MRA	27 100%	100% (27/27) (89%)	100% (24/24)	100% (3/3)	100% (24/24)	100% (3/3)

表 2.4 PIOPED Ⅲ和 UW-Madison 方法、成像方案和结果的直接对比

研究参数	PIOPED Ⅲ	UW-Madison 经验法
方案实施日期	2017 年 5 月 1 日	2008 年 4 月 1 日
效能试验	是	否
有效性试验	否	是
前瞻性多中心	是	否
随机	否	否
在指标研究后多名 MRA 阅片者达成共识	是	否
MRA 是指标研究	否	是
MRA 结果决定患者治疗	否	是
MR 静脉造影	部分(194/371)	否
主要阅片者(至少两个)	是	否
MRA 阅片经验范围(年)	未知	5~30 年
用于测定检查效能的参考测试	CTA;正常 V/Q 肺扫描; 低可能性 V/Q 肺扫描; 低临床可能性; Wells 标准,静脉超声检查阴性 肺部 DSA 阴性	不适用
使用的结果变量	不适用	全因死亡率,轻微或大出血,静脉血栓栓塞
随访期	3 个月(电话随访) 6 个月(如果 eGFR 60~90,则电话随访)	6 个月电子病历回顾
病例分析数	371	675
随访或排除所缺失的人数	不适用	58
包括的病例数	371	617

(待续)

表2.4(续)

研究参数	PIOPED Ⅲ	UW-Madison经验法
CTA参照检查(+)	102	不适用
CTA参照检查(-)	166	不适用
无CTA检查者	8	不适用
肺栓塞检查阳性比例	28%(104/371)[a]	8.2%(46/617)
死亡超过6个月F/U	无不良事件记录[b]	16
技术性限制检查	24.8%(92/371)	7.5%(54/617)
敏感性	45~100	93.8%
特异性	95~100	100%
阳性预测值	96.6%	100%
阴性预测值	92.2%	99.4%
MRA成像参数		
场强(T)	1.5及3.0	1.5
硬件供应商	多个	单一
视野	40(固定的)	18~45(适合患者)
采集平面	冠状位	矢状位
插值分辨率(mm^3)(2×零空间填充)	SI 0.5×RL 0.7×AP 1.5	SI 0.7×RL 0.7×AP 1.0
层数	44(88)	140~160
信号平均数	一个	一个
对比剂及剂量(mmol/kg)	钆贝酸二葡甲胺0.1~0.2(Multihance™)	钆贝酸二葡甲胺(Multihance™)0.1
eGFR最小值(mL/min)	60	无
对比剂测试	是(1~2mL)	否
对比剂追踪真实时间	无	有
对比剂注射速度(mL/s)	2	1.5
生理盐水冲洗(mL)	15	30
对比剂稀释	无	用生理盐水稀释至总体积30mL
脉冲序列类型	3D梯度回波	3D T1加权脂肪饱和梯度回波
重复时间(TR)	≤6.6ms	2.9ms
回波时间(TE)	≤2.3ms	1.0ms
表面线圈数	6~12	8
平行成像因子	根据患者的尺寸而变化	3.6
MRA采集数	6	3
MRA的首期及第一延迟期翻转角	20°~35°	28°
MRA的第二延迟期翻转角	20°~35°	15°(以下)
带宽(kHz/像素)	±38~150	±88
屏气时长(s)	14~22	15~21
呼吸相	完整的吸气	可变的

[a],这是一个丰富的受试者群体,但不是所有符合条件的患者都是连续入组的。换句话说,这并不是有肺栓塞可疑症状的患者真实的增长数。

[b],PIOPED Ⅲ方法学的一个重要缺陷是,缺乏对受试者人群6个月全因死亡率的关注。

人员的培训并经常进行肺部 MRA 检查，有助于提高该检查的技术成功率(Nagle 等，2016)。虽然肺动脉 CE-MRA 检测并不完善，但我们从自身的经验和 PIOPED Ⅲ的不足中吸取了教训，使该检查能够有效地进行。

在一项 MRA、MR 灌注和 3D 梯度回波成像脉冲序列组合的前瞻性诊断效能试验中，显示其可提高 MRI 诊断肺栓塞的敏感性和特异性(Kalb 等，2012)。使用 CTA 作为比较测试效果的金标准，发现 MRA 的敏感性为 55%，门控的 true FISP 敏感性为 67%，3D GRE MRI 的敏感性为 73%。3 种脉冲序列的组合则将敏感性提高到 84%(Kalb 等，2012)。Ohno 等(2010)也使用灌注 MRA 来帮助诊断肺栓塞(Ohno 等，2010)。他们还根据灌注 MRA 数据生成肺血流量(PBF)、肺血容量(PBV)、平均通过时间(MMT)等参数图。他们发现肺血容量是判断患者预后最准确的参数(Ohno 等，2010)。这是一个有趣的结果，因为肺灌注血容量是判断肺栓塞后还有多少气体能进行有效交换的替代指标。它同时考虑了栓塞状态下的肺容量及那部分仍然通畅的肺动脉循环。该指标比任何阻塞相关指标更重要，与生存率的关系也比 RV/LV 指数更为密切(Ohno 等，2010)。

13 肺栓塞的 MRA 特征

13.1 直接征象

MRA 肺栓塞的直接征象与对比增强横断面 CT 成像的结果非常相似(表 2.5)。我们的经验反映了该领域的大量 CTA 文献，并拓展了基于多参数特征 MRA 检查的直接征象的知识(Kluge 等，2006b，c，2004；Wittram 等，2004)。这些直接征象如下。这些征象中最明显的是闭塞性肺栓塞——它们表现为低信号的血栓，完全阻塞肺动脉[血栓与血管信号强度的平均比值为 (0.26±0.23) 标准差](图 2.7)。在我们的 60 项 MRA 肺栓塞阳性研究中发现，33%的病例(20/60)出现完全闭塞性栓子；这些闭塞性血栓是 MRA 的 MIP 图像上表现为血管"截断"(11/60 血管截断)的原因之一；栓子也可以是非闭塞性的，可位于中心位置或偏离血管中心线 (40/60 非闭塞性凝块)(图 2.8)。只有在 MRI 上可见两个低信号管腔并排，称为双支气管征(20/60 例双支气管征)(图 2.9)。双支气管征是由低信号凝块完全阻塞支气管旁的肺动脉，而支气管也表现为低信号所形成的。慢性血栓栓塞性肺动脉高压(CTEPH)的慢性血凝块/网通常倾向于偏心位置，但一些单发

表 2.5 比较 CTA 与 MRA 肺栓塞的直接征象及其影像学表现的潜在机制

影像学表现的机制	CTA	MRA
对比增强后肺动脉的充盈缺损	非闭塞性充盈缺损	非闭塞性充盈缺损
在血管成像投影图像上的血管完全闭塞及截断	血管截断	当血管较小时，血管截断不可见
肺栓塞中的正铁血红蛋白	不适用	T1 高信号的肺栓塞
肺栓塞并阻塞邻近支气管	未命名	"双支气管"征
凝块溶解时对比剂进入	纤维网	纤维网或"变色龙凝块"
Gibbs 截断伪影	不适用	凝块中的高信号点
慢性血栓，对比增强后动脉壁偏心性充盈缺损	肺动脉壁不规则	肺动脉壁不规则

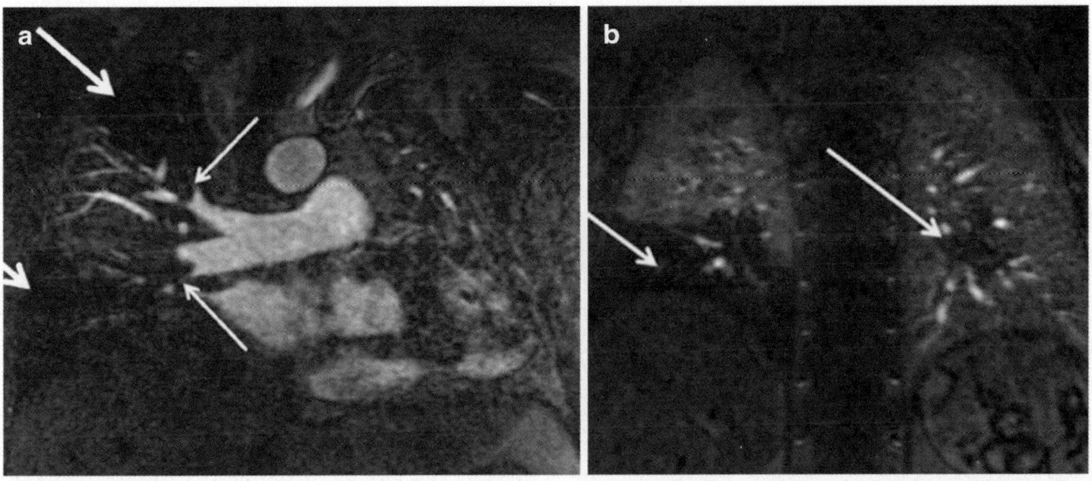

图 2.7　(a)右肺上叶动脉及小叶间动脉闭塞性肺栓塞(细箭头)及相应的灌注缺损(粗箭头)。(b)肺栓塞所致右肺下叶及左肺下叶灌注缺损(箭头)。

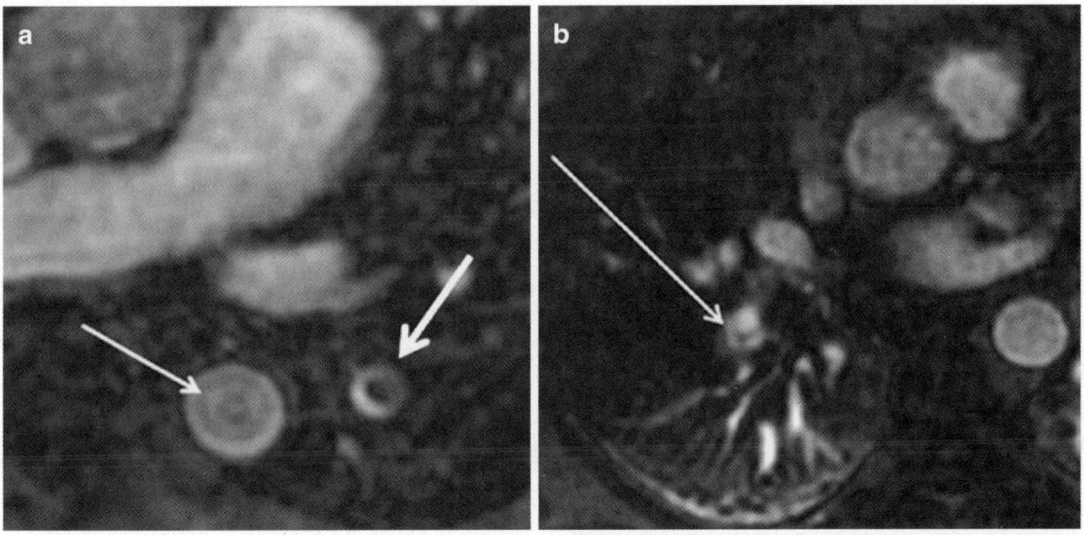

图 2.8　(a)左肺下叶非闭塞性肺栓塞(粗箭头)及主动脉 Gibbs 截断(环状)伪影(细箭头)。(b)右肺下叶动脉慢性肺栓塞网(箭头)。

肺栓塞的患者在凝块溶解时也会出现这种情况(图 2.8b);明亮的中心点是特定大小栓子中心的反 Gibbs 截断伪影。Gibbs 伪影在没有肺栓塞的血管中不会有明亮的中心点,因此这是栓子和 Gibbs 伪影的主要区别之一(图 2.10)。有时会看到更高信号栓子,我们将这些称为“变色龙凝块(Chameleon clots)”。肺栓塞的栓子在增强后的 MRA 图像上的信号比正常预期还要高,这是其命名的由来。我们怀疑其原因是肺动脉树内有不同病程阶段的栓子。随着肺栓子病程的延长,它们趋于碎裂,变得更小和偏心性,并且纤维蛋白网被对比剂包围。这种类型的栓子不会像 Bannas 方法中的栓子一样在 MRA 上出现 50%的信号减少,因为它们可摄入 GBCA而不显示为通常的低信号强

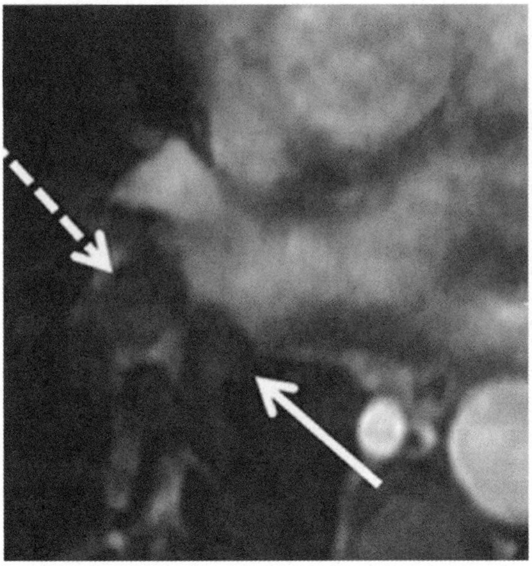

图 2.9 右肺右下叶肺动脉闭塞性肺栓塞（虚线箭头）与右叶间支气管(实线箭头)在扰相梯度回波图像上显示为双支气管征,这是 MRA 上肺栓塞的直接征象。

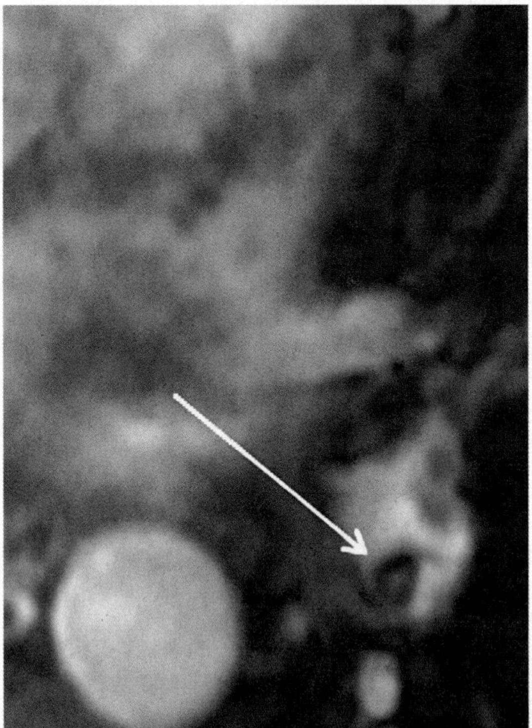

图 2.10 在肺栓塞的反 Gibbs 截断伪影中看到的明亮中心点。

度。当栓子出现溶解时,对比剂能进入的空间会更多。这仅见于采用抗凝治疗的静脉血栓栓塞症患者的 CE-MRA 随访中。这个过程的最后阶段是一个纤维蛋白网。这些变色龙凝块可能与 MRA 的 Gibbs 伪影无法区分。在这些情况下,需采用 CTA 进一步鉴别。MRA 检查中肺栓塞的另一个特征是，在对比增强前 MRA T1 加权成像上,肺栓塞偶有高 T1 加权信号强度栓子(图 2.11)。这是因为有足够的正铁血红蛋白来缩短栓子的 T1 时间(Gomori 和 Grossman,1988),并可在增强前的检查中观察到。虽然栓子内正铁血红蛋白的高 T1 信号在头部显示更好,但偶尔也可在体部看到,并且偶尔可在用于视野校准的增强前 MRA 检查中看到(5/60 高 T1 加权信号强度栓子)。离体人类凝块和栓子的多参数 MRI(Vidmar 等,2015)显示了血栓随着病程延长的一些独特的表观弥散系数(ADC)、T1、T2 和 T2 * 特征。放射科医生感兴趣的是,ADC 和 T2 值对于血栓中富含红细胞和血小板的部分与富含纤维蛋白的部分是明显不同的。这些可在活体内用于判断凝块的时相。并非所有栓子都与血栓有关。正如 Bach 等已经表明的,人造材料也可被肺部过滤掉,有时会被误认为是肺栓塞(Bach 等,2013)。

13.1.1 分子显像剂与纤维蛋白直接结合

结合纤维蛋白的新型显像剂(^{64}Cu-FBP8)也可通过化学键与钆或放射性同位素结合(Blasi 等,2014,2015a,b;Oliveira 等,2015;Overoye-Chan 等,2008)。目前该试剂正用于动物试验,不久将在人体上进行试验。该试剂有趣的特征是能识别血凝块中新鲜的纤维蛋白形成区和慢性纤维蛋白区。该试剂的分辨率(可找到很小的凝块)取决于

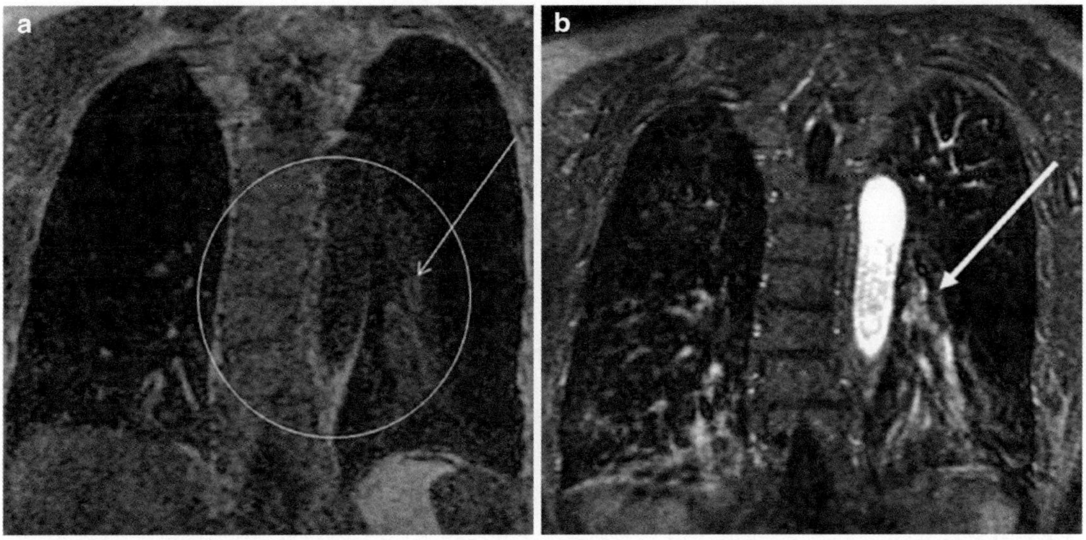

图 2.11 (a)左肺下叶肺栓塞的 T1 加权高信号影(箭头),(b)在 CE-MRA 图像上得以证实。

所使用的示踪剂,包括其活性/弛豫性,以及成像设备里探测器的敏感性/分辨率。最近,随着用于人类的 PET/MR 仪器的引入,对肺栓子及其在全身静脉系统中的蓄积进行同步 MRI 和 PET 成像已成为可能(Uppal 等,2011)。使用该技术也可对溶栓治疗的有效性进行无创实时成像。这种影像生物标志物对个体化溶栓和抗凝治疗是有意义的。

13.1.2 MRA 诊断 PE 的缺陷与假象

MRA 检查比 CTA 检查更难发现肺栓塞,因为肺栓塞在 MRA 检查中固有的低信号很难被阅片者发现。在闭塞性栓塞的情况下,肺动脉腔内填充着低信号强度的血栓,而肺动脉腔由类似低信号强度的肺所包围。我们将这种情况称为"黑对黑"事件(表 2.6)。除了在本该有血管的位置不见血管信号,其余什么也看不到。因此,第 1 个缺陷就是所累及的血管由于被堵塞及太小而无法找到或观察到。因此,我们找到了 MRA 对 PE 检出敏感性较低的问题所在,特别是发生在亚段血管中(Stein 等,2010)。

在 MRA 中也存在类似肺栓塞表现的假象(表 2.6)。最常见的 MRA 缺陷是源于 Gibbs 截断伪影的血管中心低信号(Bannas 等,2014)。它与真实栓子的区别在于其位置和信号强度。另一个常见的陷阱是"对比剂团注过程短暂中断"。刚好在检查前呼吸突然降低了胸腔内压力,导致下腔静脉中不含对比剂的血液迅速流入,干扰了上腔静脉内含对比剂的血液(上肢注射)流入肺动脉而形成的高信号影。原发性和继发性恶性肿瘤在 MRA 上也可引起管腔的充盈缺损(Attina 等,2013)。在适当的临床场景下要考虑这些。原发性肺动脉肉瘤很少见,通常位于中央,与血管腔有类似叶状的交界面,可侵入肺动脉壁,在溶栓或抗凝治疗后不会改善(Attina 等,2013)。继发性恶性肿瘤可栓塞肺部,并且是肺动脉内转移性疾病的原因之一。虽然可发生在任何恶性肿瘤中,但最常见于肾细胞癌(Restrepo 等,2012)。

表 2.6 关于肺栓塞成像缺陷解释及其潜在原因的讨论

	CTA	MRA
药物团注效果差	密度多变	信号强度多变
Fontan 分流隔膜	肺动脉中的一支完全没有强化	肺动脉中的一支完全没有强化
对比剂与血液混合不全	右心室可能出现密度斑驳表现	右心室可能出现信号斑驳表现,但若采集时间在 15s 以上,这种情况并不常见
吸气时对比剂团注过程短暂中断	上腔静脉和主动脉强化正常,但肺动脉强化很弱	上腔静脉和主动脉对比剂正常,但在肺动脉的对比剂很少
Gibbs 截断伪影	不适用	常见于下叶肺动脉,表现为中心低信号
部分容积效应	在亚段血管中可导致低密度	如果 3 次分别采集,这基本不是问题
运动伪影	常见于左肺下叶邻近心脏处	心脏附近的肺动脉变平滑,基本不影响诊断
原发性肺动脉肉瘤	动脉内巨大的不规则多分叶状肿块,溶栓治疗后不消散,PET 检查为阳性	巨大不规则动脉内的肿块,有强化,且 ADC 不同于血栓
转移性疾病的肺内血行播散	可能与肺栓塞难以鉴别	可能与肺栓塞难以鉴别

13.2 间接征象

有许多与肺栓塞相关的间接影像学表现在 CTA 相关文献中已广为报道,还有一些其他表现仅在 MRA 检查中可见(He 等,2006)。在我们自己的 60 例 MRA(+)肺栓塞经验中,发现有以下间接征象。①灌注缺损占 71%(43/60)。②还有 20/60 例肺静脉血流静止的问题。该现象与受肺栓塞影响的肺叶静脉回流差异有关,与正常相邻静脉相比,受肺栓塞影响的肺叶静脉内血液通过时间增加。受影响的肺叶静脉的信号强度高于或低于其相邻的静脉,这种差异取决于团注峰值到达每条静脉的时间。通常,对于 MRA 检查的第一时间点(团注阶段),该现象表现为肺栓塞的肺叶信号强度增强,这是由于受累肺叶的流入和流出减少。③15/60 例的 T2 加权高信号强度的肺梗死。④13/60 例的胸腔积液。⑤在对比增强后可见到血管壁的强化(8/60)。⑥壁层胸膜的强化(6/60)。⑦少数病例(6/60)表现为肺不张。⑧我们还发现胸腔积液很少强化(3/60)。

13.2.1 对已确诊肺栓塞的随访

肺部 MRA 的另一个用途是对已确诊的肺栓塞患者进行随访(Kluge 等,2005)。对 MRA 作为一线检查方法持怀疑态度的人应当尝试这种无电离辐射的影像学检查,以便对治疗中的已知病例进行随访,以确定栓子是否变小或是否有新发栓子。在对 600 例有 CTA 证据的肺栓塞患者的回顾性分析中,600 例患者中有 141 例(23.5%)至少进行了一次随访检查,其中有 40/600 例(6.7%)在 1 年内进行了两次随访检查(Stein 等,2016)。由于这些病例中有一些是年轻女性,因此他们得出结论,使用替代的成像模式对已确诊肺栓塞的年轻女性患者是有益的(Todua 等,2016)。

13.3 辅助征象

使用肺部 MRA 对非 ST 抬高型心肌梗死的胸痛患者进行初步检查的一个问题是,这种成像方式不能像 CTA 一样找到疼痛的原因(Richman等,2004),特别是当胸痛原因与原发性肺实质病程有关时(Stein等,2011a;Wittram等,2004)。使用传统梯度回波成像的MRA脉冲序列确实不能充分地显示肺实质细节,所以胸部MRA完整的扫描方案还包括快速自旋回波脉冲序列及钆剂增强后的脂肪抑制脉冲序列,可用于显示任何同期的肺部病理改变。此外,对比剂的应用使炎症和癌症病灶在MRA脉冲序列上能很好地显示为肺实质内的高信号影。当把肺部MRA作为诊断肺栓塞的主要成像模式时,根据我们对辅助征象总结的经验得出,MRI能良好评估几乎所有的胸部重要结构和病变,包括纵隔间隙、淋巴结肿大、骨骼病变、胸段脊髓、肺部肿块、肺炎、肺梗死、肺灌注减少、心腔扩大、心包积液、心包炎、胸腔积液、肺不张、胸膜和胸腔壁肿块、肝脏肿块和囊肿、肾脏肿块和肾盂肾炎、脾脏肿块、肾上腺肿块、胆结石、胆囊炎、胸骨骨髓炎、肋骨骨折及肋软骨炎(图2.12至图2.14)(Richman等,2004;Schiebler等,2016b)。我们发现,在相同临床情况下,最终的MRA胸部检查报告的阳性发现百分比与CTA报告的百分比相似(Richman等,2004;Schiebler等,2016b)。就次要表现而言,胸部MRA的另一个益处是头尾方向的视野比CTA更大。允许MRA更多地覆盖上腹部和与颈胸交界处,因此,任何涉及这些区域的病变也被包括在内。这对于显示静脉置管相关的纤维蛋

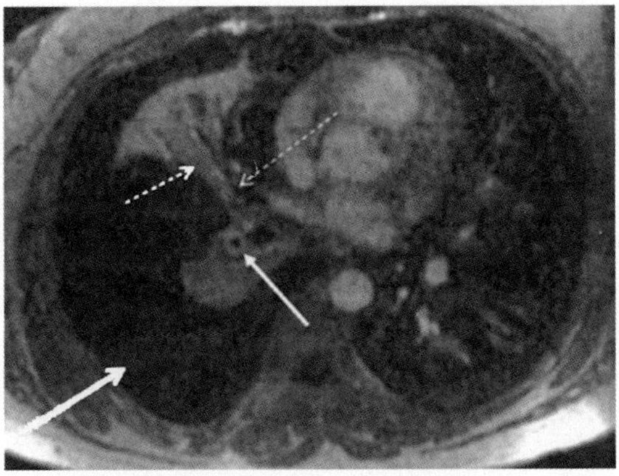

图2.12　右侧胸腔积液(长实线箭头),非闭塞性栓子(短实线箭头),右肺中叶内侧段成对的支气管(长虚线箭头)及邻近的肺动脉(短虚线箭头)。

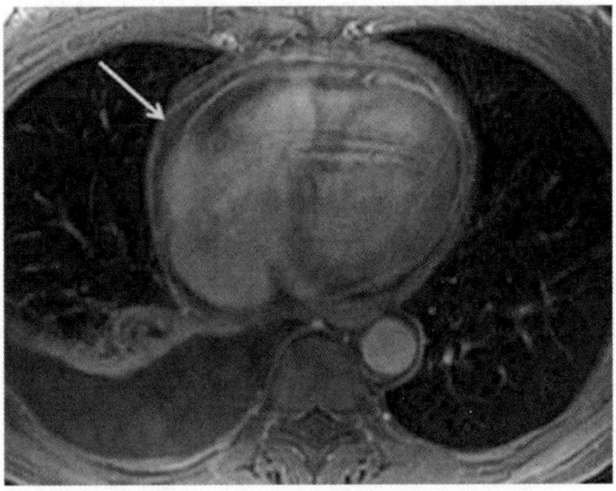

图2.13　脂肪饱和的扰相梯度回波图像显示心包炎(箭头)。恶性肿瘤患者心脏表面的脏层及壁层心包强化。

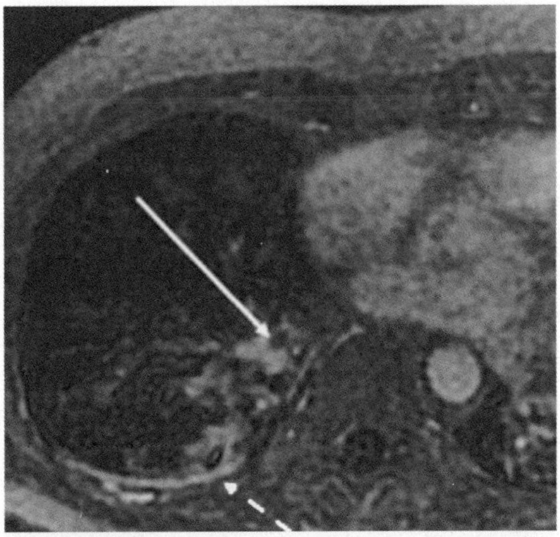

图2.14　肺梗死表现为肺实质中的片状高信号影包绕着肺栓子(实线箭头)。注意强化的壁层胸膜(虚线箭头)。肺梗死出血刺激壁层胸膜是导致肺栓塞患者出现胸痛症状的原因。

白鞘形成和获得性上肢血栓形成尤其有用，而常规 CTA 并不能很好地识别这些改变。

胸部 MRA 的致命弱点是对于积气的观察。我们发现如果放射科医生没有特意去寻找这些病变，就很难观察到少量的气胸和(或)纵隔气肿(图 2.15)。肺实质与气胸或纵隔气肿均呈低信号。通常这些都会在 MRA 之前胸部 X 线检查中被发现，因此，在患者照护方面这不是问题。有时这些征象都是在随后的 CTA 检查中被发现。在标准 MRA 检查中很难观察到肺气肿性肺大疱、间隔旁肺气肿和小叶中心性肺气肿的存在。对于这些疾病，使用超短回波时间(UTE)成像的 MRI 可能有一定作用(Johnson 等，2013；Ohno 等，2014；Roach 等，2016)。

14 MRA 对肺栓塞的有效性

在我们关于 MRA 对肺栓塞检查的有效性的研究中，使用的结果指标是间隔性静脉血栓栓塞（VTE）。该随访指标已多年用于 CTA 和核医学文献中的通气/灌注扫描，以显示其在特定临床场景中检测的有效性。这些关于 CTA 有效性研究（表 2.7）显示，在 CTA 检查结果为阴性之后，间隔性 VTE 的平均可能性约为 1%(Ferretti 等，1997；Garg 等，1999；Goodman 2000；Lomis 等，1999；Mayo 等，1997；Nilsson 等，2002；Ost 等，2001；Tillie-Leblond 等，2002；van Belle 等，2006)。除了把静脉血栓栓塞作为结果评价指标外，一些研究还使用了全因死亡率，如需要输入至少 2U 浓缩血细胞的出血和(或)需要住院的大量出血。我们最近报道了 563 例患者的相关研究经验(Schiebler 等，2016a)，表明把肺部 MRA 作为诊断肺栓塞的基本检查，具有与 CTA 一样好的结果。

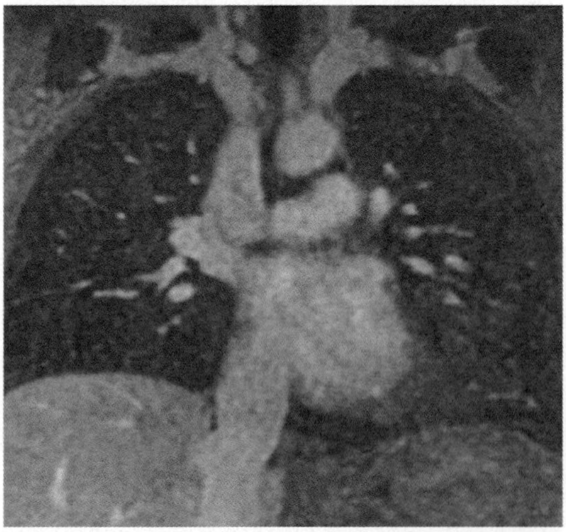

图 2.15 对比增强冠状位 MRA 上的纵隔气肿表现为低信号，与心包腔内的液体信号相似。

首次使用 MRA 检测肺栓塞后，患者良好的结果(有效性测试)令人难以解释，因为 MRA 已知的有效性远低于 CTA(Schiebler 等，2016a，2013；Stein 等，2010；Li 等，2016)。这本质上是一个“表现差距”，其结果优于仅基于 MRA 对肺栓塞初步检测的敏感性和特异性最初预期。简单来说，现在对此问题做出任何明确的判断可能为时尚早。此外，对于此类疾病，MRA 可能适用于较 CTA 人群更健康的年轻人。MRA 难以发现亚段肺栓塞(SSPE)栓子，可能并没有什么重要意义。换句话说，这些亚段肺栓塞在临床上并不重要，特别是那些具有良好心肺功能储备和正常肺功能的患者。也许 CTA 发现了太多不重要的疾病。这是“过度诊断”的概念，在这种情况下，CTA 检查发现的肺栓塞不必要治疗，因为治疗没有影响该病的死亡率(Burge 等，2008；Sheh 等，2012)。然而，一项多中心回顾性研究表明，任何肺栓塞，即使是小的亚段肺栓塞，也与大的肺栓塞严重性相同，并且在随访期间发现不良事件的发生率相同(den Exter 等，2013)。否则CTA 检查可能会“高估肺栓塞的发病率”上至 50%(Hutchinson 等，2015)。胸部放射科医生的共

表 2.7　MRA 诊断急性肺栓塞的 Meta 分析——结合疗效和有效性研究(Zhou 等,2015)

亚组研究分类	发表论文数量	敏感性 95%CI	特异性 95%CI
高质量研究	3	96%(85%~100%)	96%(86%~100%)
低质量研究	10	72%(67%~77%)	79%(76%~82%)
发表日期<2004	5	90%(80%~90%)	92%(85%~97%)
发表日期 2004—2009	5	82%(73%~88%)	96%(91%~98%)
发表日期≥2010	3	67%(60%~73%)	72%(67%~76%)
钆贝酸二甲葡胺	3	95%(84%~99%)	98%(91%~100%)
钆双胺	2	74%(62%~83%)	94%(83%~99%)
钆双胺水合物	1	92%(N.A.)	94%(N.A.)

识解读发现,大多数误诊的肺栓塞发生在较小的血管中,这些错误与射线硬化伪影、运动和部分容积效应有关。显然,目前的 MRA 成像方案具有更好的梯度、更长的注射时间、更短的回波时间,具有 k 空间中心自动校准的 3D 采集策略(Brau 等,2008),以及接近各向同性的体素,因而较 PIOPED Ⅲ更强大(见表 2.4)。因此,图像质量的飞跃性提高可能有助于解释这种表现差距,并且 3D MRA 的诊断效能可能比 PIOPED Ⅲ更好(Zhang 等,2013)。总体而言,有必要进行一项多中心前瞻性随机试验,且年龄、性别和 Wells 评分匹配的病例对照研究来比较 MRA 与 CTA,以证明该试验是否可以安全地用于初步诊断/排除肺栓塞。

在把任何一种新的成像方法从替补转换到临床的过程中,都需要有放射学和临床医学领域的领军人物("啦啦队长")来帮助启动该项目。还需要探讨肺部 MRA 检查的当地报销问题。目前在美国,医保不覆盖检测肺栓塞的肺部 MRA 的费用,而其他胸部疾病的 MRI 检查则覆盖,如胸腔积液、心包积液、肺炎、纵隔肿块和肺癌。读者还可参考最近出版的关于成功启动肺部 MRA 项目的路线图(Nagle 等,2016)。

结论

我们已经证明,对于临床上明显提示肺栓塞的患者,肺部 MRA 确实是能做出初步诊断的安全的替代检查方法。放射科医生应该知道,当前所有 MRI 供应商的硬件/软件配置足以使 MRA 在几乎所有患者中得以进行。在急性肺栓塞的特殊情况下,我们首先将 MRA 与并存的 CTA 进行比较,然后逐步将肺部 MRA 作为年轻女性和碘对比剂过敏患者的 CTA 替代检查方案。虽然我们对一个站点上的 MRA 检查有很丰富的经验,但是如何将其在多个新站点转化实施,以及阅片者经验的预期变化,仍有待确定。本章如此详细的原因是,我们希望(读者)你能成功地为你的患者执行和解释这些检查。

(徐曦 译　罗良平 孙翀鹏 审校)

参考文献

Ashrafian H, Swan L (2002) The mechanism of formation of pulmonary arteriovenous malformations associated with the classic Glenn shunt (superior cavopulmonary anastomosis). Heart 88(6):639

Attina D, Niro F, Tchouante P, Mineo G, Russo V, Palazzini M, Galie N, Fanti S, Lovato L, Zompatori M (2013) Pulmonary artery intimal sarcoma. Problems in the differential diagnosis. Radiol Med 118(8):1259–1268

Bach AG, Restrepo CS, Abbas J, Villanueva A, Lorenzo Dus MJ, Schöpf R, Imanaka H, Lehmkuhl L, Tsang FH, Saad FF, Lau E, Rubio Alvarez J, Battal B, Behrmann C, Spielmann RP, Surov A (2013) Imaging of nonthrombotic pulmonary embolism: biological materials, nonbiological materials, and foreign bodies. Eur J Radiol 82(3):e120–e141

Bannas P, Bell LC, Johnson KM, Schiebler ML, François CJ, Motosugi U, Consigny D, Reeder SB, Nagle SK (2016) Pulmonary embolism detection with three-dimensional ultrashort echo time MR imaging: experimental study in canines. Radiology 278(2):413–421

Bannas P, Schiebler ML, Motosugi U, Francois CJ, Reeder SB, Nagle SK (2014) Pulmonary MRA: differentiation of pulmonary embolism from truncation artefact. Eur Radiol 24(8):1942–1949

Barger AV, Block WF, Toropov Y, Grist TM, Mistretta CA (2002) Time-resolved contrast-enhanced imaging with isotropic resolution and broad coverage using an undersampled 3D projection trajectory. Magn Reson Med 48(2):297–305

Barker AJ, Roldan-Alzate A, Entezari P, Shah SJ, Chesler NC, Wieben O, Markl M, Francois CJ (2015) Four-dimensional flow assessment of pulmonary artery flow and wall shear stress in adult pulmonary arterial hypertension: results from two institutions. Magn Reson Med 73(5):1904–1913

Bauml J, Schiebler ML, Francois CJ, Johnson KM, Nagle SK (2016) Comparison of traditional MRA and free-breathing UTE in comprehensive evaluation of the vascular and non-vascular anatomy of the chest in patients with suspected pulmonary embolism. ISMRM abstracts 2016 annual meeting (Singapore), 12 May 2016

Blaimer M, Breuer FA, Mueller M, Seiberlich N, Ebel D, Heidemann RM, Griswold MA, Jakob PM (2006) 2D-GRAPPA-operator for faster 3D parallel MRI. Magn Reson Med 56(6):1359–1364

Blasi F, Oliveira BL, Rietz TA, Rotile NJ, Day H, Looby RJ, Ay I, Caravan P (2014) Effect of chelate type and radioisotope on the imaging efficacy of 4 fibrin-specific PET probes. J Nucl Med 55(7):1157–1163

Blasi F, Oliveira BL, Rietz TA, Rotile NJ, Day H, Naha PC, Cormode DP, Izquierdo-Garcia D, Catana C, Caravan P (2015a) Radiation dosimetry of the fibrin-binding probe ^{64}Cu-FBP8 and its feasibility for PET imaging of deep vein thrombosis and pulmonary embolism in rats. J Nucl Med 56(7):1088–1093

Blasi F, Oliveira BL, Rietz TA, Rotile NJ, Naha PC, Cormode DP, Izquierdo-Garcia D, Catana C, Caravan P (2015b) Multisite Thrombus Imaging and Fibrin Content Estimation With a Single Whole-Body PET Scan in Rats. Arterioscler Thromb Vasc Biol 35(10):2114–2121

Bley TA, Duffek CC, Francois CJ, Schiebler ML, Acher CW, Mell M, Grist TM, Reeder SB (2010) Presurgical localization of the artery of Adamkiewicz with time-resolved 3.0-T MR angiography. Radiology 255(3):873–881

Bley TA, Francois CJ, Schiebler ML, Wieben O, Takei N, Brittain JH, Del Rio AM, Grist TM, Reeder SB (2016) Non-contrast-enhanced MRA of renal artery stenosis: validation against DSA in a porcine model. Eur Radiol 26(2):547–555

Blum A, Bellou A, Guillemin F, Douek P, Laprevote-Heully MC, Wahl D, Group, G. S (2005) Performance of magnetic resonance angiography in suspected acute pulmonary embolism. Thromb Haemost 93(3):503–511

Brand M, Ellmann S, Sommer M, May MS, Eller A, Wuest W, Engert C, Achenbach S, Kuefner MA, Baeuerle T, Lell M, Uder M (2015) Influence of cardiac MR imaging on DNA double-strand breaks in human blood lymphocytes. Radiology 277(2):406–412

Brau AC, Beatty PJ, Skare S, Bammer R (2008) Comparison of reconstruction accuracy and efficiency among autocalibrating data-driven parallel imaging methods. Magn Reson Med 59(2):382–395

Brenner DJ (2014) What we know and what we don't know about cancer risks associated with radiation doses from radiological imaging. Br J Radiol 87(1035):20130629

Breuer FA, Blaimer M, Heidemann RM, Mueller MF, Griswold MA, Jakob PM (2005) Controlled aliasing in parallel imaging results in higher acceleration (CAIPIRINHA) for multi-slice imaging. Magn Reson Med 53(3):684–691

Bruce R, Wentland AL, Haemel AK, Garrett RW, Sadowski DR, Djamali A, Sadowski EA (2016) Incidence of nephrogenic systemic fibrosis using gadobenate dimeglumine in 1423 patients with renal insufficiency compared with gadodiamide. Invest Radiol. 51(11):701–705

Burge AJ, Freeman KD, Klapper PJ, Haramati LB (2008) Increased diagnosis of pulmonary embolism without a corresponding decline in mortality during the CT era. Clin Radiol 63(4):381–386

Burrowes KS, Clark AR, Marcinkowski A, Wilsher ML, Milne DG, Tawhai MH (2011) Pulmonary embolism: predicting disease severity. Philos Trans A Math Phys Eng Sci 369(1954):4255–4277

Burrowes KS, Clark AR, Wilsher ML, Milne DG, Tawhai MH (2014) Hypoxic pulmonary vasoconstriction as a contributor to response in acute pulmonary embolism. Ann Biomed Eng 42(8):1631–1643

Carroll TJ, Korosec FR, Swan JS, Grist TM, Frayne R, Mistretta CA (2000) Method for rapidly determining and reconstructing the peak arterial frame from a time-resolved CE-MRA exam. Magn Reson Med 44(5):817–820

Carroll TJ, Korosec FR, Swan JS, Hany TF, Grist TM, Mistretta CA (2001) The effect of injection rate on time-resolved contrast-enhanced peripheral MRA. J Magn Reson Imaging 14(4):401–410

Chang W, Wu Y, Johnson K, Loecher M, Wieben O,

Edjlali M, Oppenheim C, Roca P, Hald J, Aagaard-Kienitz B, Niemann D, Mistretta C, Turski P (2015) Fast contrast-enhanced 4D MRA and 4D flow MRI using constrained reconstruction (HYPRFlow): potential applications for brain arteriovenous malformations. AJNR Am J Neuroradiol 36(6):1049–1055

Chelu RG, Wanambiro KW, Hsiao A, Swart LE, Voogd T, van den Hoven AT, van Kranenburg M, Coenen A, Boccalini S, Wielopolski PA, Vogel MW, Krestin GP, Vasanawala SS, Budde RPJ, Roos-Hesselink JW, Nieman K (2016) Cloud-processed 4D CMR flow imaging for pulmonary flow quantification. Eur J Radiol 85(10):1849–1856

Chow B, Wittram C, Lee VW (2001) Unilateral absence of pulmonary perfusion mimicking pulmonary embolism. AJR Am J Roentgenol 176(3):712

Clark AR, Bajaj M, Wilsher ML, Milne DG, Tawhai MH (2012) Ventilatory and cardiac responses to pulmonary embolism: consequences for gas exchange and blood pressure. Conf Proc IEEE Eng Med Biol Soc 2012:6657–6660

Clark AR, Milne D, Wilsher M, Burrowes KS, Bajaj M, Tawhai MH (2014) Lack of functional information explains the poor performance of 'clot load scores' at predicting outcome in acute pulmonary embolism. Respir Physiol Neurobiol 190:1–13

den Exter PL, van Es J, Klok FA, Kroft LJ, Kruip MJ, Kamphuisen PW, Buller HR, Huisman MV (2013) Risk profile and clinical outcome of symptomatic subsegmental acute pulmonary embolism. Blood 122(7):1144–1149. quiz 1329

Dentali F, Crowther M, Ageno W (2006) Thrombophilic abnormalities, oral contraceptives, and risk of cerebral vein thrombosis: a meta-analysis. Blood 107(7):2766–2773

Deshmane A, Gulani V, Griswold MA, Seiberlich N (2012) Parallel MR imaging. J Magn Reson Imaging 36(1):55–72

Du J, Bydder M (2007) High-resolution time-resolved contrast-enhanced MR abdominal and pulmonary angiography using a spiral-TRICKS sequence. Magn Reson Med 58(3):631–635

Du J, Carroll TJ, Block WF, Fain SB, Korosec FR, Grist TM, Mistretta CA (2003) SNR improvement for multiinjection time-resolved high-resolution CE-MRA of the peripheral vasculature. Magn Reson Med 49(5):909–917

Du J, Carroll TJ, Wagner HJ, Vigen K, Fain SB, Block WF, Korosec FR, Grist TM, Mistretta CA (2002) Time-resolved, undersampled projection reconstruction imaging for high-resolution CE-MRA of the distal runoff vessels. Magn Reson Med 48(3):516–522

Dyverfeldt P, Bissell M, Barker AJ, Bolger AF, Carlhall CJ, Ebbers T, Francios CJ, Frydrychowicz A, Geiger J, Giese D, Hope MD, Kilner PJ, Kozerke S, Myerson S, Neubauer S, Wieben O, Markl M (2015) 4D flow cardiovascular magnetic resonance consensus statement. J Cardiovasc Magn Reson 17:72

Edelman RR, Mattle HP, Wallner B, Bajakian R, Kleefield J, Kent C, Skillman JJ, Mendel JB, Atkinson DJ (1990) Extracranial carotid arteries: evaluation with "black blood" MR angiography. Radiology 177(1):45–50

Ersoy H, Goldhaber SZ, Cai T, Luu T, Rosebrook J, Mulkern R, Rybicki F (2007) Time-resolved MR angiography: a primary screening examination of patients with suspected pulmonary embolism and contraindications to administration of iodinated contrast material. AJR Am J Roentgenol 188(5):1246–1254

Fayad ZA, Fuster V, Fallon JT, Jayasundera T, Worthley SG, Helft G, Aguinaldo JG, Badimon JJ, Sharma SK (2000) Noninvasive in vivo human coronary artery lumen and wall imaging using black-blood magnetic resonance imaging. Circulation 102(5):506–510

Ferretti GR, Bosson JL, Buffaz PD, Ayanian D, Pison C, Blanc F, Carpentier F, Carpentier P, Coulomb M (1997) Acute pulmonary embolism: role of helical CT in 164 patients with intermediate probability at ventilation-perfusion scintigraphy and normal results at duplex US of the legs. Radiology 205(2):453–458

Fink C, Bock M, Puderbach M, Schmahl A, Delorme S (2003) Partially parallel three-dimensional magnetic resonance imaging for the assessment of lung perfusion—initial results. Invest Radiol 38(8):482–488

Fink C, Puderbach M, Bock M, Lodemann KP, Zuna I, Schmahl A, Delorme S, Kauczor HU (2004) Regional lung perfusion: assessment with partially parallel three-dimensional MR imaging. Radiology 231(1):175–184

Firmin DN, Nayler GL, Kilner PJ, Longmore DB (1990) The application of phase shifts in NMR for flow measurement. Magn Reson Med 14(2):230–241

Firmin DN, Nayler GL, Klipstein RH, Underwood SR, Rees RS, Longmore DB (1987) In vivo validation of MR velocity imaging. J Comput Assist Tomogr 11(5):751–756

Francois CJ, Shors SM, Bonow RO, Finn JP (2003) Analysis of cardiopulmonary transit times at contrast material-enhanced MR imaging in patients with heart disease. Radiology 227(2):447–452

Frayne R, Grist TM, Korosec FR, Willig DS, Swan JS, Turski PA, Mistretta CA (1996) MR angiography with three-dimensional MR digital subtraction angiography. Top Magn Reson Imaging 8(6):366–388

Garg K, Sieler H, Welsh CH, Johnston RJ, Russ PD (1999) Clinical validity of helical CT being interpreted as negative for pulmonary embolism: implications for patient treatment. AJR Am J Roentgenol 172(6):1627–1631

Gefter WB, Gupta KB, Holland GA (1993) MR, CT enhance diagnosis of pulmonary emboli. Diagn Imaging (San Franc) 15(8):80–85

Gefter WB, Hatabu H, Holland GA, Gupta KB, Henschke CI, Palevsky HI (1995) Pulmonary thromboembolism: recent developments in diagnosis with CT and MR imaging. Radiology 197(3):561–574

Goldhaber SZ, Bounameaux H (2012) Pulmonary embolism and deep vein thrombosis. Lancet 379(9828):1835–1846

Gomori JM, Grossman RI (1988) Mechanisms responsible for the MR appearance and evolution of intracranial hemorrhage. Radiographics 8(3):427–440

Goodman LR, Lipchik RJ, Kuzo RS, Liu Y, McAuliffe TL, O'Brien DJ (2000) Subsequent pulmonary embolism: risk after a negative helical CT pulmonary angiogram--prospective comparison with scintigraphy. Radiology 215(2):535–542

Goodman PC (2000) Spiral CT for pulmonary embolism. Semin Respir Crit Care Med 21(6):503–510

Grist TM, Sostman HD, MacFall JR, Foo TK, Spritzer

CE, Witty L, Newman GE, Debatin JF, Tapson V, Saltzman HA (1993) Pulmonary angiography with MR imaging: preliminary clinical experience. Radiology 189(2):523–530

Griswold MA, Jakob PM, Nittka M, Goldfarb JW, Haase A (2000) Partially parallel imaging with localized sensitivities (PILS). Magn Reson Med 44(4):602–609

Grobner T (2006) Gadolinium—a specific trigger for the development of nephrogenic fibrosing dermopathy and nephrogenic systemic fibrosis? Nephrol Dial Transplant 21(4):1104–1108

Gupta A, Frazer CK, Ferguson JM, Kumar AB, Davis SJ, Fallon MJ, Morris IT, Drury PJ, Cala LA (1999) Acute pulmonary embolism: diagnosis with MR angiography. Radiology 210(2):353–359

Haemel AK, Sadowski EA, Shafer MM, Djamali A (2011) Update on nephrogenic systemic fibrosis: are we making progress? Int J Dermatol 50(6):659–666

Hansch A, Betge S, Poehlmann G, Neumann S, Baltzer P, Pfeil A, Waginger M, Boettcher J, Kaiser WA, Wolf G, Mentzel HJ (2011) Combined magnetic resonance imaging of deep venous thrombosis and pulmonary arteries after a single injection of a blood pool contrast agent. Eur Radiol 21(2):318–325

He H, Stein MW, Zalta B, Haramati LB (2006) Pulmonary infarction: spectrum of findings on multidetector helical CT. J Thorac Imaging 21(1):1–7

Hendriksen JM, Geersing GJ, Lucassen WA, Erkens PM, Stoffers HE, van Weert HC, Büller HR, Hoes AW, Moons KG (2015) Diagnostic prediction models for suspected pulmonary embolism: systematic review and independent external validation in primary care. BMJ 351:h4438

Heredia V, Altun E, Ramalho M, de Campos R, Azevedo R, Pamuklar E, Semelka RC (2012) MRI of pregnant patients for suspected pulmonary embolism: steady-state free precession vs postgadolinium 3D-GRE. Acta Med Port 25(6):359–367

Hope MD, Hope TA, Zhu C, Faraji F, Haraldsson H, Ordovas KG, Saloner D (2015) Vascular imaging with ferumoxytol as a contrast agent. AJR Am J Roentgenol 205(3):W366–W373

Huckle JE, Altun E, Jay M, Semelka RC (2016) Gadolinium deposition in humans: when did we learn that gadolinium was deposited in vivo? Invest Radiol 51(4):236–240

Hutchinson B, Navin P, Marom EM, Truong MT, Bruzzi JF (2015) Overdiagnosis of pulmonary embolism by CT angiography. AJR 205:271–277

Johnson KM, Fain SB, Schiebler ML, Nagle S (2013) Optimized 3D ultrashort echo time pulmonary MRI. Magn Reson Med 70(5):1241–1250

Kalb B, Sharma P, Tigges S, Ray GL, Kitajima HD, Costello JR, Chen Z, Martin DR (2012) MR imaging of pulmonary embolism: diagnostic accuracy of contrast-enhanced 3D MR pulmonary angiography, contrast-enhanced low-flip angle 3D GRE, and nonenhanced free-induction FISP sequences. Radiology 263(1):271–278

Klipstein RH, Firmin DN, Underwood SR, Nayler GL, Rees RS, Longmore DB (1987) Colour display of quantitative blood flow and cardiac anatomy in a single magnetic resonance cine loop. Br J Radiol 60(710):105–111

Kluge A, Gerriets T, Lange U, Bachman G (2005) MRI for short-term follow-up of acute pulmonary embolism. Assessment of thrombus appearance and pulmonary perfusion: a feasibility study. Eur Radiol 15(9):1969–1977

Kluge A, Gerriets T, Stolz E, Dill T, Mueller KD, Mueller C, Bachmann G (2006a) Pulmonary perfusion in acute pulmonary embolism: agreement of MRI and SPECT for lobar, segmental and subsegmental perfusion defects. Acta Radiol 47(9):933–940

Kluge A, Luboldt W, Bachmann G (2006b) Acute pulmonary embolism to the subsegmental level: diagnostic accuracy of three MRI techniques compared with 16-MDCT. AJR Am J Roentgenol 187(1):W7–14

Kluge A, Mueller C, Strunk J, Lange U, Bachmann G (2006c) Experience in 207 combined MRI examinations for acute pulmonary embolism and deep vein thrombosis. AJR Am J Roentgenol 186(6):1686–1696

Kluge A, Muller C, Hansel J, Gerriets T, Bachmann G (2004) Real-time MR with TrueFISP for the detection of acute pulmonary embolism: initial clinical experience. Eur Radiol 14(4):709–718

Korosec FR, Frayne R, Grist TM, Mistretta CA (1996) Time-resolved contrast-enhanced 3D MR angiography. Magn Reson Med 36(3):345–351

Li SJ, Tu YM, Zhou CS, Zhang LH, Liu ZH (2016) Risk factors of venous thromboembolism in focal segmental glomerulosclerosis with nephrotic syndrome. Clin Exp Nephrol 20(2):212–217

Lomis NN, Yoon HC, Moran AG, Miller FJ (1999) Clinical outcomes of patients after a negative spiral CT pulmonary arteriogram in the evaluation of acute pulmonary embolism. J Vasc Interv Radiol 10(6):707–712

Lucassen W, Geersing GJ, Erkens PM, Reitsma JB, Moons KG, Büller H, van Weert HC (2011) Clinical decision rules for excluding pulmonary embolism: a meta-analysis. Ann Intern Med 155(7):448–460

Lum DP, Busse RF, Francois CJ, Brau AC, Beatty PJ, Huff J, Brittain JH, Reeder SB (2009) Increased volume of coverage for abdominal contrast-enhanced MR angiography with two-dimensional autocalibrating parallel imaging: initial experience at 3.0 Tesla. J Magn Reson Imaging 30(5):1093–1100

Mai VM, Berr SS (1999) MR perfusion imaging of pulmonary parenchyma using pulsed arterial spin labeling techniques: FAIRER and FAIR. J Magn Reson Imaging 9(3):483–487

Maki JH, Prince MR, Londy FJ, Chenevert TL (1996) The effects of time varying intravascular signal intensity and k-space acquisition order on three-dimensional MR angiography image quality. J Magn Reson Imaging 6(4):642–651

Mani V, Alie N, Ramachandran S, Robson PM, Besa C, Piazza G, Mercuri M, Grosso M, Taouli B, Goldhaber SZ, Fayad ZA (2015) A multicenter MRI protocol for the evaluation and quantification of deep vein thrombosis. J Vis Exp (100):e52761

Markl M, Geiger J, Kilner PJ, Foll D, Stiller B, Beyersdorf F, Arnold R, Frydrychowicz A (2011) Time-resolved three-dimensional magnetic resonance velocity mapping of cardiovascular flow paths in volunteers and

patients with Fontan circulation. Eur J Cardiothorac Surg 39(2):206–212
Mayo JR, Remy-Jardin M, Muller NL, Remy J, Worsley DF, Hossein-Foucher C, Kwong JS, Brown MJ (1997) Pulmonary embolism: prospective comparison of spiral CT with ventilation-perfusion scintigraphy. Radiology 205(2):447–452
Meaney JF, Prince MR (1999a) Pulmonary MR angiography. Magn Reson Imaging Clin N Am 7(2):393–409
Meaney JF, Prince MR (1999b) Method and apparatus for magnetic resonance angiography using contrast agents. United States patent 5,924,987, 1–35
Meaney JF, Weg JG, Chenevert TL, Stafford-Johnson D, Hamilton BH, Prince MR (1997) Diagnosis of pulmonary embolism with magnetic resonance angiography. N Engl J Med 336(20):1422–1427
Miyazaki M, Akahane M (2012) Non-contrast enhanced MR angiography: established techniques. J Magn Reson Imaging 35(1):1–19
Nagle SK, Schiebler ML, Repplinger MD, Francois CJ, Vigen KK, Yarlagadda R, Grist TM, Reeder SB (2016) Contrast enhanced pulmonary magnetic resonance angiography for pulmonary embolism: Building a successful program. Eur J Radiol 85(3):553–563
Nayler GL, Firmin DN, Longmore DB (1986) Blood flow imaging by cine magnetic resonance. J Comput Assist Tomogr 10(5):715–722
Nikolaou K, Schoenberg SO, Attenberger U, Scheidler J, Dietrich O, Kuehn B, Rosa F, Huber A, Leuchte H, Baumgartner R, Behr J, Reiser MF (2005) Pulmonary arterial hypertension: diagnosis with fast perfusion MR imaging and high-spatial-resolution MR angiography—preliminary experience. Radiology 236(2):694–703
Nilsson T, Olausson A, Johnsson H, Nyman U, Aspelin P (2002) Negative spiral CT in acute pulmonary embolism. Acta Radiol 43(5):486–491
Ohno Y, Higashino T, Takenaka D, Sugimoto K, Yoshikawa T, Kawai H, Fujii M, Hatabu H, Sugimura K (2004) MR angiography with sensitivity encoding (SENSE) for suspected pulmonary embolism: comparison with MDCT and ventilation-perfusion scintigraphy. AJR Am J Roentgenol 183(1):91–98
Ohno Y, Kawamitsu H, Higashino T, Takenaka D, Watanabe H, van Cauteren M, Fujii M, Hatabu H, Sugimura K (2003) Time-resolved contrast-enhanced pulmonary MR angiography using sensitivity encoding (SENSE). J Magn Reson Imaging 17(3):330–336
Ohno Y, Koyama H, Matsumoto K, Onishi Y, Nogami M, Takenaka D, Yoshikawa T, Matsumoto S, Sugimura K (2010) Dynamic MR perfusion imaging: capability for quantitative assessment of disease extent and prediction of outcome for patients with acute pulmonary thromboembolism. J Magn Reson Imaging 31(5):1081–1090
Ohno Y, Nishio M, Koyama H, Yoshikawa T, Matsumoto S, Seki S, Obara M, van Cauteren M, Takahashi M, Sugimura K (2014) Pulmonary 3 T MRI with ultrashort TEs: influence of ultrashort echo time interval on pulmonary functional and clinical stage assessments of smokers. J Magn Reson Imaging 39(4):988–997
Oliveira BL, Blasi F, Rietz TA, Rotile NJ, Day H, Caravan P (2015) Multimodal molecular imaging reveals high target uptake and specificity of 111In- and 68Ga-labeled fibrin-binding probes for thrombus detection in rats. J Nucl Med 56(10):1587–1592
Ost D, Rozenshtein A, Saffran L, Snider A (2001) The negative predictive value of spiral computed tomography for the diagnosis of pulmonary embolism in patients with nondiagnostic ventilation-perfusion scans. Am J Med 110(1):16–21
Oudkerk M, van Beek EJ, Wielopolski P, van Ooijen PM, Brouwers-Kuyper EM, Bongaerts AH, Berghout A (2002) Comparison of contrast-enhanced magnetic resonance angiography and conventional pulmonary angiography for the diagnosis of pulmonary embolism: a prospective study. Lancet 359(9318):1643–1647
Overoye-Chan K, Koerner S, Looby RJ, Kolodziej AF, Zech SG, Deng Q, Chasse JM, McMurry TJ, Caravan P (2008) EP-2104R: a fibrin-specific gadolinium-Based MRI contrast agent for detection of thrombus. J Am Chem Soc 130(18):6025–6039
Parsons JM, Baker EJ, Hayes A, Ladusans EJ, Qureshi SA, Anderson RH, Maisey MN, Tynan M (1990) Magnetic resonance imaging of the great arteries in infants. Int J Cardiol 28(1):73–85
Pfeil A, Betge S, Poehlmann G, Boettcher J, Drescher R, Malich A, Wolf G, Mentzel HJ, Hansch A (2012) Magnetic resonance VIBE venography using the blood pool contrast agent gadofosveset trisodium—an interrater reliability study. Eur J Radiol 81(3):547–552
Pleszewski B, Chartrand-Lefebvre C, Qanadli SD, Déry R, Perreault P, Oliva VL, Prenovault J, Belblidia A, Soulez G (2006) Gadolinium-enhanced pulmonary magnetic resonance angiography in the diagnosis of acute pulmonary embolism: a prospective study on 48 patients. Clin Imaging 30(3):166–172
Popp HD, Meyer M, Brendel S, Prinzhorn W, Naumann N, Weiss C, Seifarth W, Schoenberg SO, Hofmann WK, Henzler T, Fabarius A (2016) Leukocyte DNA damage after reduced and conventional absorbed radiation doses using 3rd generation dual-source CT technology. Eur J Radiol Open 3:134–137
Rees RS, Somerville J, Underwood SR, Wright J, Firmin DN, Klipstein RH, Longmore DB (1987) Magnetic resonance imaging of the pulmonary arteries and their systemic connections in pulmonary atresia: comparison with angiographic and surgical findings. Br Heart J 58(6):621–626
Remy-Jardin M, Pistolesi M, Goodman LR, Gefter WB, Gottschalk A, Mayo JR, Sostman HD (2007) Management of suspected acute pulmonary embolism in the era of CT angiography: a statement from the Fleischner Society. Radiology 245(2):315–329
Remy-Jardin M, Remy J, Deschildre F, Artaud D, Beregi JP, Hossein-Foucher C, Marchandise X, Duhamel A (1996) Diagnosis of pulmonary embolism with spiral CT: comparison with pulmonary angiography and scintigraphy. Radiology 200(3):699–706
Restrepo CS, Betancourt SL, Martinez-Jimenez S, Gutierrez FR (2012) Tumors of the pulmonary artery and veins. Semin Ultrasound CT MR 33(6):580–590
Revel MP, Sanchez O, Couchon S, Planquette B, Hernigou A, Niarra R, Meyer G, Chatellier G (2012) Diagnostic accuracy of magnetic resonance imaging for acute

pulmonary embolism: results of the "IRM-EP" study. J Thromb Haemost 10(5):743–750

Richman PB, Courtney DM, Friese J, Matthews J, Field A, Petri R, Kline JA (2004) Prevalence and significance of nonthromboembolic findings on chest computed tomography angiography performed to rule out pulmonary embolism: a multicenter study of 1,025 emergency department patients. Acad Emerg Med 11(6):642–647

Roach DJ, Cremillieux Y, Serai SD, Thomen RP, Wang H, Zou Y, Szczesniak RD, Benzaquen S, Woods JC (2016) Morphological and quantitative evaluation of emphysema in chronic obstructive pulmonary disease patients: a comparative study of MRI with CT. J Magn Reson Imaging 44(6):1656–1663

Rybicki FJ, Udelson JE, Peacock WF, Goldhaber SZ, Isselbacher EM, Kazerooni E, Kontos MC, Litt H, Woodard PK (2016) 2015 ACR/ACC/AHA/AATS/ACEP/ASNC/NASCI/SAEM/SCCT/SCMR/SCPC/SNMMI/STR/STS appropriate utilization of cardiovascular imaging in emergency department patients with chest pain: a joint document of the American College of Radiology Appropriateness Criteria Committee and the American College of Cardiology Appropriate Use Criteria Task Force. J Am Coll Radiol 13(2):1–29

Sadowski EA, Bennett LK, Chan MR, Wentland AL, Garrett AL, Garrett RW, Djamali A (2007) Nephrogenic systemic fibrosis: risk factors and incidence estimation. Radiology 243(1):148–157

Schiebler M, Francois C, Repplinger M, Hamedani A, Lindholm C, Vigen K, Munoz del Rio A, Grist T, Reeder S, Nagle S (2016a) Effectiveness of pulmonary contrast enhanced magnetic resonance angiography for the primary workup of pulmonary embolism. International Society for Magnetic Resonance in Medicine, book of meeting abstracts (Singapore annual meeting and exhibition, 7–13 May 2016), Oral abstract presentation number 1074, Friday 09:12 am

Schiebler M, Francois C, Repplinger M, Vigen K, Reeder S, Kramer H, Grist T, Munoz Del Rio A, Hamedani A, Nagle S (2013) Effectiveness of pulmonary MRA for the primary diagnosis of PE: outcomes analysis of 578 consecutive symptomatic patients. Poster LL-CHS-SU4A. Radiological Society of North America (RSNA) 99th scientific assembly and annual meeting Chicago, IL

Schiebler ML, Ahuja J, Repplinger MD, Francois CJ, Vigen KK, Grist TM, Hamedani AG, Reeder SB, Nagle SK (2016b) Incidence of actionable findings on contrast enhanced magnetic resonance angiography ordered for pulmonary embolism evaluation. Eur J Radiol 85(8):1383–1389

Schiebler ML, Holland GA, Hatabu H, Listerud J, Foo T, Palevsky H, Edmunds H, Gefter WB (1993) Suspected pulmonary embolism: prospective evaluation with pulmonary MR angiography. Radiology 189(1):125–131

Sheh SH, Bellin E, Freeman KD, Haramati LB (2012) Pulmonary embolism diagnosis and mortality with pulmonary CT angiography versus ventilation-perfusion scintigraphy: evidence of overdiagnosis with CT? AJR Am J Roentgenol 198(6):1340–1345

Soulez G, Bloomgarden DC, Rofsky NM, Smith MP, Abujudeh HH, Morgan DE, Lichtenstein RJ, Schiebler ML, Wippold FJ, Russo C, Kuhn MJ, Mennitt KW, Maki JH, Stolpen A, Liou J, Semelka RC, Kirchin MA, Shen N, Pirovano G, Spinazzi A (2015) Prospective cohort study of nephrogenic systemic fibrosis in patients with stage 3-5 chronic kidney disease undergoing mri with injected gadobenate dimeglumine or gadoteridol. AJR Am J Roentgenol 205(3):469–478

Spencer FA, Gore JM, Lessard D, Douketis JD, Emery C, Goldberg RJ (2008) Patient outcomes after deep vein thrombosis and pulmonary embolism: the Worcester Venous Thromboembolism Study. Arch Intern Med 168(4):425–430

Stein PD, Chenevert TL, Fowler SE, Goodman LR, Gottschalk A, Hales CA, Hull RD, Jablonski KA, Leeper KV Jr, Naidich DP, Sak DJ, Sostman HD, Tapson VF, Weg JG, Woodard PK (2010) Gadolinium-enhanced magnetic resonance angiography for pulmonary embolism: a multicenter prospective study (PIOPED III). Ann Intern Med 152(7):434–443. W142-3

Stein PD, Gottschalk A, Sostman HD, Chenevert TL, Fowler SE, Goodman LR, Hales CA, Hull RD, Kanal E, Leeper KV Jr, Nadich DP, Sak DJ, Tapson VF, Wakefield TW, Weg JG, Woodard PK (2008) Methods of prospective investigation of pulmonary embolism diagnosis III (PIOPED III). Semin Nucl Med 38(6):462–470

Stein PD, Matta F, Hughes PG, Hourmouzis ZN, Hourmouzis NP, Schweiss RE, Bach JA, Kazan VM, Kakish EJ, Keyes DC, Hughes MJ (2016) Follow-up CT pulmonary angiograms in patients with acute pulmonary embolism. Emerg Radiol 23:463

Stein PD, Matta F, Sedrick JA, Saleh T, Badshah A, Denier JE (2011) Ancillary findings on CT pulmonary angiograms and abnormalities on chest radiographs in patients in whom pulmonary embolism was excluded. Clin Appl Thromb Hemost 18(2):201–205

Stein PD, Sostman HD, Dalen JE, Bailey DL, Bajc M, Goldhaber SZ, Goodman LR, Gottschalk A, Hull RD, Matta F, Pistolesi M, Tapson VF, Weg JG, Wells PS, Woodard PK, Consensus G (2011b) Controversies in diagnosis of pulmonary embolism. Clin Appl Thromb Hemost 17(2):140–149

Suzuki K, Masuya M, Matsumoto T, Ito N, Ohishi K, Maeda M, Katayama N (2010) High-intensity signals in the basal ganglia from gadolinium-enhanced T1-weighted MRI as an early change in toxoplasma encephalitis in an AIDS patient. J Infect Chemother 16(2):135–138

Swift AJ, Wild JM, Nagle SK, Roldan-Alzate A, Francois CJ, Fain S, Johnson K, Capener D, van Beek EJ, Kiely DG, Wang K, Schiebler ML (2014) Quantitative magnetic resonance imaging of pulmonary hypertension: a practical approach to the current state of the art. J Thorac Imaging 29(2):68–79

Tapson VF (2008) Acute pulmonary embolism. N Engl J Med 358(10):1037–1052

Thomson LK, Thomson PC, Kingsmore DB, Blessing K, Daly CD, Cowper SE, Roditi GH (2015) Diagnosing nephrogenic systemic fibrosis in the post-FDA restriction era. J Magn Reson Imaging 41(5):1268–1271

Tillie-Leblond I, Mastora I, Radenne F, Paillard S, Tonnel AB, Remy J, Remy-Jardin M (2002) Risk of pulmonary embolism after a negative spiral CT angiogram in patients with pulmonary disease: 1-year clinical follow-up study. Radiology 223(2):461–467

Todua F, Akhvlediani M, Vorobiova E, Baramidze A, Tsivtsivadze G, Gachechiladze D (2016) Prognostic value of some hemostasis-related, homocysteine, high sensitive CRP and multidetector computed tomography parameters in pulmonary embolism. Georgian Med News (254):37–42

Uppal R, Catana C, Ay I, Benner T, Sorensen AG, Caravan P (2011) Bimodal thrombus imaging: simultaneous PET/MR imaging with a fibrin-targeted dual PET/MR probe—feasibility study in rat model. *Radiology* 258(3):812–820

van Belle A, Büller HR, Huisman MV, Huisman PM, Kaasjager K, Kamphuisen PW, Kramer MH, Kruip MJ, Kwakkel-van Erp JM, Leebeek FW, Nijkeuter M, Prins MH, Sohne M, Tick LW, Investigators CS (2006) Effectiveness of managing suspected pulmonary embolism using an algorithm combining clinical probability, D-dimer testing, and computed tomography. JAMA 295(2):172–179

Velikina JV, Johnson KM, Wu Y, Samsonov AA, Turski P, Mistretta CA (2010) PC HYPR flow: a technique for rapid imaging of contrast dynamics. J Magn Reson Imaging 31(2):447–456

Vidmar J, Kralj E, Bajd F, Sersa I (2015) Multiparametric MRI in characterizing venous thrombi and pulmonary thromboemboli acquired from patients with pulmonary embolism. J Magn Reson Imaging 42(2):354–361

Wang Y, Grimm RC, Felmlee JP, Riederer SJ, Ehman RL (1996) Algorithms for extracting motion information from navigator echoes. Magn Reson Med 36(1):117–123

Wasser MN, Geelkerken RH, Kouwenhoven M, van Bockel JH, Hermans J, Schultze Kool LJ, de Roos A (1996) Systolically gated 3D phase contrast MRA of mesenteric arteries in suspected mesenteric ischemia. J Comput Assist Tomogr 20(2):262–268

West JW (1986) Pulmonary embolism. Med Clin North Am 70(4):877–894

Wittram C (2003) Pulmonary artery enhancement at CT pulmonary angiography. Radiology 229(3):932. author reply 932–933

Wittram C, Maher MM, Yoo AJ, Kalra MK, Shepard JA, McLoud TC (2004) CT angiography of pulmonary embolism: diagnostic criteria and causes of misdiagnosis. Radiographics 24(5):1219–1238

Wittram C, Yoo AJ (2007) Transient interruption of contrast on CT pulmonary angiography: proof of mechanism. J Thorac Imaging 22(2):125–129

Wood ML, Henkelman RM (1985) Truncation artifacts in magnetic resonance imaging. Magn Reson Med 2(6):517–526

Woodard PK, Chenevert TL, Sostman HD, Jablonski KA, Stein PD, Goodman LR, Londy FJ, Narra V, Hales CA, Hull RD, Tapson VF, Weg JG (2012) Signal quality of single dose gadobenate dimeglumine pulmonary MRA examinations exceeds quality of MRA performed with double dose gadopentetate dimeglumine. Int J Cardiovasc Imaging 28(2):295–301

Worthley SG, Helft G, Fayad ZA, Fuster V, Rodriguez OJ, Zaman AG, Badimon JJ (2001) Cardiac gated breath-hold black blood MRI of the coronary artery wall: an in vivo and ex vivo comparison. Int J Cardiovasc Imaging 17(3):195–201

Zarins CK, Taylor CA, Min JK (2013) Computed fractional flow reserve (FFTCT) derived from coronary CT angiography. J Cardiovasc Transl Res 6(5):708–714

Zhang LJ, Luo S, Yeh BM, Zhou CS, Tang CX, Zhao Y, Li L, Zheng L, Huang W, Lu GM (2013) Diagnostic accuracy of three-dimensional contrast-enhanced MR angiography at 3-T for acute pulmonary embolism detection: comparison with multidetector CT angiography. Int J Cardiol 168(5):4775–4783

Zhou M, Hu Y, Long X, Liu D, Liu L, Dong C, Wang J, Kong X (2015) Diagnostic performance of magnetic resonance imaging for acute pulmonary embolism: a systematic review and meta-analysis. J Thromb Haemost 13(9):1623–1634

第3章

肺部MR灌注成像

Frank Risse，Grzegorz Bauman

目录

F. Risse, PhD (✉)
Department of Translational Medicine and Clinical Pharmacology, Boehringer Ingelheim Pharma GmbH & Co KG, Birkendorfer Strasse 65, 88397 Biberach, Germany
e-mail: frank.risse@boehringer-ingelheim.com

G. Bauman, PhD
Division of Radiological Physics, Department of Radiology, University of Basel Hospital, Petersgraben 4, 4031 Basel, Switzerland

Department of Biomedical Engineering, University of Basel, Gewerbestrasse 14, 4123 Basel, Switzerland

摘要

灌注是指器官在毛细血管水平的血流，它与肺部血供和肺功能密切相关。在肺动脉高压、肺囊性纤维化等部分肺疾病中会发生改变。因此，灌注是诊断肺疾病的重要功能参数，需要定量的参数值来研究各种肺疾病的病理生理改变，以及监测其治疗反应。目前临床上测量肺灌注改变最常用的方法是基于T1加权3D动态增强序列。灌注图像的快速采集有助于追踪对比剂首次通过全肺实质的过程。基于这些信息，采用对比剂稀释原理可定量测量全肺灌注。由于首过中对比剂的潜在外渗，以及对比剂浓度与MRI信号强度变化之间缺少线性关系，定量测量具有一定的挑战性。部分问题可通过双团注技术解决，当然也可采用无须注射外源性对比剂的方法，如动脉自旋标记或傅里叶分解，这特别适用于对比剂过敏的患者。

1 引言

灌注代表器官毛细血管水平的血流量，即在一定时间内动脉对组织器官的供血量。

灌注参数常用单位是 mL/(min·100g)，肺灌注单位一般是 mL/(min·100mL)。

灌注受组织的血供及功能影响，在肺部疾病如肺动脉高压、慢性阻塞性肺疾病(COPD)、囊性纤维化等疾病中均可发生改变。除了某些影响血液供应的疾病会引起肺灌注异常外，当肺泡缺氧时肺血管收缩使血液流至通气更好的区域也可间接地影响肺灌注。因此，肺灌注是诊断肺部疾病的重要功能参数。目前评价灌注的临床标准仍是 ^{99m}Tc 标志物或单光子发射计算机断层扫描(SPECT)。然而，核医学方法受限于较低的空间分辨率和放射性物质的使用。MRI 是一种可提供形态学和功能学的技术。1992 年 Berthezene 等首次应用自旋回波序列对注射过对比剂的老鼠进行扫描，证实肺 MRI 灌注成像实验装置的潜力。随着 MRI 扫描仪的进一步发展，1996 年 Hatabu 等应用短回波 2D T1 加权序列显示了人体肺部对比剂首过增强信号。近 10 年来，时间分辨率 3D 肺灌注成像或时间分辨率和体积覆盖率的动态增强 MRI 已出现，并应用于多数临床 MRI 中(Fink 等，2004a，2005a；Nikolaon 等，2004；Ohno 等，2004)。

肺灌注图像的快速扫描有利于钆对比剂通过肺实质时的图像获取，使肺部 2D(Hatabu 等，1999；Levin 等，2001)或 3D(Fink 等，2004b；Nikolaou 等，2004；Ohno 等，2004)成像扫描的参数定量化。后者可用于研究整个肺部疾病的灌注变化及监测病灶治疗前后的变化(Wielpütz 等，2014)。

尽管外源性对比剂(如钆对比剂)在大多数受试者中可耐受，但对于不配合或难以静脉注射的患者有一定的局限性。在少数患者中，使用外源性对比剂可能会引起某些相关的罕见病症，如严重的过敏反应或存在潜在的肾源性纤维化的风险，或导致对比剂在组织器官中沉积(Rogosnitzky 和 Branch，2016)。因此，对于新生儿、婴儿、孕妇或需要随访的患者应慎用对比剂，如动脉自旋标记(ASL)或傅里叶分解(FD)这些不需要注射对比剂的 MRI 扫描成像技术已被逐渐应用(Hopkins 等，2005；Bauman 等，2009)。

2　技术发展

由于肺是一个含气器官，实质成分比例较小，同时呼吸及心脏运动的影响，使得肺部 MRI 一直以来都是一项挑战，相比形态学成像而言，功能成像更为复杂。

传统的 MRI 原理是测量组织器官内质子的宏观磁化量，而肺空气含量大，属于低质子密度组织(质子密度含 20%~30%)，对 MRI 来说几乎是不可见的。此外，肺表面的空气界面面积约为 140m^2(Theus，1997)，会导致强烈的磁敏感梯度，使部分快速采集成像的技术如回波平面成像难以实现。另外，肺的 T2* 较短，仅能在 1.0~2.5ms 范围内进行扫描(Pracht 等，2005)。相比其他器官，肺部 MRI 图像信噪比(SNR)低，这是其质子密度低和信号快速衰减导致的。然而，随着近年来 MRI 技术的进步，肺部 MRI 有了明显的进展。采用优化的 k 空间采样计划的快速短 TE 脉冲序列成像及用于并行成像的多通道相控阵列线圈在克服常规肺部成像局限性方面显示出了巨大潜力。

此外，在进行动态增强磁共振成像(DCE-MRI)的灌注扫描时，需考虑肺呼吸诱导的质子密度变化引起的 MR 信号改变。对此最常见的解决办法是在受试者一次性屏气 20~25s 内快速获取灌注图像(Attenberger 等，2009)，但对于通气功能受损的患者，屏气时间可能要更短。另外，肺的高血流量使得血流通过时间缩短，从而导致流入伪影，这需要考虑在内。因此，当肺部血流量高时，DCE-MRI 需要使用快速采集技术。最后，心脏引起的运动伪影也会改变肺部邻近心脏区域的灌注信息，因为为了获取高时间分辨率，肺灌注 MRI 通常不采用心电(ECG)触发扫描。

与 DCE-MRI 相比，无须注射对比剂的技术更适合采用平衡稳态自由进动或者基于自旋回波的成像序列，因为这些序列能比梯度回波序列获得更高的肺血池信号强度。

3 测量技术

本文介绍了几种测量肺灌注的 MRI 技术，DCE-MRI 是目前临床应用最成熟、最广泛的技术，其采用对比剂测量毛细血管水平上的局部肺血流，这一方法相对易用且对比噪声比(CNR)较高，但不能任意重复进行，而且不能用于对比剂过敏者。因此，不需依赖对比剂显影的 MRI 方法获得广泛关注。其中一个就是动脉自旋标记(ASL)MRI，其是利用特定频率的射频脉冲标记供血动脉中的水质子，使其成为内源性可自由扩散的对比剂，通过追踪测量标记自旋在肺实质内的行程，就可以获得肺实质灌注信息（Mai 和 Berr，1999）。近年来还出现了另一种研究肺功能的技术 —— 傅里叶分解(FD)MRI(Bauman 等，2009)。这种无创性成像技术可同时获取肺的局部灌注和通气相关信息。

3.1 动态增强灌注成像

DCE-MRI 的原理是追踪对比剂首次通过肺毛细血管前后的信号强度变化(图 3.1)，因此被称为"团注追踪"或"首过"技术。这种技术最初应用于脑灌注成像(Rosen 等，1990)，后来 Hatabu 等(1996)试用于肺灌注成像。肺 MRI 灌注成像使用动态 T1 加权序列进行跟踪采集，以 3~5mL/s 的高速率静脉注射对比剂，以获得团注效果。由于注射速率高，对比剂在肺内的通过时间为 3~4s(Fishman，1963)，因此需要大约 1.5s 的高时间分辨率扫描来采集团注信号。

肺 DCE-MRI 的典型序列是快速扰相梯度回波序列，如快速小角度激发(FLASH)或快速 FLASH。由于肺实质 T2* 短至 1.0~2.5ms(Pracht 等，2005)，因此需要使用 1ms 以下的短回波时间(TE)以达到足够的对比噪声比。如今，大多数肺 DCE-MRI 可使用 3D 技术获取整个肺部的图像，因为多数的肺部疾病都是全肺受累。使用极短的重复时间(TR)来获得足够的时间分辨率，以便跟踪对比剂导致的短暂信号强度变化。目前采用的并行成像技术，如 SENSE(Pruessmann 等，1999)或 GRAPPA(Griswold 等，2002)，可减少 k 空间线的数量，从而缩短图像采集时间。不需要进一步缩短采集时间就可用这些技术来提高图像的空间分辨率。另外，以较高的时间分辨率仅获取 k 空间的中心部分，也就是确定图像对比度的那部分，以较低的速度更新 k 空间周围部分，这样可大大减少 k 空间数据量。这种"视图共享"技术是 Korosec 等(1996)最初为对比增强 MR 血管成像而开发的。目前临床常规使用多种视图共享技术的变种，如时间分辨回波共享血管造影技术

图 3.1 对比剂首先通过慢性阻塞性肺疾病患者的肺中央层面。采用时间分辨 3D 梯度回波脉冲序列，以及视图共享和并行成像技术。(Images courtesy of Gregor Sommer, MD, Clinic of Radiology and Nuclear Medicine, University of Basel Hospital, Basel, Switzerland)

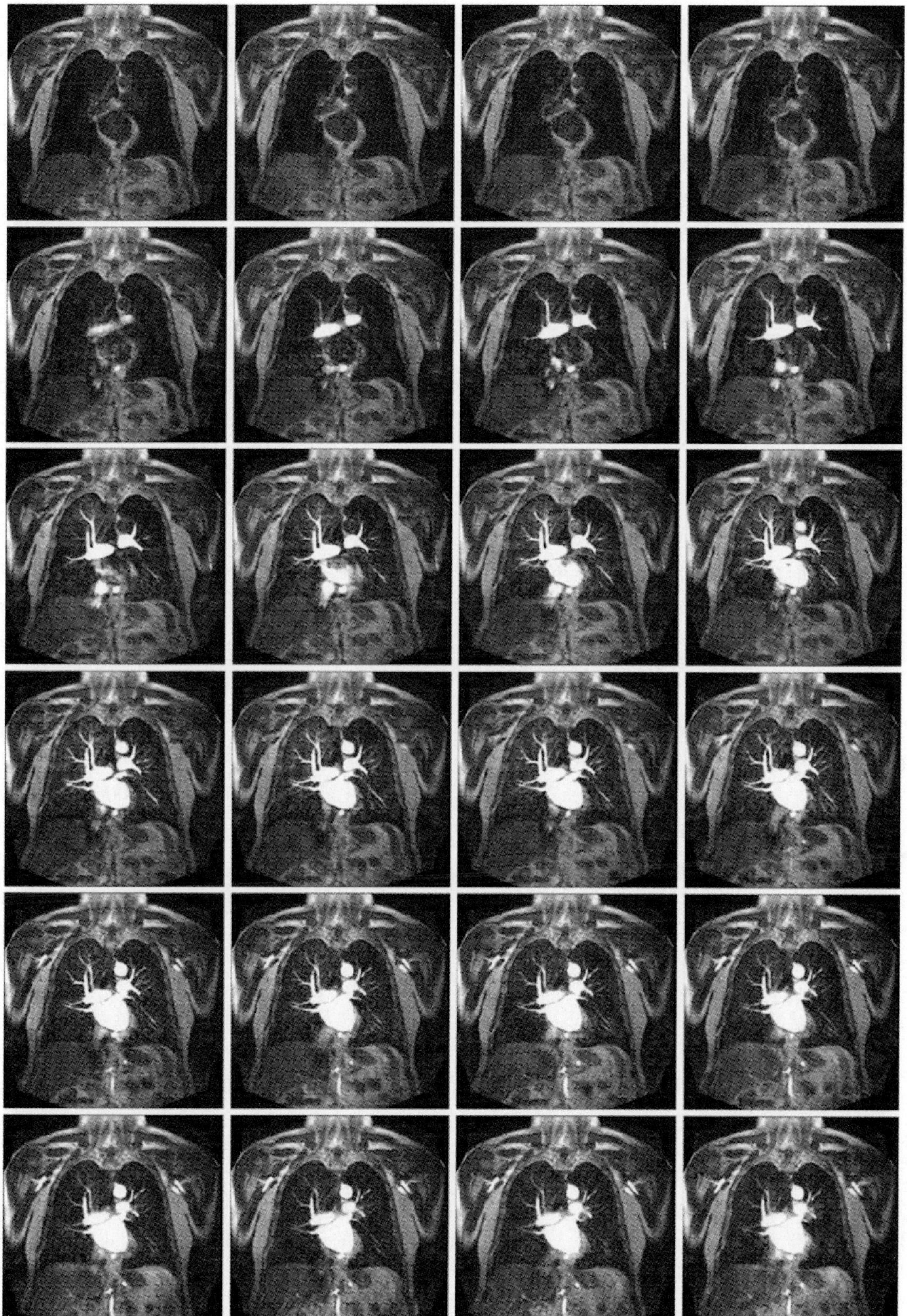

(TREAT)、对比剂动力学时间分辨成像技术(TRICKS)(Fink 等,2005b,c)或插值随机轨迹时间分辨血管造影技术(TWIST)(Lim 等,2008)。这些成像技术与并行成像相结合能提供很高的空间分辨率,以 1s 的采集时间获得 1.5mm×1.5mm、层厚 5mm 的图像。表 3.1 是临床 3D 灌注的序列参数。就在最近,3D 径向超短回波时间(UTE)序列被用于肺 MRI 灌注评估,可同时获取高分辨率的各向同性数据集和 DCE 数据集(Bell 等,2015)。该技术的主要优点是以极其短的回波时间,以及对于运动和脉搏的高度稳健性,来改善肺组织的固有信噪比。然而,使用 3D UTE 序列扫描时需要显著的径向欠采样,以达到足够的时间分辨率。因此,利用 DCE-MRI 数据在空间-时间域上的高稀疏性,并采用迭代重建步骤能更好地对灌注参数进行量化评估(Bauman 等,2015)。

总的来说,3D 成像序列时间分辨率低于成像时间在毫秒级的 2D 成像脉冲序列。在 3D 采集中使用简单的视图共享技术会在

表 3.1 时间分辨 3D 灌注脉冲序列参数

名称	基于视图共享和并行成像的 3D T1 加权梯度回波成像技术
磁场强度	1.5T
图像采集方向	冠状面
总层数	40
采集层数	25~35
翻转角/回波时间/重复时间	25°/0.81ms/2.04ms
带宽	1116Hz
体素大小	1.6mm×1.6mm×5.5mm
视野	500mm×500mm
矩阵	224×320
采集时间	0.8s
并行成像技术(加速因子)	2
呼吸相位	吸气

高速血流导致快速信号改变的情况下产生时间内插伪影,因此,时间分辨率对于灌注定量特别重要,因为这里对于团注的精确追踪是非常关键的。然而,还是应该维持足够的对比噪声比,需要与时间分辨率进行权衡(Ingrisch 等,2010)。

3.2 动脉自旋标记

除了 DCE-MRI 以外,动脉自旋标记(ASL)也被建议用于肺灌注 MRI。与 DCE-MRI 相比,ASL 无须注射对比剂,而是使用专用的反转脉冲对血液中的水分子进行标记,使其成为内源性对比剂。通常获取一个对照图像和一个标记图像,二者减影以去除静态的背景。标记可采用连续或者脉冲的模式,脉冲模式以 Buxton 等(1998)的一般动力学模型为基础对灌注进行量化。ASL 经常需要几次采集以达到足够高的信噪比,这使得肺部灌注成像十分困难。1999 年 Mai 和 Berr(1999)等首次试验成功,近来 ASL 技术被用于判断肺灌注的异质性(Hopkins 等,2005),以及量化灌注成像(Bolar 等,2006)。

然而,由于几个原因 ASL 不能常规用于肺部诊断。除了肺部整体呈低信号以外,ASL 主要缺陷在于需要 2 幅图像进行减影,这使得该技术对呼吸运动和心脏搏动非常敏感(Mai 和 Berr,1999),特别是需要多次采集时。即使应用心脏触发扫描可减少这些伪影,但也不能完全忽略。单次激发的 ASL 技术不需要单独的对照图像,可克服这些限制,并在一次屏气内完成量化评估(Bolar 等,2006;Pracht 等,2006;Fischer 等,2008)。由于上述原因,目前基于 ASL 的技术仅限于肺生理的研究(Hopkins 和 Prisk,2010),罕见用于临床的研究,如用于一组肺囊性纤维化患者(Schraml 等,2012)。

3.3 傅里叶分解

傅里叶分解(FD)MRI 是近年来研究肺功能的一种非侵入性方法 (Bauman 等,2009)。FD MRI 可在不需要注射或吸入对比剂的情况下同时获取局部肺灌注、血液的到达时间和与通气相关的信息。利用超快平衡稳态自由进动(uf-bSSFP)成像进行时间分辨自由呼吸采集,获取 2D 肺部数据集,扫描中不需要呼吸或心电触发技术。该技术利用呼吸和心跳引起的局部肺实质 MR 信号强度的变化,在吸气时肺容积增大,局部肺实质信号强度降低,在呼气时则相反。因此,肺信号强度的改变取决于呼吸周期的时相,而且在潮气量呼吸区域内可进行线性测量。肺组织 MR 信号强度受心动周期的影响,新鲜的未饱和血液进入扫描层可增加局部信号强度。这两个生理性周期对应的频率不同,可从时间分辨数据中以谱的形式提取出来。然而,图像在后处理之前,图像数据均需进行非刚性图像配准以补偿呼吸运动,然后使用快速傅里叶分解技术或更稳定的矩阵束分解方法(Bauman 和 Bieri,2016),对运动校正数据进行像素水平的谱分析,以识别生理周期频率成分。呼吸和心跳导致信号变化的幅度和相位可生成通气加权图、灌注加权图和血流时间图(Bauman 和 Bieri,2016)。

FD MRI 主要为 1.5T 临床 MR 扫描系统所开发。uf-bSSFP 的重复时间非常短,可减少所谓的带状伪影,提高信噪比。图像平面空间分辨率一般为 2.8mm×2.8mm~3.5mm×3.5mm,层厚为 10~15mm,时间分辨率为每秒 3~4 幅图像, 使用连续多层采集,10 分钟内扫描可覆盖整个肺部。由于 3T 磁共振的偏共振效应容易引起带状伪影,对 bSSFP 序列的图像质量产生负面影响,因此 Schönfeld 等提出了用梯度回波序列进行图像采集(2015)。

最近,Kjørstad 等提出了通气加权及灌注加权 FD MRI 的定量方法, 但仍需要临床研究数据证实。图 3.2 为采集自一名健康志愿者的数据生成的伪彩图。

这一技术与包括 SPECT、DCE-MRI 及超极化 ^{3}He MRI 在内的现有成熟方法在动物实验中进行了对比验证(Bauman 等,2011;Bauman 等,2013a)。也有研究者首次获得了不同肺部疾病患者的 FD MRI 临床资料(Bauman 等,2013b;Capaldi 等,2015;Schönfeld 等,2015;Sommer 等,2013)。图 3.3 为肺囊性纤维化患者的功能伪彩图。

4 DCE-MRI 图像数据后处理

对比增强灌注的数据通常需要后处理,以使灌注更好地实现可视化或者获取定量

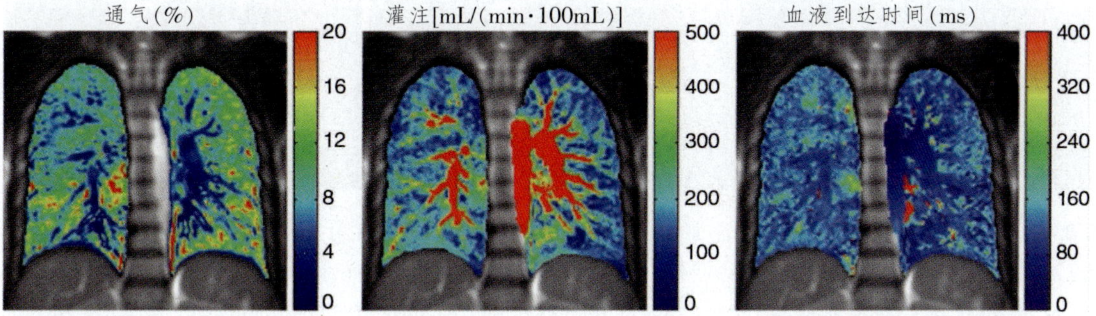

图 3.2 一名健康志愿者的 FD MRI 生成的通气、灌注和血液到达时间的分布图。

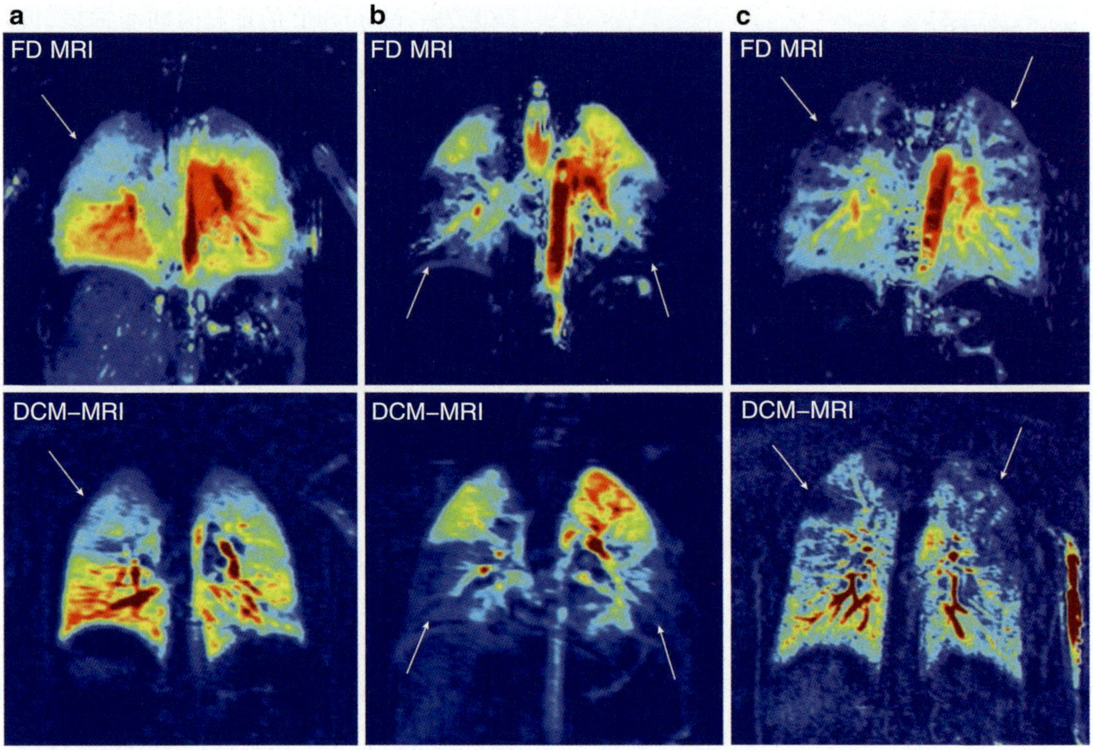

图 3.3 3 例囊性纤维化患者的相应灌注加权 FD MRI 和相应灌注 DCE-MRI。(a)4 岁男性、(b)5 岁男性和(c)23 岁女性。箭头表示灌注缺损区域。[From Bauman et al.(2013b)with permission]

参数值。多数可视化方法的理念是浓缩时间分辨 3D 图像的信息。阅读大量的图像很消耗时间,并需要经验丰富的放射科医生,而且把影像所见向非放射科医生进行视觉呈现是很困难的。因此,灌注加权减影图非常有用,而且大多数磁共振扫描仪上都可进行(图 3.4)。通常用肺内信号强度最高的增强后图像减去增强前的图像,划定一个感兴趣

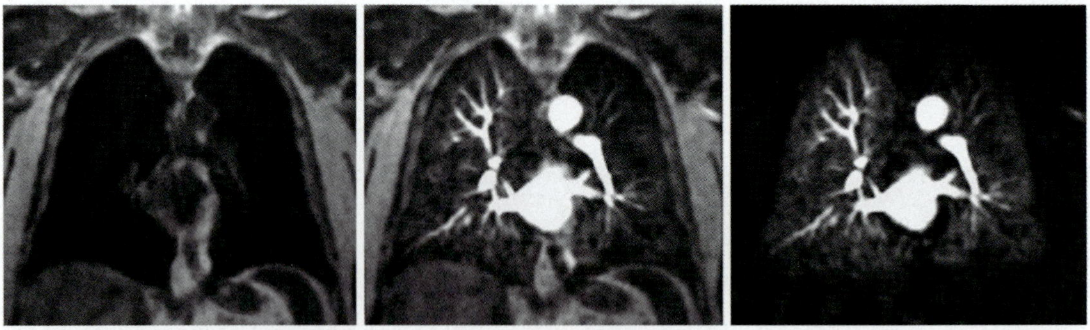

图 3.4 慢性阻塞性肺疾病患者的灌注加权减影图(右图)。减影图通过注射对比剂后的最大信号图像(中图)减去注射对比剂前的基准图像(左图)产生。减影图可显示多个斑片状灌注缺损区,尤其是左肺。(Original images courtesy of Gregor Sommer, MD, Clinic of Radiology and Nuclear Medicine, University of Basel Hospital, Basel, Switzerland)

区(ROI)生成信号强度-时间曲线,再从强化曲线中选择合适的增强后图像用于减影(Fink 等,2004a)。然而,这一方法存在一定缺陷,需要进行额外的工作来选择原始图像。此外,图像的选择比较主观,可重复性较差,特别是进行 ROI 分析的时候。ROI 选择不好可能会掩盖减影图中灌注受损的区域。此外,时间动态信息的丢失,这些信息对于灌注不均匀和延迟灌注的疾病是很重要的。

计算定性和(或)定量参数可解决上述问题。一般方法是用 MRI 扫描仪自动生成参数图像,这些参数图采用像素水平的彩色编码像素叠加而成(图 3.5)。通常计算以下参数:最大信号强度或峰值、团注到达时间、达峰值时间和平均通过时间。一些比较新的扫描软件还可计算在本章 4.1 节中介绍的一些定量参数。与减影图像相比,该方法的优点是考虑了时间信息,如延迟灌注区域不会因 ROI 选择不好而被掩盖(Risse 等,2011)。近年来为了更好地定位病灶、显示病灶灌注改变,出现了一种 3D 可视化的算法,以充分利用容积信息(Kuder 等,2008)。采用特殊的插值算法和 3D 再现技术,从 MR 3D 数据中计算出来的灌注参数,可在不同的切面上显示(图 3.6)。通过多个平面观察,有助于研究异常灌注的定位和大小,有利于制订肺气肿或肺部肿瘤的手术方案。此外,三维参数直接灌注信息改变有利于制订疾病的放射治疗计划,以限制其辐射剂量。

4.1 DCE-MRI 灌注定量参数

除了对灌注图像进行直接观察和定性分析以外,还可用定量分析法评估区域性肺功能,用于监测的目的或作为介入性试验的重点,以获得最佳治疗效果。

Robert Edelman 的团队在肺灌注定量中做了开创性的研究工作(Chen 等,1999;Hatabu 等,1999;Stock 等,1999)。Levin(2001)等提出了一种在健康志愿者中使用基于像素水平的所谓的“伽马变量”函数的肺灌注定量方法。在近期的研究中,肺灌注定量主要是基于示踪剂稀释理论(Meier 和 Zierler,1954),该理论被改良用于 MRI(Fink 等,2004b,2005a,b;Ohno 等,2004,2007)。最初,动脉输入方程(AIF)在输入动脉中被定义,例如较大的肺动脉,定量可以是某时间段内某区域的平均信号或是基于肺的每个像素。假设所测区域的 MRI 信号强度与对比剂浓度呈线性关系,则信号可转换为相对浓度,公式如下:

$$C(t)=k\frac{S(t)-S_0}{S_0}, \qquad (1)$$

其中 $S(t)$ 为信号变化,S_0 为对比剂到达

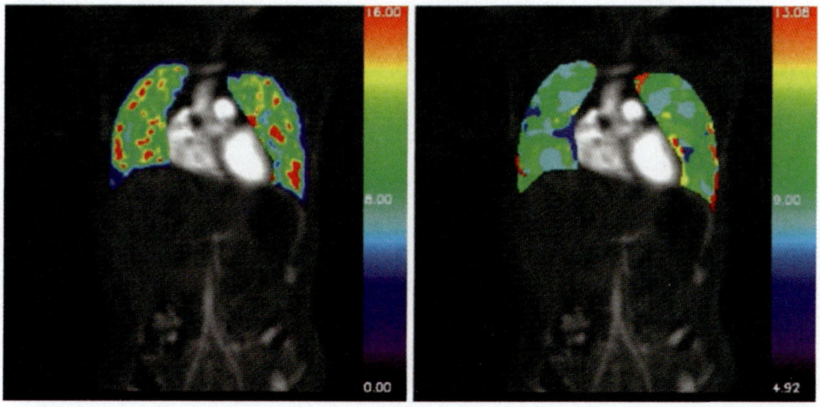

图 3.5 某一患者的参数伪彩图。左图为最强信号峰值图。右图为到达峰值时间图。

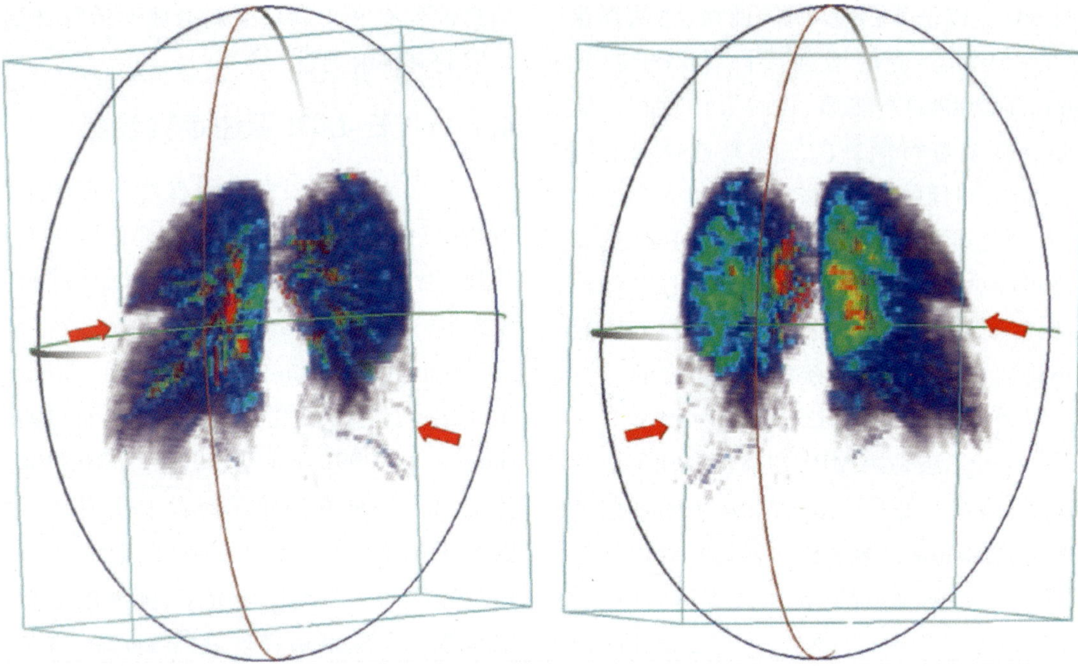

图 3.6 急性肺栓塞患者局部肺血流缺损区 3D 图(箭头)。[From Kuder et al.(2008)with permission]

前的平均信号(基线),k 是一个未知常数,取决于组织特性、脉冲序列参数、对比剂及吸气水平。吸气水平影响肺实质密度,因此,在测量过程中必须保持恒定(Fink 等,2005a)。

如果对比剂首次通过肺时的渗漏可忽略不计,那么测量容积可通过卷积积分来描述:

$$C(t)=PBF\left[C_a(t)\otimes R(t)\right]=PBF\int_0^{\infty}C_a(t)\cdot R(t-\tau)d\tau, \quad (2)$$

$\otimes$表示卷积,$C_a(t)$表示 AIF 的对比剂浓度-时间过程,PBF 为局部血流量,$R(t)$为 t 时刻测量容积中对比剂残留量(图 3.7)。因此,当 $C_a(t)$和 $C(t)$之间存在延迟时,肺组织血流就是 $R(t_0)$的初始值或 $R(t)$的最大值,可通过对测得的 $C_a(t)$和 $C(t)$去卷积来评估。

局部血容量可用以下公式表示:

$$PBV=\int_0^{\infty}C(t)dt\,/\int_0^{\infty}C_a(t)dt. \quad (3)$$

然而,肺动脉和肺实质的血液比容差异应使用附加因子 $C_H=(1-h_G)/(1-h_C)$ 修正(Brix 等,1997),h_G 是动脉的血细胞比容,h_C 是毛细血管的血细胞比容。

根据体积中心定理(Zierler,1962),平均通过时间(MTT)即示踪剂通过测量体积所需的平均时间,由以下公式表示:

$$MTT=PBV/PBF=\int_0^{\infty}R(t)/R(t_0). \quad (4)$$

公式(2)用于 MRI 的离散形式产生了一个量化问题。

$$C(t)=PBF\cdot\Delta t\sum_{i=1}^{j}C_a(t_i)\cdot R(t_j-t_i) \quad (5)$$

在噪声存在的情况下直接求解,例如通过傅里叶变换,方程的解开始摆动,也就是说,产生无意义的结果。因此,$R(t)$的计算需要正则化工具。一个简单的工具是截断奇异值分解(tSVD),在噪声存在的情况下能够提供稳定的解,就像脑灌注 MRI 那样(Øster-

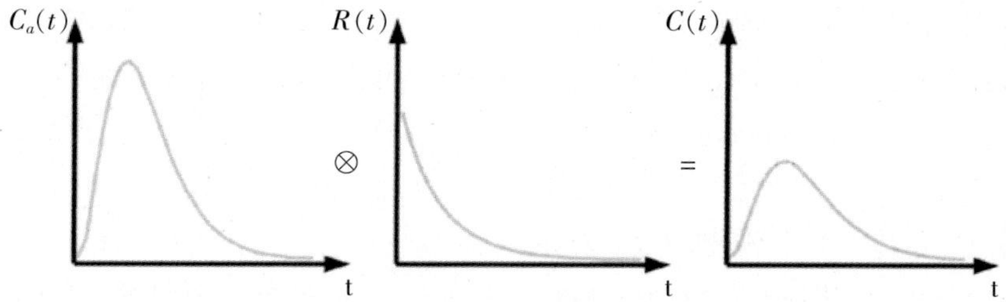

图 3.7 公式 2 的原理图。动脉输入方程 $C_a(t)$可在大的肺动脉、肺实质感兴趣区的组织反应 $C(t)$或肺的每个像素中测量。剩余函数 $R(t)$可由 $C_a(t)$和 $C(t)$的去卷积确定。

gaard 等,1996)。tSVD 已成功应用于几项肺灌注研究(Fink 等,2004a,b,2005a,b;Ohno 等,2004)。然而,在肺灌注 MRI 中,噪声水平和组织特征变化很大,使用固定的阈值使得正则化无法达到方程(5)的最优化。Tikhonov 正则化可作为替代方法用于灌注 MRI,通过改良的 L 曲线标准自动评估最优正则化水平(Sourbron 等,2004)。Salehi Ravesh 等(2013)的一项研究中,这种方法在对比度噪声比(CNR)高度不均匀情况下表现最好,该研究使用模拟和人体肺部数据评估了 4 种代数去卷积/正则化方法。

对比剂剂量通常需要达到 0.1mmol/kg 体重以获得足够的 CNR 来评估灌注缺损。其他部位的定量灌注 MRI，如心脏灌注,尤其是中心肺动脉，局部组织对比剂浓度与 MRI 信号强度的线性关系是先决条件。然而，最常用的脉冲序列 FLASH 在低浓度对比剂下仅存在有限的线性关系,而在高浓度时则发生信号饱和(图 3.8)。

Nikolaou 等发现 0.05mmol/kg 体重的对比剂剂量适用于肺灌注 MRI 扫描。在另一项研究中,Ohno 等(2007)研究了对比剂团注方案,其体积恒定为 5mL,但对比剂浓度随受试者体重的变化而变化,并将灌注参数与灌注 SPECT 测量值进行了比较。结果显示,

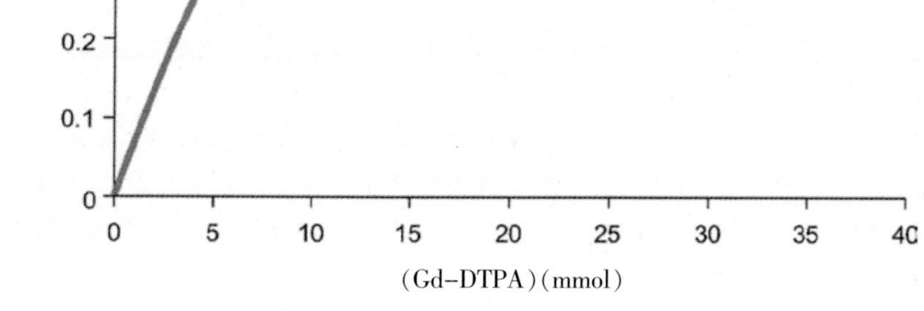

图 3.8 不同浓度对比剂下 3D FLASH 序列模拟的标准化信号。可清楚看到高浓度时的非线性特性。

体重<70kg 的患者推荐使用 Gd-DTPA 的浓度为 0.3mmol/mL；而体重≥70kg 的患者，推荐使用的对比剂浓度为 0.5mmol/mL。这与 Puderbach 等(2008)采用猪模型的研究结果一致，该研究使用 Gd 增强 MRI 和 CT 来评估体内对比剂浓度，结果表明，当对比剂浓度为 0.5mmol/mL 时，3/5 病例中肺动脉已经超出了线性范围。

对比剂的总剂量不会随意减少，因为这样会使肺实质的 CNR 降低，尤其在低灌注区域。因此，AIF 信号由于肺动脉对比剂高浓度而呈饱和状态，导致灌注参数的高估。对比剂剂量过高时，信号饱和甚至可发生于灌注良好的正常组织中(Risse 等，2006)。因此出现了双团注法的 T1 加权灌注成像，最初应用于心脏灌注 MRI (Christian 等，2004；Köstler 等，2004)，随后又应用在肺灌注(Risse 等，2006；Oechsner 等，2009)。除了"正常"对比剂团注外，在使用常规临床剂量之前，会先注射低剂量的预团注以达到线性效果。这个预团注仅用于测定大的肺动脉中的 AIF，而使用较高剂量是为了获得组织信号产生的数据。诚然，AIF 和肺实质之间对比剂剂量的差异会导致低估 AIF 信号，也就是使灌注参数值过低，所以预团注不能直接应用。因此，设定一个线性的时间-恒定系统，AIF 团注是由预团注根据第二次团注的高剂量计算得到。简而言之，新的动脉输入函数 $C_a(t)$ 是通过将预团注体积 V_p 累加起来直到达到相应的第 2 剂量体积 V 而计算得来的。不仅要考虑剂量的影响，还要考虑动力学的情况，在构建过程中预团注随着注射持续时间 τ 而变化(Köstler 等，2004)：

$$C_{\mathrm{a}}(t)=\sum_{q=0}^{V/V_p} C_p(t+q\tau) \tag{6}$$

图 3.9 也描述了 AIF 构建的过程。这样新的 AIF 计算可用来计算局部灌注参数，不受动脉输入饱和效应的影响，即使临床需要高剂量对比剂注射，也可实现更可信的灌注定量。然而，双团注技术的应用更复杂，在第 2 次团注之前需把第 1 次团注的对比剂完全清除。此外，保持两次测量中 MRI 信号和对比剂浓度之间的线性关系至关重要。Veldhoen 等(2016)为使用双团注方法时常用的 3 种对比剂合适剂量提出了建议。

尽管努力改进定量方法，但由于缺乏普通认可的标准化的切割分析软件，MRI 肺灌注定量分析在临床上仍存在一定挑战。因此，大多数临床应用仅限于采用视觉评估的

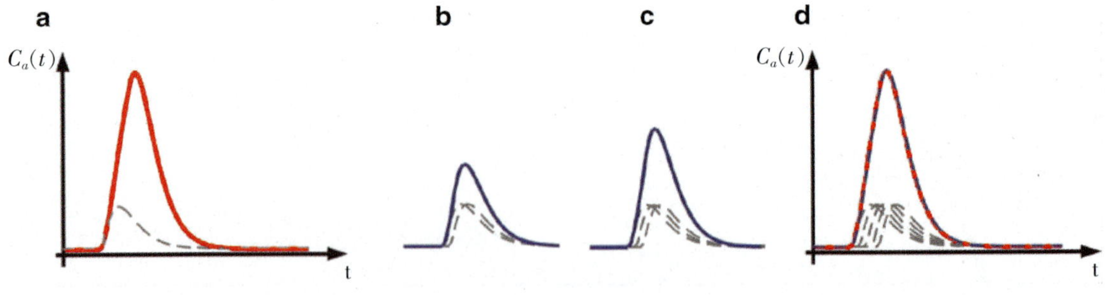

图 3.9 (a–d)双团注法动脉输入函数的计算。(a)根据第 2 个"临床"团注剂量计算的理论输入函数(红色)和低剂量团注的输入函数。(b)第 1 步，预团注的体积根据它的注入速率而平移，并与初始预团注叠加，这样产生一个新的输入函数(蓝色)。(c)第 2 步，预团注容积再次平移，与第 1 步产生的中间结果叠加。(d)重复这个过程，直到其达到(蓝色)第 2 次团注的预测容积(红色)。

评分系统，如Eichinger等(2012)的MRI形态功能评分，或者使用内部分析软件的单中心研究。最近，Hueper等(2013)报道了一项关于慢性阻塞性肺疾病患者和对照组肺疾病灌注的多中心研究，其观察者内和观察者间的变异系数均低于10%，处于可接受范围。而Ley-Zaporozhan等(2011)发现灌注参数具有较好的可重复性，但存在很强的观察者间依赖性，原因可能是没有采用自动分割的方法，ROI的勾画和放置仍存在差异，例如，包含大血管的信号可能会导致定量灌注参数值被高估(Risse等，2009)。Ingrisch等(2010)提出了一种简单的半自动切割方法，利用AIF和交叉相关分析的信息来识别肺组织信号，同时排除大血管。总之，自动切割算法和标准化水平的提高有利于改善肺DCE-MRI定量分析的可重复性。

(邓颖诗 雷永霞 译 魏新华 孙翀鹏 审校)

参考文献

Attenberger U, Ingrisch M, Dietrich O et al (2009) Time-resolved 3D pulmonary perfusion MRI: comparison of different k-space acquisition strategies at 1.5 and 3 T. Investig Radiol 44:525–531

Bauman G, Bieri O (2016) Matrix pencil decomposition of time-resolved proton MRI for robust and improved assessment of pulmonary ventilation and perfusion. Magn Reson Med. doi:10.1002/mrm.26096

Bauman G, Puderbach M, Deimling M et al (2009) Non-contrast-enhanced perfusion and ventilation assessment of the human lung by means of Fourier decomposition in proton MRI. Magn Reson Med 62:656–664

Bauman G, Lützen U, Ullrich M et al (2011) Pulmonary functional imaging: qualitative comparison of Fourier decomposition MR imaging with SPECT/CT in porcine lung. Radiology 260:551–559

Bauman G, Scholz A, Rivoire J et al (2013a) Lung ventilation- and perfusion-weighted Fourier decomposition magnetic resonance imaging: in vivo validation with hyperpolarized 3He and dynamic contrast-enhanced MRI. Magn Reson Med 69:229–237

Bauman G, Puderbach M, Heimann T et al (2013b) Validation of Fourier decomposition MRI with dynamic contrast-enhanced MRI using visual and automated scoring of pulmonary perfusion in young cystic fibrosis patients. Eur J Radiol 82:2371–2377

Bauman G, Johnson KM, Bell LC et al (2015) Three-dimensional pulmonary perfusion MRI with radial ultrashort echo time and spatial-temporal constrained reconstruction. Magn Reson Med 73:555–564

Bell LC, Johnson KM, Fain SB et al (2015) Simultaneous MRI of lung structure and perfusion in a single breath-hold. J Magn Reson Imaging 41(1):52–59

Berthezene Y, Vexler V, Clement O et al (1992) Contrast-enhanced MR imaging of the lung: assessments of ventilation and perfusion. Radiology 183:667–672

Bieri O (2013) Ultra-fast steady state free precession and its application to in vivo (1)H morphological and functional lung imaging at 1.5 tesla. Magn Reson Med 70:657–663

Bolar DS, Levin DL, Hopkins SR et al (2006) Quantification of regional pulmonary blood flow using ASL-FAIRER. Magn Reson Med 55:1308–1317

Brix G, Schreiber W, Hoffmann U et al (1997) Methodological approaches to quantitative evaluation of microcirculation in tissues with dynamic magnetic resonance tomography. Radiol 37:470–480

Buxton RB, Frank LR, Wong EC et al (1998) A general kinetic model for quantitative perfusion imaging with arterial spin labeling. Magn Reson Med 40:383–396

Capaldi DP, Sheikh K, Guo F et al (2015) Free-breathing pulmonary 1H and Hyperpolarized 3He MRI: comparison in COPD and bronchiectasis. Acad Radiol 22:320–329

Chen Q, Levin DL, Kim D et al (1999) Pulmonary disorders: ventilation-perfusion MR imaging with animal models. Radiology 213:871–879

Christian TF, Rettmann DW, Aletras AH et al (2004) Absolute myocardial perfusion in canines measured by using dual-bolus first-pass MR. Radiology 232:677–684

Eichinger M, Elzbieta Optazaitea DE, Kopp-Schneider A et al (2012) Morphologic and functional scoring of cystic fibrosis lung disease using MRI. Eur J Radiol 81:1321–1329

Fink C, Puderbach M, Bock M et al (2004a) Regional lung perfusion: assessment with partially parallel three-dimensional MR imaging. Radiology 231:175–184

Fink C, Risse F, Buhmann R et al (2004b) Quantitative analysis of pulmonary perfusion using time-resolved parallel 3D MRI – initial results. Rofo 176:170–174

Fink C, Ley S, Risse F et al (2005a) Effect of inspiratory and expiratory breathhold on pulmonary perfusion: assessment by pulmonary perfusion magnetic resonance imaging. Investig Radiol 40:72–79

Fink C, Ley S, Kroeker R et al (2005b) Time-resolved contrast-enhanced three-dimensional magnetic resonance angiography of the chest: combination of parallel imaging with view sharing (TREAT). Investig Radiol 40:40–48

Fink C, Puderbach M, Ley S et al (2005c) Time-resolved echo-shared parallel MRA of the lung: observer preference study of image quality in comparison with non-echoshared sequences. Eur Radiol 156:2070–2074

Fischer A, Pracht ED, Arnold JF (2008) Assessment of

pulmonary perfusion in a single shot using SEEPAGE. J Magn Reson Imaging 27:63–70
Fishman AP (1963) Dynamic of the pulmonary circulation. In: Hamilton WF (ed) Handbook of physiology. American Physiological Society, Washington, DC, p. 1708
Griswold MA, Jakob PM, Heidemann RM et al (2002) Generalized auto-calibrating partially parallel acquisitions (GRAPPA). Magn Reson Med 47:1202–1210
Hatabu H, Gaa J, Kim D et al (1996) Pulmonary perfusion: qualitative assessment with dynamic contrast-enhanced MRI using ultra-short TE and inversion recovery turbo FLASH. Magn Reson Med 36:503–508
Hatabu H, Tadamura E, Levin DL et al (1999) Quantitative assessment of pulmonary perfusion with dynamic contrast-enhanced MRI. Magn Reson Med 42: 1033–1038
Hopkins SR, Prisk GK (2010) Lung perfusion measured using magnetic resonance imaging: New tools for physiological insights into the pulmonary circulation. J Magn Reson Imaging 32(6):1287–1301
Hopkins SR, Garg J, Bolar DS et al (2005) Pulmonary blood flow heterogeneity during hypoxia and high-altitude pulmonary edema. Am J Respir Crit Care Med 171:83–87
Hueper K, Parikh MA, Prince MR et al (2013) Quantitative and semiquantitative measures of regional pulmonary microvascular perfusion by magnetic resonance imaging and their relationships to global lung perfusion and lung diffusing capacity: the multiethnic study of atherosclerosis chronic obstructive pulmonary disease study. Investig Radiol 48:223–230
Ingrisch M, Dietrich O, Attenberger UI et al (2010) Quantitative pulmonary perfusion magnetic resonance imaging: influence of temporal resolution and signal-to-noise ratio. Investig Radiol 45:7–14
Kjørstad Å, Corteville DM, Fischer A et al (2014) Quantitative lung perfusion evaluation using Fourier decomposition perfusion MRI. Magn Reson Med 72:558–562
Korosec FR, Frayne R, Grist TM, Mistretta CA (1996) Time-resolved contrast-enhanced 3D MR angiography. Magn Reson Med 36:345–351
Köstler H, Ritter C, Lipp M et al (2004) Prebolus quantitative MR heart perfusion imaging. Magn Reson Med 52:296–299
Kuder TA, Risse F, Eichinger M et al (2008) New method for 3D parametric visualization of contrast-enhanced pulmonary perfusion MRI data. Eur Radiol 18:291–297
Levin DL, Chen O, Zhang M et al (2001) Evaluation of regional pulmonary perfusion using ultrafast magnetic resonance imaging. Magn Reson Med 46:166–171
Ley-Zaporozhan J, Molinari F, Risse F et al (2011) Repeatability and reproducibility of quantitative whole-lung perfusion magnetic resonance imaging. J Thorac Imaging 26:230–239
Lim RP, Shapiro M, Wang EY et al (2008) 3D time-resolved MR angiography (MRA) of the carotid arteries with time-resolved imaging with stochastic trajectories: comparison with 3D contrast-enhanced Bolus-Chase MRA and 3D time-of-flight MRA. AJNR Am J Neuroradiol 29:1847–1854
Mai VM, Berr SS (1999) MR perfusion imaging of pulmonary parenchyma using pulsed arterial spin labeling techniques: FAIRER and FAIR. J Magn Reson Imaging 9:483–487
Meier P, Zierler KL (1954) On the theory of the indicator-dilution method for measurement of blood flow and volume. J Appl Physiol 6:731–744
Nikolaou K, Schoenberg SO, Brix G et al (2004) Quantification of pulmonary blood flow and volume in healthy volunteers by dynamic contrast-enhanced magnetic resonance imaging using a parallel imaging technique. Investig Radiol 39:537–545
Oechsner M, Mühlhäusler M, Ritter CO et al (2009) Quantitative contrast-enhanced perfusion measurements of the human lung using the prebolus approach. J Magn Reson Imaging 30:104–111
Ohno Y, Hatabu H, Murase K et al (2004) Quantitative assessment of regional pulmonary perfusion in the entire lung using three-dimensional ultrafast dynamic contrast-enhanced magnetic resonance imaging: preliminary experience in 40 subjects. J Magn Reson Imaging 20:353–365
Ohno Y, Murase K, Higashino T et al (2007) Assessment of bolus injection protocol with appropriate concentration for quantitative assessment of pulmonary perfusion by dynamic contrast-enhanced MR imaging. J Magn Reson Imaging 25:55–65
Ostergaard L, Weisskoff RM, Chesler DA et al (1996) High resolution measurement of cerebral blood flow using intravascular tracer bolus passages. Part I: Mathematical approach and statistical analysis. Magn Reson Med 36:715–725
Pracht ED, Arnold JF, Wang T, Jacob PM (2005) Oxygen-enhanced proton imaging of the human lung using T2*. Magn Reson Med 53:1193–1196
Pracht ED, Fischer A, Arnold JF et al (2006) Single-shot quantitative perfusion imaging of the human lung. Magn Reson Med 56:1347–1351
Pruessmann KP, Weiger M, Scheidegger MB, Boesiger P (1999) SENSE: sensitivity encoding for fast MRI. Magn Reson Med 30:952–962
Puderbach M, Risse F, Biederer J et al (2008) In vivo Gd-DTPA concentration for MR lung perfusion measurements: assessment with computed tomography in a porcine model. Eur Radiol 18:2102–2107
Risse F, Semmler W, Kauczor HU, Fink C (2006) Dual bolus approach to quantitative measurement of pulmonary perfusion by contrast-enhanced MRI. J Magn Reson Imaging 24:1284–1290
Risse F, Kuder TA, Kauczor HU et al (2009) Suppression of pulmonary vasculature in lung perfusion MRI using correlation analysis. Eur Radiol:2569–2575
Risse F, Eichinger M, Kauczor HU et al (2011) Improved visualization of delayed perfusion in lung MRI. Eur J Radiol 77:105–110
Rogosnitzky M, Branch S (2016) Gadolinium-based contrast agent toxicity: a review of known and proposed mechanisms. Biometals 29(3):365–376 [Epub ahead of print]. Review
Rosen BR, Belliveau JW, Vevea JM et al (1990) Perfusion imaging with NMR contrast agents. Magn Reson Med 14:249–265
Salehi Ravesh M, Brix G, Laun FB et al (2013) Quantification

of pulmonary microcirculation by dynamic contrast-enhanced magnetic resonance imaging: comparison of four regularization methods. Magn Reson Med 69:188–199

Schönfeld C, Cebotari S, Voskrebenzev A et al (2015) Performance of perfusion-weighted Fourier decomposition MRI for detection of chronic pulmonary emboli. J Magn Reson Imaging 42(1):72–79

Schraml C, Schwenzer NF, Martirosian P et al (2012) Non-invasive pulmonary perfusion assessment in young patients with cystic fibrosis using an arterial spin labeling MR technique at 1.5 T. MAGMA 25:155–162

Sommer G, Bauman G, Koenigkam-Santos M et al (2013) Non-contrast-enhanced preoperative assessment of lung perfusion in patients with non-small-cell lung cancer using Fourier decomposition magnetic resonance imaging. Eur J Radiol 82: e879–e887

Sourbron S, Luypaert R, Van Schuerbeek P et al (2004) Deconvolution of dynamic contrast-enhanced MRI data by linear inversion: choice of the regularization parameter. Magn Reson Med 52:209–213

Stock KW, Chen Q, Levin DL et al (1999) Demonstration of gravity-dependent lung perfusion with contrast-enhanced magnetic resonance imaging. J Magn Reson Imaging 9:557–561

Thews G (1997) Atmung. In: Schmidt RF, Thews G (eds) Physiologie des Menschen, 27th edn. Springer, Berlin/Heidelberg/New York, pp. 565–591

Veldhoen S, Oechsner M, Fischer A et al (2016) Dynamic contrast-enhanced magnetic resonance imaging for quantitative lung perfusion imaging using the dual-bolus approach. Investig Radiol 51:186–193

Wielpütz MO, Puderbach M, Kopp-Schneider A et al (2014) Magnetic resonance imaging detects changes in structure and perfusion, and response to therapy in early cystic fibrosis lung disease. Am J Respir Crit Care Med 189:956–965

Zierler KL (1962) Theoretical basis of indicator-dilution methods for measuring flow and volume. Circ Res 10:393–407

第 4 章

超极化^{3}He MRI：肺功能成像的物理学方法

Jim M. Wild，Neil J Stewart，Ho-Fung Chan

目录

要点

超极化气体成像开辟了MRI肺通气直接成像的可行性。将超极化^{3}He气体用于肺部MRI是由全世界的多个团队所开拓的。由于超极化技术、^{3}He气体给药途径、磁共振硬件、磁共振成像序列等领域的巨大进展，该成像技术才得以在临床领域转化应用。本章对超极化^{3}He人类肺部MRI的技术方法进行综述，主要内容包括气体极化方法、磁共振物理学、硬件和软件、吸入^{3}He气体的安全性及如何设计磁共振序列，以便从多个方面探究肺部生理和解剖学特点。在可能的情况下，将参照文献突出阐述这些方法，并配以来自作者团队的临床案例图片加以说明。本章结尾评估了如何将^{3}He成像方法转化为临床上扩展性更好的气体同位素^{129}Xe，并提供了两种气体间MRI技术比较的初步证据，以引出关于超极化^{129}Xe技术的内容。

J.M. Wild, PhD (✉) • N.J. Stewart, PhD
H.-F. Chan, MEng
POLARIS, Unit of Academic Radiology,
University of Sheffield, Sheffield, UK
e-mail: j.m.wild@sheffield.ac.uk

1　引言

大约在 30 年前，人类获得了第 1 幅超极化氦-3(^{3}He)应用于人体肺部成像的图像(Middleton 等,1995;Ebert 等,1996;MacFall 等,1996)。与此同时,气体极化技术和 MRI 技术已得到很大发展,使得现在超极化气体 MRI 可提供高质量的气体通气图像,并且对人体多种肺部疾病的肺部生理学改变都具有敏感性。尽管这些图像对肺功能评估有着明显的应用潜力,但由于种种原因,该技术仍有待于临床的普遍接受。这些原因包括：其他技术的进步，如 CT 和肺功能检测等技术已经很成熟并为胸部放射学及生理学团体所接受;实现气体极化和 ^{3}He 成像的必要技术难以获得;最重要的原因是,对于这项技术的临床应用将有何获益缺乏清晰的认识。

目前已经有几篇全面的综述报道了关于气体极化的物理学原理、超极化气体核磁共振的非临床应用 (Goodson,2002;Oros 和 Shah,2004)，以及其越来越多的生物医学和临床放射学方面的应用(Möller 等,2002;van Beek 等,2004;Fain 等,2007;Walkup 和 Woods,2014)。可以说,到目前为止,^{3}He 在人体肺成像应用方面的影响超过了 ^{129}Xe,学者们在全球多个研究地点采用全身磁共振扫描仪对多种胸部疾病进行了大量的临床研究,包括哮喘(Altes 等,2001;Samee 等,2003;Tzeng 等,2009)、囊性纤维化(Donnelly 等,1999;Koumellis 等,2005;Bannier 等,2010)、肺气肿/慢性阻塞性肺疾病(Kauczor 等,1996;Saam 等,2000;Salerno 等,2002;Stavngaard 等,2005;Swift 等,2005;Parraga 等,2007;van Beek 等,2009)、肺移植(Gast 等,2002)、肺癌(Ireland 等,2007)及肺栓塞(Altes 等,2005)。然而,全球对 ^{3}He 的可持续性供应问题存在担忧,因为 ^{3}He 的天然丰度低到几乎可以忽略不计,并且主要是作为核工业的副产品产生的。近年来 ^{129}Xe 极化水平得到了很大的提高 (Hersman 等,2008;Nikolaou 等,2013;Norquay 等,2013)，使高质量的 ^{129}Xe 人体肺部成像得以实现(Mugler 和 Altes,2013;He 等,2014;Stewart 等,2015)，对比两种气体对不同肺部病变的敏感性的初步研究显示,^{129}Xe 也可获得类似的肺功能信息 (Kirby 等,2012b;Svenningsen 等,2013)。

2　^{3}He 的物理、化学和医学特性及气体极化

^{3}He 气体是惰性气体氦的一种单原子稳定同位素，在地球上具有极低的自然丰度(占氦元素自然丰度的 0.000 137%),主要来源于核工业中氚核的 β 衰变。从 MRI 的角度来看,^{3}He 原子的 1/2 自旋及其相对较高的磁旋比($\gamma_{^3He}$=32.3MHz/T)使其对核磁共振技术非常敏感。^{3}He 是一种高扩散性气体,因其原子量低,自发扩散系数为 2cm^2/s,在空气中可降至 0.9cm^2/s 左右。^{3}He 扩散系数可以用核磁共振测量，当被引入多孔介质时,微孔壁限制自由扩散,这时 ^{3}He 表观扩散系数(ADC)表现出对周围微观结构的依赖性。这一特征可用于探测肺中的肺泡长度范围。作为一种惰性气体,如储存在磁场均匀的环境中,^{3}He 的 T1 弛豫时间可长达几天，接近偶极-偶极作用的极限。然而,当存在顺磁性分子氧时,^{3}He 的 T1 弛豫时间随着氧浓度的升高而成比例缩短(Saam 等,1995),在肺内可低至几十秒数量级。^{3}He 在气体状态下可通过塞曼效应导致的常规玻尔兹曼热极化而被磁共振所检测,但是气态下的低自旋密度使得在活体 MRI 的信号过于微弱。然而,^{3}He

的核自旋极化可通过另一种替代机制得以增强。

3 通过光泵浦极化 ^3He 核自旋

具有可选择波长的圆偏振光的激光泵浦可用于驱动某些原子的电子自旋进入非玻尔兹曼能级分布。这种现象由 Kastler 于 1950 年首先发现,从那时起,它通过自旋交换过程被用来将电子自旋极化转移到核自旋系统(Walker 和 Happer,1997)。在光泵浦中,将激光光子的波长与原子系统中某个选定的电子轨道跃迁相匹配。对于惰性气体原子核的极化,这个系统通常是一种碱金属原子,如铷的轨道能级或亚稳定 ^3He 原子的电子能级。采用 λ/4 光学偏振器,激光光子相对于外部 B_0 场的方向被圆形极化。B_0 场在轨道能量中产生一个塞曼分裂,根据可用轨道能级与其塞曼亚能级之间跃迁的角动量选择规则,形成自旋偏振光子与电子系统之间的角动量的净交换,导致所选塞曼电子状态占用非玻尔兹曼能级。在一个超填充的电子塞曼亚能级建立之后,自旋极化被传递到自旋 1/2 惰性气体原子的核塞曼系统,如 ^3He 或 ^{129}Xe。整个过程因此称为自旋交换光泵浦 (SEOP)。自旋极化交换的机制是费米接触超精细相互作用,它依赖于 $^2S_{1/2}$ 电子波函数与惰性气体核的重叠。这种作用主要发生于 ^3He SEOP 的情况下, 发生于 ^3He 与碱金属原子在汽化状态下发生二元碰撞的过程中。在 ^{129}Xe SEOP 的情况下,自旋极化交换过程可能涉及在光泵浦单元中与 N_2 气体临时形成的中间范德华分子。自旋极化转移的速率受光泵浦单元内的许多物理因素的影响,包括气体压力、碱金属的蒸汽压、入射光子通量、气体温度及形成中间分子的倾向性。一个基本的限制因素是电子–核横截面,如材料的导电率 σ,因为 ^{129}Xe–Rb 的 σ 值大于 ^3He–Rb 的, 所以 ^3He 需要更长的自旋时间发生极化。SEOP 的实施是由 Princeton 的 Happer 小组(Walker 和 Happer,1997)提出和完善的, 并设计了一个商业的 SEOP 偏振器原型,成立了磁共振成像技术公司。这项设计的专利后来被 Nycomed- Amersham 和 GE Healthcare 购买,尽管进行了第 2 阶段的临床试验,但该设备仍未投入商业使用。最近,Polalean 公司获得了这些专利,并建立了极化系统的专门销售。然而,在撰写本报告时, 对于 ^3He MRI 的SEOP 商业化的未来路线存在不确定性,是因 ^3He 的可用性迅速下降而受到阻碍。从实际的角度来看, 原型 ^3He MITI 偏振器使用 60W FAP 激光, 波长为 795nm, 并且能在总自旋中将大约 1L 的 ^3He 极化到 25%~40%, 时间周期约为 25 小时(5×大约 5 小时的旋转时间常数)。该系统虽然提供了足够的超极化 ^3He 气体,但仅能供 3~4 个体成像检查,因此,大量的临床研究需要多个系统或一个具有较高容积极化率的系统。窄光学高功率激光器(Babcock 等,2005;Zhu 等,2005)使转移极化光子束能量到碱金属电子自旋跃迁的过程变得更高效, 现在是经常性地使 ^3He 与 SEOP 高极化水平。图 4.1a 展示了一个用 125 W 固体光纤激光二极管阵列改装的 MITI 偏振器原型,目前正在 Sheffield 大学使用。

^3He 还可被替代的亚稳态交换光泵浦法(MEOP)所极化(Colegrove 等,1963),其中 ^3He 基态 1^1S_0 中的配对电子通过弱射频放电被激发到亚稳 2^3S_1 态。此后可利用光泵浦在 λ=1083nm 圆偏振光子的作用下进行 He 的 $2^3S_1 \rightarrow 2^3P_0$ 能级跃迁,并且通过低压光泵浦单元中的亚稳态 ^3He 原子的碰撞建立核自旋极化。在 SEOP 过程中, 亚稳态自旋交换的

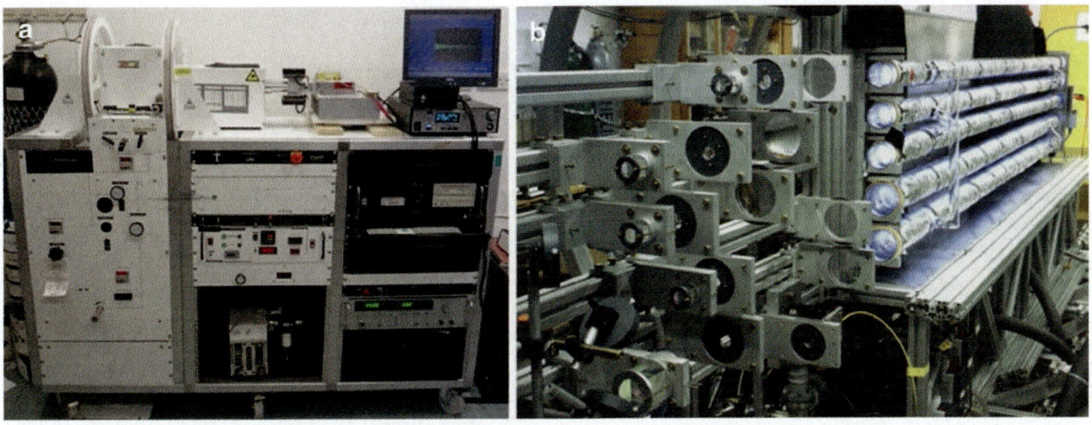

图 4.1　(a)MITI 公司在 Sheffield 的 ^{3}He 偏振器原型，改进了 125W 激光二极管阵列，波长为 795nm。(b) Mainz 集团的亚稳定 ^{3}He 偏振器和压缩机(image courtesy of Professor Werner Heil and Professor Ernst Otten)。

过程比邻近的自旋交换更快，但是由于最佳极化建立效率所需的低压状态，极化 ^{3}He 气体必须从光泵激器中提取并应用于人体。恰当地说，MEOP 过程在可靠地提取大量极化气体用于人体 MRI 方面比 SEOP 要求更高，尽管它具有更高的极化效率。Mainz 的亚稳定 ^{3}He 偏振器和压缩机(图 4.1b)最初是为生产超极化 ^{3}He 中子自旋滤光器而建造的，然而自该小组第一次用原型系统获得了用于人体磁共振成像的极化气体已经有大约 20 年的时间(Ebert 等，1996)。

4　极化物质的储存、转移和 NMR：T1 的重要性

使 ^{3}He 原子核极化后，从偏振器到 NMR 磁体的过程中保持极化状态是至关重要的。这一过程可能包括通过非均匀梯度场将极化的核系统从一个 B_0 带到另一个 B_0。在惰性气体光泵浦中，极化场通常很弱(B_0 约为 2mT)，而 NMR 系统可能有几个 T 的 B_0，因此需要采取预防措施，以防止出现非绝热的磁场变化。通常塞曼极化保存在一个“恒定的”B_0 场（较弱，地球的磁场可满足短途运输)以确保样本不通过零磁场状态(即场方向改变)。在超极化核自旋系统的背景下，绝热条件具有如下意义：当诸如 B_0 的外部因素改变时，塞曼能级总体保持不变(即不引起跃迁)。

超极化核自旋样品的 T1 明显依赖于物理环境。例如，纯 ^{3}He 气体具有最小的自旋-晶格相互作用，并且具有由偶极-偶极相互作用决定的 T1，这个 T1 弛豫时间极长[在 1 个大气压下>700 小时(Newbury 等，1993)]。这让将极化气体从极化源输送到 NMR 的地点变得有可能。在 21 世纪初期，Mainz 集团将气体极化并通过公路和航空向全球十多个地点输送，这极大地支持了 ^{3}He MRI 的临床应用(Wild 等，2002b)。相比之下，这些 T1 远远大于 PET 中使用的氟脱氧葡萄糖(FDG)的半衰期(110 分钟)，这种技术可通过医院外部常规递送实现，无须现场回旋加速器。

在光泵浦中，^{3}He 原子核与光泵浦和存储器壁上的磁性杂质碰撞接触时经历了微观场扰动，从而对 ^{3}He 的 T1 时间产生了 1 个实际的限制(Heil 等，1995)，尽管通过涂覆可获得>100 小时的 T1。此外，在存在宏观

B_0 场梯度的情况下，超极化气体的 Brownian 扩散将缩短 T1（Schearer 和 Walters，1965）。此外，与顺磁性气体如氧气混合将从根本上缩短 T1（Saam 等，1995），使得 ^{3}He 在空气中的 T1 降至约 20s。然而，如后面所讨论的，这种效应可用作探测肺氧合的手段（Deninger 等，1999）。

5　^{3}He的体内应用

在输送到受试者之前，极化的 ^{3}He 通常与大量的氮气混合，然后通过密封的塑料袋手动或经自动呼吸装置让受试者吸入。所用 ^{3}He 的容积直接影响所获取图像的信噪比（SNR）。根据我们的经验，气体极化至 25%，约 150mL 的 ^{3}He 通常可为 1.5T 的完整成像序列提供足够的 SNR。为了将原材料成本纳入考虑范围，截至 2015 年初的最新报价，目前 ^{3}He 的成本约为 120 美元。提高这项技术的性价比和临床可行性的一种方法是回收呼出的气体。由于氦不溶于血液，约 90%的吸入气体在约 10 次呼吸内呼出，呼出的空气经历低温分离实现 ^{3}He 的循环再利用（Salhi 等，2012），这是潜在的廉价和可行的选择。

在屏气成像检查中需要考虑的最关键因素是患者的安全。在 Sheffield 的整个 MRI 方案中，所有受试者都有完整的生命体征监测。血氧饱和度通常在长时间屏气（20s）结束时略有下降，然而血氧水平很少下降到 90%以下（Lutey 等，2008），并且在没有肺气肿征象的患者中，这种下降通常可用高浓度的氧气“灌洗”肺部来避免。然而，这个过程会降低图像的信噪比，因为引入的氧气可使 T1 缩短。一项研究中，^{3}He 气体分别以乏氧的形式通过集气袋输送和以室内空气伴随团注的形式经呼吸机装置输送，比较两种方式下患者的生命体征，发现后者的输送模式防止了血氧浓度的下降（Woodhouse 等，2006）。

通常脉搏率也会在屏气末开始上升，正如人们所预料的那样，但这些影响是可以快速恢复的。在 Sheffield（约 300 名受试者）的经验中没有发现持久的不良影响。在弗吉尼亚大学发表的类似试验中（7 年共 528 名受试者），只有 6%的受试者报道了轻度呼吸不良事件，报道了一名非典型哮喘患者可能与吸入程序有关的严重不良事件，即在吸入后持续性咳嗽（Altes 等，2007）。这一数据与华盛顿大学 100 名研究对象的观察结果一致（Lutey 等，2008）。从监管的角度来看，^{3}He 被归类为在欧洲和美国的研究性药用产品。然而在 2015 年初，Sheffield 集团获得了英国药品和保健品管理局（MHRA）监管许可生产这种气体作为肺部 MRI 的常规诊断制剂。

6　超极化 ^{3}He 的 MRI 硬件因素

6.1　B_0 场强

^{3}He 的极化与磁共振磁体的静态磁场（B_0）无关，因此，在低场强下也有希望获得高信噪比的图像（Durand 等，2002；Owers-Bradley 等，2003；Salerno 等，2005；Tsai 等，2008）。实际上，在 1.5T 的临床成像场强中肺部的 ^{3}He 和 ^{1}H MRI 均受益于更少的磁敏感伪影（Müller 等，2001）。学者们对超极化气体成像的最佳理论场强进行了理论探讨（Parra-Robles 等，2005）。结果在很大程度上取决于物体的大小，而物体的大小决定了射频线圈耦合到样品的电磁场状态和相关的噪声状态。虽然从技术和理论的角度来看很有趣，但这个最佳的 B_0 还没有完全在实

验上得到证实(Dominguez-Viqueira 等,2011),并且从实践的角度来看,可以公正地说,在几个研究团队中高质量的 ^{3}He 图像通常是在 1.5T 仪器上获得的(Diaz 等,2008;Fain 等,2008;de Lange 等,2009;van Beek 等,2009)。超极化气体的低场强成像代表了一个廉价的解决方案,并且可利用直立的磁体研究体位的生理效应(Tsai 等,2008);然而,大型 MRI 供应商正在将他们的多核成像工作推广到更高磁场系统上(1.5T 及以上),而 Sheffiled 和加拿大 Robarts 研究所 3T 的测试结果(Parraga 等,2008)尤其令人鼓舞,尽管 B_0 的不均匀性和相关磁敏感伪影有所增加(Deppe 等,2009)(图 4.2)。

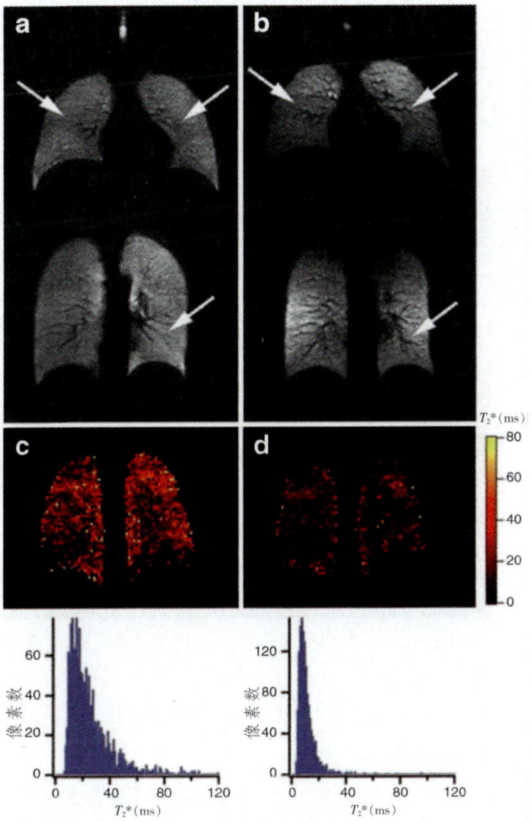

图 4.2　(a,b)1.5T 和 3T 下获得的 ^{3}He 肺通气图像,箭头所指为磁敏感伪影(Deppe 等,2009)。(c,d)1.5T 和 3T 下获得的 T2* 图像和直方图。

6.2　射频硬件

虽然非质子成像在商业磁共振光谱仪上可以做到,但没有一家大型供应商为 ^{3}He MRI 提供完整的硬件解决方案。因此,相关方要么建立自己的发送接收转换器和发送接收线圈,要么从第三方供应商购买。用于超极化气体磁共振成像的收发线圈要足够大,视野要足以覆盖成人肺部和气道(大约是 40cm×40cm×25cm),且不会引起受试者的不适。此外,线圈必须能安全有效地工作,通常是在临床全身扫描仪的范围内,而这种扫描仪的孔径范围通常有限。大多数全身扫描的 MR 系统都装有完整的体部质子发射线圈,因此,这些容积谐振器与超极化气体线圈之间的谐振耦合在设计时就要考虑。其他还要考虑便携性,以及使 ^{1}H 和超极化气体成像检查之间由于硬件改变而导致的扫描器停滞时间最短。从应用的角度来看,超极化气体 MRI 由于其不可重复极化而对翻转角度非常敏感(见本章 7.1);因此,发射线圈必须在整个肺部提供一个统一的翻转角,以提供一定范围的发射功率。一个大容积谐振器,如鸟笼式谐振器,为这些要求提供了一个很好的解决方案(De Zanche 等,2008)。

与鸟笼线圈相比,紧凑型发射接收线圈(图 4.3a)的 B_1 空间均匀性更差,但功率效率更高,这会给宽带射频放大器带来问题。解决方案可能是使用一个带有专用 ^{3}He 接收器阵列的鸟笼线圈(图 4.3b)(Deppe 等,2011b)。这不仅提高了敏感性,而且还为 ^{3}He 并行接收成像提供了加速图像获取的机会(Lee 等,2006)。

7　^{3}He成像脉冲序列的选择

在将超极化 ^{3}He 气体传送到 MRI 系统

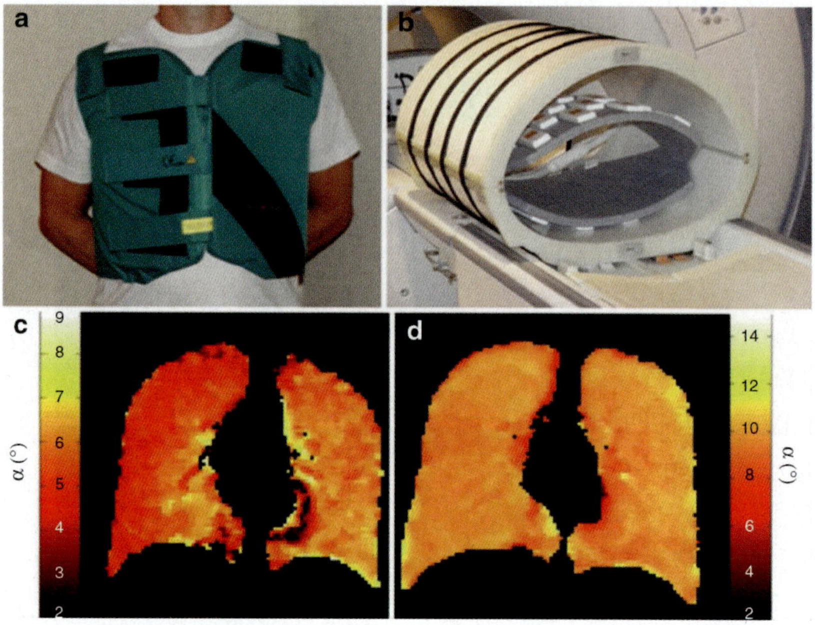

图 4.3 (a)用于 ^3He 肺部 MRI 的发射接收马甲射频线圈（临床 MR 解决方案，Brookfield，WI），(c)相关的翻转角图。(b)用于 ^3He 成像定制的鸟笼正交发射-接收体部线圈（De Zanche 等，2008）及 32 通道接收阵列（Deppe 等，2011b）。(d)鸟笼线圈的翻转角图。

并应用于受试者的过程中，T1 由于 He 与肺中的残余氧接触而迅速下降（Saam 等，1995），导致 T1 降为数十秒数量级。对于超极化介质，T1 是热（Boltzmann）平衡极化的“恢复”时间常数，因而是诱导极化“衰变”的时间常数。因此，体内超极化 ^3He 脉冲序列的采集时间窗通常较短，除了 T1 衰减外，还受到受试者屏气能力的限制。对于一般患者来说，屏气时间少于 15s 通常是可耐受的（Woodhouse 等，2006）。接下来的挑战是如何有效地使用有限的 ^3He 极化进行高信噪比的 MRI，因为在被激发时，^3He 磁化强度恢复到热平衡状态。

脉冲序列优化还应考虑肺是一种磁性不均匀的介质，在肺实质与空气间的敏感性相差 9ppm，相当于微观（亚像素）梯度场。因此，磁敏感伪影可能被误诊为通气功能受损（Wild 等，2003a；Deppe 等，2009）。此外，^3He 的高扩散率产生了一个潜在问题，即成像梯度使移动的 ^3He 自旋的横向磁化失相位。

7.1 极化作用

由一系列 $n=1$ 到 N 个恒定翻转角（CFA）α 的射频脉冲组成了扰相梯度回波序列（SPGR），在屏气过程中，极化气体的横向磁化衰减作用的公式为：

$$M_{xy}(n)=M_0\sin a(\cos a)^{n-1}\exp\left[-t/T_1(pO_2)\right] \tag{1}$$

T1 取决于局部的氧分压，而氧分压在屏气时会改变（Deninger 等，1999）。从一个视图到一个视图的极化损耗，通过使用 SPGR 序列对相位编码维度上的数据施加 k 空间滤波器（Wild 等，2002a），会造成模糊或信号衰减。因此，相位编码方向的选择与所使用的翻转角密切相关。

对于恒定翻转角的笛卡尔 SPGR 序列，一个中心编码顺序将提供更高的信噪比，但牺牲了图片质量，而按顺序编码将导致图像信噪比降低，但可保持良好的结构。利用较高空间频率的相位共轭对称性的部分傅里叶采集代表了依赖较少的 RF 脉冲进行顺序编码的折中。当 RF 视图的数目减少时，可使用部分傅里叶法（Wild 等，2002a），带接收线圈阵列的并行成像（Lee 等，2006），或径向欠采样 （Wild 等，2003b；Holmes 等，2008），或螺旋轨迹采样（Salerno 等，2001），可增加翻转角度，以充分利用所有可用的极化。这保证了超极化气体 MRI 的信噪比，因为信噪比与 RF 编码步骤无关（Mugler 和 Brookeman，2005），与常规热偏振磁共振成像中常见的 $SNR \propto \sqrt{N}$ 的关系不同。

可变翻转角（VFA）方法也可用于超极化气体的 SPGR 成像（Zhao 等，1996）。在此，从一个视图到另一个视图翻转角度递增，以保持恒定的横向磁化，从而最小化 k 空间滤波效应。第 N 个 RF 脉冲的翻转角度公式如下：

$$a(n) = \tan^{-1}\left[1/\sqrt{(N-n)}\right] \tag{2}$$

VFA 方法提供了 ^{3}He SPGR 成像的最佳策略，然而，如果 RF 发射强度有轻微的校准错误，理想的恒定磁化状态将会发散。同样，在 2D SPGR 成像中，翻转角（Wild 等，2002a）在 2D 平面上的分布也会引起类似的发散问题（Deppe 等，2010）。另一种方法是用稳态循环来代替从一个视图到另一个视图的横向磁化（Mugler 等，2002；Wild 等，2006），基于 EPI（Saam 等，1999）或 CPMG（Durand 等，2002）重新聚焦。所有这些方法都允许通过使用更高的激发翻转角并随后用有限的纵向磁化来重聚焦残余的横向磁化，从而提高信噪比。在这些方法中，稳态自由进动（SSFP）采集在高信噪比超极化 ^{3}He 成像中得到了最广泛的应用（图 4.4）（Wild 等，2006；Qing 等，2015）。与 SPGR 采集相比，SSFP 更好地保留了平面间的翻转角（Deppe 等，2010）。此外，可变翻转角度可用于 SSFP，以进一步提高图像质量（Deppe 和 Wild，2012）。

然而，任何采用重聚焦的序列都受到横向磁化的扩散衰减效应的限制，这对于肺内 ^{3}He 来说是相当可观的。扩散相关的信号损失根据表达式 $\exp(-b(\tau)D)$ 由读出回波中心的信号衰减来量化，如下：

$$b(\tau) = \int_0^{\tau} \left|k(t)\right|^2 dt \tag{3}$$

时间依赖的 b 值由成像梯度的时间积分导出。$k(t) = \gamma \int_0^{t} G(t')dt'$ 为 k 空间编码矢量，G 为时变成像梯度波形。

根据潜在的扩散相关的信号损耗，短回波时间成像，例如放射状和螺旋 k空间序列，在 TE0 开始对 k 空间中心进行采样，可提供

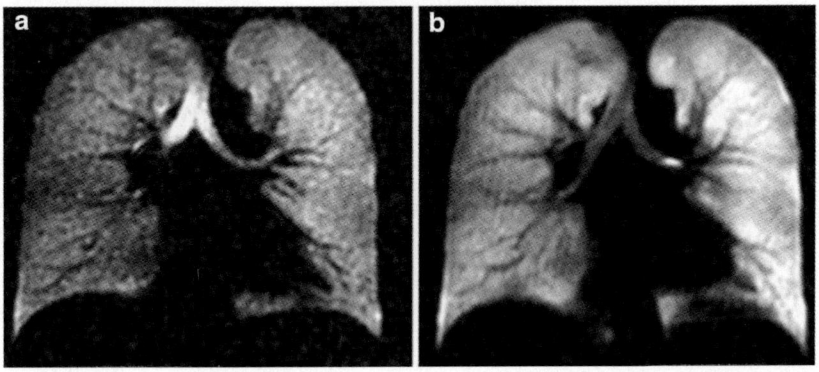

图 4.4　在 1.5T 上健康志愿者的 2D 冠状位 （a）SPGR 和（b）SSFP 肺部超极化 ^{3}He 图像。

较好的信噪比。当用小的 FOV(Driehuys 等,2007)或在气体扩散明显的地方成像,如上气道时(Wild 等,2004),这种方法是最有益的。成像梯度施加的扩散去相位约束同样适用于 EPI 序列,因此,其限制了可实现的回波链长度和空间分辨率(Saam 等,1999)。尽管如此,单次激发 EPI 提供了一种快速跟踪气体流动动力学的很好的方法,并在最近被用于评估呼气期整体肺通气量随时间变化的情况(Teh 等,2007)。扩散去相位也限制了 2D 成像中达到最小层厚;在追求高分辨率图像时,3D 序列在切面方向中不太容易受到这种衰减源的影响。在给定的空间分辨率下,可获得较高的图像信噪比(Wild 等,2004)。2D 成像的次级效应是气体在被激发层面与相邻平面之间扩散,导致气体极化混合。通过将序列 TR 保持在最小值并以间隔层面的方式采集,可减轻这种影响。这种层面混合效应可以用下面的表达式来量化,该表达式描述了由于高斯分布的扩散,层面 f(z)随时间的耗散情况:

$$f(z,t)=\frac{1}{2\sqrt{\pi Dt}}\int_{-\infty}^{\infty}f_0(z')\exp-\frac{(z-z')^2}{4\pi Dt}dz' \quad (4)$$

这种层面混合过程实际上可用来测量远程扩散系数(Fichele 等,2005),这将在后文讨论。

8 超极化 ^{3}He 气体生理及解剖的敏感性

本章的其余部分将集中讨论如何利用 ^{3}He MRI 来探查肺功能。以下部分的重点是如何使 MRI 脉冲序列对各方面的肺生理和微观结构敏感,以及如何用图像处理方法对结果进行量化。

8.1 通气显像

超极化 ^{3}He 气体成像最明显和最常见的用途是显示肺通气的分布和均匀性。因此,需要高分辨率的屏气图像。具有笛卡尔编码的 2D 多层、3D SPGR 和 SSFP 序列通常能提供良好的肺野覆盖,体素分辨率约为 4mm^3。通气均匀性可用放射评分法定性地表示(Kauczor 等,1997;Donnelly 等,1999;Altes 等,2001;Gast 等,2002;Stavngaard 等,2005;van Beek 等,2007)。通气的非均匀性程度可通过纹理分析(Tustison 等,2010),以及最初在 CT 中使用的缺损评分方法进一步量化。一种更直接的定量方法是区域通气量的评估(Woodhouse 等,2005)。^{1}H 肺图像增加了关于潜在有效通气量的额外信息,可与 ^{3}He MRI 通气图像配合使用,以计算通气百分比指数(VV%)。3D 图像序列(Wild 等,2004)的连续数据格式允许直接计算区域肺容积,并增加了在任何方向重建图像的能力,见图 4.5。

通气量也可用通气缺损率(VDP)来反映,即未通气肺容积的所占百分比(VV%+VDP=100%)作为肺通气的定量指标。^{3}He MRI 测量的肺通气量与肺量计的测量结果相关,测量结果来自正常人、吸烟者(Woodhouse 等,2005)、慢性阻塞性肺疾病患者(Mathew 等,2011)及囊性纤维化患者(Kirby 等,2011b)。由于图像提供了空间分辨率的数据,因此,将所有的通气像素合并为一个整体的通气量指数而牺牲了对局部通气敏感性的做法是不可取的。基于体素评估通气不均匀性变化的技术在这方面显示出很好的前景(Tzeng 等,2009),CT 中常规使用的一些方法将来可应用在这方面(Evans 等,2008)。

超极化 ^{3}He MRI 的无创性特征使其非常适合用于疾病进展的纵向调查(Kirby 等,

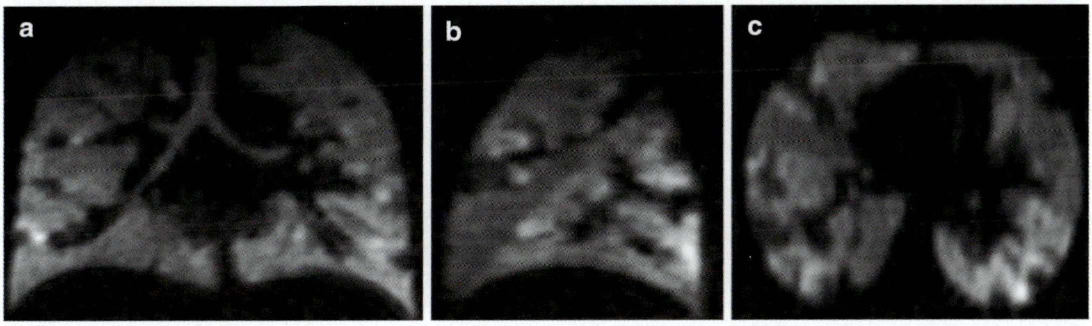

图 4.5　3D ^{3}He 通气图像分别重建为(a)冠状位、(b)矢状位、(c)轴位图像，图像来自一名 9 岁患有肺囊性纤维化的儿童。

2010)和对治疗反应的评估(Samee 等，2003；Woodhouse 等，2009；Kirby 等，2011a)。对于这些应用，通气成像的基线可重复性非常重要，这决定于呼吸动作和通气缺损的分布。在健康受试者中，这些随时间和姿势的变化而变化(Mata 等，2008)。图 4.6 显示了在哮喘受试者给予支气管扩张药前、后的 ^{3}He 图像，以及一张通气改善后的“治疗反应”图。

8.2　动态图像

超极化气体 MRI 不受信号饱和恢复的限制，因此，可在很短的重复时间内获得高信噪比图像。这为研究气体流动动力学成像、流入和流出，以及其他基于时间变化的过程(如空气潴留)提供了可能性，这些过程发生在毫秒级的时间尺度上。到目前为止，人体上的应用主要集中在使用极快的时间分辨 2D 部分傅里叶笛卡尔 SPGR 采集(Schreiber 等，2000)、螺旋(Schreiber 等，2000)和径向(Wild 等，2003b；Holmes 等，2008)k 空间序列；图 4.7 为后者的示例。非笛卡尔方法对 k 空间中心进行过度采样，适用于滑动窗重建，因此，对于 2D 动态成像显得尤为有效。这些序列以非常快的时间分辨

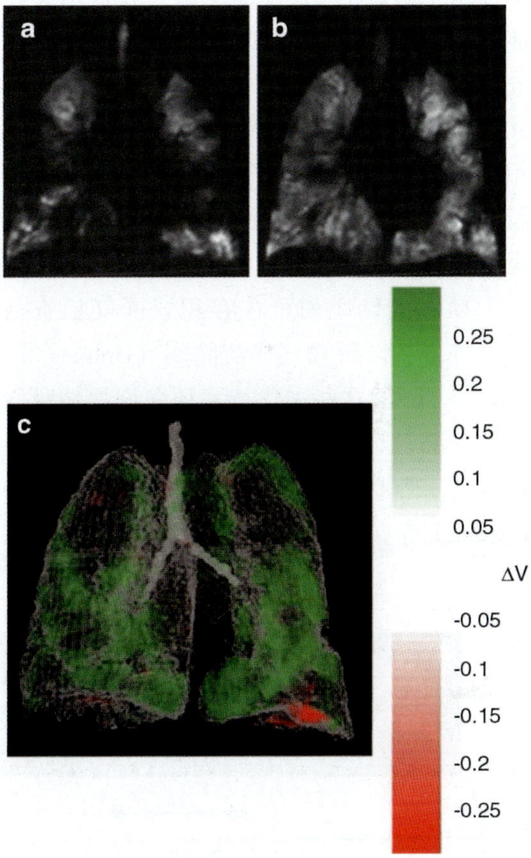

图 4.6　一名哮喘患者的 2D SPGR ^{3}He 通气图像。(a)和(b)分别为支气管扩张药使用前、后图像。(c)使用支气管扩张药后的治疗反应图，为两幅图像之间通气改变的部分，外覆胸腔的 3D 构型。

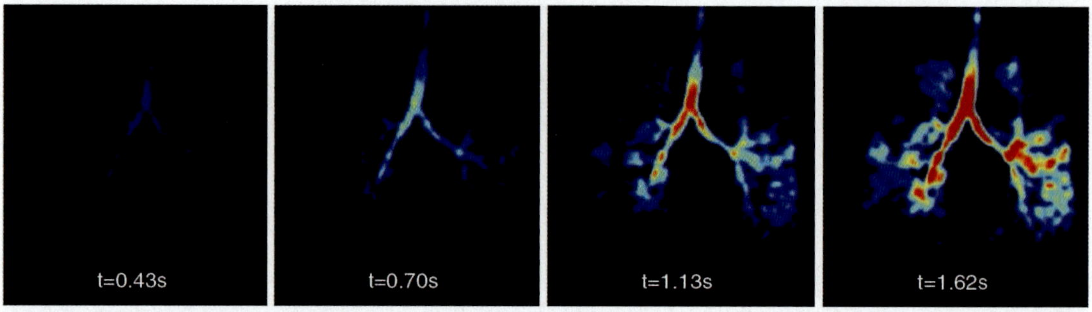

图 4.7 通过 2D 径向采集序列获取的一名有严重慢性阻塞性肺疾病患者的 ^{3}He 动态图像，并从中选取特定时间点图像(Wild 等,2003b)。

率提供了肺部的 2D 平面图像，并被用于在体素的基础上解释主要气道和周围气道的气体流动率（Gast 等,2003;Koumellis 等,2005)。通过调整与吸入率有关的翻转角,一系列随时间变化的图像可根据气体流量进行加权,从而勾勒出气流流量最高的主要气道(Tooker 等,2003)。

动态成像序列可在容积式屏气检查后直接进行，以研究气体清除率（Holmes 等,2007)。此外,这些采集技术还允许评估吸气期间的肺动力学变化,包括剪切运动和张力(Cai 等,2009)。随着应用压缩感知欠采样(Ajraoui 等,2010)和并行成像(Deppe 等,2011b)技术的更快容积成像序列的出现,进行高时间分辨率的 3D 通气成像也存在可能性。

在吸气过程中对快速流入的超极化气体成像的一种替代方法是使用类似于核医学通气研究的方式,监测更慢的多次呼吸下吸入的气体信号。在这种方法中,可推导出局部部分通气，即每次呼吸更新的气体容积，作为量化局部通气量的指标(Deninger 等,2002b;Emami 等,2010;Hamedani 等,2016)。最近这些技术被应用于监测在几个呼吸周期中 ^{3}He 气体呼出动力学变化,以量化部分通气量（Deppe 等,2011a;Horn 等,2014)(图 4.8)。

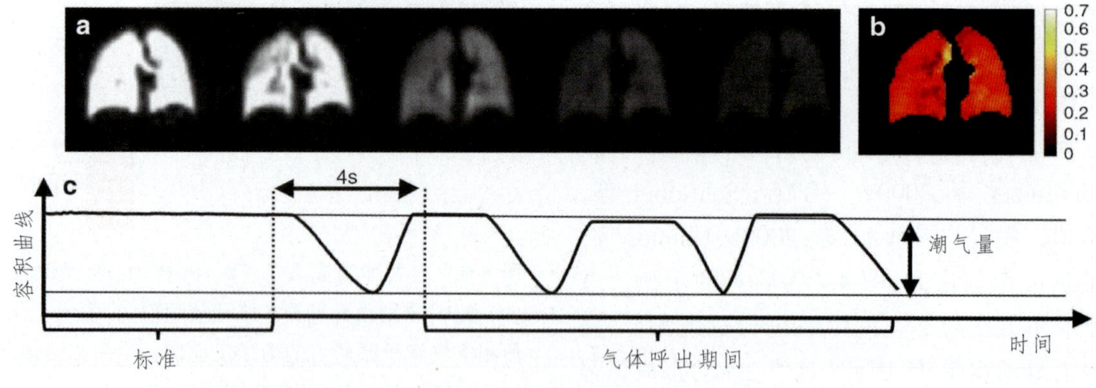

图 4.8 (a)一组基于时间变化的 ^{3}He 通气成像,来源于健康志愿者多次呼吸下气体呼出的成像实验(Horn 等,2016)。(b)由(a)系列图像中导出的通气分数图。(c)在多次呼吸下气体呼出期间,经口对气流测量获得肺部容积。(a)中前两张图像在单次屏气下获得,用于在图像采集期间对 RF 和 T1 衰减进行校准,以便标准化后面的采集,使信号衰减仅取决于气体流出的影响。

最后一种成像方法是利用对稳态流体敏感的相位对比法进行 MR 动态成像。这采用了 MR 血管成像中的相位对比法，以获得上气道气体流动状态及湍流的分布图（de Rochefort 等，2006；Collier 和 Wild，2015）（图 4.9）。近年来这些技术被用于探讨心跳对肺内气体流动的影响（Collier 等，2015）。

8.3　区域摄氧量的测定

如前文 7.1[见公式（1）]超极化 ^{3}He 当与空气中的氧气混合时，T1 衰减会受到明显的影响。Saam 等（1995）将 ^{3}He 的 T1 值对氧浓度的依赖关系进行了量化。纵向弛豫率（1/T1）由 $G_{O_2}(t)=pO_2(t)/\xi$ 给出，其中系数 ξ 在 310 K 下一般认为是 2.61bar。Deninger 等随后在猪和人屏气下活体定量 pO_2 的实验中发现 ^{3}He 的 T1 依赖于 pO_2（1999）。在屏气条件下，用每幅图像 N 个射频脉冲获取的 n 幅超极化 ^{3}He 图像的信号强度 A_n，可由公式（1）导出。如：

$$A_n = A_0\left(\cos\alpha\right)^{nN}\exp\left(-\frac{1}{\xi}\int_0^{t_n} pO_2\left(t\right)dt\right) \quad (5)$$

因此，通过获取具有不同的图像间延迟时间（t_n）的系列图像，可将 RF 损耗和 T1（pO_2）效应分开，以估计区域 $pO_2(t)$。这种方法基于如下假设：人体肺的摄氧量可近似为一个线性速率常数（R），使 $pO_2(t)=p_0-R_t$[其中 $p_0=pO_2(t=0)$]，这可能代表了 ^{3}He T1 测量的大鼠肺部指数行为的短时间尺度近似值（Cie's lar 等，2007）。实际上，在人体实验中，使用厚层 2D 图像（全肺扫描）获得两组不同的权重–不同的翻转角度或不同的图像间延迟。这种双期扫描 ^{3}He 浓度很高，图像配准和屏气可重复性差，因此，已提出了该方法的单一屏气版本（Deninger 等，2002a；Fischer 等，2004）。对于衰减曲线的精确拟合，高的图像 SNR 是很重要的，而图像的空间分辨率不太重要。此外，当图像间的延迟时间非常明显时（最长为 7s），气体的层间扩散效应会

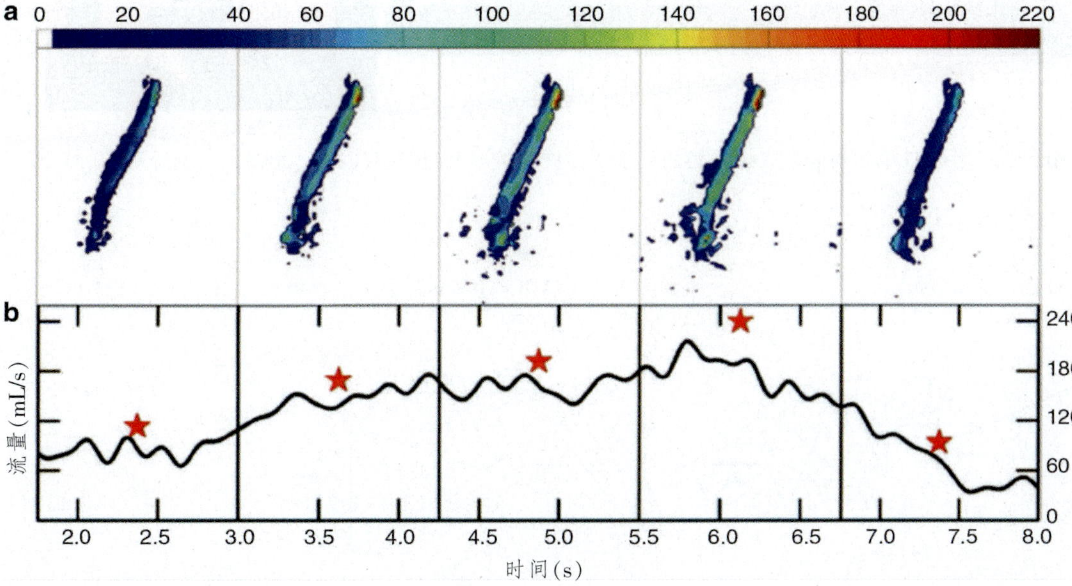

图 4.9　(a) 稳定呼吸期间在气道管内由流量计获得的基于时间变化的 ^{3}He 气体速度图（Collier 和 Wild，2015）。(b)流量计在口腔记录的数据(红星表示从 MR 图像中得到的流量估计值)。

得出错误的衰减速率，可通过使用3D成像序列来避免(Wild等,2005)(图4.10)。然而，迄今为止，该技术的主要限制是超极化^{3}He气体的扩散混合及肺气肿存在旁路通气(Marshall等,2012)。

8.4 扩散测定

超极化^{3}He MRI最强大且已被证实的一个方面是它对气体扩散的敏感性(原子的随机布朗运动)。在空气中(在标准温度和压力条件下)^{3}He扩散系数(D)为0.88cm^2/s(Liner和Weissman,1972)，根据1D扩散方程,它可在几毫秒内移动几平方毫米的均方根的距离$\bar{x}=\sqrt{2Dt}$。例如,在MRI实验5ms的时间内,^{3}He气体原子可移动约1mm的均方根距离(RMS)。考虑肺最小的结构是一个直径约为0.3mm的肺泡，气体原子在MRI序列重复时间(TR)内可多次碰到组织壁,而TR通常是5ms。肺泡壁的束缚导致气体扩散受到"限制"，从而测量出表观扩散系数(ADC),其在健康的肺中要比在自由空间中扩散小得多。扩散加权MRI测量显示,^{3}He的ADC在健康肺中介于0.1cm^2/s和0.2cm^2/s之间(Saam等,2000;Salerno等,2002;Swift等,2005;Fain等,2006),在室内空气中的自由扩散系数为0.88cm^2/s。图4.11展示了健康的肺(及肺气肿,扩散受限由于组织的破坏而改变)的扩散受限过程。

8.4.1 测量扩散:时间–长度相关性

如前所述,当存在磁场梯度时,扩散作用将使得MR信号发生不可逆的衰减。因

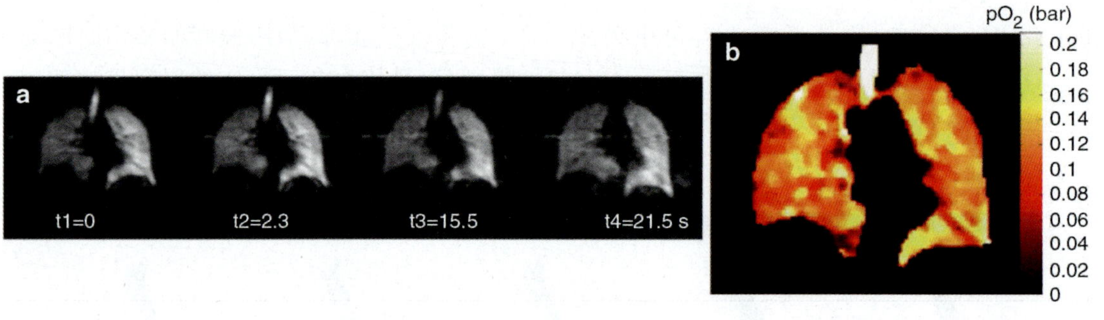

图4.10 (a)3D单扫描pO_2成像采集的一个层面图像的时间过程(Wild等,2005)。(b)计算的pO_2图。

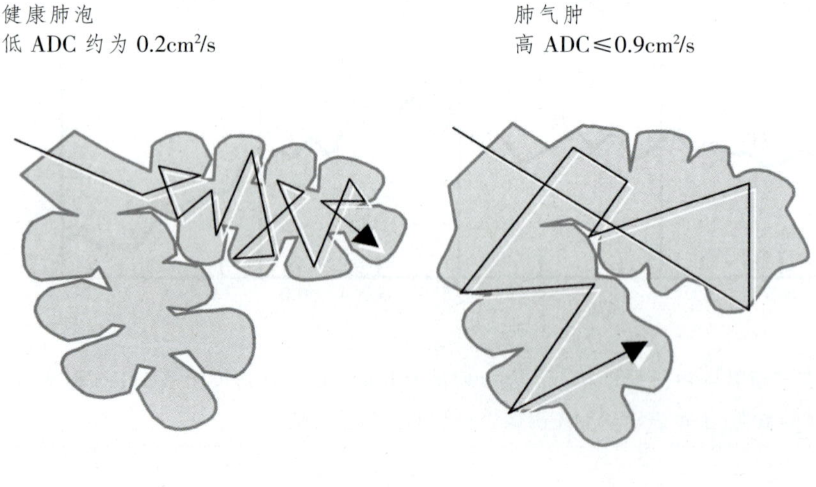

图4.11 健康肺和肺气肿肺泡囊的扩散原理图及其对扩散路径长度的影响。

此，MRI 序列可在 RF 脉冲激发之后通过脉冲的或静态的梯度对扩散进行测量。这些方法来源于 Carr 和 Purcell（1954）、Stejskal 和 Tannerr（1965）的开创性工作。对于超极化 ^{3}He，最常用的方法是脉冲梯度自旋回波（PGSE）技术。它易于实现且较为稳定，最重要的是，它可以合并到快速成像序列中，在单次屏气内完成扫描。标准的 PGSE 方法使用两个脉冲梯度，分别用一个时间 Δ 和一个 180°的重聚焦脉冲，它们都位于层厚选择梯度之后，在相位编码步骤之前。同样的扩散测量也可在没有 180°重聚焦脉冲的情况下进行；相反，可通过改变两个梯度脉冲的极性进行测量（图 4.12）。然而，这在本质上将实验的 Δ 值限制在很小的值上，因为 T2* 会导致信号衰减。此外，重聚焦脉冲可减轻由于背景梯度叠加而引入的一些测量误差。

图 4.12 展示了用于超极化气体成像的简化的 PGSE 扩散加权 SPGR 序列。扩散 b 值可以由公式(3)计算，对于图 4.12 中的PGSE 序列，b 值可以用梯度波形参数表示：

$$b=\gamma^2G^2\left[\begin{array}{l}\delta^2\left(\Delta-\dfrac{\delta}{3}\right)+\\ \tau\left(\delta^2-2\Delta\delta+\Delta\tau-\dfrac{7}{6}\delta\tau+\dfrac{8}{15}\tau^2\right)\end{array}\right] \quad (6)$$

其中 γ 为回旋磁比，G 为外加场梯度，Δ 为扩散时间，δ 为脉宽，τ 为斜坡时间。ADC 随后由表达式 $\exp(-b\cdot \mathrm{ADC})$ 的指数拟合计算出。此序列最好在交错模式下运行，在不同的扩散权重下重复获取每一行的 k 空间：第一个交错通常没有扩散权重（b=0），而随后的交错则包含了不同的非零 b 值的双极性梯度波形。这种方式的交错降低了对运动伪影的敏感性，并大大减少了在 ADC 测量中的任何翻转角和 T1 弛豫偏差。然而，至关重要的是，每个交错都有相同的回波时间（TE）和重复时间（TR）。

我们利用 PGSE 序列的变化，对人体肺部的扩散进行了各种研究（图 4.12）。由 Mugler 等（1998）在 1.5T 上第一次测量了 ^{3}He 的扩散，采用双极梯度波形，4 个 b 值分别为 0.4、0.8、1.2 和 1.6s/cm^2。ADC 值是在逐

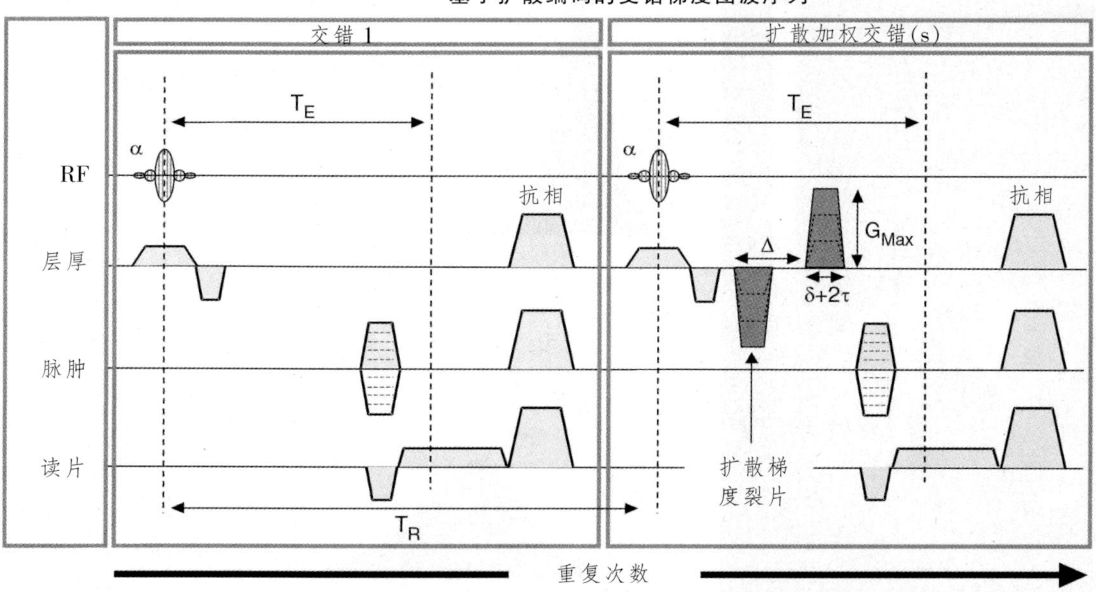

图 4.12　扩散加权扰相梯度回波（SPGR）序列，基于 PGSE 序列，通常用于测量 ^{3}He 的 ADC 值。

像素基础上计算的，采用线性最小二乘拟合,为所有4个b值提供一个单一的平均ADC值。所有健康志愿者的总平均ADC值为0.25cm²/s,几乎比空气中^{3}He自由扩散系数小4倍。

Saam等对11名健康志愿者和5名重度肺气肿患者进行了更为全面的研究(2000)。在这里,扩散编码只使用两个b值:健康志愿者b=0s/cm²和b=2.75s/cm²;肺气肿患者的第二个b值较低,为1.375s/cm²。两种情况下的扩散均以7.5ms这个相对长的扩散时间进行编码。健康志愿者的平均ADC值为0.20cm²/s，而肺气肿患者的ADC值明显升高,平均为0.50cm²/s。结果清楚地表明,肺组织的破坏导致较高的ADC值，更接近^{3}He在空气中的自由扩散系数(图4.13)。根据这项研究,Salerno等(2002)对16名健康志愿者和11名肺气肿患者进行了一项研究,使用与Mugler等(1998)相同的编码方法。健康志愿者的平均ADC值为0.23cm²/s,肺气肿患者的平均ADC值为0.45cm²/s。此外，将ADC值与每次扫描之前采集的肺量计测量值进行比较。ADC值被发现与第1秒用力呼气容积显著相关(FEV_1),这是非常重要的,因为肺活量测定通常被用来评估疾病的严重程度。几个小组已经使用PGSE序列来阐明如吸烟者早期肺气肿的变化(Swift等,2005;Fain等,2006)、支气管舒张剂在慢性阻塞性肺疾病中的作用(Kirby等,2012a)、肺泡生长与年龄的关系(Fain等,2005)、肺内由于体位产生的梯度和解剖梯度(Fichele等,2004c)及哮喘的微妙变化(Wang等,2008)。此外,放射性肺损伤患者ADC变化的初步证据(Mathew等,2010)和在有肺间质纤维化的肺移植患者中(Bink等,2007)具有广阔的应用前景。重要的是,在动物实验中,^{3}He ADC的结果已被证明与动物实验组织切片(Peces-Barba等,2003)和

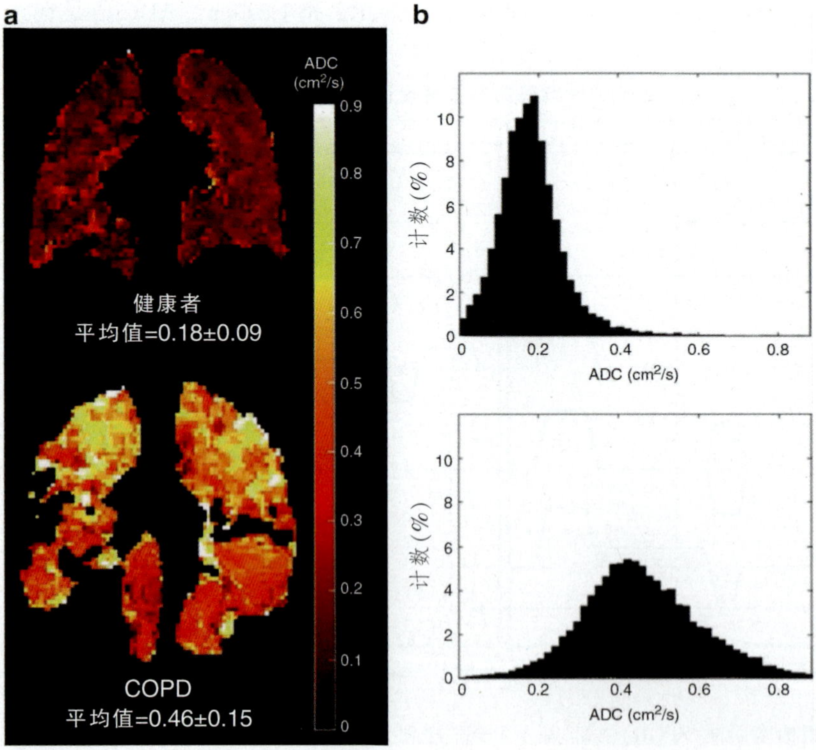

图4.13 (a)一名健康者和一名COPD患者的单层^{3}He ADC图和(b)相应的全肺直方图。

人类肺组织(Woods 等,2006)测量的肺泡大小相符合。

平均 ADC 值是肺气肿患者肺泡大小及疾病严重程度的指标。然而,气体在肺泡微结构中的扩散方式要求 ADC 依赖于扩散加权梯度场强和时间参数(Fichele 等,2004b)。ADC 的这种时间参数依赖性意味着,将来源于不同机构利用不同扩散权重的序列产生的 ADC 结果进行直接比较时要尤为谨慎。

8.4.2　气体扩散的理论模型

ADC 的计算是假定气体扩散与相位的高斯分布有关[如公式(4)],导致 MR 信号呈单指数衰减,^{3}He 气体在肺中的扩散状态导致非高斯相位弥散和非单指数信号衰减。从实验上可以看出,ADC 与扩散加权梯度强度和时间具有相关性(Fichele 等,2004b),这是由于在一个包含扩散敏感梯度的体素中有许多不同大小和方向的气道所致。这些不同的扩散方式导致了表观扩散率的差异,而在典型的 ^{3}He 扩散加权 MR 测量使用相对较短的扩散时间,运动平均并不能完全补偿这种差异(Parra-Robles 和 Wild,2012)。局部扩散效应进一步增加了表观扩散率的异质性(Hurlimann 等,1995),这是由于受结构边缘的强梯度(Parra-Robles 等,2010a),以及与气道连通性(例如分支)(Parra-Robles 和 Wild,2012)和背景磁敏感梯度有关的影响(Parra-Robles 等,2012)。

观察到的 ^{3}He 信号依赖于局部扩散区的这些因素,因此,从体内扩散加权磁共振成像中提取肺微结构的定量信息可能会有困难。许多研究利用分析/几何(Yablonskiy 等,2002;Conradi 等,2004;Grebenkov 等,2007;Sukstanskii 和 Yablonskiy,2008)和数据模型(Fichele 等,2004a,b)模拟 ^{3}He 在肺显微结构中的受限扩散效应。然而,到目前为止,只有圆柱几何模型(Yablonskiy 等,2002;Sukstanskii 和 Yablonskiy,2008)、拉伸指数模型(Parra-Robles 等,2014)及 q 空间变换(Shanbhag 等,2006)从 ^{3}He 气体扩散测量中获得了体内肺泡大小的估计值。应用这些模型的一个基本要求是获得多个(>2)高 b 值扩散测量值,以便对非单指数扩散信号进行足够的采样。

Yablonskiy 等(2002)首次报道了肺泡几何参数的体内测量结果,在腺泡几何 Weibel 模型的基础上,采用无限长圆柱的呼吸道解析模型(图 4.14a)。采用多个 b 值扩散加权 MR 测量方法,利用各向异性扩散模型估算正常人和肺气肿患者肺泡管直径。随后这个优化后的圆柱模型(Sukstanskii 和 Yablonskiy,2008)通过肺泡半径(R)和肺泡深度(h)等模型参数来估算肺形态计量学参数 [包括平均线性截距(Lm)、表面积/体积比(S/V)和肺泡密度(Na)]。

^{3}He 扩散 MRI 利用圆柱模型分析得到的 Lm 测量结果与健康人及肺气肿患者肺部组织学标本得到的 Lm 测量结果有很强的相关性(Yablonskiy 等,2009)。自那以后,不同小组都使用这个模型来研究与吸烟相关的早期肺气肿(Quirk 等,2011;Paulin 等,2015)、年龄(Quirk 等,2016)、肺膨胀(Hajari 等,2012),以及成人肺部生长(Butler 等,2012)等因素所引起的肺微细结构的变化。

肺内 ^{3}He 扩散信号行为的另一种理论模型是拉伸指数模型(Grebenkov 和 Guillot,2006;Parra-Robles 等,2014)。这个模型不需要任何关于肺几何学的假设即可估计出体内肺泡大小。在拉伸指数模型中,测量的宏观(体素)信号可表示为具有不同表观扩散系数 D 的信号的叠加:

$$\frac{S_b}{S_0}=\int_0^{D_0} p(D)e^{-bD}dD \tag{7}$$

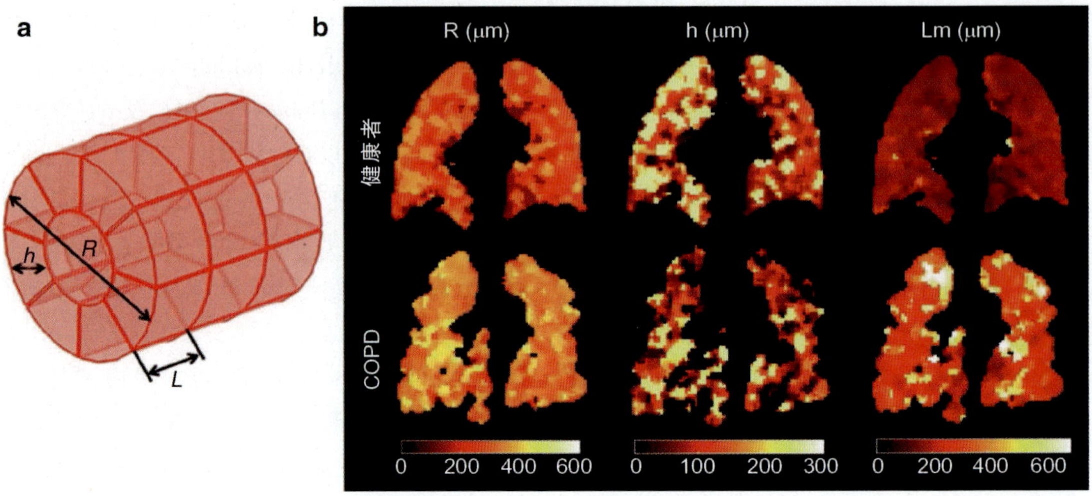

图 4.14　(a)用在圆柱模型中的肺泡管几何模型。每个导管包括由肺泡半径(R)、肺泡深度(h)和有效肺泡直径(L)定义的无限重复的肺泡段(Parra-Robles 等,2012)。(b)分别为在健康受试者和 COPD 患者上,来源于圆柱模型的 R、h 和平均线性截距(Lm)参数图示例。

S_0 为 b=0 时的信号,S_b 是 b 为非零时的信号,D_0 为 ^{3}He 在空气中的自由扩散系数。由概率密度函数 $p(D)$调制的指数衰减函数的连续求和可以用一个拉伸的指数函数表示,例如:

$$\frac{S_b}{S_0}=e^{[-b\cdot DDC]^{\alpha}} \tag{8}$$

其中 DDC 是分布扩散系数,α 是一个异质性指数,它描述了偏离单指数信号衰减行为的量(Berberan-Santos 等,2005;Parra-Robles 等,2010b)。最近的研究表明,健康人和慢性阻塞性肺疾病患者的 DDC 和 α 值有显著性差异,α 值与扩散时间和肺膨胀程度无关(Parra-Robles 等,2013)。

利用扩散方程 $L_D=(2D\Delta)^{1/2}$(即均方根位移,其中 Δ 是扩散时间),可由 $p(D)$确定扩散长度尺度[$p(L_D)$]的概率分布。$p(L_D)$分布是衡量气道微观尺寸分布(即扩散受限边界)的一种方法,其包含在给定的体素中,以及分布的形状,这与组织学研究中测量的截距长度相似。因此,$p(L_D)$分布可用于推导出一个与组织学平均线性截距类似的平均扩散长度尺度(Lm_D)。体内的 Lm_D 值在哮喘患者中被首次报道,并且除 CT 密度外,Lm_D 还与肺活量测定中预测的功能残气量(FRC)有显著的相关性(Parra-Robles 等,2014)。最近利用压缩感知技术减少扫描时间(见 9.2),采用单次呼吸获得了健康人和 COPD 患者的 3D 全肺 Lm_D 图谱(Chan 等,2016)。拉伸指数模型数据如图 4.15 所示。

HP 气体扩散的总体光谱测量为获取肺微结构信息提供了一种替代手段。与前述基于图像的方法相比,扩散加权光谱实验以牺牲空间信息为代价, 提供了更短的采集时间,并且需要的超极化 ^{3}He 气体更少,因此,最适合用于儿童患者的纵向监测。多个 b 值扩散加权光谱数据可以用 q 空间理论进行分析, 从而求出位移概率曲线和均方位移(X_{rms})(Shanbhag 等,2006)。Shanbhag 等(2006)用双高斯模型推导了健康儿童、成人和 COPD 患者的窄(X_{rms1})和宽(X_{rms2})均方根

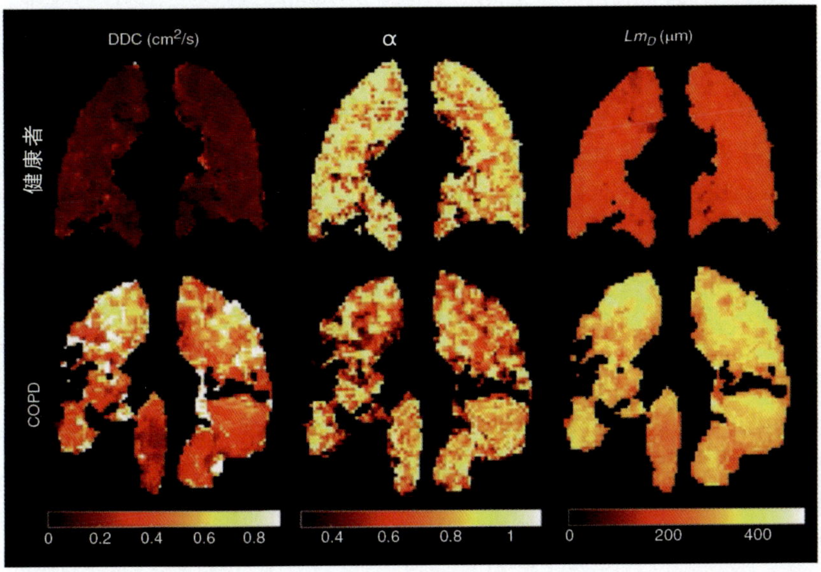

图 4.15　健康受试者和慢性阻塞性肺疾病患者，来源于拉伸指数模型的有效分布扩散系数(DDC)、异质性指数(α)和平均扩散长度尺度(Lm_D)参数图。

位移。X_{rms1} 和 X_{rms2} 对应肺内两种不同的扩散长度尺度，这两个值与年龄和常规 ADC 测量值都有很好的相关性，这表明这些磁共振波谱衍生的位移可能对肺微结构的变化同样敏感。最近 O'Halloran 等(2010)进一步开发超极化 ³He MRI q 空间成像技术，在健康志愿者中使用一种欠采样的放射状叠加采集方法获取 3D 空间分辨的 X_{rms} 图。

8.4.3　长时间尺度扩散

如前面所讨论的，超极化气体扩散 MRI 信号对 PGSE 序列时序的依赖关系表明，随着扩散时间的延长，可探测到肺内更长的扩散长度尺度，这与腺泡间连通性和疾病进程相关，它们可引起不同的气体混合和呼出时间。为了探测更长的长度尺度，将扩散时间 Δ 延长到几十毫秒量级的问题在于，在应用第 2 个梯度脉冲之前，T2* 衰减已使 MR 信号显著减弱 [1.5T 磁场下 ³He 在肺的 T2*≈25ms(Salerno 等，2005)]。为了解决这一问题，可将扩散编码的磁化存储在纵向(与激发脉冲相反的反向 RF 脉冲，例如在受激回波序列)，较长的 T1(约 20s)提供更长的扩散时间，然后可用与原始激发脉冲相同相位的第 3 个脉冲读出磁化强度。

已经有多种用于测量长时间扩散的脉冲序列的表现形式被提出(Owers-Bradley 等，2003；Woods 等，2004；Fichele 等，2005；Wang 等，2006)。在每种情况下，所报道的 ADC 值大约比 PGSE 测量的值低一个数量级，这表明长时间尺度扩散实验相对于传统的短时间尺度实验，可在更长的长度尺度上测量气体通过腺泡间连接进行的扩散混合效应(Conradi 等，2008)。这种方法是否比短时间测量对检测健康和病变肺部的肺微结构不同方面的改变更敏感或更不敏感仍有待充分研究，尽管初步比较表明敏感性存在差异(Wang 等，2008)。

9　未来展望：加速超极化 ³He MRI 在肺部的应用

尽管超极化肺部 ³He MRI 有临床应用潜力，但上述的所有应用在根本上受到极化不可再生(T1 约 20s 和 RF 诱发的)和患者屏气时间(约 15s)的限制。因此，超极化气体磁共振成像是 k 空间下欠采样方案的主要候选方案,它可减少射频激发的次数和总扫描时间。然而,与传统的 ^{1}H MRI 一样,由于违反奈奎斯特采样准则,在重建图像时导致卷褶伪影,必须通过专门的技术将其降至最低。特别是压缩感知(CS)和并行成像(PI)策略在加速超极化气体肺 MRI 方面有着巨大的潜力,并成为本部分的研究重点。

9.1 并行成像

并行成像(PI)的概念依赖于利用多个接收线圈的敏感性曲线作为先验知识,以减少重建图像时所需的 RF 脉冲数,从而缩短图像采集时间。当 RF 脉冲数减少时,超极化气体的 PI 不受热极化核 PI 中典型信噪比交换的限制,因为每次激发时超极化气体信号可通过使用更大的翻转角来增加(Lee 等,2006)。因此,PI 是 HP 气体肺部成像应用的一种不错的选择。到目前为止,用超极化 ^{3}He 进行 PI 重建通常都是在图像域中与 SENSE 一起进行的(Pruessmann 等,1999),或在 k 空间域上与 GRAPPA 一起使用(Griswold 等,2002)。

Teh 等(2006)使用并行成像技术及同步的层面激发方法采集活体 HP ^{3}He 图像,以减少采集完整容积图像所需的 RF 脉冲数量。这种技术不同于传统的 PI,因为它不需要使用多通道接收阵列来减少采集时间。第一个体内 ^{3}He 肺图像由一个多通道接收器阵列线圈采集,由 Lee 等提出(2006)。采用 2 通道发射和 24 通道接收 ^{3}He 相控阵系统,并进行 SENSE 重建,使肺图像信噪比的缩减系数保持在 2 和 4。后续开发了较大的接收机阵列,包括 32 通道(Meise 等,2010)和多达 128 通道(Lee 等,2008),用于进行具有高信噪比的 ^{3}He 并行成像。Deppe 等(2011b)通过将不对称鸟笼发射线圈与 32 通道接收阵列相结合,以便在肺部保持均匀的 B_1 发射场,进一步改善肺部 ^{3}He 图像质量(图 4.16)。

除了常规的 ^{3}He 通气成像外,很少有人报道 PI 在超极化气体成像中的应用。Meise 等(2010)使用 32 通道阵列线圈与 GRAPPA 重建技术展示了第 1 个肺部形态学图像。SNR 增强使得 ADC 图像可从较标准发射接收线圈更高空间分辨率(1.37mm×1.37mm)的图像中计算得出。最近一项研究比较了用 8 通道接收线圈获得的全采样和欠采样的多个 b 值扩散数据(Chang 等,2015),定量肺形态学测量结果显示,在 GRAPPA 重建后肺形态学信息被大部分保留,并突显了 PI 在加速多个 b 值 DW-MRI 采集方面的潜力。超极化 ^{3}He 的其他 PI 相关研究已显示了其在加速获取 B_1 磁场图(Santoro 等,2011)、通气分数图(Emami 等,2013)和局部氧分压图的应用(Kadlecek 等,2013)。

9.2 压缩感知

压缩感知(CS)是一种替代的加速技术,它利用 MRI 图像固有的稀疏性,从采样不足的 k 空间数据中重建图像(Lustig 等,2007)。与 PI 相比,CS 不需要使用多通道射频线圈,方便在不同地点和扫描仪之间切换这项技术。要保证良好的 CS 图像重建,必须满足 3 个要求:①图像数据必须在图像域或变换域上是稀疏的;②k 空间必须用可变密度随机采样,以确保在重建过程中产生的相关伪影是非相干/噪声样的,并可用 CS 算法进行平滑处理;③为了保证稀疏性和数据保真度,必须采用非线性重建方法。

Ajraoui 等(2010)首次探讨了用 CS 采集和重建超极化肺通气 ^{3}He MRI 的可行性。对完全采样的 2D 和 3D ^{3}He 通气图像进行回顾性欠采样和重建,以及随后对低采样图像的前瞻性获取,表明在不影响图像质量的情

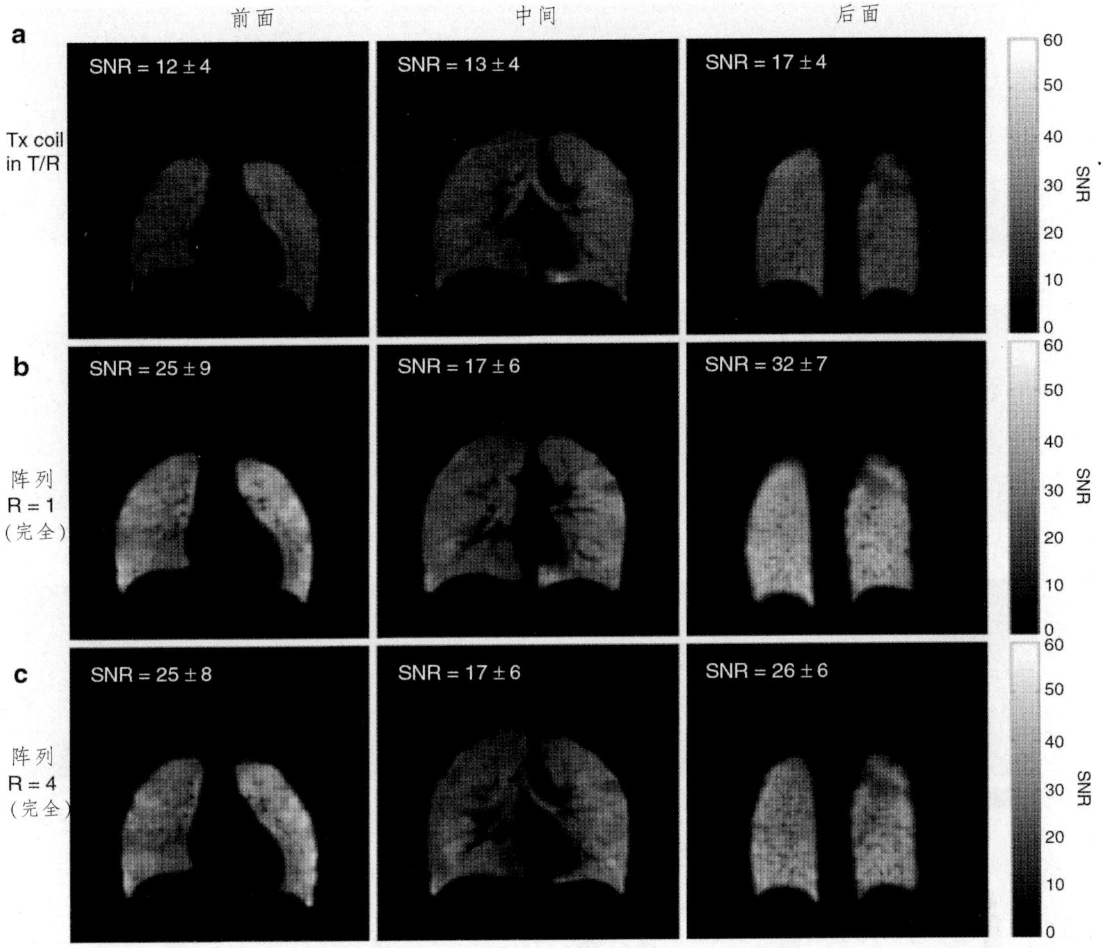

图 4.16　使用灵活的 32 通道接收阵列和非对称鸟笼发射线圈从健康志愿者获得的 SNR 图（Deppe 等，2011b）。(a)在发射和接收模式下利用鸟笼线圈获取的图像；(b)用鸟笼线圈在发射模式和接收阵列中获取的图像，完全采样（即加速因子，R=1）；(c)如(b)那样获取，但是在 4 倍欠采样下采集（R=4）。每个 SNR 图像都列出了肺内 SNR 的平均值和标准差。

况下，^{3}He 通气成像扫描时间可缩短大约 2 倍（图 4.17a，b）。在同一研究中，前瞻性欠采样的 2D ^{3}He 扩散加权 MRI 数据用 CS 重建，能很好地保存定量的 ADC 信息。

由于 CS 使采集时间缩短，使得具有各向同性分辨率的肺部 ^{3}He 和 ^{1}H MRI 能在相同的屏气状态下获得（Qing 等，2015）。此外，将 ^{1}H 结构图像作为先验知识用于 CS 重建，可减少 ^{3}He 通气图像在重建中的误差（Ajraoui 等，2013）。CS 技术通过相位对比测速方法也被应用于需要高时间分辨率的上气道气体流量测量（Collier 和 Wild，2015）。超极化 ^{3}He 的研究还结合了 CS 技术，以允许在单次屏气内获取额外的功能或结构数据，例如 2D 多层交错的 ^{3}He MRI 数据用于定量 ADC、T2* 和 B_1 值（Ajraoui 等，2012），3D 多 b 值扩散加权 MRI 数据用于全肺形态学定量（Chan 等，2016）（图 4.17c，d）。

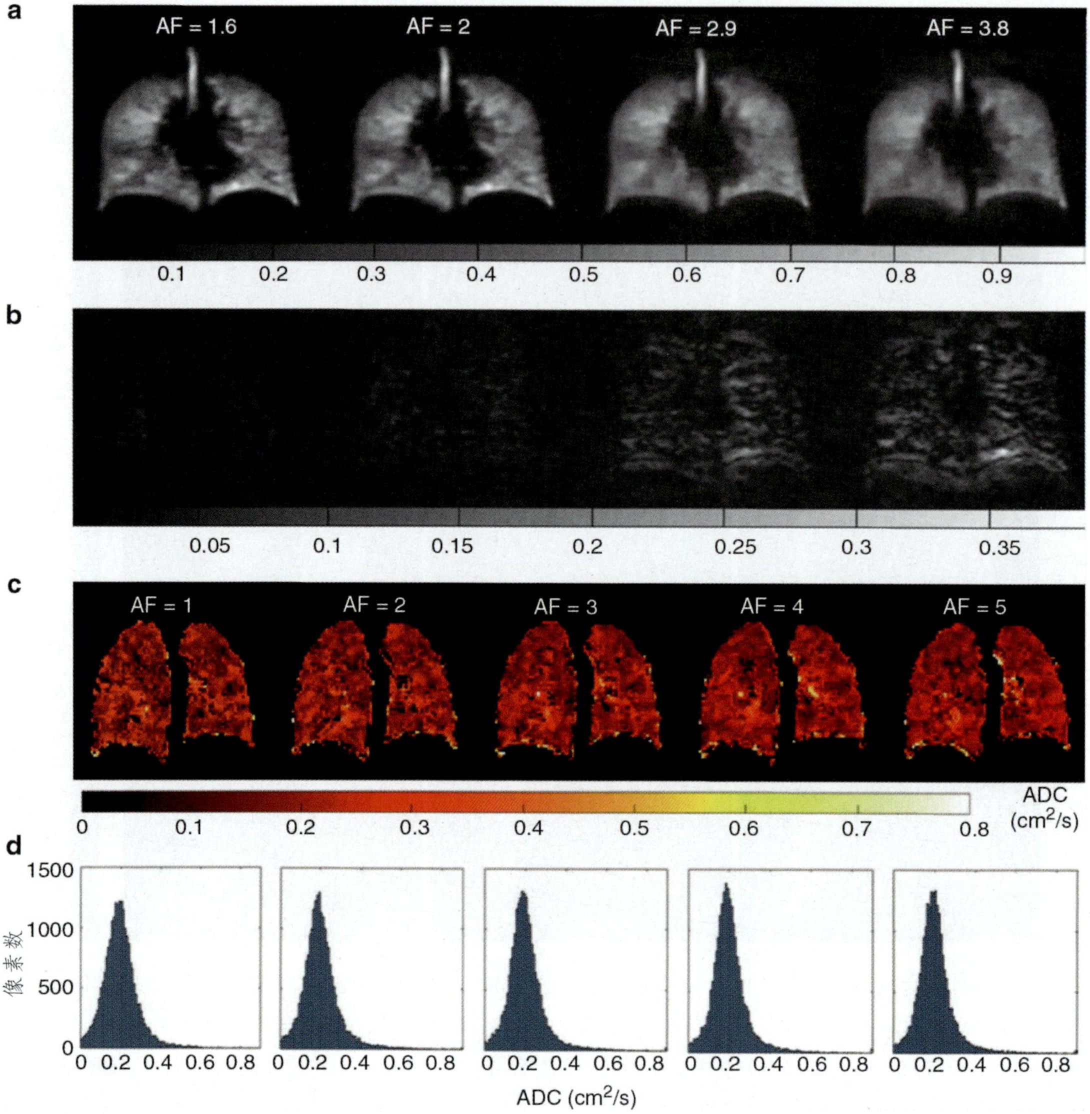

图 4.17 (a)回顾性欠采样对 2D ^{3}He 通气成像采集的示例层面的影响(AF 为加速因子)(Ajraoui 等,2010);(b)对应完全采样和欠采样下不同的 CS 图像;(c)回顾性欠采样对 3D ^{3}He 扩散加权 MR 采集的示例层面的影响(Chan 等,2016);(d)每个 AF 对应的全肺 ADC 直方图。

结论

超极化肺部 ^{3}He MRI 的几种关键方法的发展,使一些评估多种肺部疾病肺功能各方面信息的技术的临床转化变得更加容易。然而,尽管超极化 ^{3}He 可以说是一种高度敏感和功能强大的、可用于肺部 MRI 的气体同位素,但 ^{3}He 越来越难以获得,在一定程度上限制了其广泛的临床应用。近年来有大量的证据表明,在物理和工程开发工作及临床研究中,已经从使用 ^{3}He 稳定过渡到 ^{129}Xe。尽

管 ^{129}Xe 的 MR 敏感性较 ^{3}He 约低 3 倍，但两种技术的初步比较表明，这两种原子核可获得等效的功能和结构信息(Kirby 等，2012b；Svenningsen 等，2013；Kirby 等，2014)(图 4.18)。^{129}Xe 还具有几个优势，可探测 ^{3}He 无法发现肺功能的其他方面信息 (Mugler 和 Altes，2013)，这会在本书接下来的章节进行讨论。尽管已经有临床上更切实可行的 ^{129}Xe，但在 Sheffield，我们相信超极化肺部 ^{3}He MRI 在某个方向仍有它的研究价值，事实上利用这两个超极化气体可获得互补的功能信息(Wild 等，2013；Rao 和 Wild，2016)。

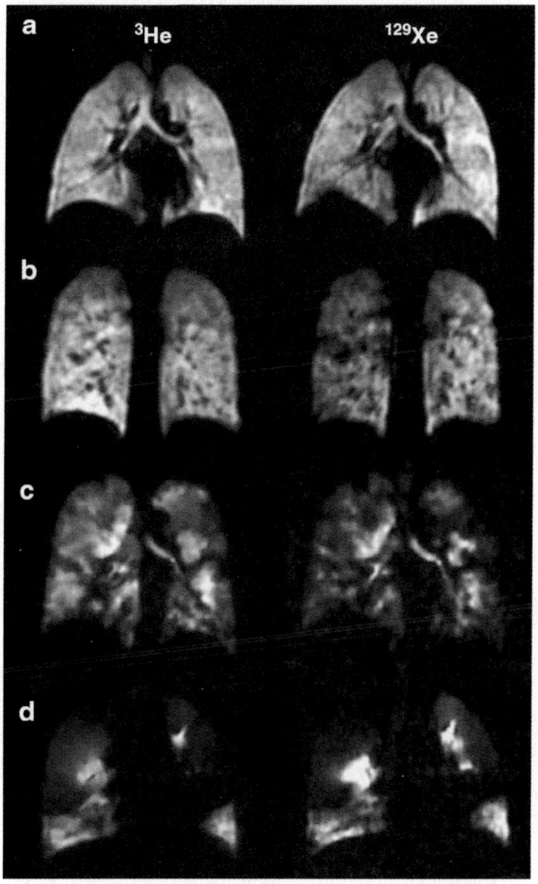

图 4.18 3D SSFP ^{3}He 和 ^{129}Xe 肺通气图像比较。(a)健康的非吸烟者、(b)"健康"的吸烟者、(c)哮喘患者和(d)COPD 患者。采集 a、b 的层面厚度和空间分辨率相同，而 c、d 中的 ^{3}He 图像以 ^{129}Xe 图像的一半层厚进行采集，并通过重建模拟同等的厚度。

特别鸣谢： 偏振器图片由美因茨大学 Ernst Otten 教授和 Werner Heil 教授提供；本文部分数据来源于 Sheffield 大学 POLARIS 组 Guilhem Collier 教授、Felix Horn 教授及 Martin Deppe 教授。

(李咏仪 梁建业 译 罗良平 孙翀鹏 审校)

参考文献

Ajraoui S, Lee KJ, Deppe MH, Parnell SR, Parra-Robles J, Wild JM (2010) Compressed sensing in hyperpolarized ^{3}He lung MRI. Magn Reson Med 63(4):1059–1069

Ajraoui S, Parra-Robles J, Marshall H, Deppe MH, Clemence M, Wild JM (2012) Acquisition of ^{3}He ventilation images, ADC, T_2*and B_1 maps in a single scan with compressed sensing. NMR Biomed 25(1):44–51

Ajraoui S, Parra-Robles J, Wild JM (2013) Incorporation of prior knowledge in compressed sensing for faster acquisition of hyperpolarized gas images. Magn Reson Med 69(2):360–369

Altes TA, Powers PL, Knight-Scott J, Rakes G, Platts-Mills TAE, De Lange EE, Alford BA, Mugler JP III, Brookeman JR (2001) Hyperpolarized ^{3}He MR lung ventilation imaging in asthmatics: preliminary findings. J Magn Reson Imaging 13(3):378–384

Altes TA, Mai VM, Munger TM, Brookeman JR, Hagspiel KD (2005) Pulmonary embolism: comprehensive evaluation with MR ventilation and perfusion scanning with hyperpolarized helium-3, arterial spin tagging, and contrast-enhanced MRA. J Vasc Interv Radiol 16(7):999–1005

Altes TA, Gersbach JC, Mata JF, Mugler JP III, Brookeman JR, de Lange EE (2007) Evaluation of the safety of hyperpolarized helium-3 gas as an inhaled contrast agent for MRI. In: Proceedings of the 15th meeting of the international society of magnetic resonance in medicine, Berlin, Germany, p 1305

Babcock E, Chann B, Nelson IA, Walker TG (2005) Frequency-narrowed diode array bar. Appl Opt 44(15):3098–3104

Bannier E, Cieslar K, Mosbah K, Aubert F, Duboeuf F, Salhi Z, Gaillard S, Berthezène Y, Crémillieux Y, Reix P (2010) Hyperpolarized ^{3}He MR for sensitive imaging of ventilation function and treatment efficiency in young cystic fibrosis patients with normal lung func-

tion. Radiology 255(1):225–232
Berberan-Santos MN, Bodunov EN, Valeur B (2005) Mathematical functions for the analysis of luminescence decays with underlying distributions 1. Kohlrausch decay function (stretched exponential). Chem Phys 315(1–2):171–182
Bink A, Hanisch G, Karg A, Vogel A, Katsaros K, Mayer E, Gast KK, Kauczor H-U (2007) Clinical aspects of the apparent diffusion coefficient in 3He MRI: results in healthy volunteers and patients after lung transplantation. J Magn Reson Imaging 25(6):1152–1158
Butler JP, Loring SH, Patz S, Tsuda A, Yablonskiy DA, Mentzer SJ (2012) Evidence for adult lung growth in humans. N Engl J Med 367(3):244–247
Cai J, Sheng K, Benedict SH, Read PW, Larner JM, Mugler JP, de Lange EE, Cates GD, Miller GW (2009) Dynamic MRI of grid-tagged hyperpolarized helium-3 for the assessment of lung motion during breathing. Int J Radiat Oncol Biol Phys 75(1):276–284
Callaghan PT, Eccles CD, Xia Y (1988) NMR microscopy of dynamic displacements: k-space and q-space imaging. Journal of Physics E: Scientific Instruments 21(8):820
Carr HY, Purcell EM (1954) Effects of diffusion on free precession in nuclear magnetic resonance experiments. Phys Rev 94(3):630–638
Chan H-F, Stewart NJ, Parra-Robles J, Collier GJ, Wild JM (2016) Whole lung morphometry with 3D multiple b-value hyperpolarized gas MRI and compressed sensing. Magn Reson Med. doi:10.1002/mrm.26279
Chang YV, Quirk JD, Yablonskiy DA (2015) In vivo lung morphometry with accelerated hyperpolarized ^{3}He diffusion MRI: a preliminary study. Magn Reson Med 73(4):1609–1614
Cieślar K, Stupar V, Canet-Soulas E, Gaillard S, Crémillieux Y (2007) Alveolar oxygen partial pressure and oxygen depletion rate mapping in rats using ^{3}He ventilation imaging. Magn Reson Med 57(2): 423–430
Colegrove F, Schearer L, Walters G (1963) Polarization of He^3 gas by optical pumping. Phys Rev 132(6):2561
Collier GJ, Wild JM (2015) In vivo measurement of gas flow in human airways with hyperpolarized gas MRI and compressed sensing. Magn Reson Med 73(6): 2255–2261
Collier GJ, Marshall H, Rao M, Stewart NJ, Capener D, Wild JM (2015) Observation of cardiogenic flow oscillations in healthy subjects with hyperpolarized ^{3}He MRI. J Appl Physiol. doi:10.1152/japplphysiol.01068.02014
Conradi MS, Bruns MA, Sukstanskii AL, Gross SS, Leawoods JC (2004) Feasibility of diffusion-NMR surface-to-volume measurements tested by calculations and computer simulations. J Magn Reson 169(2):196–202
Conradi MS, Yablonskiy DA, Woods JC, Gierada DS, Bartel S-ET, Haywood SE, Menard C (2008) The role of collateral paths in long-range diffusion of ^{3}He in lungs. Acad Radiol 15(6):675–682
de Lange EE, Altes TA, Patrie JT, Battiston JJ, Juersivich AP, Mugler JP, Platts-Mills TA (2009) Changes in regional airflow obstruction over time in the lungs of patients with asthma: evaluation with ^{3}He MR imaging. Radiology 250(2):567–575
de Rochefort L, Maître X, Fodil R, Vial L, Louis B, Isabey D, Croce C, Darrasse L, Apiou G, Caillibotte G, Bittoun J, Durand E (2006) Phase-contrast velocimetry with hyperpolarized ^{3}He for in vitro and in vivo characterization of airflow. Magn Reson Med 55(6):1318–1325
De Zanche N, Chhina N, Teh K, Randell C, Pruessmann KP, Wild JM (2008) Asymmetric quadrature split birdcage coil for hyperpolarized ^{3}He lung MRI at 1.5T. Magn Reson Med 60(2):431–438
Deninger AJ, Eberle B, Ebert M, Großmann T, Heil W, Kauczor HU, Lauer L, Markstaller K, Otten E, Schmiedeskamp J, Schreiber W, Surkau R, Thelen M, Weiler N (1999) Quantification of regional intrapulmonary oxygen partial pressure evolution during apnea by ^{3}He MRI. J Magn Reson 141(2):207–216
Deninger AJ, Eberle B, Bermuth J, Escat B, Markstaller K, Schmiedeskamp J, Schreiber WG, Surkau R, Otten E, Kauczor HU (2002a) Assessment of a single-acquisition imaging sequence for oxygen-sensitive ^{3}He-MRI. Magn Reson Med 47(1):105–114
Deninger AJ, Månsson S, Petersson JS, Pettersson G, Magnusson P, Svensson J, Fridlund B, Hansson G, Erjefeldt I, Wollmer P, Golman K (2002b) Quantitative measurement of regional lung ventilation using ^{3}He MRI. Magn Reson Med 48(2):223–232
Deppe MH, Wild JM (2012) Variable flip angle schedules in bSSFP imaging of hyperpolarized noble gases. Magn Reson Med 67(6):1656–1664
Deppe MH, Parra-Robles J, Ajraoui S, Parnell SR, Clemence M, Schulte RF, Wild JM (2009) Susceptibility effects in hyperpolarized He-3 lung MRI at 1.5T and 3T. J Magn Reson Imaging 30(2):418–423
Deppe MH, Teh K, Parra-Robles J, Lee KJ, Wild JM (2010) Slice profile effects in 2D slice-selective MRI of hyperpolarized nuclei. J Magn Reson 202(2):180–189
Deppe MH, Parra-Robles J, Ajraoui S, Wild JM (2011a) Combined measurement of pulmonary inert gas washout and regional ventilation heterogeneity by MR of a single dose of hyperpolarized He-3. Magn Reson Med 65(4):1076–1084
Deppe MH, Parra-Robles J, Marshall H, Lanz T, Wild JM (2011b) A flexible 32-channel receive array combined with a homogeneous transmit coil for human lung imaging with hyperpolarized ^{3}He at 1.5 T. Magn Reson Med 66(6):1788–1797
Diaz S, Casselbrant I, Piitulainen E, Pettersson G, Magnusson P, Peterson B, Wollmer P, Leander P, Ekberg O, Akeson P (2008) Hyperpolarized ^{3}He apparent diffusion coefficient MRI of the lung: reproducibility and volume dependency in healthy volunteers and patients with emphysema. J Magn Reson Imaging 27(4):763–770
Dominguez-Viqueira W, Ouriadov A, O'Halloran R, Fain SB, Santyr GE (2011) Signal-to-noise ratio for hyperpolarized ^{3}He MR imaging of human lungs: a 1.5 T and 3 T comparison. Magn Reson Med 66(5): 1400–1404
Donnelly LF, MacFall JR, McAdams HP, Majure JM, Smith J, Frush DP, Bogonad P, Charles HC, Ravin CE (1999) Cystic fibrosis: combined hyperpolarized ^{3}He-enhanced

and conventional proton MR imaging in the lung—preliminary observations. Radiology 212(3):885–889

Driehuys B, Walker J, Pollaro J, Cofer GP, Mistry N, Schwartz D, Johnson GA (2007) ^{3}He MRI in mouse models of asthma. Magn Reson Med 58(5):893–900

Durand E, Guillot G, Darrasse L, Tastevin G, Nacher PJ, Vignaud A, Vattolo D, Bittoun J (2002) CPMG measurements and ultrafast imaging in human lungs with hyperpolarized helium-3 at low field (0.1 T). Magn Reson Med 47(1):75–81

Ebert M, Grossmann T, Heil W, Otten EW, Surkau R, Thelen M, Leduc M, Bachert P, Knopp MV, Schad LR (1996) Nuclear magnetic resonance imaging with hyperpolarised helium-3. Lancet 347(9011):1297–1299

Emami K, Kadlecek SJ, Woodburn JM, Zhu J, Yu J, Vahdat V, Pickup S, Ishii M, Rizi RR (2010) Improved technique for measurement of regional fractional ventilation by hyperpolarized ^{3}He MRI. Magn Reson Med 63(1):137–150

Emami K, Xu Y, Hamedani H, Profka H, Kadlecek S, Xin Y, Ishii M, Rizi RR (2013) Accelerated fractional ventilation imaging with hyperpolarized gas MRI. Magn Reson Med 70(5):1353–1359

Evans A, McCormack DG, Santyr G, Parraga G (2008) Mapping and quantifying hyperpolarized ^{3}He magnetic resonance imaging apparent diffusion coefficient gradients. J Appl Physiol 105(2):693–699

Fain SB, Altes TA, Panth SR, Evans MD, Waters B, Mugler JP III, Korosec FR, Grist TM, Silverman M, Salerno M, Owers-Bradley J (2005) Detection of age-dependent changes in healthy adult lungs with diffusion-weighted ^{3}He MRI. Acad Radiol 12(11):1385–1393

Fain SB, Panth SR, Evans MD, Wentland AL, Holmes JH, Korosec FR, O'Brien MJ, Fountaine H, Grist TM (2006) Early emphysematous changes in asymptomatic smokers: detection with ^{3}He MR imaging. Radiology 239(3):875–883

Fain SB, Korosec FR, Holmes JH, O'Halloran R, Sorkness RL, Grist TM (2007) Functional lung imaging using hyperpolarized gas MRI. J Magn Reson Imaging 25(5):910–923

Fain SB, Gonzalez-Fernandez G, Peterson ET, Evans MD, Sorkness RL, Jarjour NN, Busse WW, Kuhlman JE (2008) Evaluation of structure-function relationships in asthma using multidetector CT and hyperpolarized He-3 MRI. Acad Radiol 15(6):753–762

Fichele S, Paley MNJ, Woodhouse N, Griffiths PD, van Beek EJR, Wild JM (2004a) Finite-difference simulations of ^{3}He diffusion in 3D alveolar ducts: comparison with the cylinder model. Magn Reson Med 52(4):917–920

Fichele S, Paley MNJ, Woodhouse N, Griffiths PD, Van Beek EJR, Wild JM (2004b) Investigating ^{3}He diffusion NMR in the lungs using finite difference simulations and in vivo PGSE experiments. J Magn Reson 167(1):1–11

Fichele S, Woodhouse N, Swift AJ, Said Z, Paley MNJ, Kasuboski L, Mills GH, van Beek EJR, Wild JM (2004c) MRI of helium-3 gas in healthy lungs: posture related variations of alveolar size. J Magn Reson Imaging 20(2):331–335

Fichele S, Paley MNJ, Woodhouse N, Griffiths PD, van Beek EJR, Wild JM (2005) Measurements and modeling of long range ^{3}He diffusion in the lung using a slice-washout method. J Magn Reson 174(1):28–33

Fischer MC, Spector ZZ, Ishii M, Yu J, Emami K, Itkin M, Rizi R (2004) Single-acquisition sequence for the measurement of oxygen partial pressure by hyperpolarized gas MRI. Magn Reson Med 52(4):766–773

Gast KK, Viallon M, Eberle B, Lill J, Puderbach MU, Hanke AT, Schmiedeskamp J, Kauczor H-U (2002) MRI in lung transplant recipients using hyperpolarized ^{3}He: comparison with CT. J Magn Reson Imaging 15(3):268–274

Gast KK, Puderbach MU, Rodriguez I, Eberle B, Markstaller K, Knitz F, Schmiedeskamp J, Weiler N, Schreiber WG, Mayer E (2003) Distribution of ventilation in lung transplant recipients: evaluation by dynamic ^{3}He-MRI with lung motion correction. Investig Radiol 38(6):341–348

Goodson BM (2002) Nuclear magnetic resonance of laser-polarized noble gases in molecules, materials, and organisms. J Magn Reson 155(2):157–216

Grebenkov DS, Guillot G (2006) Localization regime of restricted diffusion in a model pulmonary acinus. In: Proceedings of the 14th Meeting of the International Society of Magnetic Resonance in Medicine, Seattle, WA, p 1624

Grebenkov DS, Guillot G, Sapoval B (2007) Restricted diffusion in a model acinar labyrinth by NMR: theoretical and numerical results. J Magn Reson 184(1):143–156

Griswold MA, Jakob PM, Heidemann RM, Nittka M, Jellus V, Wang J, Kiefer B, Haase A (2002) Generalized autocalibrating partially parallel acquisitions (GRAPPA). Magn Reson Med 47(6):1202–1210

Hajari AJ, Yablonskiy DA, Sukstanskii AL, Quirk JD, Conradi MS, Woods JC (2012) Morphometric changes in the human pulmonary acinus during inflation. J Appl Physiol 112(6):937–943

Hamedani H, Clapp JT, Kadlecek SJ, Emami K, Ishii M, Gefter WB, Xin Y, Cereda M, Shaghaghi H, Siddiqui S, Rossman MD, Rizi RR (2016) Regional fractional ventilation by using multibreath wash-in ^{3}He MR imaging. Radiology 279(3):917–924

He M, Kaushik SS, Robertson SH, Freeman MS, Virgincar RS, McAdams HP, Driehuys B (2014) Extending semiautomatic ventilation defect analysis for hyperpolarized 129Xe ventilation MRI. Acad Radiol 21(12):1530–1541

Heil W, Humblot H, Otten E, Schafer M, Sarkau R, Leduc M (1995) Very long nuclear relaxation times of spin polarized helium 3 in metal coated cells. Phys Lett A 201(4):337–343

Hersman FW, Ruset IC, Ketel S, Muradian I, Covrig SD, Distelbrink J, Porter W, Watt D, Ketel J, Brackett J, Hope A, Patz S (2008) Large production system for hyperpolarized 129Xe for human lung imaging studies. Acad Radiol 15(6):683–692

Holmes JH, Korosec FR, Du J, O'Halloran RL, Sorkness RL, Grist TM, Kuhlman JE, Fain SB (2007) Imaging of lung ventilation and respiratory dynamics in a single ventilation cycle using hyperpolarized He-3 MRI. J Magn Reson Imaging 26(3):630–636

Holmes JH, O'Halloran RL, Brodsky EK, Jung Y, Block WF, Fain SB (2008) 3D hyperpolarized He-3 MRI of ventilation using a multi-echo projection acquisition. Magn Reson Med 59(5):1062–1071

Horn FC, Deppe MH, Marshall H, Parra-Robles J, Wild JM (2014) Quantification of regional fractional ventilation in human subjects by measurement of hyperpolarized He-3 washout with 2D and 3D MRI. J Appl Physiol 116(2):129–139

Horn FC, Rao M, Stewart NJ, Wild JM (2016) Multiple breath washout of hyperpolarized 129Xe and ^{3}He in human lungs with three-dimensional balanced steady-state free-precession imaging. Magn Reson Med. doi:10.1002/mrm.26319

Hurlimann MD, Helmer KG, Deswiet TM, Sen PN (1995) Spin echoes in a constant gradient and in the presence of simple restriction. J Magn Reson Ser A 113(2):260–264

Ireland RH, Bragg CM, McJury M, Woodhouse N, Fichele S, van Beek EJR, Wild JM, Hatton MQ (2007) Feasibility of image registration and intensity-modulated radiotherapy planning with hyperpolarized helium-3 magnetic resonance imaging for non–small-cell lung cancer. Int J Radiat Oncol Biol Phys 68(1):273–281

Kadlecek S, Hamedani H, Xu Y, Emami K, Xin Y, Ishii M, Rizi R (2013) Regional alveolar partial pressure of oxygen measurement with parallel accelerated hyperpolarized gas MRI. Acad Radiol 20(10):1224–1233. doi:10.1016/j.acra.2013.1007.1002

Kastler A (1950) Quelques suggestions concernant la production optique et la détection optique d'une inégalité de population des niveaux de quantifigation spatiale des atomes. Application à l'expérience de stern et Gerlach et à la résonance magnétique. J phys radium 11(6):255–265

Kauczor HU, Hofmann D, Kreitner KF, Nilgens H, Surkau R, Heil W, Potthast A, Knopp MV, Otten EW, Thelen M (1996) Normal and abnormal pulmonary ventilation: visualization at hyperpolarized He-3 MR imaging. Radiology 201(2):564–568

Kauczor HU, Ebert M, Kreitner KF, Nilgens H, Surkau R, Heil W, Hofmann D, Otten EW, Thelen M (1997) Imaging of the lungs using ^{3}He MRI: preliminary clinical experience in 18 patients with and without lung disease. J Magn Reson Imaging 7(3):538–543

Kirby M, Mathew L, Wheatley A, Santyr GE, McCormack DG, Parraga G (2010) Chronic obstructive pulmonary disease: longitudinal hyperpolarized ^{3}He MR imaging. Radiology 256(1):280–289

Kirby M, Mathew L, Heydarian M, Etemad-Rezai R, McCormack DG, Parraga G (2011a) Chronic obstructive pulmonary disease: quantification of bronchodilator effects by using hyperpolarized He MR imaging. Radiology 261(1):283–292

Kirby M, Svenningsen S, Ahmed H, Wheatley A, Etemad-Rezai R, Paterson NAM, Parraga G (2011b) Quantitative evaluation of hyperpolarized helium-3 magnetic resonance imaging of lung function variability in cystic fibrosis. Acad Radiol 18(8):1006–1013

Kirby M, Heydarian M, Wheatley A, McCormack DG, Parraga G (2012a) Evaluating bronchodilator effects in chronic obstructive pulmonary disease using diffusion-weighted hyperpolarized helium-3 magnetic resonance imaging. J Appl Physiol 112(4):651–657

Kirby M, Svenningsen S, Owrangi A, Wheatley A, Farag A, Ouriadov A, Santyr GE, Etemad-Rezai R, Coxson HO, McCormack DG, Parraga G (2012b) Hyperpolarized ^{3}He and 129Xe MR imaging in healthy volunteers and patients with chronic obstructive pulmonary disease. Radiology 265(2):600–610

Kirby M, Ouriadov A, Svenningsen S, Owrangi A, Wheatley A, Etemad-Rezai R, Santyr GE, McCormack DG, Parraga G (2014) Hyperpolarized ^{3}He and 129Xe magnetic resonance imaging apparent diffusion coefficients: physiological relevance in older never- and ex-smokers. Physiol Rep 2(7):pii: e12068

Koumellis P, van Beek EJR, Woodhouse N, Fichele S, Swift AJ, Paley MNJ, Hill C, Taylor CJ, Wild JM (2005) Quantitative analysis of regional airways obstruction using dynamic hyperpolarized ^{3}He MRI—preliminary results in children with cystic fibrosis. J Magn Reson Imaging 22(3):420–426

Lee RF, Johnson G, Grossman RI, Stoeckel B, Trampel R, McGuinness G (2006) Advantages of parallel imaging in conjunction with hyperpolarized helium—a new approach to MRI of the lung. Magn Reson Med 55(5):1132–1141

Lee RF, Chang M, Stefanescu C, Stoeckel B, Santoro D, Strick D, Xue R, Oessingman N, Johnson G, Sodickson D (2008) A 128-channel helium-3 phased array at 3T for highly accelerated parallel imaging in hyperpolarized gas MRI. In: Proceedings of the 16th meeting of the international society of magnetic resonance in medicine, Toronto, Canada, p 440

Liner JC, Weissman S (1972) Determination of the temperature dependence of gaseous diffusion coefficients using gas chromatographic apparatus. J Chem Phys 56(5):2288–2290

Lustig M, Donoho D, Pauly JM (2007) Sparse MRI: the application of compressed sensing for rapid MR imaging. Magn Reson Med 58(6):1182–1195

Lutey BA, Lefrak SS, Woods JC, Tanoli T, Quirk JD, Bashir A, Yablonskiy DA, Conradi MS, Bartel ST, Pilgram TK, Cooper JD, Gierada DS (2008) Hyperpolarized ^{3}He MR imaging: physiologic monitoring observations and safety considerations in 100 consecutive subjects. Radiology 248(2):655–661

MacFall JR, Charles HC, Black RD, Middleton H, Swartz JC, Saam B, Driehuys B, Erickson C, Happer W, Cates GD, Johnson GA, Ravin CE (1996) Human lung air spaces: potential for MR imaging with hyperpolarized He- 3. Radiology 200(2):553–558

Marshall H, Deppe MH, Parra-Robles J, Hillis S, Billings CG, Rajaram S, Swift A, Miller SR, Watson JH, Wolber J, Lipson DA, Lawson R, Wild JM (2012) Direct visualisation of collateral ventilation in COPD with hyperpolarised gas MRI. Thorax 67(7):613–617

Mata J, Altes T, Knake J, Mugler J III, Brookeman J, de Lange E (2008) Hyperpolarized ^{3}He MR imaging of the lung: effect of subject immobilization on the occurrence of ventilation defects. Acad Radiol 15(2):260–264

Mathew L, Gaede S, Wheatley A, Etemad-Rezai R, Rodrigues GB, Parraga G (2010) Detection of longitudinal lung structural and functional changes after diagnosis of radiation-induced lung injury using hyperpolarized He3 magnetic resonance imaging. Med Phys 37(1):22–31

Mathew L, Kirby M, Etemad-Rezai R, Wheatley A,

McCormack DG, Parraga G (2011) Hyperpolarized ^{3}He magnetic resonance imaging: preliminary evaluation of phenotyping potential in chronic obstructive pulmonary disease. Eur J Radiol 79(1):140–146

Meise FM, Rivoire J, Terekhov M, Wiggins GC, Keil B, Karpuk S, Salhi Z, Wald LL, Schreiber LM (2010) Design and evaluation of a 32-channel phased-array coil for lung imaging with hyperpolarized 3-helium. Magn Reson Med 63(2):456–464

Middleton H, Black RD, Saam B, Cates GD, Cofer GP, Guenther R, Happer W, Hedlund LW, Alan Johnson G, Juvan K, Swartz J (1995) MR imaging with hyperpolarized ^{3}He gas. Magn Reson Med 33(2):271–275

Möller HE, Chen XJ, Saam B, Hagspiel KD, Johnson GA, Altes TA, de Lange EE, Kauczor H-U (2002) MRI of the lungs using hyperpolarized noble gases. Magn Reson Med 47(6):1029–1051

Mugler JP III, Altes TA (2013) Hyperpolarized 129Xe MRI of the human lung. J Magn Reson Imaging 37(2):313–331

Mugler JP III, Brookeman JR (2005). Signal-to-Noise considerations for parallel imaging with hyperpolarized gases. In: Proceedings of the 13th meeting of the international society of magnetic resonance in medicine, Miami Beach, FL

Mugler JP III, Brookeman JR, Knight-Scott J, Maier T, De Lange EE, Bogorad PL (1998) Regional measurement of the ^{3}He diffusion coefficient in the human lung. In: Proceedings of the 6th meeting of the international society of magnetic resonance in medicine, Sydney, Australia, p 1906

Mugler JP III, Salerno M, de Lange EE, Brookeman JR (2002) Optimized TrueFISP hyperpolarized ^{3}He MRI of the lung yields a 3-fold SNR increase compared to FLASH. In: Proceedings of the 10th meeting of the international society of magnetic resonance in medicine, Honolulu, HI, p 2019

Müller CJ, Löffler R, Deimling M, Peller M, Reiser M (2001) MR lung imaging at 0.2 T with T_1-weighted true FISP: native and oxygen-enhanced. J Magn Reson Imaging 14(2):164–168

Newbury NR, Barton AS, Cates GD, Happer W, Middleton H (1993) Gaseous ^{3}He-^{3}He magnetic dipolar spin relaxation. Phys Rev A 48(6):4411–4420

Nikolaou P, Coffey AM, Walkup LL, Gust BM, Whiting N, Newton H, Barcus S, Muradyan I, Dabaghyan M, Moroz GD, Rosen MS, Patz S, Barlow MJ, Chekmenev EY, Goodson BM (2013) Near-unity nuclear polarization with an open-source 129Xe hyperpolarizer for NMR and MRI. Proc Natl Acad Sci 110(35):14150–14155

Norquay G, Parnell SR, Xu X, Parra-Robles J, Wild JM (2013) Optimized production of hyperpolarized 129Xe at 2 bars for in vivo lung magnetic resonance imaging. J Appl Phys 113(4):044908–044909

O'Halloran RL, Holmes JH, Wu Y-C, Alexander A, Fain SB (2010) Helium-3 MR q-space imaging with radial acquisition and iterative highly constrained back-projection. Magn Reson Med 63(1):41–50

Oros AM, Shah NJ (2004) Hyperpolarized xenon in NMR and MRI. Phys Med Biol 49(20):R105–R153

Owers-Bradley JR, Fichele MS, Bennattayalah A, Smith McGloin CJ, Bowtell RW, Morgan PS, Moody AR (2003) MR tagging of human lungs using hyperpolarized ^{3}He gas. J Magn Reson Imaging 17(1):142–146

Parraga G, Ouriadov A, Evans A, McKay S, Lam WW, Fenster A, Etemad-Rezai R, McCormack D, Santyr G (2007) Hyperpolarized ^{3}He ventilation defects and apparent diffusion coefficients in chronic obstructive pulmonary disease: preliminary results at 3.0 tesla. Investig Radiol 42(6):384–391

Parraga G, Mathew L, Etemad-Rezai R, McCormack DG, Santyr GE (2008) Hyperpolarized ^{3}He magnetic resonance imaging of ventilation defects in healthy elderly volunteers: initial findings at 3.0 tesla. Acad Radiol 15(6):776–785

Parra-Robles J, Wild JM (2012) The influence of lung airways branching structure and diffusion time on measurements and models of short-range ^{3}He gas MR diffusion. J Magn Reson 225(0):102–113

Parra-Robles J, Cross AR, Santyr GE (2005) Theoretical signal-to-noise ratio and spatial resolution dependence on the magnetic field strength for hyperpolarized noble gas magnetic resonance imaging of human lungs. Med Phys 32(1):221–229

Parra-Robles J, Ajraoui S, Deppe MH, Parnell SR, Wild JM (2010a) Experimental investigation and numerical simulation of ^{3}He gas diffusion in simple geometries: implications for analytical models of ^{3}He MR lung morphometry. J Magn Reson 204(2):228–238

Parra-Robles J, Ajraoui S, Wild JM (2010b) Modelling non-Gaussian ^{3}He diffusion signal behaviour using a fractional dynamics approach. In: Proceedings of the 18th Meeting of the international society of magnetic resonance in medicine, Stockholm, Sweden, p 2538

Parra-Robles J, Ajraoui S, Marshall H, Deppe MH, Xu X, Wild JM (2012) The influence of field strength on the apparent diffusion coefficient of ^{3}He gas in human lungs. Magn Reson Med 67(2):322–325

Parra-Robles J, Marshall H, Wild JM (2013) Characterization of ^{3}He diffusion in lungs using a stretched exponential model. In: Proceedings of the 21st annual meeting of the international society for magnetic resonance in medicine, Salt Lake City, UT, p 820

Parra-Robles J, Marshall H, Hartley RA, Brightling CE, Wild JM (2014) Quantification of lung microstructure in asthma using a ^{3}He fractional diffusion approach. In: Proceedings of the 22nd annual meeting of the international society for magnetic resonance in medicine, Milan, Italy, p 3529

Paulin GA, Ouriadov A, Lessard E, Sheikh K, McCormack DG, Parraga G (2015) Noninvasive quantification of alveolar morphometry in elderly never- and ex-smokers. Physiol Rep 3(10):e12583

Peces-Barba G, Ruiz-Cabello J, Cremillieux Y, Rodríguez I, Dupuich D, Callot V, Ortega M, Rubio Arbo ML, Cortijo M, Gonzalez-Mangado N (2003) Helium-3 MRI diffusion coefficient: correlation to morphometry in a model of mild emphysema. Eur Respir J 22(1):14–19

Pruessmann KP, Weiger M, Scheidegger MB, Boesiger P (1999) SENSE: sensitivity encoding for fast MRI. Magn Reson Med 42(5):952–962

Qing K, Altes TA, Tustison NJ, Feng X, Chen X, Mata JF, Miller GW, de Lange EE, Tobias WA, Cates GD,

Brookeman JR, Mugler JP (2015) Rapid acquisition of helium-3 and proton three-dimensional image sets of the human lung in a single breath-hold using compressed sensing. Magn Reson Med 74(4):1110–1115

Quirk JD, Lutey BA, Gierada DS, Woods JC, Senior RM, Lefrak SS, Sukstanskii AL, Conradi MS, Yablonskiy DA (2011) In vivo detection of acinar microstructural changes in early emphysema with ^{3}He lung morphometry. Radiology 260(3):866–874

Quirk JD, Sukstanskii AL, Woods JC, Lutey BA, Conradi MS, Gierada DS, Yusen RD, Castro M, Yablonskiy DA (2016) Experimental evidence of age-related adaptive changes in human acinar airways. J Appl Physiol 120(2):159–165

Rao M, Wild JM (2016) RF instrumentation for same-breath triple nuclear lung MR imaging of 1H and hyperpolarized ^{3}He and 129Xe at 1.5T. Magn Reson Med 75(4):1841–1848

Saam B, Happer W, Middleton H (1995) Nuclear relaxation of ^{3}He in the presence of O^{2}. Phys Rev A 52(1):862–865

Saam B, Yablonskiy DA, Gierada DS, Conradi MS (1999) Rapid imaging of hyperpolarized gas using EPI. Magn Reson Med 42(3):507–514

Saam BT, Yablonskiy DA, Kodibagkar VD, Leawoods JC, Gierada DS, Cooper JD, Lefrak SS, Conradi MS (2000) MR imaging of diffusion of ^{3}He gas in healthy and diseased lungs. Magn Reson Med 44(2): 174–179

Salerno M, Altes TA, Brookeman JR, De Lange EE, Mugler JP III (2001) Dynamic spiral MRI of pulmonary gas flow using hyperpolarized ^{3}He: preliminary studies in healthy and diseased lungs. Magn Reson Med 46(4):667–677

Salerno M, Lange EE d, Altes TA, Truwit JD, Brookeman JR, Mugler IJP (2002) Emphysema: hyperpolarized helium 3 diffusion MR imaging of the lungs compared with spirometric indexes—initial experience. Radiology 222(1):252–260

Salerno M, Brookeman JR, de Lange EE, Mugler JP (2005) Hyperpolarized ^{3}He lung imaging at 0.5 and 1.5 tesla: a study of susceptibility-induced effects. Magn Reson Med 53(1):212–216

Salhi Z, Großmann T, Gueldner M, Heil W, Karpuk S, Otten EW, Rudersdorf D, Surkau R, Wolf U (2012) Recycling of ^{3}He from lung magnetic resonance imaging. Magn Reson Med 67(6):1758–1763

Samee S, Altes T, Powers P, de Lange EE, Knight-Scott J, Rakes G, Mugler JP III, Ciambotti JM, Alford BA, Brookeman JR, Platts-Mills TAE (2003) Imaging the lungs in asthmatic patients by using hyperpolarized helium-3 magnetic resonance: assessment of response to methacholine and exercise challenge. J Allergy Clin Immunol 111(6):1205–1211

Santoro D, Rivoire J, Meise F, Terekhov M, Salhi Z, Gast K, Schreiber LM (2011) Three-dimensional mapping of the B_1 field using an optimized phase-based method: application to hyperpolarized ^{3}He in lungs. Magn Reson Med 65(4):1166–1172

Schearer LD, Walters GK (1965) Nuclear spin-lattice relaxation in the presence of magnetic-field gradients. Phys Rev 139(5A):A1398–A1402

Schreiber WG, Weiler N, Kauczor HU, Markstaller K, Eberle B, Hast J, Surkau R, Grossmann T, Deninger A, Hanisch G, Otten EW, Thelen M (2000) Ultrafast MRI of lung ventilation using hyperpolarized helium-3. RoFo 172(2):129–133

Shanbhag DD, Altes TA, Miller GW, Mata JF, Knight-Scott J (2006) Q-space analysis of lung morphometry in vivo with hyperpolarized ^{3}He spectroscopy. J Magn Reson Imaging 24(1):84–94

Stavngaard T, Søgaard LV, Mortensen J, Hanson LG, Schmiedeskamp J, Berthelsen AK, Dirksen A (2005) Hyperpolarised ^{3}He MRI and 81mKr SPECT in chronic obstructive pulmonary disease. Eur J Nucl Med Mol Imaging 32(4):448–457

Stejskal EO, Tanner JE (1965) Spin diffusion measurements: spin echoes in the presence of a time-dependent field gradient. J Chem Phys 42(1):288–292

Stewart NJ, Norquay G, Griffiths PD, Wild JM (2015) Feasibility of human lung ventilation imaging using highly polarized naturally abundant xenon and optimized three-dimensional steady-state free precession. Magn Reson Med 74(2):346–352

Sukstanskii AL, Yablonskiy DA (2008) In vivo lung morphometry with hyperpolarized ^{3}He diffusion MRI: theoretical background. J Magn Reson 190(2):200–210

Svenningsen S, Kirby M, Starr D, Leary D, Wheatley A, Maksym GN, McCormack DG, Parraga G (2013) Hyperpolarized ^{3}He and 129Xe MRI: differences in asthma before bronchodilation. J Magn Reson Imaging 38(6):1521–1530

Swift AJ, Wild JM, Fichele S, Woodhouse N, Fleming S, Waterhouse J, Lawson RA, Paley MNJ, Van Beek EJR (2005) Emphysematous changes and normal variation in smokers and COPD patients using diffusion ^{3}He MRI. Eur J Radiol 54(3):352–358

Teh K, Lee KJ, Paley MNJ, Wild JM (2006) Parallel imaging of hyperpolarized helium-3 with simultaneous slice excitation. Magn Reson Med 55(2):258–262

Teh K, Parnell SR, Woodhouse N, Wild JM (2007) Time resolved lung ventilation volume measurement with multislice EPI using hyperpolarized 3He. In: Proceedings of the 15th meeting of the international society of magnetic resonance in medicine, Berlin, p 944

Tooker AC, Hong KS, McKinstry EL, Costello P, Jolesz FA, Albert MS (2003) Distal airways in humans: dynamic hyperpolarized ^{3}He MR imaging—feasibility. Radiology 227(2):575–579

Tsai LL, Mair RW, Rosen MS, Patz S, Walsworth RL (2008) An open-access, very-low-field MRI system for posture-dependent ^{3}He human lung imaging. J Magn Reson 193(2):274–285

Tustison NJ, Altes TA, Song G, de Lange EE, Mugler JP, Gee JC (2010) Feature analysis of hyperpolarized helium-3 pulmonary MRI: a study of asthmatics versus nonasthmatics. Magn Reson Med 63(6): 1448–1455

Tzeng Y-S, Lutchen K, Albert M (2009) The difference in ventilation heterogeneity between asthmatic and healthy subjects quantified using hyperpolarized ^{3}He MRI. J Appl Physiol 106(3):813–822

van Beek EJR, Wild JM, Kauczor H-U, Schreiber W, Mugler JP, de Lange EE (2004) Functional MRI of the lung using hyperpolarized 3-helium gas. J Magn Reson Imaging 20(4):540–554

van Beek EJR, Hill C, Woodhouse N, Fichele S, Fleming S, Howe B, Bott S, Wild JM, Taylor CJ (2007) Assessment of lung disease in children with cystic fibrosis using hyperpolarized 3-helium MRI: comparison with Shwachman score, Chrispin-Norman score and spirometry. Eur Radiol 17(4):1018–1024

van Beek EJR, Dahmen AM, Stavngaard T, Gast KK, Heussel CP, Krummenauere F, Schmiedeskamp J, Wild JM, Søgaard LV, Morbach AE, Schreiber LM, Kauczor HU (2009) Hyperpolarised ^{3}He MRI versus HRCT in COPD and normal volunteers: PHIL trial. Eur Respir J 34(6):1311–1321

Walker TG, Happer W (1997) Spin-exchange optical pumping of noble-gas nuclei. Rev Mod Phys 69(2):629–642

Walkup LL, Woods JC (2014) Translational applications of hyperpolarized ^{3}He and 129Xe. NMR Biomed 27(12):1429–1438

Wang C, Miller GW, Altes TA, de Lange EE, Cates Jr GD, Mugler JP (2006) Time dependence of ^{3}He diffusion in the human lung: measurement in the long-time regime using stimulated echoes. Magn Reson Med 56(2):296–309

Wang C, Altes TA, Mugler JP III, Miller GW, Ruppert K, Mata JF, Cates GD, Borish L, de Lange EE (2008) Assessment of the lung microstructure in patients with asthma using hyperpolarized ^{3}He diffusion MRI at two time scales: comparison with healthy subjects and patients with COPD. J Magn Reson Imaging 28(1):80–88

Wild JM, Paley MN, Viallon M, Schreiber WG, van Beek EJ, Griffiths PD (2002a) K-space filtering in 2D gradient-echo breath-hold hyperpolarized ^{3}He MRI: spatial resolution and signal-to-noise ratio considerations. Magn Reson Med 47:687–695

Wild JM, Schmiedeskamp J, Paley MNJ, Filbir F, Fichele S, Kasuboski L, Knitz F, Woodhouse N, Swift A, Heil W, Mills GH, Wolf M, Griffiths PD, Otten E, van Beek EJR (2002b) MR imaging of the lungs with hyperpolarized helium-3 gas transported by air. Phys Med Biol 47(13):N185

Wild JM, Fichele S, Woodhouse N, Paley MNJ, Swift A, Kasuboski L, van Beek EJR (2003a) Assessment and compensation of susceptibility artifacts in gradient echo MRI of hyperpolarized ^{3}He gas. Magn Reson Med 50(2):417–422

Wild JM, Paley MNJ, Kasuboski L, Swift A, Fichele S, Woodhouse N, Griffiths PD, Van Beek EJR (2003b) Dynamic radial projection MRI of inhaled hyperpolarized ^{3}He gas. Magn Reson Med 49(6):991–997

Wild JM, Woodhouse N, Paley MNJ, Fichele S, Said Z, Kasuboski L, van Beek EJR (2004) Comparison between 2D and 3D gradient-echo sequences for MRI of human lung ventilation with hyperpolarized ^{3}He. Magn Reson Med 52(3):673–678

Wild JM, Fichele S, Woodhouse N, Paley MNJ, Kasuboski L, van Beek EJR (2005) 3D volume-localized pO2 measurement in the human lung with ^{3}He MRI. Magn Reson Med 53(5):1055–1064

Wild JM, Teh K, Woodhouse N, Paley MNJ, Fichele S, de Zanche N, Kasuboski L (2006) Steady-state free precession with hyperpolarized ^{3}He: experiments and theory. J Magn Reson 183(1):13–24

Wild JM, Marshall H, Xu X, Norquay G, Parnell SR, Clemence M, Griffiths PD, Parra-Robles J (2013) Simultaneous imaging of lung structure and function with triple-nuclear hybrid MR imaging. Radiology 267(1):251–255

Woodhouse N, Wild JM, Paley MNJ, Fichele S, Said Z, Swift AJ, van Beek EJR (2005) Combined helium-3/proton magnetic resonance imaging measurement of ventilated lung volumes in smokers compared to never-smokers. J Magn Reson Imaging 21(4):365–369

Woodhouse N, Wild JM, Mills GH, Fleming S, Fichele S, van Beek EJ (2006) Comparison of hyperpolarized 3-He administration methods in healthy and diseased subjects. In: Proceedings of the 14th meeting of the international society of magnetic resonance in medicine, Seattle, WA, p 1288

Woodhouse N, Wild JM, van Beek EJR, Hoggard N, Barker N, Taylor CJ (2009) Assessment of hyperpolarized ^{3}He lung MRI for regional evaluation of interventional therapy: a pilot study in pediatric cystic fibrosis. J Magn Reson Imaging 30(5):981–988

Woods JC, Yablonskiy DA, Chino K, Tanoli TSK, Cooper JD, Conradi MS (2004) Magnetization tagging decay to measure long-range ^{3}He diffusion in healthy and emphysematous canine lungs. Magn Reson Med 51(5):1002–1008

Woods JC, Choong CK, Yablonskiy DA, Bentley J, Wong J, Pierce JA, Cooper JD, Macklem PT, Conradi MS, Hogg JC (2006) Hyperpolarized ^{3}He diffusion MRI and histology in pulmonary emphysema. Magn Reson Med 56(6):1293–1300

Yablonskiy DA, Sukstanskii AL, Leawoods JC, Gierada DS, Larry Bretthorst G, Lefrak SS, Cooper JD, Conradi MS (2002) Quantitative in vivo assessment of lung microstructure at the alveolar level with hyperpolarized ^{3}He diffusion MRI. Proc Natl Acad Sci U S A 99(5):3111–3116

Yablonskiy DA, Sukstanskii AL, Woods JC, Gierada DS, Quirk JD, Hogg JC, Cooper JD, Conradi MS (2009) Quantification of lung microstructure with hyperpolarized ^{3}He diffusion MRI. J Appl Physiol 107(4):1258–1265

Zhao L, Mulkern R, Tseng CH, Williamson D, Patz S, Kraft R, Walsworth RL, Jolesz FA, Albert MS (1996) Gradient-echo imaging considerations for hyperpolarized 129Xe MR. J Magn Reson B 113(2):179–183

Zhu H, Ruset IC, Hersman FW (2005) Spectrally narrowed external-cavity high-power stack of laser diode arrays. Opt Lett 30(11):1342–1344

第 5 章

超极化^{129}Xe肺部MRI

Iga Muradyan, Samuel Patz

目录

1 引言

肺部成像是质子 MRI 最少涉及的分支领域，这主要是由于肺部的组织成分少;只有约 20%的肺容积含有组织和血液,其余部分都充满了空气。相比之下,其他器官的大部分容积内含有氢。肺部 MR 信号弱的另一个固有因素是肺内有大量的组织-气体界面。组织和气体之间 3ppm 的磁敏感性差异导致了局部磁场的改变,使得信号相干时间极短。尽管 SNR 有限,但仍有学者开发出了一些有前景的肺部 MRI 技术(Edelman, 1996;Mai 等,2001;Hatabu 等,2001;Jakob 等,2004;Detre 等,1994;Hopkins 和 Prisk, 2010;Deimling 等,2008;Bauman 等,2009)。由于组织/空气的磁敏感问题,这些技术在低场强(如 1.5T)下效果更好。由于临床 MRI 的趋势是高场强,因此这些技术未来可能会有问题。Kuethe 等(2007)使用 1.89T 的 MRI 系统在临床前的小动物成像实验中获得了接近 CT 图像质量的肺部 MRI。

理想的肺部成像技术应该能对肺部的含气区域和组织区域单独成像,从而可独立评估肺部的整体通气、灌注情况及其分布,而且对于肺部结构和(或)功能的早期改变敏感,同时没有电离辐射,并且在必要时可短期内快速重复检查。超极化氙(HPXe)能满足这些标准的大部分:①磁共振技术本身无电离辐射,依场强和温度(冷冻 HPXe 较气态和液态 Xe 具有更长的T1 弛豫时间)的

I. Muradyan (✉) • S. Patz
Radiology Department, Brigham and Women's Hospital, Harvard Medical School, 221 Longwood Ave, Suite BRB-34K, Boston, MA 02115, USA
e-mail: muradian@bwh.harvard.edu; patz@bwh.harvard.edu

不同，HPXe 的弛豫时间从几秒到数小时不等，这样使用一批预先极化好的气体就能实现快速重复测量；②由于 Xe 原子核有一个很大的电子云，其对于周围结构十分敏感，表现为气态 Xe 与溶解于软组织、脂肪、血液中的 Xe 之间具有明显的化学位移（约 200ppm）。然而，这种方法也有明显的缺点，如必须使用自旋交换光泵单独准备极化气体，这就需要一个相对昂贵且复杂的极化设备——Xe 极化器；高度极化大量的 Xe 用于人体成像具有挑战性；并且肺部质子 MRI 所固有的相对短的相干时间，也就是 T2 时间，在 Xe 肺部成像中仍然存在。然而，气相与溶解相的 Xe 之间 200ppm 的化学位移使得分别和同时测量这两种状态成为可能。同时组织与血液中的两种溶解相 Xe 之间也存在一个化学位移，虽然比较小，但足以定量测量这两种溶解相成分。HPXe MRI 的这些特征使其能同时获得肺结构和功能早期改变的图像。

在过去的 20 多年里，尽管这个方法存在着挑战和缺陷，但人们对于它的兴趣仍然未减，这主要是因为只有通过 HPXe 才能获得活体参数，反映影响气体交换的重要肺部结构和功能改变。此外，由于这是一个无创的检查手段，在临床前成像它能解决那些依靠组织固定的方法所产生的诸多问题，因为不同的组织固定方法永远无法复制活体的生理状态，而且肺部疾病是一个主要的公共健康问题，临床影像迫切需要更好的无创诊断工具。例如，慢性阻塞性肺疾病（COPD）是世界上第 4 位致死病因且发病率仍在攀升的唯一主要疾病（American Lung Association 2010）。目前肺功能测试（PFT）提供如第 1 秒用力呼气容积（FEV_1）的测量，但缺乏疾病特异性，因为其并非检测某个特定病理改变，而是测量肺的整体功能。一氧化碳弥散量（DL_{CO}）虽然可特异性地测量气体交换，但其是一个总体测量而非区域测量，而且由于依赖于血容量，其结果非常不稳定。CT 是目前肺部的最佳检查方法，因为它可提供极高空间分辨率的肺部密度图像。然而，CT 的电离辐射是一个主要问题。由于 CT 只能定量测量肺部密度但不能测量肺功能，因而缺乏特异性。例如，如果 1 例患者同时有肺气肿和肺纤维化导致的肺功能问题，肺气肿导致肺间隔组织缺失，而肺纤维化则恰恰相反，这种情况 CT 就可能检测不到。而 HPXe 既可评估肺气肿所致的肺泡表面积减少，也可通过测量 Xe 从肺泡腔到间隔组织的弥散时间来评估肺纤维化。

HPXe MRI 极大地拓展了临床前和临床肺部成像。肺部 HPXe MRI 可观察到吸入 Xe 气态的分离峰（作为 0ppm），以及 Xe 在溶解状态下的至少两个分离峰：一个代表溶解在组织和血浆中的 Xe（相对于气态峰为 197ppm），另一个代表红细胞中的 Xe（相对于气态峰为 217ppm）。时变测量肺泡间隔对 Xe 的吸收可作为无创监测气体交换的独特方法。有多个 Xe 的肺泡间隔吸收数学模型可用来定量分析气体交换的亚成分。活体数据能对一些基本肺参数进行定量评价，如单位容积肺泡表面积（*S/V*）、间隔组织总厚度（h）、气血屏障厚度（d）及气体交换区域的血液通过时间（t）。研究者正在努力将这一独特又有广阔前景的方法扩展到区域性测量（Månsson 等，2003；Driehuys 等，2006；Ruppert 等，2004；Chang 2013；Stewart 等，2014）。

HPXe 的另一重要特征是其磁化量的固有衰减取决于区域氧浓度，与 ^3He MRI 类似。纵向磁化呈指数衰减，用时间常数 T1 表示。在 O_2 存在的情况下，T1 时间从数小时降至数秒。利用 P_AO_2 与 T1 呈反比的函数关系，这一 T1 对氧浓度的敏感性已被开发用于体内显示肺的氧分压分布图（Deninger 等，2000），也可作为肺内区域性通气灌注不匹配的测量。尽管 P_AO_2 与局部 V/Q 之间的关系很复杂，但众所周知，二者的关系就像经典的 Rahn/Fenn O_2/CO_2 关系图中显示的那样（Rahn，1964）。例如，高 V/Q 区域的 P_AO_2 异常增高[（如有肺栓塞（PE）的区域]；低 V/Q 区域的 P_AO_2 异常减低（如 COPD 的通气不良区域或哮喘的通气缺损）。

2 极化器

作为美国国立卫生研究院（NIH）资助项目的一部分，Samuel Patz 博士建立了一个科学家联盟，成员来自南伊利诺伊大学卡本代尔分校（SIUC）、范德比尔特大学、哈佛大学，以及我们在布莱根妇女医院的团队。该联盟的主要目标是开发一个低成本的、开源的商用极化器替代品，用以产生足够多的 Xe 用于人体研究。第 1 台合作建造的极化器样机——XeNA（Xenon polarizatioN Automated）就存放在我们的实验室（Nikolaou 等，2013，2014）。XeNA 主要基于现有的设计和技术。极化是通过自旋交换光泵（SEOP）实现的，碱金属蒸汽[这里用的是铷（Rb）]非配对自旋电子通过圆偏振光光泵进行极化，然后在铷蒸汽和气态 Xe 碰撞过程中，通过超精细相互作用，极化被传递到 Xe 核。XeNA 在高压模式（2000Torr，1Torr=133.322Pa）下成批运行，半升容积的玻璃单元内 Xe 的分压达到 200~1800Torr。有了极化单元内富含 Xe 的混合物，我们就可以跳过其他大多数极化器采用的冷沉淀收集步骤。由于冷沉淀收集也有助于防止 Rb 泄漏到收集 Xe 的聚氟乙烯采样袋内，我们在 XeNA 中采用了一个替代的方法——在传输路线上安装一个特氟龙过滤器把 Rb 过滤出去。XeNA 是模块化且可移动（图 5.1a），它采用开源设计，并且尽可能采用现成的配件以使其易于复制。它基本上是自动化的：一个开源的微处理器（Arduino Mega 2560）控制所有的由感受器测量驱动的时变操作，例如，将玻璃单元抽真空并充入想要的氙-氮混合物、排空气体传输管道和聚氟乙烯采样袋以便传输超极化气体等。多种控制器输出通过 TTL 电平逻辑激活外部设备，例如，在激光黑盒的门被打开时关闭激光供能单元，或者触发低场磁共振波谱仪（Kea2，Magritek，Wellington，New Zealand）运行磁共振脉冲序列来评估 Xe 的极化情况。另外，微控制器从集成 USB 串口发出指令与计算机 GUI 相互作用，所有程序化的气体集流管装载/传输序列储存在微控制器主板的记忆体中。GUI 本身也是用开源软件中设计和编程而成的（processing.org）。GUI 同时也支持手动操作极化器：GUI 上绘有带活化阀门的气体集流管，每个阀门都有手动选项。GUI 上对于管道系统的示意图使极化器的手动操作更直观（图 5.1b）。最后，XeNA 还装备有高分辨近红外波谱仪（Ocean Optics HR2000+），用来检测发射出的激光光子。低场磁共振波谱仪通过一个小的表面线圈 [外径大约 1.5 英寸（1 英寸=2.54cm），调谐到 62 kHz]来检测 ^{129}Xe 的原子核自旋极化。通过与相同几何结构的热质子体模发出的信号进行比较来对 Xe 极化进行校准。

经过约 20 分钟的运行，略多于 600mL 的 HPXe 有 20%~30%被极化。XeNA 可获得大约 90%、57%、50%和 30%的 ^{129}Xe 核自旋极化值（PXe），分别对应大概 300、500、760 和 1570 Torr 的 Xe 载荷（Nikolaou 等，2013）。另外，在单元冷却和气体从设备传输到聚氟乙烯采样袋的过程中会发生少量的极化损耗。随后的运行大约需要 30 分钟：系统需要冷却，新一批的气体混合物需要被装载到玻璃单元开始新一轮的极化过程。在极化过程的同时,连接在系统上的一个聚氟乙烯采样袋真空化后准备用于接收极化气体,这个过程大概 20 分钟。我们观察到,在 3T MRI 扫描仪磁场中心的位置(磁场均匀的区域),聚氟乙烯采样袋内的气态 HPXe 的自旋晶格弛豫时间非常长(约 6 小时),足以在人体成像之前制备多个 HPXe 的样本。

为了从极化器实验室到扫描地点的运输过程中保持气体极化,我们制作了一个运输箱。它包含一套由 3 个电池驱动的螺线管,在放置极化气体袋的区域产生大约 16 高斯的均匀磁场。场强越高,HPXe 的弛豫时间越长。经测量,在我们的运输箱内超极化气体的 T1 弛豫时间大约为 30 分钟,在这段时间内把超极化气体运输到不足 100m 远的扫描仪处绰绰有余。从超极化气体输送至采样袋到把采样袋,放置在 MRI 扫描仪的均匀磁场区域耗时不到 5 分钟。先将运输箱移至 MRI 扫描仪的杂散场区域,然后将气体采样袋从运输箱中取出来,交给扫描仪内的受试者进行超极化 Xe 磁共振成像。如前所述,采样袋内的超极化 Xe 放置在 3T 临床 MR 扫描仪均匀磁场中,其衰减时间可长达 6 小时。

3　HPXe 吸入方案

随着新型极化器的开发,我们也为这台极化器拿到了一个新的 FDA 新药临床试验(FDA IND #116 662)。根据我们及其他 HPXe MRI 研究团队(Lutey 等,2008;Shukla 等,2012;Driehuys 等,2012;Patz 等,2008)的经验,我们改变了吸入方案:生产 800mL 的乏氧气体(氙气和氮气)以备吸入。Xe 的容积比例从 20%到 80%不等。为了使吸入过程标准化,受试者被指导吸气至肺总量(TLC),呼气至功能残气量。然后受试者从聚氟乙烯采样袋中吸入超极化混合气体,接着屏气最多 16s。我们对心率、呼吸速率、血压及血氧饱和度(SpO_2)进行了基线测量。我们在屏气后 5 分钟重复这些测量,一名临床医生在 MR 扫描室内连续监测受试者的屏气过程并观察血氧饱和度。

4　活体磁共振波谱

Xe 的化学位移较宽,足以单独测量气态和溶解态的 Xe,而且组织和血液对 Xe 的摄取类似氧气在肺内的摄取。在过去的 20 年,业界对建立有关 Xe 的摄取理论框架产生了浓厚的兴趣(Abdeen 等,2006;Masson 等,2003;Driehuys 等,2006;Ruppert 等,2004;Chang,2013)。2002 年 Butler 等建立了首个分析模型来描述 Xe 在多孔介质内弥散的简单实例。他们假设在半无限几何中,弥散时间保持足够短,溶解的 Xe 不会达到另一个相变的边界。用磁共振扫描孔径为 20~250μm 的 Xe 可溶性多孔聚合物小颗粒体模(Porex Corp,Atlanta,GA)来测量每单位气体容积的表面积(而不是样品的欧几里得容积),将结果与共聚焦显微镜测量的平均截距相关联。我们开发了化学位移饱和恢复(CSSR)磁共振序列,首先施加一个其频率与溶解态 Xe 频率相同的频率选择射频脉冲,抑制来自这些频率的信号,从而创建一个基本的初始状态,即在 t=0 时溶解态 Xe 的磁化量 $MD(t=0)$ 为 0,而气态 Xe 的初始磁化量 $MG(t=0)$ 不受这个射频脉冲的影响。经过一定时间 t_{diff},初始气态 Xe 磁化弥散到固体组织中的部分为 $F(t_{diff})=MD(t_{diff})/MG(t=0)$。测量得到的溶解态和气态 Xe 的信号强度可以代入下列公式:

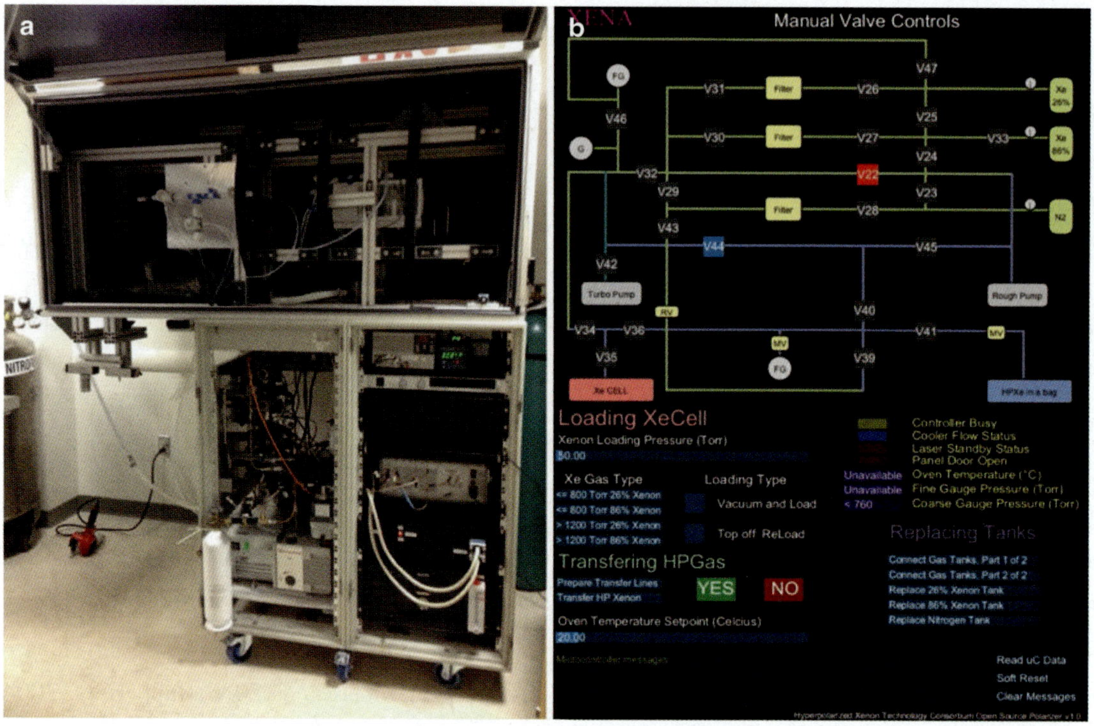

图 5.1　我们实验室的开源极化器 XeNA。(a)底座上方是装有黑色盒子的机架,我们打开机架后,可看到内装有极化硬件,而气体面板、真空系统和气罐在底座的左下角。在右边,我们有温度和压力计,一个激光电源和它的冷却器,一个磁共振波谱仪和一个编排所有自动化协议的微控制器。(b)极化器上的 GUI 控制阀和协议。

$$F\left(t_{\text{diff}}\right)=\frac{M_D\left(t_{\text{diff}}\right)}{M_G\left(t=0\right)}=\frac{S_D\left(t_{\text{diff}}\right)}{S_G\left(t=0\right)}\frac{\sin\left(\alpha_G\right)}{\sin\left(\alpha_D\right)}=\lambda\frac{S}{V}\sqrt{\frac{4Dt_{\text{diff}}}{\pi}} \quad (1)$$

这里正弦的比值代表气态和溶解态 Xe 的翻转角差异,λ 是配分系数,D 是溶解态 Xe 的弥散率,S 是肺泡表面积,V 是气态 Xe 的容积。注意如果肺内有未通气的区域,两种状态都没有信号。

尽管这个简化的半无限平板模型不能反映真正有限厚度的肺泡间隔, 但只要 Xe 分子从真实的组织-血液-组织层片的对侧进入溶解状态时不接触,这个公式就适用于体内测量。由于含有组织和血液的肺泡间隔非常薄,还不到 1μm,该应用模型的弥散时间非常短,不到 1s。由于硬件的限制,一般来说我们不可能测量这么短的时间,因此,我们加入了一个 DC 偏移项来代表先前用 Xe 饱和的极薄区域,并添加了一个与弥散时间无关的恒定贡献量,以便于特定的测量。

更实际的方法必须考虑组织-血液-组织层片的有限厚度(图 5.2a)。在没有血流的情况下, 我们将熟知的具有周期边界条件 1D 扩散方程解析法应用到几何模型和初始条件中。为了将血流纳入模型,我们对血液的 Xe 摄取和血流做了 3 个简化假设(Patz 等,2011):

1.氙直接溶解于血液,跳过分离血液与气体的实质层(图 5.2b);

2.弥散严格正交于血流方向;

3.血流呈活塞流模式。

在时间间隔[0 t]内,允许弥散存在的情

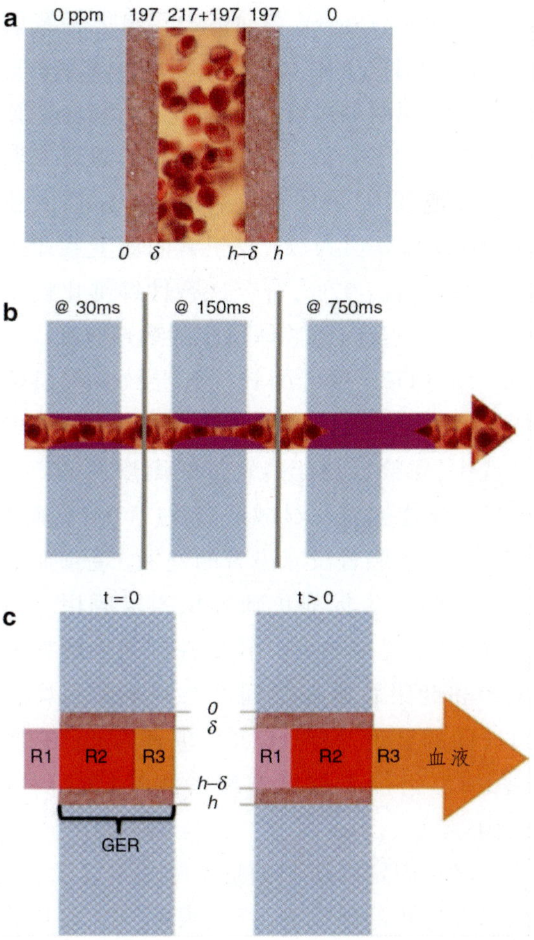

图 5.2 CSSR 模型的简单几何结构示意图。(a)用于模拟氙气间隔摄取的气体、组织和血腔。(b)组织/血液在不同扩散时间摄取氙的横断面图像。(c)分别标记为 R1、R2 和 R3 的 3 个不同空间血流区域在 t=0 和 t>0 时间点的位置。在时间 t 内血液传播的距离 $\Delta x=vt$。R1、R3 区域内血液的气体交换只经历时间 t 的一部分，而 R2 区域的气体交换则贯穿整个时间 t。值得注意的是，血液在左边的 R1 区域和右边的 R3 区域分别对应肺小动脉和小静脉内的血液，因此在根本上都位于肺内。由于我们观察的 Xe 在肺内，Xe 扩散到气体交换区域内的血液中，然后向下进入小静脉，这是肺泡间隔摄取氙气数据的一部分。[Reproduced from Muradyan et al. (2012) with permission from The Royal Society of Chemistry]

况下，位于气体交换区域(GER)上游的一段血液，在弥散过程开始之前(R1 区，图 5.2c)流向 GER。如果弥散时间 t 大于血液流出气体交换区域的时间 $\tau(t\geqslant\tau)$，则在 t 时间点，R1 会占据整个 GER。如果时间短一点，会有另外一段血液 R2 在从 0 到 t 的整个时间段都在 GER 内。

最后，在 0 时间点，R2 与 GER 右侧缘之间会包含一段血液 R3(图 5.2c)，在 t 时间点将完全流出 GER。如果 v 是血流速度，那么 R1 和 R3 的长度均为 vt，R1+R2 与 R2+R3 的长度相同，都等于 GER 的总长度。

由于整个 R2 段血流在 0 到 t 时间内都参与了弥散过程，对于这部分血流来说，含 Xe 的间隔厚度(Xe 弥散到该段的距离)与长度的比值都是一致的。与 R2 相关的肺泡表面积的比例是 $(\tau-t)/\tau$，τ 是毛细血管通过时间。相比之下，部分 R1 和 R3 流入并流出 GER，导致含有 Xe 的间隔部分其厚度随长度而变化。这种情况下，平均分压必须通过结合弥散时间内的间隔厚度来计算。与 R1 和 R3 相关的表面积比例是 t/τ。将 3 个部分的贡献加起来，计算出整个 Xe 的分压。计算 Xe 在肺泡内被摄取的最终表达式为：

$$F(t)=F_0+\frac{\lambda h}{2}\bullet\frac{S}{V}\bullet\left(\frac{\tau-t}{\tau}\right)\bullet f\left(\frac{Dt}{h^2}\right)+\lambda h\frac{S}{V}\bullet\left[\frac{t}{\tau}+\frac{8h^2}{D\pi^4\tau}\bullet g\left(\frac{Dt}{h^2}\right)\right] \quad (2)$$

h 是间隔厚度，f 和 g 分别是：

$$f\left(\frac{Dt}{h^2}\right)=1-\sum_{k,\ odd}\frac{8}{(\pi k)^2}\exp\left(-Dt\left(\frac{\pi k}{h}\right)^2\right) \quad (3)$$

和

$$g\left(\frac{Dt}{h^2}\right)=\sum_{k,\ odd}\frac{1}{k^4}\left[\exp\left(-Dt\left(\frac{\pi k}{h}\right)^2\right)-1\right] \quad (4)$$

如前所述，F_0 是代表在最短弥散时间之前饱和的薄层气血屏障。然而，还有另外一种情况：如果溶解态的信号抑制效果不理想，就会有残留的溶解态信号导致测量偏差。

我们用这个模型来拟合先前在 0.2T 磁共振扫描仪上获得的资料：用 13 个不同弥散时间（17ms 到 1s）来获得 Xe 的摄取曲线。一个健康非吸烟志愿者的样本曲线见图 5.3。健康非吸烟者的数据在 3 个不同肺容积下采集，2 例 COPD 患者和 2 例肺间质疾病患者的数据在一个肺容积下采集。为实现受试对象间比较，肺容积(LV)统一标准化为各自的肺总量（TLC）。在拟合程序中，我们使用了文献上的参考值 $\lambda=0.1$，$D=3\times10^{-6}\mathrm{cm}^2/\mathrm{s}$。图 5.4 总结了 S/V、h 和 τ 值。尽管使用的分析模型如此简化，肺实质厚度的值仍然与组织学固定肺标本测得的值非常相似(Coxson 等，1999)。另外，我们测得的血液通过时间 $\tau\approx1.5\mathrm{s}$，非常接近文献报道的数值范围(均数 1.6s，中位数 1.2s，分布较宽)(Hogg 等，1994)。然而，我们测得的单位容积表面积较采用肺组织学固定标本所报道的低大约 40%(Coxson 等，1999)，可能是我们的弥散时间窗下限太长，以致毛细血管之间较薄的组织间隔可能已被饱和了。间质性肺疾病患者的 S/V 值下降，但仍在正常受试者的数值范围内，表明该疾病没有肺实质的破坏。ILD 的 h 值为 36，较正常志愿者在 TLC 时的平均值高 97%，符合进行性纤维化疾病中结缔组织及间质液体增多的病理改变。另一方面，COPD 患者因肺气肿导致肺组织破坏，引起 S/V 下降。在我们研究的 2 例 COPD 患者中，在接近功能残气量时测量的 S/V 比值较正常志愿者明显减低(超过 3 倍！)，而 h 值较正常志愿者没有显著的差别。毛细血管通过时间作为标准化肺容积的函数相当恒定，但是变异度较高。我们在间质性肺疾病患者和健康志愿者之间没有观察到平均通过时间的显著差异。COPD 患者的 τ 值有所减少，但仍位于健康志愿者测量值的范围之内。

尽管固定肺组织的形态学测量显示 S/V 随着肺容积的增加而下降，很可能 S 与 V 之间是一个幂函数关系，确切的函数关系仍然

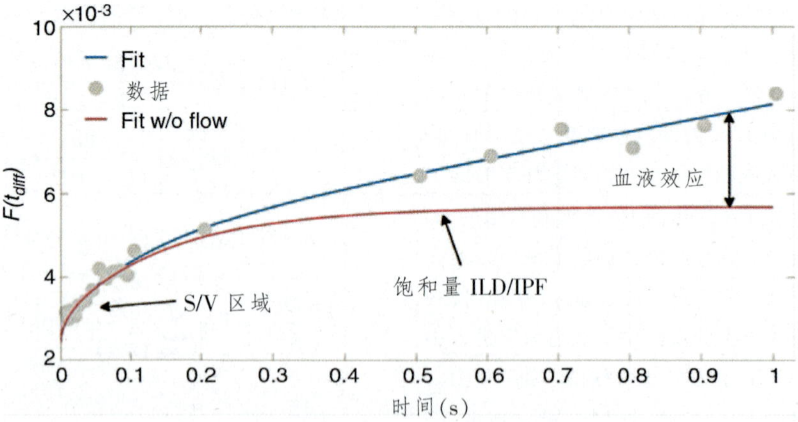

图 5.3 $F(t)$数据随 t 变化的图例。这是一名 Gold 1 期 COPD 患者的数据，图中也有公式(2)理论值的拟合(蓝色曲线)。使用蓝色曲线所获得的拟合参数 S/V 和 h，设定 $\tau\to\infty$，绘制出另一个单独的曲线(红色曲线)，显示了没有血液流动时的情况。值得注意的是，溶解态数据在扩散时间 t 内对 T1 衰减进行了校正。[Reproduced from Muradyan et al. (2012) with permission from The Royal Society of Chemistry]

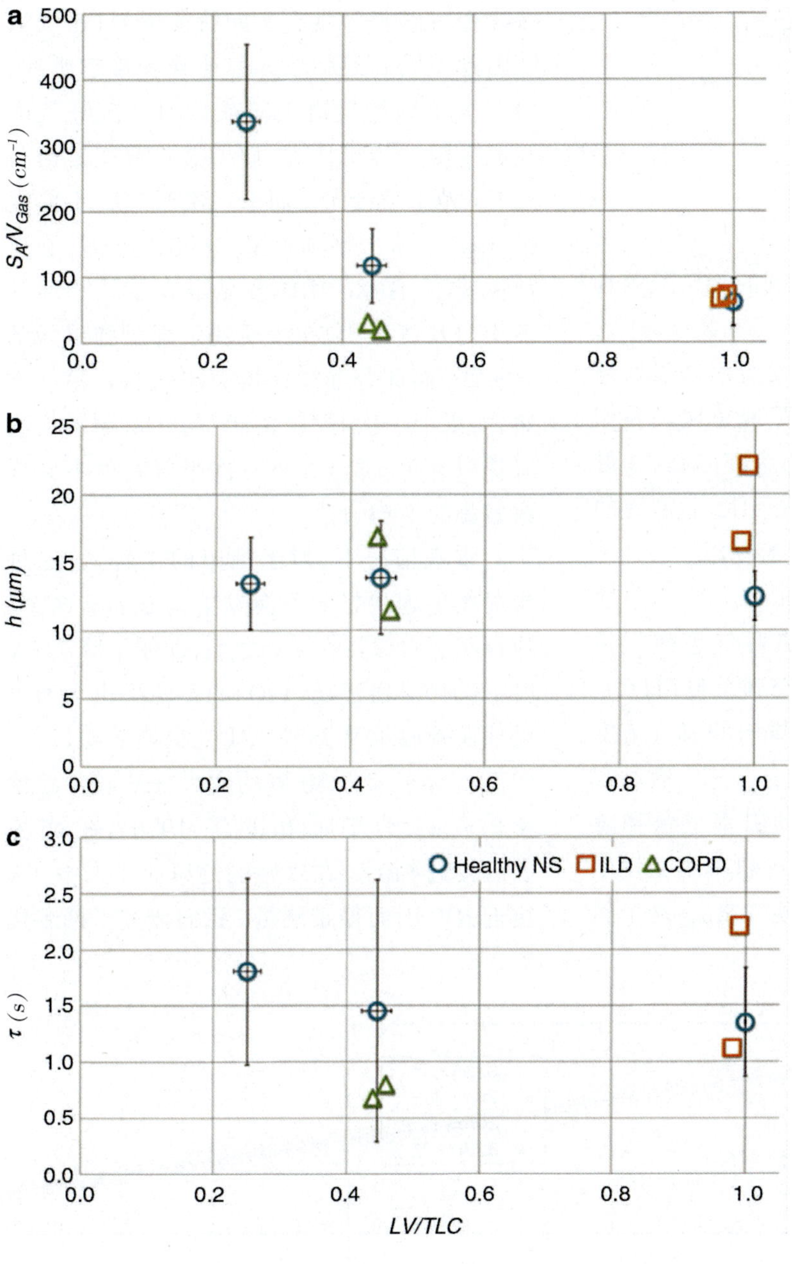

图 5.4　S/V (a)、h (b) 和 (c) τ 作为标准化为 TLC 的肺容积的函数数据分析的结果。结果显示，4 名健康的非吸烟者(Healthy NS)、2 例轻度的 ILD 2 例 COPD(1 例轻度，1 例轻度/中度)。[Reproduced from Muradyan et al. (2012) with permission from The Royal Society of Chemistry]

不甚清楚。此外，在人体活体确实无法做这样的测量，而 CSSR 序列的超极化 Xe 肺成像已着手解决这个问题了。我们采用 CSSR 序列的同时测量单个交换时间下 Xe 的摄取量，以及特定频谱下的肺容积。为了改变肺容积，我们让受试者吸入超极化 Xe 和空气至肺总量，在磁共振序列开始后，受试者呼气至功能残气量，这一过程大约 8s，同时 MR 采集数据。在 MR 信号采集的同时，使用波谱仪触发兼容 MR 的肺量计，测量呼出气量。我们测量了两个弥散时间——20ms 和 323ms 时肺容积对应的 F 值。数据符合幂率分布 $F=F_0+cV\alpha$(图 5.5)。对于 20ms 和 323ms 的 t_{diff}，α 均为 -1.86，R_2 分别为 0.99 和 0.97。遗憾的是，因为偏移值 F_0 的存在，我们不能直接将 F 值当作 S/V 值，需要用几个时间点

来评估 F 相对于 $\sqrt{t_{diff}}$ 的斜率。

5 活体成像

5.1 通气图

吸入 HPXe 后屏气采集到的 MR 图像基本就是活体肺通气分布图。只有 Xe 到达的区域在图像上才可显示,像素的信号强度与其对应体素内的 Xe 分子数量成正比。我们用这些分布图来解释基本的生理问题,如健康年轻成年人的闭合容积是归因于单纯的气道关闭还是开放气道的气流受限。

测量闭合容积(CV)的传统方法为单次呼吸氮气清除试验，受试者呼气至残气量(RV),然后吸入 100%氧气至肺总量(TLC),接着随着受试者缓慢呼气,排出的氮气浓度随呼气容积变化的曲线被描记下来。通过观察氮气(N_2)与肺容积曲线的斜率平台和急速改变可得到 CV。CV 定义为斜率改变发生时所对应的肺容积(相对于残气量)。这个斜率改变可解释为具有不同特征通气(氮气浓度因此不同) 的肺单元急速异步排空所致,原因为单纯的气道关闭或者前一次呼气的气流受限。传统认为,如果这一改变是由单纯气道关闭导致的,而下一次吸气时不能复张,则产生吸收性肺不张、分流和低氧。在这种情况下,HPXe MRI 会显示大量的肺通气不均匀及斑片状改变,反映了部分肺单元随后复张,而部分继续保持关闭状态。另一方面,如果上一次呼气"关闭"与气道通畅但气流受限有关,那么在下一次吸气时就不会导致显著的不均匀性。

多数情况下,对于健康的年轻人,这种状况在生理状态下不会发生。原因有两个:肺容积通常保持在 CV 之上,即便下降至 CV 以下,通气-血流比(V/Q)的不匹配也会通过局部血管收缩来调节，残气交换效应较小。然而，对于大于 30 岁的成人,CV 随年龄增长几乎呈线性增加(Bode 等,1976),在 45 岁以后接近 FRC。在年轻的健康成年人中,CV 接近 RV,因而很难测量。我们研究了两名优

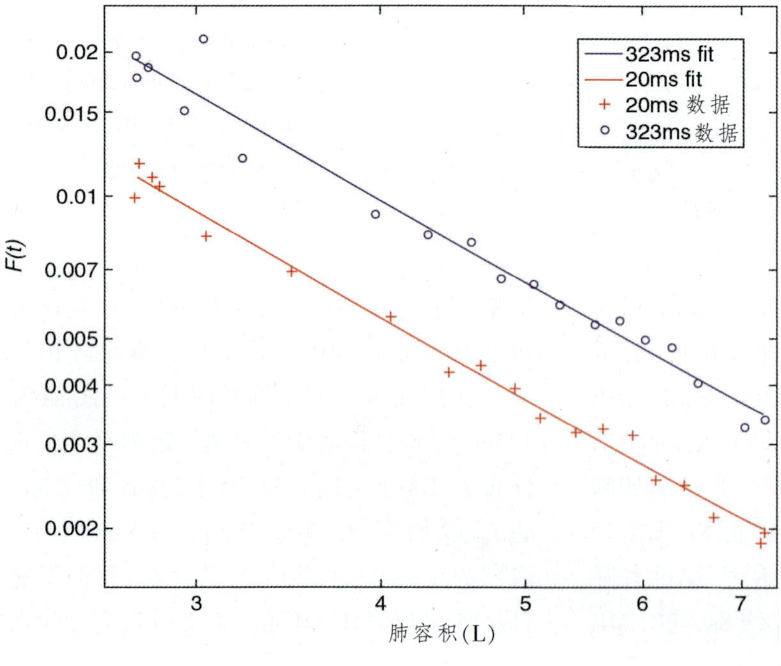

图 5.5 $F(t)$与肺容积 V 在固定扩散时间的比较。数据来自一名健康的男性受试者,32 岁，从全肺容积呼气至接近残气量。测量了两种不同的扩散时间 (20ms 和 323ms)。[Reproduced from Patz et al. (2008) with permission]

秀潜水员，他们能通过舌咽排气方式使肺容积低于 RV（Muradyan 等，2010）。这个动作通过连续使用喉和舌咽肌降低口腔压力至肺气压以下，随后一过性开放声门，将气体从肺内抽吸至咽腔。多次重复这一动作，可将肺容积降低至 RV 以下几百毫升（RV 定义为口腔和声门开放的情况下，使用呼吸肌能获得的最小肺容积）。每个受试者在不同的肺容积下进行两次屏气 HPXe MRI 扫描。图 5.6 显示了 2 名受试者在接近 RV 和 FRC 时的通气分布图。如图 5.6 所示，在较低肺容积图上有几个区域无 Xe 信号，也就是说在吸入少量气体时无通气，而同样的区域在吸入更多气体后显示通气。这提示 CV 的机制是单纯气道关闭而非开放气道的气流受限。为了进一步探讨这种低肺容积下的通气不均匀程度，我们还对 2 名年龄匹配的志愿者和两名年长志愿者进行了研究。他们从 RV 开

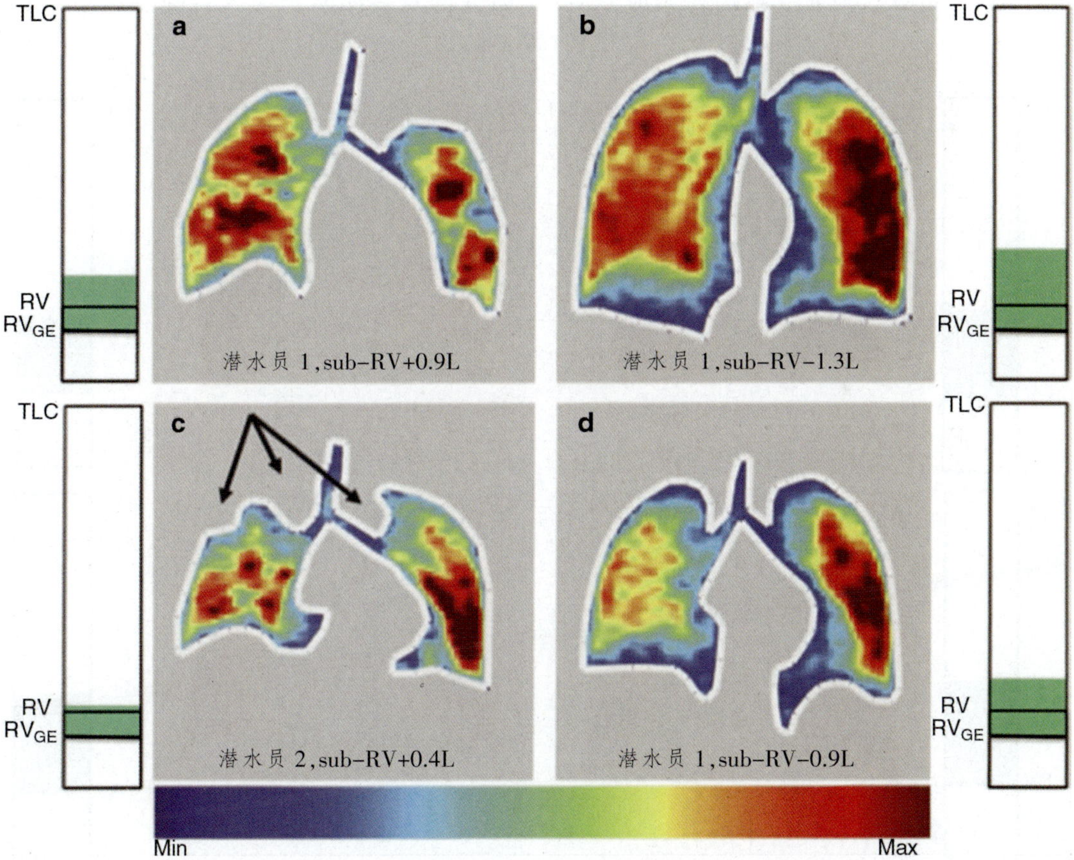

图 5.6 2 名潜水员的通气分布图。受试者通过舌咽排气（GE）使肺容积达到亚残气量 sub-RV（RV_{GE}），然后吸入氙气混合气体。在这里，通气分布图侧面的条形图提供了关于肺和吸入气体量的信息。黑色的水平线表示相对于肺总量（TLC）的 RV 和 RV_{GE}，绿色区域的底部表示潜水员开始吸入混合氙气时的肺容量。绿色区域的顶部显示的是屏气并数据采集完成时的肺容积（同样相对于 TLC）。（a）潜水员 1（28 岁）从亚残气量吸入 0.9L。（b）潜水员 1 从亚残气量吸入 1.3L。（c）潜水员 2（28 岁）从亚残气量吸入 0.4L。（d）潜水员 2 从亚残气量吸入 0.9L。特别注意（c）中仍然封闭的区域（箭头），以及（a）和（c）中双肺容积明显斑块状分布。图像的背景颜色（灰色）显示未检测到氙信号的区域。深蓝色代表最小信号，深红色代表测量到的最大信号。[Reproduced from Muradyan et al. (2010) with permission.]

始吸入大约 1L 的 Xe 气体,使肺容积接近自身的 FRC。即使在年长的志愿者中,CV 可能会大于 RV,在吸入了 1L 的 Xe 气体之后,通气分布图也不像潜水员一样不均匀(图 5.7)。8 年后，我们对其中一名参加实验的年长志愿者(对照者 3)再次进行 MR 成像。图 5.8 显示了该志愿者在呼气至 RV(2 次)和 FRC 再吸入 0.8L Xe 气体后的通气分布图。我们通过对比图 5.7c 和图 5.8 可以看到,8 年后,当从 RV 开始吸入气体,不均匀度明显增加,但从 FRC 开始吸入则通气不均匀大部分消失,这符合老年人 CV 接近 FRC 的情况。

5.2 Xe 摄取的直接测量:三点 Dixon 法

CSSR 技术获得的肺局部参数图是肺诊断方法的良好补充。然而,由于较低的组织密度(肺组织约占肺容积的 20%)和 Xe 在血液中的低溶解度(分配系数仅为 0.1),只有约 2%的 Xe 最终处于溶解态,从而限制了溶解态的直接成像。尽管如此,参与 HPXe MRI 研究的众多团队仍为获得肺参数图做了很

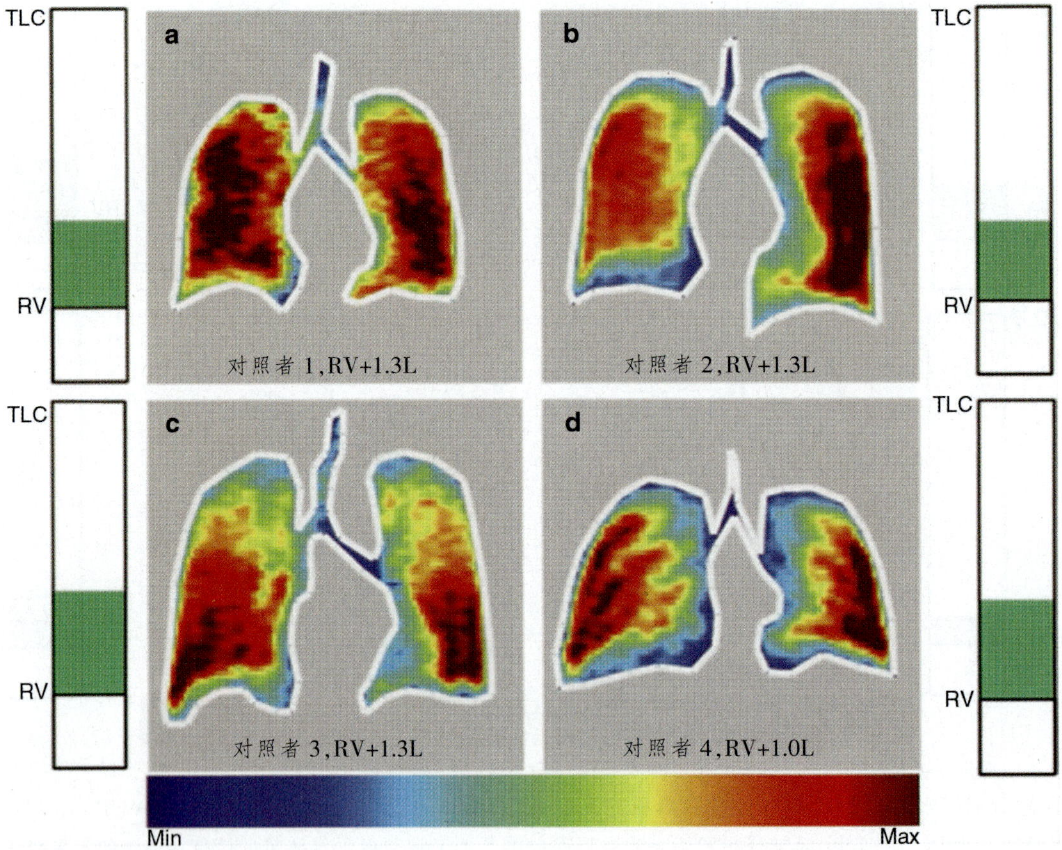

图 5.7 对照组的通气分布图。受试者呼气至 RV,然后吸入混合氙气使肺容积接近 FRC。通气分布图侧面的条形图提供了肺容积和吸入气体量的信息。黑色的水平线表示的是与 TLC 相关的 RV,而绿色区域的底部表示的是对照组开始吸入 Xe 混合气体时的肺容积(在这些情况下,它与 RV 重合)。绿色区域的顶部显示的是屏气并数据采集完成时的肺容积(相对于 TLC)。(a)对照者 1(31 岁)从 RV 吸入 1.3 L。(b)对照者 2(31 岁)从 RV 吸入 1.3L。(c)对照者 3(55 岁)从 RV 吸入 1.3 L。(d)对照者 4(56 岁)从 RV 吸入 1L。配色方案和图 5.6 一致。[Reproduced from Muradyan et al. (2010) with permission]

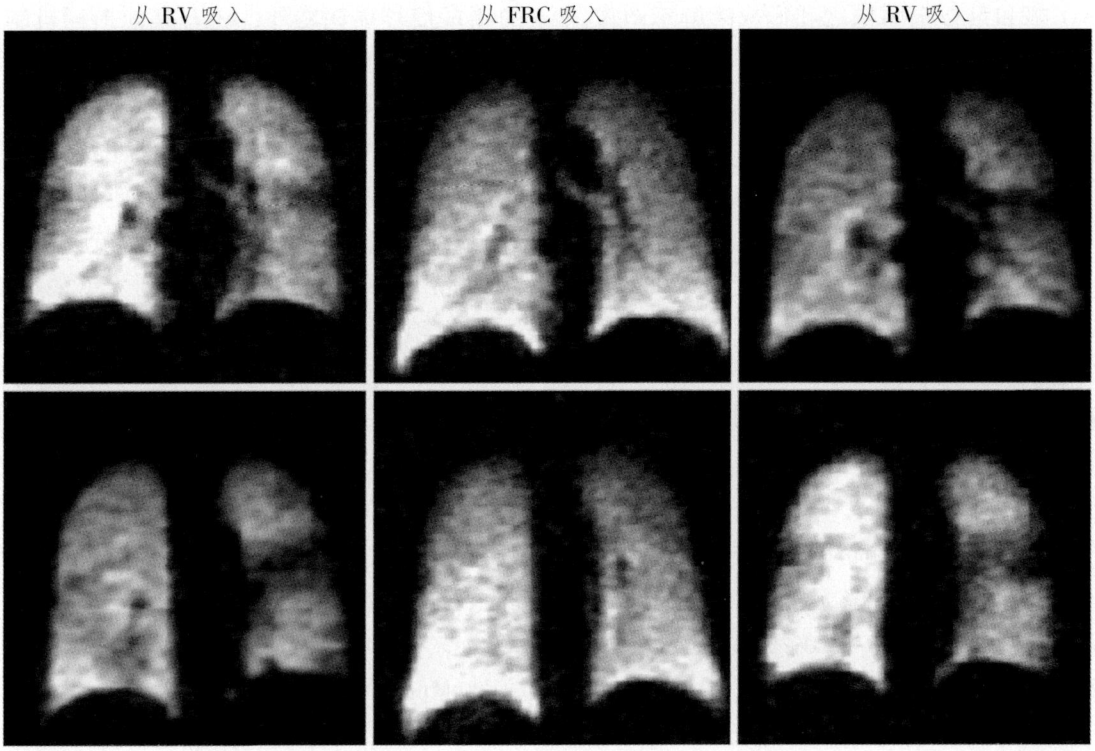

图 5.8　对照者 3 的通气分布图(图 5.7c),从残气量 RV(右列和左列)和功能残气量 FRC(中列)吸入 800mL 混合氙气体。这些数据是在图 5.7c 采集 8 年后获得的。从分布图上可以看出,如果从 RV 开始吸气(CV 以下),有可重复的不通气区域,如果从功能残气量开始吸气,这些区域就会消失。

大的努力(Cleveland 等,2010;Mugler 等,2010;Kaushik 等,2013;Qing 等,2014b)。如前所述,在 CSSR 技术中,我们通过施加一个 Xe 溶解态下频率的 90°射频脉冲抑制了溶解态 Xe 的信号,然后经过时间 t_{diff} 使气体弥散到组织中,接着再施加一个 90°射频脉冲进行数据采集。我们让 2 名健康志愿者分别在 40%和 70%肺总量时短暂屏气,然后结合 CSSR 和 Dixon 法同时获得了气态和溶解态的分布图。选择三点 Dixon 法是由于它能校正测量区域内可能产生的磁场不均。该测量在 0.2T 磁场强度下进行,气态和溶解态 Xe 的共振频率差异是 Δv=485Hz,我们采集了 3 个不同回波时间的冠状投影图像,使溶解态和气态的 Xe 分别处于“平行”“反向平行“和“再平行”状态,即 TE 值为:

$$T_{E,n} = T_{E,0} + (n-1)\cdot\Delta T_E \tag{5}$$

其中 n 为使用 TE,n 为回波时间,$\Delta T_E=\frac{1}{2\Delta v}$时采集的图像数量,$T_{E,0}$ 为我们可以采集的最小回波时间。我们以溶解态信号为中心施加 90°翻转角的射频脉冲,而气态信号仅翻转了 2°。通过隔层采集图像,我们避免了弛豫效应。我们对其中的一名志愿者重复了两次实验以验证测量的可重复性。

由于溶解态的 Xe 信号很低,我们在图像重建时采用相位重建来避免噪声矫正。第 1 和第 3 幅图像(气态和溶解态信号均为同相位)用来获取 ΔT_E 时间内累积的时变相位,并接下来用于第 2 幅图像的相位校正。

第 1 幅和第 2 幅图像之和形成溶解态图像，二者之差形成气态图像。为了计算气体传输分数 F,我们计算了 2 幅图像的比值。然而，由于偏共振相位所致化学位移(在这种情况下气态为偏共振相)，溶解态和气态图像之间会发生位移。我们通过将图像传递至时间域,在数据采集过程中对数据点进行时变相位校正,然后再传递回图像域,从而校正这个位移。校正了偏共振图像的位移后,可用来计算 $F(t_{diff})$分布图。图 5.9a,b 为一组样本图像和每个肺容积的 F 分布图。遗憾的是，我们在一次屏气中只采集了一个弥散时间点的图像,无法将测得的 F 值转化成 S/V 分布图,因为不知道偏离量 F_0。尽管图像的信噪比相对较低(40%和 70%肺总量下气态和溶解态的平均信噪比分别为 20.5、10.9 和 17.4、6.5),我们还是能在两个肺容积下获得两个受试者的 F 分布图。需要注意的是,对两名受试者而言,F 值在高 LV 情况下较低 LV 时分布更均匀;F 的平均值在低 LV 时较高 LV 时更大；两侧肺容积两次测量的 F 值都具有很好的一致性(详见图 5.9c)。

5.3 Xe 摄取的间接测量:SB-XTC

我们使用一个改良版的 Xe 传递对比技术(Ruppert 等,2000),在一次屏气下采集所有必要的校准信息，即所谓的单次呼吸 Xe 传递对比技术(SB-XTC),来获得活体的气体传输分数图 (Patz 等,2007)。简单来说，XTC 技术通过反复对溶解相进行饱和之后测量气相磁化损耗，来计算肺泡间隔对 Xe 的吸收。每次饱和使 Xe 在 t_{diff} 时间内从气相转变为溶解相。SB-XTC 采用如下设计:Xe 气体信号在 XTC 序列之前(图像 I_1)之前及之后(图像 I_2)测量,射频脉冲施加在溶解相频率(相对于气相+205ppm)。除了由于肺泡间隔对 Xe 摄取造成的图像 I_1 与图像 I_2 之间的测量信号损耗之外，还有其他损耗机制：①肺的 T1 弛豫;②施加小翻转角射频脉冲采集气相图像;③XTC 饱和脉冲对于气相的作用(尽管施加在+205ppm,它们在拉莫频率的尾部也需要考虑在内,有可能使气态相激发)。考虑这些影响,在一个除射频脉冲为-205ppm 外完全相同的 XTC 序列之后采集第 3 幅图像(I_3)。这一步骤校正了除肺泡间隔摄取之外的所有弛豫贡献，得出无偏倚的 $F(t_{diff})$估计值。为了将射频脉冲翻转角的空间分布纳入考虑,在第 3 幅图像(I_3)之后立刻采集第 4 幅图像 (I_4)。I_2/I_1 的比值用于计算 Xe 摄取分数 $F(t_{diff})$分布;I_3/I_2 用于校正上述混杂因素;I_4/I_3 用于计算 B_1 场的分布。SB-XTC 技术的细节及在人体中的应用请参见文献(Muradyan 等,2012)。

我们对 8 名志愿者在肺容积变化范围从 18%~82%肺总量的情况下，研究去极化分数 F 与肺容积之间的函数关系。我们观察到 F 值随肺容积下降而升高(图 5.10a)。我们将生理异质性从总体测量的异质性中分离出来,并且观察到生理异质性随肺容积降低而减轻(图 5.10b)。

采用 SB-XTC 技术,我们还研究了 2 名不吸烟者、9 名吸烟者[吸烟史为 1.5~33 包/年(PY)]及 3 名不吸烟但有严重二手烟吸入史者(为 13~22 年,每天暴露 10 小时)。我们测量了他们的平均气体传输分数<F>与吸烟史或暴露史之间的函数关系。从图 5.11 中我们看到,在几乎所有的吸烟者中(除了最长吸烟史的受试者,33 包/年)，我们观察到肺容积在低和高时<F>均有升高。与之相似,在二手烟吸入者中也观察到了<F>值的升高,这提示肺的活动性炎症。33 包/年吸烟史的受试者中观察到的较低<F>值可能是炎症导致肺泡间隔增厚和肺组织/毛细血管床破坏致<F>值减低之间的相互作用所致。有趣

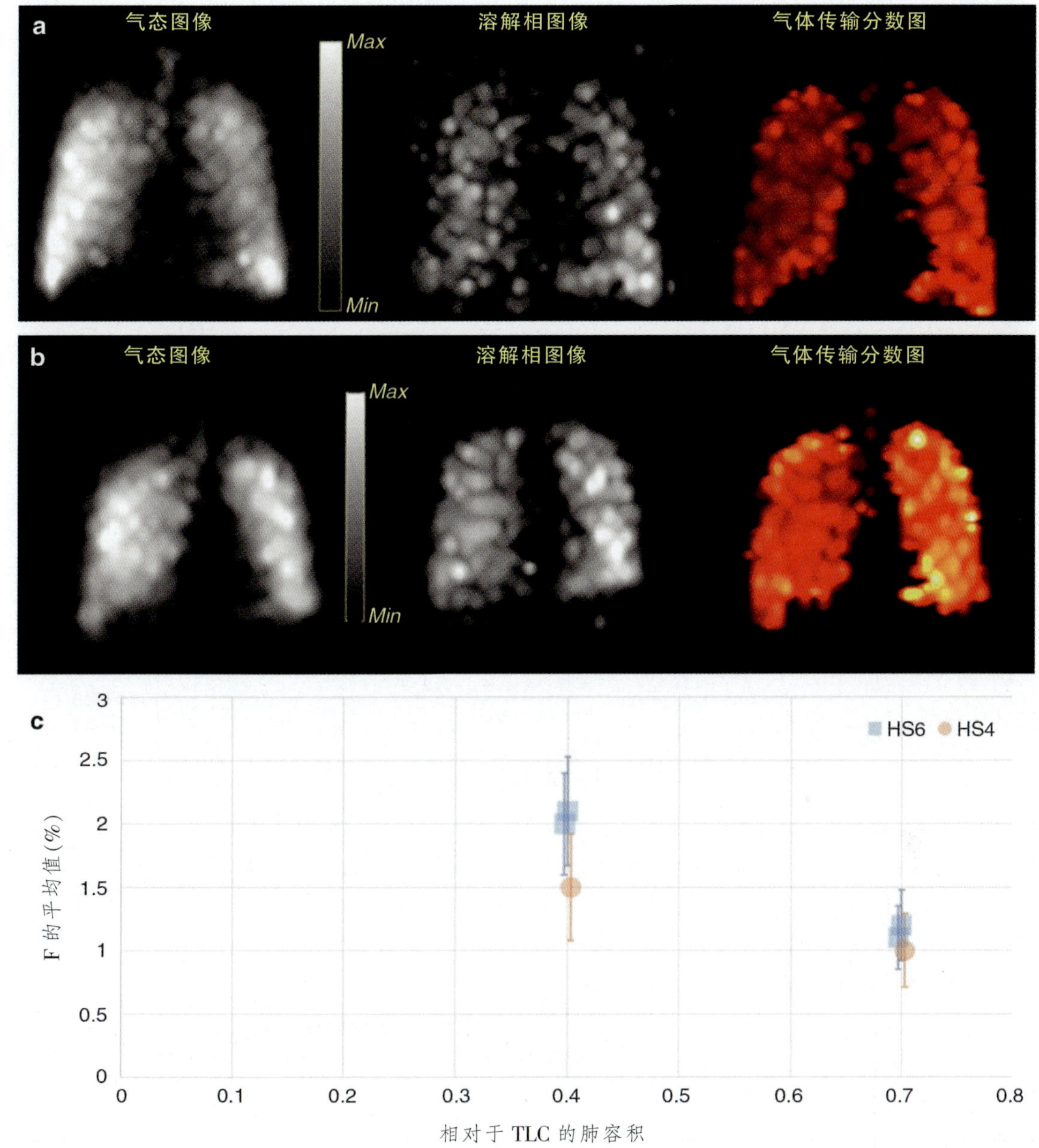

图 5.9　一名志愿者两个不同肺容积时的采样数据。(a)高肺容积(约 70%肺总量)下的数据[Reproduced from Muradyan et al. (2012) with permission]。(b)功能残气量下的数据。(c)我们在两名健康志愿者中采集的三组数据平均值和标准差。正如预料的那样,高肺容积下气体交换的分布更为均匀。同时 $F(t)$值在高肺容积下较低肺容积时低。

的是,二手烟吸入者与主动吸烟者一样显示<*F*>值增高。

我们进一步将该技术应用到 3 个扩散时间(20、44、66ms)的 3D 活体测量,扩散时间足够短,以维持半无限块模型的有效性。我们在健康受试者中采用适合短扩散时间的 Xe 摄取模型来拟合数据并获取局部 *S/V*(图 5.12)。需要注意的是,为了利用 CSSR 分析

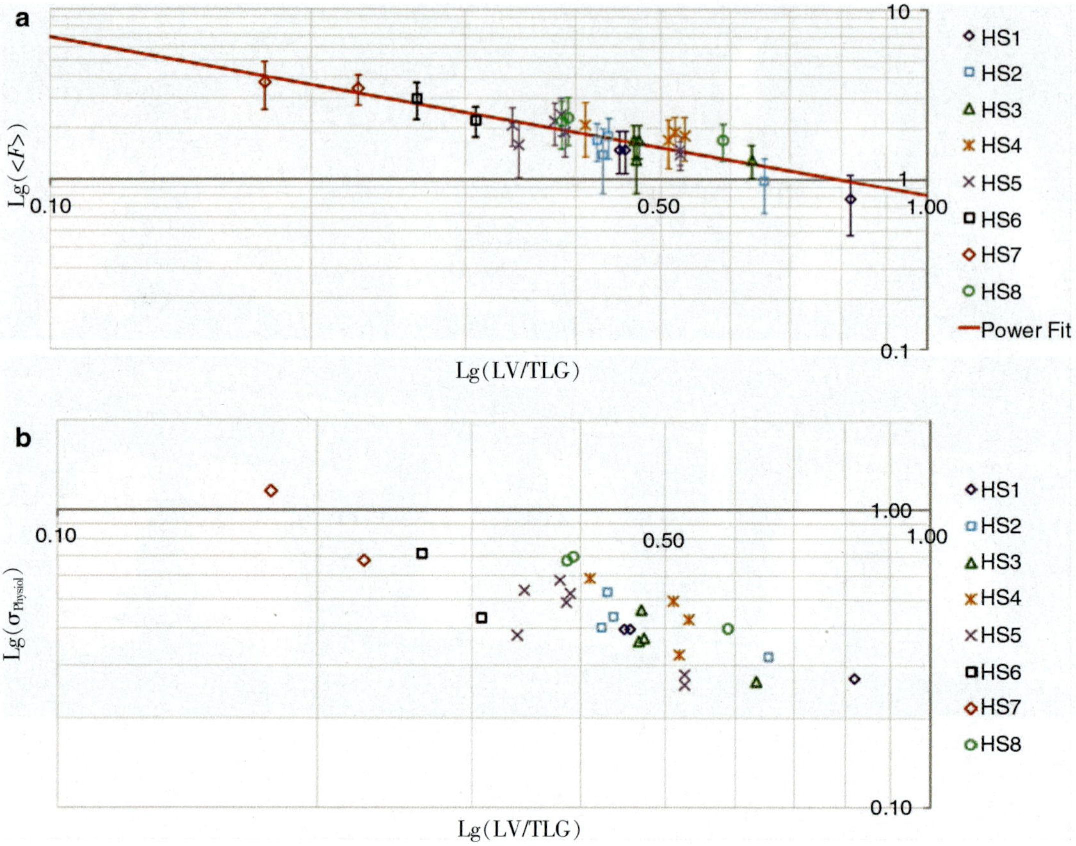

图 5.10 取决于容积的平均气体传输分数<*F*(*t*)>(a)和生理异质性 $\sigma_{Physiol}$(b)的重对数绘图。为了对受试者间进行对比,每个受试者的肺容积被标准化为肺总量。所有受试者的<*F*(*t*)>在误差范围内具有良好的一致性,误差为噪声对于气体交换分数分布宽度的影响。在多数情况下,生理异质性对于<*F*(*t*)> 的分布宽度影响最大。每个受试者用"HS"加一个数字表示。[Reproduced from Muradyan et al. (2012) with permission]

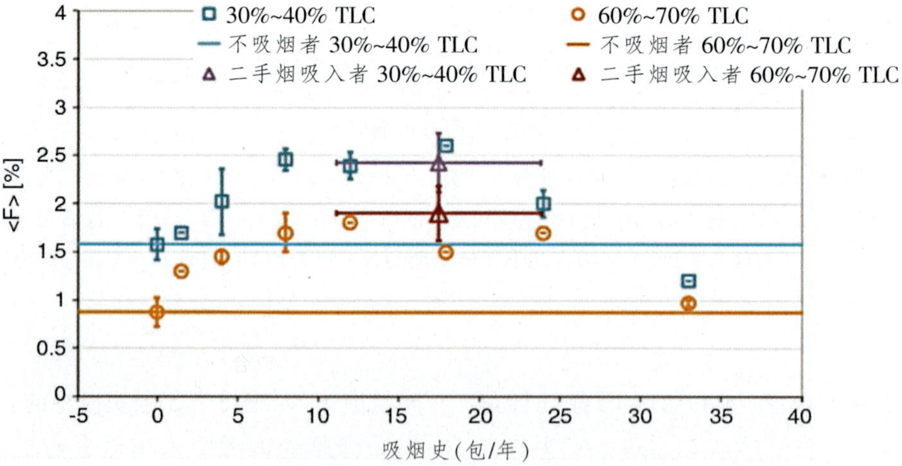

图 5.11 在两个肺容积下平均气体传输分数<*F*>与吸烟史之间的关系。紫色和红色数据点(三角形)代表二手烟吸入者。有趣的是,二手烟的效果与主动吸烟类似。[Reproduced from Muradyan et al. (2012) with permission from The Royal Society of Chemistry]

框架来计算肺的形态学参数如 S/V、h 和 τ，有必要在 XTC 类型的实验中使用饱和脉冲而非反转脉冲，正如最初所建议的那样 (Ruppert 等，2000)。此外，我们证实了在较高场强下正确评估去极化分数的重要性，因为需要考虑到 B_1 场的分布。

5.4 SB-XTC 计算肺泡氧分压分布

通气/灌注比(V/Q)不匹配是很多肺疾病的特征，包括 COPD、哮喘、间质性肺病、肺栓塞(PE)等。V/Q 不匹配对于患者的诊断和管理均很重要。V/Q 异质性是气体交换受损

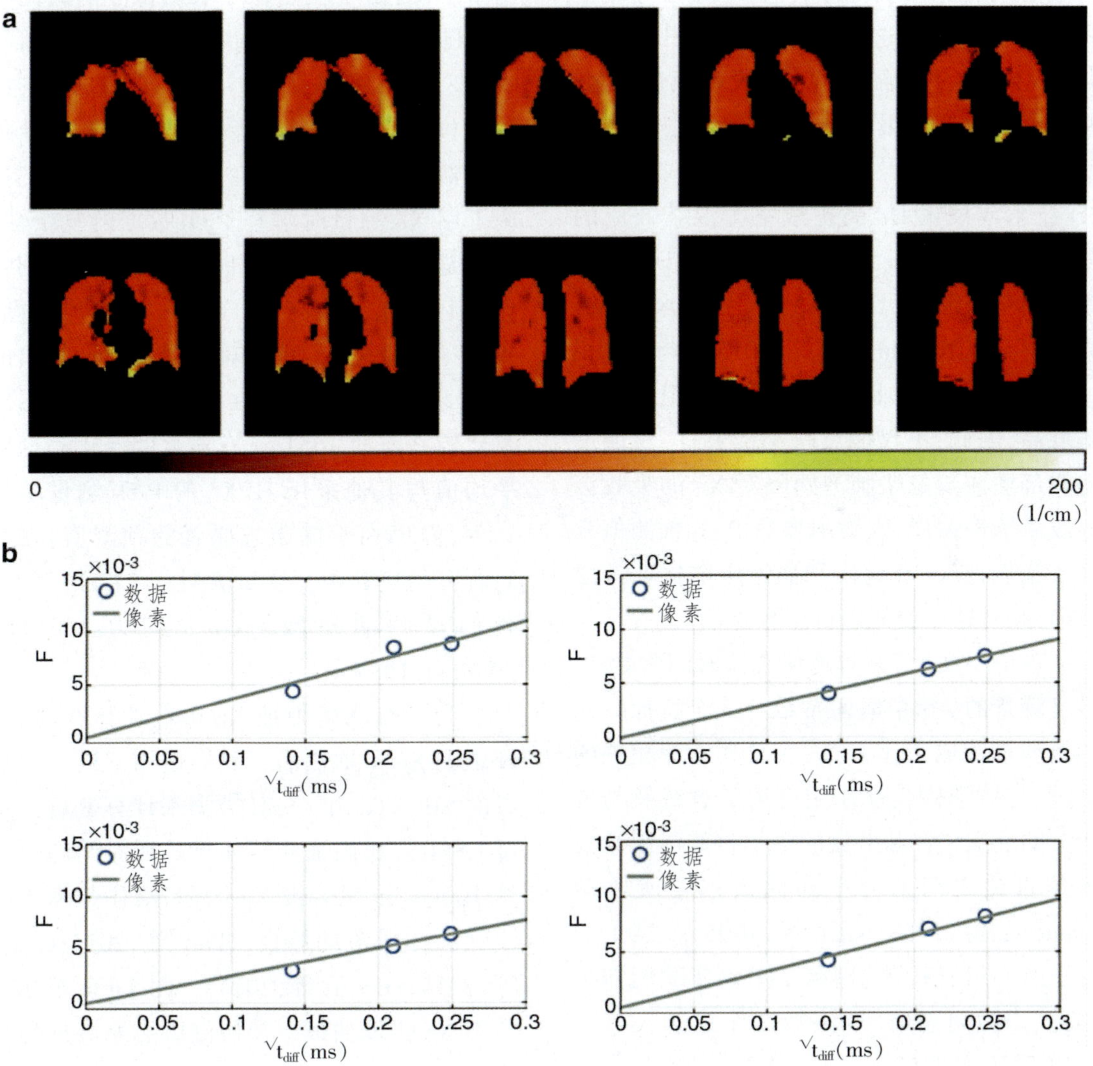

图 5.12 (a)以 cm 倒数为单位的 S/V 分布图，由半无限块模型的像素拟合计算得出。S/V 的总体平均值为 $(89\pm30)cm^{-1}$(均数±标准差)。数据采集自残气量+260mL 气体，接近 40%的肺总量。(b)F 与短时模型的代表像素拟合，通过对 4 个不同的像素在 3 个扩散时间上测得，证明了拟合的质量。[Reproduced from Muradyan et al. (2012) with permission from The Royal Society of Chemistry]

的主要因素。区域性低 V/Q 比(如 COPD)导致局部肺泡氧张力(P_AO_2)降低及系统缺氧;高 V/Q 比(如 PE)导致低效通气,局部高P_AO_2,导致肺动脉高压。

最早在 15 年前报道了利用 ^{3}He T1 弛豫率的氧依赖性测量 P_AO_2 的基本技术。Deninger 等(2002)研究显示,除氧气以外,唯一显著的弛豫来自用于产生超极化气体信号的射频脉冲。这可通过一系列图像来量化,第 1 幅与第 2 幅图像之间没有额外延迟,使氧的磁化衰减最小化,从而量化射频脉冲所致的磁化减低,进而计算氧的直接效应。3D 技术或校正 He 高扩散率等混杂效应的复杂隔行多层面方法不断得以发展(Deninger 等,1999;Wild 等,2005;Yu 等,2008,2009;Miller 等,2010;Marshall 等,2013)。与 ^{3}He 相比,^{129}Xe 自然存在且价格低廉,在组织中溶解度高,因此,不仅能反映局部 P_AO_2,也能反映局部灌注。忽略肺泡间隔对 Xe 的吸收会导致系统性偏倚,人为地导致 P_AO_2 预测值升高。我们把 Xe 在组织和血液中的摄取考虑在内,并对这一偏倚进行了校正。

理论层面上,纵向磁化衰减时间常数 T1 是可测量的。这个时间常数与 3 个特征时间的调和均数成正比:与激发射频脉冲相关的衰减、与剪结构相互作用有关的衰减及与氧相关的衰减。后者由氧的电子自旋与惰性气体核自旋之间的分子间偶极耦合所驱动(Jameson 等,1988;Saam 等,1995)。第 1 个特征时间可直接测量;第 2 个由实验所知足够长,以致可忽略不计;第 3 个已知具有场强/频率依赖性(Saam 等,1995)。T1 测量值与 P_AO_2 之间的关系如下式:

$$\frac{1}{T_1}=\frac{1}{T_{1,RF}}+\frac{1}{T_{1,\mathrm{p}_{AO_2}}}=\frac{1}{T_{1,RF}}+\frac{\mathrm{p}_{AO_2}}{\xi(T)}\cdot\left(1-f(T)\sqrt{\omega}\right) \tag{6}$$

其中 T 为温度,而 ω 为拉莫频率;ξ 和 f 一般来说取决于温度。

早前,我们报道了一个叫作"等价 P_AO_2"的局部测量值,作为不考虑 Xe 摄取的单次呼吸 Xe 传递对比(SB-XTC)技术测量值的一部分(Patz 等,2007)。我们假定-205ppm 处的饱和射频脉冲对于气相信号的影响可忽略不计,由于在图像 2 和图像 3 的时间间隔内肺泡间隔对 Xe 的摄取大约占气相信号的 2%,也可将其忽略。因此,T1 被低估,而 P_AO_2 被高估:17 个健康志愿者的平均等价 P_AO_2 估算为 165 Torr。在这项研究中,我们强调了用 Xe 测量时解释 P_AO_2 数据的复杂性,特别是忽略 Xe 摄取及非优化的脉冲序列会导致 P_AO_2 被整体高估。在考虑了额外射频脉冲耗尽效应之后,我们对相同数据计算出的平均等价 P_AO_2 为(127±17)Torr(均值±标准差),较之前的 165Torr 有显著的变化。这些平均值与其他采用 HPXe 的 P_AO_2 测量结果一致,但仍高于健康志愿者的预测值:在我们所有的实验中,受试者吸入 21%的氧气,我们预测的初始 P_AO_2 大约为 100 Torr(Weibel,1984)。

为了在测量中把 Xe 摄取计算在内,在校正了 Xe 摄取之后,我们使用了同一受试者的 SB-XTC 和 CSSR 数据来计算 P_AO_2。通过 CSSR,我们证实了如果扩散时间超过大约 100ms,组织会被 Xe 饱和,活体数据支持线性总体血流的假设(Patz 等,2011;Chang 等,2014;Stewart 等,2014)。图 5.13a 显示了模拟 Xe 摄取曲线,使用健康志愿者的每单位容积气体可气体交换的表面积平均值、组织厚度及肺血流通过时间生成[基于 Patz 等(2011)的数据]。对于大于 100ms 的时间,Xe 摄取曲线与时间呈线性关系,可用来推断和估计 P_AO_2 测量过程中 Xe 的损耗量。

我们采用 Xe 摄取曲线对一名健康受试

者进行估算,2.5%~3%的 Xe 被血液带离肺区域(对于一些志愿者,我们测量了摄取曲线;对于其他的志愿者,我们采用平均曲线来预测 Xe 的损耗,图 5.13a)。当考虑摄取损耗时,所有受试者无偏倚的平均 P_AO_2 为(102±14)Torr,符合预测值(图 5.13b)。

测量局部肺泡 P_AO_2 的方法一直是肺生理学的一座圣杯。任何肺疾病必然影响局部肺通气、肺灌注或二者,而且由于局部 P_AO_2 是局部肺通气和肺灌注相互复杂作用的产物,它将反映二者的不匹配。因此,局部 P_AO_2 是临床的重要参数,并能为评估肺疾病中局部 V/Q 不匹配提供信息。

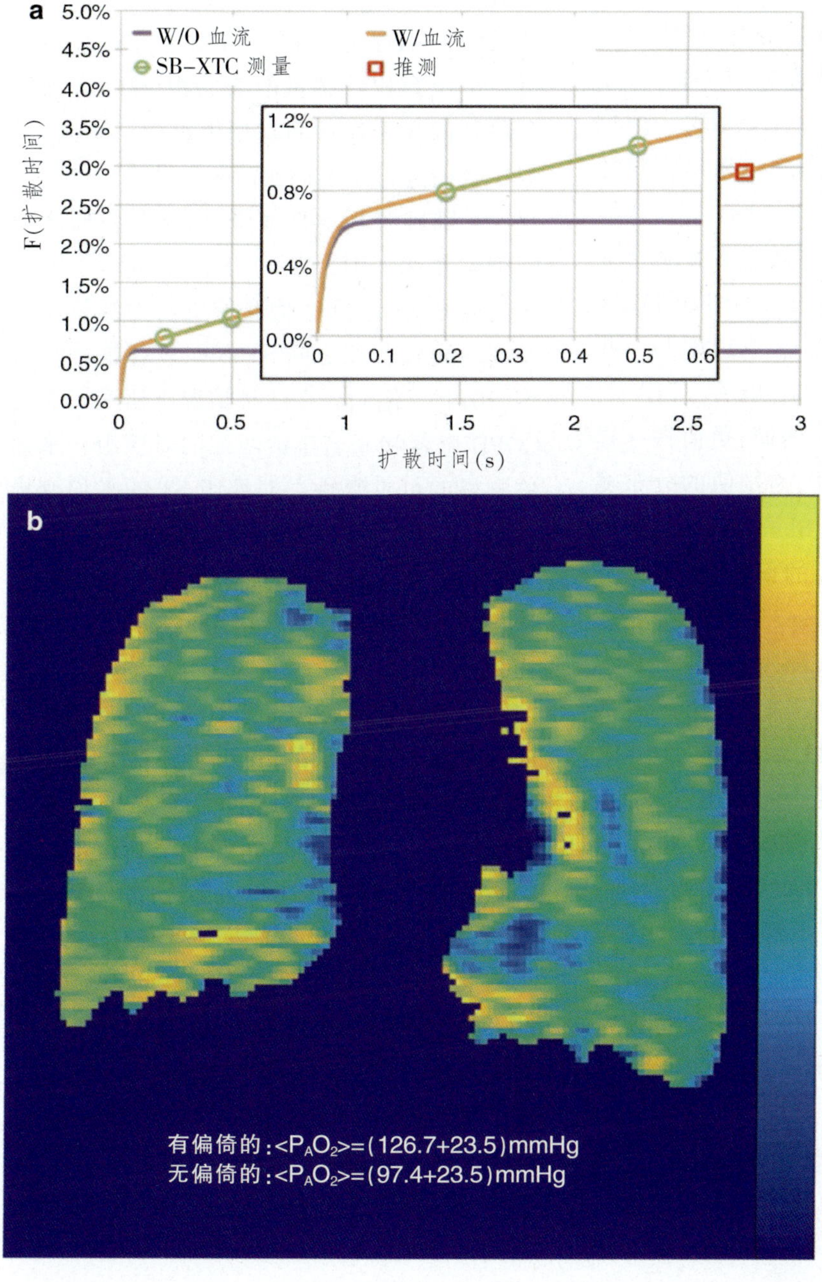

图 5.13 (a)基于单位体积表面积平均值、气-血屏障厚度和血液通过时间的模拟 Xe 摄取曲线。该曲线用于预测可进行 P_AO_2 测量的线性区域。(b)根据一名志愿者 SB-XTC 数据计算的 P_AO_2 分布图。志愿者吸入含有 21%氧气的 HPXe 混合气体。将 Xe 摄取之前,平均 P_AO_2 值为 127Torr。受试者相同肺容积的 CSSR 数据提供了氙的摄取量,从而得到无偏倚的 P_AO_2 平均值为 97Torr。

6 成人与儿童 HPXe MRI 的最新研究

过去几年已有数个在不同肺疾病中的研究。虽然大部分病例数很少，但为开展更大规模的研究提供了足够的信息。

Ebner 等(2017)研究了 20 例哮喘患者和 10 个健康志愿者(10 个年轻患者和 10 个年长患者，分别有 5 个年龄匹配的健康对照者)。他们获取了所有受试者的 3D 通气分布图，并计算了通气缺损百分比(VDP)。他们观察到，年轻患者(8.4%±3.2%)和相应对照组(5.6%±1.7%)的 VDP 之间具有显著差异(P=0.031)，而年长受试者中两组无显著性差异(哮喘组为 16.8%±10.3%，对照组为 11.6%±6.6%，P=0.13)。他们还报道了 VDP 与一些肺功能试验结果之间呈中度相关 ($FEV_{1\%}$，FEF25%~75%，RV/TLC)。然而，更值得一提的是，他们发现 VDP 多次测量值的分布宽度较 FEV_1 测量值窄：在 Bland-Altman 分析中他们得到 VDP 和 FEV_1 的偏倚±标准差分别为(−0.88±1.52)和(−0.33±7.18)。

Qing 等(2014)采用 CSSR 波谱和 3D 溶解相成像两种方法测量了 45 名受试者的 Xe 摄取量，其中包括 23 名健康人、13 名 COPD 患者、9 名哮喘患者。在 CSSR 方法中，他们将溶解于组织和血浆(TP)中的 Xe 信号与溶解于红细胞(RBC)中的 Xe 信号分离，并报道了 RBC/TP 比，还获得了肺泡间隔厚度(ST)。在 COPD 队列中，他们观察到 RBC/TP 比低于对照组的平均值，这一比值在哮喘患者中明显高于或低于对照组平均值(去除两个标准差)，而均值与对照组无显著性差异。COPD 组 ST 明显高于对照组。

在 3D 溶解相成像中，他们采用放射状隔行采集获得了气相(G)、溶解于 TP 的和溶解于 RBC 的 Xe 信号分布图。COPD 组所有测量的比值(TP/G、RBC/G、RBC/TP)均低于健康志愿者，而在哮喘组受试者之间这些比值的变异度非常高。他们还在 10 名受试者中测量了一氧化碳弥散量(DL_{CO})，这一亚组的 RBC/G 与 DL_{CO} 之间存在很强的相关性(R=0.91)。

Stewart 等(2016)采用 CSSR 评估了肺参数频谱功能测量的可重复性，这些参数包括肺泡间隔厚度(ST)及可用于气体交换的每个单位容积肺容量的表面积(S/V)。他们在隔开的 3 天对 5 名对照组进行了研究，其中 3 名还进行了不同肺容积的研究。他们发现 S/V 随肺容积增加而降低，这与我们之前的观察结果一致；然而，他们还报道了肺容积越高则 ST 越低，但我们以前的测量没有发现不同肺容积之间 ST 存在显著差异(Patz 等，2011)。他们还在 3 种情况下研究了 5 名 COPD 患者和 9 名年龄匹配的对照组，来评估测量的可重复性：对照组 ST 的平均变异系数(CV)是 3.9%±1.9%，COPD 患者为 6.0%±4.5%，与 DL_{CO} 的 CV 值类似。对于 S/V 的测量，志愿者平均 CV 为 14.1%±8.0%，患者为 18.0%±19.3%。

Ouriadov 等(2014)采用扩散加权 HPXe 成像来获取非受限的 Xe 弥散系数，用于预测 4 例对照组和 4 例 COPD 患者的肺泡氧分压(P_AO_2)。他们报道，COPD 受试组的自由扩散常数值[(0.14±0.03)cm^2/s]较不吸烟对照组[(0.12±0.02)cm^2/s]显著升高(P<0.04)；COPD 组的氧分压值也高于对照组 (分别为 18%±3%和 15%±3%，P<0.01)。

Stewart 等(2014)采用 CSSR 的方法对 4 例特发性肺纤维化 (IPF)、4 例系统性硬化 (SS) 患者和 10 名健康志愿者中溶解于 TP 和 RBC 中的 Xe 信号改变进行量化。他们观察到两个疾病组的肺毛细血管 Xe 摄取均有降低;IPF 患者间隔壁明显增厚。另外,他们还报道了 CSSR 测量的 ST 与 DL_{CO} 百分比预测值之间具有良好的相关性 (R=-0.91,P<0.001)。

Kaushik 等(2014)对 11 例对照组和 6 例 IPF 患者获取了 HPXe 频谱,用于评估 Xe 摄取的差异。据他们报道,在 IPF 组中 RBC/TP 比较健康志愿者下降三成以上,这是由 RBC 信号降低 52%和 TP 信号升高 58%所致。他们还报道了 RBC/TP 比与受试者 DL_{CO} 之间具有很强的相关性(R=0.89,P<0.0001)。

Thomen 等(2016)发表了第一篇儿童 HPXe MRI 的研究。他们对 11 名健康对照者(年龄 6~16 岁)和 11 名囊性纤维化患者(CF)(年龄 8~16 岁)进行成像,评估每组的通气缺损百分比。他们观察到 CF 患者的 VDP(18.3%±8.6%)较对照组(6.4%±2.8%)显著升高。即使是 FEV_1 正常(>85%,平均 FEV_1=103.1%±12.3%,对照组 FEV_1=100.3%± 8.5%)的 CF 患者亚群,VDP 值(15.4%±6.3%)与对照组也存在显著性差异(P<0.002)。

以上是在不同患者组中所做的一小部分研究,意在展示 HPXe MRI 在辅助临床诊断和评估治疗效果方面的应用。可以说,HPXe 在无创、无辐射地评估肺结构和功能上具有独特能力。

7 儿童与成人 HPXe 研究的安全性

过去数十年的大量工作显示,大部分健康人或患者在吸入 1L 超极化惰性气体后可屏气 15~40s。超过 1000 名的受试者吸入超极化 ^{3}He 或 ^{129}Xe 后,除了“口干”和“头晕”之类的症状以外没有任何不良反应,而重新吸入室内空气后症状能自行缓解。“口干”相关症状是由于气体中没有水蒸气所致,因为室内空气通常含有水蒸气,而“头晕”则起因于氙气的麻醉作用。

在我们的实验室中,为训练屏气和完成 HPXe MRI 试验,我们让受试者执行了差不多 500 次屏气动作。根据我们的旧方案(Patz 等,2007),我们指导受试者完全吸气并呼气 3 次,然后给予 2L 混有氧气和空气的 Xe 气体,使得吸入的混合气体含有 21%的氧气和不超过 70%的 Xe 气体,因此,肺内 Xe 的浓度不超过 35%。每次研究中,我们让受试者屏气 8 次,每次间隔 10 分钟。我们测量了他们的基线氧饱和度(SpO_2)、血压(BP)、心率(HR)和呼吸频率(RR),并记录了他们的心电图(ECG)。在屏气过程(健康人 40s,患者 20s)中,我们连续监测他们的氧饱和度和心率,并记录了最低氧饱和度。在屏气过程中,我们没有在任何一个受试者中观察到不良事件。没有受试者退出研究。在健康志愿者或患者中均未观察到显著的生命体征改变。多数受试者报道说有一定程度的头晕,但是在吸入室内空气后 1 分钟之内便消退了。

Lutey 等(2008)进行了一项来自 5 个不同分组共 100 名受试者的研究:20 名健康受试者、35 名重度吸烟(超过 30 包/年)但仍健康的受试者、7 名哮喘患者、1 名肺癌患者及 37 名肺减容术患者 (27 名术前、10 名术后,其中 12 人需要辅助供氧)。他们的排除标准为心脑血管疾病患者、贫血和已经或可能怀孕者。他们的方案需要受试者呼气至功能残气量,然后一袋包含 300~500mL ^{3}He 和 0~2700mL 氮气的混合气体中吸入气体。前 23 名受试者被给予 3L 窒息性气体,而后面的 77 名受试者给予标准的 1L (300~500mL 为超极化 ^{3}He)吸入剂量,所有屏气限制在 15s。在基线水平,他们测量了受试者的 HR、BP、RR 及 SpO_2,并记录了他们的心电图。成像过程结束之后立即对这些参数进行重新评估,并记录任何症状。在屏气过程中连续监测HR和SpO_2，记录最低SpO_2及其发生时间，以及屏气开始返回至基线。在第2天联系所有受试者进行24小时随访。在216次实验中，吸入^3He后屏气对生命体征无重要影响,最低氧饱和度为4%,吸入-屏气过程中最低SpO_2在95%以上者占28%,90%~94%者占56%,85%~89%者占14%,81%~84%者占2%。所有人的氧分压都在2分钟内回到基线。基于这些结果,他们认为在吸入-屏气过程中应对SpO_2进行连续监控，仔细筛查以排除那些即使SpO_2一过性低于80%的受试者。

Shukla等(2012)发表了一项33名健康和疾病受试者(12名健康受试者,7名哮喘患者,10名COPD患者,3名囊性纤维化患者,1名放射性肺损伤患者）的研究数据，吸入500mL超极化Xe与500mL氦缓冲气的混合乏氧气体共136次。该研究中纳入了需要日间或夜间辅助供氧的受试者。唯一的排除标准是基线期辅助供氧时仰卧位SpO_2<90%。在基线水平,他们记录了BP、HR、RR和SpO_2。在屏气过程中连续监测HR和SpO_2。他们将不良事件(AE)定义为在时间上与Xe应用相关的任何不适或无意识症状,不管是否考虑或预测与气体的已知属性有关。连续监控受试者不良事件的发生,嘱其报道末次吸入-屏气后24小时内经历的任何不良事件。由一名有资质的呼吸内科医生评估不良事件,评估等级为轻度(感觉到症状或体征的存在,但容易忍受)、中度(干扰了正常活动的不适)和重度(无法进行正常活动)。还要评估不良事件是否与吸入Xe气体不相关、可能相关或相关。缺氧不良事件的定义是患者SpO_2低于基线5%以上,并在Xe吸入结束后没有快速缓解。

该研究没有报道严重不良事件,也没有受试者退出。在136次屏气中只有2例轻度不良事件(<1.5%),1例为COPD患者,1例为哮喘患者。其中1例(末次吸入后7小时头痛)考虑与吸入无关,而另1例(轻度头痛)可能与吸入相关。症状在2分钟内消失。

虽然没有缺氧不良事件报道,但在屏气期间SpO_2与基线相比有轻度改变（基线SpO_2=97.9%±1.3%,吸入-屏气时SpO_2=96%±2.9%),没有临床意义。没有观察到健康人与患者在吸入Xe时存在差异。

在另一个报道中,Driehuys等(Virgincar等,2012)研究了健康志愿者和患者吸入Xe后屏气的安全性和耐受性。他们的受试者包括24名健康志愿者、10名COPD患者(GOLD分级Ⅰ~Ⅲ),以及10名年龄匹配的对照组。根据他们的方案,要求受试者完全吸气和呼气两次，然后吸入1L未添加氧气的100%Xe。每次研究需要吸入1L Xe 4次。他们测量了基线HR、RR、BP和心电图,并进行了神经学和神经行为学检查。在吸入-屏气的过程中,他们连续监测受试者的SpO_2和三导联心电图。吸入-屏气后10分钟内,他们测量了6次HR、RR、BP和氧分压,再次进行了简单的神经学检查。吸入-屏气后1小时和24小时随访期时进行相同的测量,并检查所有生命体征、心电图、神经学和神经行为学,以及简单的体格检查。此外,在筛查和24小时随访期间进行临床试验检查(血清生化和血液学)，评估溶解态Xe在血液化学方面的生化效应。

他们将不良事件定义为时相上与Xe相关的任何无意识症状,可被医学归类为轻度(可容忍)、中度(干扰正常活动)或重度(能力丧失)。此外,缺氧不良事件的定义是患者SpO_2下降超过5%,并在吸入-屏气结束后1分钟内无缓解。

所有受试者均可耐受 Xe 吸入，没有人退出研究；没有记录到严重不良事件；吸入–屏气至吸入后 24 小时均没有观察到明显的生命体征变化，没有受试者血清生化或血液学方面表现出任何改变。大多数受试者(40/44 例)出现了轻微的一过性症状，与已知的 Xe 麻醉特性(最常见为头晕)有关，这些症状在没有临床干预的情况下不到 2 分钟就消失了。2 名受试者(1 名健康人，1 名为年龄匹配的对照组)发生了 4 次中等程度的不良事件。

他们的结论是健康受试者，以及轻度或中度 COPD 患者吸入超极化 ^{129}Xe 的耐受性良好。不在混合气体中加入 O_2 除了对图像质量有明显的影响外，对受试者吸入的安全性和耐受性影响很小。这项研究显示，吸入–屏气后 SpO_2 的变化不到 1%，而且吸入 Xe 对血液化学无生化作用。

最后，Walkup 等(2016)评估了健康儿童和囊性纤维化(CF)患儿 HPXe MRI 的可行性、耐受性和安全性。他们招募了 17 名健康志愿者(6~16 岁)及 11 名临床诊断为 CF 的儿童(8~16 岁)。他们的纳入标准为能屏气 16s 的所有儿童；排除标准为有哮喘控制不良史、心脏病史、过去 1 个月内使用哮喘抢救吸入器 2 次以上、Xe 研究前一周有呼吸道或鼻窦感染的症状、基线 $SpO_2<95\%$、妊娠试验阳性及常规的 MRI 禁忌证。注册护士或医生监督所有 Xe 吸入。他们记录受试者的基线 HR 和 SpO_2，并在吸入后监测 2 分钟。他们记录了最低 SpO_2 和持续时间及当时的心率。吸入一结束，操作者立即让扫描仪内的患儿描述在吸入过程中所感觉到的任何头晕、轻微头晕、麻木或欣快感。每个患儿最多吸入 3 次，两次吸入之间至少有 2 分钟的间隔，让患儿休息和呼吸室内空气。他们评估了吸气期间至成像后 30 天的不良事件(通过第 1 天和第 30 天的电话随访)。前 5 名志愿者吸入的 HPXe 气体相当于他们预测肺总量的 1/12，无不良事件报道；因此，剩下的健康志愿者和所有 CF 受试者吸入的 HPXe 气体占肺总量的 1/6，最大容量为 1L。

对照组和 CF 组的基线 SpO_2 分别为 98.5%±1.2% 和 97.3%±1.6%；其最低值明显减低至 93.9%±4.0%($P\leqslant0.001$)和 89.9%±9.8%($P<0.02$)；吸入 2 分钟后，对照组 SpO_2 低于基线(97.5%±1.7%，$P=0.02$)，而 CF 组 SpO_2 回到基线(97.3%±1.8%，$P=1.0$)。

吸入低剂量 HPXe(TLC 的 1/12)的儿童没有发生中枢神经系统反应。接受更大剂量 HPXe(TLC 的 1/6)的儿童都报道有一定程度的刺痛、头晕和欣快感，但症状轻微，符合 Xe 吸入的预期效果；所有不良反应在吸入室内空气 2 分钟后于 30s 内自行消失。

该研究报道了 4 例不良事件，均不能确定与研究相关：研究结束后第 1 天，1 名对照组受试者进食过快并呕吐，但该儿童曾有此类行为；在第 30 天，一名 CF 受试者出现咳嗽，一名 CF 受试者出现 B 型流感，一名 CF 受试者出现上呼吸道感染。

所有这些研究表明，Xe 是肺结构和功能成像的一种耐受良好、安全的对比剂。这对儿科患者来说更为重要，因为对儿童来说，无创、无辐射成像的选择非常有限。

(李咏仪 译　李新春 孙翀鹏 邓宇 审校)

参考文献

Abdeen N, Cross A, Cron G, White S, Rand T, Miller D, Santyr G (2006) Measurement of xenon diffusing capacity in the rat lung by hyperpolarized 129Xe MRI and dynamic spectroscopy in a single breath-hold. Magn Reson Med 56(2):255–264. doi:10.1002/mrm.20943

American Lung Association (2010) Chronic obstructive pulmonary disease COPD. ALA, Washington, DC,

pp 1–6. http://action.lung.org/site/DocServer/state-of-lung-disease-in-diverse-communities-2010.pdf?docID=8744
Bauman G, Puderbach M, Deimling M, Chefdhotel C, Schad L, Kauczor H-U, Geiger B, Jellus V, Dinkel J, Hintze C (2009) Functional MRI of the lung by means of Fourier decomposition. Abstract:1-1
Bode FR, Dosman J, Martin RR, Ghezzo H, Macklem PT (1976) Age and sex differences in lung elasticity, and in closing capacity in nonsmokers. J Appl Physiol 41(2):129–135
Butler JP, Mair RW, Hoffmann D, Hrovat MI, Rogers RA, Topulos GP, Walsworth RL, Patz S (2002) Measuring surface-area-to-volume ratios in soft porous materials using laser-polarized xenon interphase exchange nuclear magnetic resonance. J Phys Condens Matter 14(13):L297–L304
Chang YV (2013) MOXE: a model of gas exchange for hyperpolarized 129Xe magnetic resonance of the lung. Magn Reson Med 69(3):884–890. doi:10.1002/mrm.24304
Chang YV, Quirk JD, Ruset IC, Atkinson JJ, Hersman FW, Woods JC (2014) Quantification of human lung structure and physiology using hyperpolarized 129Xe. Magn Reson Med 71(1):339–344. doi:10.1002/mrm.24992
Cleveland ZI, Cofer GP, Metz G, Beaver D, Nouls J, Kaushik SS, Kraft M, Wolber J, Kelly KT, McAdams HP, Driehuys B (2010) Hyperpolarized 129 Xe MR imaging of alveolar gas uptake in humans. PLoS One 5(8):e12192. doi:10.1371/journal.pone.0012192
Coxson H, Rogers R, Whittall K, D'yachkova Y, Pare P, Sciurba F, Hogg J (1999) A quantification of the lung surface area in emphysema using computed tomography. Am J Respir Crit Care Med 159(3):851–856
Deimling M, Jellus V, Geiger B, Chefdhotel C (2008) Time resolved lung ventilation imaging by Fourier decomposition. Intl Soc Mag Reson Med 16:2639
Deninger A, Eberle B, Ebert M, Grossmann T, Heil W, Kauczor H, Lauer L, Markstaller K, Otten E, Schmiedeskamp J, Schreiber W, Surkau R, Thelen M, Weiler N (1999) Quantification of regional intrapulmonary oxygen partial pressure evolution during apnea by (3)He MRI. J Mag Reson 141(2):207–216. doi:10.1006/jmre.1999.1902S109078079991902X. [pii]
Deninger A, Eberle B, Ebert M, Grossmann T, Hanisch G, Heil W, Kauczor H, Markstaller K, Otten E, Schreiber W, Surkau R, Weiler N (2000) (3)he-MRI-based measurements of intrapulmonary p(O_2) and its time course during apnea in healthy volunteers: first results, reproducibility, and technical limitations. NMR Biomed 13(4):194–201. doi:10.1002/1099-1492(200006)13:4<194::AID-NBM643>3.0.CO;2-D. [pii]
Deninger AJ, Månsson S, Petersson JS, Pettersson G, Magnusson P, Svensson J, Fridlund B, Hansson G, Erjefeldt I, Wollmer P, Golman K (2002) Quantitative measurement of regional lung ventilation using 3He MRI. Magn Reson Med 48(2):223–232. doi:10.1002/mrm.10206
Detre JA, Zhang W, Roberts DA, Silva AC, Williams DS, Grandis DJ, Koretsky AP, Leigh JS (1994) Tissue specific perfusion imaging using arterial spin labeling. NMR Biomed 7(1–2):75–82
Driehuys B, Cofer G, Pollaro J, Mackel J, Hedlund L, Johnson G (2006) Imaging alveolar-capillary gas transfer using hyperpolarized 129Xe MRI. Proc Natl Acad Sci U S A 103(48):18278–18283. doi:10.1073/pnas.0608458103. [pii] 0608458103
Driehuys B, Driehuys B, Martinez-Jimenez S, Martinez-Jimenez S, Cleveland ZI, Cleveland ZI, Metz GM, Metz GM, Beaver DM, Beaver DM, Nouls JC, Nouls JC, Kaushik SS, Kaushik SS, Firszt R, Firszt R, Willis C, Willis C, Kelly KT, Kelly KT, Wolber J, Kraft M, McAdams HP (2012) Chronic obstructive pulmonary disease: safety and tolerability of hyperpolarized 129Xe MR imaging in healthy volunteers and patients. Radiology 262(1):279–289. doi:10.1148/radiol.11102172
Ebner L, He M, Virgincar RS, Heacock T, Kaushik SS, Freemann MS, McAdams HP, Kraft M, Driehuys B (2017) Hyperpolarized 129Xenon magnetic resonance imaging to quantify regional ventilation differences in mild to moderate asthma. Investig Radiol 52(2):120–127. doi:10.1097/RLI.0000000000000322
Edelman R, Hatabu H, Tadamura E, Li W, Prasad P (1996) Noninvasive assessment of regional ventilation in the human lung using oxygen-enhanced magnetic resonance imaging. Nat Med 2(11):1236–1239
Hatabu H, Tadamura E, Chen Q, Stock KW, Li W, Prasad PV, Edelman RR (2001) Pulmonary ventilation: dynamic MRI with inhalation of molecular oxygen. Eur J Radiol 37(3):172–178
Hogg J, Coxson H, Brumwell M, Beyers N, Doerschuk C, MacNee W, Wiggs B (1994) Erythrocyte and polymorphonuclear cell transit time and concentration in human pulmonary capillaries. J Appl Physiol 77(4):1795–1800
Hopkins SR, Prisk GK (2010) Lung perfusion measured using magnetic resonance imaging: new tools for physiological insights into the pulmonary circulation. J Magn Reson Imaging 32(6):1287–1301. doi:10.1002/jmri.22378
Jakob P, Wang T, Schultz G, Hebestreit H, Hebestreit A, Hahn D (2004) Assessment of human pulmonary function using oxygen-enhanced T1 imaging in patients with cystic fibrosis. Magn Reson Med 51(5):1009–1016
Jameson CJ, Jameson AK, Hwang JK (1988) Nuclear spin relaxation by intermolecular magnetic dipole coupling in the gas phase. 129 Xe in oxygen. J Chem Phys 89(7):4074
Kaushik SS, Freeman MS, Cleveland ZI, Davies J, Stiles J, Virgincar RS, Robertson SH, He M, Kelly KT, Foster WM (2013) Probing the regional distribution of pulmonary gas exchange through single-breath gas- and dissolved-phase 129Xe MR imaging. J Appl Physiol 115(6):850–860
Kaushik SS, Freeman MS, Yoon SW, Liljeroth MG, Stiles JV, Roos JE, Michael Foster WS, Rackley CR, McAdams HP, Driehuys B (2014) Measuring diffusion limitation with a perfusion-limited gas—hyperpolarized 129Xe gas-transfer spectroscopy in patients with idiopathic pulmonary fibrosis. J Appl Physiol 117(6):577–585. doi:10.1152/japplphysiol.00326.2014
Kuethe DO, Adolphi NL, Fukushima E (2007) Short data-

acquisition times improve projection images of lung tissue. Magn Reson Med 57(6):1058–1064. doi:10.1002/mrm.21230

Lutey BA, Lefrak SS, Woods JC, Tanoli T, Quirk JD, Bashir A, Yablonskiy DA, Conradi MS, Bartel ST, Pilgram TK, Cooper JD, Gierada DS (2008) Hyperpolarized 3He MR imaging: physiologic monitoring observations and safety considerations in 100 consecutive subjects. Radiology 248(2):655–661. doi:10.1148/radiol.2482071838

Mai VM, Bankier AA, Prasad PV, Li W, Storey P, Edelman RR, Chen Q (2001) MR ventilation-perfusion imaging of human lung using oxygen-enhanced and arterial spin labeling techniques. J Magn Reson Imaging 14(5):574–579

Månsson S, Wolber J, Driehuys B, Wollmer P, Golman K (2003) Characterization of diffusing capacity and perfusion of the rat lung in a lipopolysaccaride disease model using hyperpolarized 129Xe. Magn Reson Med 50(6):1170–1179. doi:10.1002/mrm.10649

Marshall H, Parra-Robles J, Deppe MH, Lipson DA, Lawson R, Wild JM (2013) 3He pO_2 mapping is limited by delayed-ventilation and diffusion in chronic obstructive pulmonary disease. Magn Reson Med 71(3):1172–1178. doi:10.1002/mrm.24779

Miller GW, Mugler JP, Altes TA, Cai J, Mata JF, De Lange EE, Tobias WA, Cates GD, Brookeman JR (2010) A short-breath-hold technique for lung pO_2 mapping with 3He MRI. Magn Reson Med 63(1):127–136. doi:10.1002/mrm.22181

Mugler JP, Altes TA, Ruset IC, Dregely IM, Mata JF, Miller GW, Ketel S, Ketel J, Hersman FW, Ruppert K (2010) Simultaneous magnetic resonance imaging of ventilation distribution and gas uptake in the human lung using hyperpolarized xenon-129. Proc Natl Acad Sci 107(50):21707–21712. doi:10.1073/pnas.1011912107

Muradyan I, Loring S, Ferrigno M, Lindholm P, Topulos G, Patz S, Butler J (2010) Inhalation heterogeneity from subresidual volumes in elite divers. J Appl Physiol (1985) 109(6):1969

Muradyan I, Butler JP, Dabaghyan M, Hrovat M, Dregely I, Ruset I, Topulos GP, Frederick E, Hatabu H, Hersman WF, Patz S (2012) Single-breath xenon polarization transfer contrast (SB-XTC): implementation and initial results in healthy humans. J Magn Reson Imaging 37(2):457–470. doi:10.1002/jmri.23823

Nikolaou P, Coffey AM, Walkup LL, Gust BM, Whiting N, Newton H, Barcus S, Muradyan I, Dabaghyan M, Moroz GD, Rosen MS, Patz S, Barlow MJ, Chekmenev EY, Goodson BM (2013) Near-unity nuclear polarization with an open-source 129Xe hyperpolarizer for NMR and MRI. Proc Natl Acad Sci 110(35):14150–14155. doi:10.1073/pnas.1306586110

Nikolaou P, Coffey AM, Walkup LL, Gust BM, Whiting N, Newton H, Muradyan I, Dabaghyan M, Ranta K, Moroz GD, Rosen MS, Patz S, Barlow MJ, Chekmenev EY, Goodson BM (2014) XeNA: an automated 'open-source'; (129)Xe hyperpolarizer for clinical use. Magn Reson Imaging 32(5):541–550. doi:10.1016/j.mri.2014.02.002

Ouriadov A, Farag A, Kirby M, McCormack DG, Parraga G, Santyr GE (2014) Pulmonary hyperpolarized 129Xe morphometry for mapping xenon gas concentrations and alveolar oxygen partial pressure: proof-of-concept demonstration in healthy and COPD subjects. Mag Reson Med. doi:10.1002/mrm.25550

Patz S, Hersman FW, Muradyan I, Hrovat MI, Ruset IC, Ketel S, Jacobson F, Topulos GP, Hatabu H, Butler JP (2007) Hyperpolarized (129)Xe MRI: a viable functional lung imaging modality? Eur J Radiol 64(3):335–344. doi:10.1016/j.ejrad.2007.08.008

Patz S, Muradyan I, Hrovat MI, Ruset IC, Topulos G, Covrig SD, Frederick E, Hatabu H, Hersman FW, Butler JP (2008) Human pulmonary imaging and spectroscopy with hyperpolarized 129Xe at 0.2T. Acad Radiol 15(6):713–727. doi:10.1016/j.acra.2008.01.008

Patz S, Muradyan I, Hrovat M, Dabaghyan M, Washko G, Hatabu H, Butler J (2011) Diffusion of hyperpolarized 129Xe in the lung: a simplified model of 129Xe septal uptake and experimental results. New J Phys 13:015009

Qing K, Mugler JP III, Altes TA, Jiang Y, Mata JF, Miller GW, Ruset IC, Hersman FW, Ruppert K (2014a) Assessment of lung function in asthma and COPD using hyperpolarized 129Xe chemical shift saturation recovery spectroscopy and dissolved-phase MRI. NMR Biomed 27(12):1490–1501. doi:10.1002/nbm.3179

Qing K, Ruppert K, Jiang Y, Mata JF, Miller GW, Shim YM, Wang C, Ruset IC, Hersman FW, Altes TA, Mugler JP (2014b) Regional mapping of gas uptake by blood and tissue in the human lung using hyperpolarized xenon-129 MRI. J Magn Reson Imaging 39(2):346–359. doi:10.1002/jmri.24181

Rahn F (1964) Handbook of physiology: respiration, vol 1. Williams and Wilkins, Baltimore

Ruppert K, Brookeman JR, Hagspiel KD, Mugler JP (2000) Probing lung physiology with xenon polarization transfer contrast (XTC). Magn Reson Med 44(3):349–357

Ruppert K, Mata JF, Brookeman JR, Hagspiel KD, Mugler JP (2004) Exploring lung function with hyperpolarized (129)Xe nuclear magnetic resonance. Magn Reson Med 51(4):676–687. doi:10.1002/mrm.10736

Saam B, Happer W, Middleton H (1995) Nuclear relaxation of 3He in the presence of O2. Phys Rev A 52(1):862–865

Shukla Y, Wheatley A, Kirby M, Svenningsen S, Farag A, Santyr GE, Paterson NAM, McCormack DG, Parraga G (2012) Hyperpolarized ^{129}Xe magnetic resonance imaging: tolerability in healthy volunteers and subjects with pulmonary disease. Acad Radiol 19:941–951. doi:10.1016/j.acra.2012.03.018

Stewart NJ, Leung G, Norquay G, Marshall H, Parra-Robles J, Murphy PS, Schulte RF, Elliot C, Condliffe R, Griffiths PD, Kiely DG, Whyte MK, Wolber J, Wild JM (2014) Experimental validation of the hyperpolarized 129Xe chemical shift saturation recovery technique in healthy volunteers and subjects with interstitial lung disease. Magn Reson Med 74(1):196–207. doi:10.1002/mrm.25400

Stewart NJ, Horn FC, Norquay G, Collier GJ, Yates DP, Lawson R, Marshall H, Wild JM (2016) Reproducibility of quantitative indices of lung function and microstructure from ^{129}Xe chemical shift saturation recovery (CSSR) MR spectroscopy. Magn

Reson Med:1–7. doi:10.1002/mrm.26310

Thomen RP, Walkup LL, Roach DJ, Cleveland ZI, Clancy JP, Woods JC (2016) Hyperpolarized ^{129}Xe for investigation of mild cystic fibrosis lung disease in pediatric patients. J Cyst Fibros:1–8. doi:10.1016/j.jcf.2016.07.008

Virgincar RS, Cleveland ZI, Sivaram Kaushik S, Freeman MS, Nouls J, Cofer GP, Martinez-Jimenez S, He M, Kraft M, Wolber J, Page McAdams H, Driehuys B (2012) Quantitative analysis of hyperpolarized ^{129}Xe ventilation imaging in healthy volunteers and subjects with chronic obstructive pulmonary disease. NMR Biomed 26(4):424–435. doi:10.1002/nbm.2880

Walkup LL, Thomen RP, Akinyi TG, Watters E, Ruppert K, Clancy JP, Woods JC, Cleveland ZI (2016) Feasibility, tolerability and safety of pediatric hyperpolarized ^{129}Xe magnetic resonance imaging in healthy volunteers and children with cystic fibrosis. Pediatr Radiol:1–12. doi:10.1007/s00247-016-3672-1

Weibel ER (1984) The pathway for oxygen. Harvard University Press, Cambridge, MA

Wild J, Fichele S, Woodhouse N, Paley M, Kasuboski L, van Beek E (2005) 3D volume-localized pO_2 measurement in the human lung with 3He MRI. Magn Reson Med 53(5):1055–1064. doi:10.1002/mrm.20423

Yu J, Rajaei S, Ishii M, Law M, Emami K, Woodburn J, Kadlecek S, Vahdat V, Rizi R (2008) Measurement of pulmonary partial pressure of oxygen and oxygen depletion rate with hyperpolarized helium-3 MRI: a preliminary reproducibility study on pig model. Acad Radiol 15(6):702–712. doi:10.1016/j.acra.2008.01.024. [pii] S1076-6332(08)00088-3

Yu J, Law M, Kadlecek S, Emami K, Ishii M, Stephen M, Woodburn JM, Vahdat V, Rizi RR (2009) Simultaneous measurement of pulmonary partial pressure of oxygen and apparent diffusion coefficient by hyperpolarized ^{3}He MRI. Magn Reson Med 61(5):1015–1021. doi:10.1002/mrm.21854

第 6 章

氟化气体MRI

Marcel Gutberlet, Jens Vogel-Claussen

目录

要点

使用氟化气体的MRI通气显像是^{3}He或^{129}Xe超极化气体MRI的一种替代方法，有可能在未来常规应用于临床。虽然一般来说氟化气体MRI的对比噪声比较超极化气体低，但氟化气体MRI的优点是技术要求相对简单：需要一个具有多核成像能力的MRI系统和专用的氟-19(^{19}F)MRI线圈。制备的氟化气体在患者使用前不需要在现场进行复杂的准备处理，而且它们的信号增强能力不会迅速衰减。这使得该应用对基础设备的要求更低，同时也降低了成本。在大多数国家，这些气体还没有被批准作为常规临床上MRI通气显像的对比剂，这是迄今为止唯一的主要缺点。

1 引言

在临床 MRI 的早期，Rinck 等在 1984 年对狗进行 ^{19}F 气体 MRI 时，就认识到氟化气体示踪剂在肺通气显像的潜在应用价值(Rinck 等，1984a，b)。然而，直到 20 世纪 90 年代末，氟化气体示踪剂才重新引起 MR 学

M. Gutberlet • J. Vogel-Claussen (✉)
Hannover Medical School, Institute of Diagnostic and Interventional Radiology, Carl-Neuberg Str. 1, Hannover 30625, Germany

Biomedical Research in Endstage and Obstructive Lung Disease Hannover (BREATH), Hannover, Germany
e-mail: Vogel-claussen.jens@mh-hannover.de

者的兴趣。首先，^{19}F MRI 的可行性和几种成像方法在动物实验和体外研究中都得到了证实。通过使用不同的氟化气体对硬件和脉冲序列进行优化，提高了信噪比(SNR)。自 2008 年 Wolf 等首次将 ^{19}F MRI 应用于人体后，这项技术逐渐被应用于 COPD、哮喘、CF 和肺移植患者(Couch 等，2013；Halaweish 等，2013；Soher 等，2015；Gutberlet 等，2016)。

2 氟化气体 ^{19}F MRI 的原理

2.1 氟化气体

^{19}F 是唯一具有自然丰度的氟同位素。由于氟化气体旋磁比高且弛豫时间短，因此非常适合 MRI 应用。人体内源性的氟可忽略，因而，^{19}F 对比剂成像没有明显的背景信号干扰。肺部 MRI 可使用不同的氟化气体，如六氟化硫(SF_6)、六氟乙烷(C_2F_6)、四氟化碳(CF_4)、八氟丙烷或全氟丙烷(C_3F_8)和八氟丁烷(C_4F_8)(表 6.1)。所有这些气体无毒，化学为惰性，在水和血液中的溶解度低。因此，它们没有全身的副作用，只对呼吸道显像。然而，氟化气体的分子量比空气大得多，使得 MR 成像的磁特性不足。分子量和黏度影响着不同氟化气体在肺内的时空分布，因此，使用氟化气体进行区域肺通气成像时必须考虑这两个因素。

氟化气体是极为强效的温室气体(Nations，1998)；因此，如果需要临床常规使用，就必须考虑气体的回收问题。临床上超声已使用 SF_6(Sonovue®)和 C_3F_8(Optison®)作为对比剂(Lindner，2004)。SF_6 还经常用于多种惰性气体冲洗试验 (Wagner，2012；Stahl 等，2016)。

2.2 信噪比的问题

肺内气体示踪剂具有较低的自旋密度和较高的扩散率，其 MR 信号比固体组织或液体低 3 个数量级。在 1.5T 中，肺部 MRI 使用的氟化气体纵向弛豫时间 T1 短，在常压和室温下几毫秒(1.7ms)(SF_6)到 42ms(C_4F_8)不等(表 6.1)(Chang 和 Conradi，2006；Conradi 等，2006)。

气体 MRI 的信噪比可通过显著提高核极化水平(即超极化 ^{3}He 或 ^{129}Xe)，或使用扩展的空间和时间信号平均来优化。例如，在其他成像参数保持固定的情况下，将 MRI 的常规体素大小(1mm×1mm×5mm)增加到可接受的体素大小(5mm×5mm×20mm)用于肺内气体 MRI，可使信噪比改善 5×5×4=100倍。

此外，由于氟化气体的 T1 时间短，在射频(RF)激发后，信号恢复得非常快，因此，与氢质子 MRI 相比，可在很短的重复时间(TR)内采集信号。比较 SF_6 中 ^{19}F 原子的 T1(1.6ms)与血液中质子的 T1(1400ms)发现，理论上可将 TR 降低 1400ms/1.6ms=875 倍，且不会因为射频脉冲过多而使磁化饱和及降低信号强度。相应的，较快的数据采集可用于信号平均(信噪比提高 $\sqrt{875}$ ≈30 倍)。

较短的 TR 可增加体素大小和信号平均，可从肺内氟化气体中获得足够的信噪比：扫描次数类似于血液的 ^{1}H MRI，总信噪比改善可超过 100×30=3000 倍，这足以补偿气体比实性组织或液体低 3 个数量级的自旋密度。

T1 弛豫时间不仅决定了最佳的 TR，也决定了所需的回波时间及成像带宽。更短的 TR 允许更有效的信号平均，尽可能减少回波时间(TE)，同时增加了最小成像带宽，相应地减少了每次回波的读出时间。最佳信噪

表 6.1　肺 MRI 相关气体的性质

气体	化学结构	分子量	密度 (kg/m³)@ 288K, 1.013bar	黏度 (μPa·s) @273K	水溶性 (mg/L)@ 288K, 1.013bar	拉莫频率 (MHz)@ 1.5T	T1 弛豫时间(ms) @1.5T, 293K	自扩散系数 (cm²/s)@ 288K, 1.013bar
SF_6	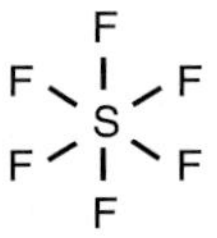	146.1	6.27	14.2	41	59.8103	1.8	0.033 (Ruiz-Cabello 等, 2005)
CF_4	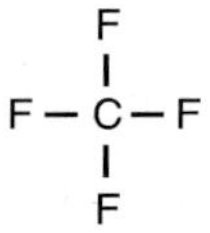	88.0	3.72	16.1	20	59.8031	1.9	N.a.
C_2F_6	F_3C-CF_3	138.0	5.83	13.6	N.a.	59.8017	7.8	0.033 (Chang 和 Conradi, 2006)
C_3F_8	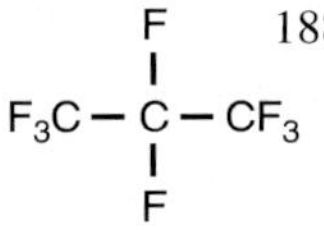	188.0	8.17	12.5	5.7	59.8906 (Couch 等, 2014) 59.8877	18.0 (Chang 和 Conradi, 2006)	0.023 (Chang 和 Conradi, 2006)
C_4F_8	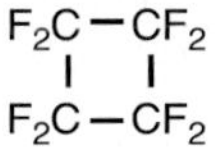	200.0	8.82	10.9	140	59.8988	47.0	N.a.
^3He		3.0	0.13	20.0	1.2	48.6509		1.8 (Salerno 等, 2001)
^{129}Xe		129.0	5.90	23.2	755	17.6655		0.06 (Salerno 等, 2001)
N_2		28.0	1.19	16.6	20			
O_2		32.0	1.35	19.1	39			
CO_2		44.0	1.87	13.7	2000			

比所需的序列参数取决于氟化气体的 T1 和 T2 弛豫时间。对于像 CF_4 或 SF_6 等 T1/T2 为 1ms 左右的气体，缩短 TE 以减少 T2 弛豫带来的信号衰减，比减少成像带宽以增加读出周期更能有效提高信噪比。相反，像 C_2F_6、C_3F_8 和 C_4F_8 等 T1/T2 为数毫秒的气体信号衰减较慢，在较低的带宽和较高的 TE 下可获得更高的信噪比。

此外，与纯 ^{19}F 气体不同，氟化气体的每个气体分子即每摩尔/升(mol/L)包含多个 ^{19}F 原子，因此增加了信噪比。只有 C_3F_8 在两个不同的频率上产生共振，间隔约为 48ppm(Couch 等，2014)(表 6.1)。然而，目前还没有系统的研究比较不同含氟气体示踪剂的信噪比。对于短 T1 的含氟气体，获得最佳信噪比需要 MR 系统提供短的 TE。因此，T1 较长的气体在肺部 MRI 中的应用具有广阔的前景。

为获得最佳信噪比，对 ^{19}F 气体 MRI 的不同脉冲序列进行了研究。由于 ^{19}F 肺内气体示踪剂的 T2/T2* 相对较短，研究采用了不同的方法来缩短 TE,如非对称回波、超短回波时间(UTE)成像、3D 容积的非层面选择性激发 2D 投影(Schreiber 等,2000,2001;Couch 等,2013;Ouriadov 等,2015;Tibiletti 等,2016)。在体外成像中,Conradi 等发现由于大体素间去相位效应,自旋回波成像优于梯度回波成像(Conradi 等,2006)。然而,在人体使用自旋回波成像可能会超过最大电磁波吸收比值(SAR)的限制。更高的场强可进一步改善信噪比,但尚未有系统的研究。

^{19}F MRI 需要专门的发射和接收线圈，并必须针对低信噪比及大范围 FOV(由于肺部的大小)进行优化。在传输模式下,大线圈提供更均匀的 B_1 场,而在接收模式下,贴身的线圈提供更好的信噪比。^{19}F 气体 MRI 的主要挑战是信噪比低,与传统的正交线圈相比,使用柔性的贴身背心式发射/接收线圈能显著提高图像质量(Couch 等,2013)。将正交发射线圈与单独的表面接收线圈相结合可进一步提高 ^{19}F 气体 MRI 的质量（图 6.1)(Charles 等,2015b)。诊断性肺部 MRI 既需要 ^{19}F 气体 MRI 显示区域肺通气情况，也需要 ^{1}H MRI 显示形态学和其他的功能成像。^{19}F 和 ^{1}H 具有相近的共振频率，这使得有可能在非共振模式使用 ^{19}F 线圈，或在人体磁共振机中使用一体化的 ^{1}H 体线圈，但成像质量会略低。由于 ^{19}F 和 ^{1}H 的共振频率相近,双调谐线圈的设计虽然复杂,但在技术上是可行的(Maunder 等,2016)。

由于 ^{3}He 的成本高,使用当前超极化器产生的超极化气体吞吐量较低,为 1~2L/h,并且考虑 Xe 在较高剂量下的麻醉作用,肺超极化气体 MRI 单次屏气最多应用约 1L 的气体,具体用量取决于体型(表 6.2)。在肺超极化气体 MRI 中,氧的顺磁性会导致极化的大量衰减,继而信号丢失(Saam 等,1995),而氟化气体另一个优点是可与氧混合,就不会出现明显的信号丢失。因此,可在持续呼吸含氟的常氧气体时进行数分钟的 ^{19}F 气体 MRI 检查,从而对肺通气进行动态研究。

已有几篇文章对肺气体 MRI 进行了全面的综述,介绍了超极化气体示踪剂和热极化氟化气体的特性、应用及缺点(Halaweish 等,2013;Wolters 等,2013;Couch 等,2014;

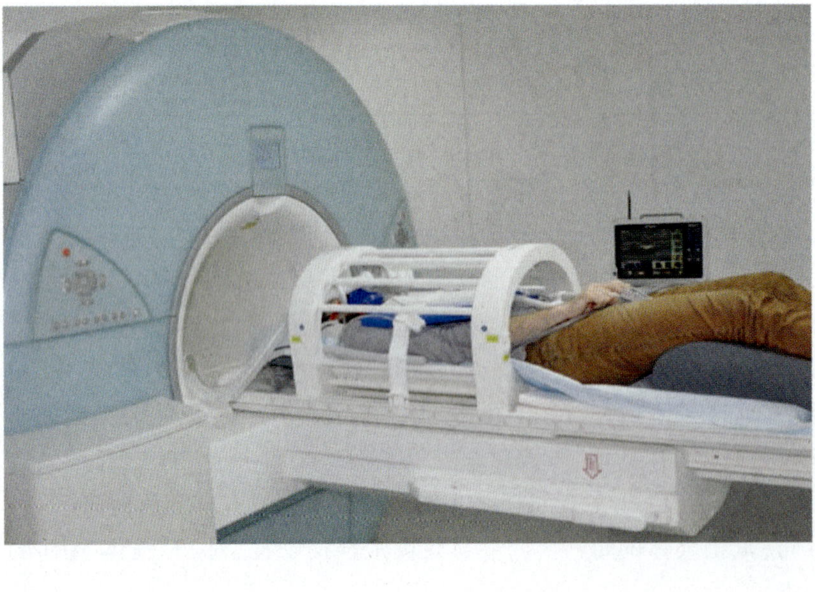

图 6.1 汉诺威医学院定制的正交发射线圈和 16 通道相控阵接收线圈,用于 1.5T ^{19}F MRI。

表 6.2 使用不同气体示踪剂的肺部 MRI 参数[修订于 Ebner 等(2017)]

	^{3}He	^{129}Xe	^{19}F
成本	很高	高	一般
产量	低	高	高
极化	30%~40%	10%~40%	5ppm(@1.5 T)
所需容积(L)	0.25~1.0	0.25~1.0	1.0~25
扫描时长(s)	5~10	5~10	5~20
屏气	+	+	+/自由呼吸
名义分辨率(mm^3)	3×3×10	3×3×10	6×6×15
通气	+	+	+
肺实质	–	+	–
血液	–	+	–
气体交换	–	+	–
微结构	+	+	+
灌注	–	+	–

Kruger 等,2016;Ebner 等,2017)。

3 氟化气体成像的应用

^{19}F 气体 MRI 的早期研究是在动物和体外环境中进行的。除了静态气体成像外,还开发了不同的 ^{19}F 气体 MRI 方法以提供定量参数,可作为区域肺通气的新生物标志物。^{19}F 气体 MRI 已被证明在人体中安全可行,其在不同肺疾病中的早期应用有望为区域肺通气增加新的诊断价值。

3.1 静态成像

1998 年,有学者使用 1.9T ^{19}F 气体 MRI 对大鼠肺进行静态成像,在连续呼吸常氧 C_2F_6 气体示踪剂的情况下,平均信噪比为 8,采集时间超过 4 小时(Kuethe 等,1998)。经过脉冲序列和硬件优化后,在显著减少扫描时间的同时可获取足够信噪比,这对临床应用是至关重要的。Schreiber 等使用短时射频脉冲(例如,全肺 3D 读取的非层面选择性硬脉冲)及不对称读取来缩短 TE,获得了一头猪的全肺 3D 图像,整个采集过程于单次屏气 49s 完成(Schreiber 等,2000,2001)。

持续呼吸 5L 的常氧 C_3F_8 气体之后屏气扫描,与单次呼吸 1L 的混合气体相比,信噪比可提高 2 倍(Couch 等,2013)。这表明,气体并不会立即扩散到周围肺实质,而是在几次呼吸混合气体后,气体浓度才达到平衡。Charles 等对充满 ^{19}F 气体的肺进行静态 3D MRI 扫描,通过使用并行采集技术和专用的硬件,即一个 Helmholtz 发射线圈和一个单独的表面多通道接收线圈取代发射和接收组合线圈,将所需的扫描时间缩短至 6s 屏气时间,并获得足够的信噪比(Charles 等,2015b)。

3.2 动态成像

应用静态肺气体 MRI 定量评估区域肺通气可能具有挑战性。一般来说,通过图像分割可得到一些定量参数,如通气容积(VV)、通气缺损容积(VDV)和通气缺损百分比(VDP)(Kirby 等,2012)。实际上,如果使用另外的表面接收线圈,气体信号可能会受

到 B_1 场不均匀性和接收器敏感性的影响。

从呼吸室内空气或纯氧转换为连续呼吸常氧氟化混合气体，在几次呼吸后可达到肺内气体浓度平衡。这个吸入相的时间常数可用于区域肺通气的定量评估。相应地，当从呼吸含氟气体转换为呼吸室内空气或纯氧时，可测量呼出时间。因此，可通过吸入/呼出时间（以秒，或呼吸循环次数，或通气分数为单位）将静态成像结果（读出结果基本上是二分类，即通气或不通气）扩展为区域肺通气的量化结果（Gutberlet 等，2016）。

首先，Schreiber 等使用非层面选择性激发，在无扫描层面方向空间编码的情况下，得到了 3D 肺容积的 2D 投影，时间分辨率为 9.1s，在机械通气的猪体内测量了 SF_6 的吸入和呼出时间（Schreiber 等，2000，2001）。Wolf 等通过使用 C_2F_6 和优化采集带宽可实现小于 1s 的时间分辨率（Wolf 等，2006）。利用这种技术可观察到高频振荡通气，这种通气可能会改善常规通气（Wolf 等，2010 年）。Ouriadov 等使用动态 ^{19}F 气体 MRI 对大鼠进行了研究，发现得到的呼出常数可与 ^3He 和 ^{129}Xe MRI 相媲美（Ouriadov 等，2015）。在纤维化和炎症的大鼠模型中，动态氟化气体 MRI 获得的肺通气分数较对照组少（Couch 等，2016）。Gutberlet 等使用并行采集技术，在自由呼吸状态下检测 MRI 呼出参数，发现 ^{19}F 呼出参数与 COPD 患者的 FEV_1 具有强线性相关性（Gutberlet 等，2016）。

3.3 通气/灌注(V/Q)成像

Kuethe 等的研究表明，肺内 ^{19}F 气体可用于测定肺内区域 V/Q 比值（Kuethe 等，2000）。肺内含氟气体的浓度不仅取决于气体的流动，即区域通气，还取决于扩散和灌注过程中氧的清除。当吸入含氧量高的氧气和氟化气体混合物时，与正常通气肺泡相比，阻塞的肺泡中氟化气体浓度显著增加。因此，与正常的 V/Q 比值相比，^{19}F 气体 MRI 对 V/Q 比值降低很敏感。目前使用 ^{19}F 气体来测定 V/Q 比值有两种不同的技术。①^{19}F 气体成像是在高氧浓度（如 75%氧气和 25%氟化气体）下进行时，^{19}F MR 信号对 V/Q 比的变化非常敏感。此外，在低氧浓度和高氟化气体浓度（如 21%氧气和 79%氟化气体）时，^{19}F MR 信号几乎不依赖于 V/Q 比的变化，此时 ^{19}F 气体 MRI 可用于对 B_1 场不均匀等其他原因导致的 MR 信号变异进行标准化（Kuethe 等，2000）。②另外，由于含氟气体的 T1 和 T2 弛豫时间与浓度成正比，因此，可通过单次 ^{19}F 气体 MR 扫描测量高氧浓度（70%）下的 T1 值来得到 V/Q 比（Adolphi 和 Kuethe，2008）。

含氟气体浓度对 V/Q 比的依赖性在 V/Q 比较低时较强（大约在 $0.01 \leq V/Q \leq 1$ 的范围内），而在 V/Q 比较高增加>1 后变弱。因此，该方法适合于检测因通气受阻而导致的 V/Q 不匹配，但不适用于肺栓塞所致的灌注缺损。该技术检测肺通气阻塞的有效性在大鼠模型中得到了验证：Adolphi 等使用反转恢复成像技术测定 T1 值（Adolphi 和 Kuethe，2008）。但由 ^{19}F 气体浓度决定的 T1 范围很窄（SF_6：0.7～1.3ms；C_2F_6：4～8ms）（Chang 和 Conradi，2006），而序列时间设置、SAR 值限和长约 1 小时的扫描时间使得 T1 值测量具有挑战性，并且测量需要非常准确。

Terekhov 等（2007）用可变翻转角技术证实了肺内 ^{19}F 气体 T1 mapping 的可行性。由于这种方法的 SAR 值较低，且可在 1 分钟内完成，可作为反转恢复成像测量肺内区域 ^{19}F 气体浓度的替代方法。

3.4 扩散成像

与超极化气体成像类似，可通过测量氟

化气体扩散的受限程度来检测肺的微结构。有两个因素使得测量氟化气体在肺内的表观扩散系数(ADC)复杂化:①由于氟化气体的分子量比 ^3He 高，所以扩散速度慢得多，也就是说，需要更强和(或)更长的扩散梯度；②T1 和 T2 弛豫时间短限制了最大 TE 获得足够的信噪比，从而限制了扩散梯度的持续时间，以及扩散加权成像的可行性。尽管存在这些因素，但已有几项活体大鼠研究和离体的人肺研究分别证实了测量肺内 ^{19}F 气体 ADC 的可行性(Jacob 等，2005；Pérez-Sánchez 等，2005；Ruiz-Cabello 等，2005；Conradi 等，2006；Carrero-González 等，2013)。在离体的人肺研究中，正常肺组织内 C_2F_6 气体的扩散系数减少至 0.018cm²/s(自由扩散系数 ADC_0=0.033cm²/s)，而在肺气肿区域 C_2F_6 气体的扩散系数几乎等于自由扩散系数(0.031cm²/s)(表 6.1)。Carrero-Gonzalez 等使用弹性蛋白酶建立大鼠肺气肿模型，发现肺气肿组较对照组具有更高的 ADC(Carrero-Gonzalez 等，2013)。

利用扩散模型，可通过肺内气体 MR 扩散成像中获得肺微结构参数。就现有的动物和人类磁共振扫描仪可获得的最大扩散加权而言，可用该模型获得肺的表面积和容积之比。然而，这种方法还需要校正区域自由扩散系数，该系数与区域 ^{19}F 气体浓度成正比(Chang 和 Conradi，2006)。由于氟化气体浓度与 T1 和 T2 弛豫时间成正比，因此，可使用上述的可变翻转角技术（Terekhov 等，2007)对弛豫时间进行映射成像(mapping)，以确定气体浓度。

3.5 临床转化

在一项伦理委员会批准的临床对照研究中，Wolf 等（2008）用 78%的 SF_6 气体和 22%的氧气混合后，让一名健康志愿者呼吸了 4 次混合气体后得到了最早的图像。由于氟化气体的相对分子量明显高于呼吸气体，所以目前尚不清楚气体在肺中的分布情况，以及吸入氟化气体和氧气混合物是否会导致缺氧。因此，监测呼吸和其他生理参数，如心电图、氧饱和度、吸入/呼出的氧气和二氧化碳水平(在口罩/呼吸面罩中)，以及呼吸频率对于保证其在人体中的安全使用至关重要（Halaweish 和 Charles，2014）。在我们医院，整个磁共振扫描过程中有一名医生监测，如果患者缺氧或不舒服，医生可立即切换到纯氧。根据 Charles 等的经验，多次呼吸常氧 C_3F_8 混合气体均未发现对健康志愿者和慢性肺疾病患者有显著影响（Charles 等，2015a）。

要连续呼吸氧氟混合气体需要一个 MRI 条件设备，由储气罐、管道、阀门、多用途过滤器和监测系统组成。在呼吸时，必须尽量减少呼吸时的无效腔和设备对气流的阻力，以确保其安全性。由于氟化气体的相对分子量比室内空气高，所以必须把呼出的气体收集在袋子里。如果临床应用 ^{19}F 气体 MRI，必须考虑这些极强的温室气体的回收问题。

早期使用肺内 C_3F_8 气体的 MRI 研究表明其在人体应用的可行性，并在慢性阻塞性肺疾病(COPD)患者中表现出不错的诊断价值（Couch 等，2013；Halaweish 等，2013；Gutberlet 等，2016)。通过优化脉冲序列和硬件，让健康受试者、肺疾病(如哮喘和 COPD)及肺移植患者屏气后行标准采集 15s，均能获得足够的信噪比（SNR 为 10~30）的图像(Halaweish 等，2013)(图 6.2)。使用一个正交发射线圈和独立的接收线圈，在大约 6s 的屏气时间内获得的图像有相当的信噪比(Charles 等，2015b)。在一项对 11 名不吸烟的健康志愿者、2 名哮喘患者、3 名肺移植术后患者和12名COPD患者的初步研究中发现,健康受试者肺的气体分布非常均匀。相反,在哮喘和COPD患者中气体的分布更不均匀,可见通气缺损区(Halaweish等,2013)。5名健康志愿者的 ^{19}F 气体MRI与超极化 ^{3}He 成像相比,尽管在信噪比和空间分辨率方面的图像质量较差,但在通气缺损检出上未发现有统计学差异(Couch等,2015)。多次呼吸 ^{19}F 气体MRI全肺动态3D成像是可行的。通过交替屏气15s与多次呼吸,Charles获得了 ^{19}F 气体的吸入和呼出参数(Halaweish等,2013;Soher等,2015)(图6.2)。此外,使用并行采集技术,对健康志愿者和COPD患者自由呼吸状态下进行 ^{19}F 动力学测量,每3D区块扫描时间为2s(Gutberlet等,2016)(图6.3)。COPD、哮喘、肺移植患者的气体吸入和呼出时间显著延迟(Soher等,2015;Gutberlet等,2016)(图6.4)。

结论

随着MRI扫描技术和线圈设计的研究进展,大多数超极化气体可用的测量技术也可用于氟化气体,且不需要超极化,以相对低的成本和足够的信号来获取肺实质区域通气动力学的临床相关功能信息。因此,该技术将来有望成为肺疾病中极具前景的新兴诊断方法。

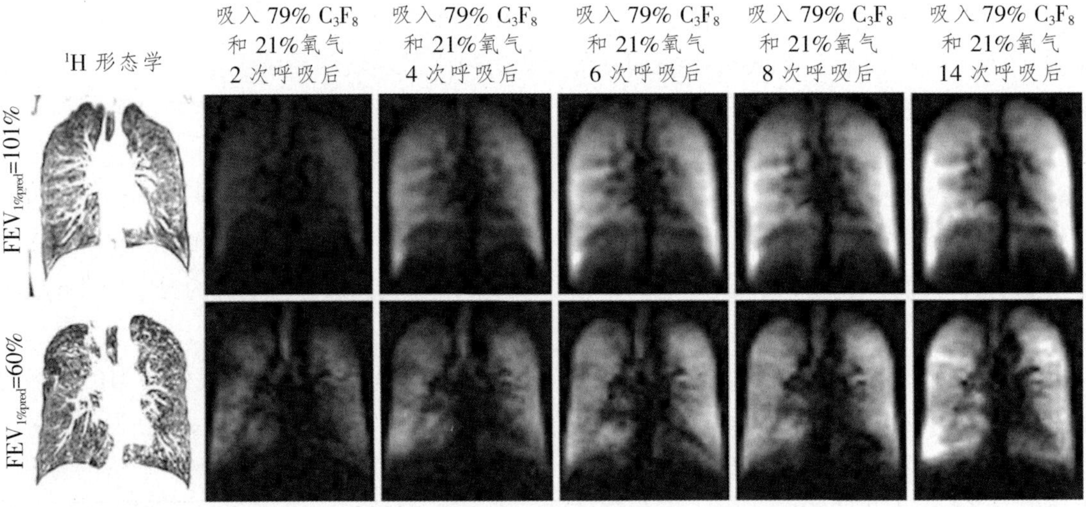

图6.2 健康志愿者[第1秒用力呼气容积%预测($FEV_{1\%pred}$=101%)](第1行),COPD患者($FEV_{1\%pred}$=64%)(第2排)。1.5 T形态学 ^{1}H MRI(第1列), ^{19}F 气体MRI(第2~6列)。 ^{19}F MRI在多次吸入79% C_3F_8 和21%氧气的混合气体后屏气16s扫描,空间分辨率为7.8mm×7.8mm×20mm。

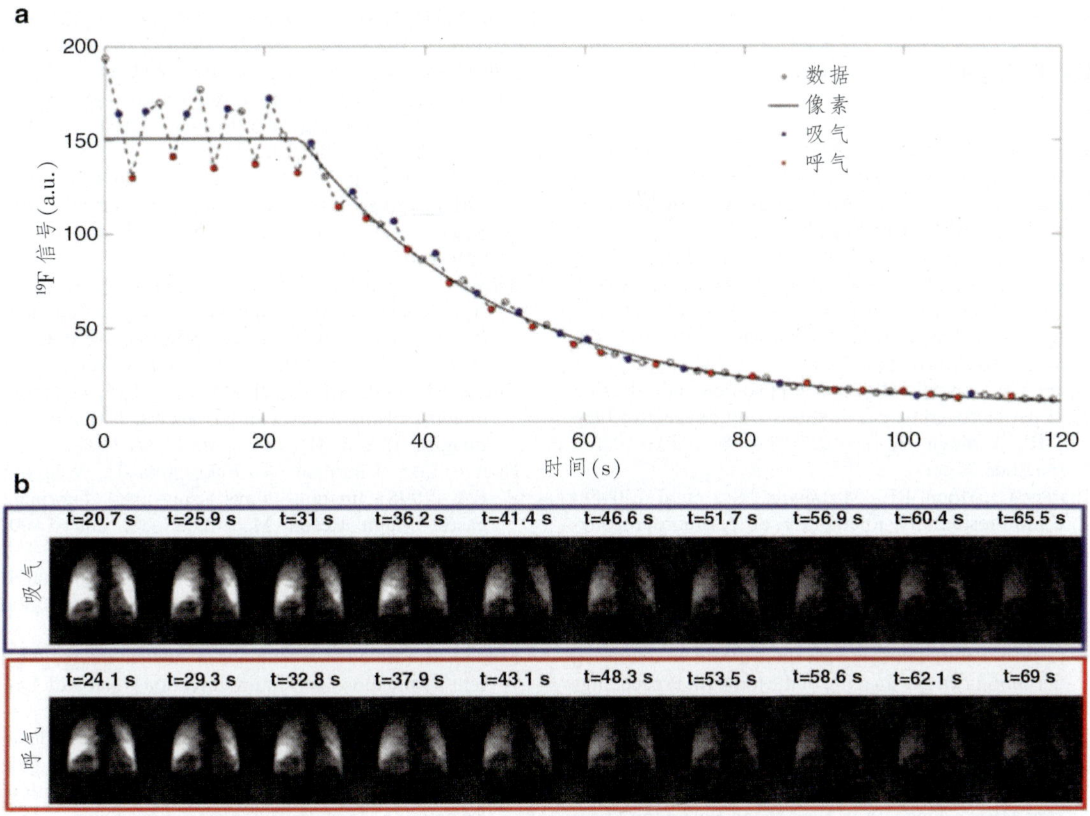

图 6.3 自由呼吸时 ^{19}F 气体呼出 MRI。^{19}F 气体信号在肺的感兴趣区域的平均值(a 中的黑点)根据呼吸时相(a 中的蓝点和红点)进行排序。健康志愿者吸气和呼气相应的气体呼出动力学在一个 3D MRI 典型层面的表现(b)。

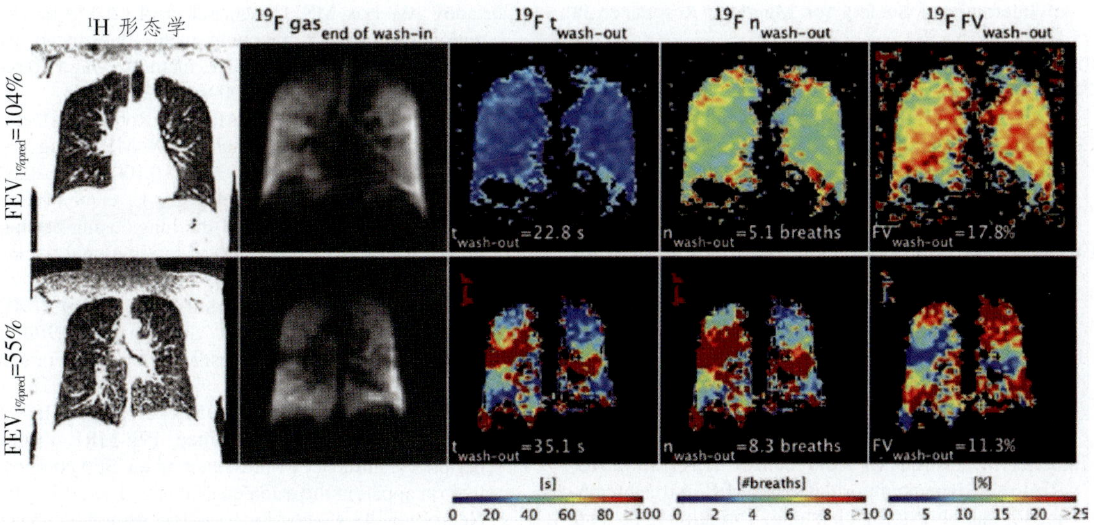

图 6.4 1 名健康志愿者(第 1 行)和 1 名 COPD 患者(第 2 行)在自由呼吸时进行 ^{19}F 气体呼出 MRI 检查。图中第 1 列为 ^{1}H MRI;第 2 列为呼出 ^{19}F 气体前的 ^{19}F 气体 MRI;以秒为单位($t_{wash-out}$,第 3 列),以呼吸次数为单位($n_{wash-out}$,第 4 列)和通气分数($FV_{wash-out}$,第 5 列)的 ^{19}F 呼出时间图。图中给出了全肺 $t_{wash-out}$、$n_{wash-out}$ 和 $FV_{wash-out}$ 的中位值,以及肺活量测定的 FEV_{1pred}。

(万齐 译 包盈莹 邓宇 审校)

参考文献

Adolphi NL, Kuethe DO (2008) Quantitative mapping of ventilation-perfusion ratios in lungs by 19F MR imaging of T1 of inert fluorinated gases. Magn Reson Med 59:739–746. doi:10.1002/mrm.21579

Carrero-González L, Kaulisch T, Stiller D (2013) In vivo diffusion-weighted MRI using perfluorinated gases: ADC comparison between healthy and elastase-treated rat lungs. Magn Reson Med 70:1761–1764. doi:10.1002/mrm.24627

Chang YV, Conradi MS (2006) Relaxation and diffusion of perfluorocarbon gas mixtures with oxygen for lung MRI. J Magn Reson 181:191–198. doi:10.1016/j.jmr.2006.04.003

Charles C, Moon RE, Macintyre NR, et al (2015a) Cardio-respiratory tolerability of perfluoropropane-enhanced MRI of pulmonary ventilation. In: American Thoracic Society International conference abstracts, pp A3509–A3509

Charles HC, Jones RW, Halaweish AF, Ainslie MD (2015b) Parallel imaging for short breath hold times in perfluorinated gas imaging of the lung. In: Proceedings of International Society for Magnetic Resonance in Medicine, p 3984

Conradi MS, Saam BT, Yablonskiy DA, Woods JC (2006) Hyperpolarized 3He and perfluorocarbon gas diffusion MRI of lungs. Prog Nucl Magn Reson Spectrosc 48:63–83. doi:10.1016/j.pnmrs.2005.12.001

Couch MJ, Ball IK, Li T, et al (2015) Comparing pulmonary MRI using inert fluorinated gases and hyperpolarized 3He: is 19F MRI good enough? In: Proceedings of International Society for Magnetic Resonance in Medicine, p 1501

Couch MJ, Ball IK, Li T et al (2014) Inert fluorinated gas MRI: a new pulmonary imaging modality. NMR Biomed 27:1525–1534. doi:10.1002/nbm.3165

Couch MJ, Ball IK, Li T et al (2013) Pulmonary ultrashort echo time 19F MR imaging with inhaled fluorinated gas mixtures in healthy volunteers: feasibility. Radiology 269:903–909. doi:10.1148/radiol.13130609

Couch MJ, Fox MS, Viel C et al (2016) Fractional ventilation mapping using inert fluorinated gas MRI in rat models of inflammation and fibrosis. NMR Biomed 29:545–552. doi:10.1002/nbm.3493

Ebner L, Kammerman J, Driehuys B et al (2017) The role of hyperpolarized 129xenon in MR imaging of pulmonary function. Eur J Radiol 86:343–352. doi:10.1016/j.ejrad.2016.09.015

Gutberlet M, Kaireit T, Voskrebenzev A, et al (2016) Real-time dynamic fluorinated gas MRI in free breathing for mapping of regional lung ventilation in patients with COPD and healthy volunteers using a 16 channel receive coil at 1.5T. In: Proceedings of International Society for Magnetic Resonance in Medicine, p 1140

Halaweish AF, Charles HC (2014) Physiorack: an integrated MRI safe/conditional, gas delivery, respiratory gating, and subject monitoring solution for structural and functional assessments of pulmonary function. J Magn Reson Imaging 39:735–741. doi:10.1002/jmri.24219

Halaweish AF, Moon RE, Foster WM et al (2013) Perfluoropropane gas as a magnetic resonance lung imaging contrast agent in humans. Chest 144:1300–1310. doi:10.1378/chest.12-2597

Jacob RE, Chang YV, Choong CK et al (2005) 19F MR imaging of ventilation and diffusion in excised lungs. Magn Reson Med 54:577–585. doi:10.1002/mrm.20632

Kirby M, Heydarian M, Svenningsen S et al (2012) Hyperpolarized 3He magnetic resonance functional imaging semiautomated segmentation. Acad Radiol 19:141–152. doi:10.1016/j.acra.2011.10.007

Kruger SJ, Nagle SK, Couch MJ et al (2016) Functional imaging of the lungs with gas agents. J Magn Reson Imaging 43:295–315. doi:10.1002/jmri.25002

Kuethe DO, Caprihan A, Fukushima E, Waggoner RA (1998) Imaging lungs using inert fluorinated gases. Magn Reson Med 39:85–88. doi:10.1002/mrm.1910390114

Kuethe DO, Caprihan A, Gach HM et al (2000) Imaging obstructed ventilation with NMR using inert fluorinated gases. J Appl Physiol 88:2279–2286

Lindner JR (2004) Microbubbles in medical imaging: current applications and future directions. Nat Rev Drug Discov 3:527–532. doi:10.1038/nrd1417

Maunder A, Rao M, Robb F, Wild J (2016) RF coil design for multi-nuclear lung MRI of 19F fluorinated gases and 1H using MEMS. In: Proceedings of International Society for Magnetic Resonance in Medicine, p 3504

Nations U (1998) Kyoto Protocol to the United Nations Framework Convention on Climte Change. http://unfccc.int/resource/docs/convkp/kpeng.pdf. Accessed 21 Mar 2017

Ouriadov AV, Fox MS, Couch MJ et al (2015) In vivo regional ventilation mapping using fluorinated gas MRI with an x-centric FGRE method. Magn Reson Med 74:550–557. doi:10.1002/mrm.25406

Pérez-Sánchez JM, Pérez De Alejo R, Rodríguez I et al (2005) In vivo diffusion weighted 19F MRI using SF6. Magn Reson Med 54:460–463. doi:10.1002/mrm.20569

Rinck PA, Petersen SB, Heidelberger E, et al (1984a) NMR ventilation imaging of the lungs using perfluorinated gases. In: Proceedings of International Society for Magnetic Resonance in Medicine, p 237

Rinck PA, Petersen SB, Lauterbur PC (1984b) NMR-Imaging von fluorhaltigen Substanzen: 19Fluor-Ventilations- und Perfusionsdarstellungen. Fortschr Röntgenstr 140:239–243

Ruiz-Cabello J, Pérez-Sánchez JM, Pérez De Alejo R et al (2005) Diffusion-weighted 19F-MRI of lung periphery: influence of pressure and air-SF6 composition on apparent diffusion coefficients. Respir Physiol Neurobiol 148:43–56. doi:10.1016/j.resp.2005.04.007

Saam B, Happer W, Middleton H (1995) Nuclear relaxation of He3 in the presence of O2. Phys Rev A 52:862–865. doi:10.1103/PhysRevA.52.862

Salerno M, Altes TA, Mugler JP et al (2001) Hyperpolarized noble gas MR imaging of the lung: potential clinical applications. Eur J Radiol 40:33–44

Schreiber WG, Eberle B, Laukemper-Ostendorf S et al

(2001) Dynamic 19F-MRI of pulmonary ventilation using sulfur hexafluoride (SF6) gas. Magn Reson Med 45:605–613. doi:10.1002/mrm.1082

Schreiber WG, Markstaller K, Weiler N et al (2000) F-MRT der Lungenventilation in – Atemanhaltetechnik mittels SF -Gas. Fortschr Röntgenstr 172:500–503

Soher BJ, Halaweish AF, Charles HC (2015) Modeling of the spatio-temporal distribution of pulmonary ventilation via perfluoropropane gas enhanced MRI. In: Proceedings of International Society for Magnetic Resonance in Medicine, p 4006

Stahl M, Wielpütz MO, Graeber SY, et al (2016) Comparison of lung clearance index and magnetic resonance imaging for assessment of lung disease in children with cystic fibrosis. Am J Respir Crit Care Med rccm.201604-0893OC. doi: 10.1164/rccm.201604-0893OC

Terekhov M, Wolf U, Scholz A, Schreiber WG (2007) Rapid in-vivo MRI measurement of fluorinated gas concentration in lungs using T1 – mapping. In: Proceedings of International Society for Magnetic Resonance in Medicine, p 1336

Tibiletti M, Tschechne M, Bianchi A, et al (2016) Ventilation imaging with sulfur hexafluoride in free-breathing mice: initial experience. In: Proceedings of International Society for Magnetic Resonance in Medicine, p 2912

Wagner PD (2012) The multiple inert gas elimination technique (MIGET). In: Applied physiology in intensive care medicine 1: physiological notes – technical notes – seminal studies in intensive care, 3rd ed, pp 35–42

Wolf U, Scholz A, Heussel CP et al (2006) Subsecond fluorine-19 MRI of the lung. Magn Reson Med 55:948–951. doi:10.1002/mrm.20859

Wolf U, Scholz A, Terekhov M, et al (2008) Fluorine-19 MRI of the lung: first human experiment. In: Proceedings of International Society for Magnetic Resonance in Medicine, p 3207

Wolf U, Scholz A, Terekhov M et al (2010) Visualization of inert gas wash-out during high-frequency oscillatory ventilation using fluorine-19 MRI. Magn Reson Med 64:1479–1483. doi:10.1002/mrm.22528

Wolters M, Mohades ÞSG, Hackeng TM et al (2013) Clinical perspectives of hybrid proton-fluorine magnetic resonance imaging and spectroscopy. Invest Radiol 48:341–350

第 7 章

基于通气成像的质子MRI：氧增强肺部MRI及替代方法

Olaf Dietrich

目录

摘要

由于肺实质的信号强度很低，质子磁共振成像对肺实质和肺通气的直接视觉评估比其他大多数器官的MRI要困难得多。肺实质的低信号强度是由平均质子密度低和T2*弛豫时间短所导致的。

有几种基于通气测量的质子MRI可解决这些问题。目前最常用的是氧增强肺部MRI，通过吸入氧分子作为缩短T1的对比剂，从而增强肺的信号。临床上已经展开了较多基于氧增强肺部MRI研究。氧增强MRI的主要优势是氧的来源方便、实施安全。氧增强肺部MRI潜在的局限性是信号增强的程度相对较低（对应的T1减少了10%），以及肺组织通气、灌注、氧扩散特性等的一系列复杂的对比机制。

新出现的技术，如傅里叶分解肺部MRI，通过非增强动态MRI采集来评估肺通气，有望在不久的将来在临床上应用。其他的一些技术，如吸入雾化的钆对比剂或向肺内注入水合全氟化碳乳剂，在进入临床应用之前仍需要进行大量的实验研究。

O. Dietrich, PhD
Josef Lissner Laboratory for Biomedical Imaging, Institute for Clinical Radiology, Ludwig-Maximilians-University Hospital Munich, Marchioninistr. 15, 81377 Munich, Germany
e-mail: od@dtrx.net

1　引言

由于呼吸和心脏的运动及肺实质信号强度极低，在大多数脉冲序列的采集中，人体肺部 MRI 比大多数其他器官或组织的成像要困难得多。肺实质的低信号强度是由平均质子密度低和 T2* 弛豫时间短所导致的[1]。这两种特性都是由于肺实质微观结构的不均匀所致，即充满气体的肺泡，以及气腔与组织或血液之间形成的界面。因此，肺组织的密度（质子密度）很低，另外，在小的空间维度中局部磁化率的变异较大。由于磁化率的变异影响静态磁场的均匀性，继而影响图像单位体素内的质子拉莫尔频率，使得 T2* 弛豫时间明显缩短，如在 1.5T 和 3.0T 磁场强度下分别为 1~2ms 和小于 1ms（Zapp 等，2016）。因此，用传统的质子 MRI 直接视觉评估肺实质通常是比较困难的（Kauczor 和 Kreitner，1999；Kruger 等，2016）。

已有一些技术用来克服肺部 MRI 的局限性，从而改善肺实质的显示或通过吸入气体直接观察肺通气。可直接显示吸入的超级化惰性气体如 ^{3}H 或 ^{129}Xe，这些内容在本书的第 4、5 章中分别详细描述。另一种可选方法是使用惰性氟化气体的 ^{19}F 来进行 MRI，这在本书的第 6 章进行讨论。但所有这些技术都需要额外配置一定数目的硬件设备，至少需要特定的自适应射频（RF）装备（如调至同氦、氙或氟原子核的拉莫尔频率一致的 RF 发射和接收线圈）。此外，超级化气体的制备硬件装置比较复杂和昂贵。

一些替代方法是对肺组织的信号进行增强或优化来间接显像，也就是说，与上述吸入气体的直接可视化不同，通气是间接测量的。以下详细说明推荐的几种不同方法。

- 利用吸入氧分子 T1 缩短效应的氧增强肺部 MRI（Edelman 等，1996；Chen 等，1998；Löffler 等，2000）。
- 呼吸过程中动态 MR 采集，通过平扫信号强度的改变来评估通气（Zapke 等，2006；Topf 等，2006；Marcus 等，2007）。
- 呼吸过程中组织-位移示踪的动态 MR 采集（Voorhees 等，2005）。
- 基于傅里叶分解的肺部 MRI 平扫通气测量（Bauman 等，2009）。
- 吸入基于钆对比剂气溶胶的对比增强肺部 MRI（Berthezene 等，1992；Suga 等，2002a；Haage 等，2005）。
- 使用水合全氟化碳乳剂的对比增强肺部 MRI（Huang 等，2002，2004）。

这些技术的明显优势是可使用传统质子 MRI 的标准射频装备，但图像对比通常比直接通气显像低，而且由于这些方法为间接成像，因而对所测信号的解释更困难。

在这些质子 MRI 方法中，肺的氧增强成像法是迄今为止最成熟的技术，并有大量已发表的技术和临床研究支持。因此，以下将重点介绍氧增强肺部 MRI 技术，包括其生理学和技术基础，操作细节如多层采集技术和触发方案，以及讨论并行成像技术的具体优势和应用。肺通气 MRI 替代方法（尤其是傅里叶分解肺 MRI）将在 3 部分中讨论。

2　氧增强肺部 MRI

2.1　对比机制及生理学

氧分子（O_2）是一种顺磁性气体，也就是说，氧分子的作用类似于微型磁体，外部磁

[1] 引言和之后有关氧增强肺部 MRI 的章节是《临床 MR 应用的并行成像》一书的第 38 章“肺氧增强成像”的内容改编及更新而来的（Pietrich，2007b）。

场可对其定向并放大磁化量。气态氧的体积磁化率[2]是 1.79ppm，对应的摩尔磁化率为 $43.0\times10^{-9}m^3/mol$；相反，许多其他的气体，比如氢、氮、二氧化碳、甲烷和一些惰性气体是反磁性的，具有更低的摩尔磁化率，在 -0.6×10^{-9} 至 $-0.02\times10^{-9}m^3/mol$ 之间（Lide，2005）。Edelman 等于 1996 年首次提出吸入氧分子作为活体肺部 MRI 的一种顺磁性对比剂。而 1992 年 Goodrich 等已经证明了氧在大鼠肺组织中的作用（1992）。

氧分子的对比机制与钆对比剂类似（尽管程度比较小）：组织内质子纵向弛豫时间常量（T1）的缩短取决于具有顺磁性氧分子的浓度。在不同的文献中，肺组织测量出的绝对 T1 值有一定的差异，在吸入纯氧的健康受试者中，可观察到氧诱导的相对 T1 值下降 7%~14%（表 7.1）。T1 值的有效缩短来源于对体素信号有贡献的所有质子的 T1 值变化，也就是说，它对每个体素内各种组织如血液、血管、肺泡细胞及结缔组织进行了平均。Triphan 等（2015b）证明了选择不同的回波时间可影响这些不同成分的权重。通常来说，肺的 T1 值（可能与血管外肺组织成分有关）在超短回波时间下（70μs）比较长的回波时间下更短。然而，氧诱导 T1 值变化最重要的原因是肺毛细血管中溶解氧分子浓度的增加。因此，基于氧的肺成像能提供 3 个生理参数的组合信息（Edelman 等，1996；Löffler 等，2000）。

- 吸入的氧气必须到达所关注的肺区域，该区域的充分通气是氧诱导 T1 弛豫时间减少的一个先决条件。
- 此外，必须有新鲜的毛细血管血液，使氧气能在其中溶解；因此，肺灌注是观察 T1 降低的第二个必要条件。
- 最后，氧气从肺泡进入肺毛细血管即氧分子的扩散，是信号增强所必需的。

因此，氧增强肺部 MRI 可视为“肺功能”成像，也可理解为这 3 个参数的组合。关于灌注在氧增强肺部 MRI 中的作用，Ley 等的研究结果值得注意（2007）。作者论证了吸入氧浓度对肺灌注的影响：与吸入室内空气相比，吸入氧气可使肺灌注明显增加。同样，Nogami 等（2007）表明吸氧改变了心脏血流参数。相反，Arai 等（2009）发现低氧、常氧和轻度高氧组间的血流无明显差异。从相反的因果关系来看，Lee 等（2013）在实验兔中发现肺血流量的改变对氧诱导的信号增强作用影响很小。这些观察结果对氧增强肺部 MRI 的影响尚未得到充分评价。

Pracht 等（2005）提出了测量氧诱导的 $T2^*$ 横向弛豫时间的下降，作为基于 T1 氧增强磁共振成像的备选方法。这项技术的成像基础是同吸入室内空气相比，吸入纯氧条件下肺实质信号的 $T2^*$ 值降低约 10%。在 1.5 T 场强下，不同的研究中肺实质典型的 $T2^*$ 弛豫时间较短，范围在 1.4~2.0ms 间；在较低的场强下，$T2^*$ 弛豫时间要长得多，例如在 0.2 T 时约为 10ms，氧诱导下 $T2^*$ 弛豫时间又会进一步缩短约 10%（表 7.2）。由于 $T2^*$ 弛豫时间很短，这种效应的测量比基于 T1 的测量更加困难，容易产生系统误差。然而，这种方法可能有助于确定通气的特性，因为其能减少灌注和扩散的影响（Pracht 等，2005）。Carinci 等（2016）最近提出一个新的氧增强肺部 MRI 方法：在一个非对称预备自旋回波的基础上，吸入纯氧后，肺组织内的谱线增宽，其平均值从 1.48ppm（在室内空气条件下）显著增加至 1.69ppm（即增加了约 14%）。

[2] 所有磁化率均为正常温度（20°C）和压力（1atm，1013.25hPa）下所得，单位为 SI，即将 cgs 单位乘以 4π 所得。

表 7.1　肺组织的 T1 弛豫时间常数

	B_0(T)	T1(ms)吸入室内空气	T1(ms)吸入纯氧	T1 减少(%)
Edelman 等(1996)	1.5	913	837	9.3
Chen 等(1998)	1.5	1352	1183	12.5
Stock 等(1999)	1.5	904	790	12.6
	0.2	632	586	7.3
Löffler 等(2000)	1.5	1219	1074	11.9
Nakagawa 等(2001)	1.5	1147	1070	6.7
Jakob 等(2001)	1.5	1249	1141	8.6
Mai 等(2002)	1.5	1399	1207	13.7
Jakob 等(2004)[a]	1.5	1298	1160	10.6
Dietrich 等(2006b)	3.0	1281	1102	14.0
Molinari 等(2008)	1.5	1110	1016	8.5
Beer 等(2009)	0.2	686	631	8.0
Renne 等(2015b)[b]	1.5	1173	1038	11.5
Renne 等(2015c)	1.5	1250	1093	12.6
Triphan 等(2015a)，呼气	1.5	1027	922	10.2
Triphan 等(2015a)，吸气	1.5	1017	923	9.3

[a]，T1 弛豫时间的计算是从 T1(0)和 OTF 开始的。

[b]，肺移植术后合并 0 级细支气管炎闭塞综合征的患者。

表 7.2　肺组织的 T2* 弛豫时间常数

	B_0(T)	T2*(ms)吸入室内空气	T2*(ms)吸入纯氧	T2*减少(%)
Pracht 等(2005)，右肺	1.5	1.84	1.64	10.9
Pracht 等(2005)，左上肺	1.5	1.88	1.50	20.2
Beer 等(2009)	0.2	10.7	9.6	10.3
Oechsner 等(2009)	0.2	10.6	9.5	10.4
Triphan 等(2015a)，呼气	1.5	1.47	1.36	7.5
Triphan 等(2015a)，吸气	1.5	1.45	1.33	8.3
Hemberger 等(2015)，呼气[a]	1.5	2.10	1.89	10.0
Hemberger 等(2015)，吸气[a]	1.5	1.98	1.76	8.9

[a]，在冠状面后部的切片上。

有研究比较了磁共振成像过程中氧吸入的不同方法和技术方案。Molinari 等(2008)比较了密封(紧密贴合)输氧系统和临床可用的非密封标准面罩；他们没有发现两个系统的结果之间存在差异。与此相反，Renne 等(2015c)发现与不密封的标准面罩相比，全密封面罩氧诱导的T1缩短更明显，变异度更低。Halaweish 和 Charles(2014)最近对一个集成气体输送、呼吸门控和受试者监测的解决方案进行了描述和评估。

2.2 MRI 脉冲序列

多个脉冲序列可用于氧增强T1加权肺部MRI，但必须满足以下先决条件。

- 脉冲序列必须提供对氧诱导T1缩短足够敏感的T1加权。这通常是可通过反转脉冲的磁化准备(180°脉冲，反转恢复技术)来实现。在180°脉冲和读出之间典型的反转时间为700~900ms (Edelman 等，1996；Stock 等，1999；Ohno 等，2001，2008b，2011，2012a，b，2014a，b；Vaninbroukx 等，2003；Naish 等，2005) 或 1100~1300ms (Löffler 等，2000；Müller 等，2002；Mai 等，2003；Dietrich 等，2005，2010；Thieme 等，2011；Maxien 等，2012；Morgan 等，2014)
- 快速数据采集可减少由心脏运动、血流和呼吸引起的运动伪影。可应用单次激发序列(在单次激励后完成所有数据采集)和极快的梯度回波序列避免运动相关的影响。
- 脉冲序列要对磁化率的变化和短T2*弛豫时间不敏感；因此，不能使用平面回波成像技术或中等或较长回波时间的梯度回波成像序列。

具有上述特征的脉冲序列常用于氧增强肺部MRI，例如，k空间中心重排采样的单次激发快速自旋回波序列，也被称为弛豫增强快速采集(RARE)序列(Chen 等，1998；Stock 等，1999；Loffler 等，2000；Muller 等，2002；Vaninbroukx 等，2003；Morgan 等，2014；Zhang 等，2015)。一种采集时间更短的相似序列是半傅里叶采集单次激发自旋回波(HASTE)序列(Edelman 等，1996；Ohno 等，2001，2011，2012a，b，2014a，b；Nakagawa 等，2001；Mai 等，2003；Dietrich 等，2005；Thieme 等，2011；Maxien 等，2012)。Ohno 等(2004)发现，如果HASTE序列用最短的回波间隔即最短的读出时间，则信噪比可得以改善。

单次快速自旋回波序列的替代序列是快速扰相梯度回波(或场回波)序列，使用更短(小于2ms)或超短(小于0.5ms)的回波时间。Snapshot-FLASH序列的回波时间极短(小于2ms)，已被用于氧增强肺部MRI；这些序列特别适合测量肺的定量T1图(Jakob 等，2001；Arnold 等，2007；Molinari 等，2008；Kershaw 等，2010；Renne 等，2015a，b，c；Jobst 等，2015)。氧增强肺部MRI的超短回波时间(UTE)序列采用的回波时间在70~80μs之间，首先应用于小动物(Togao 等，2011；Zurek 等，2014，2016)，最近也在进行人体研究 (Kruger 等，2014；Hemberger 等，2015；Triphan 等，2015)。这些UTE技术对于基于T2*的氧增强肺部MRI和极短T2*弛豫时间的分布图特别有用。最后，也有研究在0.5 T以下的低场强环境下使用快速稳态自由进动(SSFP)技术，如True FISP序列进行肺氧磁共振成像(Muller 等，2001)。

上述脉冲序列通常结合一个反转恢复反转恢复预脉冲，以获得足够的T1加权。Puderbach 等(2007)显示所选择的反转脉冲类型可能影响氧增强的评估。T1加权饱和恢复序列也可代替反转恢复序列用于氧增强肺部MRI。饱和恢复实验的动态信号范围仅为反转恢复的一半；因此，氧诱导信号变化的信噪比更小。另一方面，饱和预脉冲通常比反转预脉冲更加可靠，特别是在 B_1 不均匀的情况下。因此，特别是在较高的磁场强度(如3T)下，饱和恢复可能比反转恢复序列更有优势(Dietrich 等，2006b)。此外，由于在读出和随后的预脉冲之间没有纵向弛豫，饱和恢复技术可减少成像时间(Naish 等,2005)。

2.3　数据采集规范及评估

有多种方法可用于氧增强肺部 MRI 的采集及定性或定量数据评估。这些方法可分为基于 T1 加权信号时间曲线和基于定量 T1mapping 结果两大类。

2.3.1　基于信号强度的技术

基于不同图像的一种直接显示肺组织通气的技术：分别吸入氧气和室内空气可获得有差异的 T1 加权分布图，可观察到吸入氧气之后由于纵向弛豫时间的改变，肺实质和周围组织相比呈高信号。通常，一个用于数据采集的规范化模块由吸入室内空气和氧气的交替模块组成，如图 7.1 所示。由于肺组织的预期信号差值和信噪比相对较小，需要多次重复采集，例如，吸入氧气后平均重复采集 20~40 次，吸入室内空气时也重复采集相同次数，从而增加差值图的信噪比。

像素的平均氧增强信号强度 S_{O_2} 与平均室内空气信号强度 $S_{room\ air}$ 信号差 ΔS 可直接观察到(Chenet 等，1998；Stock 等，1999；Mai 等，2000；Nakagawa 等，2001)：

$$\Delta S = S_{O_2} - S_{room\ air}$$

或用室内空气信号对像素标化后，得到相对信号差异 $\Delta S_{relative}$(或相对增强比，RER)(Edelman 等，1996；Muller 等，2002；Ohno 等，2002；Dietrich 等，2005；Arnold 等，2007；

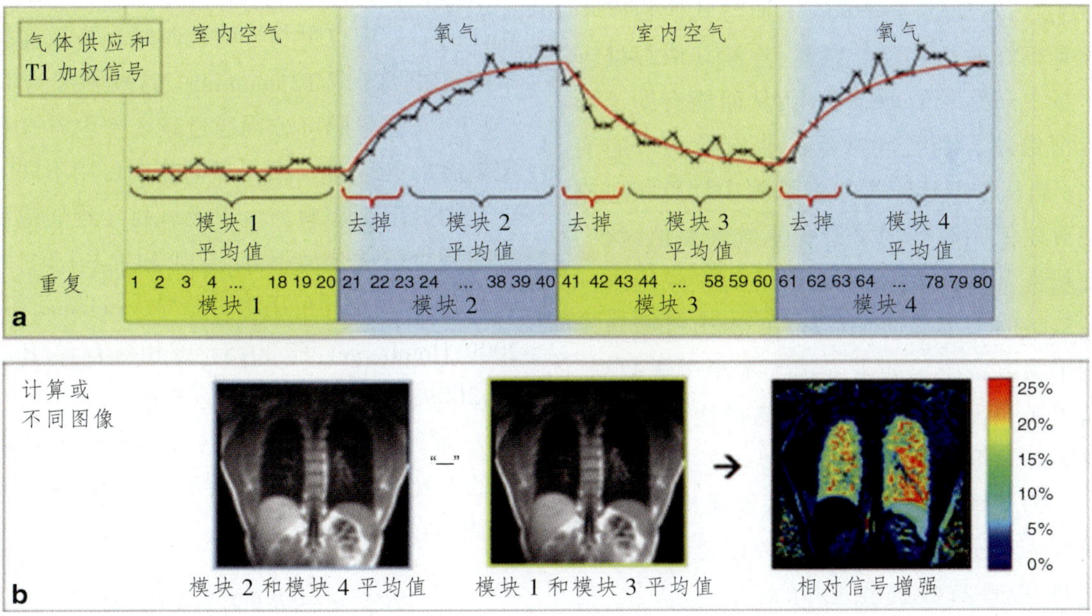

图 7.1　(a,b)肺氧增强 MRI 的规范化模块。(a)数据采集：T1 加权成像在 4 个模块中以 4×20 的重复次数持续采集；在模块 1 和模块 3 中，供应的是室内空气；在模块 2 和模块 4 中，供应的是纯氧。在气体供应发生转换后，T1 加权信号变化相对缓慢，并呈指数增长至新的稳定状态。因此，在计算每个模块逐像素平均值之前，应该去掉几个重复的采集。(b)经平均室内空气图像标准化后，通过第 2 模块和第 4 模块，以及第 1 模块和第 3 模块平均图像的差异计算相对信号的增加量（或相对增强率）。差值图中肺实质与脾脏呈高信号。[Figure reprinted with permission of Springer from：Dietrich(2007b)]

Hemberger 等，2015)：

$$\Delta S_{\text{relative}} = RER = \frac{S_{O_2} - S_{\text{room air}}}{S_{\text{room air}}}.$$

计算绝对或相对差值图是一种直观的肺功能可视化方法，并可在大多数 MRI 系统中操作且不需要额外的后处理软件。然而，在计算差值图时，必须要考虑将气体供应从空气切换到氧气(反之亦然)后需要一定的时间间隔，直到 T1(即 T1 加权成像的信号强度)达到如图 7.1 所示的稳态值。这一过程随时间常量呈指数性改变，健康志愿者中的时间常量范围为 23~83 秒(Arnold 等，2004；Naish 等，2005；Dietrich 等，2010)。

在转换气体供应后等待几分钟再继续采集数据，可避免产生平稳状态之间的中间信号间隔 (Mai 等，2003)。然而，Müller 等(2002) 发现信号斜率的增加与其他临床参数有很好的相关性。因此，连续获取数据可测量中间信号的动态变化，从而能有助于确定图像差异和时间常数，或信号斜率的变化。当从这些连续采集的数据中计算相对或绝对差值图时，为了避免系统性差值减少，在切换气体供应后，应当去掉每个模块中一定数量的采集数据。例如，在 4×20 呼吸触发的采集方案中，如果去掉 5~8 个采集数据，信号差值和统计误差的比值将达到最优化(Dietrich 等，2006a)。

为了评估像素的氧流入及流出动力学，研究表明分段指数模型函数比矩形或分段线性模型函数提供更好的信号拟合(由 Akaike 信息标准量化)(Dietrich 等，2010)。因此，通过重复吸入室内空气和氧气的氧增强采集方法，氧流入 τ_{in} 及流出 τ_{out} 的时间常数(指数)可被量化为附加的通气相关参数。

作为评估 T1 加权图像绝对或相对差异的一种替代方法，Mai 等(2003)提出计算一系列 T1 加权采集中每个像素的时间响应函数与代表室内空气和氧气切换方案的输入函数之间的相互关系。基于这种方法，Molinari 等(2007)介绍了氧激活像素分数(OAP%)，换而言之，就是相关系数大于 0.5 的像素数量除以感兴趣区的像素总数量，例如比较健康志愿者和患者的采集数据。如果将分段指数函数作为输入函数而不是更简单的 (矩形)箱式函数，则可得到更好的相关结果，即更高的中位相关系数(Dietrich 等，2010)。Sá 等(2010，2014)结合动态氧流入和流出模型及基于相关的分析，从氧介导的信号时间曲线估算出具体的通气情况。

2.3.2 基于 T1 弛豫时间的方法

除了上述基于信号强度的评价方法，即利用吸氧引起的T1 加权信号改变外，氧增强 MRI 的后处理也可基于弛豫时间定量成像技术进行，即 T1 或 $T2^*$mapping。这些肺部的 T1 (或 $T2^*$) 定量图可分别通过吸入室内空气和纯氧后采集、计算而得。氧的作用可用不同的定量图显示，表现为由于吸氧而导致的弛豫时间减少 (或弛豫率 R_1=1/T1 和 R_2^*=1/$T2^*$ 的增加)。这些差异可用绝对差异(Oechsner 等，2009；Hemberger 等，2015) 或相对差异(Beer 等，2009；Triphan 等，2015a)来表示。

肺实质在吸入室内空气和氧气下弛豫率的变化也可用来估计溶解在血浆(组织水中)中的氧分压 ΔP_{O_2}：

$$\Delta P_{O_2} = \frac{1}{r_1}\left(R_1\left(O_2\right) - R_1\left(\text{air}\right)\right)$$

其中 $r_1=2.49\times10^{-4}s^{-1}mmHg^{-1}$，为水体中 O_2 的纵向弛豫率 (Zaharchuk 等，2006；Kershaw 等，2010；Morgan 等，2014；Zhang 等，2015)。在此弛豫率下，健康受试者弛豫率变化约 $0.1s^{-1}$ 对应的氧分压约为 400mmHg。同样，对于 T1 加权信号来说，流入及流出时间

常数也可通过 R_1 或氧分压 ΔP_{O_2} 的时间曲线来确定（Kershaw 等，2010；Morgan 等，2014；Zhang 等，2015）。

除了交替吸入室内空气和纯氧外，也可在两种以上不同氧浓度的情况下进行定量测量，比如 21%（室内空气）、40%、60%、80% 和 100%。根据不同氧气水平下的定量 T1 测量结果，可确定氧传输功能（OTF），如图 7.2 所示（Jakob 等，2004）。OTF 反映的是肺组织弛豫率的改变 R_1=1/T1，取决于吸入气体中氧的浓度 C_{O_2}，换而言之，OTF 为氧的弛豫率但无须测量组织的实际氧浓度（单位是 mmol/L）。OTF 的单位是 $s^{-1}(\%O_2)^{-1}$，T1 的变化表述为：

$$\frac{1}{T_1\left(C_{O_2}\right)}=\frac{1}{T_1(0)}+\mathrm{OTF}\times C_{O_2}.$$

健康肺组织的典型 OTF 值范围从 $0.9\times10^{-3}s^{-1}$（$\%O_2$）$^{-1}$ 到 $1.5\times10^{-3}s^{-1}$（$\%O_2$）$^{-1}$（Jakob 等，2004；Renne 等，2015a，b，c），这与氧气浓度增加 79%（从室内空气的 21% 增加到 100%）时 1/T1 变化了 $0.1s^{-1}$ 一致。同样，在不同氧浓度下可测量 T2*，在 1.5 T 下斜率近似线性，约为 $500\times10^{-3}s^{-1}(\%O_2)^{-1}$（Triphan 等，2015a）。

为了加速获取 OTF 测量所需的 T1 分布图，可使用 Arnold 等（2007）提出的一种技术。根据吸入室内空气的单一 T1 定量图及所有氧浓度的 T1 加权图像，可估算不同氧浓度的 T1 值。与其他所有评价氧增强肺部 MRI 的研究不同，Arnold 等（2007）使用碳合气（即 95%的氧混合 5%的二氧化碳）取代纯氧来作为缩短 T1 的对比剂，因为在非小细胞肺癌患者的放射治疗中，碳合气被认为是一种有利的呼吸气体。

2.4　高级采集技术

几乎所有的氧增强 MRI 研究都是在 1.5 T 或更低（如 0.2 T）的场强下进行。只有 Thieme 等（2011）的一个研究证实了氧增强 MRI 在 3T 场强下的可行性（使用反转恢复 HASTE 序列），但与同一受试者在 1.5 T 场强下所得图像相比，获得的氧增强信号更不均匀且信号稍低。因此，氧增强 MRI 的技术

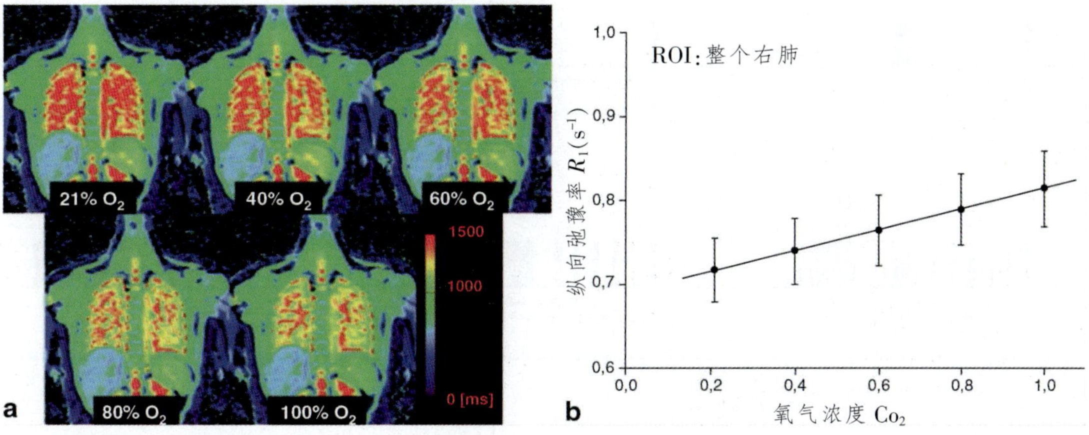

图 7.2　（a,b）氧传输功能（OTF）的测定。（a）30 岁的健康女性志愿者吸入不同浓度氧的 C_{O_2} 的 T1 图。（b）整个右肺的氧浓度的 C_{O_2} 与纵向弛豫率 R_1 呈线性关系。拟合的 OTF 和推算的无氧回波时间 T1（0）分别是 $(0.12\pm0.00)\times10^{-2}\ s^{-1}(\%O_2)^{-1}$ 和 (1449 ± 2)ms，相关系数（R）为 1。[Reprinted with permission of John Wiley and Sons from：Jakob et al.（2004）]

开发仍集中于 1.5 T 下采集技术的改进，后面将予以阐述。

2.4.1 多层成像

氧增强肺部 MRI 基于 T1 加权序列，如单次激发快速自旋回波技术或超快速梯度回波技术。这两种序列类型都需要额外增加 T1 对比的磁化准备，通常用反转脉冲实现。这个 180°的射频脉冲(及快速自旋回波序列中的重聚焦射频脉冲)可以是层面选择性脉冲，仅影响 2D 层面上的质子，或是非选择性脉冲，可反转射频线圈内的所有质子(Takenaka 等，2011)。所有层面具有相同反转时间的隔行多层面采集只能使用层面选择性反转和重聚脉冲序列。

之前大多数氧增强成像研究都是采用非选择性反转或重聚脉冲 (Jakob 等，2001；Nakagawa 等，2001；Mai 等，2003；Molinari等，2007；Zhang 等，2015)，这样不能实现隔行反转和多层面采集。因此，在连续的成像试验中，只能进行单层面成像或者延长总采集时间来获得几个层面图像。

多个层面的采集时间可通过层选择射频脉冲、隔行反转预脉冲和图像数据读出等方法来缩短，也就是说，一个层面反转与读出之间的反转时间 TI 可用来反转一个或几个更多的层面，如图 7.3 所示。使用层面选择反转的可能缺点之一是灌注效应的敏感性增加：层面内的信号将受到来自层面外非反转自旋质子的流入影响。为了将这种影响降到最低，可将增加反转层面的层厚，比如调至图像层厚的 2 倍。

对非选择性反转和使用 2 倍反转层厚的层面选择性反转进行比较，两种技术得到了相似的结果(Dietrich 等，2005)。T1 加权图像和计算的相对信号增加图表明肺血管信号存在一定差异。实际上，肺大血管内信号的增加对肺功能的评估没有肺实质的信号分布重要，而后者在两种技术上是相似的。

2.4.2 心电图和呼吸触发、运动校正

由于搏动的血流、心脏运动和呼吸会引起胸腔明显的运动，因此，可靠的触发技术对于肺部 MRI 至关重要。Vaninbroukx 等

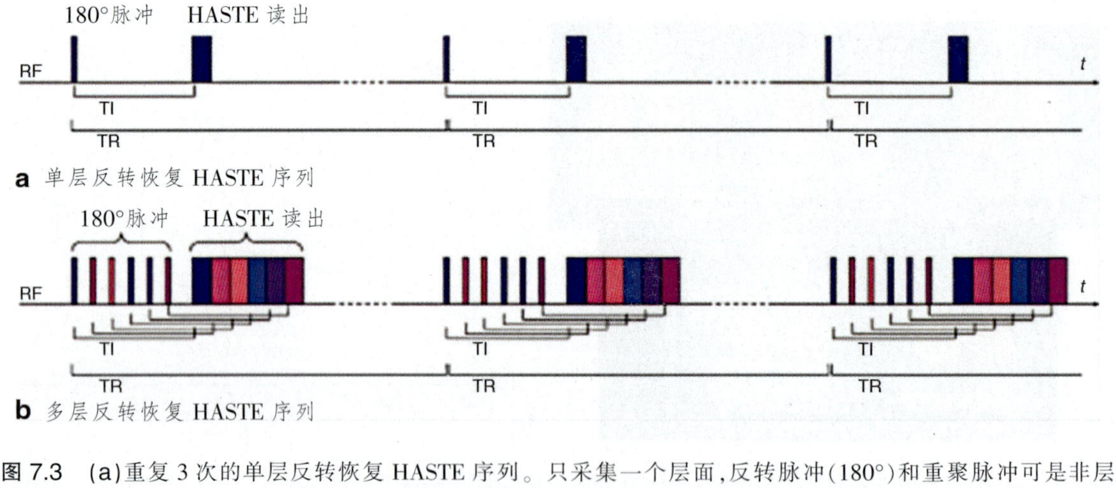

图 7.3 (a)重复 3 次的单层反转恢复 HASTE 序列。只采集一个层面，反转脉冲(180°)和重聚脉冲可是非层面选择性的。(b)重复 3 次的 HASTE 多层反转恢复序列。采集 6 层(用不同颜色表示)，反转脉冲(180°)和读出层面是错开的。所有 180°的射频脉冲必须是层面选择性。[Figure reprinted with permission of Springer from：Dietrich(2007b)]

(2003)和 Molinari 等(2006)证明，心电和呼吸触发的肺氧增强 MRI 优于非触发 MRI。心电触发有助于在同一心动时相下获得所有重复图像，避免采集时收缩期产生的运动伪影。更重要的是，呼吸触发能在相同横膈位置获得所有重复图像，因为肺实质的信号强度很大程度上取决于呼吸时相(Mai 等，2000；Bankier 等，2004)。由于呼吸过程中质子密度的变化，信号强度通常至少变化 50%，这种信号变化会与氧诱导的信号增强相重合。呼吸触发有多种技术，包括常用的呼吸腰带、呼吸气流流速触发(Molinari 等，2006)或导航技术(Molinari 等，2007)。对于图像采集来说，选择呼气末成像优于吸气相，前者可获得最大的肺信号强度和更统一的横膈位置(Losert 等，2002)。

上述考虑推动了心电和呼吸触发在快速 T1 加权脉冲序列中的联合应用，以在常规临床中获得稳健的肺氧增强 MRI。然而，多层反转恢复单次激发快速自旋回波序列联合心电和呼吸触发需要一个复杂的触发方案，以在舒张期读出数据。图 7.4 显示了 Dietrich 等(2005)采用的一种触发和序列方案；在呼气末进行触发采集，并根据心电信号计算出一个额外的短延迟 T_D，这样实际就能在心脏舒张期读出数据。由于所有的 6 个层面不能在单个 RR 间期内完成采集，所以将读出分为两个部分，包含 3 个 HASTE。

除了呼吸触发外，Molinari 等 (2012)还发现全自动非刚性图像配准可进一步改善氧增强 MRI 的质量；图像配准后，氧增强图像的平均变异系数降低了约 11%。

2.4.3　并行成像

自 20 世纪 90 年代中期开始发展的并行成像技术能加速图像采集 (Sodickson 和 Manning，1997；Pruessmann 等，1999；Griswold 等，2002；Larkman 和 Nunes，2007；Schoenberg 等，2007)，是磁共振成像领域的一项重要创新。并行成像的基本思想是平行使用多个独立的接收线圈单元，通过减少 k 空间的采样密度，即 k 空间次采样，从而来减少图像矩阵所需的相位编码步数。并行成像由于回波链和回波时间更短，以及图像模糊度降低，总的来说在单次激发 MRI 上颇具优势 (Griswold 等，1999；Dietrich，2007a)，特别是单次激发肺部 MRI (Heidemann 等，2003；Eibel，2007)。

在图 7.4 所示的心电和呼吸触发的肺氧增强 MRI 多层面序列中，并行成像能使快速

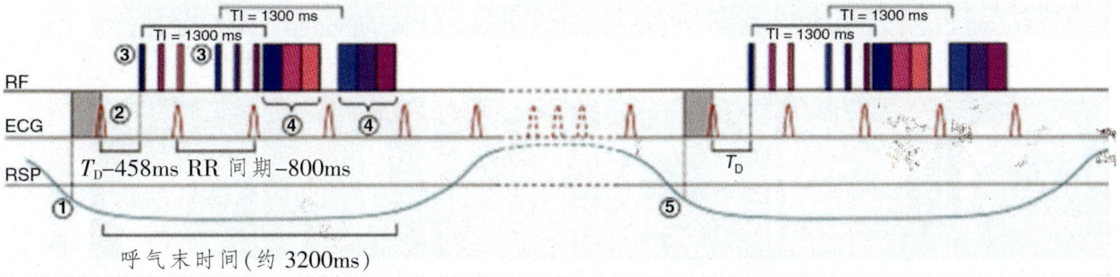

图 7.4　结合呼吸(RSP)和心电触发的反转恢复 HASTE 序列。①序列开始于呼气末。②下一个 R 波后，插入延迟 T_D。③对 2×3 层的层面施加层面选择性反转序列。④从当前心率计算出延迟 T_D，这样 6 个 HASTE 均在舒张期内读出。⑤下一个呼吸周期重复该序列。[Figure reprinted with permission of Springer from：Dietrich(2007b)]

自旋回波读出更短，展示出独特的优势。Dietrich 等(2005)使用加速因子为 2 的并行成像表明，采集矩阵为 128×128 的 HASTE 序列所需回波数可以从 72 减少到 36;因此，总的读出时间从 214ms/层减少到 115ms/层(回波间隔为 2.7ms)，其中包括了信号激励和扰相梯度的时间。由于总读出时间缩短，反转恢复预脉冲的呼气末隔行成像层数可增加到 6 层或更多，而非并行成像仅有 4 层。每次重复获得 6 层无运动伪影图像所需的平均呼气末时间(见图 7.4),可从非并行成像的 4112ms 明显减少到并行成像的 2727ms(Dietrich 等,2005),使该序列在呼吸运动伪影下更加稳定。Dietrich 等(2005)和 Dietrich(2007b)发表的文章更详细地讨论了并行成像和氧增强多层面肺部 MRI 的协同作用。

图 7.5 所示为 1 名健康志愿者的 6 幅冠状位肺氧增强 MRI。这些数据是使用上述的 T1 加权呼吸和心电触发多层面 HASTE 反转恢复序列采集的。GRAPPA 并行成像的回波时间为 11ms(Griswold 等,2002)。

2.5 临床应用

多项肺氧增强成像研究表明,MRI 参数与传统的肺诊断方法之间存在良好的相关性,如评价一氧化碳弥散量(DL_{CO})、第 1 秒用力呼气容积(FEV_1)、肺通气闪烁显像结果。Ohno 等(2001,2002)研究了肺癌和肺气肿患者，发现氧增强 MRI 最大信号增强与 FEV_1 和 DL_{CO} 均有良好的相关性。同一组研究人员发现氧增强 MRI 可成功预测支气管肺癌患者术后的 FEV_1(Ohno 等,2005)。Nakagawa 等(2001)证实在肺栓塞患者中氧增强 MRI 无任何通气缺陷,与通气闪烁显像结果一致;在这些患者中,通气产生的对比较基于灌注和弥散的对比更显著。Müller 等(2002)一项对不同肺部疾病患者的研究显示,切换到纯氧后的信号斜率与 DL_{CO} 之间具有良好的相关性。Jakob 等(2004)发现,囊性纤维化患者的氧传递函数与肺受累区域的灌注缺损肺区密切相关。一项对 33 例肺动脉高压患者的研究显示,氧增强 MRI 在检测通气缺损的敏感性方面高于肺通气闪烁

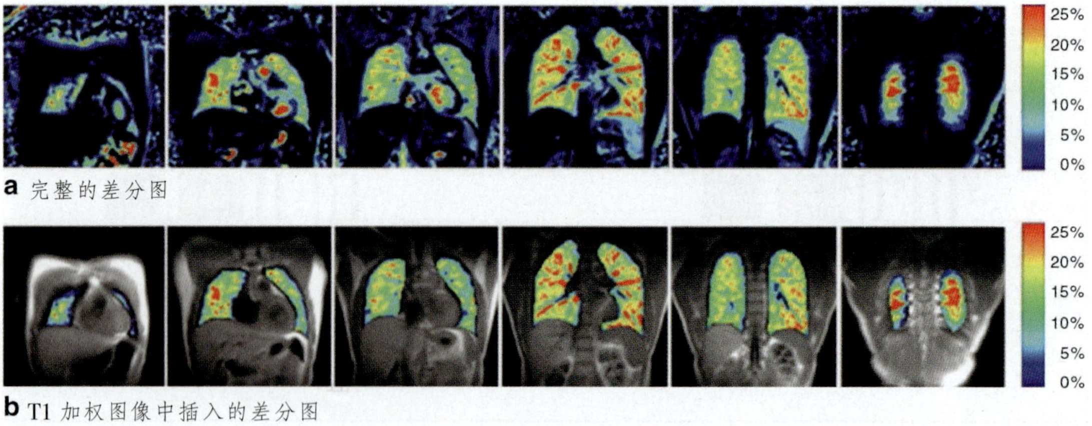

图 7.5 (a,b)健康志愿者并行成像的参数图显示氧诱导的相对信号增加。完整的参数图(a)显示氧诱导的信号增强主要见于肺、心肺大血管、脾和心室。显示将同一数据插入手动分隔肺后的 T1 加权图像中(b)。[Figure (modified) reprinted with permission of Springer from: Dietrich(2007b)]

显像(Maxien 等,2012)。

Ohno 等(2008a,b;2011;2012a,b;2014a,b) 的几项研究将氧增强 MRI 与薄层 CT 进行了相关比较。在吸烟相关的慢性阻塞性肺疾病(COPD)患者中,动态氧增强 MRI 中的信号增强和吸入时间可评估肺功能受损(Ohno 等,2008a,b;2012a)。同一组研究人员发现,氧增强 MRI 在评估哮喘患者的肺功能受损及临床分期方面与 CT 同样有效(Ohno 等,2011); 治疗效果可通过信号增强来评估,特别是氧增强 MRI 吸入时间与 FEV_1 分析结果具有良好相关性(Ohno 等,2014a)。在患者接受肺减容术前,氧增强 MRI 在判断临床转归方面和薄层 CT 一样可靠 (Ohno 等,2012b)。在一项结缔组织疾病患者的研究中,氧增强 MRI 与薄层 CT 一样有助于疾病严重程度的评估(Ohno 等,2014b)。

在 Molinari 等(2007)的一项研究中,间质性肺疾病中氧激活像素比例(OAP%)明显比健康志愿者少。最近的两项研究分析了氧增强 MRI 对 COPD 的评估:Jobst 等(2015)测定了 20 例 COPD 患者的氧诱导 T1 缩短,认为该参数与肺灌注缺损和 COPD 严重程度相关(见图 7.6);Morgan 等(2014)发现氧增强 MRI 参数(基于 T1 测量值和洗出动态)可显示 β_2-拮抗剂和吸入皮质激素的治疗反应(40 例 COPD 患者)。一项对 10 例哮喘患者的研究也评估了 T1 值和动态参数(氧吸入及洗出时间常数), 对疾病的严重程度敏感性好,也有好的重复性和观察者内一致性(Zhang 等,2015),如图 7.7 所示。在另一项哮喘研究中,氧增强 MRI 能显示并量化节段性支气管内变应原刺激后的局部过敏反应(Renne 等,2015a)。最后,Renne 等(2015b)在一项 76 例双肺同种异体移植患者中的研究发现,氧传输函数可作为检测移植肺慢性功能不全的早期标志物。

3 替代方法

3.1 非对比增强动态肺成像

如 1 节所述,虽然非对比增强 MRI 中肺组织信号很低,但仍可直接使用这种信号评估肺的通气特性。一种方法是从呼吸周期中获得一系列动态的非对比增强肺图像,从中推断通气信息(Rupprecht 等,2003;Topf 等,2004,2005,2006;Zapke 等,2006;Voorhees 等,2005;Marcus 等,2007)。这些图像的时间分辨率介于 119ms(Marcus 等,2007)和 2s(Topf 等,2005,2006)之间。通常只采集一个层面以优化时间分辨率。

为了获得足够强的原始肺组织信号,有学者提出了不同的磁共振成像技术。例如,有人建议使用低场强, 如 0.2T 的 MRI 系统(Wagner 等,2001;Rupprecht 等,2002;Abolmaali 等,2004)。尽管低场强下信噪比(SNR)通常较低,但肺组织的相对信号却因磁敏感效应减少而增加,而磁敏感效应与场强成正比。稳态 SSFP 序列如 True FISP 特别适合于 0.2T 的肺部 MRI, 因为它们有很高的信噪比。在较高的场强下,单次激发快速自旋回波成像如 HASTE 序列具有相对较短的回波时间,通常是肺组织成像的首选。

Rupprecht 等(2003)提出,可从呼吸周期内 MR 信号强度的区域变化来直接推断肺通气信息。在他们的研究中,通过吸气信号 S_{insp}、呼气信号 S_{exp} 及噪声信号 S_{noise},可以计算出吸入空气量(V_{air})与呼气时肺实质体积(V_{tissue})的比值,如:

$$\frac{V_{air}}{V_{tissue}} = \frac{S_{exp} - S_{insp}}{S_{exp} - S_{noise}}.$$

更广义地说,这个比率也可在每次呼吸周期 t 时根据肺信号 $S(t)$确定,t 时间点比率

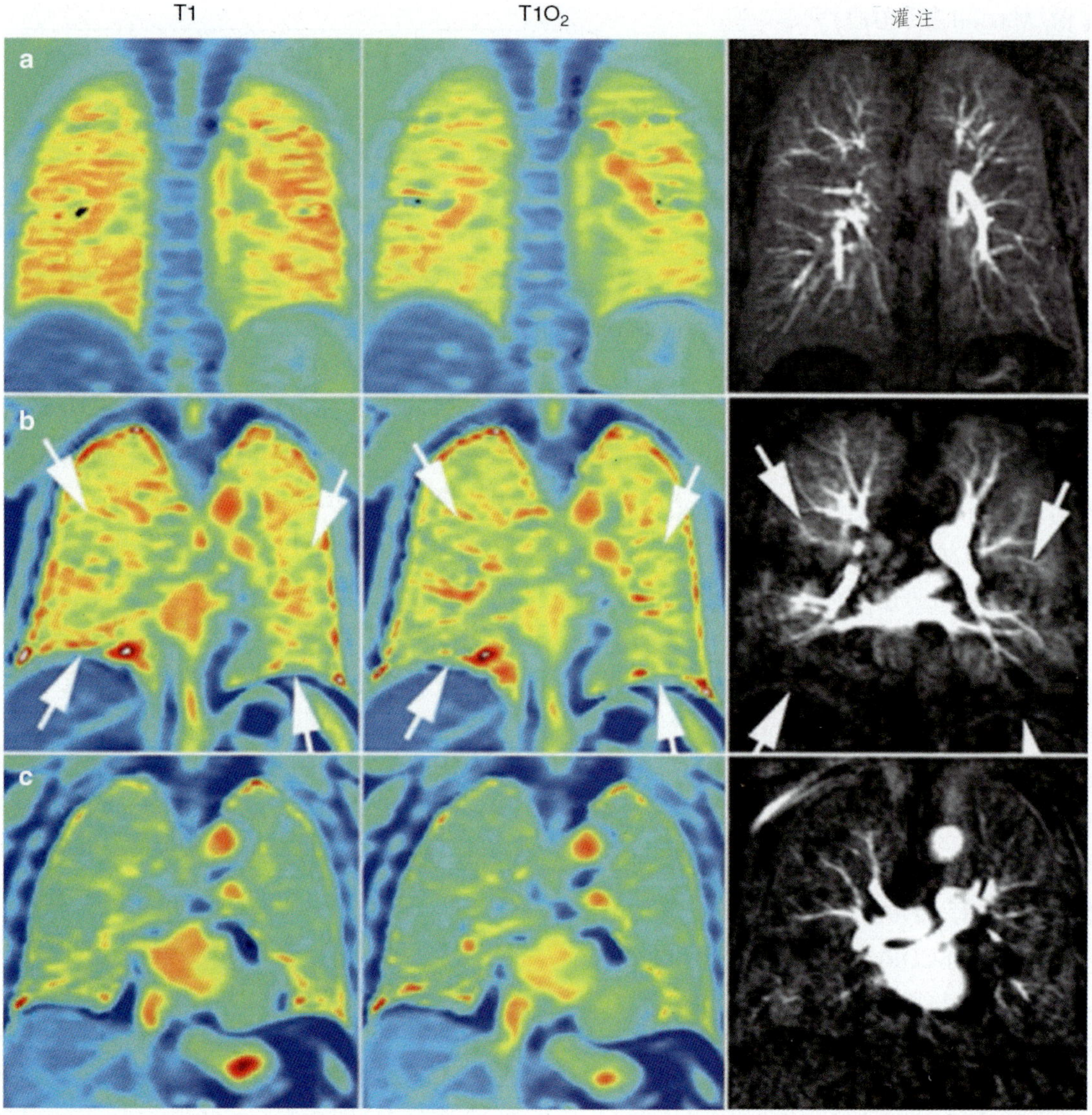

图 7.6 T1 加权和灌注特征的比较。(a)29 岁健康志愿者，正常的室内空气 T1mapping（左），100%纯氧 T1mapping(中)，DCE 肺灌注(右)(各区域评分=0)。(b)59 岁的 GOLD Ⅱ期患者，中下肺区域(白色箭头之间)显示室内空气下轻度 T1 异常(得分=1)，吸入纯氧后正常 ΔT_1(得分=0)，以及轻度灌注异常(得分=1)，反映了通气正常但灌注受损的肺区。(c)显示了一个 75 岁的肺功能Ⅱ级患者室内空气下 T1 明显异常，纯氧条件下 ΔT_1 和灌注异常(得分=2)。[Figure reprinted(CC BY license)from:Jobst et al.(2015)]

为：

$$\frac{V_{\text{air}}(t)}{V_{\text{tissue}}}=\frac{S_{\text{exp}}-S(t)}{S_{\text{exp}}-S_{\text{noise}}}$$

应用 0.2T 的 True FISP 序列(Rupprecht 等，2003；Topf 等，2004；Zapke 等，2006）和 1.5T 的 HASTE 序列(Topf 等，2005，2006)在志愿者和患者中对这一定量方法进行了评估。MRI 测量的肺通气与常规肺功能测试得出的肺活量之间存在良好的相关性，如图 7.8 所示(Zapke 等，2006)。然而，由于肺组织在呼吸周期中明显运动，使这种方法变得复

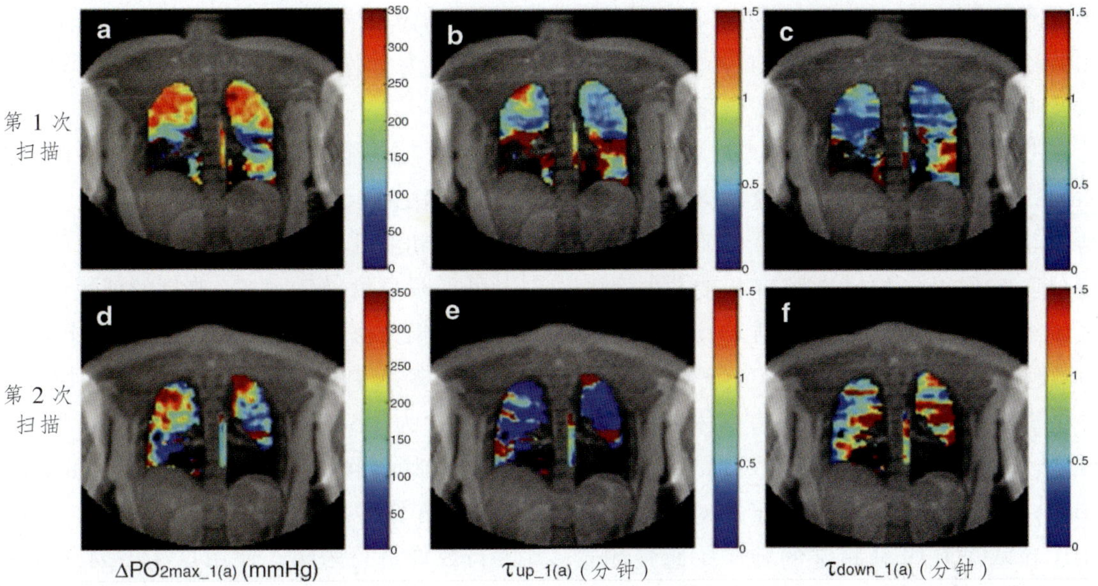

图 7.7　严重哮喘患者(女性,19 岁,$FEV_{1\%预测}$=64%)的动态氧增强 MRI 参数图,第 1 次扫描(V1)和第 2 次扫描(V2)。(a–c)分别表示第 1 次扫描的 ΔPO_{2max}、τ_{up_l} 和 τ_{down_l} 图。(d–f)分别表示第 2 次扫描的 ΔPO_{2max}、τ_{up_l} 和 τ_{down_l} 图。第 1 次扫描增强比例为 82%,第 2 次扫描增强比例为 67%。[Figure reprined(CC BY license)from:Zhang et al.(2015)]

杂化。因此,在评估 MR 信号强度的变化之前,需要进行大量的后处理将呼吸周期内采集的所有图像与参考图配准(非刚性)(Zapke,2006)。Marcus 等(2007)提出了一种相关的方法,将呼吸周期中信号强度和肺面积进行相关(Bankier 等,2004)。

除了评估呼吸周期中 MR 信号强度的时间依赖性外,也可通过直接监测肺组织的空间移位来直接推导出通气信息。有两种不同的组织移位映射方法：使用 SPAMM 标记

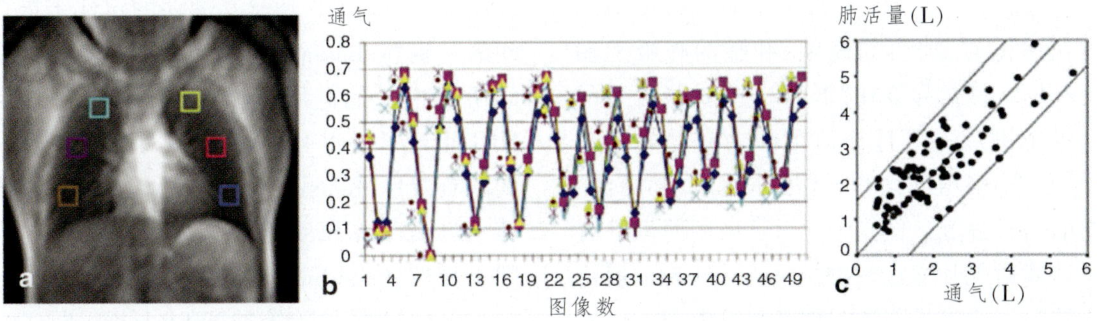

图 7.8　(a–c)非对比增强动态肺部 MRI。(a)一个肺功能正常患者的 MR 通气图像。(b)通气图用呼吸周期的 50 幅图像显示图 a 中每个矩形区域的通气(即吸入空气体积 V_{air} 与肺实质体积 V_{tissue} 的比值)。50 幅图像的测量是在 1 分钟之内完成的。通气测量值:右侧,上肺野(蓝绿色)0.64mL/cm^3,中肺野(紫罗兰色)0.68mL/cm^3,下肺野(褐色)0.65mL/cm^3;左侧,上肺野(黄色)0.67mL/cm^3,中肺野(粉红色)0.68mL/cm^3,下肺野(蓝色)0.62mL/cm^3。(c)MR 通气与常规肺功能测量肺活量的相关性 (r=0.8;$P\leqslant0.001$, 黑线为回归线及 95%置信区间)。[Figure reprinted(CC BY license)from Zapke et al.(2006)]

肺及网格准备后，进行运动示踪（Chen 等，2001；Napadow 等，2001；Voorhees 等，2005），以及通过分析血管和其他高信号结构的运动来直接示踪肺组织（Gee 等，2003；Sundaram 和 Gee，2005）。基于这些方法的研究结果很少；然而，Voorhees 等（2005）发现直接分段容积得出的区域肺容积变化与使用区域组织移位测量的计算结果具有良好的一致性。

更多的 MRI 研究只评估整体的肺活量特性，如静态或动态肺容积（Eichinger 等，2007）。本书的第 8 章讨论了非对比增强肺 MRI 和基于呼吸量测定的肺 MR 通气测量技术。

3.2 傅里叶分解肺部 MRI

呼吸过程中肺部信号的变化也是“傅里叶分解”肺部 MRI 这一新技术的基础，它由 Bauman 等在 2009 年第一次提出。对于傅里叶分解肺部 MRI 而言，首先对动态采集的肺图像（例如，使用快速二维 True FISP 脉冲序列）进行非刚性配准（如上所述），保留呼吸导致的每个体素信号变化。然后，利用一维瞬时傅里叶转换对信号时程进行逐像素分析，从而区分每个像素内由于血流搏动引起的快速信号变化（如高频）和肺的呼吸运动引起的缓慢信号变化（低频）。在选择合适的频率范围后，可计算傅里叶功率谱的呼吸（和心脏）峰值下面积，并用作通气（和灌注）图的信号强度。图 7.9 显示了采用傅里叶分解计算通气和灌注数据的方法。图 7.9a 所示为肺组织像素模拟信号时程的最初部分。总信号（蓝色）包含呼吸周期为 6.4~6.7s 间的呼吸信号（绿色）；心率为 66.8~68.2bpm 范围内的血流搏动信号（红色）；以及低水平的图像噪声。图 7.9b 显示了信号的傅里叶转换，呼吸峰值用绿色高亮显示（主要频率约为 1/6.5s≈0.16s^{-1}，以及几倍于该频率的谐波）和峰值约为 68/60≈1.13s^{-1} 的血流搏动（红色）。

图 7.10 显示了三个健康志愿者的通气和灌注图的示例（Bauman 等，2009）；主动脉的通气和灌注成分分离尤为明显，仅灌注图上可见明显信号（b，d，f）。典型的傅里叶分解 MRI 采集方法（在 1.5 T 的磁场强度下）基于快速平衡 SSFP 脉冲序列（如 True FISP 序列），TR 为 1.5~1.9ms，采集 12~15mm 厚度的单层冠状肺图像，矩阵范围为 128×128~256×256 像素之间；常用加速因子为 2~3 的并行成像进行采集。使用这些序列，时间分辨率可达 250~300ms/每幅图像（如 3~4 张图像/s）。测量一层所需全部的时间从 30s（Kjørstadt 等，2014）到 60s（Bauman 等，2009），甚至 2 分钟（Capaldi 等，2015）不等，分别可获得 100~500 幅的系列图像。可采集多层图像，但会增加总的采集时间（Bauman 等，2013）。一些研究应用快速扰相梯度回波序列，作为快速 SSFP 序列的替代方案（Fischer 等，2014；Voskrebenzev 等，2015）。

在随后的研究中，Bauman 及其同事在猪肺上证明了傅里叶分解和单光子计算机断层显像（SPECT）通气和灌注的定性结果之间的一致性（Bauman 等，2011）。在第 2 项猪的研究中，他们用超级化 ^{3}He 和动态增强 MRI 验证了傅里叶分解 MRI 对不同肺部病变的有效性（Bauman 等，2013）。他们还发现傅里叶分解结果在健康志愿者中具有很高的重复性（Lederlin 等，2013）。最近，Bauman 等（2016）证明与传统的 SSFP 序列（TE/TR=0.87/1.9ms）比较，使用超快 SSFP 序列（TE/TR=0.67/1.46ms）和矩阵束分解后处理技术可提高傅里叶分解肺部 MRI 的性能（Bauman 和 Bieri，2016）。为了改进傅里叶分解 MRI 中通气和灌注信息的分离，Wujcicki 等

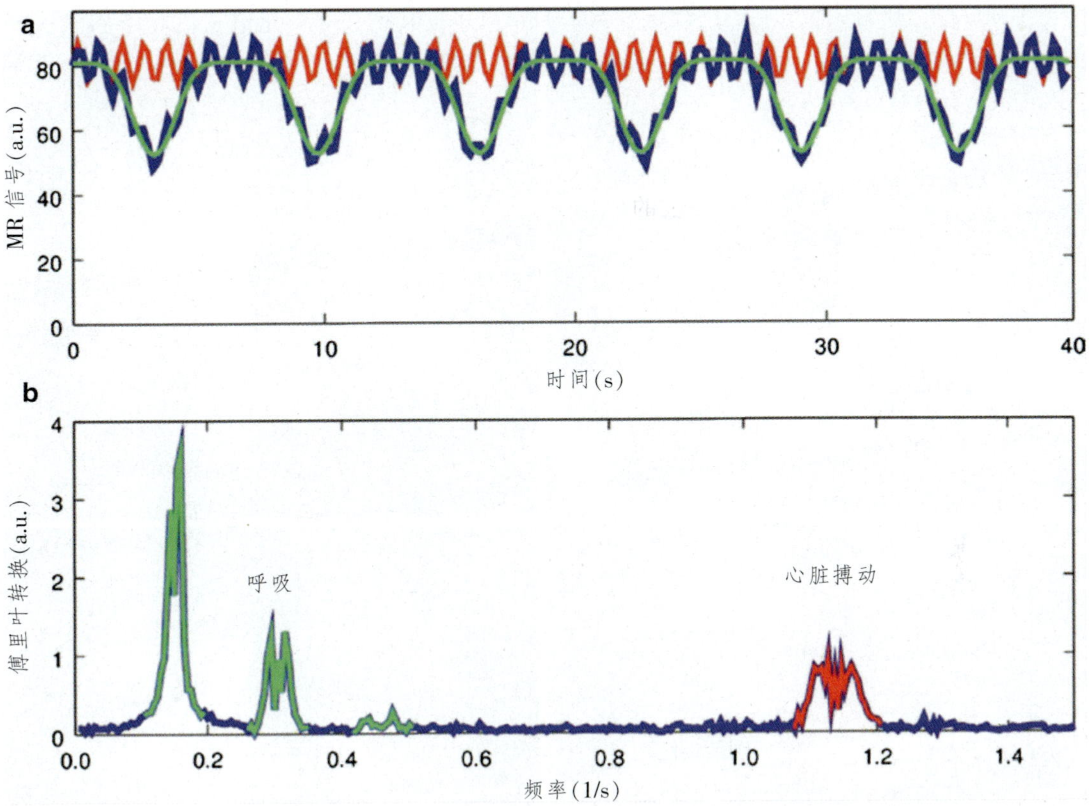

图 7.9 (a,b)傅里叶分解肺部MRI算法的基本原则。(a)模拟肺组织的MR信号时程(蓝色),由呼吸周期为6.4~6.7s时呼吸(绿色)引起的信号变化,由心率为66.8~68.2bpm时血流搏动(红色)引起的信号变化。(b)频谱[通过对(a)信号时程的傅里叶分析获得]中包含低频的呼吸(绿色)和脉动血流(红色)。

(2015)提出了一种受试者自适应算法的新滤波设计,可减少灌注图与通气图中的重叠信息数量。

Capaldi等(2015)首次发表了一项比较26例COPD或支气管扩张患者傅里叶分解MRI和超极化 ^{3}He MRI通气结果的研究;他们发现,在COPD患者中,两种方法所得的通气缺损百分比值之间具有显著的相关性(r=0.88,P<0.01),但在支气管扩张中没有明显的相关性。另一项对15例肺癌患者的研究证实了傅里叶MRI分解法计算通气/灌注比值(V/Q)的可行性(Kjørstad等,2015);然而,该方法的稳定性有限,需要从15例患者中排除5例。

由于最早的傅里叶分解方法只能得到单纯定性的通气图,Kjørstad等(2014)提出并验证了一种量化肺通气的方法。他们对10名健康志愿者应用了这项技术,在所选二维层面所得平均通气值大约为700mL/min。在同一研究组的第2项研究中,与具有恒定翻转角的常规SSFP序列相比,采用可变翻转角SSFP序列的傅里叶分解MRI能提高信噪比(Corteville等,2015)。Fischer等(2014)对原有基于SSFP的傅里叶分解方法进行了技术改进,提出了“自门控非对比增强肺功能成像”(SENCEFUL),该方法基于FLASH序列,采用准随机相位编码及自门控,采集额外的非相位编码信号;可用这种技术对不同呼吸和心脏状态的图像进行回顾性重建,以及用傅里叶分解技术进行后处理。为了提

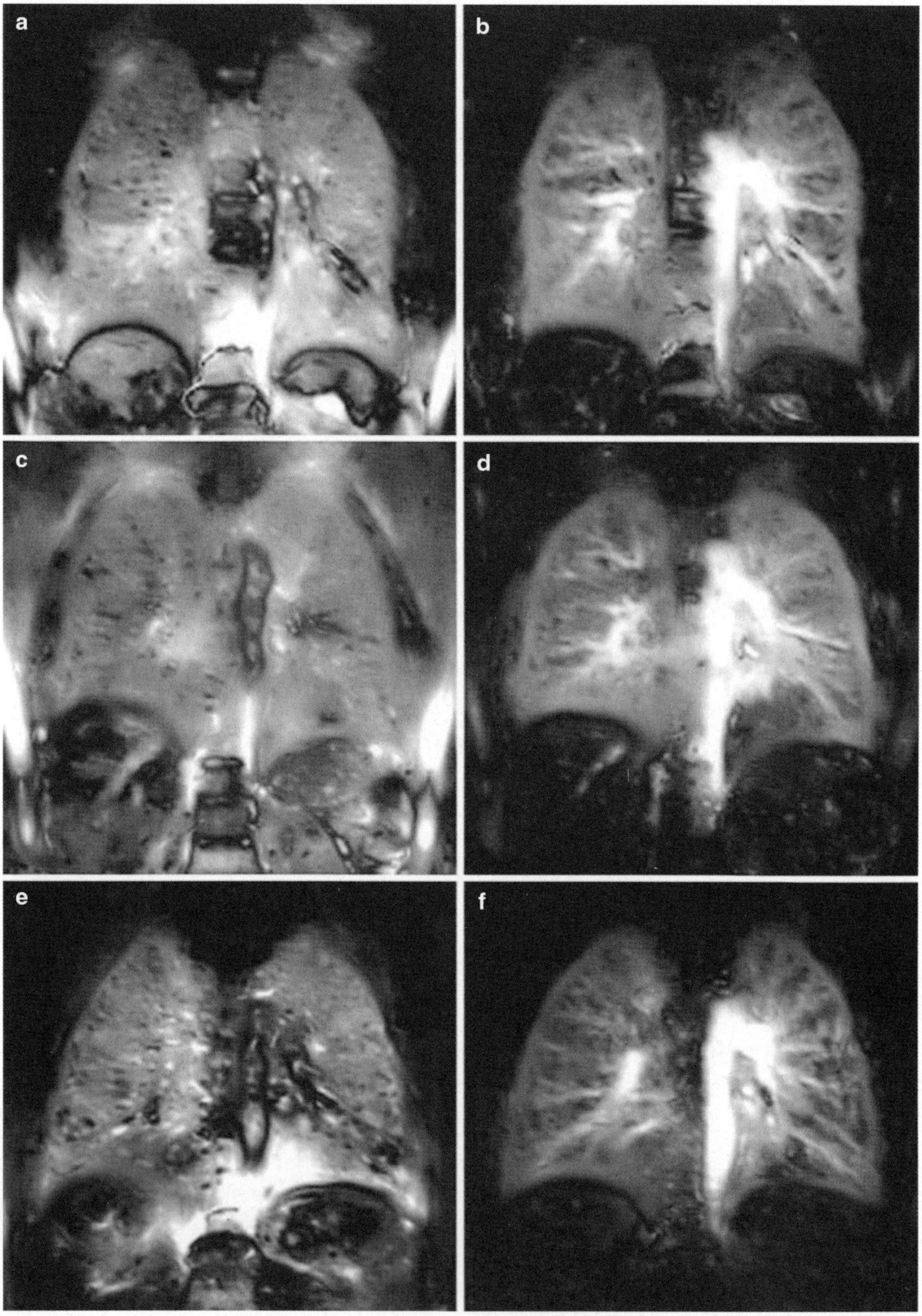

图 7.10 (a–f)使用傅里叶分解方法获得 3 个健康受试者的冠状位通气加权(a,c,e)和灌注加权(b,d,f)图像。[Figure reprinted with permission of John Wiley and Sons from:Bauman et al.(2009)]

高傅里叶分解 MRI 通气部分结果的可重复性，Voskrebenzev 等(2015)提出在通气数据的后处理中加入潮气量。

3.3　雾化的钆对比剂

早在 1987 年，Montgomery 等 (1987)就提出使用雾化钆对比剂来减少 T1 弛豫时间，增强肺内血管外水的信号；最早的 MR 实验在大鼠的离体肺组织中进行，结果显示 T1 显著降低。Berthezène 等(1992)使用 T1 加权自旋回波序列(TR≈250ms，TE=6ms)测量大鼠肺信号，在吸入雾化钆对比剂 5 分钟后，大鼠活体肺 MRI 信号增加 70%以上。在接下来的几年里，他们进行了更多的动物实验，研究了安全性方面的问题(Berthezène 等，1993)、改进的钆对比剂配方(Misselwitz 等，1997)、在大型动物如家猪(Haage 等，2000)和狗(Suga，2002a)上的 MRI 应用，各种含钆对比剂的信号增强表现 (Haage 等，2001b，2002)，以及改进钆-DTPA 气溶胶的给药装置(Haage 等，2001；Suga 等，2002b)。所用气溶胶的平均微粒大小在 0.2~5.0μm 之间，雾化前的初始对比剂浓度在 100~500mmol/L 之间。在这些研究中，Haage 及其同事采用了呼吸门控 T1 加权二维多层快速自旋回波序列，重复时间为 141~199ms，回波时间为 8.5ms，用于动态肺成像。Suga 及其同事使用重复时间 3.5ms 及回波时间 0.9ms 的快速三维扰相梯度回波序列来采集 T1 加权数据。Price 等(2004，2005)描述了另一种测量方法，即使用单点成像序列来检测信号；该技术的优点是对磁敏感效应及肺组织的短 $T2^*$ 弛豫时间非常不敏感。

Suga 等(2002a，b，2003)和 Ogasawara 等(2004)使用雾化钆对比剂在肺功能受损的动物中进行了应用；对球囊导管致急性气道阻塞和用恩布脂肺动脉栓塞后的犬进行了 MRI 检查。急性气道阻塞区域的灌注与气溶胶沉积缺损相匹配，而受栓塞影响的小部分区域仅显示灌注缺损，而气溶胶图像正常。Suga 等(2003)在博来霉素诱导损伤的犬肺中进行了钆气溶胶廓清的研究。他们发现受损肺的气溶胶沉积不均匀减少，廓清半衰期也明显缩短。Sood 等(2008，2010，2012)在猪模型和肺体膜中使用雾化钆对比剂评估不同通气系统(如新生儿前列腺素)的整体雾化传递。最近在小鼠(Bianchi 等，2013)和自发呼吸的大鼠(Wang 等，2016)的两项研究证明，回波时间在 276~400μs 的超短回波时间序列可显示肺内沉积的基于 Gd-DOTA 的气溶胶。

Haage 等(2003，2005)首次报道了人志愿者应用雾化钆螯合物的肺通气 MRI。吸入 Gd-DTPA 气溶胶 10 分钟后，平均信号增强约 35%；采用上述的 T1 加权快速自旋回波序列采集数据。接受检查的 15 名健康志愿者没有发生任何操作相关的并发症，也没有对雾化对比剂的急性或延迟性过敏反应。检查后进行 18 个月的观察随访，以排除诸如肺部炎症等任何延迟副作用。到目前为止，还没有关于钆气溶胶在志愿者人群或患者中应用的进一步研究成果发表。

3.4　水合全氟化碳乳剂

质子 MRI 通气测量的另一种方法是将水合全氟碳乳剂注入肺内(Huang 等，2002，2004)。自 20 世纪 60 年代以来，全氟化碳混合物已被用于液体通气 (Lowe 等，1987)，利用的是 O_2 和 CO_2 在这种物质中极佳的溶解度。^{19}F 全氟化碳已在 ^{19}F MRI 的肺显像中得以应用 (详见本书第 6 章)；然而，在质子 MRI 中，这些物质不会发出信号，因为全氟化碳混合物中缺少质子。为了在质子 MRI 中应用基于全氟化碳的液体通气，Huang 等

(2002)建议使用水合全氟化碳乳剂，可同时提供 ^{19}F 及质子 MR 信号。将水合全氟化碳乳剂注入大鼠肺内后，在质子 MRI 中(比如重复时间为 900ms、回波时间为 6ms 的自旋回波序列)可观察到明显的信号增强。Huang 等(2002)也做了扩散加权成像的研究，发现健康肺组织的表观扩散系数(ADC)值约为 $1\times10^{-3}mm^2/s$，而诱导损伤的肺水肿组织 ADC 值明显增加，约为 $3\times10^{-3}mm^2/s$。后者的结果与基于 ^3He 肺部 MRI 扩散测量结果相符(详见本书第 4 章)。

在另一项小鼠的研究中，Huang 等(2004)测量了输注水合全氟化碳乳剂后肺组织的 $T2^*$ 弛豫时间。该研究成像序列采用回波时间为 5~120ms 之间的多回波自旋回波序列，他们发现如果注射剂量足够大，$T2^*$ 值在 25~35ms 之间。因此，与不注入水合全氟化碳乳剂时弛豫时间(常小于 5ms)相比，$T2^*$ 明显增加。这一观察结果可用肺组织气腔填充液体乳剂后磁化率变异显著减少来解释。

尚无关于水合全氟化碳乳剂在动物或人体中应用的进一步研究发表。

结论

基于质子 MRI 的通气测量有多种方法。目前最成熟的技术是氧增强肺部 MRI，将吸入的氧分子作为缩短 T1 时间的对比剂，增强肺的质子信号。氧增强 MRI 的主要优势是氧在临床环境中的易得性，以及志愿者或患者用氧的相对安全性。大量的文献报道了氧增强肺部 MRI 在多种不同肺部病变患者中的应用。从技术上讲，需要一定数量的硬件，通过面罩或口罩将室内空气和氧气(纯的或不同浓度的)交替输送到扫描仪中的受试者体内。氧增强肺部 MRI 的缺点是信号增强相对较低，T1 值降低约 10%，以及肺组织通气、灌注、氧弥散特征等产生的复杂对比机制。

另一种更新的肺通气质子 MRI 方法是在呼吸周期中采集动态 MRI 进行分析，无须任何额外的外源性对比剂。这种技术的明显优点是不需要额外的硬件，从而降低成本并增加了患者在检查期间的舒适度。然而，这一技术基于复杂的后处理，包括复杂的非刚性图像配准，这通常不是 MRI 扫描仪或 PACS 工作站的标准后处理工具。自从 2009 年 Bauman 等提出肺 MRI 傅里叶分解算法后，评估这种新兴手段的文章数量正在增加。需要更多的临床研究来推动这项技术的常规应用。

其他可用的通气 MRI 技术包括肺吸入雾化钆对比剂或水合全氟化碳乳剂后成像。然而，前一种方法需要复杂且昂贵的硬件设备来制备和吸入对比剂凝胶，另一个缺点是吸入钆对比剂的安全性仍有争议，尚未有人体的全面评估。到目前为止，还没有对患者应用雾化钆对比剂的研究。应用水合全氟化碳乳剂进行(部分)液体通气的质子 MRI 研究更少，仅在小型啮齿动物身上进行了实验。

综上所述，基于质子的肺通气 MRI 临床上可行，氧增强 MRI 已能正式开展。基于非动态增强 MR 采集的新技术在通气评估上极具潜力，可能在不久的将来能得以应用。其他的新技术在应用于临床 MRI 之前还需要更多的研究。

(邹乔 译　阮秀杭 邓宇 审校)

参考文献

Abolmaali ND, Schmitt J, Krauss S, Bretz F, Deimling M, Jacobi V, Vogl TJ (2004) MR imaging of lung parenchyma at 0.2T: evaluation of imaging techniques, comparative study with chest radiography and interobserver analysis. Eur Radiol 14:703–708

Arai TJ, Henderson AC, Dubowitz DJ, Levin DL, Friedman PJ, Buxton RB, Prisk GK, Hopkins SR (2009) Hypoxic pulmonary vasoconstriction does not contribute to pulmonary blood flow heterogeneity in normoxia in normal supine humans. J Appl Physiol 106:1057–1064

Arnold JF, Fidler F, Wang T, Pracht ED, Schmidt M, Jakob PM (2004) Imaging lung function using rapid dynamic acquisition of T1-maps during oxygen enhancement. MAGMA 16:246–253

Arnold JF, Kotas M, Fidler F, Pracht ED, Flentje M, Jakob PM (2007) Quantitative regional oxygen transfer imaging of the human lung. J Magn Reson Imaging 26:637–645

Bankier AA, O'Donnell CR, Mai VM, Storey P, De Maertelaer V, Edelman RR, Chen Q (2004) Impact of lung volume on MR signal intensity changes of the lung parenchyma. J Magn Reson Imaging 20:961–966

Bianchi A, Lux F, Tillement O, Crémillieux Y (2013) Contrast enhanced lung MRI in mice using ultra-short echo time radial imaging and intratracheally administrated Gd-DOTA-based nanoparticles. Magn Reson Med 70:1419–1426

Bauman G, Bieri O (2016) Matrix pencil decomposition of time-resolved proton MRI for robust and improved assessment of pulmonary ventilation and perfusion. Magn Reson Med. doi:10.1002/mrm.26096 [Epub ahead of print]

Bauman G, Puderbach M, Deimling M, Jellus V, Chefd'hotel C, Dinkel J, Hintze C, Kauczor HU, Schad LR (2009) Non-contrast-enhanced perfusion and ventilation assessment of the human lung by means of fourier decomposition in proton MRI. Magn Reson Med 62:656–664

Bauman G, Lützen U, Ullrich M, Gaass T, Dinkel J, Elke G, Meybohm P, Frerichs I, Hoffmann B, Borggrefe J, Knuth HC, Schupp J, Prüm H, Eichinger M, Puderbach M, Biederer J, Hintze C (2011) Pulmonary functional imaging: qualitative comparison of Fourier decomposition MR imaging with SPECT/CT in porcine lung. Radiology 260:551–559

Bauman G, Scholz A, Rivoire J, Terekhov M, Friedrich J, de Oliveira A, Semmler W, Schreiber LM, Puderbach M (2013) Lung ventilation- and perfusion-weighted Fourier decomposition magnetic resonance imaging: in vivo validation with hyperpolarized 3He and dynamic contrast-enhanced MRI. Magn Reson Med 69:229–237

Bauman G, Pusterla O, Bieri O (2016) Ultra-fast steady-state free precession pulse sequence for fourier decomposition pulmonary MRI. Magn Reson Med 75:1647–1653

Beer M, Stäb D, Oechsner M, Hahn D, Köstler H, Hebestreit H, Jakob P (2009) Sauerstoffverstärkte funktionelle MR-Lungenbildgebung. Radiologe 49:732–738

Berthezene Y, Vexler V, Clement O, Muhler A, Moseley ME, Brasch RC (1992) Contrast-enhanced MR imaging of the lung: assessments of ventilation and perfusion. Radiology 183:667–672

Berthezène Y, Mühler A, Lang P, Shames DM, Clément O, Rosenau W, Kuwatsuru R, Brasch RC (1993) Safety aspects and pharmacokinetics of inhaled aerosolized gadolinium. J Magn Reson Imaging 3:125–130

Capaldi DP, Sheikh K, Guo F, Svenningsen S, Etemad-Rezai R, Coxson HO, Leipsic JA, McCormack DG, Parraga G (2015) Free-breathing pulmonary 1H and Hyperpolarized 3He MRI: comparison in COPD and bronchiectasis. Acad Radiol 22:320–329

Carinci F, Meyer C, Breuer FA, Jakob PM (2016) In vivo imaging of the spectral line broadening of the human lung in a single breathhold. J Magn Reson Imaging 44(3):745–757

Chen Q, Jakob PM, Griswold MA, Levin DL, Hatabu H, Edelman RR (1998) Oxygen enhanced MR ventilation imaging of the lung. MAGMA 7:153–161

Chen Q, Mai VM, Bankier AA, Napadow VJ, Gilbert RJ, Edelman RR (2001) Ultrafast MR grid-tagging sequence for assessment of local mechanical properties of the lungs. Magn Reson Med 45:24–28

Corteville DM, Kjørstad Å, Henzler T, Zöllner FG, Schad LR (2015) Fourier decomposition pulmonary MRI using a variable flip angle balanced steady-state free precession technique. Magn Reson Med 73:1999–2004

Dietrich O (2007a) Single-shot pulse sequences. In: Schoenberg SO, Dietrich O, Reiser MF (eds) Parallel imaging in clinical MR applications. Springer, Berlin/Heidelberg/New York, pp. 119–126

Dietrich O (2007b) Oxygen-enhanced imaging of the lung. In: Schoenberg SO, Dietrich O, Reiser MF (eds) Parallel imaging in clinical MR applications. Springer, Berlin/Heidelberg/New York, pp. 429–440

Dietrich O, Losert C, Attenberger U, Fasol U, Peller M, Nikolaou K, Reiser MF, Schoenberg SO (2005) Fast oxygen-enhanced multislice imaging of the lung using parallel acquisition techniques. Magn Reson Med 53:1317–1325

Dietrich O, Losert C, Attenberger U, Reuter C, Fasol U, Peller M, Nikolaou K, Reiser MF, Schoenberg SO (2006a) Sauerstoff-MRT der Lunge: Optimierte Berechnung von Differenzbildern. Radiologe 46:300–308

Dietrich O, Raya JG, Fasol U, Peller M, Reiser MF, Schoenberg SO (2006b) Oxygen-enhanced MRI of the lung at 3Tesla: feasibility and T1 relaxation times. Proc Int Soc Magn Reson Med 14:1307

Dietrich O, Attenberger UI, Ingrisch M, Maxien D, Peller M, Nikolaou K, Reiser MF (2010) Analysis of signal dynamics in oxygen-enhanced magnetic resonance imaging. Invest Radiol 45:165–173

Edelman RR, Hatabu H, Tadamura E, Li W, Prasad PV (1996) Noninvasive assessment of regional ventilation in the human lung using oxygen-enhanced magnetic resonance imaging. Nat Med 2:1236–1239

Eibel R (2007) Lung imaging. In: Schoenberg SO, Dietrich O, Reiser MF (eds) Parallel imaging in clinical MR applications. Springer, Berlin/Heidelberg/New York, pp. 209–217

Eichinger M, Tetzlaff R, Puderbach M, Woodhouse N, Kauczor HU (2007) Proton magnetic resonance imaging for assessment of lung function and respiratory dynamics. Eur J Radiol 64:329–334

Fischer A, Weick S, Ritter CO, Beer M, Wirth C, Hebestreit H, Jakob PM, Hahn D, Bley T, Köstler H (2014) SElf-gated Non-Contrast-Enhanced FUnctional Lung imaging (SENCEFUL) using a quasi-random fast low-angle shot (FLASH) sequence and proton MRI. NMR Biomed 27:907–917

Gee J, Sundaram T, Hasegawa I, Uematsu H, Hatabu H (2003) Characterization of regional pulmonary mechanics from serial magnetic resonance imaging data. Acad Radiol 10:1147–1152

Goodrich KC, Hackmann A, Ganesan K, Ailion DC, Cutillo AG (1992) Spin-lattice relaxation in excised rat lung. Proc Int Soc Magn Reson Med 11:1307

Griswold MA, Jakob PM, Chen Q, Goldfarb JW, Manning WJ, Edelman RR, Sodickson DK (1999) Resolution enhancement in single-shot imaging using simultaneous acquisition of spatial harmonics (SMASH). Magn Reson Med 41:1236–1245

Griswold MA, Jakob PM, Heidemann RM, Nittka M, Jellus V, Wang J, Kiefer B, Haase A (2002) Generalized autocalibrating partially parallel acquisitions (GRAPPA). Magn Reson Med 47:1202–1210

Haage P, Adam G, Misselwitz B, Karaagac S, Pfeffer JG, Glowinski A, Döhmen S, Tacke J, Günther RW (2000) Aerosoliertes Gadolinium-DTPA zur Darstellung der Lungenventilation in der Magnetresonanztomographie. Rofo Fortschr Röntgenstr 172:323–328

Haage P, Adam G, Karaagac S, Pfeffer J, Glowinski A, Döhmen S, Günther RW (2001a) Mechanical delivery of aerosolized gadolinium-DTPA for pulmonary ventilation assessment in MR imaging. Invest Radiol 36:240–243

Haage P, Karaagac S, Adam G, Glowinski A, Günther RW (2001b) Comparison of aerosolized gadoteridol and gadopentetate dimeglumine for magnetic resonance ventilation imaging of the lung. Magn Reson Med 46:803–806

Haage P, Karaagac S, Adam G, Spüntrup E, Pfeffer J, Günther RW (2002) Gadolinium containing contrast agents for pulmonary ventilation magnetic resonance imaging: preliminary results. Invest Radiol 37:120–125

Haage P, Karaagac S, Spüntrup E, Adam G, Günther RW (2003) MR-Bildgebung der Lungenventilation mittels aerosolierter Gadolinium-Chelate. Rofo Fortschr Röntgenstr 175:187–193

Haage P, Karaagac S, Spuntrup E, Truong HT, Schmidt T, Gunther RW (2005) Feasibility of pulmonary ventilation visualization with aerosolized magnetic resonance contrast media. Invest Radiol 40:85–88

Halaweish AF, Charles HC (2014) Physiorack: an integrated MRI safe/conditional, gas delivery, respiratory gating, and subject monitoring solution for structural and functional assessments of pulmonary function. J Magn Reson Imaging 39:735–741

Heidemann RM, Griswold MA, Kiefer B, Nittka M, Wang J, Jellus V, Jakob PM (2003) Resolution enhancement in lung 1H imaging using parallel imaging methods. Magn Reson Med 49:391–394

Hemberger KR, Jakob PM, Breuer FA (2015) Multiparametric oxygen-enhanced functional lung imaging in 3D. MAGMA 28:217–226

Huang MQ, Ye Q, Williams DS, Ho C (2002) MRI of lungs using partial liquid ventilation with water-in-perfluorocarbon emulsions. Magn Reson Med 48:487–492

Huang MQ, Basse PH, Yang Q, Horner JA, Hichens TK, Ho C (2004) MRI detection of tumor in mouse lung using partial liquid ventilation with a perfluorocarbon-in-water emulsion. Magn Reson Imaging 22:645–652

Jakob PM, Hillenbrand CM, Wang T, Schultz G, Hahn D, Haase A (2001) Rapid quantitative lung 1H T1 mapping. J Magn Reson Imaging 14:795–799

Jakob PM, Wang T, Schultz G, Hebestreit H, Hebestreit A, Hahn D (2004) Assessment of human pulmonary function using oxygen-enhanced T(1) imaging in patients with cystic fibrosis. Magn Reson Med 51:1009–1016

Jobst BJ, Triphan SM, Sedlaczek O, Anjorin A, Kauczor HU, Biederer J, Ley-Zaporozhan J, Ley S, Wielpütz MO (2015) Functional lung MRI in chronic obstructive pulmonary disease: comparison of T1 mapping, oxygen-enhanced T1 mapping and dynamic contrast enhanced perfusion. PLoS One 10:e0121520

Kauczor HU, Kreitner KF (1999) MRI of the pulmonary parenchyma. Eur Radiol 9:1755–1764

Kershaw LE, Naish JH, McGrath DM, Waterton JC, Parker GJ (2010) Measurement of arterial plasma oxygenation in dynamic oxygen-enhanced MRI. Magn Reson Med 64:1838–1842

Kjørstad Å, Corteville DM, Henzler T, Schmid-Bindert G, Hodneland E, Zöllner FG, Schad LR (2014) Quantitative lung ventilation using Fourier decomposition MRI; comparison and initial study. MAGMA 27:467–476

Kjørstad Å, Corteville DM, Henzler T, Schmid-Bindert G, Zöllner FG, Schad LR (2015) Non-invasive quantitative pulmonary V/Q imaging using Fourier decomposition MRI at 1.5T. Z Med Phys 25:326–332

Kruger SJ, Fain SB, Johnson KM, Cadman RV, Nagle SK (2014) Oxygen-enhanced 3D radial ultrashort echo time magnetic resonance imaging in the healthy human lung. NMR Biomed 27:1535–1541

Kruger SJ, Nagle SK, Couch MJ, Ohno Y, Albert M, Fain SB (2016) Functional imaging of the lungs with gas agents. J Magn Reson Imaging 43:295–315

Larkman DJ, Nunes RG (2007) Parallel magnetic resonance imaging. Phys Med Biol 52:R15–R55

Lederlin M, Bauman G, Eichinger M, Dinkel J, Brault M, Biederer J, Puderbach M (2013) Functional MRI using Fourier decomposition of lung signal: reproducibility of ventilation- and perfusion-weighted imaging in healthy volunteers. Eur J Radiol 82: 1015–1022

Lee HJ, Park J, Hur J, Kim YJ, Nam JE, Choi BW, Choe KO (2013) The effect of pulmonary blood flow changes on oxygen-enhanced lung magnetic resonance imaging. Magn Reson Med 69:1645–1649

Ley S, Puderbach M, Risse F, Ley-Zaporozhan J, Eichinger M, Takenaka D, Kauczor HU, Bock M (2007) Impact of oxygen inhalation on the pulmonary circulation: assessment by magnetic resonance (MR)-perfusion and MR-flow measurements. Invest Radiol 42:283–290

Lide DR (ed) (2005) CRC handbook of chemistry and physics, 85th edn. CRC Press, Boca Raton

Löffler R, Müller CJ, Peller M, Penzkofer H, Deimling M, Schwaiblmair M, Scheidler J, Reiser M (2000) Optimization and evaluation of the signal intensity change in multisection oxygen-enhanced MR lung imaging. Magn Reson Med 43:860–866

Losert C, Nikolaou K, Scheidler J, Mueller CJ, Schwaiblmair M, Reiser MF (2002) Optimized respiratory and ECG gating in oxygen-enhanced MR ventilation imaging of the lung. Proc Int Soc Magn Reson Med 10:1971

Lowe KC (1987) Perfluorocarbons as oxygen-transport fluids. Comp Biochem Physiol A Comp Physiol 87:825–838

Mai VM, Chen Q, Li W, Hatabu H, Edelman RR (2000) Effect of respiratory phases on MR lung signal intensity and lung conspicuity using segmented multiple inversion recovery turbo spin echo (MIR-TSE). Magn Reson Med 43:760–763

Mai VM, Liu B, Li W, Polzin J, Kurucay S, Chen Q, Edelman RR (2002) Influence of oxygen flow rate on signal and T(1) changes in oxygen-enhanced ventilation imaging. J Magn Reson Imaging 16:37–41

Mai VM, Tutton S, Prasad PV, Chen Q, Li W, Chen C, Liu B, Polzin J, Kurucay S, Edelman RR (2003) Computing oxygen-enhanced ventilation maps using correlation analysis. Magn Reson Med 49:591–594

Marcus JT, Korporaal JG, Rietema H, Boonstra A, Vonk Noordegraaf A (2007) MRI estimation of dynamic regional lung ventilation, derived from pulmonary density changes during respiration. Proc Int Soc Magn Reson Med 15:2777

Maxien D, Dietrich O, Thieme SF, Förster S, Behr J, Reiser MF, Nikolaou K (2012) Value of oxygen-enhanced MRI of the lungs in patients with pulmonary hypertension: a qualitative and quantitative approach. J Magn Reson Imaging 35:86–94

Misselwitz B, Mühler A, Heinzelmann I, Böck JC, Weinmann HJ (1997) Magnetic resonance imaging of pulmonary ventilation. Initial experiences with a gadolinium-DTPA-based aerosol. Invest Radiol 32:797–801

Molinari F, Gaudino S, Fink C, Corbo GM, Valente S, Pirronti T, Bonomo L (2006) Simultaneous cardiac and respiratory synchronization in oxygen-enhanced magnetic resonance imaging of the lung using a pneumotachograph for respiratory monitoring. Invest Radiol 41:476–485

Molinari F, Eichinger M, Risse F, Plathow C, Puderbach M, Ley S, Herth F, Bonomo L, Kauczor HU, Fink C (2007) Navigator-triggered oxygen-enhanced MRI with simultaneous cardiac and respiratory synchronization for the assessment of interstitial lung disease. J Magn Reson Imaging 26:1523–1529

Molinari F, Puderbach M, Eichinger M, Ley S, Fink C, Bonomo L, Kauczor HU, Bock M (2008) Oxygen-enhanced magnetic resonance imaging: influence of different gas delivery methods on the T1-changes of the lungs. Invest Radiol 43:427–432

Molinari F, Bauman G, Paolantonio G, Geisler T, Geiger B, Bonomo L, Kauczor HU, Puderbach M (2012) Improvement of multislice oxygen-enhanced MRI of the lung by fully automatic non-rigid image registration. Eur J Radiol 81:2900–2906

Montgomery AB, Paajanen H, Brasch RC, Murray JF (1987) Aerosolized gadolinium-DTPA enhances the magnetic resonance signal of extravascular lung water. Invest Radiol 22:377–381

Morgan AR, Parker GJ, Roberts C, Buonaccorsi GA, Maguire NC, Hubbard Cristinacce PL, Singh D, Vestbo J, Bjermer L, Jögi J, Taib Z, Sarv J, Bruijnzeel PL, Olsson LE, Bondesson E, Nihlén U, McGrath DM, Young SS, Waterton JC, Nordenmark LH (2014) Feasibility assessment of using oxygen-enhanced magnetic resonance imaging for evaluating the effect of pharmacological treatment in COPD. Eur J Radiol 83:2093–2101

Müller CJ, Löffler R, Deimling M, Peller M, Reiser M (2001) MR lung imaging at 0.2T with T1-weighted true FISP: native and oxygen-enhanced. J Magn Reson Imaging 14:164–168

Müller CJ, Schwaiblmair M, Scheidler J, Deimling M, Weber J, Löffler RB, Reiser MF (2002) Pulmonary diffusing capacity: assessment with oxygen-enhanced lung MR imaging preliminary findings. Radiology 222:499–506

Naish JH, Parker GJ, Beatty PC, Jackson A, Young SS, Waterton JC, Taylor CJ (2005) Improved quantitative dynamic regional oxygen-enhanced pulmonary imaging using image registration. Magn Reson Med 54:464–469

Nakagawa T, Sakuma H, Murashima S, Ishida N, Matsumura K, Takeda K (2001) Pulmonary ventilation-perfusion MR imaging in clinical patients. J Magn Reson Imaging 14:419–424

Napadow VJ, Mai V, Bankier A, Gilbert RJ, Edelman R, Chen Q (2001) Determination of regional pulmonary parenchymal strain during normal respiration using spin inversion tagged magnetization MRI. J Magn Reson Imaging 13:467–474

Nogami M, Ohno Y, Higashino T, Takenaka D, Yoshikawa T, Koyama H, Kawamitsu H, Fujii M, Sugimura K (2007) Influences of prolonged apnea and oxygen inhalation on pulmonary hemodynamics during breath holding: quantitative assessment by velocity-encoded MR imaging with SENSE technique. Eur J Radiol 64:375–380

Oechsner M, Pracht ED, Staeb D, Arnold JF, Köstler H, Hahn D, Beer M, Jakob PM (2009) Lung imaging under free-breathing conditions. Magn Reson Med 61:723–727

Ogasawara N, Suga K, Kawakami Y, Yamashita T, Zaki M, Matsunaga N (2004) Assessment of regional lung function impairment in airway obstruction and pulmonary embolic dogs with combined noncontrast electrocardiogram-gated perfusion and gadolinium diethylenetriaminepentaacetic acid aerosol magnetic

resonance images. J Magn Reson Imaging 20:46–55
Ohno Y, Hatabu H, Takenaka D, Adachi S, Van Cauteren M, Sugimura K (2001) Oxygen-enhanced MR ventilation imaging of the lung: preliminary clinical experience in 25 subjects. AJR Am J Roentgenol 177:185–194
Ohno Y, Hatabu H, Takenaka D, Van Cauteren M, Fujii M, Sugimura K (2002) Dynamic oxygen-enhanced MRI reflects diffusing capacity of the lung. Magn Reson Med 47:1139–1144
Ohno Y, Oshio K, Uematsu H, Nakatsu M, Gefter WB, Hatabu H (2004) Single-shot half-Fourier RARE sequence with ultra-short inter-echo spacing for lung imaging. J Magn Reson Imaging 20:336–339
Ohno Y, Hatabu H, Higashino T, Nogami M, Takenaka D, Watanabe H, Van Cauteren M, Yoshimura M, Satouchi M, Nishimura Y, Sugimura K (2005) Oxygen-enhanced MR imaging: correlation with postsurgical lung function in patients with lung cancer. Radiology 236:704–711
Ohno Y, Iwasawa T, Seo JB, Koyama H, Takahashi H, Oh YM, Nishimura Y, Sugimura K (2008a) Oxygen-enhanced magnetic resonance imaging versus computed tomography: multicenter study for clinical stage classification of smoking-related chronic obstructive pulmonary disease. Am J Respir Crit Care Med 177:1095–1102
Ohno Y, Koyama H, Nogami M, Takenaka D, Matsumoto S, Obara M, Sugimura K (2008b) Dynamic oxygen-enhanced MRI versus quantitative CT: pulmonary functional loss assessment and clinical stage classification of smoking-related COPD. AJR Am J Roentgenol 190:W93–W99
Ohno Y, Koyama H, Matsumoto K, Onishi Y, Nogami M, Takenaka D, Matsumoto S, Sugimura K (2011) Oxygen-enhanced MRI vs. quantitatively assessed thin-section CT: pulmonary functional loss assessment and clinical stage classification of asthmatics. Eur J Radiol 77:85–91
Ohno Y, Koyama H, Yoshikawa T, Matsumoto K, Aoyama N, Onishi Y, Takenaka D, Matsumoto S, Nishimura Y, Sugimura K (2012a) Comparison of capability of dynamic O_2-enhanced MRI and quantitative thin-section MDCT to assess COPD in smokers. Eur J Radiol 81:1068–1075
Ohno Y, Nishio M, Koyama H, Yoshikawa T, Matsumoto S, Takenaka D, Sugimura K (2012b) Oxygen-enhanced MRI, thin-section MDCT, and perfusion SPECT/CT: comparison of clinical implications to patient care for lung volume reduction surgery. AJR Am J Roentgenol 199:794–802
Ohno Y, Nishio M, Koyama H, Seki S, Yoshikawa T, Matsumoto S, Obara M, van Cauteren M, Sugimura K (2014a) Asthma: comparison of dynamic oxygen-enhanced MR imaging and quantitative thin-section CT for evaluation of clinical treatment. Radiology 273:907–916
Ohno Y, Nishio M, Koyama H, Yoshikawa T, Matsumoto S, Seki S, Tsubakimoto M, Sugimura K (2014b) Oxygen-enhanced MRI for patients with connective tissue diseases: comparison with thin-section CT of capability for pulmonary functional and disease severity assessment. Eur J Radiol 83:391–397
Pracht ED, Arnold JF, Wang T, Jakob PM (2005) Oxygen-enhanced proton imaging of the human lung using T2*. Magn Reson Med 53:1193–1196
Price A, Prior M, Busza A, Morris P (2004) Single point imaging (SPI) of lung tissue. Proc Int Soc Magn Reson Med 12:858
Price A, White A, Busza A, Morris P (2005) Gadolinium enhanced SPI to assess lung ventilation. Proc Int Soc Magn Reson Med 13:45
Pruessmann KP, Weiger M, Scheidegger MB, Boesiger P (1999) SENSE: sensitivity encoding for fast MRI. Magn Reson Med 42:952–962
Puderbach M, Ohno Y, Kawamitsu H, Koyama H, Takenaka D, Nogami M, Obara M, Van Cauteren M, Kauczor HU, Sugimura K (2007) Influence of inversion pulse type in assessing lung-oxygen-enhancement by centrically-reordered non-slice-selective inversion-recovery half-Fourier single-shot turbo spin-echo (HASTE) sequence. J Magn Reson Imaging 26:1133–1138
Renne J, Hinrichs J, Schönfeld C, Gutberlet M, Winkler C, Faulenbach C, Jakob P, Schaumann F, Krug N, Wacker F, Hohlfeld JM, Vogel-Claussen J (2015a) Noninvasive quantification of airway inflammation following segmental allergen challenge with functional MR imaging: a proof of concept study. Radiology 274:267–275
Renne J, Lauermann P, Hinrichs JB, Schönfeld C, Sorrentino S, Gutberlet M, Jakob P, Haverich A, Warnecke G, Welte T, Wacker FK, Gottlieb J, Vogel-Claussen J (2015b) Chronic lung allograft dysfunction: Oxygen-enhanced T1-mapping MR imaging of the lung. Radiology 276:266–273
Renne J, Lauermann P, Hinrichs J, Schönfeld C, Sorrentino S, Gutberlet M, Jakob P, Wacker F, Vogel-Claussen J (2015c) Clinical use of oxygen-enhanced T1 mapping MRI of the lung: reproducibility and impact of closed versus loose fit oxygen delivery system. J Magn Reson Imaging 41:60–66
Rupprecht T, Böwing B, Kuth R, Deimling M, Rascher W, Wagner M (2002) Steady-state free precession projection MRI as a potential alternative to the conventional chest X-ray in pediatric patients with suspected pneumonia. Eur Radiol 12:2752–2756
Rupprecht T, Kuth R, Deimling M, Wagner M (2003) Functional lung imaging by MRI – is there a simple solution for a complex problem? Proc Int Soc Magn Reson Med 11:1371
Sá RC, Cronin MV, Henderson AC, Holverda S, Theilmann RJ, Arai TJ, Dubowitz DJ, Hopkins SR, Buxton RB, Prisk GK (2010) Vertical distribution of specific ventilation in normal supine humans measured by oxygen-enhanced proton MRI. J Appl Physiol 109:1950–1959
Sá RC, Asadi AK, Theilmann RJ, Hopkins SR, Prisk GK, Darquenne C (2014) Validating the distribution of specific ventilation in healthy humans measured using proton MR imaging. J Appl Physiol 116:1048–1056
Schoenberg SO, Dietrich O, Reiser MF (eds) (2007) Parallel imaging in clinical MR applications. Springer, Berlin/Heidelberg/New York

Sodickson DK, Manning WJ (1997) Simultaneous acquisition of spatial harmonics (SMASH): fast imaging with radiofrequency coil arrays. Magn Reson Med 38:591–603

Sood BG, Shen Y, Latif Z, Chen X, Sharp J, Neelavalli J, Joshi A, Slovis TL, Haacke EM (2008) Aerosol delivery in ventilated newborn pigs: an MRI evaluation. Pediatr Res 64:159–164

Sood BG, Shen Y, Latif Z, Galli B, Dawe EJ, Haacke EM (2010) Effective aerosol delivery during high-frequency ventilation in neonatal pigs. Respirology 15:551–555

Sood BG, Latif Z, Shen Y, Galli RJ, Dunlap CW, Gelmini MJ, Haacke EM (2012) Aerosol delivery during high frequency jet ventilation: an MRI evaluation. Respir Care 57:1901–1907

Stock KW, Chen Q, Morrin M, Hatabu H, Edelman RR (1999) Oxygen-enhanced magnetic resonance ventilation imaging of the human lung at 0.2 and 1.5 T. J Magn Reson Imaging 9:838–841

Suga K, Ogasawara N, Okada M, Matsunaga N, Arai M (2002a) Regional lung functional impairment in acute airway obstruction and pulmonary embolic dog models assessed with gadolinium-based aerosol ventilation and perfusion magnetic resonance imaging. Invest Radiol 37:281–291

Suga K, Ogasawara N, Tsukuda T, Matsunaga N (2002b) Assessment of regional lung ventilation in dog lungs with Gd-DTPA aerosol ventilation MR imaging. Acta Radiol 43:282–291

Suga K, Yuan Y, Ogasawara N, Tsukuda T, Matsunaga N (2003) Altered clearance of gadolinium diethylenetriaminepentaacetic acid aerosol from bleomycin-injured dog lungs: initial observations. Am J Respir Crit Care Med 167:1704–1710

Sundaram TA, Gee JC (2005) Towards a model of lung biomechanics: pulmonary kinematics via registration of serial lung images. Med Image Anal 9:524–537

Takenaka D, Puderbach M, Ohno Y, Risse F, Ley S, Sugimura K, Kauczor HU (2011) Oxygen-enhanced lung magnetic resonance imaging: influence of inversion pulse slice selectivity on inversion recovery half-Fourier single-shot turbo spin-echo signal. Jpn J Radiol 29:244–250

Thieme SF, Dietrich O, Maxien D, Nikolaou K, Schoenberg SO, Reiser M, Fink C (2011) Oxygen-enhanced MRI of the lungs: intraindividual comparison between 1.5 and 3 Tesla. Rofo Fortschr Röntgenstr 183:358–364

Togao O, Ohno Y, Dimitrov I, Hsia CC, Takahashi M (2011) Ventilation/perfusion imaging of the lung using ultrashort echo time (UTE) MRI in an animal model of pulmonary embolism. J Magn Reson Imaging 34:539–546

Topf HG, Wagner M, Kuth R, Kreisler P, Deimling M, Geiger B, Chefd'hotel C, Rupprecht T (2004) Measuring quantitative regional lung ventilation by alveolar ventilation imaging (AVI) – phantom data and results of a feasibility study in 50 patients. Proc Int Soc Magn Reson Med 12:671

Topf HG, Zapke M, Kuth R, Kreisler P, Deimling M, Geiger B, Chefd'hotel C, Rupprecht T (2005) 1.5 Tesla can do too – measuring quantitative regional lung ventilation by AVI (alveolar ventilation imaging) – phantom data and results of a feasibility study in 10 patients. Proc Int Soc Magn Reson Med 13:–46

Topf HG, Biondetti P, Zapke M, Kuth R, Deimling M, Chefd'hotel C, Geiger B, Rupprecht T (2006) Quantitative regional lung ventilation – results in 15 single lung transplanted patients. Proc Int Soc Magn Reson Med 14:1660

Triphan SM, Breuer FA, Gensler D, Kauczor HU, Jakob PM (2015a) Oxygen enhanced lung MRI by simultaneous measurement of T1 and T2* during free breathing using ultrashort TE. J Magn Reson Imaging 41:1708–1714

Triphan SM, Jobst BJ, Breuer FA, Wielpütz MO, Kauczor HU, Biederer J, Jakob PM (2015b) Echo time dependence of observed T1 in the human lung. J Magn Reson Imaging 42:610–616

Vaninbroukx J, Bosmans H, Sunaert S, Demedts M, Delcroix M, Marchal G, Verschakelen J (2003) The use of ECG and respiratory triggering to improve the sensitivity of oxygen-enhanced proton MRI of lung ventilation. Eur Radiol 13:1260–1265

Voorhees A, An J, Berger KI, Goldring RM, Chen Q (2005) Magnetic resonance imaging-based spirometry for regional assessment of pulmonary function. Magn Reson Med 54:1146–1154

Voskrebenzev A, Gutberlet M, Becker L, Wacker F, Vogel-Claussen J (2016) Reproducibility of fractional ventilation derived by Fourier decomposition after adjusting for tidal volume with and without an MRI compatible spirometer. Magn Reson Med. 76:1542–1550

Wagner M, Böwing B, Kuth R, Deimling M, Rascher W, Rupprecht T (2001) Low field thoracic MRI – a fast and radiation free routine imaging modality in children. Magn Reson Imaging 19:975–983

Wang H, Sebrié C, Ruaud JP, Guillot G, Bouazizi-Verdier K, Willoquet G, Maître X, Darrasse L, de Rochefort L (2016) Aerosol deposition in the lungs of spontaneously breathing rats using Gd-DOTA-based contrast agents and ultra-short echo time MRI at 1.5 Tesla. Magn Reson Med 75:594–605

Wujcicki A, Corteville D, Materka A, Schad LR (2015) Perfusion and ventilation filters for Fourier-decomposition MR lung imaging. Z Med Phys 25:66–76

Zaharchuk G, Busse RF, Rosenthal G, Manley GT, Glenn OA, Dillon WP (2006) Noninvasive oxygen partial pressure measurement of human body fluids in vivo using magnetic resonance imaging. Acad Radiol 13:1016–1024

Zapke M, Topf HG, Zenker M, Kuth R, Deimling M, Kreisler P, Rauh M, Chefd'hotel C, Geiger B, Rupprecht T (2006) Magnetic resonance lung function – a breakthrough for lung imaging and functional assessment? A phantom study and clinical trial. Respir Res 7:106

Zapp J, Domsch S, Weingärtner S, Schad LR (2016) Gaussian signal relaxation around spin echoes: implications for precise reversible transverse relaxation quantification of pulmonary tissue at 1.5 and 3 Tesla. Magn Reson Med. doi:10.1002/mrm.26280 [Epub ahead of print]

Zhang WJ, Niven RM, Young SS, Liu YZ, Parker GJ,

Naish JH (2015) Dynamic oxygen-enhanced magnetic resonance imaging of the lung in asthma – initial experience. Eur J Radiol 84:318–326

Zurek M, Johansson E, Risse F, Alamidi D, Olsson LE, Hockings PD (2014) Accurate T(1) mapping for oxygen-enhanced MRI in the mouse lung using a segmented inversion-recovery ultrashort echo-time sequence. Magn Reson Med 71:2180–2185

Zurek M, Sladen L, Johansson E, Olsson M, Jackson S, Zhang H, Mayer G, Hockings PD (2016) Assessing the relationship between lung density and function with oxygen-enhanced magnetic resonance imaging in a mouse model of emphysema. PLoS One 11:e0151211

第 8 章

呼吸力学和肺部运动的动态MRI

Jürgen Biederer,Monika Eichinger,Julien Dinkel

目录

摘要

深入研究如慢性阻塞性肺疾病(COPD)患者整体和局部呼吸运动的病理生理学,在临床影像学和科研中越来越受到重视。通过并行成像和回波共享技术加速的动态MRI,时间分辨率上单平面采集可达每秒10幅图像,或实时三维图像每秒采集1次容积。最近研发的外部导航或自导航序列,可在自由呼吸期间对图像数据进行过采样,并对呼吸周期不同时相的高分辨数据集进行回顾性重建。动态MRI无电离辐射暴露,可重复、长时间地测量分析健康人和患者的肺部、膈肌和胸壁的呼吸运动。分析呼吸运动对肺部、肝脏等运动器官的自适应放射治疗有直接的临床意义。这促进了计算机断层扫描 (4D-

J. Biederer, M.D. (✉)
Diagnostic and Interventional Radiology, University Hospital Heidelberg, Heidelberg, Germany

Radiologie Darmstadt, Gross-Gerau County Hospital, Gross-Gerau, Germany

German Center for Lung Research (DZL), Translational Lung Research Center Heidelberg (TLRC), Heidelberg, Germany
e-mail: biederer@radiologie-darmstadt.de

M. Eichinger, M.D.
Diagnostic and Interventional Radiology, University Hospital Heidelberg, Heidelberg, Germany

German Center for Lung Research (DZL), Translational Lung Research Center Heidelberg (TLRC), Heidelberg, Germany

Department of Diagnostic and Interventional Radiology with Nuclear Medicine, Thoraxklinik at University Hospital Heidelberg, Heidelberg, Germany

J. Dinkel, M.D.
Institute for Clinical Radiology, Ludwig-Maximilians-University Hospital Munich, Munich, Germany

German Center for Lung Research (DZL), Comprehensive Pneumology Center (CPC), Munich, Germany

CT)或磁共振(4D-MRI)动态容积肺成像技术的发展,原则上二者均可对呼吸运动进行成像，但MRI还具有形态-功能成像的能力，而4D-CT有电离辐射，这为选择动态MRI提供了契机。近各向同性成像可用于评估肺整体和局部的呼吸力学,以及自适应放射治疗中的肿瘤移位。将MRI整合入放射治疗设备的专用系统正在开发或已经安装。除了应用于放射治疗,最近的研究表明,4D-MRI无须超极化气体或氧增强就可分析局部肺通气。这可能是对经典肺活量测定的一个有价值的补充,能更深入了解健康人和患者的局部肺通气,开辟了广阔的临床应用前景。

1 引言

快速采集技术的不断发展大大提高了MRI 大容积成像的时间分辨力。最突出的领域是心脏和腹部的 MRI,已经得到了广泛的认可。而快速 MRI 对呼吸力学和肺部运动的研究尚不为人知。呼吸力学包括被动和主动部分。被动呼吸的构成包括胸廓的骨头、韧带和关节。主动呼吸的构成包括实现肺容积变化的几组肌群。这一系统也称为呼吸泵。在所有的呼吸肌中,膈肌对肺容积改变的影响最大。其他对肺容积影响较小的肌肉是具有吸气和呼气作用的肋间内肌和肋间外肌，还包括所谓的辅助肌肉(主要是斜角肌和胸锁乳突肌)，这些肌肉在有需要时也可促进呼吸运动,但主要负责其他的功能。呼吸泵产生的力通过胸膜腔传递到肺,从而减少摩擦,使肺能自由形变。肺部运动除了依靠呼吸泵的力量,还取决于肺组织自身的弹性和抵抗性。疾病可影响其中的任何一个组成，例如,脊柱侧弯中胸膜腔可能变形,从而限制了其对肌肉收缩的反应;膈神经麻痹使同侧膈肌固定;胸膜腔炎症可增加运动摩擦力或产生瘢痕固定;而肺部的各种疾病可改变肺组织的弹性或增加气道阻力,从而增加或降低肺的顺应性(D'Angelo,1998)。

目前为止,呼吸系统的常规临床评价主要依靠间接的肺功能测试,如肺活量测定和体积描记术。这些测试不直接测量肺部的运动,而是在口腔水平测量气体流动(肺活量测定),或测量胸腹部整体容积的改变(体积描记术)。因此,这些测量都没有提供任何区域肺功能的信息。由于区域病变可通过肺的其他正常区域代偿,所以这种整体肺功能测试对局部病变或弥漫性病变的早期改变不敏感(Plathow 等,2004)。

通过荧光透视和超声检查,能在一段时间内直接观察和测量一侧胸腔或单侧肺的运动。然而,用这些方法很难定量测量区域容积的改变。CT 和 MRI 的断层显像却能监测和量化区域容积的改变 (Biederer 等，2010)。4D-CT 的电离辐射和 MRI 的形态功能成像为选择动态 MRI 提供了契机。此外，根据采集技术，动态 4D-CT 通常由几个回顾性呼吸周期组成,因此不是一种“实时”技术,它平均了周期间的变异性,仅代表平均运动的测量。动态 MRI 对捕获个体呼吸周期间的变异性更为敏感。这也是发展 MRI 放疗集成系统的主要动力之一 (Lagendijk 等，2014)。因此,本章旨在概述 MRI 在呼吸力学分析中的应用,如胸壁和肺组织的运动。

1.1 技术概念

呼吸运动成像有两种不同的基本方法。静态法是在 2 个或更多不同呼吸时相/肺容积时屏气，使用标准的成像序列采集图像。这种成像方法依赖于形态成像,与其他章节描述的成像方法相同。它的优点是可提供解剖细节用于进一步分析，如配准算法的应用。其缺点之一是，肺部在屏气期间会达到应力及压力分布一致的状态（通常患者在屏气时会做 Valsalva 动作，这是很难控制的），因此无法检测到例如由气道狭窄或迟滞所致移动速度的局部差异。

第 2 种成像方法是使用快速成像来实时捕捉自由呼吸过程中的图像。然而，MRI 速度的提高总是以降低解剖细节为代价。在平静呼吸时，呼吸频率约为每分钟 12 个周期（每呼吸周期 5s），在正常的呼吸运动下，膈顶的移动范围约 1.5cm。因此，膈肌的最大移动速度大约为 0.94cm/s。为了减少运动伪影，平静呼吸时的成像时间应远少于 1s（Biederer 等，2010）。

单平面动态 MRI（2D+t）使用快速 2D-梯度回波（GRE）和稳态自由进动（SSFP）序列，时间分辨率每秒为 3~10 幅图像（图 8.1）。这种成像方式通过并行成像（GRAPPA，SENSE）实现且优于 4D-CT，后者的时间分辨率取决于系统的旋转速度。采用加速因子为 2 的并行成像动态 2D-GRE 序列（缩写：FLASH，Siemens；SPGR，GE；T1-FFE，Philips）和动态 SSFP 序列的典型参数（缩写：true FISP，Siemens；FIESTA，GE；balanced FFE，飞利浦）见表 8.1（Fabel 等，2009）。快速 2D-GRE 序列的优势是有较高的时间分辨率（图 8.1），而 SSFP 序列的优势是血管信号更高，能为动态 MRI 中提供主要的空间信息，也可作为图像分割的标志物（Plathow 等，2005b）。MRI 2D+t 图像能观察一个以上呼吸周期的肺部和胸壁运动情况。可实时执行指令式和用力呼吸运动，并可自由选择成像平面（Swift 等，2007）

1.5T 和 3T 系统推荐使用 2~3 的加速因子。在 1.5T 中，改良的并行采集 SSFP 序列获得了比 GRE 序列更高的空间分辨率（时间分辨率相等的情况下）。在 3T 的实验中，GRE 序列的对比噪声比有所提高，而 SSFP 序列的对比噪声比由于流动伪影和磁场不均匀性增加而降低。因此，建议在 1.5T 上使用 SSFP 序列，在 3T 系统上使用 GRE 序列（Fabel 等，2009）。

全肺容积的动态 MRI（3D+t=4D）常通过极快速 3D-GRE 或 SSFP 序列来实现。回波共享和并行成像的成像速度可达到每秒 2 容积，主矩阵可达 128×128 像素，所有方向的体素大小约为 4mm（图 8.2）（Biederer 等，2009）。具体的参数见表 8.1。如上所述，在正常呼吸频率下捕捉肺部运动需要小于 1s 每

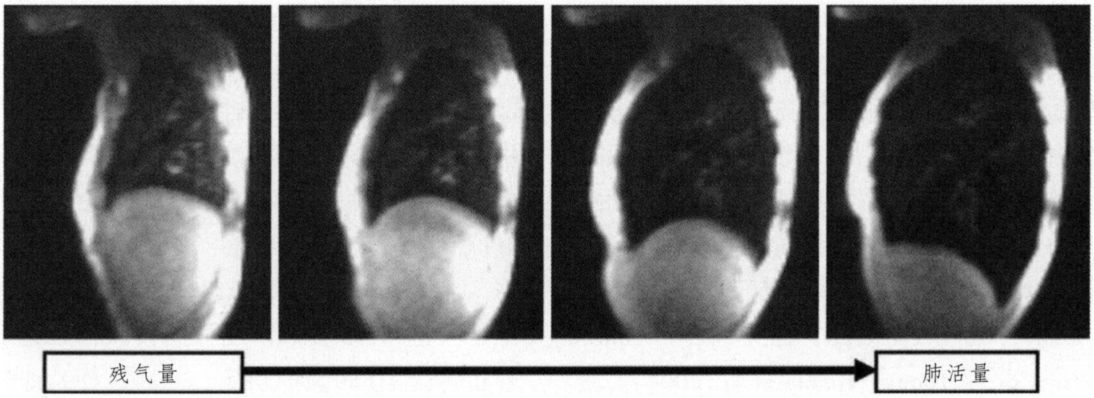

图 8.1 从右肺矢状面 2D FLASH 序列中挑选的图像。原始序列时间分辨率为每秒 8.5 幅图像，从残气量开始吸气至肺活量获得 13 幅图像。肺内有限的区域信号来自肺血管。

表 8.1 动态 MRI 的成像参数

序列类型	扫描视野(FOV)(mm)	矩阵	层厚(ST)(mm)	重复时间(TR)(ms)	回波时间(TE)(ms)	反转角(FA)	带宽(BW)(Hz/px)	并行采集技术	时间分辨率(im/s)
2D-SS-GRE (True FISP)	400	159×256	10	37.7	1.7	65°	977	2	3
2D-GRE (FLASH)	500	98×128	15	2.49	1.03	5°	980	2	10
3D-GRE (FLASH)	450	128×128	8	1.38	0.5	10°	1500	4	2

注:动态 MRI 常用序列的成像参数。表中为西门子扫描仪所用序列的首字母缩写,其他厂商的首字母缩写可在文中找到。

容积的成像时间。然而,成像速度和空间分辨率之间的矛盾性导致极快速 4D 序列的图像质量欠佳。应变方法之一为控制呼吸至极慢的频率,有助于在动态 3D 研究中获得较好的结果(Plathow 等,2005a)。3D+t MRI 的图像质量和细节分辨率仍然不如 2D+t。这些序列(最初设计用于对比剂增强血管成像)在没有使用增强的情况下,正常肺部的信噪比低。在呼吸周期的快相中,快速运动的肺部结构轮廓必然是模糊的。

集合 2D+t 和 3D+t 图像优势的简单方法为使用 2D-GRE 序列及回顾性门控 4D-MRI 技术,在外部触发信号(如呼吸带)对呼吸时相进行回顾性排序的基础上,进行 2D-GRE 序列过采样。与“实时”4D 采集相比,图像质量和细节分辨率均得到提高。Remmert 等在层厚为 10mm 的图像获得了 2.7mm×2.7mm 的像素大小(典型参数为 TR=3.4ms,TE=1.5ms,每幅图像扫描时间=160ms,翻转角=10°,带宽 980 Hz/像素,扫描视野 400mm,矩阵 128×128,像素大小 3.1mm×3.1mm,层厚 10mm)(Remmert 等,2007)。由于每层的扫描时间很短,运动伪影较动态容积扫描明显减少。

自导航 MRI 成像是最近新兴的技术。通常这种技术是基于放射状 k 空间采集和数据高度过采样的 3D-GRE 序列。k 空间中心获取的信号在整个呼吸周期中均不同,可用于呼吸时相的数据分组或储存,从而对每个数据集或呼吸时相进行 3D 图像重建。此外,自动聚焦、3D 图像相关、k 空间加权图像对比和主成分分析等附加特征能提高图像质量(Lin 等,2008;Weick 等,2013)。由于图像为自由呼吸状态下采集,可通过增加采集时间来优化图像质量(图 8.3a,b)。如果 4D-MRI 采集时间较长,则涵盖了呼吸深度和频率的个体变化范围(Blackall 等,2006)。Dinkel 等用 4D-MRI 显示了膈肌麻痹患者中肺肿瘤运动模式的差异(Dinkel 等,2009)。这包括由于单侧膈肌麻痹,肿瘤会向与预期相反的方向侧向运动、移位。由此可以推论,多呼吸周期的 4D-MRI 可为放疗计划提供有价值的补充信息。

将 4D-MRI 应用于临床实践的主要障碍是,目前大多数医学图像阅读软件缺乏查看和解读 4D 图像的功能。一些工作站能显示 4D 图像,并且拥有基础的 MPR 和 VR 功能。图像上覆以带度量的十字线网格可有助

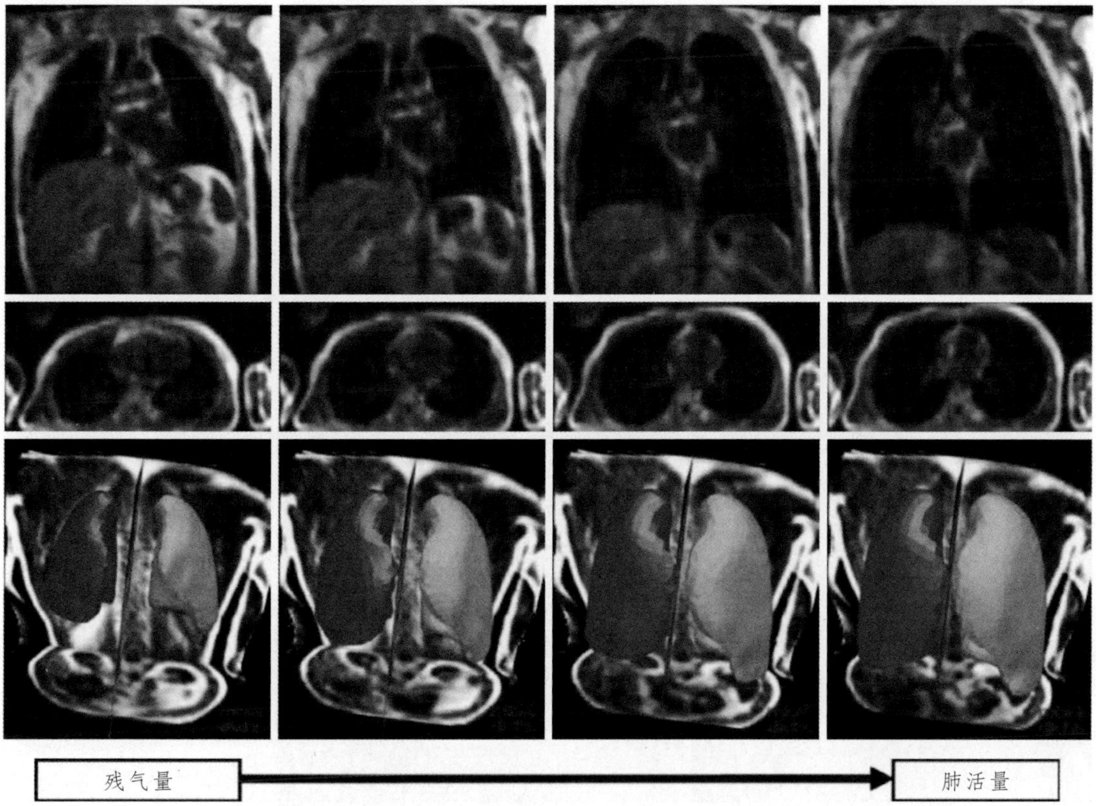

图 8.2　从矢状位 3D FLASH 序列中挑选的图像，时间分辨率为每秒 1 幅图像，用自动分割的方法对肺进行三维重建。在这种时间分辨率下，肺内可见大部分噪声。但这些图像如通过自动分割非常适合用于胸廓形态和肺容积的分析。

于在整个呼吸周期中追踪结构的位移。只有解决软件问题，4D 成像技术才能在学术机构以外得以广泛临床应用（Biederer 等，2010）。

1.2　磁共振兼容肺活量测定法

肺活量测定和体积描记术是肺功能检查的金标准技术。MRI 测量得出的诊断参数需与这些技术比较。但肺活量测定和体积描记术的个体内部变异性高（Miller 等，2005），所以影像学检查和肺功能检查必须同时进行。不幸的是，大多数肺活量计都包含金属部件或电子元件，因此不适合在 MRI 检查室内使用。为了克服这些障碍，可对商业肺活量计进行改装使之与 MR 兼容。迄今为止，已经报道了两种解决方法（Kondo 等，2000；Eichinger 等，2007）。二者均使用呼吸速度描记器来工作。让受试者通过一个小的气流阻力进行呼吸，阻力使压力下降，可通过电子元件进行测量，压力改变与气流呈线性关系。为了保证 MR 的兼容性，金属零件被塑料替代，压敏电子装置安装在扫描室外，并通过压力传感器塑料管连接。这样的改装不会影响肺活量计的测量精确度（Eichinger 等，2007）。当然，在 MRI 扫描期间得到的肺活量测量结果与标准情况下获取的测量结果不同。仰卧位和使用表面线圈都会减少最大呼吸动作中的气流（Meysman 和 Vincken，1998；Eichiger 等，2007）。比较分析肺活量测定和 MRI 测量存在的一个问题是，二者采集

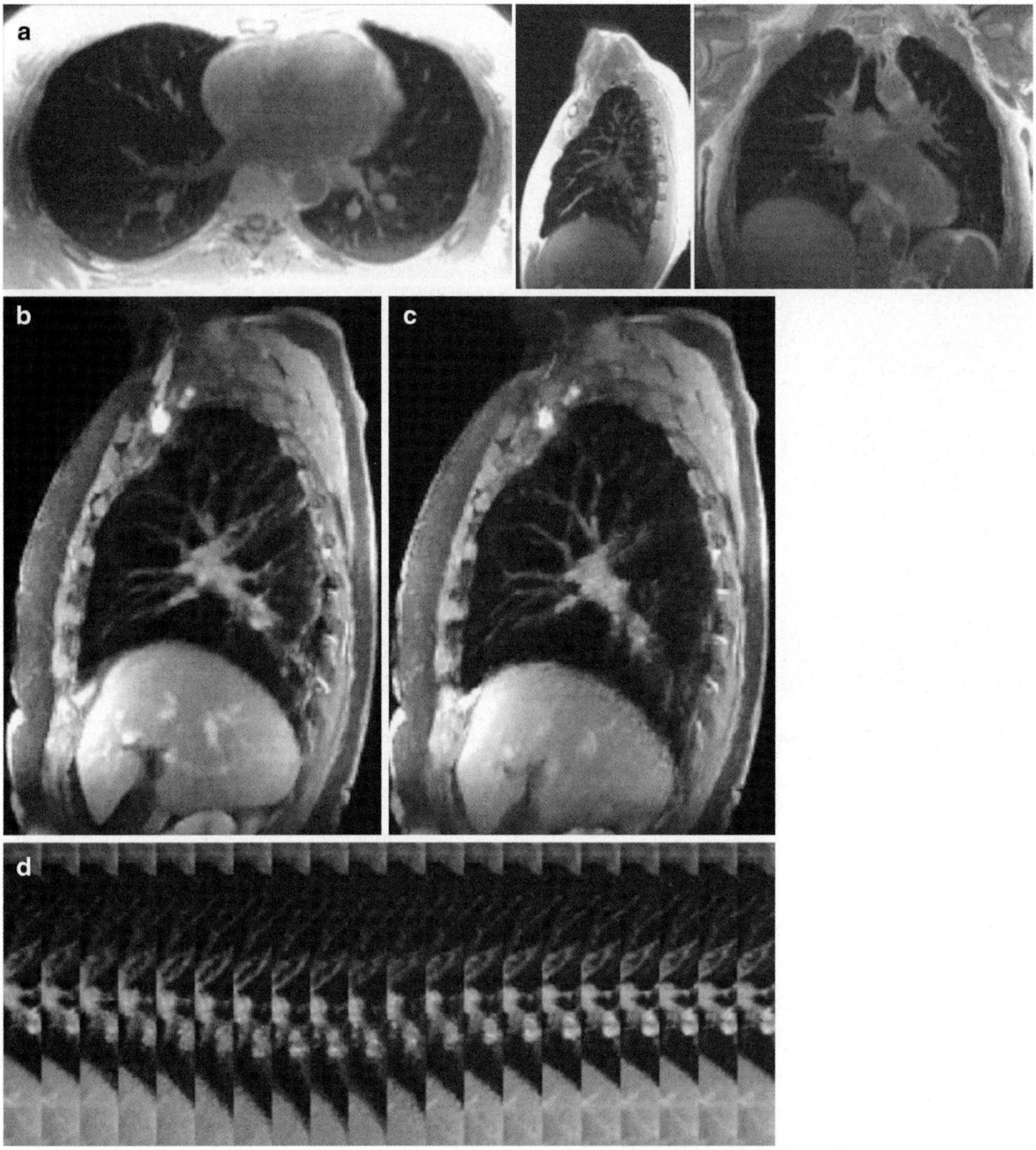

图 8.3　(a)自导航 GRE 图像的 MPR。自由呼吸状态下采集 3D 数据，采集时间约 5 分钟。在呼气相重建图像，各向同性分辨率为 $1.5mm^3$。(b)图像为 4D-MRI 数据集中的右肺矢状面。(b)和(c)分别为呼气末期和吸气末期的一个层面。(d)图像为 20 个回顾性重建时相内每个层面的中心部分。

的电脑系统不同，因此测量数据在时间上不同步。Kondo 等(2005)通过记录肺活量测定系统的扫描噪声，并用图像中的噪声增加来进行时间匹配。另一种解决方法是，将肺活量计和 MRI 扫描仪的系统时间同步到同一个网络时间服务器中，这样就可直接使用图像和肺活量计的时间信息。

2 呼吸力学

MRI 是分析膈肌和胸壁运动的理想工具。低信号肺组织与周围高信号软组织结构形成极佳的对比。因此,可以对呼吸泵不同成分的联合作用进行观察,并分析其工作原理。

一般来说，已发表的研究可分为两大类。第 1 类分析了呼吸泵各组成成分(肺部、膈肌和胸廓)的运动,以更好地了解它们各自的功能。第 2 类通过在图像上分割替代标志物的测量值,来计算肺容积的变化。

两类研究的成像技术基本上是一致的,都是对整个胸廓进行成像（若为 2D 动态 MRI,则为胸部的一个层面)。两种研究的不同之处在于对图像的测量和分析方法上。对图像进行定性分析,在许多情况下可得到有意义的信息,例如从吸气和呼气 2 幅图像中可立刻看出膈肌麻痹。但为了区分疾病的严重程度或者检查微小的异常,就必须采用定量测量的方法。鉴于这个研究领域仍然很新,发表的文章有限,因此还没有成像程序、测量位置和测量分析等方面的标准。这限制了不同研究结果的可比性,但有临床意义的测量值和合适测量方法的出现只是时间问题而已。

2.1 膈肌的运动

膈肌是最大的呼吸肌肉,平静呼吸时,大部分肺容积改变都是由它完成的,而在用力呼吸时,膈肌的作用减小。它是一块扁平的肌肉,中央部分是肌腱。根据其肌肉起止的地方不同,将膈肌分为两个部分。膈肌脚的肌纤维起自上三节腰椎体和内、外侧弓状韧带,肋骨部起自下 6 个肋骨的内侧面。在安静呼吸时,相当大一部分的膈肌与内胸廓相对,从而形成圆柱形的“胸膈同位区(ZOA)”,该区域被膈顶覆盖(Mead 等,1986)。由于膈肌通常在人体内,因此很难精确测量同位区域和膈顶的面积分布和三维结构。断层成像是这方面问题的一个突破。

2.1.1 静态成像

几组研究团队在不同的呼吸容积下使用静态 MRI 来进一步探索膈肌的功能。在膈肌放松时屏气并扫描,获得矢状位和冠状位的图像。对每幅图像的膈肌轮廓进行描记,用组合的描记曲线构成膈肌轮廓的线框图(图 8.4)。用这样的方法，可得出膈肌长度(表 8.2)、面积(表 8.3)和曲度的变化,并将这些变化与肺容积的相应变化相关联。根据这些结果可得出,Laplace 定律至少适用于膈顶后部。由于 Laplace 定律能将表面压力与表面曲率和表面压力梯度联系起来,就可通过膈肌曲率和跨膈压力计算膈肌张力(Paiva 等,1992)。进一步研究表明,膈肌收缩时膈肌纤维明显缩短，可缩短到原来的 55%(Gauthier 等,1994;Cluzel,2000)。这种能力让膈肌能缩小肺部容积,像气缸的活塞一样。膈顶在收缩时会向前后增宽、变平,并向背侧旋转,这些改变对跨膈压力的影响很小。因此,膈肌的作用就像一个大气缸中的一个大活塞,这意味着,膈肌作用下的肺容积变化与膈肌纤维长度几乎呈线性相关(Gauthier 等,1994)。这些结论基于的假设是,同位区即使在达到肺总量时也不会完全消失。这是有争议的,因为肋膈肌附着的位置只能间接推导出来,Cluzel 等发现在肺总量时同位区会消失(Cluzel 等,2000)。因此,至少在肺容积接近肺总量时,以上的结论不完全成立。该实验的另一个局限性为,实验结果是基于膈肌放松时的图像得出的,所以膈肌形状受邻近结构影响较大。收缩期间即

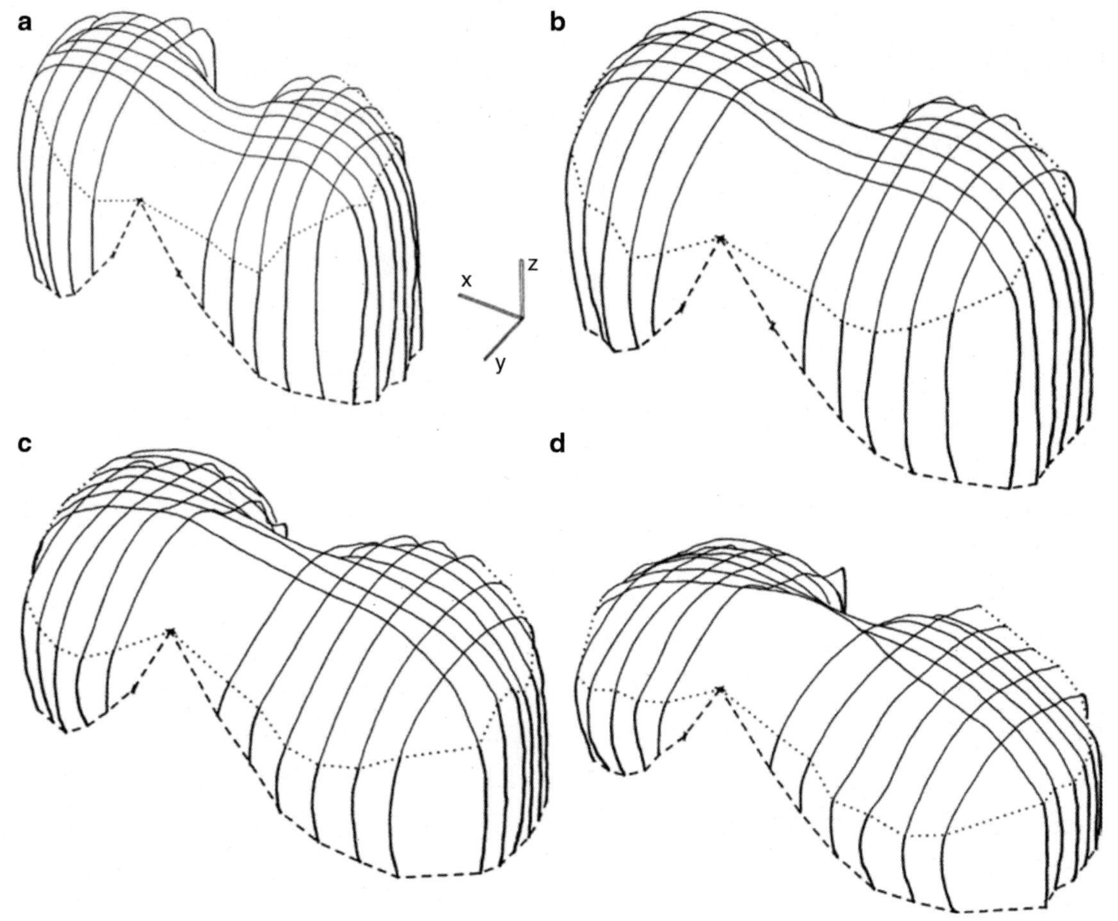

图 8.4 残气量(a)、功能残气量(b)、功能残气量加一半吸气容积(c)、肺活量(d)的膈肌重建线框图。虚线表示下肋缘,点线表示同位区的上界。3D 轴表示空间方位,线长标度为 50mm。[Reprinted with permission of the American Physiological Society(Gauthier et al. 1994)]

吸气时的膈肌形态,可能有很大的不同。此外,当不处于仰卧位时,膈肌形态也会不同,这将进一步阐述。

2.1.2 动态成像

呼吸周期的大部分时间膈肌都在运动,无论是吸气时的主动收缩或是呼气时的被动舒张。要真正了解膈肌改变肺容积的功能模式,上述的静态分析不是理想的方法。虽然动态 3D+t MRI 仍不够快,无法进行可比较的实验设计,但动态 2D+t MRI 可提供必要的成像速度。可在不同侧位采集多个矢状图像序列来弥补空间覆盖不足。假设平静呼吸时膈肌运动大致恒定,测量结果表明,仰卧位膈肌上下运动位移分布不均匀。膈肌的偏移距离,从前到后逐渐增加,并在前后每个位置上,从内到外逐渐增加(图 8.5)。冠状位动态 2D-MRI 可直接比较左右膈的运动情况。很明显,两侧膈肌可同步运动,也可一侧先于另一侧运动。从吸气到呼气各自的运动模式可发生改变。一侧膈肌是否比另一侧位移更多尚存在争议(见表 8.4 的偏移数据)。Kiryu 等(2006)发现右侧膈肌偏移距离更大,并把早期研究的不同发现归因于时间

表 8.2 Cluzel 等(2000)在不同肺容积下对膈肌整体,以及将其分为同位区(直接与胸壁相贴的部分)和膈肌区(紧贴肺部的部分)下的膈肌长度分别进行了测量

	RV	FRC	TLC
膈肌			
冠状位	507±72	485±77	365±79
左侧矢状位	330±15	301±17	208±12
右侧矢状位	368±20	354±22	228±23
同位区			
冠状位	254±17	221±35	0 或接近 0
左侧矢状位	163±16	127±21	0 或接近 0
右侧矢状位	196±11	161±25	0 或接近 0
膈肌区			
冠状位	253±69	264±64	365±79
左侧矢状位	167±13	174±15	208±12
右侧矢状位	173±17	194±8	228±23

RV,残气量;FRC,功能残气量;TLC,肺总量。

表 8.3 整个膈肌、同位区、膈顶和膈肌表面(膈肌面积减去中心肌腱面积)的面积,由 Cluzel 等(2000)测量

	RV	FRC	TLC
整个膈肌面积	1128±129	997±93	584±89
同位区面积	757±121	597±91	0 或接近 0
膈顶面积	371±28	399±27	584±89
膈肌表面面积	985±129	854±93	441±98
减少的百分比	参考值	13±8	55±11

RV,残气量;FRC,功能残气量;TLC,肺总量。

分辨率较低所致的平均效应 (Gierada 等,1995;Unal 等,2000;Takazakura 等,2004;Craighero 等,2005;Kiryu 等,2006)。

目前讨论的结果都是基于仰卧位成像。由于体位改变对腹内压有影响,所以在站立位时,膈肌运动会有所不同。在一项站立位 MRI 研究中,膈肌的偏移距离较仰卧位小 1~2cm。这种差异在膈肌后部更为明显。站立位测量可将膈肌前部和后部之间的位移差由最大 51mm 减少到 38mm。这种改变可由仰卧位时腹部前后的压力梯度更大来解释,因此,膈肌后部被更多地推向头侧。另一效应是,膈肌通过肌纤维长度的增加而改善了张应力(Takazakura 等,2004)。从仰卧位到俯卧位,或者侧卧位,都可观察到同样的结果。膈肌的下垂部分更靠向头侧,在吸气时移动较晚,在呼气时移动较早(Kiryu 等,2006)。

2.2 胸壁的运动

在生理条件下,胸壁对肺容积的改变作用小于膈肌。然而,呼吸力学的成像必须考虑到呼吸泵中这一重要的组成成分。MRI 图像上充满气体的肺组织和邻近胸壁之间存在极高的对比,是定量分析胸壁运动的理想

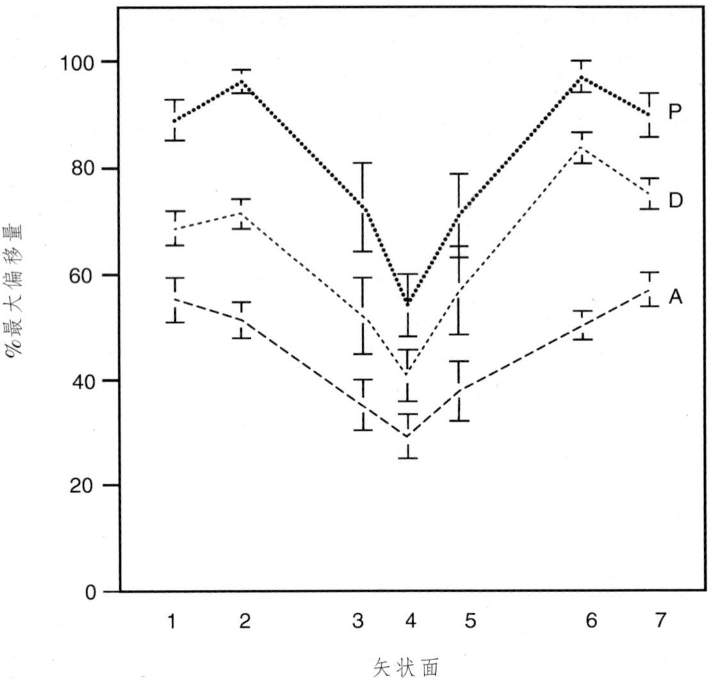

图 8.5 膈肌相对其最大偏移量的偏移。3 条线代表了前后方向上 3 个不同位置的膈肌运动，中间的线(D)在膈顶水平进行测量，最上面的线(P)在 D 和后肋膈角的中间进行测量，最下面的线(A)在 D 和前肋膈角的中间进行测量。横轴上的数字分别表示不同的侧面位置：中线(4)，中线右侧 2cm(3)，中线左侧 2cm(5)，右侧胸腔的中央(2)和左侧胸腔的中央(6)，右侧胸壁与 3 中间 (1)，左侧胸壁与 5 中间 (7)。[Reprinted with permission of RSNA(Gierada et al. 1995)]

表 8.4 不同体位左右膈的偏移位置

	n	体位	右侧(cm)	左侧(cm)
Gierada 等(1995)	10	仰卧位	4.4±1.3	4.2±0.9
Ünal 等(2000)	15	仰卧位	6.0	5.0
Takazakura 等(2004)	10	坐位	8±2.3	8±2.4
		仰卧位	9.2±2.1	10.3±2
Kiryu 等(2006)	8	仰卧位	8.9±1	7.5±1.1
		俯卧位	9.3±0.3	8.1±0.6
		右侧卧位	9.1±0.9	7.7±1.1
		左侧卧位	8.4±1.2	8.2±1.2

工具。因为在膈肌成像中，动态分析要求高时间分辨率，所以绝大多数的研究选择时间分辨 2D 成像方法。

在正常的情况下，两侧胸部运动同步，最大偏移距离一致(Suga 等，1999)。上、下胸壁的运动有差异，它们似乎不是作为同一功能单元进行运动。上胸部前后运动与肺容积改变成线性相关，而下胸部与肺容积同步性很差(Kondo 等，2000)。可推导出上下胸壁对肺容积改变的各自贡献。与膈肌移位相比，胸部前后扩张对肺容积的改变作用只有 2/5，而胸部横向扩张的作用仅为后者的一半(Kondo 等，2000)。这种表现主要见于健康的年轻人，但在后来的研究发现，健康的老年人与其他年龄组间无明显差别(Kondo 等，2005)。

2.3 容积分析

许多科学研究喜欢将动态 MRI 与标准

肺功能检查进行对比。由于动态 MRI 可对单侧肺进行成像，并且在一定程度上能区分肺叶。此外，MRI 测量与肺活量测定法有良好的一致性，为动态 MRI 在单侧肺，甚至是肺叶水平上进行区域肺功能检查奠定了基础。

许多研究使用胸部 3D 成像来测量低信号肺组织的容积。这种方法的时间分辨率受 MRI 测量时间的限制。据报道，肺部 3D 成像最快的测量速度是每秒 1 个容积（Plathow 等，2005a）。在正常呼吸频率的潮式呼吸中，这种方法不足以测量肺容积。在有意缓慢呼吸的情况下，用 3D-MRI 持续测量的肺容积则与肺活量测定法有良好的相关性（Gierada 等，1998；Plathow 等，2005a）。为了获得更高的时间分辨率，可用 2D 成像。矢状位和横断位的肺部面积与肺活量测定法测量的肺容积有良好的相关性（$r>0.8$）（Kondo 等，2000）。从不同方向行 2D 成像并测量直径，可使用肺部几何模型来计算肺部容积。据报道，这种方法测量的肺容积与肺活量测定法测量的肺容积高度相关（Plathow 等，2004）。第 1 秒用力呼气容积（FEV_1）是评价阻塞性肺疾病的标准指标。在此测试中，要求受试者在最大深吸气后尽快呼气，并测量呼气第 1 秒内呼出的气量。要从动态 MRI 得到此测量值，只能使用非常快速的成像技术。Swift 等（2007）用 2D 扰相梯度回波对肺部进行冠状位和矢状位成像，其时间分辨率为每秒 5~10 幅图像（Swift 等，2007）。在矢状位和冠状位上测量肺部的长短轴，使用椭圆形模型来计算肺容积。结果发现测量值与肺活量测定法测量的 FEV_1 和 FVC 高度相关（相关系数分别为 0.95 和 0.83）。

这些结果表明，MRI 静态和动态容积测量法是可行的，并具有足够的精确度。因此，单侧肺容积测量应能得出有意义的结果。表 8.5 列出了不同研究 MRI 测量的单侧肺容积。所有研究均发现双侧肺容积明显不同，右侧肺容积较对侧稍高。这个结果与解剖数据相吻合，可用心脏占据左侧部分容积来解释（Mead 等，1986）。

在单侧肺动态 MRI 上测量胸部的直径与肺活量测定法测量的肺活量（VC）和 $FEV_{1\%}$ 有良好的一致性（胸部前后径、上下径、左右径的相关系数均大于 0.85）。虽然比较的肺活量测量数据是全肺整体的，但二者的高相关性表明了单肺测量的有效性。进一步研究采用 Swift 等（2007）的方法，在一个更复杂的几何模型中加入直径测量值，结果显示肺部上下扩张对肺容积改变影响最大，而侧向扩张对肺容积影响较小，这与其他生理学研究结果一致（Plathow 等，2004；Swift 等，2007）。

到目前为止，所描述的结果都是基于大量采集图像中的 2 幅图像直径差异所得（如通过膈肌达最高位置和最低位置的图像计

表 8.5 左肺和右肺的容积分布

发表论文	受试者	时相	样本大小	左肺	右肺
Chapman 等（1990）	婴儿（2~10 个月）	潮气量中期	9	47.2%	52.8%
Qanadli 等（1999）	青年人（24~32 岁）	吸气	15	48%	52%
		呼气	15	45%	55%
		肺活量	15	49.7%	50.3%
Plathow 等（2005a）	青年人（19~35 岁）	肺活量	20	45%	55%

算肺活量，或者通过膈肌达到最低位置 1 秒后的图像计算 FEV_1）。在 MRI 时，同时使用与 MRI 兼容的肺活量测量仪测量 2 幅图像间（大约 120ms）的肺容积变化，可与相应的动态 MRI 测量结果相比较。如图 8.6a 所示，将右肺 2D-MRI 计算的肺容积改变和同时用肺活量测定法测量的容积改变绘制在一起。2D-MRI 测量也可得出逼真的单侧肺流量-容积曲线图，见图 8.6b。

每侧胸腔标准化的上、下径改变，与标准化的肺活量测定容积高度相关（相关系数为 0.93）。由 MRI 测量法计算出来的每侧胸腔 $FEV_{1\%}$替代值，与肺活量测定的 $FEV_{1\%}$高度相关（相关系数为 0.71）（Tetzlaff 等，2008）。

在比较 MRI 测量和肺活量测定的肺容积时，必须记住前者通常还包含肺组织和血容量所占的容积。MRI 测量最大吸气时容积结合体积描记法测量肺总量，可计算出这部分容积约 840mL（Qanadli 等，1999），这与指示剂稀释研究得出的结果一致，该研究发现健康人的血容量约 250mL（Dock 等，1961），组织体积约 600mL（Cander 和 Forster，1959）。

在所有的 MRI 测量中，均需后处理才能从图像中提取容积值或容积的替代值。这些后处理技术包括手动（O'Callaghan 等，1987；Chapman 等，1990；Plathow 等，2004）和半自动（Tetzlaff 等，2008）。尽管后处理方法很有可能会影响测量的精确度，但这种误差很少被评估。使用半自动测量胸部直径时虽然节省了时间，但最近也发现一些弊端。Tetzlaff 等（2008）对一个像素的边长测量，发现半自动测量法的速度对比手动测量快 4 倍，但与手动测量的一致性上减少了约 3mm。

使用 2D 时间分辨 MRI 进行肺部面积半自动测量，其结果与肺活量测量法同时采集的结果有更好的一致性，平均相关系数>0.97，证明这种后处理方法已经足够快，可应用于临床，并且对不均匀分布肺疾病的肺功能测量敏感性更高（Tetzlaff 等，2010）。

3 肺部运动

3.1 肺实质的运动

肺实质运动的量化是最具挑战性的，但同时也是肺动态 MRI 最有潜力的研究领域。充气肺组织的低信号有助于测量胸壁或膈肌的运动，而肺组织自身运动的测量则需要找到整个肺实质中可识别的标志物。在现有的动态 MRI 序列中，中央肺血管因能提供足够的信号而作为主要标志物。越往外，血管与肺组织的对比度迅速减小，有用的标志物数量越少。

通过 MRI 网格标注来生成标志物，是一种很有前景的肺部运动成像方法。网格标注以前曾用于评估心肌组织的运动和形变。超短 TE 快速小角度射频脉冲序列在评估肺部力学上取得了一定的成功，关键点是肺组织 T2* 时间较短，信号快速衰减。然而，有研究表明，应用该序列大约 1000ms 后，仍可检出饱和带的矩形网格。使用时间分辨率高达每秒 8 幅图的 2D-MRI，可以在至少 1s 的短时间范围内对肺组织运动进行成像（Chen 等，2001）。通过这些图像可计算 2D 组织应变张量（用 2×2 矩阵表示）（图 8.7）。通过矩阵的单元，可定量测量肺组织的变形。矢量轨迹（对角线单元之和）可看作是非方向性的整体应变幅度。在健康志愿者的肺部冠状位图像上，肺尖和肺底的数值最高，肺门数值最低，因为肺门的大支气管和血管限制了肺部的运动。也可计算出方向相关的剪切力，结果显示上下方向的应变主要在肺尖和肺底，

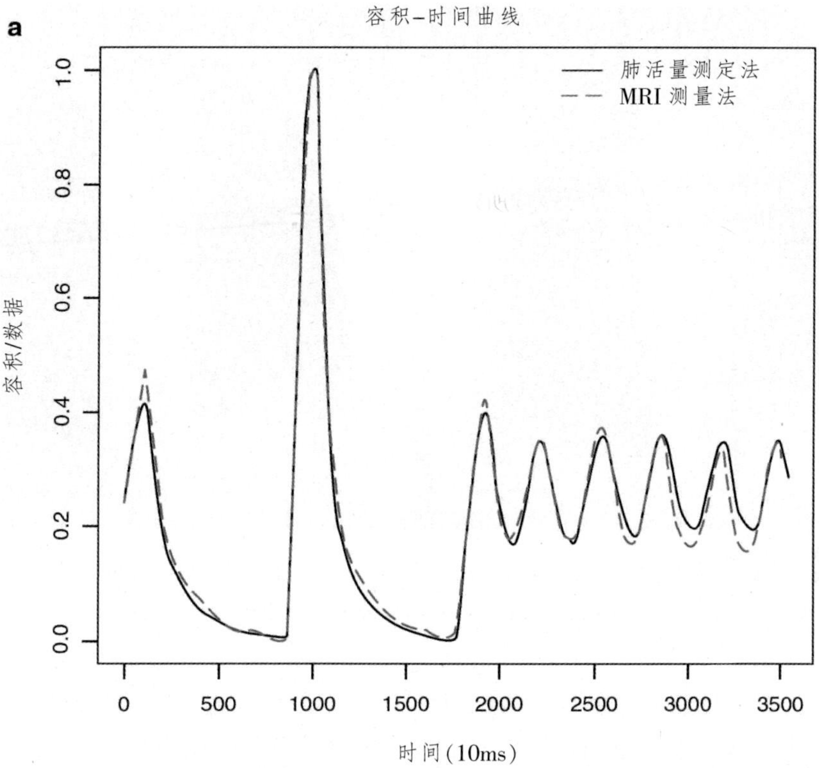

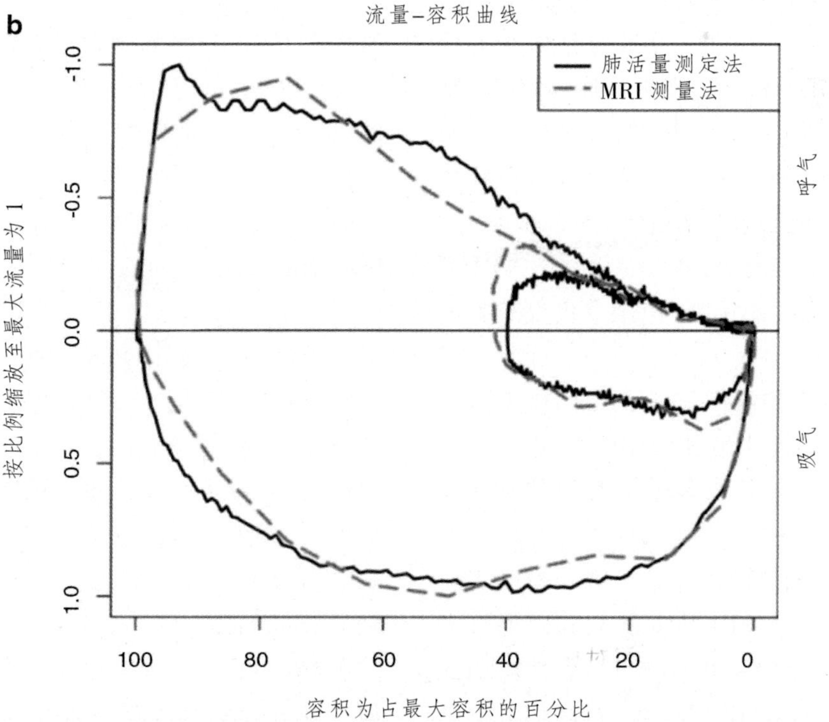

图 8.6　(a)由肺活量测定法和 2D-MRI(肺部前后径和上下径的乘积)计算得出的标准化容积-时间曲线。(b)使用(a)中相同数据计算得出的流量-容积曲线。2D-MRI 生成的曲线与肺活量测定的曲线几乎一致,只是无法准确显示测量值开始时的急速减低。

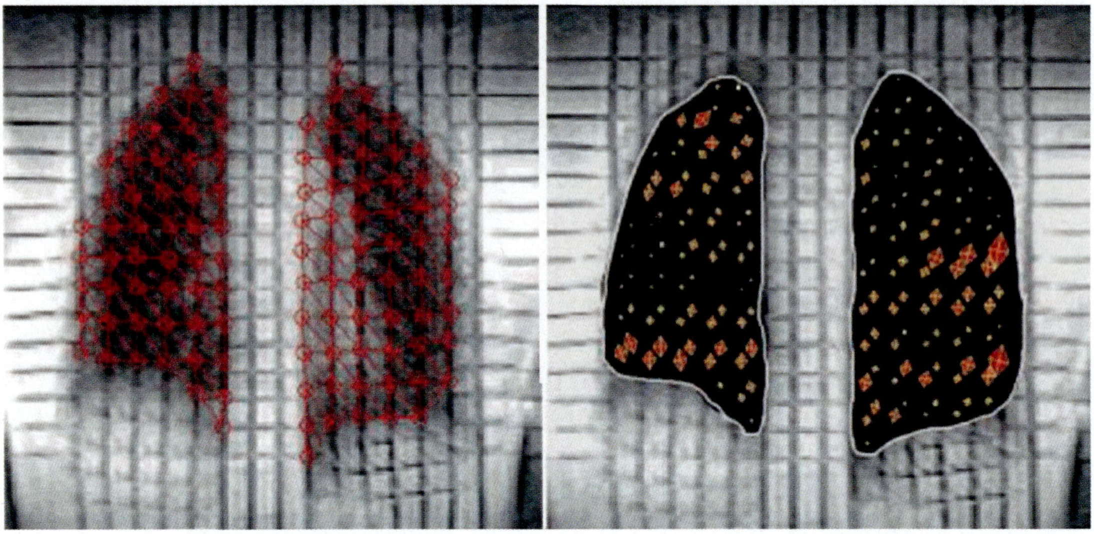

图 8.7 网格标记 MRI 定量评价深吸气时肺部的冠状位形变。左图显示将网格三角单元拟合到标记网格中，右图显示计算得到的应变张量。[reprinted with permission of John Wiley & Sons, Inc.(Chen et al., 2001)]

而在肺野中央，应变更倾向于侧向。在矢状位图像上，肺尖的组织扩张度最大，而且肺后部扩张较肺前部明显（Napadow 等，2001）。成像序列的进一步改进使研究者可通过重复应用网格标记来进行连续测量。有学者对上述研究进行了扩展，计算出了区域气流速率和容积应变，并生成上、中、下肺区的容积时间和流量-容积曲线(Voorhees 等，2005)。研究结果表明，将来使用动态 MRI 可显著提高肺部功能诊断，但至今仍没有临床应用的报道。

除了利用肺组织固有的 ^{1}H-MRI 信号以外，采用超极化惰性（HP）气体同位素（^{3}He 和 ^{129}Xe）的动态多核 MRI 可使肺实质的网格化效率更高。HP 气体可作为阳性对比剂，在肺部的气腔中快速分布。有学者应用 2D+t 和 3D+t MRI 技术研究肺部通气动力学，帧速率为 5~10ms(Wild 等，2003；Cai 等，2009)。使用 HP 气体后，对高信号的肺组织进行网格标记，可观察局部呼吸力学，为健康和患病肺部的生物力学开辟新的视角。然而，由于逻辑上的考虑、成本、^{3}He 气体的供应问题，以及需要额外的设备，这项成像技术的临床应用仍受到质疑。

形变配准算法是评估区域肺组织运动的替代方法。这种算法通过对系列图像变形来进行匹配，以达到图像结构信息的一致。然而，肺组织的有限信号仅能提示肺组织结构信息的相对缺失。另一方面，配准方法不依赖于特定的图像序列，它让运动检测得到更广泛的应用。配准技术已应用于 2D-MRI，与专家定义的标志物相比，配准过程仅有很小的错误。当然标志物是根据现有结构信息即中央血管结构来设置的，所以不能评估外周的肺组织。通常现有算法可量化能被人眼识别的肺部运动，在人眼可识别的对比度水平以下，算法也不成功(Gee 等，2003)。在后续的实验中，该研究组研究了健康志愿者和老鼠(Sundaram 和 Gee，2005)，发现膈肌上方和肺门血管的肺部运动检测结果很好，但在肺外周的结果却不理想。通过优化序列技术，增高外周肺的信号，有望能改进这一技术。

3.2　区域容积变化

基于配准算法分析肺实质位移的经验，最近的研究热点为通过动态 MRI 计算区域肺容积的变化，从而对区域肺通气进行量化。大多数评估区域肺容积变化的研究基于这样的假设：区域肺组织的运动模式与肺通气相关，可用于评估肺组织弹性减低类疾病的类型和严重程度(如肺纤维化，图 8.8)。

实时采集或重建图像是分析运动模式和识别病理变化的基本要求，这些图像有足够高的信号，能反应肺实质及其呼吸运动。具有极短 TE 的 2D 或 3D 平衡式 SSFP 序列是目前最佳的成像方法。回顾性 4D 技术可作为另一种替代方法。

最近，Kolb 等创建了一个图谱参考系统，可使用基于形状模型的图像分割和配准流程来量化区域肺组织运动 (Kolb 等，2016)。它对比了基于模型的肺表面时间配准 4D-MRI 图像和 4D-CT 图像。对肺纤维化患者进行了 4D MRI 的通气分析，然后将通气图叠加在静态 CT 图像上，与 CT 的病理形态吻合良好(图 8.9)。与肺活量测定法类似，可计算出单个肺叶的流量-容积图，以便进行区域呼吸分析。此外，还可从数据中对区域通气进行可视化处理，显示呼吸期间肺组织的局部扩张。

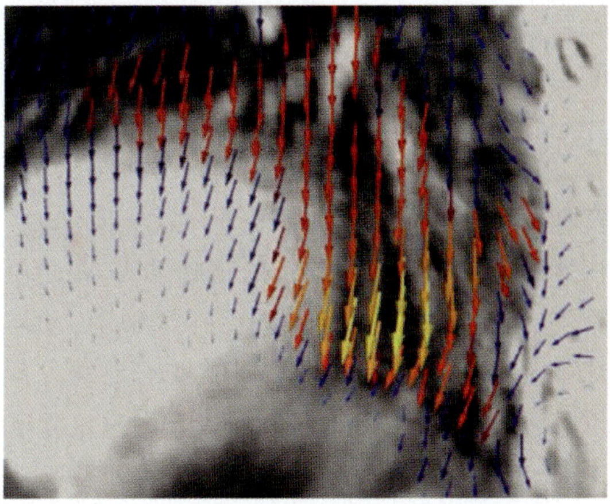

图 8.8　该图像将呼吸周期的形变图像配准结果用 3D 箭头来可视化显示，从呼气末图像中的位置指向吸气末图像中的相应位置。通过对表面运动的预测来初始化图像配准。

在最初的可行性研究中，这种方法用于健康志愿者和已知肺结构受损的患者中，例如，肺纤维化的限制性通气障碍。这项技术有望为健康和病变肺在呼吸周期中的区域肺实质运动提供新的诊断信息。这种方法的诊断价值还需要进一步的研究来证实。

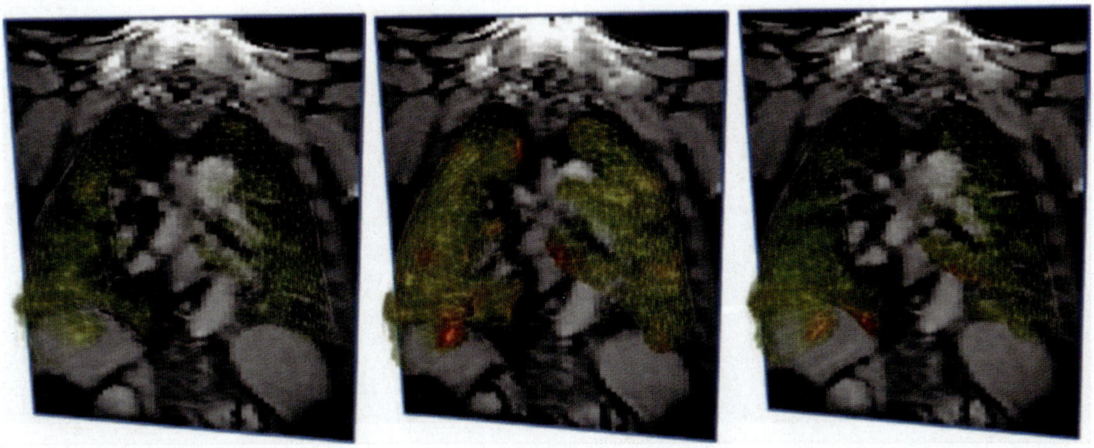

图 8.9　光线投影显示 3 个呼吸时相的区域肺容积增加。计算所得容积的肺表面用一个线框来显示轮廓。

4 肺疾病中的应用

肺气肿是一种十分常见的慢性肺疾病，常伴有呼吸功能的严重受损，另一方面，该疾病有可行的治疗方案，这是肺动态 MRI 研究的首要条件之一。在重度肺气肿中，动态 MRI 显示膈肌变平、运动减少且不规则。偶尔还能看到双侧膈肌不同步运动。与正常受试者相比，肺气肿患者在呼气相的肺部最小上下径增加，与残气量（%RV）有良好的相关性。而其肺部最大上下径改变不明显，与肺总量（TLC%）有良好的相关性（Iwasawa 等，2011）。该病治疗效果（如肺减容手术）可通过手术侧膈肌上下运动幅度增加反映出来，这种效果甚至可在对侧胸腔中观察到。动态 MRI 的结果与 Fletcher 呼吸困难评分的改善有很好的相关性（Suga 等，1999）。胸廓的左右径及前后径上也有类似的发现（Gierada 等，1998；Iwasawa 等，2002）。因此，肺气肿是一个很好的范例，观察动态 MRI 如何帮助监测呼吸力学异常疾病的治疗效果。所以标准扫描方案的建议中包括一种简化方法，即在自由呼吸过程中采集 SSFP 图像，以便在常规成像中实现肺部 MRI 的 2D+t 成像（见“肺部 MRI 的一般要求和建议的标准方案”一章）。该扫描方案很容易发现肿瘤侵犯纵隔并膈神经麻痹所导致的膈肌功能障碍（图 8.10）。

青少年特发性脊柱侧弯是另一类疾病，由于呼吸泵功能障碍，患者的呼吸功能降低。与正常人相比，2D 动态 MRI 可显示这些患者胸部前后运动是如何受限的（Kotani 等，2004）。与呼气时一样，膈肌在吸气时会升高，但膈肌的运动幅度与正常人一致。手术后，动态 MRI 显示胸部扩展的幅度得到改善，膈肌运动也有增加（Chu 等，2006，2007）。

Pompe 病是一种进行性代谢性肌病，当累及呼吸肌时，可导致进行性呼吸功能障碍，特别在仰卧位表现明显。膈肌功能减弱是该病最主要的表现。使用静态肺活量计控制的 MRI 进行扫描，在最大吸气和最大呼气时可发现，Pompe 病患者的膈肌明显功能障碍，甚至没有移动。与志愿者比较，患者吸气-呼气胸廓上下径比明显缩小（$P<0.001$），提示膈肌功能减弱。这种上下径比与仰卧位用力肺活量（$r=0.88$）和体位改变后下降值（$r=0.89$）密切相关（Wens 等，2015；Mogalle等，2016）。

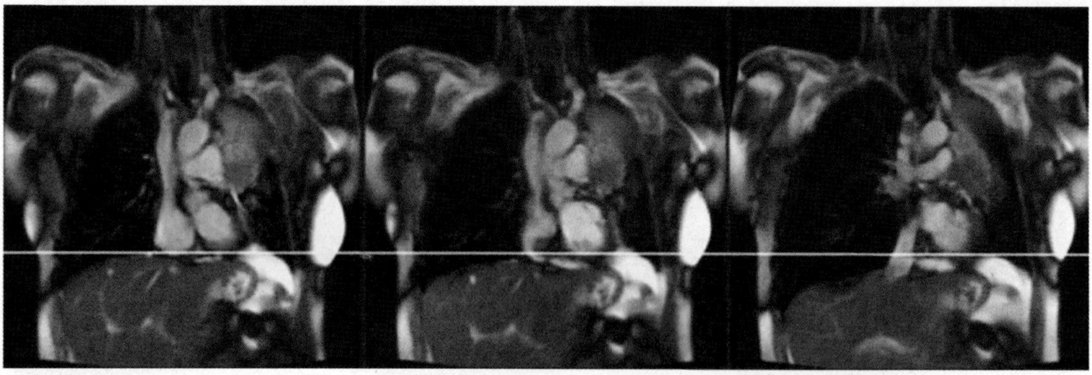

图 8.10 左侧中央型肺癌患者，使用动态 SSFP（TrueFISP）图像序列采集的 3 幅图像。在膈肌附近放置一条横线，以便观察左侧膈肌麻痹。

4.1　放射治疗中的应用

动态 MRI 的主要应用领域之一为放射治疗(放疗)。动态 MRI 既可用于监测治疗的副作用,又可作为自适应治疗计划的一个精密工具。

一项研究使用 2D 动态 MRI 对比肺癌放疗前后的肺部运动,从而监测治疗的副作用。结果显示,放疗后照射侧肺部上下运动幅度明显减低,而整体肺功能检查却显示放疗前后没有显著差异。这个研究结果是一个很好的范例,说明动态 MRI 如何用于监测肺功能的变化,并且比肺活量计的敏感性更高(Plathow 等,2006)。

动态 MRI 在放射治疗中的主要科研热点是为肺部或肝脏等运动器官制订治疗计划。对于移动的靶结构来说,保守的放疗计划是扩大靶区,其范围包括了所有在呼吸周期中通过靶区的邻近健康组织 (Keall 等,2006)。这些安全范围是从肺肿瘤患者人群中估算出来的,不能实现个体化定义:据报道,肺肿瘤的运动模式和整体位移具有很大的个体间差异,甚至在吸气和呼气时会出现与预期方向相反的矛盾位移 (Dinkel 等,2009)。在肿瘤放疗流程中,4D-MRI 的理想任务是分析个体的运动模式,并在第一线选择患者进行运动自适应放疗。

4D 成像在运动自适应放疗流程中的进一步应用是,每次放疗前,在直线加速器上实时监测治疗过程中的位移、运动模式和病灶大小的变化(疗程间的变化)(Cai 等,2008)。通过这种方法可找出治疗过程间可能改变肺通气和运动的多种原因:胸腔积液、肺塌陷、心包积液、心脏功能和大小的变化、肿瘤大小的变化、膈神经麻痹、肺放射性纤维化、间断性肺炎及阻塞性疾病。每一个因素都可以快速改变肿瘤在胸腔内的位置,特别是肺外周的瘤灶, 较纵隔区肿块更明显。目前,专用系统使用集成的 X 线装置或者治疗射线本身(Dietrich 等,2006)。这种方法可通过使用最新开发的集成直线加速 MRI 扫描仪行机载实时 MRI 进行改进(Lagendijk 等,2014)。

更为复杂的应用是直接计划 MRI 引导的自适应性放疗。为了最大限度减少受照射的健康组织,并尽可能增加肿瘤照射剂量,需要结合每个患者个体呼吸周期的详细信息以定制治疗计划。基于全 4D 成像的放疗计划(4D-RT)尚未在临床上应用。缺乏经过验证的、标准化的规划工具,包括可变形的图像配准、多靶区轮廓勾画、自适应剂量计算和运动控制传递机制。理想情况下,胸部任何治疗端口的动态实时规划和迭代修改都将在直线加速器上实现。把射束门控到肿瘤在靶区内的呼吸时相,或用射束跟踪移动的目标,就可监控肿瘤的运动(Keall 等,2006)。

然而,空间编码的不确定性是 MRI 用于放疗计划的一个主要缺陷。空间编码的质量取决于系统的质量, 当磁场局部不均匀时,空间编码的质量会明显下降。支气管支架或其他金属物体都可导致局部磁场变形(Chen 等,2006)。使用具有单独校正因子的特定 MR 扫描仪, 对图像进行 3D 变形校正和优化匀场, 可有效弥补空间的变形(Biederer 等,2010;Toefeh 等,2016)。4D-MRI 动态容积采集的空间分辨率有限(在当前的采集方式中),会高估肿瘤的大小,因为在运动过程中,肿瘤的体积被平均为许多体素(Biederer 等,2009)。此外,CT 可为治疗计划提供辐射传输数据,而从 MRI 评估传输数据却比较困难(Dowling 等,2015)。基于点扫描的质子或粒子治疗的精确度受呼吸运动的影响很大,是另一个即将到来的挑战,需要进一步发展 4D 成像技术(Saito 等,2009)。表 8.6 概述了

表 8.6 4D-CT 和 4D-MRI 的比较(改编自 Biederer 等,2010)

4D-MRI	4D-CT
时间分辨率	时间分辨率 200~500ms
动态 2D 大约 100ms	
动态 3D>1000ms	
标准空间分辨率(体素大小)	标准空间分辨率(体素大小)
动态 2D 2mm×3mm×8mm	0.5mm×0.5mm×1mm
动态 3D 3mm×3mm×4mm	
包括个体呼吸频率和深度的变化	反映了患者静息态下的缓慢呼吸
可进行指示性的呼吸动作	固定的采集方案
自由选择成像平面(即动态 2D)	有限的扫描机架倾角
需要估计传输数据	提供辐射传输数据
适合不配合的患者	适合不配合的患者
正在开发线性加速器集成	验证系统集成到线性加速器中(锥形束 CT)
无电离辐射	有效剂量 30~40mSv
几乎可以随意重复	电离辐射限制了重复次数

4D-CT 和 4D-MRI 在运动自适应放疗计划中的优缺点,以供快速参考(Biederer 等,2010)。

总之,无论是放射治疗还是其他临床领域,动态 MRI 在临床应用中的巨大潜力尚未得到充分认识。在不久的将来,随着技术的快速发展和新方向的深入研究,都将使这些领域极大获益。

(包盈莹 译 邹乔 邓宇 审校)

参考文献

Biederer J, Dinkel J, Remmert G, Jetter S, Nill S, Moser T, Bendl R, Thierfelder C, Fabel M, Oelfke U et al (2009) 4D-Imaging of the lung: reproducibility of lesion size and displacement on helical CT, MRI, and cone beam CT in a ventilated ex vivo system. Int J Radiat Oncol Biol Phys 73:919–926

Biederer J, Hintze C, Fabel M, Dinkel J (2010) Magnetic resonance imaging and computed tomography of respiratory mechanics. J Magn Reson Imaging 32:1388–1397

Blackall JM, Ahmad S, Miquel ME, McClelland JR, Landau DB, Hawkes DJ (2006) MRI-based measurements of respiratory motion variability and assessment of imaging strategies for radiotherapy planning. Phys Med Biol 51:4147–4169

Cai J, Read PW, Larner JM, Jones DR, Benedict SH, Sheng K (2008) Reproducibility of interfraction lung motion probability distribution function using dynamic MRI: statistical analysis. Int J Radiat Oncol Biol Phys 72:1228–1235

Cai J, Sheng K, Benedict SH, Read PW, Larner JM, Mugler JP, de Lange EE, Cates GD, Miller GW (2009) Dynamic MRI of grid-tagged hyperpolarized helium-3 for the assessment of lung motion during breathing. Int J Radiat Oncol Biol Phys 75:276–284

Cander L, Forster RE (1959) Determination of pulmonary parenchymal tissue volume and pulmonary capillary blood flow in man. J Appl Physiol 14:541–551

Chapman B, O'Callaghan C, Coxon R, Glover P, Jaroszkiewicz G, Howseman A, Mansfield P, Small P, Milner AD, Coupland RE (1990) Estimation of lung volume in infants by echo planar imaging and total body plethysmography. Arch Dis Child 65:168–170

Chen Q, Mai VM, Bankier AA, Napadow VJ, Gilbert RJ, Edelman RR (2001) Ultrafast MR grid-tagging sequence for assessment of local mechanical properties of the lungs. Magn Reson Med 45:24–28

Chen Z, Ma C-M, Paskalev K, Li J, Yang J, Richardson T, Palacio L, Xu X, Chen L (2006) Investigation of MR image distortion for radiotherapy treatment planning of prostate cancer. Phys Med Biol 51:1393–1403

Chu WC, Ng BK, Li AM, Lam T-P, Lam WW, Cheng JC (2007) Dynamic magnetic resonance imaging in assessing lung function in adolescent idiopathic scoliosis: a pilot study of comparison before and after posterior spinal fusion. J Orthop Surg 2:20

Chu WCW, Li AM, Ng BKW, Chan DFY, Lam T, Lam WWM, Cheng JCY (2006) Dynamic magnetic resonance imaging in assessing lung volumes, chest wall, and diaphragm motions in adolescent idiopathic scoliosis versus normal controls. Spine 31:2243–2249

Cluzel P, Similowski T, Chartrand-Lefebvre C, Zelter M, Derenne JP, Grenier PA (2000) Diaphragm and chest wall: assessment of the inspiratory pump with MR imaging-preliminary observations. Radiology 215:574–583

Craighero S, Promayon E, Baconnier P, Lebas JF, Coulomb M (2005) Dynamic echo-planar MR imaging of the diaphragm for a 3D dynamic analysis. Eur Radiol 15:742–748

D'Angelo E (1998) Static and dynamic behaviour of the respiratory system. In: Milic-Emili PJ (ed) Applied physiology in respiratory mechanics; hrsg. v. Springer, Milan, pp 39–49

Dietrich L, Jetter S, Tücking T, Nill S, Oelfke U (2006) Linac-integrated 4D cone beam CT: first experimental results. Phys Med Biol 51:2939–2952

Dinkel J, Hintze C, Tetzlaff R, Huber PE, Herfarth K, Debus J, Kauczor HU, Thieke C (2009) 4D-MRI analysis of lung tumor motion in patients with hemidiaphragmatic paralysis. Radiother Oncol 91:449–454

Dock DS, Kraus WL, McGUIRE LB, Hyland JW, Haynes FW, Dexter L (1961) The pulmonary blood volume in man. J Clin Invest 40:317–328

Dowling JA, Sun J, Pichler P, Rivest-Hénault D, Ghose S, Richardson H, Wratten C, Martin J, Arm J, Best L et al (2015) Automatic substitute computed tomography generation and contouring for magnetic resonance imaging (MRI)-alone external beam radiation therapy from standard MRI sequences. Int J Radiat Oncol Biol Phys 93:1144–1153

Eichinger M, Puderbach M, Smith H-J, Tetzlaff R, Kopp-Schneider A, Bock M, Biederer J, Kauczor H-U (2007) Magnetic resonance-compatible-spirometry: principle, technical evaluation and application. Eur Respir J 30:972–979

Fabel M, Wintersperger BJ, Dietrich O, Eichinger M, Fink C, Puderbach M, Kauczor H-U, Schoenberg SO, Biederer J (2009) MRI of respiratory dynamics with 2D steady-state free-precession and 2D gradient echo sequences at 1.5 and 3 Tesla: an observer preference study. Eur Radiol 19:391–399

Gauthier AP, Verbanck S, Estenne M, Segebarth C, Macklem PT, Paiva M (1994) Three-dimensional reconstruction of the in vivo human diaphragm shape at different lung volumes. J Appl Physiol (1985) 76:495–506

Gee J, Sundaram T, Hasegawa I, Uematsu H, Hatabu H (2003) Characterization of regional pulmonary mechanics from serial magnetic resonance imaging data. Acad Radiol 10:1147–1152

Gierada DS, Curtin JJ, Erickson SJ, Prost RW, Strandt JA, Goodman LR (1995) Diaphragmatic motion: fast gradient-recalled-echo MR imaging in healthy subjects. Radiology 194:879–884

Gierada DS, Hakimian S, Slone RM, Yusen RD (1998) MR analysis of lung volume and thoracic dimensions in patients with emphysema before and after lung volume reduction surgery. AJR Am J Roentgenol 170:707–714

Iwasawa T, Kagei S, Gotoh T, Yoshiike Y, Matsushita K, Kurihara H, Saito K, Matsubara S (2002) Magnetic resonance analysis of abnormal diaphragmatic motion in patients with emphysema. Eur Respir J 19:225–231

Iwasawa T, Takahashi H, Ogura T, Asakura A, Gotoh T, Shibata H, Inoue T (2011) Influence of the distribution of emphysema on diaphragmatic motion in patients with chronic obstructive pulmonary disease. Jpn J Radiol 29:256–264

Keall PJ, Mageras GS, Balter JM, Emery RS, Forster KM, Jiang SB, Kapatoes JM, Low DA, Murphy MJ, Murray BR et al (2006) The management of respiratory motion in radiation oncology report of AAPM Task Group 76. Med Phys 33:3874–3900

Kiryu S, Loring SH, Mori Y, Rofsky NM, Hatabu H, Takahashi M (2006) Quantitative analysis of the velocity and synchronicity of diaphragmatic motion: dynamic MRI in different postures. Magn Reson Imaging 24:1325–1332

Kolb C, Wetscherek A, Buzan MT, Werner R, Rank CM, Kachelrie M, Kreuter M, Dinkel J, Heuel CP, Maier-Hein K (2016) Regional lung ventilation analysis using temporally resolved magnetic resonance imaging. J Comput Assist Tomogr, vol 40, pp 899–906

Kondo T, Kobayashi I, Taguchi Y, Ohta Y, Yanagimachi N (2000) A dynamic analysis of chest wall motions with MRI in healthy young subjects. Respirology 5:19–25

Kondo T, Kobayashi I, Taguchi Y, Hayama N, Tajiri S, Yanagimachi N (2005) An analysis of the chest wall motions using the dynamic MRI in healthy elder subjects. Tokai J Exp Clin Med 30:15–20

Kotani T, Minami S, Takahashi K, Isobe K, Nakata Y, Takaso M, Inoue M, Maruta T, Akazawa T, Ueda T, Moriya H (2004) An analysis of chest wall and diaphragm motions in patients with idiopathic scoliosis using dynamic breathing MRI. Spine 29:298–302

Lagendijk JJW, Raaymakers BW, van Vulpen M (2014) The magnetic resonance imaging-linac system. Semin Radiat Oncol 24:207–209

Lin W, Guo J, Rosen MA, Song HK (2008) Respiratory motion-compensated radial dynamic contrast-enhanced (DCE)-MRI of chest and abdominal lesions. Magn Reson Med 60:1135–1146

Mead J, Fishman AP, Geiger SR, Macklem PT (1986) Mechanics of breathing. American Physiological Society, Bethesda, MD. Distributed by Williams & Wilkins

Meysman M, Vincken W (1998) Effect of body posture on spirometric values and upper airway obstruction indices derived from the flow-volume loop in young nonobese subjects. Chest 114:1042–1047

Miller MR, Hankinson J, Brusasco V, Burgos F, Casaburi R, Coates A, Crapo R, Enright P, van der Grinten CPM, Gustafsson P et al (2005) Standardisation of spirometry. Eur Respir J 26:319–338

Mogalle K, Perez-Rovira A, Ciet P, Wens SCA, van Doorn PA, Tiddens HAWM, van der Ploeg AT, de Bruijne M (2016) Quantification of diaphragm mechanics in Pompe disease using dynamic 3D MRI. PLoS One 11:e0158912

Napadow VJ, Mai V, Bankier A, Gilbert RJ, Edelman R, Chen Q (2001) Determination of regional pulmonary parenchymal strain during normal respiration using spin inversion tagged magnetization MRI. J Magn

Reson Imaging 13:467–474
O'Callaghan C, Small P, Chapman B, Coxon R, Glover P, Turner R, Jaroszkiewicz G, Howseman A, Mansfield P, Coupland R (1987) Determination of individual and total lung volumes using nuclear magnetic resonance echo-planar imaging. Ann Radiol (Paris) 30:470–472
Paiva M, Verbanck S, Estenne M, Poncelet B, Segebarth C, Macklem PT (1992) Mechanical implications of in vivo human diaphragm shape. J Appl Physiol (1985) 72:1407–1412
Plathow C, Ley S, Fink C, Puderbach M, Heilmann M, Zuna I, Kauczor H-U (2004) Evaluation of chest motion and volumetry during the breathing cycle by dynamic MRI in healthy subjects: comparison with pulmonary function tests. Investig Radiol 39:202–209
Plathow C, Schoebinger M, Fink C, Ley S, Puderbach M, Eichinger M, Bock M, Meinzer H-P, Kauczor H-U (2005a) Evaluation of lung volumetry using dynamic three-dimensional magnetic resonance imaging. Investig Radiol 40:173–179
Plathow C, Klopp M, Fink C, Sandner A, Hof H, Puderbach M, Herth F, Schmähl A, Kauczor H-U (2005b) Quantitative analysis of lung and tumour mobility: comparison of two time-resolved MRI sequences. Br J Radiol 78:836–840
Plathow C, Hof H, Kuhn S, Puderbach M, Ley S, Biederer J, Claussen CD, Huber PE, Schaefer J, Tuengerthal S, Kauczor H-U (2006) Therapy monitoring using dynamic MRI: analysis of lung motion and intrathoracic tumor mobility before and after radiotherapy. Eur Radiol 16:1942–1950
Qanadli SD, Orvoen-Frija E, Lacombe P, Di Paola R, Bittoun J, Frija G (1999) Estimation of gas and tissue lung volumes by MRI: functional approach of lung imaging. J Comput Assist Tomogr 23:743–748
Remmert G, Biederer J, Lohberger F, Fabel M, Hartmann GH (2007) Four-dimensional magnetic resonance imaging for the determination of tumour movement and its evaluation using a dynamic porcine lung phantom. Phys Med Biol 52:N401–N415
Saito N, Bert C, Chaudhri N, Gemmel A, Schardt D, Durante M, Rietzel E (2009) Speed and accuracy of a beam tracking system for treatment of moving targets with scanned ion beams. Phys Med Biol 54:4849–4862
Suga K, Tsukuda T, Awaya H, Takano K, Koike S, Matsunaga N, Sugi K, Esato K (1999) Impaired respiratory mechanics in pulmonary emphysema: evaluation with dynamic breathing MRI. J Magn Reson Imaging 10:510–520
Sundaram TA, Gee JC (2005) Towards a model of lung biomechanics: pulmonary kinematics via registration of serial lung images. Med Image Anal 9:524–537
Swift AJ, Woodhouse N, Fichele S, Siedel J, Mills GH, van Beek EJR, Wild JM (2007) Rapid lung volumetry using ultrafast dynamic magnetic resonance imaging during forced vital capacity maneuver: correlation with spirometry. Investig Radiol 42:37–41
Takazakura R, Takahashi M, Nitta N, Murata K (2004) Diaphragmatic motion in the sitting and supine positions: healthy subject study using a vertically open magnetic resonance system. J Magn Reson Imaging 19:605–609
Tetzlaff R, Eichinger M, Schöbinger M, Puderbach M, Meinzer H-P, Kauczor H-U (2008) Semiautomatic assessment of respiratory motion in dynamic MRI—comparison with simultaneously acquired spirometry. RöFo 180:961–967
Tetzlaff R, Schwarz T, Kauczor H-U, Meinzer H-P, Puderbach M, Eichinger M (2010) Lung function measurement of single lungs by lung area segmentation on 2D dynamic MRI. Acad Radiol 17:496–503
Torfeh T, Hammoud R, Perkins G, McGarry M, Aouadi S, Celik A, Hwang K-P, Stancanello J, Petric P, Al-Hammadi N (2016) Characterization of 3D geometric distortion of magnetic resonance imaging scanners commissioned for radiation therapy planning. Magn Reson Imaging 34:645–653
Unal O, Arslan H, Uzun K, Ozbay B, Sakarya ME (2000) Evaluation of diaphragmatic movement with MR fluoroscopy in chronic obstructive pulmonary disease. Clin Imaging 24:347–350
Voorhees A, An J, Berger KI, Goldring RM, Chen Q (2005) Magnetic resonance imaging-based spirometry for regional assessment of pulmonary function. Magn Reson Med 54:1146–1154
Weick S, Breuer FA, Ehses P, Völker M, Hintze C, Biederer J, Jakob PM (2013) DC-gated high resolution three-dimensional lung imaging during free-breathing. J Magn Reson Imaging 37:727–732
Wens SCA, Ciet P, Perez-Rovira A, Logie K, Salamon E, Wielopolski P, de Bruijne M, Kruijshaar ME, Tiddens HAWM, van Doorn PA, van der Ploeg AT (2015) Lung MRI and impairment of diaphragmatic function in Pompe disease. BMC Pulm Med 15:54
Wild JM, Paley MNJ, Kasuboski L, Swift A, Fichele S, Woodhouse N, Griffiths PD, van Beek EJR (2003) Dynamic radial projection MRI of inhaled hyperpolarized 3He gas. Magn Reson Med 49:991–997

第 9 章

肺动脉高压和血栓栓塞性疾病

Sebastian Ley, Karl-Friedrich Kreitner

目录

S. Ley, M.D. (✉)
Chirurgisches Klinikum München Süd, Diagnostic and Interventional Radiology, Munich, Germany

Institute of Clinical Radiology, Ludwig-Maximilians University Hospital Munich, Munich, Germany
e-mail: ley@gmx.de

K.-F. Kreitner, M.D.
Department Diagnostic and Interventional Radiology, Johannes Gutenberg-University Mainz, Langenbeckstrasse 1, 55131 Mainz, Germany
e-mail: kreitner@radiologie.klinik.uni-mainz.de

要点

肺动脉高压(PH)是一组由各种原因引起的肺动脉压力增高的疾病。本章描述PH形成的基本机制及MRI对PH的诊断。MRI可全面观察PH的形态学改变并进行分类,同时提供相关血流动力学信息。

1 引言

PH 的特征是肺动脉压力及肺循环血管阻力升高,可分为毛细血管前肺动脉高压和毛细血管后肺动脉高压,二者必须严格区分(Rosenkranz,2007)。左心(心房、心室、瓣膜)病变引起的肺静脉回流障碍导致肺毛细血管压力(PCP)增高,继而引起肺动脉压力(PAP)增高,为毛细血管后肺动脉高压。而毛细血管前肺动脉高压的特点则是 PAP 增高而 PCP 正常,大多数经三级转诊至肺动脉高压中心的肺动脉高压患者为此类。这一背景下,由于动脉性肺动脉高压(PAH)仅为肺血管系统的动脉部分为高压状态,因而区别于其他类型的肺动脉高压。PAH 最严重的后果是慢性右心超负荷(肺源性心脏病)导致的右心衰竭，这是重度PAH预后不良的主要因素。通过右心导管检查的测量,PAH定义为心排血量正常或减少及PCP正常时,静息状态下肺动脉平均压 (PAPm)≥25mmHg或(并) 运动状态下≥30mmHg，肺血管阻力(PVR)升高≥3mmHg/(L·min)(Wood单位)。

1998年,世界卫生组织(Evian)提出了对PH进行系统分类，分类的依据是病理生理学机制、临床表现及治疗策略。此后多次举行全球性研讨会，最近一次会议于2013年在法国Nice (Simonneau等,2013) 召开。PH的最新分类见表9.1。

PH患者的临床表现通常无特异性,如轻体力活动下呼吸急促、疲劳、胸痛、晕厥等。因此,往往到疾病晚期才得以确诊,此时已经预后不良，治疗方案有限 (Tuder等,2007)。

特发性肺动脉高压(IPAH)发病率为每年(2~3)人/100万,女:男=(1.7~3):1(Taichman和Mandel,2007)。IPAH是一种遗传性疾病,具有家族聚集性。获得性("继发性")PH为多种疾病的常见并发症:50%的慢性低氧血症患者,如慢性阻塞性肺疾病(COPD)会发展为PH。COPD是全球第三大死亡原因,主要与后期并发症如PH相关。40%的硬皮病患者可出现PH。在美国,每年有超过50万例急性肺栓塞病例,继而出现肺动脉血管床堵塞,其中3%~10%的患者会发展为慢性血栓栓塞性肺动脉高压 (CTEPH)(Fernande等,2016)。总体来说,最近的登记表明PH的发病率为每年5人/100万人口(Delcroix等,2016)。

当然，不同类型的PH需要不同的治疗方案,因此必须准确分类。除了病史、实验室检查外,还需包括心功能、肺功能、肺血压力及肺血管的评估情况，从而鉴别PH的不同病因(McLaughlin等,2015)。因此,PH的精准诊断需要广泛全面的检查,主要是超声心动图、侵入性右心导管术和肺通气/灌注显像。

表9.1 PH的分类——第5届世界肺动脉高压会议(Simonneau等,2013)

1.动脉性肺动脉高压(PAH)
1.1 特发性PAH——病因未明
1.2 遗传性PAH——遗传背景
1.3 药物性或中毒性PAH
1.4 结缔组织疾病、艾滋病感染、门脉高压、先天性心脏病、血吸虫病相关性PAH
1′肺静脉闭塞病和(或)肺毛细血管瘤病
1″新生儿持续性肺动脉高压(PPHN)
2.左心疾病相关性PH
左心室或左心房病变、左心瓣膜病变、先天或后天性左心流入/流出道梗阻病变、先天性心肌病
3.肺部疾病和(或)低氧血症相关性PH
慢性阻塞性肺疾病、肺间质疾病、睡眠呼吸障碍、肺泡通气障碍、长期暴露在高海拔、发育异常
4.慢性血栓性和(或)栓塞性PH(CTEPH)
近端/远端肺动脉的血栓栓塞、非血栓性肺栓塞(肿瘤、寄生虫、外源性材料)
5.原因不明的多重机制引起的PH
血液系统疾病、系统性疾病、代谢性疾病、其他

磁共振成像(MRI)已成为诊断PH的一种手段,不但可评估肺实质及肺动脉的形态学,还可评估心功能(Ley和Kauczor,2008;Nagendran和Michelakis,2007;Kreitner,2014;Swift等,2014)。接下来我们将详细阐述MRI在PH诊断中的应用。基本的MRI方案见表9.2。

2 肺实质

呼吸系统疾病相关性PH不同于其他分

表 9.2　疑似 PH 患者的 MRI 方案

内容	序列
形态学Ⅰ	半傅里叶采集 单次激发快速自旋回波（横断位、冠状位） 3D 容积各向同性快速自旋回波采集（横断位）
功能（灌注）	FLASH 3D（时间分辨），0.1mmol/kg BW
形态学Ⅱ	3D 容积各向同性快速自旋回波采集（横断位、冠状位）
功能（心脏）	右心室电影成像，流动
血管	FLASH 3D（高空间分辨），0.1mmol Gd/kg BW

类的 PH，它是影响慢性肺部疾病预后不良的一个重要因素（Presberg 和 Dincer，2003）。特别是 COPD 和特发性肺纤维化（IPF）会引起血管内膜增厚或内层平滑肌细胞肥大，从而导致轻至中度的 PH（Tuder 等，2007；Wright 等，2005；Ryu 等，2007）。其中最常见的原因是 COPD，大约有 5%的严重肺气肿患者出现 PH。一项 215 例重度 COPD 患者的研究发现，中度、重度 PH 的发生率比既往研究增高，分别为 9.8%、3.7%（Thabut 等，2005）。有建议晚期 COPD 治疗需控制肺动脉压力。COPD 患者合并严重 PH 时需常规排除左心室疾病、肺栓塞、睡眠呼吸暂停综合征等这些导致肺压力增高的可治疗疾病（Chaouat 等，2008）。

目前 MRI 评估肺实质尚未常规使用，但可应用于肺实质结构减少的重度 COPD 患者（Ley-Zaporozhan 等，2007，2008，2010；Jobst 等，2015）。

Iwasawa 等（2007）应用 MRI 测量肺信号的变化与 COPD 患者的气流阻塞行相关性研究。

IPF 是一种病因不明、进行性肺实质纤维化的疾病。IPF 的 PH 研究较少，但回顾性分析显示 IPF 的 PH 发生率不低（Cuttica，2016）。一项因 IPF 准备肺移植患者的大型研究发现，大约 45%的患者合并 PH，但重度 PH 相对较少。MRI 可很好地显示肺实质典型的纤维化改变（Primack 等，1994；Jung 等，2000；Altes 等，2007）。本书相应的章节会详细描述 MRI 对肺实质变化的检出及特征性表现。

3　大血管及微血管

3.1　肺动脉高压

尽管我们知道越来越多的机制参与了 PAH 的形成，但启动这一病理变化的确切过程仍未明确。PAH 的病理生物学为多因素，有多种生物化学通路及细胞类型参与（Tuder 等，2007）。PH 的影像学标志是亚段水平为主的肺血管收缩，增加的血管阻力导致中央肺动脉的扩张（Perloff 等，2003）。因此，血管树可延伸至肺外周，但没达到胸膜下区（Chatterjee 等，2002）。缺氧性 PH 的另一个发现是血管紧张度的增高（Shimoda 等，2000）。目前 PH 药物治疗的靶点部位是外周血管床。治疗的首要目标是降低血管紧张度，其次是停止甚至逆转血管重塑。因此，在 PH 患者疗效监测或人体药物试验中，可视化和量化最外围区域的血流至关重要。其他学者对不同病因 PH 肺血流的整体评估及成像技术做出了详细描述及总结（Kreitner，2014；Ley，2015；Freed 等，2016）。

早期研究分析 PH 患者的 MRA 特征，发现最显著的表现是肺血管由近及远异常变细（Bergin 等，1997）。10 例患者中仅有 1 例可观察到肺实质由支气管动脉侧支供血。与健康志愿者相比，中央肺动脉显著扩大。

最近一项应用并行 MRI 技术的研究中，PH 的主要表现为肺动脉由近及远逐渐变细并向肺野外周迂曲走行，但没有发现扩张的支气管动脉（图 9.1）（Ley 等，2005）。随着技术的进一步发展，可进行屏气 20s 下空间分辨率为 1mm 的各向同性数据采集，更详细地评估肺血管结构（3T MRI，专用 32 通道胸部线圈）（Nael 等，2007）。

PH 主要是影响小血管，因此肺灌注为更具前景的方法。3D MRI 肺灌注显示 PH（除 CTEPH 外）患者表现为肺野外周弥漫斑片状的灌注减少（80%的肺叶），20%的肺叶灌注正常（Ley 等，2005）。一项 40 例 PH 患者的初步研究发现，MRI 灌注测量的优点是可进行绝对量化（Ohno 等，2004）。样本量更大的定量灌注分析显示肺血流量明显减少，平均通过时间增加（Ohno 等，2007；Ley 等，2007）。

有研究对 79 例 PAH 患者进行了对比剂增强灌注 MRI 检查和随访，评价临床预后。MR 灌注通过时间可预测 PAH 患者的死亡率，并与临床金标准 CT 和 PVRI 密切相关（Swift 等，2014b）。

3.2 慢性血栓栓塞性肺动脉高压

慢性血栓栓塞性肺动脉高压（CTEPH）主要是由于急性和反复肺栓塞，以及血栓机化而使大的肺动脉堵塞所致（Lang，2015）。到目前为止，CTEPH 的病理发展过程尚未完全明确，超过 50%的 CTEPH 患者没有深静脉血栓（DVT）或肺动脉栓塞的病史。因此，其他因素也可导致 CTEPH 的形成。因此，有人提出血栓性假说，该假说认为原发性动脉疾病和内皮功能障碍可导致肺动脉原位（局部）血栓形成，使得血栓溶解失败。此外，在某些病例，肺动脉病是最初的病理改变，而血栓栓塞事件可能是临床结果而非启动因素（McNeil 和 Dunning，2007）。小血管高压性动脉病与其他类型的 PH 一样，发生于没有堵塞的小血管。

在 THESEE 研究中，157 例患者发生急性肺栓塞后的第 8 天、第 3 个月进行核素灌注扫描，66%的患者 3 个月后仍存在残余栓塞，10%的患者栓塞完全无改善（Wartski 和

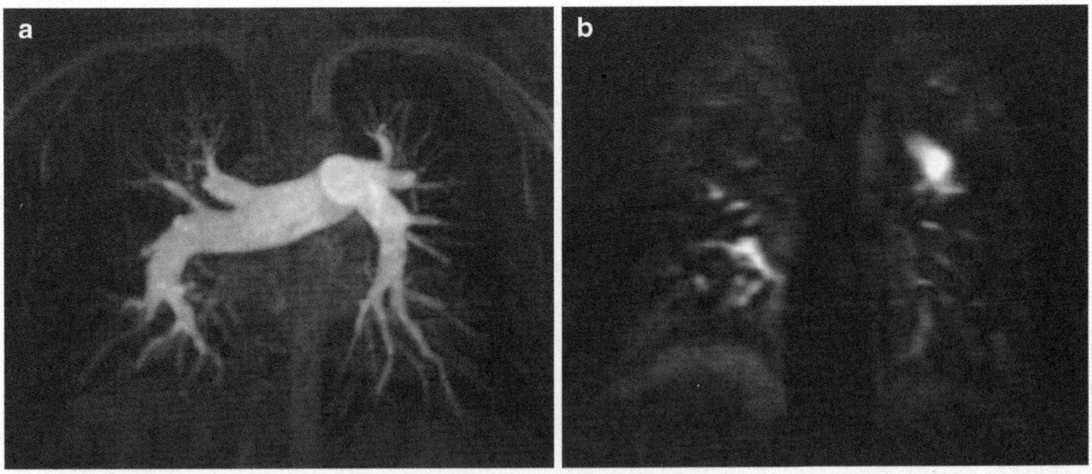

图 9.1 PAH 患者。MRI 检查前两年的右心导管检查显示平均肺动脉压力为 56mmHg。(a)MR 血管成像（50mm MIP）示中心肺动脉扩张并向外周迂曲走行，所有段肺动脉均可显示。(b)MR 灌注（10mm MIP）示明显的灌注减少，呈片状，没有大叶性灌注缺损。

Collignon,2000)。一项 62 例患者的 CTA 研究发现,即便经过适当的抗凝治疗,随访中仍有 13%的病例血栓仅部分吸收或无吸收(Remy-Jardin 等,2007)。在此基础上,Pengo 等发现急性肺动脉栓塞患者 2 年后出现 CTEPH 症状的累积发病率为 3.8%(2004)。

MRI 灌注成像诊断敏感性高且无辐射,是评估血栓抗凝治疗效果的最佳手段(Kluge 等,2005)。在一项随访研究中,对 33 例急性肺栓塞早期和 1 周后进行肺 MRI 灌注检查,其中 8 例进行第二次随访检查。两组检查肺灌注变化明显,即受损区域强化峰值时间降低,强化峰值增高(Kluge 等,2005)。

在 CTEPH 中,血栓栓塞物不发生溶解,而是出现异常机化和再通,从而产生特征性的表现,如管腔内网状及带状影、动脉末端囊袋状、动脉壁不规则和管腔狭窄(图 9.2)(Kreitner,2014;Wirth 等,2014;Gopalan 等,2016)。这些异常表现是阻塞和再通反复发生多年的结果。当肺动脉床的总直径约 60%出现阻塞时,患者就会出现症状。肺动脉阻塞使得肺动脉压力、血管阻力增加,继而出现肺心病及右心衰竭,5 年生存率只有 30%。

外科肺动脉内膜切除术(PEA)可彻底改善肺血流动力学, 是治疗 CTEPH 的主要方法(Jenkins 等,2016)。手术的可行性和成功与否主要取决于血栓栓塞的位置:当机化血栓不位于叶动脉或段动脉开口以远时,内膜切除有安全的分离面,手术可行(de Perrot,2016)。有 10%~50%患者由于末梢肺动脉栓塞或其他严重并发症而不适合行 PEA (Peacock 等,2006)。PAH 的特效药治疗可缓解这些患者的症状 (Charalampopoulos 等,2016)。近来经皮经血管肺动脉成形术可单独或联合 PEA 治疗 CTEPH(Stricker,2016)。当不适合 PEA 术或 PEA 术后仍存在严重 PH 时,肺移植(或心肺移植)也可作为一种治疗选择。

MRI 特别适合 CTEPH 患者的诊断与随访(Ley,2015;Gopalan 等,2016)。应用对比增强(CE-)MRA 诊断 CTEPH 的研究比较少。一项 34 例患者的研究表明,CE-MRA 可显示 CTEPH 的典型 MRA 表现(Kreitner 等,2004),包括从中央肺动脉到肺段水平肺动脉的附壁栓子、管腔内网状及带状影、由近及远的管腔异常变细、血管截然中断(图 9.2)。全面分析原始图像及多平面重建对于肺动脉形态学的准确评估极为重要。最大密度投影可提供肺动脉血管树的整体观, 可媲美 DSA 图像。CE-MRA 与选择性 DSA 一样,可显示所有肺段水平以上的肺动脉(533/533 血管段),但 DSA 对亚段肺动脉显示比 MRA 好(733 vs. 681)。MRA 相比 DSA 的优势在于前者可准确显示血栓开始的解剖位置。在所有的病例中,MRA 显示血栓的近端位置与 PEA 切除术的起始部位相对应。然而,所有 CTEPH 患者均可行外科治疗, 但目前尚无 CE-MRA 鉴别 PH 其他病因的效能评价。CE-MRA 可显示术后肺段动脉重新开放,中央肺动脉管径变小。这些病例中没有 1 例肺动脉结构完全恢复正常。最近的一项研究对 20 例患者 PEA 手术前后进行肺 MR 灌注检查,也印证了这一观点(Schoenfeld 等,2016)。在调整了心排血量后,仅有两肺下叶的灌注明显增加。

肺动脉的 CE-MRA 冠状位扫描可于 15~20s 内完成,大部分 CTEPH 患者可耐受。一项研究对 15 例 CTEPH 患者的冠状位和矢状位 CE-MRA 的诊断准确率进行比较,矢状位 MRA 空间分辨率更高, 采集时间更短(图 9.3),且在图像质量、血管覆盖、外周血管的显示、病变发现等各方面均优于冠状位 MRA, 尤其是肺段水平 (Oberholzer 等,2004)。

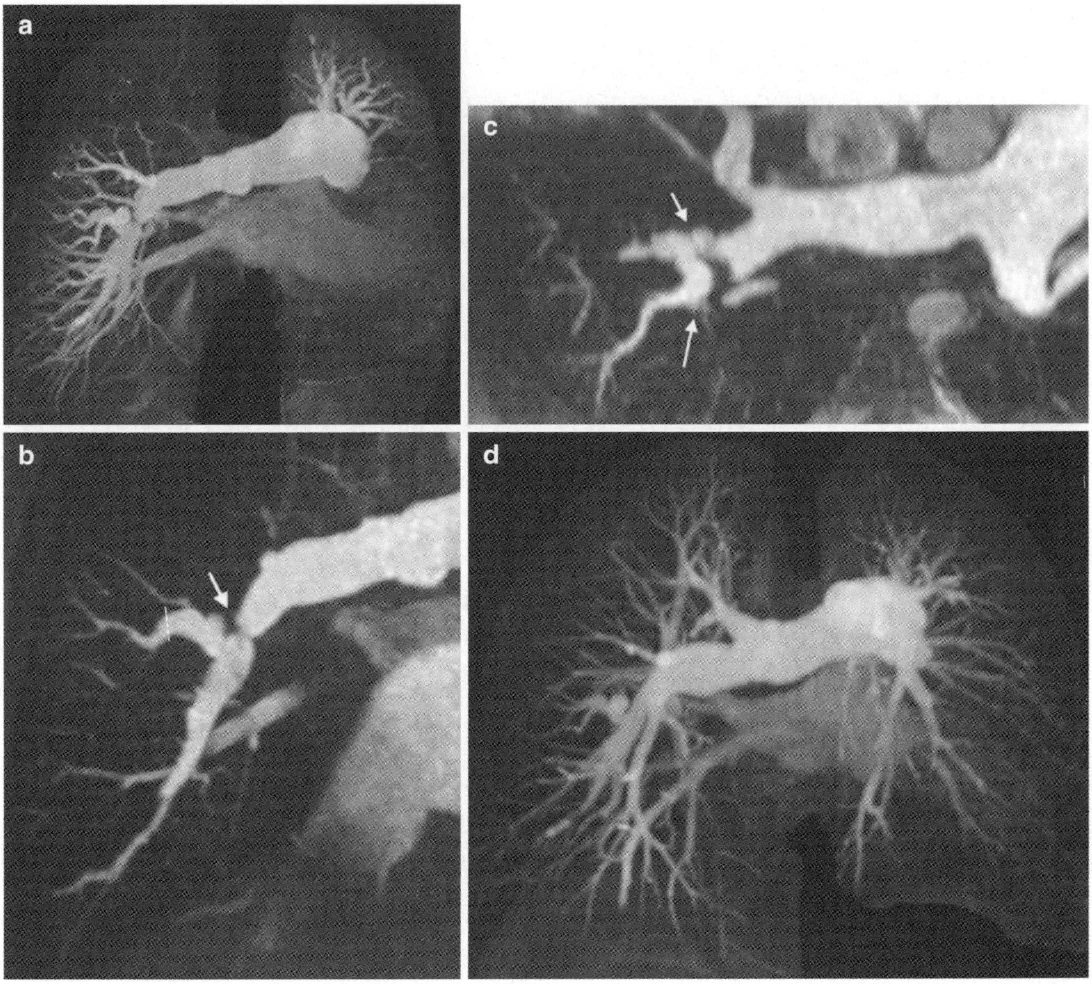

图 9.2 患者，女性，32 岁，CTEPH。MRA 特征性表现为管腔内网状及带状影、血管截然中断、管腔由近及远异常变细。(a)增强 MRA 最大密度投影(MIP)重建(TR/TE=3.34/1.23ms；翻转角=25°，加速因子=2，GRAPPA 算法)。(b，c)多平面重建显示肺动脉管腔内网状及带状影(箭头)。(d)术后右肺动脉血管显示几近正常，左肺动脉多支段肺动脉重新开放。

有研究将 29 例 CTEPH 或原发性肺动脉高压（PPH）患者的 CE-MRA（1.0×0.7×1.6mm^3）与 DSA 和（或）CTA 检查进行比较(Nikolaou 等，2005)。CE-MRA 发现血管完全栓塞、自由漂浮血栓的敏感性为 83%~86%，发现陈旧和(或)血栓机化，网状及带状影的敏感性为 50%~71%。肺动脉非阻塞性及阻塞性表现的特异度分别为 73%~95% 和 91%~96%。29 例患者中有 24 例(83%)可通过 CE-MRA 准确鉴别 CTEPH 和 PPH(24/29)。急性肺栓塞中，楔形灌注缺损是典型的肺灌注 MRI 表现(Nikolaou 等，2005)。灌注缺损分为片状和(或)弥漫性(提示 PPH)，或节段性和(或)局限性(提示 CTEPH)。对比金标准核素肺灌注显像，以患者为单位，MRI 对肺灌注缺损的总体敏感性为 77%。MRI 肺灌注最终诊断 PPH 或 CTEPH 的准确率为 69%(20/29)。与最终参考诊断(核素肺灌注显像与 DSA 或 CTA 结合)比较，MR 肺灌注联合 CE-MRA 确诊为 PPH 或 CTEPH 的准

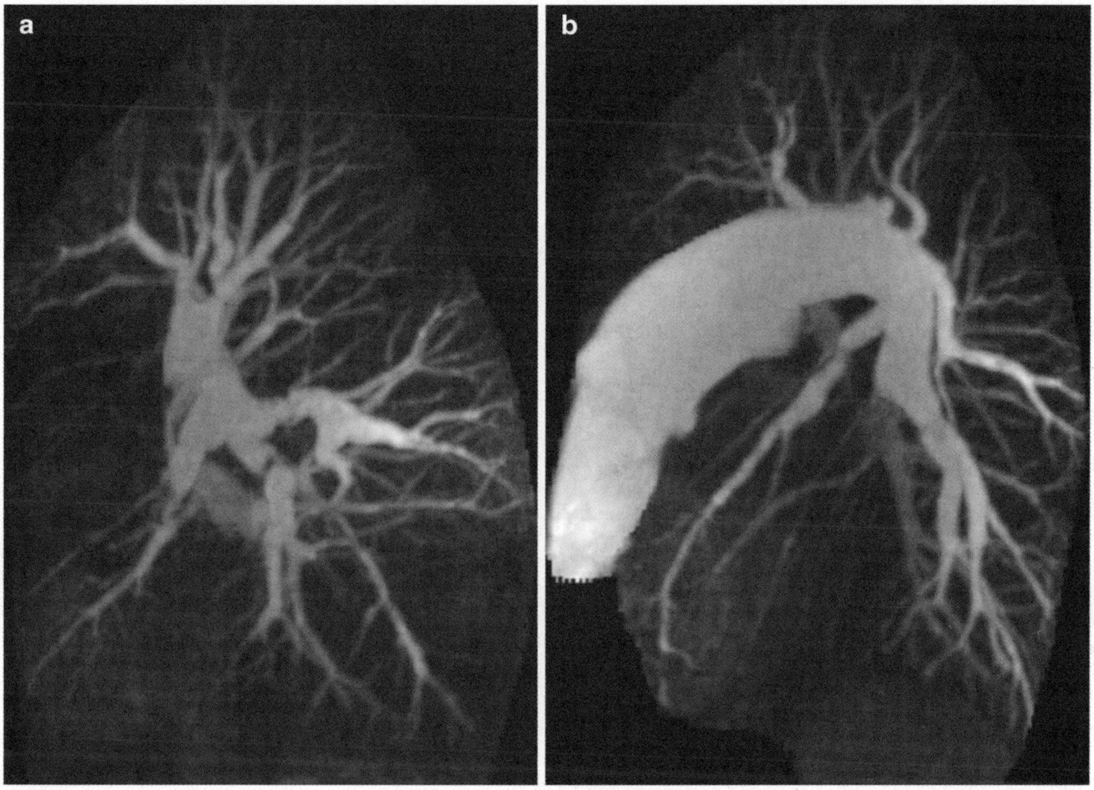

图 9.3　矢状位采集的右肺动脉(a)和左肺动脉(b)。术前 CE-MRA 扫描(TR/TE=3.34/1.24ms;翻转角=25°,并行采集因子=2,GRAPPA 算法,采集时间=13s,钆布醇 10mL)的 MIP 重建。可显示全部肺动脉血管。

确率为 90%(26/29)。另一项研究中显示,MR 肺灌注可鉴别特发性肺动脉高血压(IPAH)、CTEPH 和健康志愿者(Ley 等,2005)。以 90 个肺段为基础分析,PPH 中 71 个肺段表现为片状和(或)弥漫灌注减低(79%),18 个肺段表现为正常灌注 (20%),1 个肺段表现为局部灌注缺损(1%)。CTEPH 患者中 47 个肺段表现为局部灌注缺损(52%),23 个肺段表现为无灌注(26%),20 个肺段表现为灌注正常(22%)。若以患者为基础分析,在鉴别健康志愿者与 PPA、CTEPH 方面毫无问题。半定量分析表明,健康志愿者肺灌注的平均通过时间明显短于 IPAH 组和 CTEPH 组(三者分别为 14±1s、22±4s、25±11s),IPAH 组和 CTEPH 组之间没有明显差异。

一项研究对 132 例患者 MR 肺灌注、核素肺灌注显像的诊断效能进行了比较(Rajaram 等,2013)。78 例确诊为 CTEPH,MR 肺灌注正常诊断为 76 例,总敏感性为 97%,特异性为 92%,阳性预测率 95%,阴性预测率 96%; 而核素肺灌注显像敏感性为 96%,特异性为 90%。

3.3　肺的体循环供血(支气管动脉-体动脉分流)

除了肺动脉以外,发自体循环的支气管动脉也参与肺实质和气管的供血(Carvalho 等,2007;Sopko 和 Smith,2011)。支气管动脉起源于主动脉,变异较多,最后回流至肺静脉(Baile 等,1985;Hartmann 等,2007)。病理状态下,腹腔干动脉和肋间动脉会发出侧支血管供应肺实质(Remy-Jardin 等,2004)。体循环动脉通常只供应营养，不参与气体交换。正常情况下，支气管动脉直径不超过1.5mm,很少在螺旋CT上显示(Kauczor等，1994a)。在特殊的病理状态下(例如某支主肺动脉的堵塞)，支气管动脉也会参与血氧交换,最多占25%的支气管循环 (Robertson等,1984)。在CTEPH病例中,支气管动脉血流量增多,血管扩张,因此可在螺旋CTA上显示出来(图9.4)。另一个重要的发现是,肺动脉血栓内膜切除术后支气管动脉扩张与低死亡率正相关(Kauczor等,1994b)。Perloff等(2003)对艾森曼格综合征及PPH患者进行研究发现,艾森曼格综合征患者没有发现支气管动脉体动脉分流,PPH则存在分流。炎症性支气管动脉病变(如哮喘和囊性纤维化)也可出现支气管动脉扩张,这是引起咯血的主要原因 (Flume等,2010;Green等，2006)。

目前CT是直接显示支气管动脉的最佳方法。随着MRA空间分辨率的提高,MRI也可行支气管动脉成像。MRI功能成像可对CTEPH患者体循环的分流量进行评估(Ley等,2002)。通过对肺动脉和升主动脉行相位对比血流测定,可估算出分流量,与CTA上测量的支气管动脉横截面积明显相关(r=0.86)。

4 功能评估

4.1 形态学

中央肺动脉扩张可作为压力增高的一个间接征象,但这只是粗略估计,因为肺动脉压力高度取决于个体的心脏状态。一项32例PH患者的研究发现，当主肺动脉直径>28.6mm时提示PH可能(Kuriyama等,1984)。主肺动脉直径≥29mm诊断PH的敏感性为87%,特异性为89%。如果同时合并3个以上肺叶的肺段动脉与支气管直径比率>1时，PH诊断的特异性达100%(Bugnone等，2002)。

4.2 肺动脉血流与搏动

相位对比法测量的流量和流速可视为宏观和微循环之间的联系。该法评估左、右

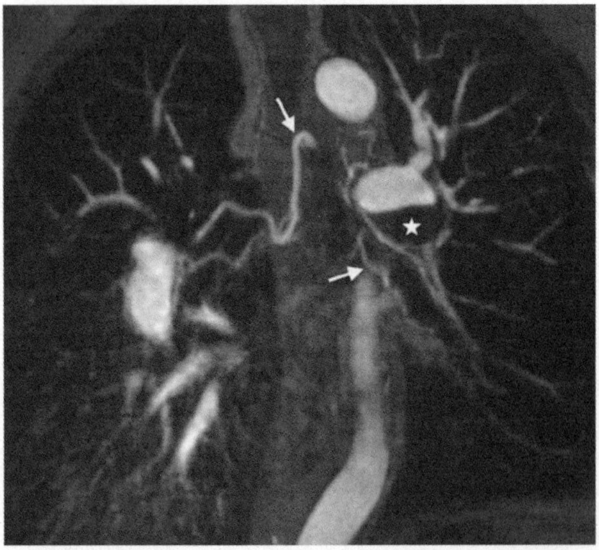

图9.4 患者,男性,67岁,CTEPH。冠状位MPR清楚显示扩张的支气管动脉(箭头)供应两肺实质。注意左肺动脉的附壁血栓(星号)。

心室心排血量的观察者间和观察者内变异度低，亦可有选择地在右肺动脉和左肺动脉进行测量（Gatehouse 等，2010）。此外，相位对比成像可进行流量特征分析，作为估算平均肺动脉压力（PAPm）和肺血管阻力（PVR）的基础。一项 PH 动物模型（猪注入血栓素 A2）的研究显示，血流加速时间与右心导管测量的 PAPm 表现出最强的线性相关（r^2=0.75）（Abolmaali 等，2007）。通过多元线性回归分析，当纳入最大平均速度后，PAPm 估算值进一步增加（r=0.897）。在另一项动物研究中，主肺动脉收缩压与每分钟平均血流量（r=0.66）、峰值速度（r=0.66）、平均速度（r=0.62）有较好的线性相关（Ley 等，2008）。

15 例 PH 患者相位法测量的主肺动脉压力波速与右心导管测量的平均压密切相关（r=0.82）（Laffon 等，2001）。然而，压力波速的计算值还不能明确作为压力估算的参数。流量测定可将健康志愿者和 PH 患者区别开来（Ley 等，2007b）。PH 患者的峰值流速（cm/s）和肺血流量（L/min）明显降低。这组患者没有出现相应的支气管动脉-体动脉分流。一项 59 例患者（42 例为 PAH）的研究发现，平均流速与 PAPm（r=-0.73）、sPAP（r=-0.76）的相关性最高。平均流速（临界值=11.7cm/s）提示肺动脉高压的敏感性为 92.9%（39/42），特异性为 82.4%（14/17）（Sanz 等，2007）。

PH 时肺动脉硬度增加，并与有创方法测量的肺动脉压相关（capacitance to PAPm：r=-0.75）。静息状态下，肺动脉搏动降低（<40%）对 PH 诊断的敏感性为 93%，特异性为 63%（Sanz 等，2009）。

在治疗 PH 前，需测试个体对血管舒张药的反应，常通过侵入性右心导管检查下直接测量肺动脉压力来完成（Rosenkranz，2007）。肺动脉的平均扩张率可作为 IPAH 患者急性血管舒张反应的无创标记（Jardim 等，2007）。对治疗有反应的患者肺动脉扩张率明显高于无反应者。受试者操作特征曲线分析表明，10% 的肺动脉扩张率对区别治疗有无反应的敏感性为 100%，特异性为 56%。

CTEPH 患者的肺动脉最大峰值速度与 PAPm 具有较好的相关性，但由于 110ms 时间分辨率的限制，并不能根据最大峰值速度可靠地估算出 PAPm（Kreitner 等，2004）。同时时间分辨率为 10~12ms 的相位对比序列可更好地评估肺动脉血流（Abolmaali 等，2004）。

最新一项研究纳入了 19 例 CTEPH 患者，同时行 1.5T MR 检查和侵入性右心导管测压（Kreitner 等，2013）。相位对比流量分析的时间分辨率为 10ms，采集时间约 9 分钟。可运用线性组合方程计算 PAPm（mPAP_cal）：mPAP_cal =69.446 −（0.521 × 绝对加速时间）−（0.570×最大平均速度）+（1.507×加速体积）+（0.002×最大加速流量）。结果显示，mPAP_cal 与右心导管测量的 mPAP 统计学上十分接近，拟合度达 0.892。因此，高时间分辨率的相位对比流量测定可用于无创性评估 mPAP。

4D 相位对比流量（4D PC）是一种可显示及计算复杂血流模态的新技术（Reiter 等，2016）。4D 血流容积数据的采集时间大约为 10 分钟，时间分辨率低于 50ms，空间分辨率达到 2.5mm×2.5mm×2.5mm。同时这些数据可进一步做矢量后处理。

应用 4D PC 成像可发现 PH 患者的主肺动脉内存在涡流，而 PAPm 正常的患者并没有出现这一现象（Reiter 等，2015）。主肺动脉典型的涡流旋转方向在前方为顺流，而后方为逆流（Reiter 等，2016）。

主肺动脉涡流相对于心脏间期的持续时间（t vortex）与 PAPm 明显相关（Reiter 等，2016）。他们提出一种分段式的线性模型，当

PAPm<16mmHg 时，从 t vortex=0 开始以 1.59%/mmHg 的斜率线性升高。不管是什么类型的 PH，该模型可准确地估算出 PAPm，标准差约 3.9mmHg。此外，基于该模型的临界值 25mmHg(t vortex=14.3%)诊断 PH 有很高的准确性(敏感性为 97%，特异性为 96%)。

另一个用于估算压力的参数为血管壁剪切力(Schafer 等，2016)。血管壁剪切力是指血流对血管表面单位面积所施加的切向力。主肺动脉腔内的平面内血管壁剪切力与多个血流动力学指标呈明显负相关，包括肺动脉阻力(ρ=−0.74，P<0.001)，平均肺动脉压力(ρ=−0.64，P=0.006)及动脉壁弹性(ρ=−0.70，P<0.001)(Schafer 等，2016)。

CTEPH 患者肺动脉前向净流量明显低于主动脉(Kreitner 等，2004)。这是由于起源于主动脉的支气管动脉扩张并供应肺实质，出现支气管动脉-体动脉分流所致。而前期对 CTEPH 亚组患者的研究显示，螺旋 CT 上测量的支气管动脉横截面积与 MR 相位对比法测量的体动脉-肺静脉循环分流量密切相关(Ley 等，2002)。而手术后，支气管动脉-体动脉分流完全消失。

4.3 右心室与室间隔评估

随着 PH 严重程度的增加，会出现进行性右心室心肌肥厚，右心室和右心房扩张，右心室的收缩能力下降。此外，右心室的舒张时间也会有所变化(Caso 等，2001)。当右心室收缩压达到左心室水平时，就会出现室间隔收缩期的反常运动(图 9.5)。然而，右心室功能障碍的出现时间变化很大，这取决于基础病变的持续时间和右心室对后负荷增加的适应能力。

MR 电影成像已被公认为评估全心及左、右心室功能的参考标准 (Alfakih 等，2003；Kunz 等，2005)。而且 MRI 不太依赖操作医生或技术员的经验 (Pattynama 等，1995)。

MRI 数据集可对室间隔曲率做详细的几何分析(Moses 和 Axel，2004)。在 37 例 PH 患者的研究中，如果肺动脉收缩压大于 67mmHg，则室间隔出现向左侧偏曲(Roeleveld 等，2005)。对 46 例 PH(肺动脉收缩压>46mmHg)患者的左室腔变形(室间隔至游离壁的曲率比)进行评估发现，右心室收缩压增高与曲率比呈直接线性相关(r=0.85，P<0.001)(Dellegrottaglie 等，2007)。

应用心脏 MR 和右心导管检查对连续随机抽取的 64 例未行治疗的疑似 PH 患者进行研究 (Swift 等，2013)。PAPm 与 MR 估算的 PAPm 明显相关(R2=0.67)，估算公式为：心脏 MR 估算的 PAPm=−4.6 +(室间隔角×0.23)+(心室质量指数×16.3)。

CTEPH 患者的 MR 电影成像典型表现为右心室扩大及心肌肥厚，右心室射血分数降低，而左室间隔没有实质性受累(Kreitner 等，2007)。大部分 CTEPH 患者在成功实施 PEA 术后，右心室射血分数会明显改善甚至恢复，室间隔也会恢复正常运动(Kreitner 等，2004)；CTEPH 患者肺血管阻力随射血分数下降而增加；右心室射血分数与 PAPm 呈较明显负相关；然而，与该研究中的最大峰值速度一样，PAPm 的估算是不够准确的。有趣的是，右心室射血分数在 PEA 手术前后之间的差值与 PAPm 的相关性最好 (r=0.8，斜率=0.98)。

另一项研究对 17 例 CTEPH 患者在 PEA 术前、术后 4 个月进行 MR 电影成像及右心导管检查。PEA 术后患者肺血流动力学改善，右心室、左心室容积和室间隔左突恢复正常；右心室质量显著下降(P<0.0005)，但没有完全恢复正常；总肺阻力的变化与右心室射血分数、右心室质量、室间隔左突的

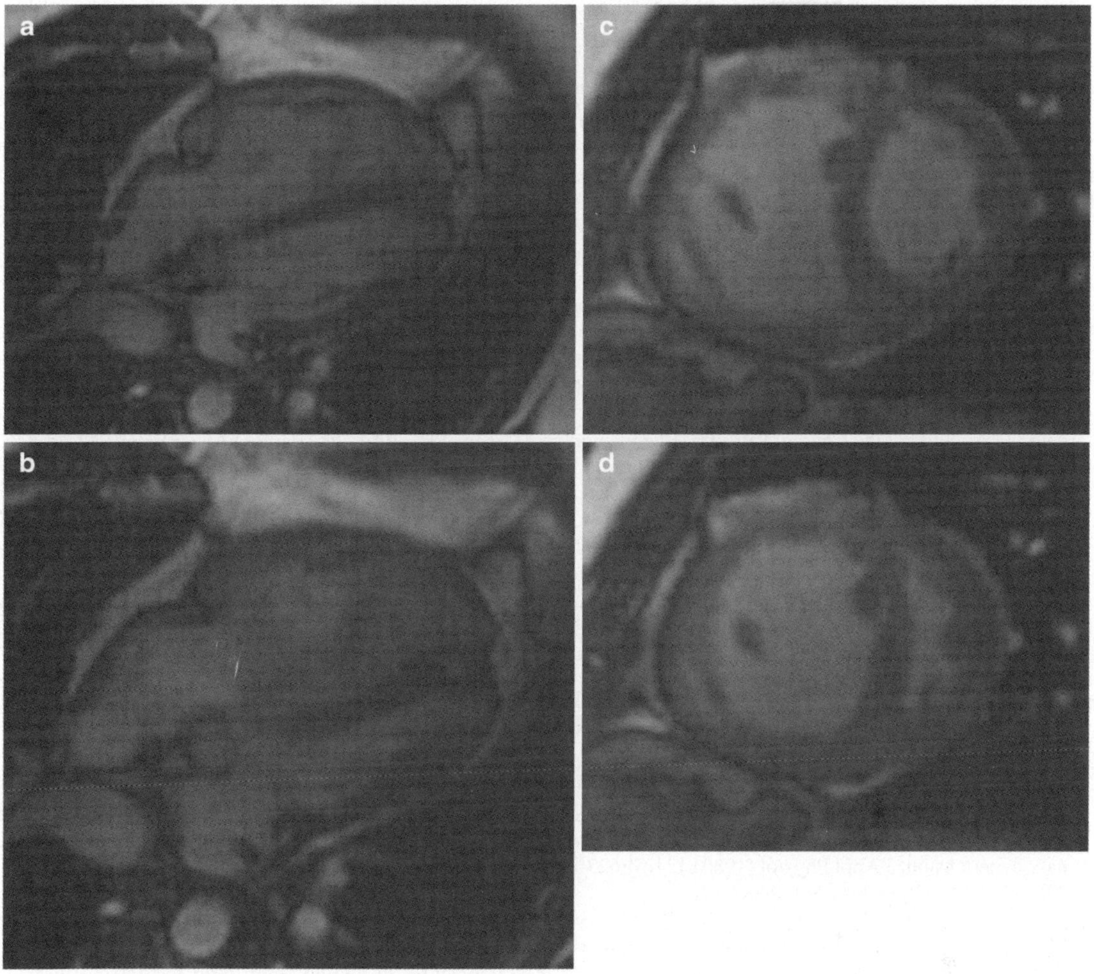

图 9.5　PAH 患者。四腔心层面显示舒张期右心室扩大并心肌肥厚(a)和收缩期室间隔凸向左心室(室间隔反常运动)(b)。心脏短轴面舒张期(c)和收缩期(d)对室间隔的反常运动显示更清楚。

变化相关(Reesink 等,2007)。

一项研究对 20 例 PEA 患者术前、术后进行比较分析,右心导管检查所测 PAPm 从 46mmHg 降至 24mmHg(Schoenfeld 等,2016);右心室射血分数从 30%明显增至 52%;右心室质量/体表面积 2 周内从 41.7g/m² 降至 34g/m²。

目前 MR 电影和相位对比成像可为 CTEPH 患者手术成功后的功能恢复情况提供可靠的评估(Kreitner 等,2004)。

(雷永霞　黎玉婷　译　魏新华　邓宇　审校)

参考文献

Abolmaali ND, Esmaeili A, Feist P, Ackermann H, Requardt M, Schmidt H, Vogl TJ (2004) Reference values of MRI flow measurements of the pulmonary outflow tract in healthy children. Fortschr Röntgenstr 176(6):837–845

Abolmaali N, Seitz U, Esmaeili A, Kock M, Radeloff D, Ackermann H, Vogl TJ (2007) Evaluation of a resistance-based model for the quantification of pulmonary arterial hypertension using MR flow measurements. J Magn Reson Imaging 26(3):646–653

Alfakih K, Plein S, Thiele H, Jones T, Ridgway JP, Sivananthan MU (2003) Normal human left and right ventricular dimensions for MRI as assessed by turbo gradient echo and steady-state free precession imaging sequences. J Magn Reson Imaging 17(3):323–329

Altes TA, Eichinger M, Puderbach M (2007) Magnetic resonance imaging of the lung in cystic fibrosis. Proc Am Thorac Soc 4(4):321–327

Baile EM, Ling H, Heyworth JR, Hogg JC, Pare PD (1985) Bronchopulmonary anastomotic and noncoronary collateral blood flow in humans during cardiopulmonary bypass. Chest 87(6):749–754

Bergin CJ, Hauschildt J, Rios G, Belezzuoli EV, Huynh T, Channick RN (1997) Accuracy of MR angiography compared with radionuclide scanning in identifying the cause of pulmonary arterial hypertension. AJR Am J Roentgenol 168(6):1549–1555

Bugnone AN, Viamonte M, Jr., Garcia H (2002) Imaging findings in human immunodeficiency virus-related pulmonary hypertension: report of five cases and review of the literature. Radiology 223(3): 820–827

Carvalho P, Anderson DK, Charan NB (2007) Bronchial arterial imaging using helical computed tomography. Pulm Pharmacol Ther 20(2):104–108

Caso P, Galderisi M, Cicala S, Cioppa C, D'Andrea A, Lagioia G, Liccardo B, Martiniello AR, Mininni N (2001) Association between myocardial right ventricular relaxation time and pulmonary arterial pressure in chronic obstructive lung disease: analysis by pulsed Doppler tissue imaging. J Am Soc Echocardiogr 14(10):970–977

Chaouat A, Naeije R, Weitzenblum E (2008) Pulmonary hypertension in COPD. Eur Respir J 32(5):1371–1385

Charalampopoulos A, Gibbs JS, Davies RJ, Gin-Sing W, Murphy K, Sheares KK, Pepke-Zaba J, Jenkins DP, Howard LS (2016) Exercise physiological responses to drug treatments in chronic thromboembolic pulmonary hypertension. J Appl Physiol (1985) 121(3):623–628. doi:10.1152/japplphysiol.00087.2016

Chatterjee K, De Marco T, Alpert JS (2002) Pulmonary hypertension: hemodynamic diagnosis and management. Arch Intern Med 162(17):1925–1933

Cuttica MJ (2016) Pulmonary hypertension associated with lung diseases and hypoxemia. Heart Fail Rev 21(3):299–308. doi:10.1007/s10741-016-9551-x

Delcroix M, Kerr K, Fedullo P (2016) Chronic thromboembolic pulmonary hypertension. Epidemiology and risk factors. Ann Am Thorac Soc 13(Suppl 3):S201–S206. doi:10.1513/AnnalsATS.201509-621AS

Dellegrottaglie S, Sanz J, Poon M, Viles-Gonzalez JF, Sulica R, Goyenechea M, Macaluso F, Fuster V, Rajagopalan S (2007) Pulmonary hypertension: accuracy of detection with left ventricular septal-to-free wall curvature ratio measured at cardiac MR. Radiology 243(1):63–69

Fernandes T, Planquette B, Sanchez O, Morris T (2016) From acute to chronic thromboembolic disease. Ann Am Thorac Soc 13(Suppl 3):S207–S214. doi:10.1513/AnnalsATS.201509-619AS

Flume PA, Mogayzel PJ Jr, Robinson KA, Rosenblatt RL, Quittell L, Marshall BC (2010) Cystic fibrosis pulmonary guidelines: pulmonary complications: hemoptysis and pneumothorax. Am J Respir Crit Care Med 182(3):298–306. doi:10.1164/rccm.201002-0157CI182/3/298

Freed BH, Collins JD, Francois CJ, Barker AJ, Cuttica MJ, Chesler NC, Markl M, Shah SJ (2016) MR and CT imaging for the evaluation of pulmonary hypertension. JACC Cardiovasc Imaging 9(6):715–732. doi:10.1016/j.jcmg.2015.12.015

Gatehouse PD, Rolf MP, Graves MJ, Hofman MB, Totman J, Werner B, Quest RA, Liu Y, von Spiczak J, Dieringer M, Firmin DN, van Rossum A, Lombardi M, Schwitter J, Schulz-Menger J, Kilner PJ (2010) Flow measurement by cardiovascular magnetic resonance: a multi-centre multi-vendor study of background phase offset errors that can compromise the accuracy of derived regurgitant or shunt flow measurements. J Cardiovasc Magn Reson 12:5

Gopalan D, Blanchard D, Auger WR (2016) Diagnostic evaluation of chronic thromboembolic pulmonary hypertension. Ann Am Thorac Soc 13(Suppl 3):S222–S239. doi:10.1513/AnnalsATS.201509-623AS

Green FH, Butt JC, James AL, Carroll NG (2006) Abnormalities of the bronchial arteries in asthma. Chest 130(4):1025–1033

Hartmann IJ, Remy-Jardin M, Menchini L, Teisseire A, Khalil C, Remy J (2007) Ectopic origin of bronchial arteries: assessment with multidetector helical CT angiography. Eur Radiol 17(8):1943–1953

Jardim C, Rochitte CE, Humbert M, Rubenfeld G, Jasinowodolinski D, Carvalho CR, Souza R (2007) Pulmonary artery distensibility in pulmonary arterial hypertension: an MRI pilot study. Eur Respir J 29(3):476–481

Jenkins DP, Biederman A, D'Armini AM, Dartevelle PG, Gan HL, Klepetko W, Lindner J, Mayer E, Madani MM (2016) Operability assessment in CTEPH: lessons from the CHEST-1 study. J Thorac Cardiovasc Surg. doi:10.1016/j.jtcvs.2016.02.062

Jobst BJ, Wielputz MO, Triphan SM, Anjorin A, Ley-Zaporozhan J, Kauczor HU, Biederer J, Ley S, Sedlaczek O (2015) Morpho-functional 1H-MRI of the lung in COPD: short-term test-retest reliability. PLoS One 10(9):e0137282. doi:10.1371/journal.pone.0137282

Jung JI, Park SH, Lee JM, Hahn ST, Kim KA (2000) MR characteristics of progressive massive fibrosis. J Thorac Imaging 15(2):144–150

Kauczor H-U, Cagil H, Fischer B, Schickert HC, Mildenberger P (1994a) CT-Angiographie der Bronchialarterien. Fortschr Röntgenstr 160(5):477–479

Kauczor H-U, Schwickert HC, Mayer E, Schweden F, Schild HH, Thelen M (1994b) Spiral CT of bronchial arteries in chronic thromboembolism. J Comput Assist Tomogr 18(6):855–861

Kluge A, Gerriets T, Lange U, Bachmann G (2005) MRI for short-term follow-up of acute pulmonary embolism. Assessment of thrombus appearance and pulmonary perfusion: a feasibility study. Eur Radiol 15(9):1969–1977

Kreitner KF (2014) Noninvasive imaging of pulmonary hypertension. Semin Respir Crit Care Med 35(1):99–111. doi:10.1055/s-0033-1363456

Kreitner KF, Ley S, Kauczor HU, Mayer E, Kramm T, Pitton MB, Krummenauer F, Thelen M (2004) Chronic thromboembolic pulmonary hypertension: pre- and postoperative assessment with breath-hold MR imaging techniques. Radiology 232(2):535–543

Kreitner KF, Kunz RP, Ley S, Oberholzer K, Neeb D, Gast KK, Heussel CP, Eberle B, Mayer E, Kauczor HU, Duber C (2007) Chronic thromboembolic pulmonary hypertension—assessment by magnetic resonance imaging. Eur Radiol 17(1):11–21

Kreitner KF, Wirth GM, Krummenauer F, Weber S, Pitton MB, Schneider J, Mayer E, Dueber C (2013) Noninvasive assessment of pulmonary hemodynamics in patients with chronic thromboembolic pulmonary hypertension by high temporal resolution phase-contrast MRI: correlation with simultaneous invasive pressure recordings. Circ Cardiovasc Imaging 6(5):722–729. doi:10.1161/CIRCIMAGING.112.000276

Kunz RP, Oellig F, Krummenauer F, Oberholzer K, Romaneehsen B, Vomweg TW, Horstick G, Hayes C, Thelen M, Kreitner KF (2005) Assessment of left ventricular function by breath-hold cine MR imaging: comparison of different steady-state free precession sequences. J Magn Reson Imaging 21(2):140–148

Kuriyama K, Gamsu G, Stern RG (1984) CT-determined pulmonary artery diameters in predicting pulmonary hypertension. Invest Radiol 19(1): 16–22

Laffon E, Laurent F, Bernard V, De Boucaud L, Ducassou D, Marthan R (2001) Noninvasive assessment of pulmonary arterial hypertension by MR phase-mapping method. J Appl Physiol 90(6):2197–2202

Lang I (2015) Chronic thromboembolic pulmonary hypertension: a distinct disease entity. Eur Respir Rev 24(136):246–252. doi:10.1183/16000617.00001115

Ley S (2015) Imaging pulmonary arterial thromboembolism: challenges and opportunities. Magn Reson Imaging Clin N Am 23(2):261–271. doi:10.1016/j.mric.2015.01.013

Ley S, Kauczor HU (2008) MR imaging/magnetic resonance angiography of the pulmonary arteries and pulmonary thromboembolic disease. Magn Reson Imaging Clin N Am 16(2):263. -273

Ley S, Kreitner K-F, Morgenstern I, Thelen M, Kauczor H-U (2002) Bronchopulmonary shunts in patients with chronic thromboembolic pulmonary hypertension: evaluation by helical CT and MR imaging. AJR Am J Roentgenol 179:1209–1215

Ley S, Fink C, Zaporozhan J, Borst MM, Meyer FJ, Puderbach M, Eichinger M, Plathow C, Grunig E, Kreitner KF, Kauczor HU (2005) Value of high spatial and high temporal resolution magnetic resonance angiography for differentiation between idiopathic and thromboembolic pulmonary hypertension: initial results. Eur Radiol 15(11):2256–2263

Ley S, Mereles D, Risse F, Grunig E, Ley-Zaporozhan J, Tecer Z, Puderbach M, Fink C, Kauczor HU (2007a) Quantitative 3D pulmonary MR-perfusion in patients with pulmonary arterial hypertension: correlation with invasive pressure measurements. Eur J Radiol 61(2):251–255

Ley S, Mereles D, Puderbach M, Gruenig E, Schock H, Eichinger M, Ley-Zaporozhan J, Fink C, Kauczor HU (2007b) Value of MR phase-contrast flow measurements for functional assessment of pulmonary arterial hypertension. Eur Radiol 17(7):1892–1897

Ley S, Unterhinninghofen R, Ley-Zaporozhan J, Schenk JP, Kauczor HU, Szabo G (2008) Validation of MR phase-contrast flow measurements in the main pulmonary artery and aorta using perivascular ultrasound in a large animal model. Investig Radiol 43(6):421–426

Ley-Zaporozhan J, Ley S, Kauczor HU (2007) Proton MRI in COPD. COPD 4(1):55–65

Ley-Zaporozhan J, Ley S, Kauczor HU (2008) Morphological and functional imaging in COPD with CT and MRI: present and future. Eur Radiol 18(3):510–521

Ley-Zaporozhan J, Ley S, Eberhardt R, Kauczor HU, Heussel CP (2010) Visualization of morphological parenchymal changes in emphysema: comparison of different MRI sequences to 3D-HRCT. Eur J Radiol 73(1):43–49

McLaughlin VV, Shah SJ, Souza R, Humbert M (2015) Management of pulmonary arterial hypertension. J Am Coll Cardiol 65(18):1976–1997. doi:10.1016/j.jacc.2015.03.540

McNeil K, Dunning J (2007) Chronic thromboembolic pulmonary hypertension (CTEPH). Heart 93(9):1152–1158

Moses DA, Axel L (2004) Quantification of the curvature and shape of the interventricular septum. Magn Reson Med 52(1):154–163

Nael K, Fenchel M, Krishnam M, Finn JP, Laub G, Ruehm SG (2007) 3.0 tesla high spatial resolution contrast-enhanced magnetic resonance angiography (CE-MRA) of the pulmonary circulation: initial experience with a 32-channel phased array coil using a high relaxivity contrast agent. Investig Radiol 42(6):392–398

Nagendran J, Michelakis E (2007) MRI: one-stop shop for the comprehensive assessment of pulmonary arterial hypertension? Chest 132(1):2–5

Nikolaou K, Schoenberg SO, Attenberger U, Scheidler J, Dietrich O, Kuehn B, Rosa F, Huber A, Leuchte H, Baumgartner R, Behr J, Reiser MF (2005) Pulmonary arterial hypertension: diagnosis with fast perfusion MR imaging and high-spatial-resolution MR angiography--preliminary experience. Radiology 236(2):694–703

Oberholzer K, Romaneehsen B, Kunz P, Kramm T, Thelen M, Kreitner KF (2004) Contrast-enhanced 3D MR angiography of the pulmonary arteries with integrated parallel acquisition technique (iPAT) in patients with chronic-thromboembolic pulmonary hypertension CTEPH – sagittal or coronal acquisition? Fortschr Röntgenstr Fortschr Geb Rontgenstr Neuen Bildgeb Verfahr 176(4):605–609

Ohno Y, Hatabu H, Murase K, Higashino T, Kawamitsu H, Watanabe H, Takenaka D, Fujii M, Sugimura K (2004) Quantitative assessment of regional pulmonary perfusion in the entire lung using three-dimensional ultrafast dynamic contrast-enhanced magnetic resonance imaging: preliminary experience in 40 subjects. J Magn Reson Imaging 20(3):353–365

Ohno Y, Hatabu H, Murase K, Higashino T, Nogami M, Yoshikawa T, Sugimura K (2007) Primary pulmonary hypertension: 3D dynamic perfusion MRI for quantitative analysis of regional pulmonary perfusion. AJR Am J Roentgenol 188(1):48–56

Pattynama PMT, Lamb HJ, van der Velde EA, van der Geest RJ, van der Wall EE, de Roos A (1995) Reproducibilty of MRI-derived measurements of right ventricular volumes and myocardial mass. J Magn Reson Imaging 13(1):53–63

Peacock A, Simonneau G, Rubin L (2006) Controversies, uncertainties and future research on the treatment of chronic thromboembolic pulmonary hypertension. Proc Am Thorac Soc 3(7):608–614

Pengo V, Lensing AW, Prins MH, Marchiori A, Davidson BL, Tiozzo F, Albanese P, Biasiolo A, Pegoraro C, Iliceto S, Prandoni P (2004) Incidence of chronic thromboembolic pulmonary hypertension after pulmonary embolism. N Engl J Med 350(22):2257–2264

Perloff JK, Hart EM, Greaves SM, Miner PD, Child JS (2003) Proximal pulmonary arterial and intrapulmonary radiologic features of Eisenmenger syndrome and primary pulmonary hypertension. Am J Cardiol 92(2):182–187

de Perrot M (2016) Operability assessment in chronic thromboembolic pulmonary hypertension (CTEPH): don't miss the chance of a second opinion! J Thorac Cardiovasc Surg. doi:10.1016/j.jtcvs.2016.05.049

Presberg KW, Dincer HE (2003) Pathophysiology of pulmonary hypertension due to lung disease. Curr Opin Pulm Med 9(2):131–138

Primack SL, Mayo JR, Hartman TE, Miller RR, Muller NL (1994) MRI of infiltrative lung disease: comparison with pathologic findings. J Comput Assist Tomogr 18(2):233–238

Rajaram S, Swift AJ, Telfer A, Hurdman J, Marshall H, Lorenz E, Capener D, Davies C, Hill C, Elliot C, Condliffe R, Wild JM, Kiely DG (2013) 3D contrast-enhanced lung perfusion MRI is an effective screening tool for chronic thromboembolic pulmonary hypertension: results from the ASPIRE registry. Thorax 68(7):677–678. doi:10.1136/thoraxjnl-2012-203020

Reesink HJ, Marcus JT, Tulevski II, Jamieson S, Kloek JJ, Vonk Noordegraaf A, Bresser P (2007) Reverse right ventricular remodeling after pulmonary endarterectomy in patients with chronic thromboembolic pulmonary hypertension: utility of magnetic resonance imaging to demonstrate restoration of the right ventricle. J Thorac Cardiovasc Surg 133(1):58–64

Reiter G, Reiter U, Kovacs G, Olschewski H, Fuchsjager M (2015) Blood flow vortices along the main pulmonary artery measured with MR imaging for diagnosis of pulmonary hypertension. Radiology 275(1):71–79. doi:10.1148/radiol.14140849

Reiter U, Reiter G, Fuchsjager M (2016) MR phase-contrast imaging in pulmonary hypertension. Br J Radiol 89(1063):20150995. doi:10.1259/bjr.20150995

Remy-Jardin M, Bouaziz N, Dumont P, Brillet PY, Bruzzi J, Remy J (2004) Bronchial and nonbronchial systemic arteries at multi-detector row CT angiography: comparison with conventional angiography. Radiology 233(3):741–749

Remy-Jardin M, Pistolesi M, Goodman LR, Gefter WB, Gottschalk A, Mayo JR, Sostman HD (2007) Management of suspected acute pulmonary embolism in the era of CT angiography: a statement from the Fleischner society. Radiology 245(2):315–329

Robertson HT, Jindal SK, Lakshminarayan S, Albert R, Kirk W, Hlastala MP, Butler J (1984) Gas exchange properties of the bronchial circulation in a dog lobe maintained in zone 1 conditions. Am Rev Respir Dis 129(4):A229

Roeleveld RJ, Marcus JT, Faes TJ, Gan TJ, Boonstra A, Postmus PE, Vonk-Noordegraaf A (2005) Interventricular septal configuration at mr imaging and pulmonary arterial pressure in pulmonary hypertension. Radiology 234(3):710–717

Rosenkranz S (2007) Pulmonary hypertension: current diagnosis and treatment. Clin Res Cardiol 96(8):527–541

Ryu JH, Krowka MJ, Pellikka PA, Swanson KL, McGoon MD (2007) Pulmonary hypertension in patients with interstitial lung diseases. Mayo Clin Proc 82(3):342–350

Sanz J, Kuschnir P, Rius T, Salguero R, Sulica R, Einstein AJ, Dellegrottaglie S, Fuster V, Rajagopalan S, Poon M (2007) Pulmonary arterial hypertension: noninvasive detection with phase-contrast MR imaging. Radiology 243(1):70–79

Sanz J, Kariisa M, Dellegrottaglie S, Prat-Gonzalez S, Garcia MJ, Fuster V, Rajagopalan S (2009) Evaluation of pulmonary artery stiffness in pulmonary hypertension with cardiac magnetic resonance. JACC Cardiovasc Imaging 2(3):286–295

Schafer M, Kheyfets VO, Schroeder JD, Dunning J, Shandas R, Buckner JK, Browning J, Hertzberg J, Hunter KS, Fenster BE (2016) Main pulmonary arterial wall shear stress correlates with invasive hemodynamics and stiffness in pulmonary hypertension. Pulm Circ 6(1):37–45. doi:10.1086/685024PC2013254

Schoenfeld C, Cebotari S, Hinrichs J, Renne J, Kaireit T, Olsson KM, Voskrebenzev A, Gutberlet M, Hoeper MM, Welte T, Haverich A, Wacker F, Vogel-Claussen J (2016) MR imaging-derived regional pulmonary parenchymal perfusion and cardiac function for monitoring patients with chronic thromboembolic pulmonary hypertension before and after pulmonary Endarterectomy. Radiology 279(3):925–934. doi:10.1148/radiol.2015150765

Shimoda LA, Sham JS, Sylvester JT (2000) Altered pulmonary vasoreactivity in the chronically hypoxic lung. Physiol Res 49(5):549–560

Simonneau G, Gatzoulis MA, Adatia I, Celermajer D, Denton C, Ghofrani A, Gomez Sanchez MA, Krishna Kumar R, Landzberg M, Machado RF, Olschewski H, Robbins IM, Souza R (2013) Updated clinical classification of pulmonary hypertension. J Am Coll Cardiol 62(25 Suppl):D34–D41. doi:10.1016/j.jacc.2013.10.029

Sopko DR, Smith TP (2011) Bronchial artery embolization for hemoptysis. Semin Interv Radiol 28(1):48–62. doi:10.1055/s-0031-1273940

Stricker H (2016) Chronic thromboembolic pulmonary hypertension--a diagnostic and therapeutic update. VASA Zeitschrift fur Gefasskrankheiten 45(3):195–199. doi:10.1024/0301-1526/a000525

Swift AJ, Rajaram S, Hurdman J, Hill C, Davies C, Sproson TW, Morton AC, Capener D, Elliot C, Condliffe R, Wild JM, Kiely DG (2013) Noninvasive estimation of PA pressure, flow, and resistance with CMR imaging: derivation and prospective validation study from the ASPIRE registry. JACC Cardiovasc Imaging 6(10):1036–1047. doi:10.1016/j.jcmg.2013.01.013

Swift AJ, Wild JM, Nagle SK, Roldan-Alzate A, Francois CJ, Fain S, Johnson K, Capener D, van Beek EJ, Kiely DG, Wang K, Schiebler ML (2014a) Quantitative magnetic resonance imaging of pulmonary hypertension: a practical approach to the current state of the art. J Thorac Imaging 29(2):68–79. doi:10.1097/RTI.0000000000000079

Swift AJ, Telfer A, Rajaram S, Condliffe R, Marshall H, Capener D, Hurdman J, Elliot C, Kiely DG, Wild JM (2014b) Dynamic contrast-enhanced magnetic resonance imaging in patients with pulmonary arterial hypertension. Pulm Circ 4(1):61–70. doi:10.1086/674882

Taichman DB, Mandel J (2007) Epidemiology of pulmonary arterial hypertension. Clin Chest Med 28(1):1–22. vii

Thabut G, Dauriat G, Stern JB, Logeart D, Levy A, Marrash-Chahla R, Mal H (2005) Pulmonary hemodynamics in advanced COPD candidates for lung volume reduction surgery or lung transplantation. Chest 127(5):1531–1536. doi:10.1378/chest.127.5.1531

Tuder RM, Marecki JC, Richter A, Fijalkowska I, Flores S (2007) Pathology of pulmonary hypertension. Clin Chest Med 28(1):23–42, vii

Wartski M, Collignon MA (2000) Incomplete recovery of lung perfusion after 3 months in patients with acute pulmonary embolism treated with antithrombotic agents. THESEE study group. Tinzaparin ou heparin standard: evaluation dans l'Embolie Pulmonaire study. J Nucl Med 41(6):1043–1048

Wirth G, Bruggemann K, Bostel T, Mayer E, Duber C, Kreitner KF (2014) Chronic thromboembolic pulmonary hypertension (CTEPH) – potential role of multidetector-row CT (MD-CT) and MR imaging in the diagnosis and differential diagnosis of the disease. Rofo 186(8):751–761. doi:10.1055/s-0034-1366425

Wright JL, Levy RD, Churg A (2005) Pulmonary hypertension in chronic obstructive pulmonary disease: current theories of pathogenesis and their implications for treatment. Thorax 60(7):605–609

第 10 章

血管畸形与病变

Sebastian Ley, Julia Ley-Zaporozhan

目录

S. Ley, M.D. (✉)
Chirurgisches Klinikum München Süd, Diagnostic and Interventional Radiology, Munich, Germany

Institute of Clinical Radiology, Ludwig-Maximilians University Hospital Munich, Munich, Germany
e-mail: ley@gmx.net

J. Ley-Zaporozhan, M.D.
Klinik und Poliklinik für Radiologie, Ludwig-Maximilians University Hospital Munich, Munich, Germany
e-mail: julia.leyzaporozhan@gmail.com

要点

先天性血管畸形包括肺动脉系统异常、部分或全部肺静脉异常回流和主动脉畸形。除肺动脉血栓栓塞性疾病外，后天性肺血管病变还包括原发性血管肿瘤和血管外压性病变。下面将在相应的章节分别介绍先天性血管畸形、动静脉畸形和其他肺血管病变。

随着外科技术的发展和临床经验的积累，越来越多的复杂性先天性心血管疾病可得到纠正。MRI可在三维(3D)图像上详细显示复杂的解剖，为手术的成功提供了基础。

1 先天性心脏病成像

患者年龄及解剖的差异、各机构手术操作和管理流程的不同，制约了影像学指南的发展(Bhat 和 Sahn，2004)。

超声心动图是最常用的无创性检查，可显示心脏的形态与功能，是新生儿、婴儿和儿童的首选检查。在年龄稍大的患者，特别是复杂型或手术矫正的先天性畸形，经胸超声检查获得的信息往往欠满意。手术瘢痕、骨骼、肺组织、胸廓畸形会对小声窗产生干扰。随着双平面探测的应用,经食管超声检查可在成人中提供更好的观察视野。然而,超声心动图在肺动脉成像方面仍存在许多不足,且具有操作者依赖性。

传统的数字导管血管成像(DA)一直以来是评估心脏解剖和功能的金标准。此外,它还是测量肺动脉压力和血氧饱和度的唯一方法。但 DA 检查具有侵入性,并发症发生率高,有电离辐射,需动脉内使用碘对比剂(Hoeper 等,2006)。

多排螺旋 CT(MDCT)具有高空间分辨率、快速采集、三维后处理等优点,应用十分广泛。但 MDCT 无法对血流动力学进行测量,有辐射,并且需使用碘对比剂,因此对于儿童患者而言不是一种理想的成像方法,因为儿童比成人更容易受电离辐射的影响。

随着 MRI 技术的发展,它越来越多地应用于无创性评估肺血管系统(Eichhorn 等,2004;Simonetti 和 Cook,2006)。肺动脉很少单独受累,首次检查需全面覆盖心脏、肺、体循环,尤其需要关注手术吻合的血管直径。如果是单纯肺动脉病变,那么对比增强 MR 即可提供足够的信息。如果需要放置导管,术前检查最重要的任务是提供准确的管腔直径,从而确定导管的大小。术后也要经常排除导管狭窄或闭塞。如果血流缓慢和(或)湍流,血管腔内对比剂填充不均匀,对比增强成像诊断存在困难。如何将复杂型先天性心脏病(CHD)的所有血管病变完整显示出来,对 CT 和 MR 来说仍然是一个挑战,因为复杂型 CHD 存在心内和心外的分流,团注的对比剂常被无对比剂的血液混合而稀释。外科手术或介入术后,由于瓣膜、线圈材料和介入植入的支架会产生金属伪影,从而导致 CT 和 MRI 图像出现明显的伪影(Maintz 等,2003)。

随着线圈和序列的优化,目前心血管 MRI 最常在 1.5T 扫描仪上进行(Naganawa 等,2004)。由于高场 MRI(3T)的比吸收率(SAR)增加,使用标准稳态自由进动技术进行成像仍是一个挑战(Gilmore 等,2004)。

5 岁以下儿童进行 MRI 检查通常需要镇静。自由呼吸技术需要延长检查时间。为了获得清晰的肺血管图像,需运用单次激发技术如半傅里叶单次激发快速回波序列(HASTE)或稳态自由运动序列(SSFP)(图 10.1)(Weiss 等,2005)。结合饱和脉冲序列,血管呈黑色,可清晰地显示出来。实际上,湍流时会出现饱和不完全而显示不清。快速自旋回波(TSE)序列也是清晰显示血管的快速成像方法(Weiss 等,2005)。为了降低模糊效应,最好多次平均激励次数(例如 3 次平均激励次数)。3 次平均的胸部 TSE 序列通常采集时间为 3 分钟。和 DA 比较,自旋回波序列采集的血管内径往往被低估。在一项体模研究中,线径被低估了 10%~20%(Holmqvist 等,2001)。

另一种显示血管的方法是时间分辨 MR 血管成像技术。通过减少空间分辨率(1.4mm×1.4mm×2.0mm)来提高时间分辨率(6s/3D 数据集)(Fink 等,2003),可最小化运动伪影,实现动静脉分离。同时由于采用时间分辨的方法,无须设定对比剂注入后的扫描时间。

由于儿童的体重(b.w.)轻,应使用 0.2mmol/kg b.w.的 0.5M 对比剂(Macgowan 等,2005)。实际上,时间分辨 MR 血管成像不足以评估微小狭窄。一项对 2 天至 5 岁儿童的研究发现,注射 0.2mmol/kg b.w.的 1M 对比剂可显示更多的血管(Fries 等,2005)。然而,如非特别许可,这种对比剂[钆贝葡胺(Gd-BOPTA)]通常不能应用于儿童(Grist 和 Thornton,2005)。

对于未知 CHD 的儿童,时间分辨 MR 血管成像可根据肺实质的对比剂强化时间

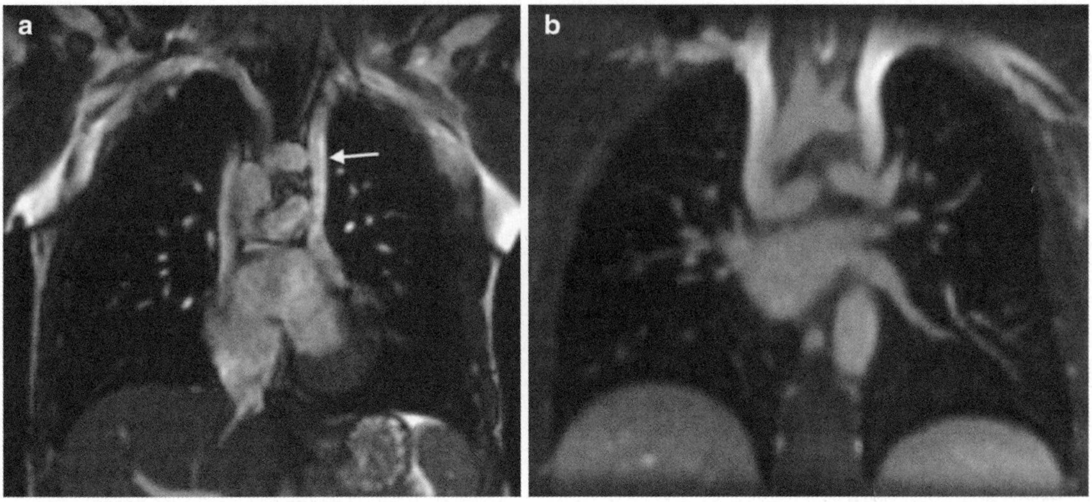

图 10.1 冠状位稳态自由运动序列(SSFP)(a)和 T1 GRE (VIBE)(b)比较。图像显示左侧永存上腔静脉(箭头)。SSFP 技术可很好地显示血管,用于快速评估血管病变。

过程(即肺动脉或体循环)来显示肺灌注特征(Boll 等,2005)。

如果患者可以屏气,则可采集到高空间分辨率(1.2mm×1.0mm×1.6mm)的血管成像数据(Ley 等,2005),甚至可对血管直径的微小变化进行评估。

容积内插屏气技术(VIBE)(建议屏气,多平均激励次数)可实现高空间分辨率的 T1 加权成像。注射对比剂后可显示气道与肺血管的关系(Biederer 等,2003)。这项技术已成功地结合心电和呼吸门控,应用于成人的非对比剂增强冠状动脉成像(Jhooti 等,2000)。基于双门控的 VIBE 技术有望应用于儿科成像。

三维稳态进动快速成像血管成像(3D FISP MRA)也是一项源于冠状动脉成像的技术(Sorensen 等,2004;Sorensen 等,2005)。该项技术体素大小为 1.25mm×1.25mm×1.25mm,空间分辨率高,甚至可准确诊断婴儿血管环或吊带(Greil 等,2005)。

当主动脉–肺动脉间大侧支动脉(MAPCA)明显扩张时,可通过 MRA 清晰显示出来(Boechat 等,2005)。

多平面重建可准确评估术后血管的直径(Sorensen 等,2005)。有时候完全型大动脉转位患者行大动脉调转手术(ASO)后会出现肺动脉狭窄,这与肺动脉椭圆形的管径有关。因此,在这类患者中,应在多平面重建上着重观察肺动脉的中心部分。只有计划介入手术的病例才需行传统的血管成像(Weiss 等,2005)。

MRI 除了可清楚显示血管外,还可通过相位对比法流量测定来评估动静脉血流(Roman 等,2005;Gatehouse 等,2005)。该法不仅可定量测量分流量,还可通过峰值速度的增加判断有无血管狭窄。通过修正后的 Bernoulli 方程可计算出通过狭窄的压力梯度(Varaprasathan 等,2002)。实际上,现在尚不能应用 MRI 对肺动脉压力进行定量评估,因此仍需要侵入性的压力测量方法(Nakanishi,2005)。

基本的 MRI 检查方案应包括对比剂增强血管成像和肺血管非对比剂增强技术。FOV 应覆盖患者的整个胸廓,包括之前没有考虑到的其他畸形。总体来看,无论有无对比剂增强,MRI均可很好地显示肺血管,同时能获得心功能信息、肺循环和体循环的血流分布情况。主要缺点是检查时间长及需使用镇静剂。对于确诊或疑似先天性血管病变的儿童患者,建议的常规MRI检查方案如下(摘自Ley等,2007#2690)(注意:这些技术的目的是为了更好地显示肺动脉,不包括心功能信息;增加功能序列会增加检查时间):

- 定位;
- HASTE冠状位黑血(心电和呼吸门控);
- HASTE横断位黑血(心电和呼吸门控);
- T1 TSE横断位黑血(心电门控,屏气或3次平均激励次数);
- T1 TSE冠状位黑血(心电门控,屏气或3次平均激励次数);
- 高时间分辨率血管成像(4s/3D数据集);
- 增强后T1 VIBE(屏气或3次平均激励次数);
- 3D真稳态进动快速成像(TrueFISP)横断位及冠状位,心电和呼吸门控(1.0mm×1.0mm×1.0mm);
- PC流量测定(肺动脉主干、左右肺动脉和升主动脉)。

快速MRI的最新发展使得可在闭孔全身临床MR扫描仪上进行全MR引导下血管介入术(Sequeiros等,2005)。专用的可活动导管、自动定位快速成像序列,以及专用的血管内介入操作界面是安全应用该项技术的先决条件(Bock等,2006)。动物模型的首次报道证实了MRI导航下放置Amplatzer septal occluders®的可行性(Rickers等,2003)。主动脉缩窄患者行MRI引导下经皮经血管球囊成形术(PTCA)的初步研究显示,除传统透视介入外,MRI引导介入也是一种不错的选择(Krueger等,2006)。

由于线圈、支架、封堵器、夹子会产生明显的伪影,因此有时无法进行MRI。动脉导管未闭(PDA)行导管介入治疗后可能发生左肺动脉狭窄,由于伪影,超声心动图通常不能提供足够的信息,而低剂量MDCT可排除肺动脉狭窄。而DA检查仅在需要测量肺动脉压力时才考虑。

2　先天性肺血管病变

先天性心脏病(CHD)是心脏、肺动脉和主动脉先天畸形的总称。大多数CHD病例为多因素的,是遗传易感性和环境刺激综合作用的结果。由于CHD的复杂性,影响肺动脉的同一类型畸形的数目尚不清楚。一般来说,0.5%~0.8%活胎会出现CHD,也就是说全世界大约每年有150万婴儿出生时有心血管畸形(Hoffman,1995)。CHD畸形的情况不一,从相对简单到极度复杂不等。每1000个新生儿中有2~3个心脏病患儿在1岁内出现症状。目前CHD通常可在出生后1个月内确诊(Bernstein,2004)。

2.1　先天性肺动脉异常

2.1.1　肺动脉瓣、肺动脉及其分支狭窄

肺动脉狭窄最常见的是右心室流出道梗阻,占所有CHD的7%~10%。肺动脉狭窄可发生在主要分支的任何部位,狭窄程度不一,从轻微到严重,从局限型到弥漫型(图10.2)。通常肺动脉狭窄还会合并其他类型的CHD,如法洛四联症(TOF)、室间隔缺损(VSD)和房间隔缺损(ASD)。中度肺动脉狭窄可行多次球囊成形术治疗。严重肺动脉狭窄或发育不全(图10.3)则需外科植入修补材料或导管。术后中央肺动脉或导管内及邻近的任何结构均有可能出现狭窄。因此,随访时显示导管内腔、管壁结构和左右肺动脉

吻合口十分重要。

高空间分辨率MRA可清晰显示肺动脉的局限性狭窄及其介入术后改变。MR相位对比成像则可获得瓣膜反流的其他信息(Gatehouse等,2005)。对28例累及肺动脉或右心室流出道的CHD婴儿(不足3个月)进行研究显示,MRA与DA的结果一致。但在这项研究中,使用了高剂量的对比剂(0.4~0.5mmol/kg,b.w.),且暂停了机械通气进行扫描。本研究没有出现对比剂不良反应,肺血管得以清晰锐利地显示(Prakash等,2007)。

2.1.2 肺动脉吊带畸形(左肺动脉起源于右肺动脉)

肺动脉吊带指左肺动脉从右肺动脉异常发出并向左穿行于气管后与食管前之间(图10.4)(Berdon,2000)。肺动脉吊带可导致急性严重的气道压迫(婴儿)或者慢性阻塞性肺疾病或哮喘的症状(儿童和年轻人)。一项大型流行病学调查显示,肺吊带发病率为1/17 000人(186 213名学龄儿童)(Yu等,2008)。手术矫正需在主动脉前侧将左肺动脉与肺动脉进行吻合。影像学需显示肺动脉的解剖及与气道的关系。对10例年龄为6个月至11岁的临床疑似血管环或吊带的患者(其中3例为肺动脉吊带)进行MRI,MRI可清晰显示血管与邻近食管、气管或支气管等结构局部解剖关系。MR诊断结果与手术一致(Eichhorn等,2004)。

2.1.3 一侧肺动脉异常起源

一侧肺动脉异常起源于主动脉,会引起血流的不均衡和单侧肺动脉高压(Kutsche和Van Mierop,1988)。主要为右肺动脉异常起源(82%)。手术治疗包括切除异常肺动脉,用一小导管将其与肺动脉主干吻合。为了与肺血管的生长发育匹配,导管需在儿童期和青春期更换1~2次。MRI十分适用于术前及

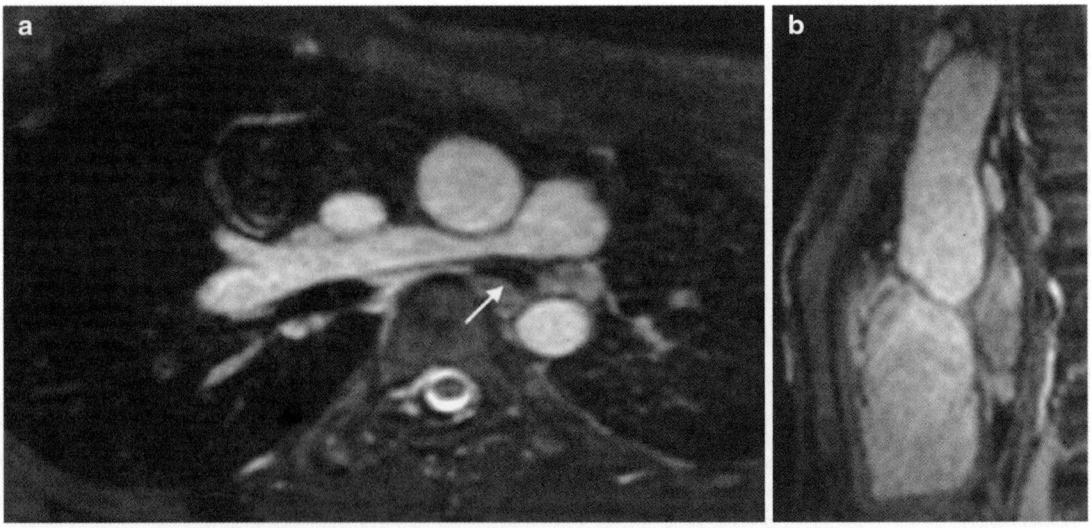

图10.2 患儿,12岁,女性,右肺动脉狭窄。扫描方法为3D稳态快速运动序列(SSFP),心电门控和呼吸触发,空间分辨率为各向同性1mm。原始图像轴位(a);数据可做任何重建,如矢状位(b);箭头所指的是左主支气管继发狭窄。

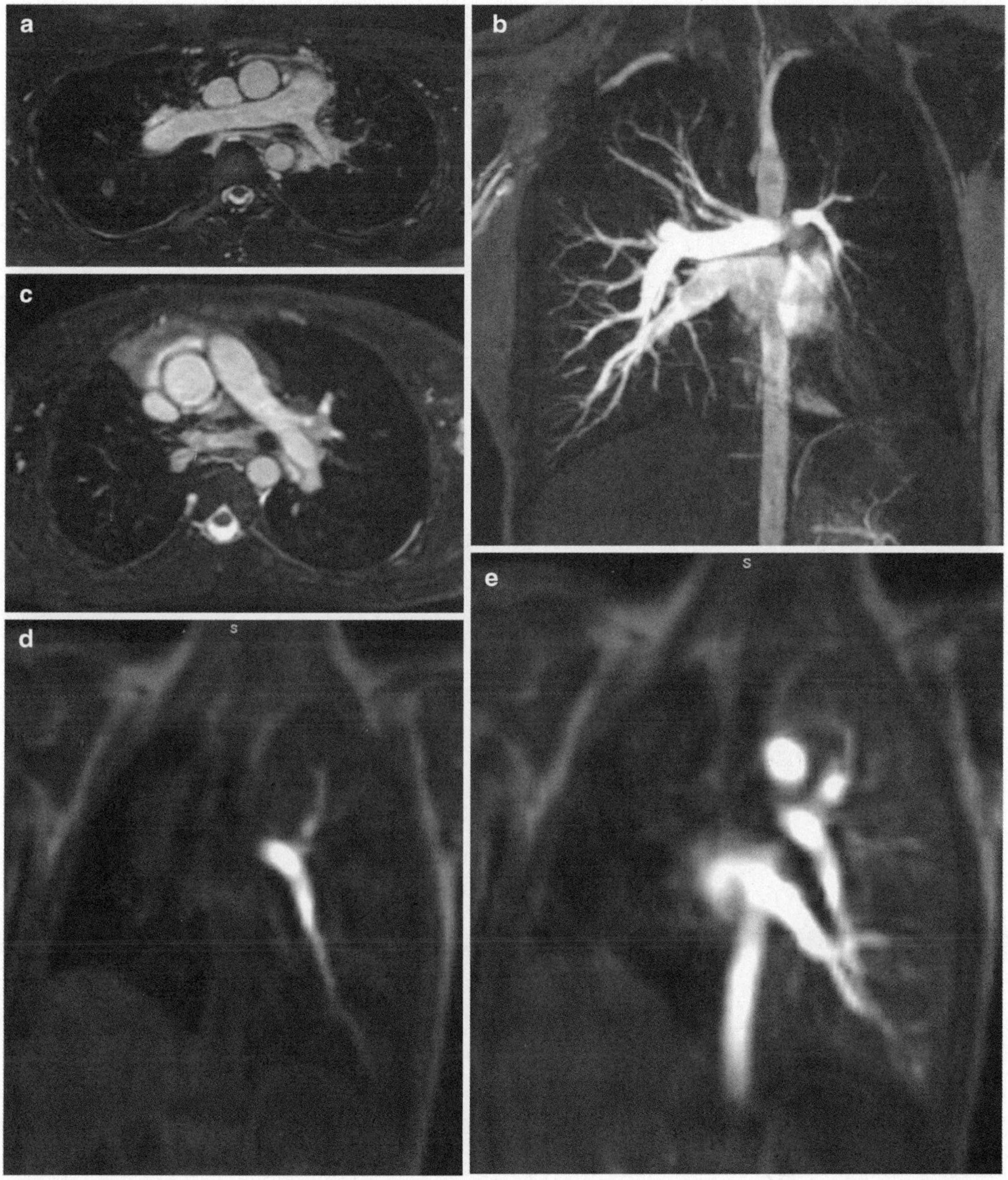

图 10.3　左肺动脉发育不全。(a)扫描方法为 3D 稳态快速运动序列(SSFP),心电门控和呼吸触发,空间分辨率为各向同性 1mm。注意正常的右肺动脉(正常)与发育不全的左肺动脉之间的大小差异。(b)采用高空间分辨率对比增强血管成像显示两肺之间血液分布的差异。(c)3D SSFP 显示右肺发育不全。(d,e)时间分辨对比增强血管成像显示右肺灌注缺损,右肺容积缩小。

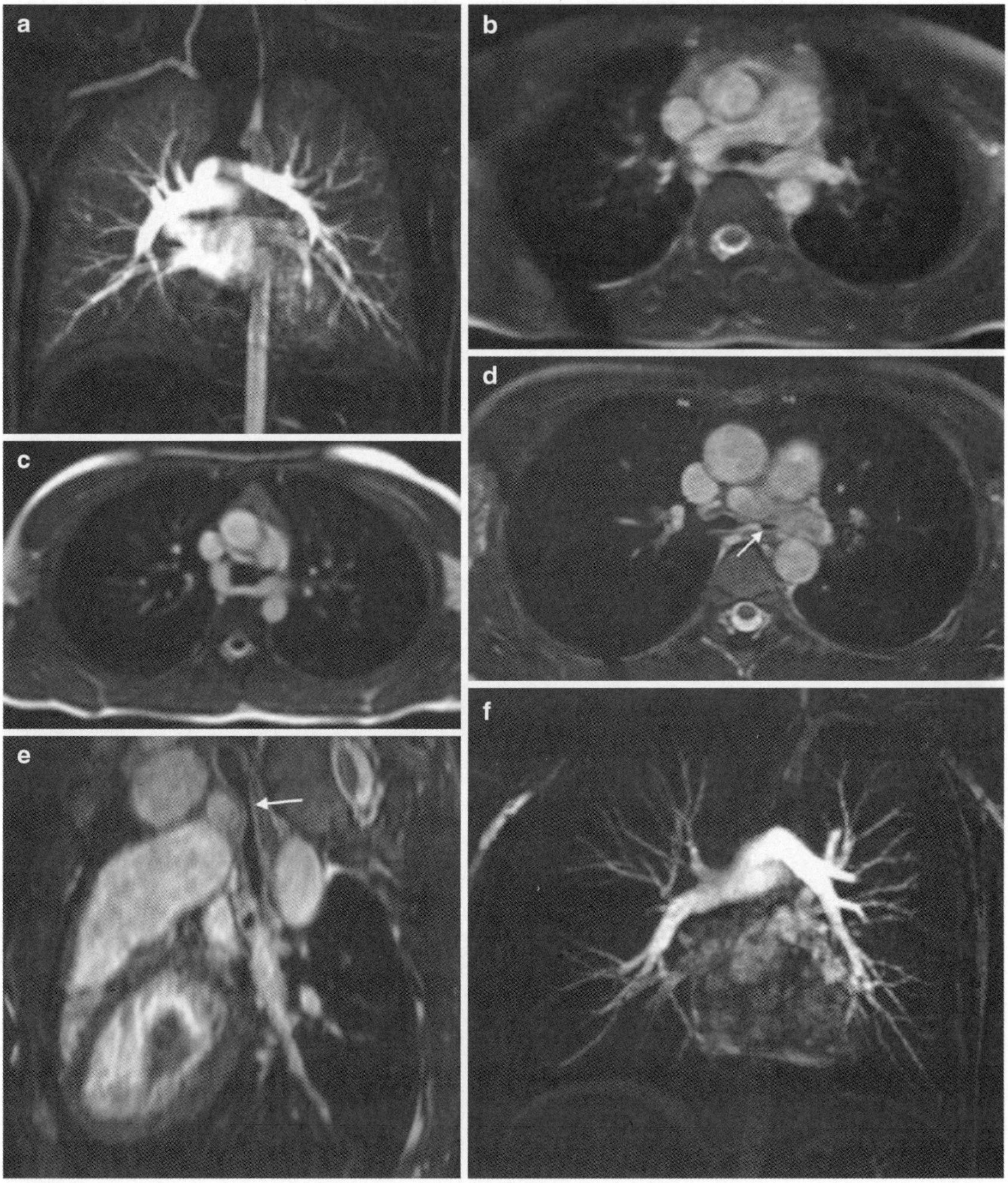

图 10.4 肺动脉吊带。(a)冠状位血管成像显示左肺动脉起源于右肺动脉,左肺动脉在纵隔走行过程中包绕气管。(b)左肺动脉异常同样也可在心电门控及呼吸触发的 3D 稳态快速进动平扫序列上清楚显示。MRI 可对气管的影响进行功能评价。(c)稳态快速运动电影序列中的一帧图像上没有显示气管的压迫。(d)1 例肺动脉吊带手术矫正的患者。然而,由于左肺动脉的吻合点距离太远而压迫左主支气管(箭头)。矢状位重建图像同样能显示(e)。(f)对比剂增强 MRA 与(a)一致,显示同样的解剖。

术后的评估(Kim 等,1995)。

2.1.4 法洛四联症、肺动脉闭锁合并室间隔缺损、肺动脉发育不全

当通过肺动脉瓣或肺动脉血流量明显减少甚至消失时,会导致严重的发绀。法洛四联症(TOF)是发绀型 CHD 最常见的类型,发病率为 356/100 万活产儿(Dorfman 和 Geva,2006)。右心室流出道(RVOT)梗阻程度从轻度到完全。肺血流依赖动脉导管未闭(PDA)或侧支血管(MAPCA)提供(图 10.5)。手术原则是先建立一个稳定的主-肺动脉通道,以获得足够的肺血流量和肺动脉的生长发育,然后需要进一步手术减轻畸形。1944 年,所谓的 Blalock-Taussig 手术首次成功完成。手术将 TOF 发绀患者右或左锁骨下动脉与同侧肺动脉相吻合 (Blalock 和 Taussig,1945)。然而, 该术式只改善单侧肺动脉的灌注,因而目前很少常规应用。中央主-肺动脉分流术或将发育不全的肺动脉主干与主动脉直接吻合是目前推荐的术式,这样可促进两侧肺动脉的均衡发育(Duncan 等,2003)。

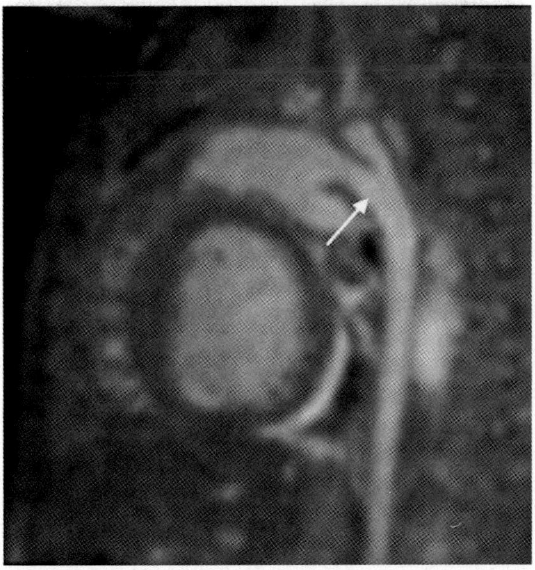

图 10.5 时间飞越法显示一名新生儿较大的动脉导管未闭。时间分辨对比增强 MR 血管成像显示血管解剖。箭头指示的是动脉导管未闭。

MRI 可术前评估血管结构 (肺动脉、主动脉及其分支), 但需要较长的扫描时间以覆盖完整的解剖范围,小血管(<2mm)可能显示不出来。DA 在大多数中心仍是首选检查,因为对于非常小的婴儿来说,有发绀发作的风险, 而且需要高质量的冠状动脉成像。然而,一项研究发现,10 例患者 MRI 可观察到中央肺动脉而 DA 显示不清, 其中 DA 上有 7 例主肺动脉,2 例左肺动脉近端,1 例整个肺动脉树不能显示 (Choe 等,1998)。对于肺动脉生长发育的随访评估,MRI 优于 MDCT。MRI 可确定再次介入的时机,无须连续的 DA 或 CTA 复查。

从主动脉弓发出的侧支血管 (MAPCA) 常见于 TOF、肺动脉闭锁合并 VSD 和肺动脉发育不全。这些体循环侧支血管部分建立了肺灌注。外科医生特别关注的是,这些侧支血管是否适合连接到肺动脉,是否产生不均衡的高压血流以致肺动脉高压(艾森曼格综合征)。相较 DA 而言,MRA 可准确地显示复杂型肺动脉狭窄或闭锁患者所有肺血供的来源,包括婴儿多发主肺动脉的小侧支血管 (Geva 等,2002)。

2.1.5 肺隔离症

肺隔离症是一种多因素畸形,它指的是一个肺段的肺实质与支气管树分离,血液供应来源于体循环而非肺动脉。肺隔离症血液供应通常来自降主动脉,大约 20%来自腹主动脉上段、腹腔动脉或脾动脉 (Konen 等,2003)。外科手术方法包括结扎供应血管和(或)切除畸形的肺段。

MDCT 在肺隔离症的诊断中优于其他检查方法,因为它可提供畸形血管(动脉和静脉)的信息,特别是隔离肺内肺实质的结

构。MRI 对肺实质的显示具有一定的难度，而肺实质是诊断的重要部分。

2.1.6 单心室

单心室畸形(三尖瓣闭锁、左心室双入口)由于容量负荷明显增加，同时供应肺循环及体循环，心室腔明显扩大(Gewillig, 2005)。为了减轻单心室容量负荷，早期可实施 Glenn(半 Fontan)手术，择期最终行 Fontan 类手术。Glenn 手术是将上腔静脉(SVC)和肺动脉的分支连接起来，扩大中央肺动脉，阻断 SVC 血液进入右心房，消除其他来源的肺血流(如动脉导管未闭)。其他心脏畸形手术如房间隔切除术、主动脉弓闭塞松解、异常肺静脉连接纠正术等必须同时进行，或至少在 Fontan 类手术之前完成(Jacobs 和 Pourmoghadam, 2003)。

全腔静脉肺动脉连接术(TCPC)是指下腔静脉(IVC)通过心脏内或心脏外导管连接到一支肺动脉 (图 10.6)(Ohye 和 Bove, 2001)。在所有的手术阶段，均需充分显示腔静脉与肺动脉的连接及进行精确的测量。但由于血流复杂而缓慢，对比增强成像难以排除狭窄可能。时间分辨 MRA 技术除了可描述主血流方向和显示肺血流分布外，还可获得单心室的功能信息。Glenn 手术或 TCPC 术前必须准确评估肺动脉压力，因此 DA 是必需的检查。

2.1.7 大动脉转位

大动脉转位(TGA)大约占所有 CHD 的 5%，特点是主动脉发自右心室和肺动脉发自左心室，而体循环和肺静脉回流正常。正常情况下主动脉位于肺动脉后方，大动脉转位时主动脉位于肺动脉的右前方。自从 1976 年 Jatene 及其同事报道第 1 例大动脉换位手术(ASO)以来，ASO 已成为新生儿完全性

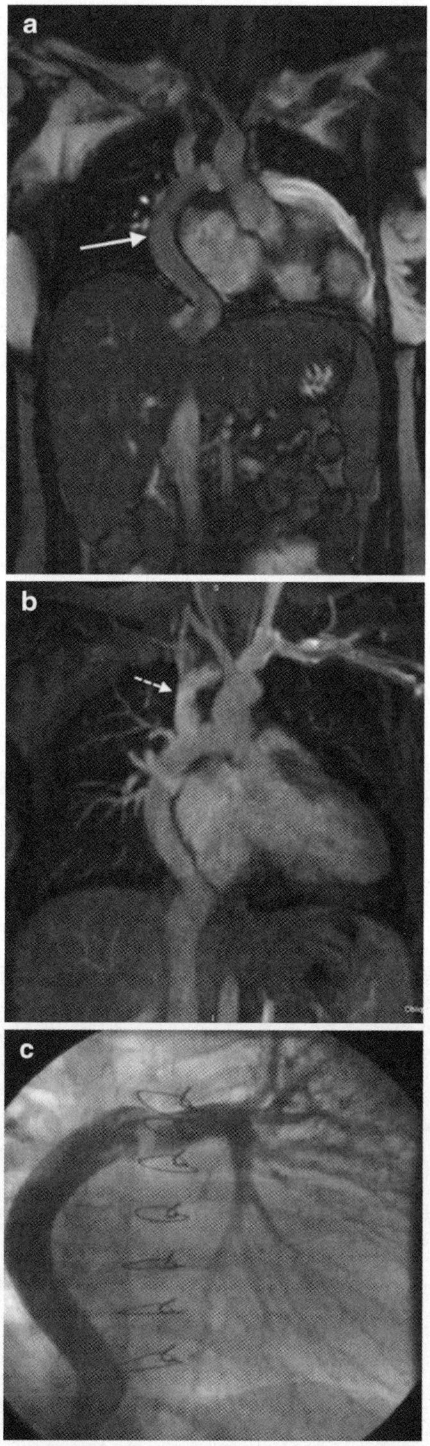

图 10.6 患者，女性，功能性单心室，TCPC 术后。心脏右侧可见一大的修补通道(a，箭头)上腔静脉直接与肺动脉相连(b，虚线箭头)；(c)常规血管成像显示下腔“静脉”与肺动脉相连。

TGA 的首选术式。其操作过程包括在主动脉窦稍上方分离主动脉和肺动脉,然后将它们在正确的解剖位置重新连接。冠状动脉需从前主动脉根部连同主动脉管壁一起移植到新主动脉(前肺动脉根部)。尽管解剖得以纠正,但仍需密切关注这些患者的中远期预后。ASO 术后有 3 个主要问题需要进行心脏成像(Losay 等,2001)。首先是冠状动脉病变的检测,因其可导致两个心室的心肌功能障碍。其次是主动脉根部扩张,这会导致主动脉瓣反流。第三是肺动脉瓣上狭窄,这是术后最常见的并发症。大多数情况下,由于肺动脉绕行升主动脉,可有一侧或两侧肺动脉分支狭窄。超声心动图无法有效显示该区域的情况,需要进一步补充检查。同时评估右心室体循环功能是 TGA 患者随访的关键点。电影 MRI 所测的右心室射血分数与超声心动图数据有很好的相关性 (Salehian 等,2004)。此外,MRI 可以三维立体地显示 TGA 术后中央和周围肺血管的形态,因此是随访的最佳手段(图 10.7)(Weiss 等,2005)。当存在严重的肺动脉瓣狭窄时,还需要 DA 检查

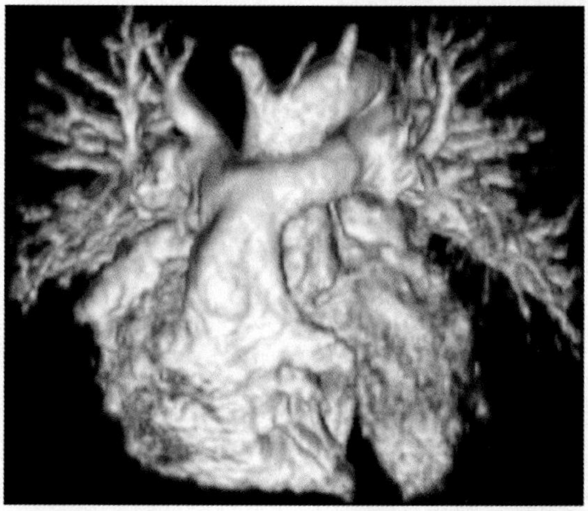

图 10.7 TGA 矫正术前的解剖。容积再现图像显示腹侧的主肺动脉和背侧的升主动脉。左、右肺动脉自主动脉前方向外周走行。

测量通过狭窄处的压力梯度 (Gutberlet 等,2000)。

2.2 先天性肺静脉异常

正常情况下,肺静脉(PV)一共有 4 支,左右各 2 支,回流至左心房。肺静脉异位引流分为部分型和完全型,可导致不同程度的左向右分流。年轻患者通常无症状,三四十岁时逐渐出现劳力性呼吸困难。

完全型肺静脉异位引流(TAPVC)的患者,通常只有合并房间隔缺损或卵圆孔未闭才能存活下来(Stein,2007)。肺静脉异位引流的 3 个主要类型是有区别的,按发生率高低依次为:

- 心上型:异常肺静脉在心房后方汇合后在左侧形成一支上升的静脉并开口于永存左上腔静脉,然后通过无名静脉和右上腔静脉回流至右心房(图 10.8)。
- 心内型:异常肺静脉会合成一支短小的血管开口于冠状窦。
- 心下型:异常肺静脉引流至门静脉、肝静脉、胃左静脉,直接回流至下腔静脉或右心房,或通过一支回流血管进入右心房。

部分型肺静脉异位引流(PAPVC)中部分病例肺静脉不回流至右心房(RA),少许病例则以单支静脉与心房相连。如果右心室负荷增加但没有心内分流,则有可能提示 PAPVC。PAPVC 最常见的类型是右上肺静脉异位引流至上腔静脉或右心房。一种特殊的类型是镰刀综合征,表现为右肺发育不全,以及右肺静脉部分或完全异位引流至下腔静脉(图 10.9)(Holt 等,2004)。

PAPVC 大约占所有先天性畸形的 0.6%,而 TAPVC 占 0.4%(Moos,2001)。肺静脉异位引流会导致肺循环的容量负荷增加,继而左心室容量负荷增加及心腔扩大。PAPVC 通常无症状,往往是偶然发现。

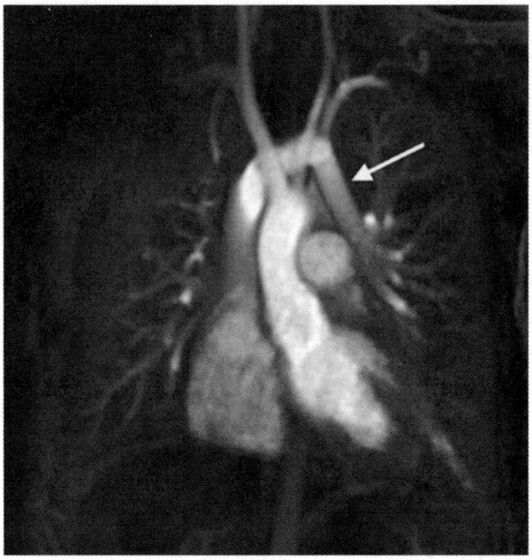

图 10.8 患儿,男,14 岁,运动时触及。超声心动图发现上腔静脉出现湍流。对比增强 3D MRA(斜冠状位部分容积最大密度投影) 显示部分异常肺静脉与左上肺静脉(箭头)相连后汇入左无名静脉。

对于临床上疑似 PAPVC 的病例, 如果超声心动图无法确诊的话,MRI 检查是最合适的补充手段。横轴位 T1 加权 SE 序列可充分显示肺静脉。当患者存在更复杂的血管畸形时,薄层扫描或者梯度回波动态亮血成像序列有助于诊断。

多项研究证明,对比增强 3D MRA 的准确性与有效性与 DA、术中观察的结果高度一致。术前 3D MIP 重建可清楚显示肺静脉的走行,因而很有价值。MRA 比经胸和经食管超声心动图检查更准确。MR 常常可发现漏诊的 PAPVC, 或提供新的关于 PAPVC 解剖的重要临床信息(Kivelitz 等,1999;Greil 等,2002;Prasad 等,2004;Wald 和 Powell,2006)。分流量可通过升主动脉和肺动脉的流量测定来量化分析。值得注意的是,在 PAPVC 患者中, 由于很难获得一种可靠的、有代表性的混合性体静脉饱和,右心导管检查血氧定量法测得的体血流量/肺血流量(Qp/Qs)比例自然不可靠。

2.3 肺动静脉畸形

肺动静脉畸形(PAVM)是指肺动脉与肺静脉之间形成瘘管,血流没有经过肺毛细血

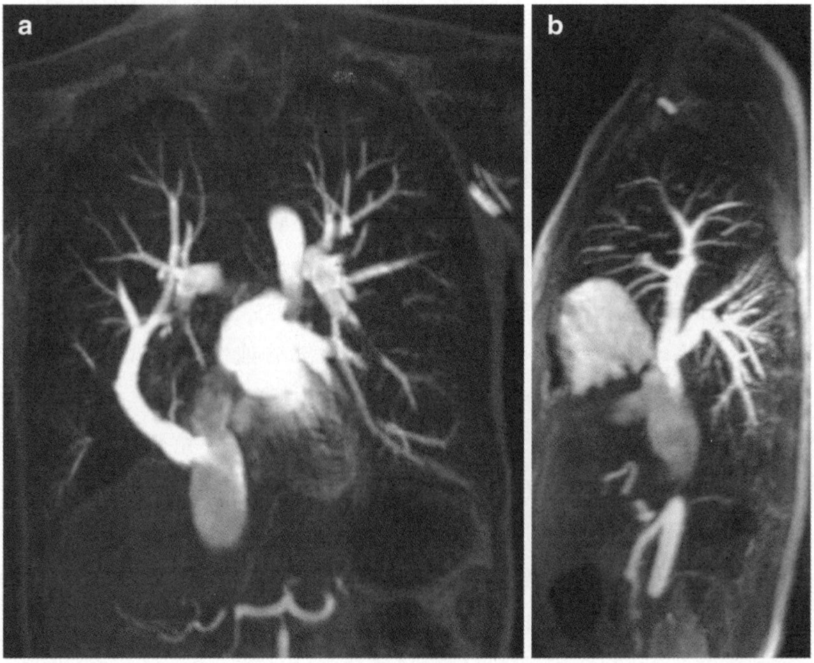

图 10.9 患者,女性,镰刀综合征,MRA。右肺静脉血通过镰刀状的静脉引流至下腔静脉。分流量为 55%(通过 MR 血流测量及心导管测量证实)。(a)冠状位 10mm MIP 和 (b) 矢状位重建(20mm MIP)。

管床,导致功能性右向左分流。PAVM 的患病率是(2~3)/10 万人。大多数(80%)PAVM 是先天性的。在这组人群中,有 47%~80%的常染色体显性遗传 Osler-Weber-Rendu 综合征(遗传性出血性毛细血管扩张)患者出现 PVAM(Khurshid 和 Downie,2002)。而其他类型的 PAVM 无法归类于一种特定的综合征,但可能与 9q3 染色体有关。

获得性动静脉瘘可由创伤、感染、转移瘤、二尖瓣狭窄和肝硬化等原因引起。转移瘤侵犯肺实质时可导致肺动静脉瘘的形成。化疗后的患者突然出现咯血需要考虑肺动静脉瘘的可能(Choi 等,2003)。

一组长期随访的大宗病例研究发现,断层成像诊断优于 DA。CTA(步进式和单层螺旋 CT)断层图像上 PAVM 的检出率为 98%,而血管成像只有 60%(Remy 等,1992)。在一项 DA 和 MRA 的比较研究中,MRA 可准确定位所有 PAVM 的位置(16/16),其中 14 例的供血动脉及大小可准确判断及测量,2 例供血血管未在扫描范围内(Mohrs 等,2002)。目前新一代 MR 扫描仪并不存在这种限制,且两种跨区段的模组在评估 PAVM 时是等效的。

3 后天性肺静脉病变

如果没有先天性畸形,很少对肺静脉进行成像,目前最常见于射频消融术前及术后评估。心房颤动是最常见的心律失常,65 岁以上人群的发生率约 5%(Falk,2001)。经皮导管射频或冷冻消融术是破坏致心律失常局灶的一种微创手术。在胚胎发育过程中,由于左心房的旋转,肺静脉的起源稍有不同,因此介入术前需做肺静脉成像(同时也可排除先前未被发现的正常变异或异常起源)。3D 成像有助于导管球囊大小的选择。导管消融术最常见的并发症是肺静脉狭窄,发病率为 1.5%~42%。其他可能出现的并发症是血栓形成或夹层。肺静脉狭窄一般发生在术后的前几天,最初为组织水肿,随后会发展为纤维化。临床表现为进行性呼吸困难、端坐呼吸、干咳、感染和咯血(Ghaye 等,2003)。时间分辨血管成像技术结合足够的平面分辨率,可在最佳的对比剂团注时间点对肺静脉进行成像(Rahmani 和 White,2008)。最佳的对比剂团注时间因人而异,在不同肺段的肺静脉也不一样,特别是存在肺静脉狭窄的情况下。对比剂增强 MRI 还可进行延迟强化成像准确了解瘢痕组织的位置及其与肺静脉开口的关系,对疗效进行评估(Peters 等,2007)。

4 肺血管肿瘤

4.1 中央肺动脉:平滑肌肉瘤

平滑肌肉瘤起源于中层的平滑肌细胞,是肺动脉和肺静脉最常见的肿瘤,包括肺动脉肉瘤(PAS)和肺静脉肉瘤(PVS)(Mayer 等,2007)。完全血管内平滑肌肉瘤通常表现为血管内附壁的结节状、息肉状肿瘤,肿瘤增长使血管扩张,甚至可延伸至心脏内。除了平滑肌肉瘤,胸廓内肉瘤的鉴别诊断还包括血管肉瘤、横纹肌肉瘤、肉瘤样型间皮瘤。

原发性 PAS 男女发生率相等,平均发病年龄约 50 岁, 比 PVS 略年轻。PAS 与 PVS 发病率比约为 20:1。目前文献上报道的 PVS 只有 17 例, 影像诊断时的平均年龄为 48 岁。

PAS 最常累及主肺动脉干,可向外周肺动脉分支扩散或延伸回右心室。肿瘤有完全血管腔外(62%)、完全血管腔内(5%)、血管腔内外(33%)等 3 种生长方式(Kreft 等,

2004）。其他研究表明，大约 50%的 PAS 在诊断时局限于血管腔内，而其余的 50%突破管壁蔓延至邻近肺实质（Fasse 等，1999）。PAS 的临床表现无特异性，包括呼吸困难、胸痛、咳嗽、咯血和右心衰竭征象。由于肿瘤位于管腔内，可导致肺动脉栓塞及外周肺梗死，产生类似于急性或慢性复发性肺栓塞的临床症状。PVS 通常比 PAS 大，但一般无明显症状，直到肿瘤生长至肺静脉回流障碍。最常见的临床表现是呼吸困难、咯血、咳嗽、胸痛和体重下降。PVS 有蔓延至左心房的倾向（Yi，2004）。PAS 在 CT 和 MRI 上表现为起自肺动脉主干并凸向管腔的肿块，向外周肺动脉蔓延，偶尔也可向心性蔓延。肺动脉原发性及转移性肿瘤均表现为管腔内的充盈缺损影，与慢性复发性肺栓塞表现相似。

肺动脉肿瘤可因出血、坏死或不同组织成分而导致密度不均。血栓可能会附着于管腔内的肿瘤上，也可能反过来被肿瘤浸润（Kauczor 等，1994）。因此，对比剂延迟增强 T1WI 是 MRI 扫描协议中的一个重要部分。肿瘤随着时间增大，从而导致血管扩张并管腔完全闭塞。与慢性肺动脉栓塞的鉴别点是充盈缺损呈凸形。MRI 上对比剂增强可提示肿瘤血管内生长。对比剂注射后延迟成像肿瘤表现为不同程度的强化，这是鉴别慢性血栓栓塞肺动脉高压（CTEPH）的一个重要特点（Kaminaga 等，2003）。

术前早期诊断的基础上首选治疗方法为肿瘤完整切除。现代外科技术可应用假体材料重建缺损血管。当然根治手术不是唯一选择，姑息手术也可显著延长患者的生存期。

4.2 外周肺动脉：肺毛细血管瘤病

肺毛细血管瘤（PCH）原因不明，通常累及双肺，表现为毛细血管在肺泡间隔和其他结构，如支气管壁、胸膜、淋巴结内增殖。尚未有胸腔外生长或转移的报道。PCH 好发于 30~40 岁，年龄范围为 6~71 岁，男女发病率无差异。症状出现后未经治疗的病例生存期为 2~12 年。

PCH 典型临床表现为进行性呼吸困难、胸膜源性胸痛、频繁咯血，往往误诊为慢性血栓栓塞性肺动脉高压。随着病情的进展，患者会出现肺心病的临床症状，右心导管检查发现肺动脉压力升高而毛细血管楔形压正常。

截至目前，该病的断层成像研究仅有 CT 的文献报道。主要的 CT 表现为肺动脉扩张及两肺多发、边界不清的小密影（Eltorky 等，1994）。与特发性肺动脉高压相比，PCH 灌注扫描表现为不均匀性灌注，血管瘤区域灌注增加，血管堵塞区域灌注减少。

双肺移植是治疗 PCH 的唯一方法，而且需要尽早实施。

5 胸主动脉异常

5.1 主动脉缩窄

主动脉缩窄（AC）是最常见的体动脉畸形[可达 1/(3000~4000)活产儿]，表现为胸主动脉降段起始段的狭窄。主动脉缩窄程度轻重不一，可能到成年才被发现，取决于狭窄的程度。根据主动脉狭窄与动脉导管（动脉韧带）的解剖关系，将其分为 3 种类型：动脉导管近端（导管前或婴儿型）、动脉导管水平、动脉导管远端（导管后或成人型）（Eichhorn，2007#3180）。但由于临床症状取决于主动脉狭窄的程度，许多导管前狭窄的病例也只能在成年后才被发现。因此，有学者认为该分类过于简单（Kau，2007#4667）。主动脉缩窄的狭窄段通常比较短，只有几毫米。发育不良型狭窄较少见，狭窄段较长，常合并主动脉弓发育不全(Ulmer,2012#4518)(Singh,2015#4664)。主动脉缩窄患者经常伴有心脏畸形,多达 80%合并主动脉双瓣畸形,约 20%合并室间隔缺损(Tanous,2009#4091)。主动脉缩窄可合并特纳综合征。大多数患者在儿童期即出现明显的临床症状,表现为上肢血压增高、下肢血压低或无法检出,以及心脏杂音。该病确诊的年龄平均约 9 岁,如果儿童期未被发现,就会发展为成人型主动脉缩窄。主动脉缩窄可通过外科手术或介入球囊血管成形术进行治疗(Torok,2015#4666)(Schneider,2016#4665)。再缩窄或动脉瘤形成是婴儿期手术治疗可能出现的并发症(Tanous,2009#4091)。

超声心动图是儿童主动脉缩窄的首选检查方法。如需准确测量狭窄的程度和制订治疗计划,则需进行 MRI 或 CT 检查。MRI 检查更具有优势,因为儿童患者需降低放射辐射的剂量,且其预期寿命还很长。现有的 MR 技术可通过增强对比 MRA 来清楚显示血管形态并获取血流相关参数(Darabian,2013#4521)(图 10.10)。结合形态学和血流参数,MRI 在评估主动脉缩窄的严重程度上具有极好的敏感性(95%)和良好的特异性(82%)(Nielsen,2005#2089)。近期开发的 MR 技术可使非对比增强 MRI 显示血管结构。这些技术结合心电和呼吸门控,同其他技术表现出极佳的一致性(Ley-Zaporozhan,2007#3130)(Amano,2008#3443)。在一项主动脉缩窄的患儿研究中,3D-FISP MR 血管成像与右心导管检查具有相当一致的诊断效果(r=0.96)。

5.2 动脉导管未闭

胎儿期,动脉导管主要维持降主动脉近端和肺动脉之间的持续血流。这一连接通常在出生后不久就关闭(足月儿为出生后 48 小时之内)。如果动脉导管保持开放(即动脉导管未闭,PDA),就会出现左向右分流(图 10.5),继而引起肺动脉循环和左心室的容量负荷增加。如果分流量大,早期就可出现左心功能不全。分流量小时通常无症状,可在成人中偶然发现(Eichhorn,2007#3180)。如果相关缺陷一直未检出,则有可能发展为艾森曼格综合征。通常儿童早期出现心脏杂音,随后进行超声心动图检查,即可检查出是否存在有临床意义的分流,无须使用 CT 或 MR 进行进一步评估。

5.3 主动脉环或吊带

在胚胎发育过程中,主动脉和主动脉弓有两支。妊娠期间,血管系统融合并部分闭锁,特别是右侧第 4 原始主动脉弓消失,产生正常的左侧主动脉弓。某些病例主动脉右侧部分持续存在而左侧消失,形成右侧主动脉弓 (Kau,2007#4667)(Cina,2004#4668)(图 10.11)。放射学中,0.05%~0.1%可检出右侧主动脉弓。正常情况下右侧主动脉弓是无症状的。

如果两个原始主动脉弓持续存在(不同程度),则形成双主动脉弓,向后走行于食管和气管两侧后会合形成降主动脉(Kau,2007#4667)(图 10.12)。通常一侧主动脉弓较大,而另一侧管径较小或仅表现为纤维束。

无论是右侧主动脉弓还是双主动脉弓,其临床症状主要与气管或食管等纵隔结构受压有关,而双主动脉弓更为多见。成年后患者的症状通常由异常的血管出现早期动脉粥样硬化、夹层或者动脉瘤样扩张而压迫邻近结构而致,包括吞咽困难、呼吸困难、喘鸣、喘息、咳嗽、窒息发作、复发性肺炎、阻塞性肺气肿或胸痛等(Cina,2004#4668)。

特别值得注意的是,即使通过手术松解

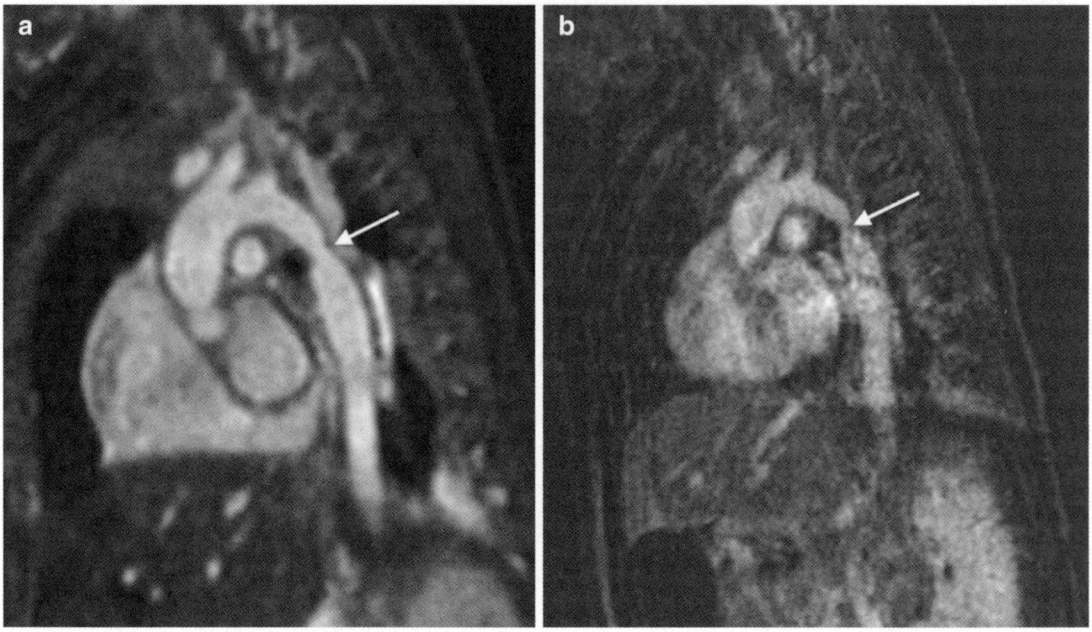

图 10.10 患儿,女,5 个月,主动脉缩窄,狭窄程度约 50%。(a)呼吸和心电门控 3D 非对比增强 MRA 准确显示主动脉缩窄(箭头)。(b)对比增强 MRA。由于静脉通路较小,注射对比剂时速度较慢。此外,患者需镇静,无插管,呼吸伪影较多,图像质量略下降。

了血管环或纤维环,气管软化的情况仍可持续存在。MDCT 和 MR 是显示血管系统、血管与其他纵隔结构(尤其是气管)之间关系的首选检查方法(Simoneaux,1995#4524)(Berdon,2000#2439) (Sebening,2000#2904)。通常这些检查是在插管的患者中进行的,因此无法对潜在的气管软化进行评估。CT 数据集更容易进行 3D 重建, 这对于心胸外科手术来说至关重要。但 CT 只能获取静态图像(辐射剂量的限制),而 MRI 可通过动态图像(即轴位 CINE 采集)显示动脉搏动和呼吸运动对纵隔结构的影响。

6 血管外病变

最常累及肺动脉的血管外病变是纵隔肿瘤扩散导致的肺动脉和(或)肺静脉受压或浸润。有研究表明,MRI 在检出和评估支气管肺癌浸润纵隔和动脉中的价值, 这对癌灶切除计划极为关键。当存在血管浸润时,在手术过程中必须使用心肺机及合适的血管移植插入。肺血管受侵患者的长期生存率显著降低(Chunwei 等,2003;Ohno 等,2001)。由于术前分期需评估肺实质,尽管 MRI 的诊断质量很高,通常还是要进行 CT 检查。

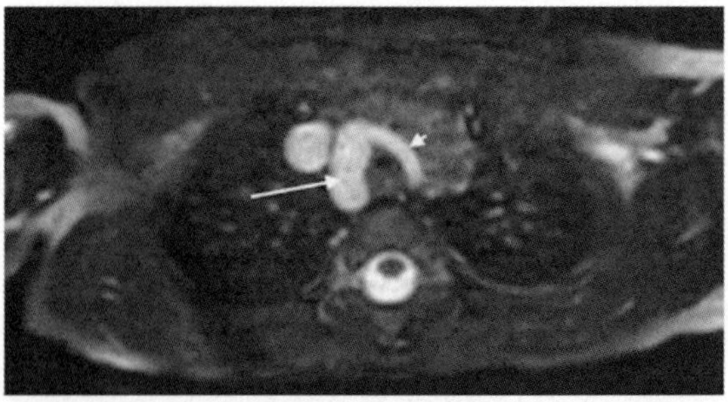

图 10.11 患儿,女,2 岁,右侧主动脉弓(长箭头),左侧头臂干(短箭头)。

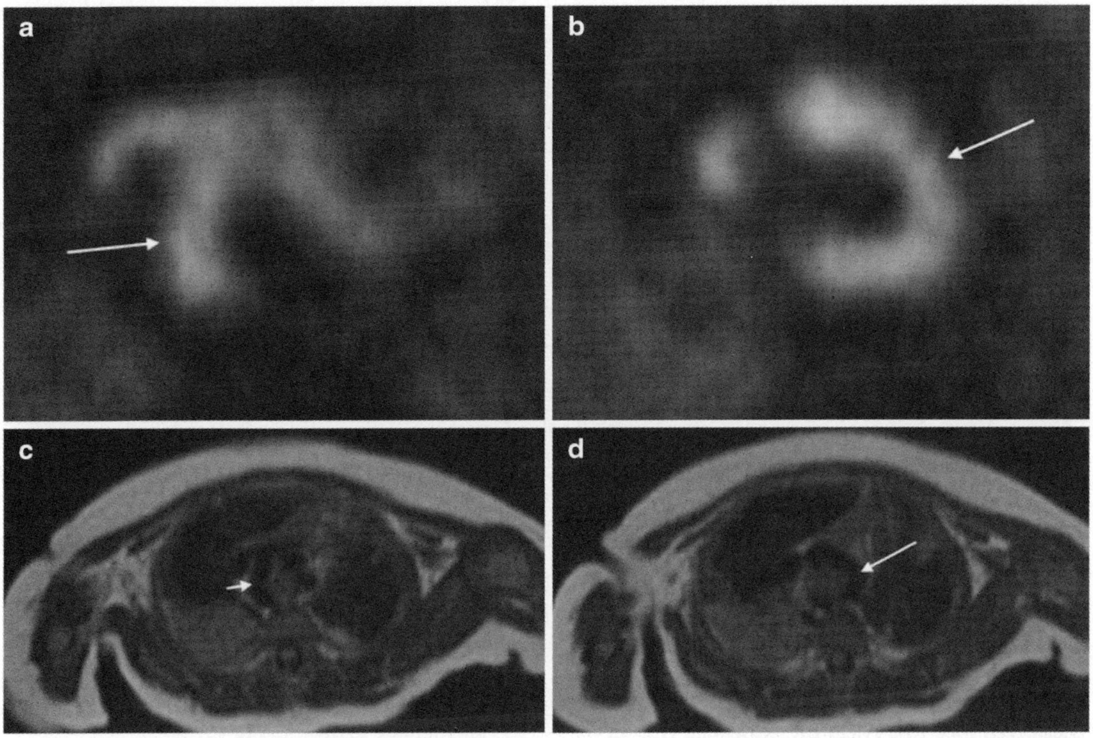

图 10.12 年轻患者，双主动脉弓。(a,b)分别显示右侧及左侧主动脉弓(箭头)。(c,d)T2W-TSE 黑血序列图像显示左右主动脉弓(箭头)。与增强 MRA 相比，形态学图像更好地显示了主动脉弓所包绕的纵隔结构。

Behçet 病或 Hughes-Stovin 综合征患者出现肺血管动脉瘤和血管炎(Kindermann 等，2003；Oliver 等，1997)相对少见，这种情况下需要行肺血管成像。CT 仍然是首选的断面成像方法，尤其是多层探测器的出现，极大地增强了其性能。若出现肾衰竭或甲状腺功能不全等 CT 禁忌证时，或者年轻患者均应考虑 MRA。

(雷永霞 译 李锷 邓宇 审校)

参考文献

Amano Y, Takahama K, Kumita S (2008) Non-contrast-enhanced MR angiography of the thoracic aorta using cardiac and navigator-gated magnetization-prepared three-dimensional steady-state free precession. J Magn Reson Imaging 27(3):504–509

Berdon WE (2000) Rings, slings, and other things: vascular compression of the infant trachea updated from the midcentury to the millennium – the legacy of Robert E. Gross, MD, and Edward B. D. Neuhauser, MD. Radiology 216(3):624–632

Bernstein D (2004) Congenital heart disease. In: Behrman RE, Kliegman R, Jenson HB (eds) Nelson textbook of pediatrics, 17th edn. Saunders, Philadelphia, pp 1499–1554

Bhat AH, Sahn DJ (2004) Congenital heart disease never goes away, even when it has been 'treated': the adult with congenital heart disease. Curr Opin Pediatr 16:500–507

Biederer J, Both M, Graessner J, Liess C, Jakob P, Reuter M, Heller M (2003) Lung morphology: fast MR imaging assessment with a volumetric interpolated breath-hold technique: initial experience with patients. Radiology 226:242–249

Blalock A, Taussig HB (1945) The surgical treatment of malformations of the heart in which there is pulmonary stenosis or pulmonary atresia. JAMA 128:189–202

Bock M, Umathum R, Zuehlsdorff S, Volz S, Fink C, Hallscheidt P, Zimmermann H, Nitz W, Semmler W (2006) Interventional magnetic resonance imaging: an alternative to image guidance with ionising radiation. Radiat Prot Dosim 117:74–78

Boechat MI, Ratib O, Williams PL, Gomes AS, Child JS, Allada V (2005) Cardiac MR imaging and MR angiography for assessment of complex tetralogy of Fallot and pulmonary atresia. Radiographics 25:1535–1546

Boll DT, Lewin JS, Young P, Siwik ES, Gilkeson RC (2005) Perfusion abnormalities in congenital and neoplastic pulmonary disease: comparison of MR perfusion and multislice CT imaging. Eur Radiol 15:1978–1986

Choe YH, Ko JK, Lee HJ, Kang IS, Park PW, Lee YT (1998) MR imaging of non-visualized pulmonary arteries at angiography in patients with congenital heart disease. J Korean Med Sci 13:597–602

Choi SH, Goo JM, Kim HC, Im JG (2003) Pulmonary arteriovenous fistulas developed after chemotherapy of metastatic choriocarcinoma. AJR Am J Roentgenol 181:1544–1546

Chunwei F, Weiji W, Xinguan Z, Qingzen N, Xiangmin J, Qingzhen Z (2003) Evaluations of bronchoplasty and pulmonary artery reconstruction for bronchogenic carcinoma. Eur J Cardiothorac Surg 23:209–213

Cina CS, Althani H, Pasenau J, Abouzahr L (2004) Kommerell's diverticulum and right-sided aortic arch: a cohort study and review of the literature. J Vasc Surg 39(1):131–139

Darabian S, Zeb I, Rezaeian P, Razipour A, Budoff M (2013) Use of noninvasive imaging in the evaluation of coarctation of aorta. J Comput Assist Tomogr 37(1):75–78

Dorfman AL, Geva T (2006) Magnetic resonance imaging evaluation of congenital heart disease: conotruncal anomalies. J Cardiovasc Magn Reson 8:645–659

Duncan BW, Mee RB, Prieto LR, Rosenthal GL, Mesia CI, Qureshi A, Tucker OP, Rhodes JF, Latson LA (2003) Staged repair of tetralogy of Fallot with pulmonary atresia and major aortopulmonary collateral arteries. J Thorac Cardiovasc Surg 126:694–702

Eichhorn JG, Ley S (2007) Angeborene Fehlbildungen der Aorta im Kindes- und Jugendalter. Radiologe 47(11):974–981

Eichhorn J, Fink C, Delorme S, Ulmer H (2004) Rings, slings and other vascular abnormalities. Ultrafast computed tomography and magnetic resonance angiography in pediatric cardiology. Z Kardiol 93:201–208

Eltorky MA, Headley AS, Winer-Muram H, Garrett HE Jr, Griffin JP (1994) Pulmonary capillary hemangiomatosis: a clinicopathologic review. Ann Thorac Surg 57:772–776

Falk RH (2001) Atrial fibrillation. N Engl J Med 344:1067–1078

Fasse A, Kauczor HU, Mayer E, Kreitner KF, Heussel CP, Thelen M (1999) Sarcoma of the pulmonary artery—pre- and postoperative radiologic findings in initial tumor manifestation and recurrence. Rofo Fortschr Geb Rontgenstr Neuen Bildgeb Verfahr 170:112–118

Fink C, Eichhorn J, Kiessling F, Bock M, Delorme S (2003) Time-resolved multiphasic 3D MR angiography in the diagnosis of the pulmonary vascular system in children. Rofo Fortschr Geb Rontgenstr Neuen Bildgeb Verfahr 175:929–935

Fries P, Altmeyer K, Seidel R, Massmann A, Kirchin MA, Schneider G (2005) Dynamic contrast enhanced MRA in pediatric patients after application of Gd-BOPTA. Eur Radiol 15:E8

Gatehouse PD, Keegan J, Crowe LA, Masood S, Mohiaddin RH, Kreitner KF, Firmin DN (2005) Applications of phase-contrast flow and velocity imaging in cardiovascular MRI. Eur Radiol 15:2172–2184

Geva T, Greil GF, Marshall AC, Landzberg M, Powell AJ (2002) Gadolinium-enhanced 3-dimensional magnetic resonance angiography of pulmonary blood supply in patients with complex pulmonary stenosis or atresia: comparison with x-ray angiography. Circulation 106:473–478

Gewillig M (2005) The Fontan circulation. Heart 91:839–846

Ghaye B, Szapiro D, Dacher JN, Rodriguez LM, Timmermans C, Devillers D, Dondelinger RF (2003) Percutaneous ablation for atrial fibrillation: the role of cross-sectional imaging. Radiographics 23:S19–S33; discussion S48–S50

Gilmore JH, Zhai G, Wilber K, Smith JK, Lin W, Gerig G (2004) 3 Tesla magnetic resonance imaging of the brain in newborns. Psychiatry Res 132:81–85

Greil GF, Powell AJ, Gildein HP, Geva T (2002) Gadolinium-enhanced three-dimensional magnetic resonance angiography of pulmonary and systemic venous anomalies. J Am Coll Cardiol 39:335–341

Greil GF, Kramer U, Dammann F, Schick F, Miller S, Claussen CD, Sieverding L (2005) Diagnosis of vascular rings and slings using an interleaved 3D double-slab FISP MR angiography technique. Pediatr Radiol 35:396–401

Grist TM, Thornton FJ (2005) Magnetic resonance angiography in children: technique, indications, and imaging findings. Pediatr Radiol 35:26–39

Gutberlet M, Boeckel T, Hosten N, Vogel M, Kuhne T, Oellinger H, Ehrenstein T, Venz S, Hetzer R, Bein G, Felix R (2000) Arterial switch procedure for D-transposition of the great arteries: quantitative midterm evaluation of hemodynamic changes with cine MR imaging and phase-shift velocity mapping-initial experience. Radiology 214:467–475

Hoeper MM, Lee SH, Voswinckel R, Palazzini M, Jais X, Marinelli A, Barst RJ, Ghofrani HA, Jing ZC, Opitz C, Seyfarth HJ, Halank M, McLaughlin V, Oudiz RJ, Ewert R, Wilkens H, Kluge S, Bremer HC, Baroke E, Rubin LJ (2006) Complications of right heart catheterization procedures in patients with pulmonary hypertension in experienced centers. J Am Coll Cardiol 48:2546–2552

Hoffman JI (1995) Incidence of congenital heart disease: II. Prenatal incidence. Pediatr Cardiol 16:155–165

Holmqvist C, Hochbergs P, Bjorkhem G, Brockstedt S, Laurin S (2001) Pre-operative evaluation with MR in tetralogy of fallot and pulmonary atresia with ventricular septal defect. Acta Radiol 42:63–69

Holt PD, Berdon WE, Marans Z, Griffiths S, Hsu D (2004) Scimitar vein draining to the left atrium and a historical review of the scimitar syndrome. Pediatr Radiol 34:409–413

Jacobs ML, Pourmoghadam KK (2003) The hemi-Fontan operation. Semin Thorac Cardiovasc Surg Pediatr Card Surg Annu 6:90–97

Jatene AD, Fontes VF, Paulista PP, Souza LC, Neger F, Galantier M, Sousa JE (1976) Anatomic correction of transposition of the great vessels. J Thorac Cardiovasc Surg 72:364–370

Jhooti P, Gatehouse PD, Keegan J, Bunce NH, Taylor AM, Firmin DN (2000) Phase ordering with automatic window selection (PAWS): a novel motion-resistant technique for 3D coronary imaging. Magn Reson Med 43:470–480

Kaminaga T, Takeshita T, Kimura I (2003) Role of magnetic resonance imaging for evaluation of tumors in the cardiac region. Eur Radiol 13(Suppl 4):L1–10

Kau T, Sinzig M, Gasser J, Lesnik G, Rabitsch E, Celedin S et al (2007) Aortic development and anomalies. Semin Intervent Radiol 24(2):141–152

Kauczor HU, Schwickert HC, Mayer E, Kersjes W, Moll R, Schweden F (1994) Pulmonary artery sarcoma mimicking chronic thromboembolic disease: computed tomography and magnetic resonance imaging findings. Cardiovasc Intervent Radiol 17:185–189

Khurshid I, Downie GH (2002) Pulmonary arteriovenous malformation. Postgrad Med J 78:191–197

Kim TK, Choe YH, Kim HS, Ko JK, Lee YT, Lee HJ, Park JH (1995) Anomalous origin of the right pulmonary artery from the ascending aorta: diagnosis by magnetic resonance imaging. Cardiovasc Intervent Radiol 18:118–121

Kindermann M, Wilkens H, Hartmann W, Schafers HJ, Bohm M (2003) Images in cardiovascular medicine. Hughes-Stovin Syndr Circ 108:e156

Kivelitz DE, Scheer I, Taupitz M (1999) Scimitar syndrome: diagnosis with MR angiography. AJR 172:1700

Konen E, Raviv-Zilka L, Cohen RA, Epelman M, Boger-Megiddo I, Bar-Ziv J, Hegesh J, Ofer A, Konen O, Katz M, Gayer G, Rozenman J (2003) Congenital pulmonary venolobar syndrome: spectrum of helical CT findings with emphasis on computerized reformatting. Radiographics 23:1175–1184

Kreft B, Flacke S, Zhou H, Textor J, Remig J, Schild HH (2004) Diagnostic imaging of vascular leiomyosarcomas. Rofo Fortschr Geb Rontgenstr Neuen Bildgeb Verfahr 176:183–190

Krueger JJ, Ewert P, Yilmaz S, Gelernter D, Peters B, Pietzner K, Bornstedt A, Schnackenburg B, Abdul-Khaliq H, Fleck E, Nagel E, Berger F, Kuehne T (2006) Magnetic resonance imaging-guided balloon angioplasty of coarctation of the aorta: a pilot study. Circulation 113:1093–1100

Kutsche LM, Van Mierop LH (1988) Anomalous origin of a pulmonary artery from the ascending aorta: associated anomalies and pathogenesis. Am J Cardiol 61:850–856

Ley S, Fink C, Zaporozhan J, Borst MM, Meyer FJ, Puderbach M, Eichinger M, Plathow C, Grunig E, Kreitner KF, Kauczor HU (2005) Value of high spatial and high temporal resolution magnetic resonance angiography for differentiation between idiopathic and thromboembolic pulmonary hypertension: initial results. Eur Radiol 15:2256–2263

Ley-Zaporozhan J, Ley S, Eberhardt R, Weinheimer O, Fink C, Puderbach M et al (2007) Assessment of the relationship between lung parenchymal destruction and impaired pulmonary perfusion on a lobar level in patients with emphysema. Eur J Radiol 63(1):76–83

Ley S, Zaporozhan J, Arnold R, Eichhorn J, Schenk JP, Ulmer H, Kreitner KF, Kauczor HU (2007) Preoperative assessment and follow-up of congenital abnormalities of the pulmonary arteries using CT and MRI. Eur Radiol 17:151–162

Losay J, Touchot A, Serraf A, Litvinova A, Lambert V, Piot JD, Lacour-Gayet F, Capderou A, Planche C (2001) Late outcome after arterial switch operation for transposition of the great arteries. Circulation 104:I121–I126

Macgowan CK, Al-Kwifi O, Varodayan F, Yoo SJ, Wright GA, Kellenberger CJ (2005) Optimization of 3D contrast-enhanced pulmonary magnetic resonance angiography in pediatric patients with congenital heart disease. Magn Reson Med 54:207–212

Maintz D, Juergens KU, Wichter T, Grude M, Heindel W, Fischbach R (2003) Imaging of coronary artery stents using multislice computed tomography: in vitro evaluation. Eur Radiol 13:830–835

Mayer F, Aebert H, Rudert M, Konigsrainer A, Horger M, Kanz L, Bamberg M, Ziemer G, Hartmann JT (2007) Primary malignant sarcomas of the heart and great vessels in adult patients--a single-center experience. Oncologist 12:1134–1142

Mohrs OK, Voigtlander T, Heussel CP, Bardeleben S, Duber C, Kreitner KF (2002) Morphologic and functional assessment of vascular abnormalities of the pulmonary vasculature by breath-hold MR techniques. Rofo Fortschr Geb Rontgenstr Neuen Bildgeb Verfahr 174:467–473

Moos A (2001) Heart disease in infants, children and adolescents. Including the fetus and yound adult. Lippincott Williams & Wilkins, Philadelphia

Naganawa S, Kawai H, Fukatsu H, Ishigaki T, Komada T, Maruyama K, Takizawa O (2004) High-speed imaging at 3 Tesla: a technical and clinical review with an emphasis on whole-brain 3D imaging. Magn Reson Med Sci 3:177–187

Nakanishi T (2005) Cardiac catheterization is necessary before bidirectional Glenn and Fontan procedures in single ventricle physiology. Pediatr Cardiol 26:159–161

Nielsen JC, Powell AJ, Gauvreau K, Marcus EN, Prakash A, Geva T (2005) Magnetic resonance imaging predictors of coarctation severity. Circulation 111(5):622–628

Ohno Y, Adachi S, Motoyama A, Kusumoto M, Hatabu H, Sugimura K, Kono M (2001) Multiphase ECG-triggered 3D contrast-enhanced MR angiography: utility for evaluation of hilar and mediastinal invasion of bronchogenic carcinoma. J Magn Reson Imaging 13:215–224

Ohye RG, Bove EL (2001) Advances in congenital heart surgery. Curr Opin Pediatr 13:473–481

Oliver TB, Stevenson AJ, Gillespie IN (1997) Pulmonary artery pseudoaneurysm due to bronchial carcinoma. Br J Radiol 70:950–951

Peters DC, Wylie JV, Hauser TH, Kissinger KV, Botnar RM, Essebag V, Josephson ME, Manning WJ (2007) Detection of pulmonary vein and left atrial scar after catheter ablation with three-dimensional navigator-gated delayed enhancement MR imaging: initial experience. Radiology 243:690–695

Prakash A, Torres AJ, Printz BF, Prince MR, Nielsen JC (2007) Usefulness of magnetic resonance angiography in the evaluation of complex congenital heart disease in newborns and infants. Am J Cardiol 100:715–721

Prasad SK, Soukias N, Hornung T, Khan M, Pennell DJ, Gatzoulis MA, Mohiaddin RH (2004) Role of magnetic resonance angiography in the diagnosis of major aortopulmonary collateral arteries and partial anomalous pulmonary venous drainage. Circulation 109:207–214

Rahmani N, White CS (2008) MR imaging of thoracic veins. Magn Reson Imaging Clin N Am 16:249–262

Remy J, Remy-Jardin M, Wattinne L, Deffontaines C (1992) Pulmonary arteriovenous malformations: evaluation with CT of the chest before and after treatment. Radiology 182:809–816

Rickers C, Seethamraju RT, Jerosch-Herold M, Wilke NM (2003) Magnetic resonance imaging guided cardiovascular interventions in congenital heart diseases. J Interv Cardiol 16:143–147

Roman KS, Kellenberger CJ, Farooq S, MacGowan CK, Gilday DL, Yoo SJ (2005) Comparative imaging of differential pulmonary blood flow in patients with congenital heart disease: magnetic resonance imaging versus lung perfusion scintigraphy. Pediatr Radiol 35:295–301

Salehian O, Schwerzmann M, Merchant N, Webb GD, Siu SC, Therrien J (2004) Assessment of systemic right ventricular function in patients with transposition of the great arteries using the myocardial performance index: comparison with cardiac magnetic resonance imaging. Circulation 110:3229–3233

Schneider H, Uebing A, Shore DF (2016) Modern management of adult coarctation: transcatheter and surgical options. J Cardiovasc Surg (Torino) 57(4):557–568

Sebening C, Jakob H, Tochtermann U, Lange R, Vahl CF, Bodegom P et al (2000) Vascular tracheobronchial compression syndromes – experience in surgical treatment and literature review. Thorac Cardiovasc Surg 48(3):164–174

Sequeiros RB, Ojala R, Kariniemi J, Perala J, Niinimaki J, Reinikainen H, Tervonen O (2005) MR-guided interventional procedures: a review. Acta Radiol 46:576–586

Simonetti OP, Cook S (2006) Technical aspects of pediatric CMR. J Cardiovasc Magn Reson 8:581–593

Simoneaux SF, Bank ER, Webber JB, Parks WJ (1995) MR imaging of the pediatric airway. Radiographics 15(2):287–298, discussion 98-9

Singh S, Hakim FA, Sharma A, Roy RR, Panse PM, Chandrasekaran K et al (2015) Hypoplasia, pseudocoarctation and coarctation of the aorta – a systematic review. Heart Lung Circ 24(2):110–118

Sorensen TS, Beerbaum P, Korperich H, Pedersen EM (2005) Three-dimensional, isotropic MRI: a unified approach to quantification and visualization in congenital heart disease. Int J Card Imaging 21:283–292

Sorensen TS, Korperich H, Greil GF, Eichhorn J, Barth P, Meyer H, Pedersen EM, Beerbaum P (2004) Operator-independent isotropic three-dimensional magnetic resonance imaging for morphology in congenital heart disease: a validation study. Circulation 110:163–169

Stein P (2007) Total anomalous pulmonary venous connection. AORN J 85:509–520; quiz 521-504

Tanous D, Benson LN, Horlick EM (2009) Coarctation of the aorta: evaluation and management. Curr Opin Cardiol 24(6):509–515

Torok RD, Campbell MJ, Fleming GA, Hill KD (2015) Coarctation of the aorta: management from infancy to adulthood. World J Cardiol 7(11):765–775

Ulmer H (2012) Aortenisthmusstenose: Viel mehr als eine angeborene Engstelle der Hauptschlagader. Herzblatt 2012:1.

Varaprasathan GA, Araoz PA, Higgins CB, Reddy GP (2002) Quantification of flow dynamics in congenital heart disease: applications of velocity-encoded cine MR imaging. Radiographics 22:895–905; discussion 905-896

Wald RM, Powell AJ (2006) Simple congenital heart lesions. J Cardiovasc Magn Reson 8:619–631

Weiss F, Habermann CR, Lilje C, Nimz M, Rasek V, Dallmeyer J, Stork A, Graessner J, Weil J, Adam G (2005) MRI of pulmonary arteries in follow-up after arterial-switch-operation (ASO) for transposition of great arteries (d-TGA). Rofo Fortschr Geb Rontgenstr Neuen Bildgeb Verfahr 177:849–855

Yi ES (2004) Tumors of the pulmonary vasculature. Cardiol Clin 22:431–440, vi–vii

Yu JM, Liao CP, Ge S, Weng ZC, Hsiung MC, Chang JK, Chen FL (2008) The prevalence and clinical impact of pulmonary artery sling on school-aged children: a large-scale screening study. Pediatr Pulmonol 43(7):656–661

第 11 章

哮喘

David G. Mummy, Wei Zha, Ronald L. Sorkness, Sean B. Fain

目录

摘要

哮喘是一种具有重要临床意义且发病率不断上升的疾病,特别是儿童患者。它的特点是环境与遗传因素之间复杂的相互作用,从而影响气道结构和功能,导致反复的、空间异质性气道阻塞。肺活量计、体积描记法等传统方法评价肺功能往往不能评估局部气道的阻塞情况,也不能评估气道阻塞的局部动力学。采用气体作为对比剂的MRI方法没有电离辐射,可评估哮喘肺的异质性与气道阻塞的机制,已成为一种颇具吸引力的方法。超极化气体、氧气增强、氟化气体等多种气体均表现出良好的潜能。特别是超极化(HP)^{3}He与^{129}Xe MRI, 可在屏气时或动态呼吸运动中显示包括大气道、肺实质在内的肺气腔。该方法已被应用于疾病进展、治疗反应和哮喘表型的研究。扩散加权MRI可用于

D.G. Mummy, MS, MBA
Department of Biomedical Engineering,
University of Wisconsin, Madison, WI, USA

W. Zha, PhD
Department of Medical Physics,
University of Wisconsin, Madison, WI, USA

R.L. Sorkness, PhD
School of Pharmacy and Morris Institute for Respiratory Research, University of Wisconsin,
Madison, WI, USA

S.B. Fain, PhD (✉)
Departments of Medical Physics, Radiology, and
Biomedical Engineering, University of Wisconsin,
Madison, WI, USA

2488 Wisconsin Institutes for Medical Research
(WIMR), University of Wisconsin,
1111 Highland Ave, Madison, WI 53795, USA
e-mail: sfain@wisc.edu

测量小气道和肺泡微结构的径线,以判断与疾病进展相关的结构变化。超短回波时间(UTE)MRI是一种新兴的技术，它能以接近CT的分辨率快速三维采集肺部图像。在HP MRI上观察到的通气不良征象可识别出气道阻塞的区域,反映了气道潜在的结构改变，如气道重塑或慢性炎症。HP MRI还与CT联合应用,在图像引导下对肺通气不良区域的气道进行采样，从而开发哮喘的生物标志物。这些CT与HP MRI间的多模态比较有助于评估局部肺组织的结构-功能关系，以对疾病的因果机制与对治疗的反应进行评估，并有可能开发出与临床预后和医疗保健相关的全新疾病表型。

术语缩写

$\%DL_{CO}$	一氧化碳弥散量预计百分率
ACOS	哮喘-COPD 重叠综合征
ADC	表观弥散系数
BAL	支气管肺泡灌洗术
BT	支气管热成形术
CF	囊性纤维化
COPD	慢性阻塞性肺疾病
DWI	扩散加权成像
FEV_1	第 1 秒用力呼气容积
FID	自由感应衰减
FLASH	快速小角度激发
FRC	功能残气量
FSE	快速自旋回波
FVC	用力肺活量
GRE	梯度回波成像
HP	超极化
IOS	脉冲震荡法
IPF	特发性肺纤维化
MDCT	多层探测器计算机断层成像
OE	氧增强
OTF	氧传递函数
PET	正电子发射断层显像
PFT	肺功能试验
PSE	信号增强百分比
qCT	定量 CT
RF	射频
RV	残气量
SEOP	自旋交换光泵
SNR	信噪比
SPECT	单光子发射计算机断层成像
SSFSE	单次激发快速自旋回波
SV	比通气
TLC	肺总量
UTE	超短回波时间
V/Q	通气/灌注
VDP	通气缺损率
Xrms	腺泡直径卡均方根

要点

哮喘是一种以反复发作的气道梗阻为特征的疾病,其临床重要性在全球范围内不断上升。由于传统的肺功能检测手段无法评估气道阻塞的空间模式与局部动力学,使用超极化气体对比剂如 ^3He 与 ^{129}Xe、氧增强和氟化气体的 MRI,是一种评估气道阻塞的有效方法,并且没有电离辐射。HP MRI 能显示肺气腔,并已被广泛用于哮喘的研究,包括严重程度、对治疗的反应和疾病表型。HP MRI 的扩散加权成像能测量哮喘中通气异质性所在小气道的径线。氧增强及氟化气体 MRI 在哮喘中的应用欠佳，但仍具有进一步推广的前景。超短回波时间(UTE)MRI 也是一种新兴技术,能获得分辨率接近 CT 的肺容积图像。最后,HP MRI 联合 CT 或 UTE 可作为影像导航对肺通气不良区域相关气道进行取样或治疗。对结构-功能关系的区域性评估,有助于加深对哮喘的理解及表型分型,以及新疗法的开发。

1　引言

本章介绍了肺功能 MRI 在哮喘研究中的应用。哮喘在全世界影响着数百万人,而且发病率有升高的趋势,尤其是儿童。本章的第一部分着重于将哮喘作为一种疾病进行概述,描述哮喘导致气道阻塞的生理学特征及其临床表现。这一部分也包含了哮喘 MRI 的基本原理,特别是有助于我们加深对这种疾病基本表型的理解,以及特征性显示肺的区域异质性。接下来的部分专注于介绍不同气体对比剂在屏气及动态肺通气 MRI 中的应用,包括超极化气体(^{3}He、^{129}Xe)、氧增强及氟化气体。这些技术同样能深化我们对观察到的"通气缺损"生理学意义的理解。重点是超极化气体的作用,因氧增强和氟化气体方法,也因为它们的潜能而重新受到重视。我们综述了评估和量化哮喘中通气障碍的方法,重点是运用通气成像探索气道闭塞和疾病进展的机制,以及靶向评估局部病变和对治疗的反应。介绍了 HP 气体弥散加权 MRI 在哮喘诊断中的应用,着重探讨了其对哮喘患者肺部微结构和小气道疾病的诊断价值。接下来的部分将介绍运用这些技术而得出的初步临床成果,包括哮喘表型及临床相关的通气异质性的研究。最后的部分将介绍一些可能对哮喘研究产生重大影响的 MRI 新兴技术,特别是超短回波时间(UTE) MRI、3D 径向成像日益重要的作用,以及超极化气体从 ^{3}He 向 ^{129}Xe 的持续过渡。

2　背景

哮喘是疾患、残疾及医疗负担的重要原因。据估计,全球超过 6 亿人患有不同程度的哮喘 (To 等,2012)。仅在美国已有超过 700 万的儿童患有哮喘,而且发病率仍持续上升(Akinbami 等,2012)。除了给医疗系统带来沉重的压力和负担以外,哮喘还对人们的工作、学习带来了严重的影响(Akinbami 等,2012)。

哮喘是一种以气道慢性炎症为特征的阻塞性气道疾病,它可导致气流的梗阻,引起喘息、胸闷、咳嗽和呼吸困难等症状。这些症状往往是可逆的,但可出现持续的气流受限。气道阻塞的急性发作可由呼吸道病毒感染、变应原暴露甚至运动所诱发,这些诱发因素与已经存在的气道慢性炎症叠加,导致气道对外来干扰产生了高反应性,而正常气道则不会发生反应。目前认为哮喘是基因和环境中的危险因素综合作用的结果。哮喘不同的表现形式(如发病方式、不稳定性、对治疗的反应、严重程度)可能代表了潜在气道病理生理学的差异,但一个适合不同表型哮喘的治疗指导仍未明确 (Lotvall 等,2011)。气道重构很可能是导致阻塞性改变的生理驱动因素,包括上皮下层和平滑肌增生导致的管壁增厚,以及产生黏液结构(杯状细胞和黏膜下腺体)的增生,如图 11.1 所示。此外,哮喘患者的发病严重程度不一,而环境和重塑因素在决定疾病严重程度中的相对作用也存在相当大的争议。

这种不确定性部分与目前哮喘研究使用间接获取数据的方法有关。总的来说,现有大部分关于哮喘或阻塞性肺疾病的认识,

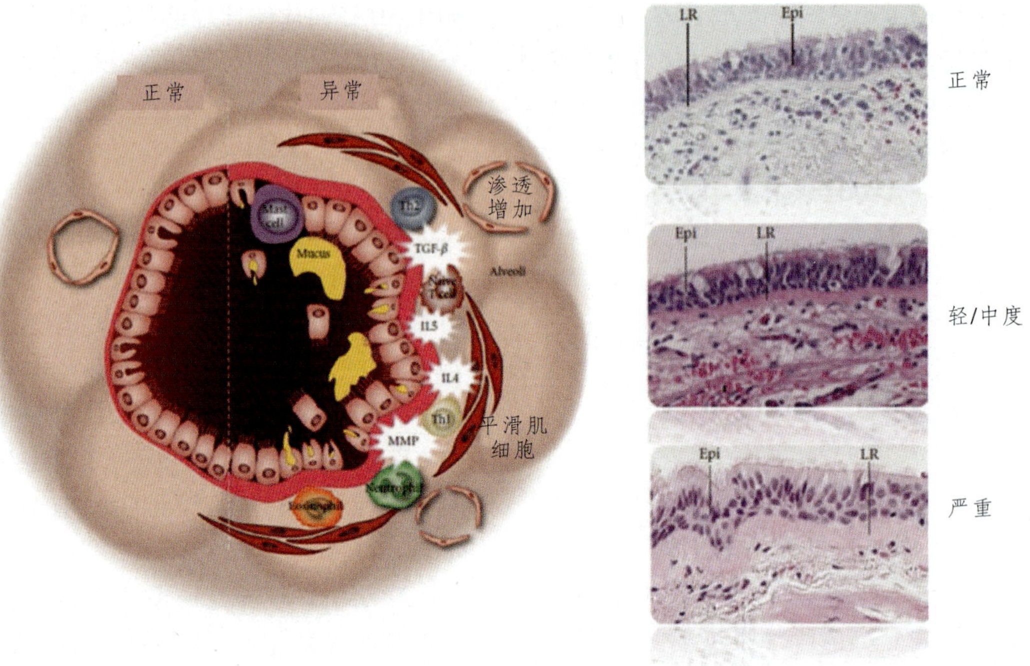

图 11.1 哮喘中气道损伤与重构的病理生理变化。基底膜的增厚、平滑肌的增生及高反应性被认为是慢性损伤和气道重塑所致。尤其是支气管管壁上皮细胞(EPI)和网状层(LR)的增厚在组织学上(右侧图)和 CT 图像上被证明与重度哮喘相关。[Adapted from Shifren et al. (2012) with permission]

来自使用全肺通气测量(即肺活量测定法)、肺容量(容积描记法)(Levitzky,2013;Evans 和 Scanlon,2003)及直接支气管镜检查(Jarjour 等,2012)的研究。肺活量测定的结果显示,以哮喘和 COPD 为代表的阻塞性肺疾病往往存在特征性的 FEV_1(第 1 秒用力呼气容积)、FVC(用力肺活量,提示空气潴留的指标)及 FEV_1/FVC(提示气流受限的指标)的降低(Evans 和 Scanlon,2003)。然而,肺活量测定对于哮喘与 COPD 的鉴别并不具有特异性,二者的检查结果往往有重叠。通常来说,COPD 是指一组阻塞性肺病变,包括慢性支气管炎、肺气肿及哮喘性支气管炎(Petty,2003)。与之相反,典型哮喘的阻塞性改变更具可逆性。然而,气道重塑可能导致哮喘的不可逆性、FEV_1/FVC 比值的慢性降低及持续的气流受限(Sorkness 等,2008)。支气管镜及尸检组织学活检提示重度哮喘的重要成分是气道重构(James 等,2009;Jarjour 等,2012)。在一些研究中,更严重的哮喘往往与 FVC 的下降及残气量(RV)的增多有关,提示了低肺容量状态下空气潴留的增加(Sorkness 等,2008;Brown 等,2006)。

通常可通过肺活量测定和容积描记法来评价肺阻塞(Levitzky,2013;Evans 和 Scanlon,2003),这些测量被统称为“肺功能测试”(PFT)(图 11.2)。PFT 是从呼吸运动中测量固定肺容积和动态气流曲线所得结果(Winn 等,2003)。FEV_1 和 FEV_1/FVC 在哮喘中都会降低,因为肺部的大、小气道由于变窄和塌陷而增加了气流阻力,从而限制了呼出的空气总量和呼出气流的速率(Levitzky,2013)。容积描记术使用 Boyle 定律和“体箱”(Levitzky,2013),不如肺活量测定常用,但能

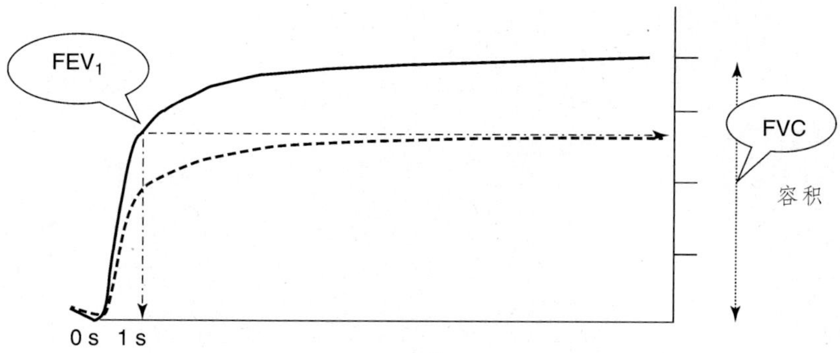

图 11.2 整体肺功能可用肺活量测定或容积描记法等肺功能测试进行评估。图中时间–容积曲线体现了哮喘患者相对于正常人 FEV_1 和 FVC 的下降，提示气道阻塞及气流受限。然而，这种整体肺功能的测量不能像影像学那样提供局部肺功能特征。

测量绝对肺容积，包括总肺容量(TLC)、功能残气量(FRC)和 RV。FRC 和 RV 在哮喘中分别由于过度膨胀和空气潴留而增加(Sorkness 等,2008)。

脉冲振荡法(IOS)也是一种重要的整体测量方法，它可反映气道生物学特性的异质性。IOS 与影像学研究有很好的相关性，可显示出与气道机械特性相关的疾病早期变化和异质性特征，特别是在儿童哮喘中(Rabinovitch 等,2014;Guilbert 等,2014b)。

常规的肺功能测试经济实用，且不同的人群、性别、体形的参考值已进行标准化(Hankinson 等,1999;Quanjer 等,2012)。标准化使得可对不同人群的疾病严重程度进行整体比较，以便显示和监测疾病进展。然而，肺活量测定和容积描记术不能探索气道阻塞的局部机制；而直接支气管镜为有创性检查，且只能对非常有限的局部结构进行采样(Benayoun 等,2003)。因此，影像学方法更适于哮喘气道阻塞的区域异质性和动力学的在体研究，使得多排螺旋 CT(MDCT)与 MRI 肺功能成像发挥更为重要的作用。在哮喘中，大多数研究集中在肺通气成像，主要是运用 ^{3}He(^{129}Xe 也逐渐增多)的超极化气体成像，而氧增强和氟化气体 MRI 的应用也越来越多。

2.1 影像学在哮喘诊断中的应用

临床上，MDCT 常被视为肺部疾病诊断的标准。虽然 MDCT 在气道和肺间质上能提供高对比度和高分辨率，但其评估肺功能的作用十分有限。通常肺功能的局部通气和灌注 CT 研究常伴有高辐射剂量。这对哮喘的研究提出了挑战，尤其是儿科患者(Miglioretti 等,2013)，以及那些需要重复多次影像检查的纵向和干预研究(Hurwitz 等,2007)。然而，MDCT 仍然是了解哮喘气道和肺实质结构的重要检查方法。例如，应用 MDCT 可直接对中央气道的结构进行测量(图 11.3)，如管壁增厚、管腔狭窄与闭塞、与哮喘加重有关的黏液栓(Aysola 等,2008)，通常需配合多种呼吸方法进行测量(如深吸气)(Brown 等,2000)。定量 CT(CT,qCT)在气道形态和肺实质密度的多中心研究(Lynch 和 Al-Qaisi,2013)提示中央气道的结构重塑驱动了气道阻塞的某些生理学改变，尤其是重度哮喘，管壁增厚和空气潴留与更严重的预后相关(Aysola 等,2008;Busacker 等,2009;Gupta

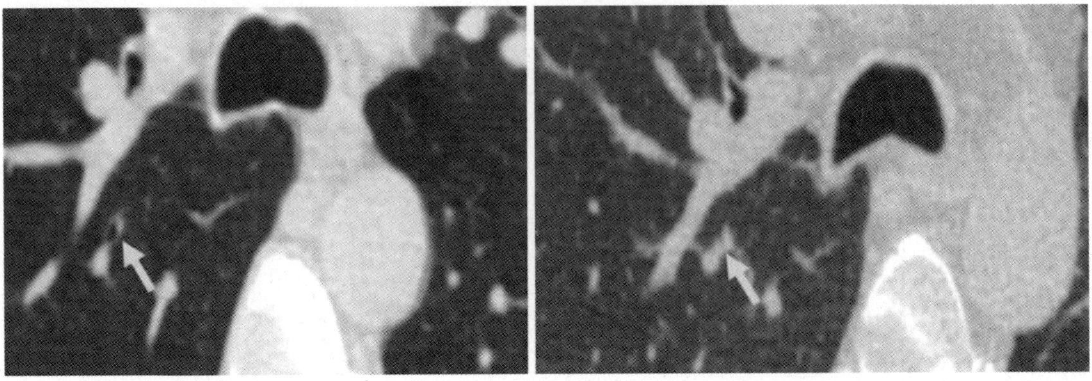

图 11.3 哮喘患者中央气道的吸气相(左)和呼气相(右)CT 图像,显示气道塌陷的管腔改变(箭头)。气道塌陷是本例较低肺容量和功能储气量时导致阻塞和空气潴留的机制之一。

等,2015)。虽然 qCT 推动了无创性肺部成像的进步,哮喘中气道重构对肺功能的影响及气道梗阻的时空动力学仅部分得到了特征化显示。此外,对安全性的关注也是面临的一个重要问题,即在儿童人群及全面研究哮喘表型和疾病进展所需的纵向研究中,X 线 CT[考虑电离辐射剂量的风险(Mayo,2008)]和侵入性支气管镜检查的可行性。

目前临床评估肺通气情况的主要方法是吸入 ^{99m}Tc 气溶胶或 ^{133}Xe 的单光子发射计算机化断层显像(SPECT)和闪烁扫描法(Howarth 等,1999;Newman 等,2003)。然而,这些传统的核医学显像方法在分辨率、覆盖范围及信噪比(SNR)等方面存在局限性。由于核医学成像空间和时间分辨率低,哮喘气道阻塞的异质性和动态学受到挑战。尽管如此,$^{13}N_2$ 气体正电子发射断层扫描(PET)已成功地应用于哮喘研究 (Vidal Melo 等,2003),但其空间覆盖范围有限,且需要延长屏气时间。

MRI 有助于哮喘中气道阻塞异质性和动力学的在体纵向研究。PFT 对哮喘区域性测量的敏感性低,促使呼吸科医生和放射科医生寻找更敏感的方法。MRI 既可行三维和时间分辨成像,亦能为气道和肺间质提供足够的对比分辨影像,是肺功能成像的不二之选。总体来说,使用肺部 MRI 功能成像显示大气道气腔和肺间质的原理与使用 ^{133}Xe 气体的核素显像类似,但具有更高的信噪比和 3D 覆盖率,患者亦免受电离辐射的暴露。因此,肺研究领域对有关 MRI 肺部成像方法产生了浓厚的兴趣及热情,尤其是运用超极化气体 ^{3}He 和 ^{133}Xe 的 MRI,多个大规模纵向临床研究亦正在开展(Jarjour 等,2012;Bel 等,2011)。

3 哮喘肺的 MRI 特征

3.1 MRI 肺功能成像

可应用于肺部 MRI 的气体对比剂有很多种(图 11.4 和表 11.1),包括氧气、氟化气体[如六氟化硫(SF_6)和六氟乙烷(C_2F_6)]和超极化气体(^{3}He 和 ^{129}Xe)。关于每种气体的使用方案、方法和分析手段将会在下面的内容及本书的其他章节中讲述。迄今为止,由于 ^{3}He 和 ^{129}Xe 需要使用尚未完全普及的极化器和多核技术(Fain 等,2010),同时气体短缺、难以获取及高昂的费用一直以来阻碍了此项技术的推广。为了应对上述不足,其他一些可用于功能性肺成像的气化剂开始流行,包括氧增强(Edelman 等,1996)和氟化气体 MRI(Kuethe 等,1998),它们具有相对易获得和价格较低廉的优点(表 11.1)。下面的部分将描述这些气体的实施基础及在哮喘研究中的应用。

3.2 超极化气体成像

已有临床研究将 ^{3}He 超极化气体成像应用于小儿哮喘(Cadman 等,2013;Altes 等,2016)、重度哮喘(Jarjour 等,2012;Bel 等,2011)及运动诱发的哮喘(Kruger 等,2014b)。然而,使用的气体较为昂贵,需要在常规 MRI 设备上进行改装,以实现多核成像(与氟化气体类似),同时需要极化系统。超极化气体制备的基本方法已在他处描述,可使用亚稳态的方法(Gentile 等,2000),也可使用 SEOP 法(Walker 和 Happer,1997)。获取图像时,被检者通常取仰卧位,因此,在重力的作用下,肺部通气和肺泡体积形成自前向后分布的梯度。将检查时间减少至 30 分钟或以下,可减少后部肺不张的产生。屏气或动态 MRI 的临床研究中多采用 2D 多平面成像及 3D 毁损梯度回波(GRE)脉冲序列(表 11.2)。由于操作简便,以及在多次扫描和不同研究机构间的可重复性,单次屏气的通气自旋密度成像目前在哮喘的研究中被使用得最多(Niles 等,2013;Mathew 等,2008)。超极化气体的独特之处在于可在单次屏气中测量肺部微结构的区域维度。例如,扩散加权成像(DWI)可对因老龄化和疾病因素导致的小气道和肺泡微结构变化进行量化(Salerno 等,2002;Yablonskiy 等,2002;Fain 等,2005),尤其是吸烟(Fain 等,2006)或 α_1-抗胰蛋白酶缺乏症(Salerno 等,2002)所致肺气肿的组织缺失。

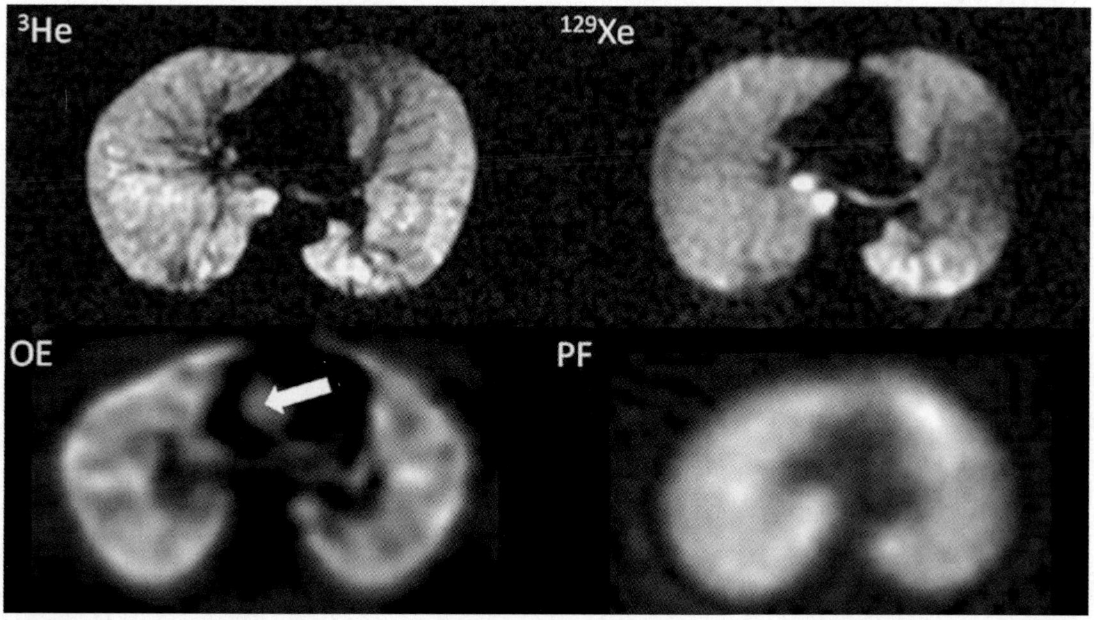

图 11.4 4 种主要气体通气加权 MRI 的代表图像:^{3}He 、^{129}Xe、氧增强(OE)和全氟化气体(PF)。全氟化气体影像节选自 Kruger 等发表的文献(2016)。在氧增强对比图像中,增强的范围超越了肺实质,包含主动脉强化所示的血池(箭头)。

表 11.1 肺功能成像中各种对比剂的优势与缺损

	HP ^{3}He MRI	HP ^{129}Xe MRI	OE MRI	^{19}F MRI
信噪比（SNR）	高	中–高	低	低
屏气成像	是	是	否	均可
费用	$800~1200/L	$170/L（高丰度） $15/L（自然丰度）	<$1/L	$15~20/L
硬件要求	MNS T/R 极化器	MNS T/R 极化器	常规临床 MRI	MNS T/R
需要 IND	是	是	否	是
扫描时长	5~10s	5~10s	5~30min	12~15s
通常的空间分辨率	3mm×3mm×10mm	3mm×3mm×10mm	2mm×2mm×10mm	6mm×6mm×15mm
最常用的定量测量	ADC、VDP、PO_2	ADC、VDP、PO_2	MRSER、PSE、OTF	VDP
信号加权	通气、弥散、氧分布	通气、弥散、氧分布、气体交换	通气、灌注	通气、氧分布
临床研究优势	对肺气肿、气体潴留与气流阻塞进行高空间–时间分辨率的区域测量	可对肺气肿、气体潴留与气流阻塞进行区域测量。组织与血液的溶解相可测量气体交换	通气加权成像的经济、简便的手段。可对通气进行定量分析	成本较低的通气加权成像。可对通气进行定量分析

HP，超极化；OE，氧增强；IND，研究性新药（FDA）申请；ADC，表观弥散系数；VDP，通气缺损百分比；PO_2，氧分压；MNS，多核波谱；MRSER，平均相对信号增强比；PSE，信号增强百分比；OTF，氧传递函数；T/R，发射/接受；V/Q，通气/血流比。

3.2.1 影像分析方法

开发评价通气缺损的范围和程度更为客观的量化方法是超极化气体 MRI 发展的关键。目前最常用的方法是通气缺损百分比(VDP),它是通过将肺部给定区域的通气缺损体积相加,然后对总的局部肺容积进行标化而得来(Woodhouse 等,2005;Pike 等,2015)。质子 MRI 常常与此方法联合使用以对肺容积进行分割。VDP 通常是一种全肺测量的方法,但它也被应用于肺分区,以获得关于肺通气缺损程度与空间异质性的定量信息。多位研究者集中使用 VDP 作为肺阻塞严重程度的生物标志物,从而促进了近期对通气缺损的自动分割方法进行更多的协同开发(Tustison 等,2011;He 等,2014)。上述方法包括使用血管过滤器去除肺血管组织(Frangi 等,1999)及对气体图像进行强度校正(Tustison 等,2010)等步骤。最近的技术将上述方法与一种 k 均值聚类算法相整合,对通气缺损进行分割,实现了快速、可重复的 VDP 计算(Zha 等,2016)。这些半自动的方法通常需要在监督下进行肺容积的分割,但也可使用自动分类器来定义 4 个信号强度簇(图 11.5)。最低信号的像素(或其中一部分)被定义为通气缺损。更复杂的算法最近纳入了对更高强度像素的测量,反映了因通气不均匀而吸入气体更多的肺区域。虽然仍在早期研究阶段,但我们有理由认为一个包含了低通气区域与高通气区域的完整图像更能全面地反映哮喘的通气异质性。

3.2.2 在哮喘中的应用

超极化气体 MRI 的优势在于可行重复屏气的通气成像,它也是目前唯一能以周(Niles 等,2013)、月、年为时间间隔(de Lange 等,2009;Svenningsen 等,2014a)显示通气缺损的自然动态变化的方法。短期内显

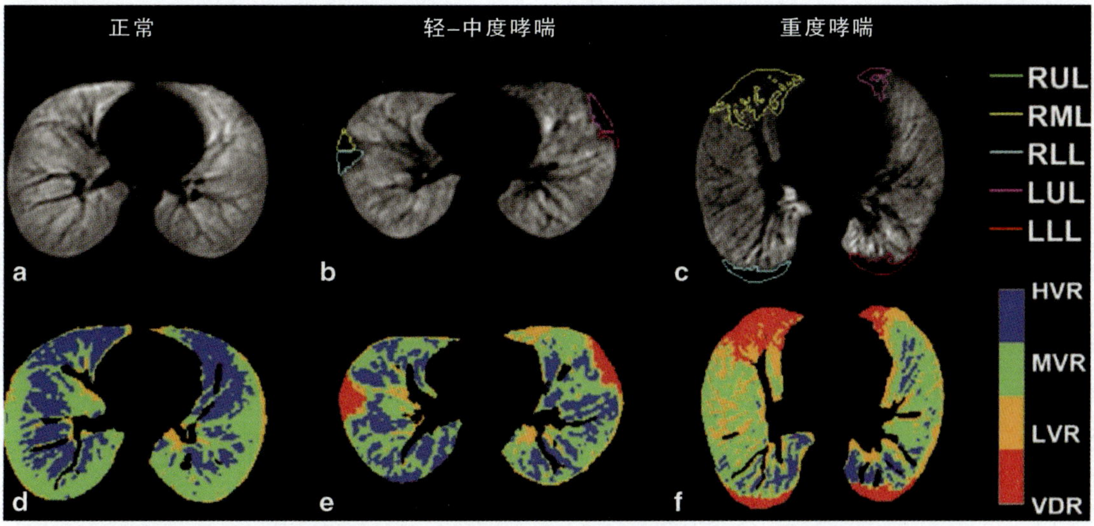

图 11.5　3 名受试者超极化 ^{3}He MRI 的中间层面,显示典型的节段性通气缺损及其对应的通气分布图。正常受试者(a),轻-中度哮喘(b)及重度哮喘(c)的节段性缺损按肺叶颜色编码:右上肺(RUL)绿色,右中肺(RML)黄色,右下肺(RLL)青色,左上肺(LUL)品红,左下肺(LLL)红色。在第二行,相应的半定量通气图(d,e,f)包含了 4 种通气水平:通气缺损区域(VDR)红色,低通气区域(LVR)橙色,中等通气区域(MVR)绿色,高通气区域(HVR)蓝色。

表 11.2 文献报道的 ^{3}He MRI 常用参数。所有成像均在 1.5T，扰相梯度回波(SPGR)或稳态自由进动(SSFR)的条件下进行

方法	脉冲序列类型	TR/TE (ms)	翻转角 (°)	矩阵	FOV(cm)	层厚(mm)	极化气体剂量	时间分辨率	技术相关参数
通气	Cartesian(Samee 等，2003)	9/3.7	10	256×100	50×38	10	300mL ^{3}He/1 L	从功能余气量起屏气 10~13s	14~16 层冠状位或 20~25 层轴位
	3D SPGR(Wild 等，2004)	9/4.47	2.1	108×100	43	0.9~1.3	300mL ^{3}He/1 L	19s	32~48 层
	SSFP (Wild 等，2006)	10/5	5~20	128×256	48×48	13	300mL ^{3}He/1 L	常规屏气	37 层
	3D b-SSFP(Qing 等，2015)	1.86/0.79	9	128×88	49.9×34.3	3.9	用 N_2 稀释 ^{3}He 至 1/3 肺总量	16.4s(完全采样) 10.9s(2×加速因子) 6.9s(3×加速因子)	52 层
动态	2D Radial (Koumellis 等，2005；Marshall 等，2012)	5.4/2	7	128×100 (投射角)	41×41	10	5mL ^{3}He/(kg 体重·0.5L)	0.54s	128 投射角/帧
	3D Radial (Hahn 等，2016a，b)	4.4/0.22 (第一次 TE)	约 1	128×128	42×42	3.3	4.5mM ^{3}He/约 14% 肺总量的等容气体	0.5s	25 投射角/帧
扩散	Cartesian (Fain 等，2006；Mugler 和 Altes，2013)	8.4/4.5	7	128×80	38×30	15	4.5mM ^{3}He/1L	从功能余气量起屏气 14s	10 层冠状位或 14~16 层轴位；b=1.6s/cm^2(氙气为 10s/cm^2)
	Stack-of-stars (Cadman 等，2013)	7.2/5.4	2	128×128 重建后	42×42	30	4.5mM ^{3}He/约 14% 肺总量的等容气体	从功能余气量起屏气 15s	256 条径向线，8 个相位编码的轴位，仅在 16 条径向线上对每个非零 b 值进行次采样，b=0.15、0.61、1.4、2.4、3.8、5.5、7.5、9.8s/cm^2

示气道动力学和异质性的要素可通过诸如屏气动作或者气道干预前后来实现。比如,超极化气体 ^{3}He MRI 可在使用支气管扩张剂(图 11.6)、运动(图 11.7)、乙酰胆碱激发试验 (Samee 等,2003;Kruger 等,2014b;Niles 等,2013)或深呼吸动作(Sani 等,2008;Black,2004)前后屏气完成,以此评估气道反应性。超极化 ^{3}He MRI 的 VDP 及类似的通气测量结果与 FEV_1、FEV_1/FVC 预计百分比(PP)等肺功能结果有不同的相关性,相关性的程度和意义在研究人群中有所不同(Kruger 等,2014b;Svenningsen 等,2014b;Zha 等,2016)。超极化气体 MRI 还可用于验证其他反应阻塞生理学的替代性生物标志物,后者应用更普遍,如包括 Von Willebr 和因子和 P 选择素在内的血清学标志物(Johansson 等,2013a)。对缺损容积的局域评估可与 MDCT 显示的病变及气道形态、支气管镜的局部测量结果之间进行跨模态比较,这在本章的后面部分会讲到。

在固定的肺容积下采集的屏气图像(比 FRC 高出约 1L)仅仅测量了在整个呼吸周期中哮喘气道阻塞复杂演变的一个瞬间。对阻塞更为完整的研究是,理想状态下可捕捉到疾病的动态部分,包括与之相关的气道大小、肺容积和呼吸力度 (Mead 等,1967,1970;Sa 等,2014)。目前超极化气体 MRI 可实现对气流和动力学的实时成像,其他的一些方法也开始初露峥嵘。结合吸气或用力呼气,MRI 可在一个呼吸周期内检出区域阻塞。螺旋(Salerno 等,2001)和投影采集轨迹(Wild 等,2003)有助于提升时间和空间分辨率,可用于评估囊性纤维化 (Koumellis 等,2005)和 COPD(Salerno 等,2001)患者的吸气性阻塞。就哮喘而言,超极化 ^{3}He MRI 的用力呼气相上残留的信号强度与 MDCT 上

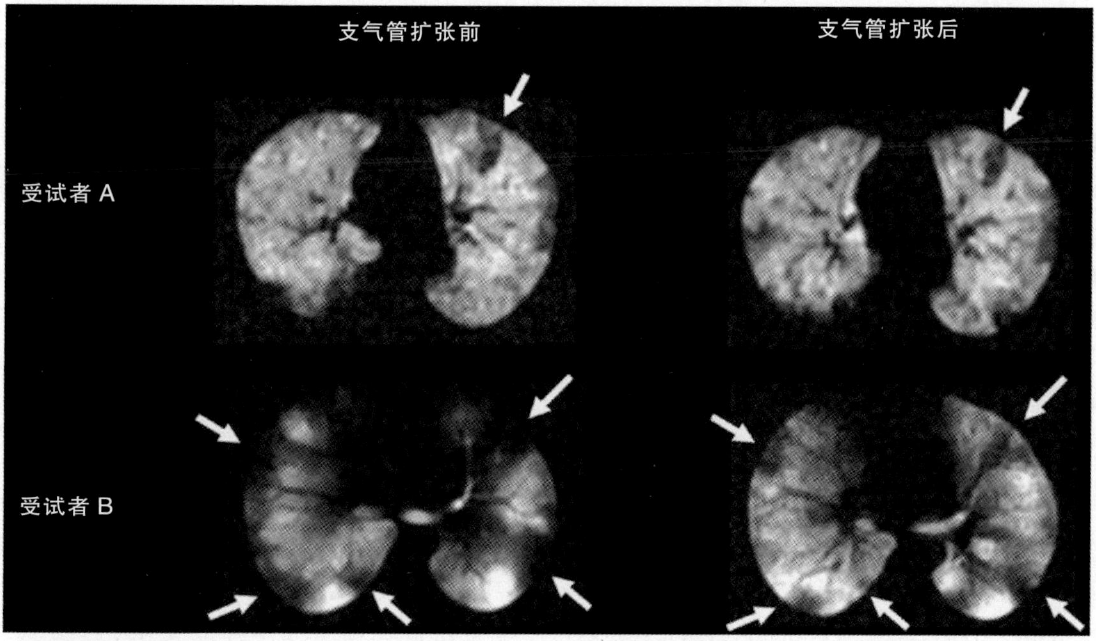

图 11.6 使用吸入性支气管扩张剂沙丁胺醇治疗前后,在超极化 ^{3}He MRI 上观察到的通气缺损。在受试者 A 中(上方),用药前观察到的通气缺损(左列)似乎对支气管扩张剂无效,因为它仍然存在于支气管扩张剂后的图像中(右列)。然而,在受试者 B 中,多处通气缺损(白色箭头处)在用药后显著缩小。

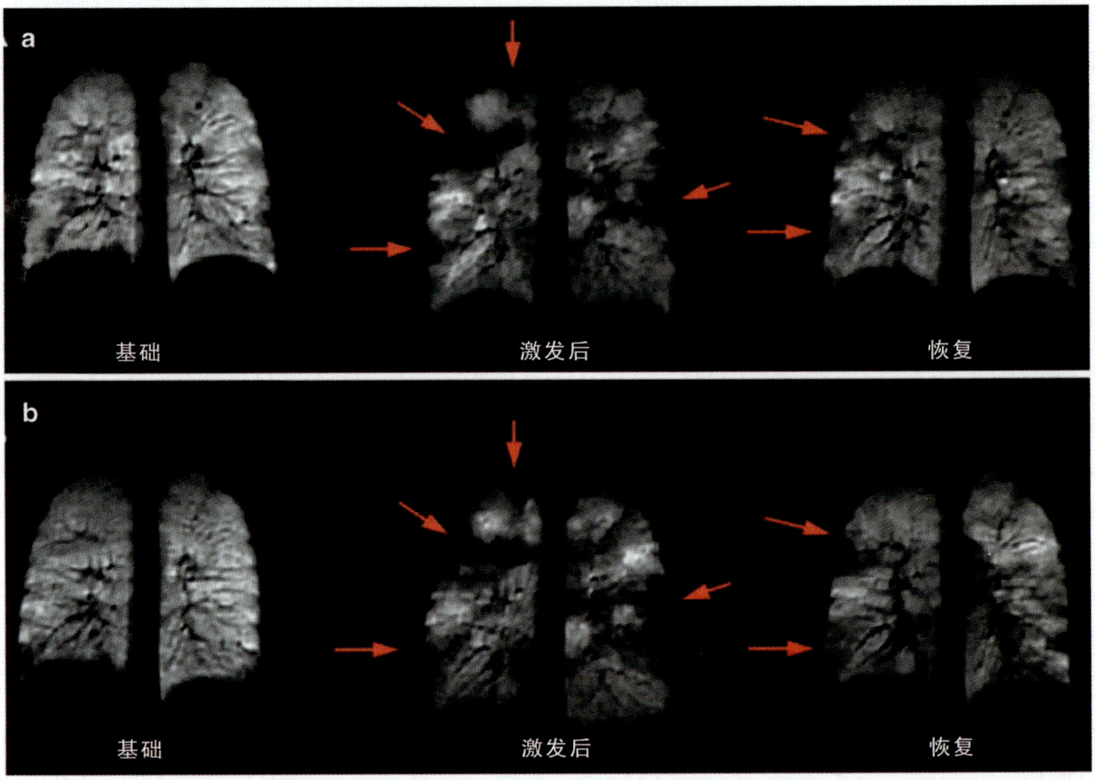

图 11.7 对同一名运动激发哮喘患者间隔一周的两次超极化 ^{3}He MRI 检查(a,b)。各列分别对应激发前(基线水平)、通过跑步机进行运动激发后 10 分钟及激发后 45 分钟(恢复期)。红色箭头代表在相同区域中重复发生的通气缺损。(From reference Niles 2013;used with permission)

的空气潴留,残余容积测量与容积描记法测量值均有很好的相关性(Holmes 等,2008,2009)。最近这种方法被用于探索单次屏气下超极化 ^{3}He 气体成像的时间动力学(Hahn 等,2016a)。

然而,完全实现区域性量化通气图在技术上面临着巨大的挑战,主要是由于气体在流入和流出过程中的肺容量不一致。一些机械通气技术(Hamedani 等,2016)或训练屏气方法(Horn 等,2014)表现出了一定的潜力,但在重建受限领域(Holmes 等,2009;Collier 和 Wild,2015),以及与解剖和气体同步成像(Wild 等,2013)的技术进展,是临床工作中顺利开展动态呼吸运动和局部通气研究的必要条件。

扩散加权超极化气体 MRI 有望成为研究哮喘中小气道病变的无创探针。它能在 10~100μm 水平测量小气道和肺泡微结构,而小气道病变恰恰是哮喘的主要发病机制,且很难开展研究,但目前这一方法在哮喘研究上的优势仍未得以重视。然而,由于仅使用两个 b 值得到表观扩散系数(ADC),这种方法一般用于探索肺气肿,而对哮喘的应用较少,因为后者的小气道疾病更为复杂。空气潴留、过度充气及小气道狭窄可能在哮喘中同时发生。有趣的是,和健康人群比较,哮喘儿童表现出气体弥散受限,与细支气管和肺泡腔相一致(Cadman 等,2013)。要想显示同时发生的小气道狭窄和气体潴留,需要更为真实的肺腺泡单元(气体交换)

模型对这些测量进一步改进，与 Sukstanskii 与 Yablonskiy(2012)的结果及近期揭示的正常老化的情况类似(Quirk 等,2016)。这些方法在阐明哮喘疾病进展相关的微结构气道和肺泡的改变上表现出良好的前景。

3.3 氧增强成像

氧增强(OE)T1 mapping 技术(Chen 等,1998;Hatabu 等,2001)可对慢性阻塞性肺疾病的通气情况进行分析(Ohno 等,2008a),可用动态洗入-洗出方法来评估特定的通气情况(Sa 等,2010b)。氧气在临床应用广泛，在大多数 MRI 室中均有配备，不需要特殊的硬件，也无须对临床扫描仪进行改装(表 11.1)。虽然许多阻塞性肺疾病的研究表明这项技术与其他肺部功能成像方法和肺功能检查(PFT)结果有着很强的相关性，但其在哮喘上的应用仍十分局限。尽管 OE-MRI 表现出了良好的应用前景，但仍有待进一步研究证实定量测量通气量的可重复性 (Kruger 等,2016)。通常氧增强成像包括两次采集:一次为吸入 21%O_2 时(常氧),另一次为吸入 100% O_2(纯氧)。多数研究者间隔 1~2 分钟以减少瞬时效应的发生。二次扫描之间 T1 的差别通常认为与通气相关。呼吸(Vaninbroukx 等,2003)和心动触发技术均在 2D OE MRI 上得以成功应用(Dietrich 等,2005;Molinari 等,2007)。通常被检查者使用非循环呼吸面罩，给予恒定流量为 15L/min 的氧气(Renne 等,2015;Molinari 等,2008)。

对比目前使用超极化气体及氟化气体等气体对比剂的直接成像,OE MRI 在提供更加量化的通气评估方面表现出良好的前景。其在哮喘应用中的亮点在于能捕捉到氧气洗入-洗出的动力学。动态 2D OE MRI 是通过在一个运动时间平均窗口下对单次激发快速自旋回波(SSFSE)图像进行平均，然后计算相对于基线的信号增强百分比(PSE)获得的。最近 Ohno 等(2008b,2002)的一项关于动态 OE MRI 的研究提示,PSE 与肺部一氧化碳扩散能力的预测百分比(%DL_{CO})存在相关性。氧气洗入时间也与%DL_{CO} 及 FEV_1 呈负相关。一项研究利用动态 OE MRI 测量区域特异性通气(SV)(Sa 等,2014)。这种方法通过在常氧和纯氧之间来回切换数次，从而实现氧气的洗入和洗出循环。采用拟合氧气洗入时间过程来估算 SV 的优势是与绝对增强水平无关，避免了使用氧增强对比剂时因混合了气体通气和血液灌注信息所带来的混淆。有学者研发了一个类似的 3D 方法，用来测量氧气洗入-洗出的时间常数，作为哮喘阻塞区域的测量方法(Naish 等,2005)。然而,OE MRI 的一个基本缺陷是无法在生理肺气腔中提供扩散加权对比。

3.3.1 在哮喘中的应用

氧气易得且无须专用的多核成像硬件，使得 OE MRI 有可能成为哮喘临床研究中一种极具潜力的研究工具。该项技术与 PFT、CT、%DL_{CO}、核素扫描及超极化 ^{3}He 气体成像等其他肺功能参考标准之间有很强的相关性。使用动态 OE MRI,人们发现氧洗入斜率与吸烟相关 COPD(Ohno 等,2008b)及特发性肺纤维化(IPF)(Müller 等,2002)的%DL_{CO} 值呈负相关。然而，在氧增强 MRI 进入常规临床应用之前，还需要在提高信噪比和时间效率、定量分析和各种 OE MRI 指标的可重复性方面开展更多的工作。

3.4 氟化气体成像

氟化气体是一种非常有优势的对比剂，因为 ^{19}F 同位素的自然丰度为 100%,同时具有与 ^{1}H 相近的高旋磁比(Ruiz-Cabello 等,2011)。虽然氟化气体本身相对便宜，但仍需要配备专用的多核射频(RF)收发线圈。因此,在成本和技术复杂度上,氟化气体介于氧气和超极化气体之间(表 11.1)。虽然对氟化气体的动力学建模尚未完全实现,但影像采集和工程技术的进步使气体洗入-洗出的动态成像成为可能。使用控制呼吸的方法(Halaweish 和 Charles,2014)可同时实现动态成像及多次呼吸洗入,提高了常氧稳态屏气成像的信噪比。氟化气体的短 T1 恢复时间与平衡相极化应用的结合实现了短时间窗内重复图像采集。因此,氟化气体非常适合动态通气成像。动态成像多采用快速小翻转角 GRE 序列和非笛卡尔读出轨迹,并在 k 空间的中心区域频繁采样。动态氟化气体 MRI 的第一个可行性研究是由 Schreiber (2001)等在猪模型上进行的,测量了 SF_6 的洗出时间常数,结果发现洗出时间与潮气量呈负相关。在一项比较 SF_6 与 C_3F_8 局部通气分数图的大鼠研究中,Ouriadov 等(2014)发现尽管 SF_6 的基线图像具有更高的信噪比,但两种气体的通气分数值相似。此外,还有研究发现通气分数存在重力依赖性,与之前核素显像、超极化 MRI 及氧增强 MRI 的结果有很好的一致性(Kruger,2013;Kruger 等,2013;Sa 等,2010a;Petersson 等,2007)。

肺部氟化气体扩散加权成像是可行的。为了减少 T2 和 T2* 的快速衰减影响,^{19}F 的 DWI 最常用短 TE 的径向自由感应衰减(FID)序列。最早是 2005 年的一项研究,Perez-Sanchez 等(2005)测量 5 只大鼠 SF_6 的平均 ADC 值为 $2.22\times10^{-6}m/s^2$。预测的扩散各向异性与之前的研究一致(Chen 等,1999;Yablonskiy 等,2002)。有趣的是,在功能余气量中测得的 ADC 值与在肺总量中测得的 ADC 值无显著差异。这与之前采用 ^3He 研究得出的 ADC 与肺充气量呈正相关的结果不同(Chen 等,2000)。

3.4.1 在哮喘中的应用

氟化气体 MRI 技术近期才得以复兴,尽管在哮喘的研究中有一定的可行性,但尚未能广泛应用(Halaweish 等,2013)。氟化气体 MRI 可提供与超极化气体类似的信息,但复杂性和成本远不如后者,且不需要操作极化系统。

3.5 多模态气道评估

把通气功能成像与其他评估肺疾病的手段相结合,有望成为表征哮喘气道梗阻机制的有力工具。比如,它能在局部肺通气测量值与气道炎症的生物标志物之间,或者与结构模态成像如 MDCT 或直接支气管镜提供的形态学之间构建空间关系,从而揭示局部气道阻塞的病变机制。

到目前为止,哮喘的跨模态研究运用 MRI 的通气功能成像来指导气道炎症与重构的局部定量评估。MDCT 可与超极化气体 MRI 进行配准,从而把中央气道和肺实质的定量测量与局部通气特征结合起来。肺叶结构的细化可使 VDP 测量达亚肺叶水平(Thomen 等,2015)。初步研究表明,CT 上气道壁厚度和气道面积的区域测量结果与局部 VDP 相关,提示了气道重构可能是超极化气体 MRI 观察到的通气缺损的原因(Svenningsen 等,2014b;Mummy 等,2016)。此外,研究发现 CT 图像的肺叶黏液栓评分与肺叶的 VDP 呈正相关(Dunican 等,2016),提示了黏膜下腺体的过度分泌和杯状细胞的增生可能是气道阻塞的另一个原因。这一方法并不仅限于基于影像学的生物标志,在前瞻性(Mummy 等,2015)和回顾性(Fain 等,2008)研究中发现,通气缺损区域的支气管肺泡灌洗液中的粒细胞水平要高于通气良好的区域,如图 11.8 所示。

4 初步临床应用结果

学界应用超极化气体 MRI 对哮喘(Fain 等,2008;Tzeng 等,2009;Niles 等,2013;de Lange 等,2006;Kruger 等,2014b;Altes 等,2001;Samee 等,2003) 及 COPD(Virgincar 等,2013;Salerno 等,2002;Kirby 等,2010)进行了大量研究,最近也有越来越多的研究关注发生于儿童与成人的囊性纤维化(Kirby 等,2011;Mentore 等,2005;Paulin 等,2015)。许多使用 HP ^{3}He MRI 对哮喘的小型研究发现了区域通气的异质性,改变了临床医生及研究者以往对此疾病的看法。一些相对大型的横断面及纵向研究 (de Lange 等,2006,2007,2009) 显示了多达半数的通气缺损会在同一区域持续存在,时间间隔为数天甚至一年不等(de Lange 等,2007),并且与哮喘的严重程度和用药无关,提示了这种持续性缺损的难治性。由于通气缺损在无症状患者中亦可出现, 并累及中央和周围的气道,使得哮喘主要是小气道疾病这一传统观点受到了挑战(Castro 等,2011;Teague 等,2014;Castro 和 Woods,2013)。数个纵向研究证实了弗吉尼亚大学研究组在哮喘通气缺损的开创性研究成果(de Lange 等,2009),显示多达 50%的通气缺损会持续存在数月至数年。通气缺损在同一区域重复出现的现象(图 11.6)亦被多项研究证实(Niles 等,2013;Svenningsen 等,2014a)。一些新出现的研究工具能对通气情况的时间模式进行定量分析, 可区分不可逆及可逆性的通气缺损,并基于主要机制来识别气道损伤的不同进展过程,从而指导更精准的局部治疗及分型。

4.1 基于影像学的哮喘表型

哮喘是多个不同疾病过程共同作用的结果(Wenzel,2006),目前正在研究和细化基于发病机制的表型 (Moore 等,2007;Jarjour 等,2012;Guilbert 等,2014a)。HP MRI 在临床中可能的应用包括:更好地对哮喘表型进行表征,显示与检测局部肺通气异质性的机制,以及评估哮喘的治疗反应。这些应用都利用了 HP MRI 的安全性,即在无电离辐射的情况下获得纵向研究的系列图像。醋甲胆碱介入试验(de Lange 等,2007;Sani 等,2008)及运动激发试验(Niles 等,2013)能安全实行,在显示哮喘患者的动态气道阻塞上有独特作用。

如前所述,HP MRI 能为哮喘肺提供一种多模态方法评估区域结构-功能的关系,这有助于深入理解通气缺损潜在的阻塞机制,以及疾病表型的定义和细化。通过影像学对炎症反应(图 11.8)和气道阻塞生物标志物(包括支气管肺泡灌洗/组织活检、黏液栓和 CT 上气道壁的厚度)的评估,进一步深化了对通气缺损部位疾病活动性的了解。同时对一系列标准化图像生物标志物进行分析,可根据其病因和程度对通气缺损进行评分。根据所观察的通气缺损评分分布,可采用基于集落的预测方法完善哮喘表型(Moore 等,2010)。如果能证实这些表型与疾病进展、疾病恶化倾向或对特定治疗的反应等临床转归相关,便可大力推动 HP MRI 在指导生物治疗中的临床转化(Hilvering 和 Pavord,2015)。

4.2 肺通气异常的相关因素

包括 CT 与 HP MRI 在内的影像学方法在识别哮喘肺损伤的可能生物标志物方面发挥了重要作用。成人哮喘中,反映炎症(von Willebrand 因子)和气道重构(P-选择素)的血清标志物与 VDP 和肺组织密度有关(Johansson 等,2013a)。气道活检及通气缺

CT/MR 分析结果					
肺叶	肺段	通气缺损 %，排序		总体通气缺损 %，排序	
左肺上叶	左上肺尖段	10.4%	18	14.5%	2
	左上肺后段	18.5%	10	34.3%	10
	左上肺前段	13.4%	16	34.8%	11
	左上肺上舌段	13.7%	14	23.6%	5
	左上肺下舌段	26.8%	3	41.5%	14
左肺下叶	左下肺背段	19.7%	8	42.3%	15
	左下肺前内基底段	14.4%	11	32.2%	7
	左下肺外基底段	25.2%	4	50.6%	18
	左下肺后基底段	13.8%	13	29.0%	6
右肺上叶	右上肺尖段	3.0%	19	3.6%	1
	右上肺后段	13.5%	15	20.9%	3
	右上肺前段	28.1%	2	50.2%	17
右肺中叶	右中肺外侧段	21.1%	5	33.1%	9
	右中肺内侧段	29.5%	1	68.9%	19
右肺下叶	右下肺背段	20.3%	7	36.1%	12
	右下肺内基底段	11.5%	17	23.0%	4
	右下肺前基底段	18.9%	9	39.1%	13
	右下肺外基底段	13.9%	12	32.8%	8
	右下肺后基底段	20.8%	6	44.8%	16

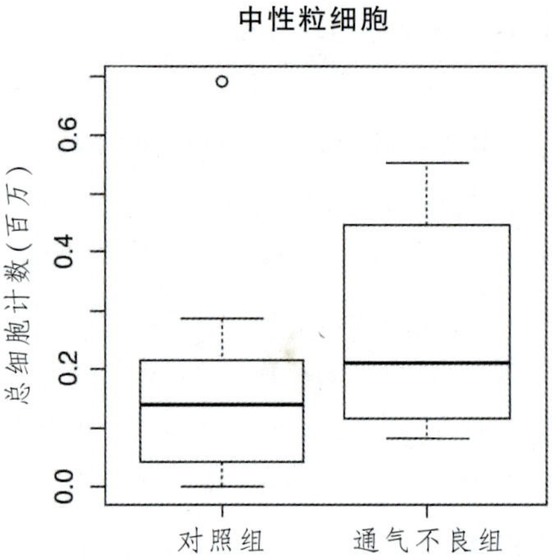

图 11.8 肺叶以下水平(肺段)通气缺损率(VDP)的纵向分布可指导支气管镜取样。每一肺段由 CT 行空间定位，而 VDP 则由 HP ^{3}He MRI 所确定。通气缺损的区域为支气管镜取样的靶标(表中以红色字体标注 3 个主要的靶点)。通气最佳的肺段则被用作对照组(蓝色字体)。影像引导下的支气管镜检查可用于刷检、组织活检及灌洗液的获取。在一小部分哮喘受试者中(n=10)，缺损区域的中性粒细胞水平较对照区域升高(右侧箱式图所示，P=0.05)。

损近端气道的支气管肺泡灌洗液也发现多种炎症标志物(Fain 等，2008)和上皮壁损伤、增厚(Marozkina 等，2015)，提示这些部位的气道损伤及重塑与上述结果类似。使用影像学介导的支气管镜检查可对病变局部和更易于检测的生物标志物(如痰液炎症标志物)之间的相关性进行研究。VDP 和 ADC 相关的测量值亦能检出哮喘患者与控制组(Wang 等，2008)、存在哮喘危险因素的成人(Johansson 等，2013b；Marozkina 等，2014)，以及儿童(Cadman 等，2013；Castro 和 Woods，2013)之间肺部微结构改变的差异。

对成人和儿童哮喘进行有临床意义的分型仍有挑战，尤其是炎症表型的筛查，从而有助于指导有恶化倾向患者的治疗。一些研究对影像学生物标志物与临床预后不良进行了相关性分析，以便更好地区分出这部分患者。对重度哮喘的 CT 空气潴留进行测量发现，与患者是否入院治疗相关(Busacker 等，2009)，最近发现 VDP 与需要入院治疗的 COPD 严重恶化相关(Kirby 等，2014)。VDP 与哮喘临床转归之间的相关性探索仍是一个重要的研究领域，MRI 的纵向成像具有重要的临床意义。

在使用 DWI 研究超极化氦气体在哮喘患者肺内弥散受限比在 COPD 患者中更为复杂。部分是因为哮喘中小气道病变的复杂性和独特性，正如高级的影像学方法所显示的那样。另外，作为肺气肿主要病变部位的肺泡在单纯哮喘中很少受累。而 HP MRI 也有可能应用于最近的研究热点：哮喘-COPD 重叠综合征（ACOS）（Gelb 等，2016）。然而，一部分研究发现了在肺泡与小气道水平哮喘和扩散受限之间的联系，表现为 ADC（Wang 等，2008）和 Xrms 的减小（Cadman 等，2013）。在 Cadman 等（2013）的一项研究中，9~10 岁哮喘患儿的肺微结构较同龄的正常儿童更小（图 11.9），通气缺损评分更高（图 11.10）。女孩较男孩的通气缺损评分更高，这可能解释了女生在青春后期哮喘更为多见

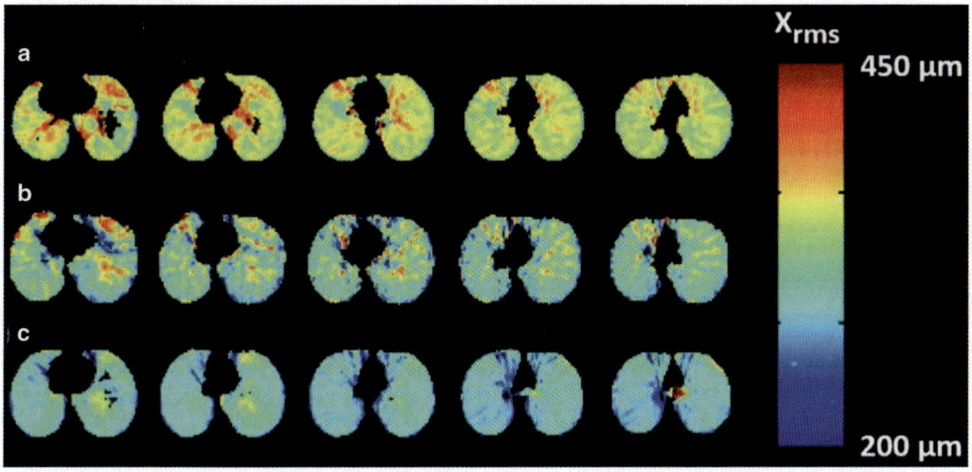

图 11.9　使用 HP ^{3}He MRI 扩散成像评价小气道径线。Xrms 肺图显示 3 个实验对象：(a)10 岁健康儿童；(b)9 岁哮喘儿童；(c)10 岁儿童，成像时尚未诊断为哮喘，但在 3 岁前有鼻病毒感染及喘息。

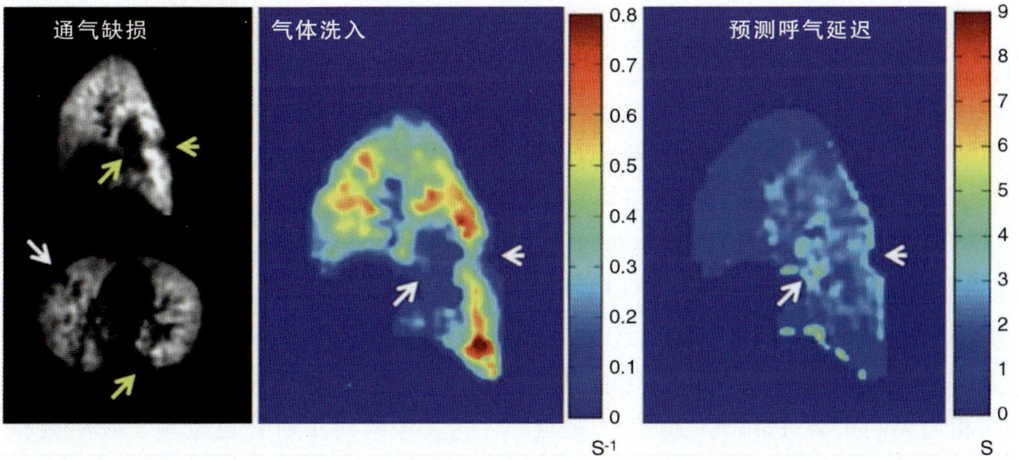

图 11.10　9 岁哮喘儿童的 HP ^{3}He MRI 显示通气缺损区域（左图，箭头），与成人哮喘所见类似。^{3}He 的洗入和洗出动态成像显示通气缺损区周围洗入（中图，箭头）和洗出延迟（右图，箭头）。[Far left image reformatted from Reference (Cadman et al. 2013) with permission]

(Thomas 等,2015)。

然而,就肺发育在阻塞生理学机制的作用而言,这些 DWI 的结果在很多方面带来了更多的疑问而非解答。许多关于小儿肺部生长发育的研究都用到了 DWI 来探索背后的生理学机制(Narayanan 等,2012;Altes 等,2006),包括随年龄肺容量增长而发生的肺泡化(Narayanan 等,2013)和肺泡募集(Hajari 等,2012)。肺扩散受限的模型可计算如平均长度和容积表面积等组织学特征,但尚在开发当中(O'Halloran 等,2010;Narayanan 等,2012;Woods 等,2006;Parra-Robles 等,2010,2012),之前也有学者进行了综述(Yablonskiy 等,2014b)。关于终末气道分支的精细化模型(Parra-Robles 等,2012;Parra-Robles 和 Wild,2012)在该领域激起了有益辩论(Yablonskiy 等,2014a;Parra-Robles 和 Wild,2014b),这也对开发更为严谨的定量方法提出了挑战(Narayanan 等,2014;Parra-Robles 和 Wild,2014a)。在同一组健康者和哮喘患者中,随访研究其青春后期及成年期的小气道和肺泡径线随年龄的变化,有助于阐明上述发现的临床意义(Fain 等,2005;Quirk 等,2016)。

4.3 哮喘中气道阻塞的机制

哮喘研究领域的焦点之一是提高对通气缺损的认识。一些多模态和动态的影像学研究让人们更准确地理解了气体对比剂下通气加权 MRI 中所示通气阻塞的潜在原因。对 HP ^{3}He MRI 上观察到的通气缺损和 CT 进行交叉验证仍是研究的重要领域之一。一些早期研究发现了通气缺损和空气潴留之间存在相当大的重叠(Fain 等,2008)。最近一项与动态通气 CT 的比较研究证实,通气缺损与 CT 呼吸双相肺容积变化减少有相关性(Tahir 等,2015)。在动态 HP ^{3}He MRI 研究中,用力呼气和固定时间屏气后,哮喘中通气缺损和高信号区域的气体分布均表现出了空气潴留、延迟填充(洗入)和延迟洗出现象(图 11.11)。重要的是,即便在固定的屏气肺容积下,填充和洗出的速率在重度和轻-中度哮喘中也有所不同,这提示了肺区域顺应性的差异导致了气流重分布("摆动呼吸"效应),且与哮喘的严重程度相关。

其他的气体对比剂成像已经证实了哮喘中观察到的通气不均匀性。在一项最近的研究中,哮喘患者的氧传递函数(OTF)在过敏原激发试验后出现降低,并与激发处支气管肺泡灌洗液的嗜酸性粒细胞比例相关(Renne 等,2014)。如前所述,氧增强信号反映了更长的时间间隔或"稳定状态"的通气,而不是其他屏气超极化气体 MRI 显示的瞬间通气情况。氧成像 MRI 显示的散在通气缺损与 HP MRI 类似,尤其是中央气道有黏液嵌塞的情况下,多见于 CF。然而,哮喘的气道阻塞往往是部分性的,受累区域表现为通气延迟而非完全缺失。在氧增强 MRI 上这样的区域往往表现的是信号增强的衰减而不是分散的通气缺损(图 11.12)。这正好与评估动态通气的需求相契合,尤其是在哮喘的研究之中,前文已介绍了氧增强 MRI 动态成像的不同方法。为此,一项对轻-中度和重度哮喘的小型研究发现,氧气流入时间常数和平均增强峰值的减少与哮喘的严重程度相关(Zhang 等,2015)。另外,使用动态氧增强 MRI 时,氧气流入曲线的斜率在 COPD(Ohno 等,2008b)和 IPF(Müller 等,2002)中与%DL_{CO} 呈负相关。

Halaweish 等(2013)对人体氟化气体通气成像的初步研究也发现了哮喘受试者并未出现通气缺损,而是 ^{19}F 信号的分布比正常对照更加不均匀。在这项可行性研究中,对 28 名受试者(11 名正常,2 名哮喘,7 名

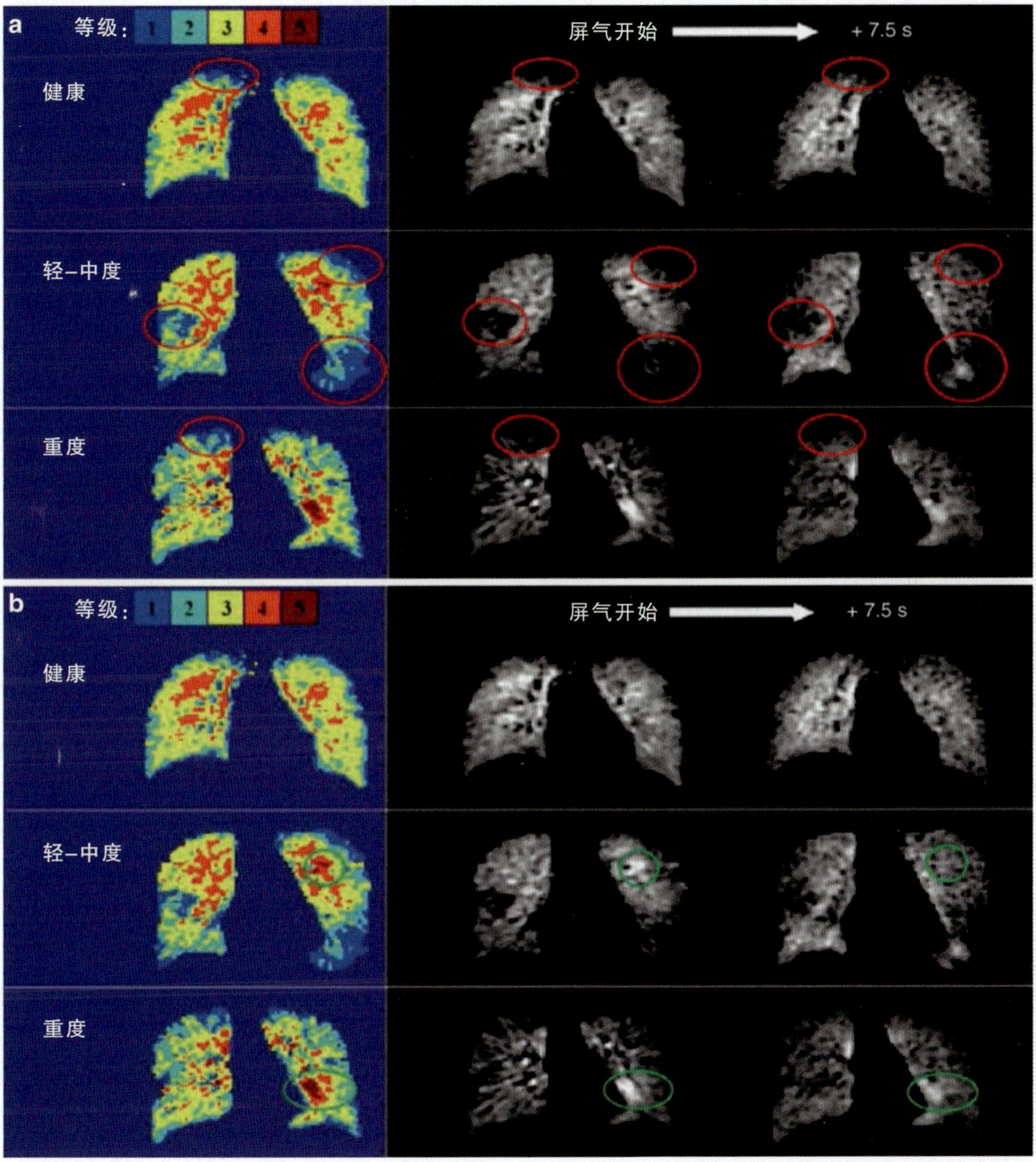

图 11.11 固定屏气超极化 ^{3}HE 气体 MRI 中的延迟洗入、延迟洗出现象。3 位受试者分别为图 11.11 健康(女性,21 岁)、轻-中度哮喘(男性,36 岁)、重度哮喘(男性,45 岁)。冠状位彩色编码图表示试验前的通气分布情况。(a)红色圆圈处表示最初通气不良的感兴趣区(1~2 级),屏气 7.5s 后出现不同程度的填充。(b)同一受试者的同一层面,绿色圆圈表示最初通气良好的区域(5 级),在屏气后不同程度地洗出。

COPD,3 名肺移植,4 名肺气肿)采用 C_3F_8 的 2D FLASH MRI 进行了成像，评价屏气 ^{19}F MRI 对疾病的表征作用。正常受试者的 ^{19}F 气体呈均匀分布,而患者则表现出因疾病而不同的不均匀分布。

4.4 区域特异性治疗的进展

对局部通气缺损进行特征性显示,最终将为指导治疗带来巨大影响。比如,对传统疗法无反应的重度持续性哮喘而言,支气管热成形术(BT)已成为一种有效的治疗方法(Wechsler 等,2013;Cox 等,2007),HP ^3He MRI 可对术后通气变化进行区域通气的定量化评估(Thomen 等,2015)。在一部分哮喘受试者中，通气缺损在 BT 术后随着时间而减少。随着检出与表征局部气道损伤方法的进展,将治疗集中于最大获益的气道精准化治疗计划,可达到治疗时间、成本及副作用的最小化。

改善各个缺损区的特征化显示能引导支气管镜在局部对发病机制进行评估。这种方法能前瞻性判断哮喘的炎症类型(Mummy 等,2015;Marozkina 等,2014)，最终有助于指导局部性治疗。这种干预前后均可成像的方法对非重度哮喘分型(如运动诱发性支气管收缩)的研究同样颇有裨益。在运动试验前后评价通气缺损可以研究仅于压力状态下出现的瞬时性气道阻塞(Samee 等,2003)。在一项盲法、安慰剂对照的前瞻性研究中(Kruger 等,2014b)，使用白三烯受体拮抗剂预防性治疗后，运动状态下 VDP 显著下降，提示治疗对气道高反应性具有缓解作用。

5 新兴技术

5.1 超短回波时间成像(UTE)

由于肺实质微结构特别是肺泡腔的气体-组织界面使肺具有短 T2*(<2ms)的特征(Hatabu 等,1999;Stock 等,1999),不依靠气体对比剂的肺部 MR 成像充满挑战。另外，肺组织的低质子密度需要高的信噪比效率和信号平均,从而在单次屏气扫描中覆盖全肺。然而,考虑到 CT 扫描的辐射剂量及前文提及的结构结合功能的优点,常规质子 MRI 在哮喘肺疾病成像中仍有一些优势。

3D 径向采集和锥形轨迹的 UTE MRI 技术在挑战成人(Gibiino 等,2015;Weick 等,2013;Johnson 等,2013;Dournes 等,2015)和儿童(Hahn 等,2016b;Higano 等,2016)的肺部成像中均展现出了一定的潜力。3D 径向 UTE 的优势在于可在各向同性空间分辨率下对胸腔和肺部进行全覆盖成像，达到与 CT 成像相近的效果,而无须接受电离辐射。3D 径向 UTE MRI 目前对哮喘的研究有限，但在一些其他阻塞性肺疾病的研究中发现该技术可检出囊性纤维化的中央气道扩张与空气潴留 (Roach 等,2016)。最近 Ma 等(2015) 通过屏气 UTE 研究不同肺充气容积下的局部形变,作为 COPD 中空气潴留的评估手段。UTE MRI 也能在婴儿非镇静自由呼吸的状态下进行新生儿肺疾病的研究(Hahn 等,2016b)，展示了其能普遍应用于儿科肺疾病的潜力。

3D 径向采集 UTE 技术还能应用并改善使用气体对比剂的肺部 MRI。一些研究证实了三维各向同性氧增强 MRI 应用于正常人群的可行性 (Kruger 等,2014a;Triphan 等,2015),最近被延伸应用于肺囊性纤维化和哮喘的研究中(图 11.12)。相似的,通过使用 3D 径向 UTE FID 序列,Couch 等 (2013)能在屏气 15s 内完成 C_3F_8 的容积通气成像。图像的质量很好,也能观察到相对均匀的通气分布(图 11.4)。重要的是,在成像前的数个呼吸周期通过控制吸入 O_2 和 C_3F_8 混合物,使 ^{19}F 气体进入肺内,可提高近 2 倍的信噪比。这一观察结果支持了通过 3D 径向 UTE 动态成像评估通气分数的可行性 [定义为新鲜气体进入特定肺区域的容积与吸气末该区域总容积的比(Wagner,1979;Horn 等,2014)]。

5.2 ^{129}Xe MRI

全球范围内 ^3He 的数量是有限的,因此价格昂贵(Cho,2009)(表 11.1),这使得研究者转向了更加易得的超极化 ^{129}Xe 气体(Woods,2013)。^{129}Xe SEOP 极化技术的进展使得其应用门槛进一步降低(Ruset 等,2006;Hersman 等,2008)。所有与 ^3He 相关的主要对比加权成像方法已能用超极化 ^{129}Xe 气体进行复制 (Kirby 和 Parraga,2013;Mugler 和 Altes,2013),但目前仅被系统性应用于哮喘的研究中。在本文写作时,仅有少量应用超极化 ^{129}Xe 气体的哮喘研究得到发表(Svenningsen 等,2013;Qing 等,2014a)。值得注意的是,在同一个体中,^{129}Xe 观测到的 VDP 比 ^3He MRI 观测到的要大(Svenningsen 等,2013)。这一偏差可能与气体密度的差异有关,但仍待进一步研究。

利用氙气在组织与红细胞中的溶解性,亦可对肺换气过程进行研究。在考虑到组织与血液的低信号后,其中可溶解的 ^{129}Xe 约占总信号的 2%。溶解相的 ^{129}Xe 与气体相的化学位移频率不同。对这些组分的分区建模目前进展相对较快(Chang,2013)。最近引入的 3D 径向波谱成像技术使得探究哮喘及 COPD 中的氙气交换率成为可能 (Qing 等,2014a,b)。因此,超极化 ^{129}Xe MRI 在近来可能会成为一个评价肺换气的功能性标准。

6 总结

哮喘是一个常见病,仍将是全球呼吸疾病的首要病因。本章所述的气体对比剂突显了肺部 MRI 在检测哮喘功能性改变的独特能力。对于传统疗法无效的严重哮喘而言,随着新的、更昂贵的生物治疗方法的面世,功能性肺部 MRI 正准备更广泛地应用于临床,尽管其推广的过程较慢。事实上,功能性肺部 MRI 在重症和儿童哮喘中的应用正形成一个“良性循环”,在药物开发、微创介入、纵向随访和患者预后等方面仍有大量需求。使用更普遍易得的气体对比剂将更利于推动功能性肺部 MRI 的临床转化。在现有的条件下,使用最适合硬件的技术及补充方法,将有助于肺部 MRI 在临床研究的广泛应用。此外,UTE MRI 的不断推广和发展将推动结构-功能组合 MRI 成为临床评价的新兴手段。

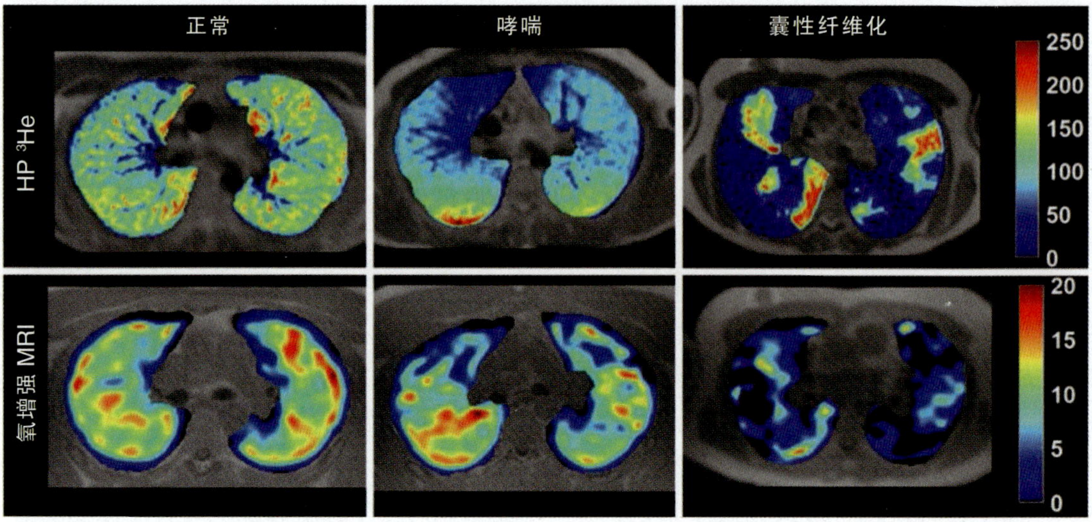

图 11.12 同一组健康(左侧)、哮喘(中央)和囊性纤维化(右侧)受试者的超极化 ^{3}He MRI(上方)与氧增强MRI(下方)对比。HP ^{3}He MRI 的层内空间分辨率为 3mm,氧增强 MRI 为 6mm。右侧色柱表示 HP ^{3}He MRI 的强度值及氧增强 MRI 的信号增强比例(PSE)。

(李锷 邹乔 译 魏新华 孙翀鹏 邓宇 审校)

参考文献

Akinbami LJ, Moorman JE, Bailey C, Zahran HS, King M, Johnson CA, Liu X (2012) Trends in asthma prevalence, health care use, and mortality in the United States, 2001-2010. NCHS (National Center for Health Statistics) Data Brief 94:1–8

Altes TA, Mata J, de Lange EE, Brookeman JR, Mugler JP (2006) Assessment of lung development using hyperpolarized helium-3 diffusion MR imaging. J Magn Reson Imaging 24(6):1277–1283

Altes TA, Mugler JP 3rd, Ruppert K, Tustison NJ, Gersbach J, Szentpetery S, Meyer CH, de Lange EE, Teague WG (2016) Clinical correlates of lung ventilation defects in asthmatic children. J Allergy Clin Immunol 137(3):789–796 . doi:10.1016/j.jaci.2015.08.045e787

Altes TA, Powers PL, Knight-Scott J, Rakes G, Platts-Mills TA, de Lange EE, Alford BA, Mugler JP 3rd, Brookeman JR (2001) Hyperpolarized 3He MR lung ventilation imaging in asthmatics: preliminary findings. J Magn Reson Imaging 13(3):378–384

Aysola RS, Hoffman EA, Gierada D, Wenzel S, Cook-Granroth J, Tarsi J, Zheng J, Schechtman KB, Ramkumar TP, Cochran R, Xueping E, Christie C, Newell J, Fain S, Altes TA, Castro M (2008) Airway remodeling measured by multidetector CT is increased in severe asthma and correlates with pathology. Chest 134(6):1183–1191. doi:10.1378/chest.07-2779

Bel EH, Sousa A, Fleming L, Bush A, Chung KF, Versnel J, Wagener AH, Wagers SS, Sterk PJ, Compton CH, Unbiased Biomarkers for the Prediction of Respiratory Disease Outcome Consortium CG (2011) Diagnosis and definition of severe refractory asthma: an international consensus statement from the Innovative Medicine Initiative (IMI). Thorax 66(10):910–917. doi:10.1136/thx.2010.153643

Benayoun L, Druilhe A, Dombret MC, Aubier M, Pretolani M (2003) Airway structural alterations selectively associated with severe asthma. Am J Respir Crit Care Med 167(10):1360–1368. doi:10.1164/rccm.200209-1030OC

Black LD, Henderson AC, Atileh H, Israel E, Ingenito EP, Lutchen KR (2004) Relating maximum airway dilation and subsequent reconstriction to reactivity in human lungs. J Appl Physiol (1985) 96(5):1808–1814. doi:10.1152/japplphysiol.01170.2003

Brown RH, Croisille P, Mudge B, Diemer FB, Permutt S, Togias A (2000) Airway narrowing in healthy humans inhaling methacholine without deep inspirations demonstrated by HRCT. Am J Respir Crit Care Med 161(4 Pt 1):1256–1263. doi:10.1164/ajrccm.161.4.9806051

Brown RH, Pearse DB, Pyrgos G, Liu MC, Togias A, Permutt S (2006) The structural basis of airways hyperresponsiveness in asthma. J Appl Physiol (1985) 101(1):30–39. doi:10.1152/japplphysiol.01190.2005

Busacker A, Newell JD, Keefe T, Hoffman EA, Granroth JC, Castro M, Fain S, Wenzel S (2009) A multivariate analysis of risk factors for the air-trapping asthmatic phenotype as measured by quantitative CT analysis. Chest 135(1):48–56. doi:10.1378/chest.08-0049

Cadman RV, Lemanske RF Jr, Evans MD, Jackson DJ, Gern JE, Sorkness RL, Fain SB (2013) Pulmonary 3He magnetic resonance imaging of childhood asthma. J Allergy Clin Immunol 131(2):369–376 . doi:10.1016/j.jaci.2012.10.032e361-365

Castro M, Fain SB, Hoffman EA, Gierada DS, Erzurum SC, Wenzel S, Sever NHLBI (2011) Lung imaging in asthmatic patients: the picture is clearer. J Allergy Clin Immunol 128(3):467–478. doi:10.1016/j.jaci.2011.04.051

Castro M, Woods J (2013) Insights into pediatric asthma with hyperpolarized magnetic resonance imaging of the lung. J Allergy Clin Immunol 131(2):377–378. doi:10.1016/j.jaci.2012.12.669

Chang YV (2013) MOXE: a model of gas exchange for hyperpolarized 129Xe magnetic resonance of the lung. Magn Reson Med 69(3):884–890

Chen Q, Jakob PM, Griswold MA, Levin DL, Hatabu H, Edelman RR (1998) Oxygen enhanced MR ventilation imaging of the lung. Magn Reson Mater Phy 7(3):153–161

Chen XJ, Hedlund LW, Möller HE, Chawla MS, Maronpot RR, Johnson GA (2000) Detection of emphysema in rat lungs by using magnetic resonance measurements of 3He diffusion. Proc Natl Acad Sci 97(21):11478–11481

Chen XJ, Möller HE, Chawla MS, Cofer GP, Driehuys B, Hedlund LW, Johnson GA (1999) Spatially resolved measurements of hyperpolarized gas properties in the lung in vivo. Part I: diffusion coefficient. Magn Reson Med 42(4):721–728

Cho A (2009) Physics. Helium-3 shortage could put freeze on low-temperature research. Science 326(5954):778–779. doi:10.1126/science.326_778

Collier GJ, Wild JM (2015) In vivo measurement of gas flow in human airways with hyperpolarized gas MRI and compressed sensing. Magn Reson Med 73(6):2255–2261. doi:10.1002/mrm.25348

Couch MJ, Ball IK, Li T, Fox MS, Littlefield SL, Biman B, Albert MS (2013) Pulmonary ultrashort echo time 19F MR imaging with inhaled fluorinated gas mixtures in healthy volunteers: feasibility. Radiology 269(3):903–909. doi:10.1148/radiol.13130609

Cox G, Thomson NC, Rubin AS, Niven RM, Corris PA, Siersted HC, Olivenstein R, Pavord ID, McCormack D, Chaudhuri R, Miller JD, Laviolette M, Group AIRTS (2007) Asthma control during the year after bronchial thermoplasty. N Engl J Med 356(13):1327–1337. doi:10.1056/NEJMoa064707

de Lange EE, Altes TA, Patrie JT, Battiston JJ, Juersivich AP, Mugler JP 3rd, Platts-Mills TA (2009) Changes in regional airflow obstruction over time in the lungs of patients with asthma: evaluation with 3He MR imaging. Radiology 250(2):567–575. doi:10.1148/radiol.2502080188

de Lange EE, Altes TA, Patrie JT, Gaare JD, Knake JJ, Mugler JP, Platts-Mills TA (2006) Evaluation of asthma with hyperpolarized helium-3 MRI – correlation with clinical severity and spirometry. Chest 130(4):1055–1062. doi:10.1378/chest.130.4.1055

de Lange EE, Altes TA, Patrie JT, Parmar J, Brookeman JR, Mugler JP 3rd, Platts-Mills TA (2007) The variability of regional airflow obstruction within the lungs of patients with asthma: assessment with hyperpolarized helium-3 magnetic resonance imaging. J Allergy Clin Immunol 119(5):1072–1078. doi:10.1016/j.jaci.2006.12.659

Dietrich O, Losert C, Attenberger U, Fasol U, Peller M, Nikolaou K, Reiser MF, Schoenberg SO (2005) Fast oxygen-enhanced multislice imaging of the lung using parallel acquisition techniques. Magn Reson Med Off J Soc Magn Reson Med Soc Magn Reson Med 53(6):1317–1325. doi:10.1002/mrm.20495

Dournes G, Grodzki D, Macey J, Girodet P-O, Fayon M, Chateil J-F, Montaudon M, Berger P, Laurent F (2015) Quiet submillimeter MR imaging of the lung is feasible with a PETRA sequence at 1.5 T. Radiology 276(1):258–265

Dunican E, Fahy JV, Mummy DG, Fain S, Hoffman EA, Elicker BM, Gierada DS, Newell J, Castro NNJM, Nagle S (2016) Regional ventilation defects measured on hyperpolarized 3He MRI are associated with mucus plugging measured on CT in asthma. Am J Respir Crit Care Med 193:A1052

Edelman RR, Hatabu H, Tadamura E, Li W, Prasad PV (1996) Noninvasive assessment of regional ventilation in the human lung using oxygen-enhanced magnetic resonance imaging. Nat Med 2(11):1236–1239

Evans SE, Scanlon PD (2003) Current practice in pulmonary function testing. Mayo Clin Proc 78(6):758–763

Fain S, Schiebler ML, McCormack DG, Parraga G (2010) Imaging of lung function using hyperpolarized helium-3 magnetic resonance imaging: review of current and emerging translational methods and applications. J Magn Reson Imaging JMRI 32(6):1398–1408. doi:10.1002/jmri.22375

Fain SB, Altes TA, Panth SR, Evans MD, Waters B, Mugler JP 3rd, Korosec FR, Grist TM, Silverman M, Salerno M, Owers-Bradley J (2005) Detection of age-dependent changes in healthy adult lungs with diffusion-weighted 3He MRI. Acad Radiol 12(11):1385–1393. doi:10.1016/j.acra.2005.08.005

Fain SB, Gonzalez-Fernandez G, Peterson ET, Evans MD, Sorkness RL, Jarjour NN, Busse WW, Kuhlman JE (2008) Evaluation of structure-function relationships in asthma using multidetector CT and hyperpolarized He-3 MRI. Acad Radiol 15(6):753–762. doi:10.1016/j.acra.2007.10.019

Fain SB, Panth SR, Evans MD, Wentland AL, Holmes JH, Korosec FR, O'Brien MJ, Fountaine H, Grist TM (2006) Early emphysematous changes in asymptomatic smokers: detection with 3He MR imaging. Radiology 239(3):875–883. doi:10.1148/radiol.2393050111

Frangi AF, Niessen WJ, Hoogeveen RM, van Walsum T, Viergever MA (1999) Model-based quantitation of 3-D magnetic resonance angiographic images. IEEE Trans Med Imaging 18(10):946–956. doi:10.1109/42.811279

Gelb AF, Christenson SA, Nadel JA (2016) Understanding the pathophysiology of the asthma–chronic obstructive pulmonary disease overlap syndrome. Curr Opin Pulm Med 22(2):100–105

Gentile TR, Jones GL, Thompson AK, Rizi RR, Roberts DA, Dimitrov IE, Reddy R, Lipson DA, Gefter W, Schnall MD, Leigh JS (2000) Demonstration of a compact compressor for application of metastability-exchange optical pumping of 3He to human lung imaging. Magn Reson

Med 43(2):290–294
Gibiino F, Sacolick L, Menini A, Landini L, Wiesinger F (2015) Free-breathing, zero-TE MR lung imaging. MAGMA 28(3):207–215
Guilbert TW, Bacharier LB, Fitzpatrick AM (2014a) Severe asthma in children. J Allergy Clin Immunol Pract 2(5):489–500. doi:10.1016/j.jaip.2014.06.022
Guilbert TW, Mauger DT, Lemanske RF (2014b) Childhood asthma-predictive phenotype. J Allergy Clin Immunol Pract 2(6):664–670
Gupta S, Hartley R, Singapuri A, Hargadon B, Monteiro W, Pavord ID, Sousa AR, Marshall RP, Subramanian D, Parr D, Entwisle JJ, Siddiqui S, Raj V, Brightling CE (2015) Temporal assessment of airway remodeling in severe asthma using quantitative computed tomography. Am J Respir Crit Care Med 191(1):107–110. doi:10.1164/rccm.201406-1128LE
Hahn AD, Cadman RV, Sorkness RL, Jarjour NN, Nagle SK, Fain SB (2016a) Redistribution of inhaled hyperpolarized 3He gas during breath-hold differs by asthma severity. J Appl Physiol (1985) 120(5):526–536. doi:10.1152/japplphysiol.00197.2015
Hahn AD, Higano NS, Walkup LL, Thomen RP, Cao X, Merhar SL, Tkach JA, Woods JC, Fain SB (2016b) Pulmonary MRI of neonates in the intensive care unit using 3D ultrashort echo time and a small footprint MRI system. J Magn Reson Imaging DOI: 10.1002/jmri.25394
Hajari AJ, Yablonskiy DA, Sukstanskii AL, Quirk JD, Conradi MS, Woods JC (2012) Morphometric changes in the human pulmonary acinus during inflation. J Appl Physiol 112(6):937–943
Halaweish AF, Charles HC (2014) Physiorack: an integrated MRI safe/conditional, gas delivery, respiratory gating, and subject monitoring solution for structural and functional assessments of pulmonary function. J Magn Reson Imaging 39(3):735–741. doi:10.1002/jmri.24219
Halaweish AF, Moon RE, Foster WM, Soher BJ, McAdams HP, MacFall JR, Ainslie MD, MacIntyre NR, Charles HC (2013) Perfluoropropane gas as a magnetic resonance lung imaging contrast agent in humans. CHEST J 144(4):1300–1310
Hamedani H, Clapp JT, Kadlecek SJ, Emami K, Ishii M, Gefter WB, Xin Y, Cereda M, Shaghaghi H, Siddiqui S, Rossman MD, Rizi RR (2016) Regional fractional ventilation by using multibreath wash-in (3)He MR imaging. Radiology 279(3):917–924. doi:10.1148/radiol.2015150495
Hankinson JL, Odencrantz JR, Fedan KB (1999) Spirometric reference values from a sample of the general U.S. population. Am J Respir Crit Care Med 159(1):179–187. doi:10.1164/ajrccm.159.1.9712108
Hatabu H, Alsop DC, Listerud J, Bonnet M, Gefter WB (1999) T2* and proton density measurement of normal human lung parenchyma using submillisecond echo time gradient echo magnetic resonance imaging. Eur J Radiol 29(3):245–252
Hatabu H, Tadamura E, Chen Q, Stock KW, Li W, Prasad PV, Edelman RR (2001) Pulmonary ventilation: dynamic MRI with inhalation of molecular oxygen. Eur J Radiol 37(3):172–178. doi:10.1016/S0720-048x(00)00298-9
He M, Kaushik SS, Robertson SH, Freeman MS, Virgincar RS, McAdams HP, Driehuys B (2014) Extending semiautomatic ventilation defect analysis for hyperpolarized (129)Xe ventilation MRI. Acad Radiol 21(12):1530–1541. doi:10.1016/j.acra.2014.07.017
Hersman FW, Ruset IC, Ketel S, Muradian I, Covrig SD, Distelbrink J, Porter W, Watt D, Ketel J, Brackett J, Hope A, Patz S (2008) Large production system for hyperpolarized 129Xe for human lung imaging studies. Acad Radiol 15(6):683–692. doi:10.1016/j.acra.2007.09.020
Higano NS, Hahn AD, Tkach JA, Cao X, Walkup LL, Thomen RP, Merhar SL, Kingma PS, Fain SB, Woods JC (2016) Retrospective respiratory self-gating and removal of bulk motion in pulmonary UTE MRI of neonates and adults. Magn Reson Med DOI: 10.1002/mrm.26212
Hilvering B, Pavord ID (2015) What goes up must come down: biomarkers and novel biologicals in severe asthma. Clin Exp Allergy 45(7):1162–1169
Holmes JH, O'Halloran RL, Brodsky EK, Bley TA, Francois CJ, Velikina JV, Sorkness RL, Busse WW, Fain SB (2009) Three-dimensional imaging of ventilation dynamics in asthmatics using multiecho projection acquisition with constrained reconstruction. Magn Reson Med 62(6):1543–1556. doi:10.1002/mrm.22150
Holmes JH, O'Halloran RL, Brodsky EK, Jung Y, Block WF, Fain SB (2008) 3D hyperpolarized He-3 MRI of ventilation using a multi-echo projection acquisition. Magn Reson Med 59(5):1062–1071. doi:10.1002/mrm.21437
Horn FC, Deppe MH, Marshall H, Parra-Robles J, Wild JM (2014) Quantification of regional fractional ventilation in human subjects by measurement of hyperpolarized 3He washout with 2D and 3D MRI. J Appl Physiol (1985) 116(2):129–139. doi:10.1152/japplphysiol.00378.2013
Howarth DM, Lan L, Thomas PA, Allen LW (1999) 99mTc technegas ventilation and perfusion lung scintigraphy for the diagnosis of pulmonary embolus. J Nucl Med 40(4):579–584
Hurwitz LM, Reiman RE, Yoshizumi TT, Goodman PC, Toncheva G, Nguyen G, Lowry C (2007) Radiation dose from contemporary cardiothoracic multidetector CT protocols with an anthropomorphic female phantom: implications for cancer induction. Radiology 245(3):742–750. doi:10.1148/radiol.2453062046
James AL, Bai TR, Mauad T, Abramson MJ, Dolhnikoff M, McKay KO, Maxwell PS, Elliot JG, Green FH (2009) Airway smooth muscle thickness in asthma is related to severity but not duration of asthma. Eur Respir J 34(5):1040–1045. doi:10.1183/09031936.00181608
Jarjour NN, Erzurum SC, Bleecker ER, Calhoun WJ, Castro M, Comhair SA, Chung KF, Curran-Everett D, Dweik RA, Fain SB, Fitzpatrick AM, Gaston BM, Israel E, Hastie A, Hoffman EA, Holguin F, Levy BD, Meyers DA, Moore WC, Peters SP, Sorkness RL, Teague WG, Wenzel SE, Busse WW, Program NSAR (2012) Severe asthma: lessons learned from the National Heart, Lung, and Blood Institute Severe Asthma Research Program. Am J Respir Crit Care Med 185(4):356–362. doi:10.1164/rccm.201107-1317PP
Johansson MW, Kruger SJ, Schiebler ML, Evans MD,

Sorkness RL, Denlinger LC, Busse WW, Jarjour NN, Montgomery RR, Mosher DF, Fain SB (2013a) Markers of vascular perturbation correlate with airway structural change in asthma. Am J Resp Crit Care 188(2):167–178. doi:10.1164/rccm.201301-0185OC

Johansson MW, Kruger SJ, Schiebler ML, Evans MD, Sorkness RL, Denlinger LC, Busse WW, Jarjour NN, Montgomery RR, Mosher DF, Fain SB (2013b) Markers of vascular perturbation correlate with airway structural change in asthma. Am J Respir Crit Care Med 188(2):167–178. doi:10.1164/rccm.201301-0185OC

Johnson KM, Fain SB, Schiebler ML, Nagle S (2013) Optimized 3D ultrashort echo time pulmonary MRI. Magn Reson Med 70(5):1241–1250

Kirby M, Mathew L, Wheatley A, Santyr GE, McCormack DG, Parraga G (2010) Chronic obstructive pulmonary disease: longitudinal hyperpolarized (3)He MR imaging. Radiology 256(1):280–289. doi:10.1148/radiol.10091937

Kirby M, Parraga G (2013) Pulmonary functional imaging using hyperpolarized noble gas MRI: six years of start-up experience at a single site. Acad Radiol 20(11):1344–1356. doi:10.1016/j.acra.2013.02.020

Kirby M, Pike D, Coxson HO, McCormack DG, Parraga G (2014) Hyperpolarized (3)He ventilation defects used to predict pulmonary exacerbations in mild to moderate chronic obstructive pulmonary disease. Radiology 273(3):887–896. doi:10.1148/radiol.14140161

Kirby M, Svenningsen S, Ahmed H, Wheatley A, Etemad-Rezai R, Paterson NA, Parraga G (2011) Quantitative evaluation of hyperpolarized helium-3 magnetic resonance imaging of lung function variability in cystic fibrosis. Acad Radiol 18(8):1006–1013. doi:10.1016/j.acra.2011.03.005

Koumellis P, van Beek EJ, Woodhouse N, Fichele S, Swift AJ, Paley MN, Hill C, Taylor CJ, Wild JM (2005) Quantitative analysis of regional airways obstruction using dynamic hyperpolarized 3He MRI-preliminary results in children with cystic fibrosis. J Magn Reson Imaging Sep; 22(3):420–426. doi:10.1002/jmri.20402

Kruger SJ (2013) 3D radial oxygen enhanced imaging in normal and asthmatic human subjects. In: International Society for Magnetic Resonance in Medicine, Salt Lake City

Kruger SJ, Fain SB, Johnson KM, Cadman RV, Nagle SK (2014a) Oxygen-enhanced 3D radial ultrashort echo time magnetic resonance imaging in the healthy human lung. NMR Biomed 27(12):1535–1541. doi:10.1002/nbm.3158

Kruger SJ, Nagle SK, Couch MJ, Ohno Y, Albert M, Fain SB (2016) Functional imaging of the lungs with gas agents. J Magn Reson Imaging 43(2):295–315. doi:10.1002/jmri.25002

Kruger SJ, Niles DJ, Dardzinski B, Harman A, Jarjour NN, Ruddy M, Nagle SK, Francois CJ, Sorkness RL, Burton RM, Munoz del Rio A, Fain SB (2014b) Hyperpolarized Helium-3 MRI of exercise-induced bronchoconstriction during challenge and therapy. J Magn Reson Imaging 39(5):1230–1237. doi:10.1002/jmri.24272

Kruger SJ, Niles DJ, Dardzinski BJ (2013) Exercise-induced bronchoconstriction: hyperpolarized helium-3 MRI during challenge and therapy. J Magn Reson Med 39(5):1230–1237. doi:10.1002/jmri.24272

Kuethe DO, Caprihan A, Fukushima E, Waggoner RA (1998) Imaging lungs using inert fluorinated gases. Magn Reson Med 39(1):85–88

Levitzky MG (2013) Pulmonary physiology, 8th edn. McGraw-Hill, New York

Lotvall J, Akdis CA, Bacharier LB, Bjermer L, Casale TB, Custovic A, Lemanske RF, Wardlaw AJ, Wenzel SE, Greenberger PA (2011) Asthma endotypes: a new approach to classification of disease entities within the asthma syndrome. J Allergy Clin Immunol 127(2):355–360. doi:10.1016/j.jaci.2010.11.037

Lynch DA, Al-Qaisi MA (2013) Quantitative computed tomography in chronic obstructive pulmonary disease. J Thorac Imaging 28(5):284–290. doi:10.1097/RTI.0b013e318298733c

Ma WJ, Sheikh K, Svenningsen S, Pike D, Guo FM, Etemad-Rezai R, Leipsic J, Coxson HO, McCormack DG, Parraga G (2015) Ultra-short echo-time pulmonary MRI: evaluation and reproducibility in COPD subjects with and without bronchiectasis. J Magn Reson Imaging 41(5):1465–1474. doi:10.1002/jmri.24680

Marshall H, Ajraoui S, Deppe MH, Parra-Robles J, Wild JM. NMR Biomed. (2012) K-space filter deconvolution and flip angle self-calibration in 2D radial hyperpolarised 3He lung MRI. Feb; 25(2):389–399. doi:10.1002/nbm.1766

Marozkina NV, Wang XQ, Stsiapura V, Fitzpatrick A, Carraro S, Hawkins GA, Bleecker E, Meyers D, Jarjour N, Fain SB, Wenzel S, Busse W, Castro M, Panettieri RA Jr, Moore W, Lewis SJ, Palmer LA, Altes T, de Lange EE, Erzurum S, Teague WG, Gaston B (2014) Phenotype of asthmatics with increased airway S-nitrosoglutathione reductase activity. Eur Respir J 45(1):87–97. doi:10.1183/09031936.00042414

Marozkina NV, Wang XQ, Stsiapura V, Fitzpatrick A, Carraro S, Hawkins GA, Bleecker E, Meyers D, Jarjour N, Fain SB, Wenzel S, Busse W, Castro M, Panettieri RA, Moore W, Lewis SJ, Palmer LA, Altes T, de Lange EE, Erzurum S, Teague WG, Gaston B (2015) Phenotype of asthmatics with increased airway S-nitrosoglutathione reductase activity. Eur Respir J 45(6):87–97. doi:10.1183/09031936.50042414

Mathew L, Evans A, Ouriadov A, Etemad-Rezai R, Fogel R, Santyr G, McCormack DG, Parraga G (2008) Hyperpolarized He-3 magnetic resonance imaging of chronic obstructive pulmonary disease: reproducibility at 3.0 tesla. Acad Radiol 15(10):1298–1311. doi:10.1016/j.acra.2008.04.019

Mayo JR (2008) Radiation dose issues in longitudinal studies involving computed tomography. Proc Am Thorac Soc 5(9):934–939. doi:10.1513/pats.200808-079QC

Mead J, Takishima T, Leith D (1970) Stress distribution in lungs: a model of pulmonary elasticity. J Appl Physiol 28(5):596–608

Mead J, Turner JM, Macklem PT, Little JB (1967) Significance of the relationship between lung recoil and maximum expiratory flow. J Appl Physiol 22(1):95–108

Mentore K, Froh DK, de Lange EE, Brookeman JR, Paget-Brown AO, Altes TA (2005) Hyperpolarized HHe 3 MRI of the lung in cystic fibrosis: assessment at baseline and after bronchodilator and airway clearance treatment. Acad Radiol 12(11):1423–1429. doi:10.1016/j.acra.2005.07.008

Miglioretti DL, Johnson E, Williams A, Greenlee RT, Weinmann S, Solberg LI, Feigelson HS, Roblin D, Flynn MJ, Vanneman N, Smith-Bindman R (2013) The use of computed tomography in pediatrics and the associated radiation exposure and estimated cancer risk. JAMA Pediatr 167(8):700–707. doi:10.1001/jamapediatrics.2013.311

Molinari F, Eichinger M, Risse F, Plathow C, Puderbach M, Ley S, Herth F, Bonomo L, Kauczor HU, Fink C (2007) Navigator-triggered oxygen-enhanced MRI with simultaneous cardiac and respiratory synchronization for the assessment of interstitial lung disease. J Magn Reson Imaging JMRI 26(6):1523–1529. doi:10.1002/jmri.21043

Molinari F, Puderbach M, Eichinger M, Ley S, Fink C, Bonomo L, Kauczor HU, Bock M (2008) Oxygen-enhanced magnetic resonance imaging: influence of different gas delivery methods on the T1-changes of the lungs. Investig Radiol 43(6):427–432. doi:10.1097/RLI.0b013e318169012d

Moore WC, Bleecker ER, Curran-Everett D, Erzurum SC, Ameredes BT, Bacharier L, Calhoun WJ, Castro M, Chung KF, Clark MP, Dweik RA, Fitzpatrick AM, Gaston B, Hew M, Hussain I, Jarjour NN, Israel E, Levy BD, Murphy JR, Peters SP, Teague WG, Meyers DA, Busse WW, Wenzel SE, National Heart LBIsSARP (2007) Characterization of the severe asthma phenotype by the National Heart, Lung, and Blood Institute's Severe Asthma Research Program. J Allergy Clin Immunol 119 (2):405-413. doi:10.1016/j.jaci.2006.11.639

Moore WC, Meyers DA, Wenzel SE, Teague WG, Li H, Li X, D'Agostino R Jr, Castro M, Curran-Everett D, Fitzpatrick AM (2010) Identification of asthma phenotypes using cluster analysis in the Severe Asthma Research Program. Am J Resp Crit Care 181(4):315–323

Mugler JP 3rd, Altes TA (2013) Hyperpolarized 129Xe MRI of the human lung. J Magn Reson Imaging JMRI 37(2):313–331. doi:10.1002/jmri.23844

Müller CJ, Schwaiblmair M, Scheidler J, Deimling M, Weber J, Löffler RB, Reiser MF (2002) Pulmonary diffusing capacity: assessment with oxygen-enhanced lung MR imaging – preliminary findings. Radiology 222:499–506. doi:10.1148/radiol.2222000869

Mummy DG, Sorkness RL, Denlinger LC, Jarjour NN, Fain SB (2015) Magnetic resonance image-guided bronchoscopic sampling in asthma indicates increased levels of granulocytes in areas of hyperpolarized 3He ventilation defect compared with control sites. Am J Respir Crit Care Med 191:A6143

Mummy DG, Zha W, Sorkness RL, Denlinger LC, Quirk JD, Gierada DS, Woods JC, Castro M, Jarjour NN, Fain SB (2016) Segmental ventilation defect percentage in hyperpolarized 3He MRI in asthma is associated with airway wall thickness measured on CT. Am J Respir Crit Care Med 193(2016):A1053

Naish JH, Parker GJM, Beatty PC, Jackson A, Young SS, Waterton JC, Taylor CJ (2005) Improved quantitative dynamic regional oxygen-enhanced pulmonary imaging using image registration. Magn Reson Med 54(2):464–469. doi:10.1002/mrm.20570

Narayanan M, Beardsmore CS, Owers-Bradley J, Dogaru CM, Mada M, Ball I, Garipov RR, Kuehni CE, Spycher BD, Silverman M (2013) Catch-up alveolarization in ex-preterm children. Evidence from 3He magnetic resonance. Am J Resp Crit Care 187(10):1104–1109

Narayanan M, Kuehni CE, Silverman M (2014) On the use of ^{3}He diffusion magnetic resonance as evidence of neo-alveolarization during childhood and adolescence/reply. Am J Resp Crit Care 189(4):501

Narayanan M, Owers-Bradley J, Beardsmore CS, Mada M, Ball I, Garipov R, Panesar KS, Kuehni CE, Spycher BD, Williams SE, Silverman M (2012) Alveolarization continues during childhood and adolescence: new evidence from helium-3 magnetic resonance. Am J Respir Crit Care Med 185(2):186–191. doi:10.1164/rccm.201107-1348OC

Newman SP, Pitcairn GR, Hirst PH, Rankin L (2003) Radionuclide imaging technologies and their use in evaluating asthma drug deposition in the lungs. Adv Drug Deliv Rev 55(7):851–867

Niles DJ, Kruger SJ, Dardzinski BJ, Harman A, Jarjour NN, Ruddy M, Nagle SK, Francois CJ, Fain SB (2013) Exercise-induced bronchoconstriction: reproducibility of hyperpolarized He-3 MR imaging. Radiology 266(2):618–625. doi:10.1148/radiol.12111973

O'Halloran RL, Holmes JH, Wu Y-C, Alexander A, Fain SB (2010) Helium-3 MR q-space imaging with radial acquisition and iterative highly constrained backprojection. Magn Reson Med 63(1):41–50. doi:10.1002/mrm.22158

Ohno Y, Hatabu H, Takenaka D, Van Cauteren M, Fujii M, Sugimura K (2002) Dynamic oxygen-enhanced MRI reflects diffusing capacity of the lung. Magn Reson Med 47(6):1139–1144

Ohno Y, Iwasawa T, Seo JB, Koyama H, Takahashi H, Oh YM, Nishimura Y, Sugimura K (2008a) Oxygen-enhanced magnetic resonance imaging versus computed tomography – multicenter study for clinical stage classification of smoking-related chronic obstructive pulmonary disease. Am J Resp Crit Care 177(10):1095–1102. doi:10.1164/rccm.200709-1322OC

Ohno Y, Koyama H, Nogami M, Takenaka D, Matsumoto S, Obara M, Sugimura K (2008b) Dynamic oxygen-enhanced MRI versus quantitative CT: pulmonary functional loss assessment and clinical stage classification of smoking-related COPD. Am J Roentgenol 190(2):W93–W99

Ouriadov AV, Fox MS, Couch MJ, Li T, Ball IK, Albert MS (2014) In vivo regional ventilation mapping using fluorinated gas MRI with an x-centric FGRE method. Magn Reson Med Off J Soc Magn Reson Med Soc

Magn Reson Med 74(2):550–557. doi:10.1002/mrm.25406

Parra-Robles J, Ajraoui S, Deppe M, Parnell S, Wild J (2010) Experimental investigation and numerical simulation of 3 He gas diffusion in simple geometries: implications for analytical models of 3 He MR lung morphometry. J Magn Reson 204(2):228–238

Parra-Robles J, Wild JM (2012) The influence of lung airways branching structure and diffusion time on measurements and models of short-range 3 He gas MR diffusion. J Magn Reson 225:102–113

Parra-Robles J, Wild JM (2014a) On the use of 3He diffusion magnetic resonance as evidence of neo-alveolarization during childhood and adolescence. Am J Resp Crit Care 189(4):501–502

Parra-Robles J, Wild JM (2014b) Response to Commentary on "The influence of lung airways branching structure and diffusion time on measurements and models of short-range 3 He gas MR diffusion". J Magn Reson 239:143–146

Parra-Robles J, Ajraoui S, Marshall H, Deppe M, Xu X, Wild J (2012) The influence of field strength on the apparent diffusion coefficient of 3He gas in human lungs. Magn Reson Med 67(2):322–325

Paulin GA, Svenningsen S, Jobse BN, Mohan S, Kirby M, Lewis JF, Parraga G (2015) Differences in hyperpolarized (3) He ventilation imaging after 4 years in adults with cystic fibrosis. J Magn Reson Imaging 41(6):1701–1707. doi:10.1002/jmri.24744

Pérez-Sánchez JM, de Alejo RP, Rodríguez I, Cortijo M, Peces-Barba G, Ruiz-Cabello J (2005) In vivo diffusion weighted 19F MRI using SF6. Magn Reson Med 54(2):460–463

Petersson J, Rohdin M, Sanchez-Crespo A, Nyren S, Jacobsson H, Larsson SA, Lindahl SG, Linnarsson D, Neradilek B, Polissar NL, Glenny RW, Mure M (2007) Posture primarily affects lung tissue distribution with minor effect on blood flow and ventilation. Respir Physiol Neurobiol 156(3):293–303. doi:10.1016/j.resp.2006.11.001

Petty TL (2003) Definition, epidemiology, course, and prognosis of COPD. Clin Cornerstone 5(1):1–10

Pike D, Kirby M, Guo F, McCormack DG, Parraga G (2015) Ventilation heterogeneity in ex-smokers without airflow limitation. Acad Radiol 22(8):1068–1078. doi:10.1016/j.acra.2015.04.006

Qing K, Mugler JP, Altes TA, Jiang Y, Mata JF, Miller GW, Ruset IC, Hersman FW, Ruppert K (2014a) Assessment of lung function in asthma and COPD using hyperpolarized 129Xe chemical shift saturation recovery spectroscopy and dissolved-phase MRI. NMR Biomed 27(12):1490–1501

Qing K, Ruppert K, Jiang Y, Mata JF, Miller GW, Shim YM, Wang C, Ruset IC, Hersman FW, Altes TA (2014b) Regional mapping of gas uptake by blood and tissue in the human lung using hyperpolarized xenon-129 MRI. J Magn Reson Imaging 39(2):346–359

Qing K, Altes TA, Tustison NJ, Feng X, Chen X, Mata JF, Miller GW, de Lange EE, Tobias WA, Cates GD, Brookeman JR, Mugler JP (2015) Rapid Acquisition of Helium-3 and Proton Three-Dimensional Image Sets of the Human Lung in a Single Breath-Hold Using Compressed Sensing. Magnetic Resonance in Medicine 74(4):1110–1115. doi:10.1002/mrm.25499

Quanjer PH, Stanojevic S, Cole TJ, Baur X, Hall GL, Culver BH, Enright PL, Hankinson JL, Ip MS, Zheng J (2012) Multi-ethnic reference values for spirometry for the 3–95-yr age range: the global lung function 2012 equations. Eur Respir J 40(6):1324–1343

Quirk JD, Sukstanskii AL, Woods JC, Lutey BA, Conradi MS, Gierada DS, Yusen RD, Castro M, Yablonskiy DA (2016) Experimental evidence of age-related adaptive changes in human acinar airways. J Appl Physiol 120(2):159–165. doi:10.1152/japplphysiol.00541.2015

Rabinovitch N, Mauger DT, Reisdorph N, Covar R, Malka J, Lemanske RF, Morgan WJ, Guilbert TW, Zeiger RS, Bacharier LB (2014) Predictors of asthma control and lung function responsiveness to step 3 therapy in children with uncontrolled asthma. J Allergy Clin Immunol 133(2):350–356

Renne J, Hinrichs J, Schönfeld C, Gutberlet M, Winkler C, Faulenbach C, Jakob P, Schaumann F, Krug N, Wacker F (2014) Noninvasive quantification of airway inflammation following segmental allergen challenge with functional MR imaging: a proof of concept study. Radiology 274(1):267–275

Renne J, Lauermann P, Hinrichs J, Schonfeld C, Sorrentino S, Gutberlet M, Jakob P, Wacker F, Vogel-Claussen J (2015) Clinical use of oxygen-enhanced T1 mapping MRI of the lung: reproducibility and impact of closed versus loose fit oxygen delivery system. J Magn Reson Imaging JMRI 41(1):60–66. doi:10.1002/jmri.24535

Roach DJ, Cremillieux Y, Fleck RJ, Brody AS, Serai SD, Szczesniak RD, Kerlakian S, Clancy JP, Woods JC (2016) Ultrashort echo-time magnetic resonance imaging is a sensitive method for the evaluation of early cystic fibrosis lung disease. Ann Am Thorac Soc. 13(11):1923–1931. doi:10.1513/AnnalsATS.201603-203OC

Ruiz-Cabello J, Barnett BP, Bottomley PA, Bulte JW (2011) Fluorine (19F) MRS and MRI in biomedicine. NMR Biomed 24(2):114–129

Ruset IC, Ketel S, Hersman FW (2006) Optical pumping system design for large production of hyperpolarized. Phys Rev Lett 96(5):053002

Sa RC, Asadi AK, Theilmann RJ, Hopkins SR, Prisk GK, Darquenne C (2014) Validating the distribution of specific ventilation in healthy humans measured using proton MR imaging. J Appl Physiol (1985) 116(8):1048–1056. doi:10.1152/japplphysiol.00982.2013

Sa RC, Cronin MV, Henderson AC, Holverda S, Theilmann RJ, Arai TJ, Dubowitz DJ, Hopkins SR, Buxton RB, Prisk GK (2010a) Vertical distribution of specific ventilation in normal supine humans measured by oxygen-enhanced proton MRI. J Appl Physiol 109(6):1950–1959. doi:10.1152/japplphysiol.00220.2010

Sa RC, Cronin MV, Henderson AC, Holverda S, Theilmann RJ, Arai TJ, Dubowitz DJ, Hopkins SR, Buxton RB, Prisk GK (2010b) Vertical distribution of specific ventilation in normal supine humans measured by oxygen-enhanced proton MRI. J Appl Physiol (1985) 109(6):1950–1959. doi:10.1152/japplphysiol.00220.2010

Salerno M, Altes TA, Brookeman JR, de Lange EE, Mugler JP 3rd (2001) Dynamic spiral MRI of pulmonary gas flow using hyperpolarized (3)He: preliminary studies in healthy and diseased lungs. Magn Reson Med 46(4):667–677

Salerno M, de Lange EE, Altes TA, Truwit JD, Brookeman JR, Mugler JP 3rd (2002) Emphysema: hyperpolarized helium 3 diffusion MR imaging of the lungs compared with spirometric indexes – initial experience. Radiology 222(1):252–260. doi:10.1148/radiol.2221001834

Samee S, Altes T, Powers P, de Lange EE, Knight-Scott J, Rakes G, Mugler JP, Ciambotti JM, Alford BA, Brookeman JR, Platts-Mills TAE (2003) Imaging the lungs in asthmatic patients by using hyperpolarized helium-3 magnetic resonance: assessment of response to methacholine and exercise challenge. J Allergy Clin Immunol 111(6):1205–1211. doi:10.1067/mai.2003.1544

Sani SZ, Tzeng YS Cho MH, Y Sun, Israel E, Albert MS, Lutchen KR (2008) Linking mechanical and ventilation heterogeneity in asthma via deep inspirations. In: Proceedings of the international conference of the ATS, Toronto, p A563

Schreiber WG, Eberle B, Laukemper-Ostendorf S, Markstaller K, Weiler N, Scholz A, Burger K, Heussel CP, Thelen M, Kauczor HU (2001) Dynamic (19) F-MRI of pulmonary ventilation using sulfur hexafluoride (SF(6)) gas. Magn Reson Med Off J Soc Magn Reson Med Soc Magn Reson Med 45(4):605–613

Shifren A, Witt C, Christie C, Castro M. (2012) Mechanisms of remodeling in asthmatic airways. J Allergy (Cairo) 2012:316049

Sorkness RL, Bleecker ER, Busse WW, Calhoun WJ, Castro M, Chung KF, Curran-Everett D, Erzurum SC, Gaston BM, Israel E, Jarjour NN, Moore WC, Peters SP, Teague WG, Wenzel SE, Severe NHLBI (2008) Lung function in adults with stable but severe asthma: air trapping and incomplete reversal of obstruction with bronchodilation. J Appl Physiol 104(2):394–403. doi:10.1152/japplphysiol.00329.2007

Stock KW, Chen Q, Hatabu H, Edelman RR (1999) Magnetic resonance T 2* measurements of the normal human lung in vivo with ultra-short echo times. Magn Reson Imaging 17(7):997–1000

Sukstanskii AL, Yablonskiy DA (2012) Lung morphometry with hyperpolarized 129Xe: theoretical background. Magn Reson Med 67(3):856–866. doi:10.1002/mrm.23056

Svenningsen S, Guo F, Kirby M, Choy S, Wheatley A, McCormack DG, Parraga G (2014a) Pulmonary functional magnetic resonance imaging: asthma temporal–spatial maps. Acad Radiol 21(11):1402–1410. doi:10.1016/j.acra.2014.08.002

Svenningsen S, Kirby M, Starr D, Coxson HO, Paterson NAM, McCormack DG, Parraga G (2014b) What are ventilation defects in asthma? Thorax 69(1):63–71. doi:10.1136/thoraxjnl-2013-203711

Svenningsen S, Kirby M, Starr D, Leary D, Wheatley A, Maksym GN, McCormack DG, Parraga G (2013) Hyperpolarized 3He and 129Xe MRI: differences in asthma before bronchodilation. J Magn Reson Imaging 38(6):1521–1530

Tahir BA, Van Holsbeke C, Ireland RH, Swift AJ, Horn FC, Marshall H, Kenworthy JC, Parra-Robles J, Hartley R, Kay R (2015) Comparison of CT-based lobar ventilation with 3He MR imaging ventilation measurements. Radiology 278(2):585–592

Teague WG, Tustison NJ, Altes TA (2014) Ventilation heterogeneity in asthma. J Asthma 51(7):677–684. doi:10.3109/02770903.2014.914535

Thomas AO, Jackson DJ, Evans MD, Rajamanickam V, Gangnon RE, Fain SB, Sorkness RL, Okupa AY, Thomas A, Gern JE (2015) Sex-related differences in pulmonary physiologic outcome measures in a high-risk birth cohort. J Allergy Clin Immunol 136(2):282–287

Thomen RP, Sheshadri A, Quirk JD, Kozlowski J, Ellison HD, Szczesniak RD, Castro M, Woods JC (2015) Regional ventilation changes in severe asthma after bronchial thermoplasty with (3)He MR imaging and CT. Radiology 274(1):250–259. doi:10.1148/radiol.14140080

To T, Stanojevic S, Moores G, Gershon AS, Bateman ED, Cruz AA, Boulet L-P (2012) Global asthma prevalence in adults: findings from the cross-sectional world health survey. BMC Public Health 12(1):1

Triphan SM, Breuer FA, Gensler D, Kauczor HU, Jakob PM (2015) Oxygen enhanced lung MRI by simultaneous measurement of T1 and T2* during free breathing using ultrashort TE. J Magn Reson Imaging 41(6):1708–1714

Tustison NJ, Avants BB, Cook PA, Zheng Y, Egan A, Yushkevich PA, Gee JC (2010) N4ITK: improved N3 bias correction. IEEE Trans Med Imaging 29(6):1310–1320. doi:10.1109/TMI.2010.2046908

Tustison NJ, Avants BB, Flors L, Altes TA, de Lange EE, Mugler JP 3rd, Gee JC (2011) Ventilation-based segmentation of the lungs using hyperpolarized (3)He MRI. J Magn Reson Imaging 34(4):831–841. doi:10.1002/jmri.22738

Tzeng YS, Lutchen K, Albert M (2009) The difference in ventilation heterogeneity between asthmatic and healthy subjects quantified using hyperpolarized 3He MRI. J Appl Physiol (1985) 106(3):813–822. doi:10.1152/japplphysiol.01133.2007

Vaninbroukx J, Bosmans H, Sunaert S, Demedts M, Delcroix M, Marchal G, Verschakelen J (2003) The use of ECG and respiratory triggering to improve the sensitivity of oxygen-enhanced proton MRI of lung ventilation. Eur Radiol 13(6):1260–1265. doi:10.1007/s00330-002-1694-6

Vidal Melo MF, Layfield D, Harris RS, O'Neill K, Musch G, Richter T, Winkler T, Fischman AJ, Venegas JG (2003) Quantification of regional ventilation-perfusion ratios with PET. J Nucl Med 44(12):1982–1991

Virgincar RS, Cleveland ZI, Kaushik SS, Freeman MS, Nouls J, Cofer GP, Martinez-Jimenez S, He M, Kraft M, Wolber J, McAdams HP, Driehuys B (2013) Quantitative analysis of hyperpolarized 129Xe ventilation imaging in healthy volunteers and subjects with chronic obstructive pulmonary disease. NMR Biomed 26(4):424–435. doi:10.1002/nbm.2880

Wagner PD (1979) Information content of the multibreath nitrogen washout. J Appl Physiol 46(3):579–587

Walker TG, Happer W (1997) Spin-exchange optical pumping of noble-gas nuclei. Rev Mod Phys

69(2):629–642. doi:10.1103/RevModPhys.69.629

Wang C, Altes TA, Mugler JP 3rd, Miller GW, Ruppert K, Mata JF, Cates GD Jr, Borish L, de Lange EE (2008) Assessment of the lung microstructure in patients with asthma using hyperpolarized 3He diffusion MRI at two time scales: comparison with healthy subjects and patients with COPD. J Magn Reson Imaging 28(1):80–88. doi:10.1002/jmri.21408

Wild JM, Teh K, Woodhouse N, Paley MN, Fichele S, de Zanche N, Kasuboski L (2006) Steady-state free precession with hyperpolarized 3He: experiments and theory. Journal of Magnetic Resonance 183(1):13–24.

Wild JM, Woodhouse N, Paley MN, Fichele S, Said Z, Kasuboski L, van Beek EJ (2004) Comparison between 2D and 3D gradient-echo sequences for MRI of human lung ventilation with hyperpolarized 3He. Magnetic resonance in medicine 52(3):673–678.

Wechsler ME, Laviolette M, Rubin AS, Fiterman J, Lapa e Silva JR, Shah PL, Fiss E, Olivenstein R, Thomson NC, Niven RM, Pavord ID, Simoff M, Hales JB, McEvoy C, Slebos DJ, Holmes M, Phillips MJ, Erzurum SC, Hanania NA, Sumino K, Kraft M, Cox G, Sterman DH, Hogarth K, Kline JN, Mansur AH, Louie BE, Leeds WM, Barbers RG, Austin JH, Shargill NS, Quiring J, Armstrong B, Castro M, Asthma Intervention Research 2 Trial Study G (2013) Bronchial thermoplasty: long-term safety and effectiveness in patients with severe persistent asthma. J Allergy Clin Immunol 132(6):1295–1302. doi:10.1016/j.jaci.2013.08.009

Weick S, Breuer FA, Ehses P, Völker M, Hintze C, Biederer J, Jakob PM (2013) DC-gated high resolution three-dimensional lung imaging during free-breathing. J Magn Reson Imaging 37(3):727–732

Wenzel SE (2006) Asthma: defining of the persistent adult phenotypes. Lancet 368(9537):804–813. doi:10.1016/S0140-6736(06)69290-8

Wild JM, Marshall H, Xu X, Norquay G, Parnell SR, Clemence M, Griffiths PD, Parra-Robles J (2013) Simultaneous imaging of lung structure and function with triple-nuclear hybrid MR imaging. Radiology 267(1):251–255. doi:10.1148/radiol.12121153

Wild JM, Paley MN, Kasuboski L, Swift A, Fichele S, Woodhouse N, Griffiths PD, van Beek EJ (2003) Dynamic radial projection MRI of inhaled hyperpolarized 3He gas. Magn Reson Med 49(6):991–997. doi:10.1002/mrm.10477

Winn R, Chan E, McKinley S, Geraci M (2003) Laboratory evaluation: pulmonary function testing. In: Current diagnosis and treatment in pulmonary medicine. McGraw-Hill, San Francisco, pp 39–56

Woodhouse N, Wild JM, Paley MN, Fichele S, Said Z, Swift AJ, van Beek EJ (2005) Combined helium-3/proton magnetic resonance imaging measurement of ventilated lung volumes in smokers compared to never-smokers. J Magn Reson Imaging 21(4):365–369. doi:10.1002/jmri.20290

Woods JC (2013) Mine the moon for 3He MRI? Not yet. J Appl Physiol 114(6):705–706. doi:10.1152/japplphysiol.00035.2013

Woods JC, Choong CK, Yablonskiy DA, Bentley J, Wong J, Pierce JA, Cooper JD, Macklem PT, Conradi MS, Hogg JC (2006) Hyperpolarized 3He diffusion MRI and histology in pulmonary emphysema. Magn Reson Med 56(6):1293–1300

Yablonskiy DA, Sukstanskii AL, Conradi MS (2014a) Commentary on "The influence of lung airways branching structure and diffusion time on measurements and models of short-range 3 He gas MR diffusion". J Magn Reson 239:139–142

Yablonskiy DA, Sukstanskii AL, Leawoods JC, Gierada DS, Bretthorst GL, Lefrak SS, Cooper JD, Conradi MS (2002) Quantitative in vivo assessment of lung microstructure at the alveolar level with hyperpolarized 3He diffusion MRI. Proc Natl Acad Sci U S A 99(5):3111–3116. doi:10.1073/pnas.052594699

Yablonskiy DA, Sukstanskii AL, Quirk JD, Woods JC, Conradi MS (2014b) Probing lung microstructure with hyperpolarized noble gas diffusion MRI: theoretical models and experimental results. Magn Reson Med 71(2):486–505

Zha W, Niles DJ, Kruger SJ, Dardzinski BJ, Cadman RV, Mummy DG, Nagle SK, Fain SB (2016) Semiautomated ventilation defect quantification in exercise-induced bronchoconstriction using hyperpolarized helium-3 magnetic resonance imaging: a repeatability study. Acad Radiol. doi:10.1016/j.acra.2016.04.005

Zhang W-J, Niven RM, Young SS, Liu Y-Z, Parker GJ, Naish JH (2015) Dynamic oxygen-enhanced magnetic resonance imaging of the lung in asthma – initial experience. Eur J Radiol 84(2):318–326

第 12 章

慢性阻塞性肺疾病的MRI

Julia Ley-Zaporozhan, Edwin JR van Beek

目录

J. Ley-Zaporozhan, M.D. (✉)
Institute for Clinical Radiology,
Ludwig-Maximilians University of Munich,
Lindwurmstrasse 4, 80337 Munich, Germany
e-mail: julia.leyzaporozhan@gmail.com

E.J. van Beek, M.D., Ph.D.
Edinburgh Imaging, Queen's Medical Research
Institute, University of Edinburgh,
47 Little France Crescent, Edinburgh EH16 4TJ, UK
e-mail: edwin-vanbeek@ed.ac.uk

要点

MRI在肺部的结构和功能成像上发挥越来越重要的作用，包括气道成像、通气评估、肺灌注和右心功能评估。MRI极具多样化的成像原理，可产生多种内源性和外源性的图像对比，并能保持图像的高分辨率和数据的高速采集。

MRI技术在将来可对COPD的生理和病理生理方面进行评估，从而提高对这个复杂性异质性疾病的深入理解及诊治水平。

1 引言

慢性阻塞性肺疾病(COPD)是成年人第四大最常见的死亡原因 (Rabe 等,2007)。COPD 的特征是不完全可逆的 (常为进行性加重)气流受限，与肺部对有害颗粒或气体的异常炎症反应有关。它由不同程度的气道阻塞(阻塞性细支气管炎症)和肺实质破坏(肺气肿)共同引起(Rabe 等,2007)。慢性支气管炎，或持续咳嗽、咳痰超过 3 个月，连续 2 年以上，仍然是临床和流行病学上有用的诊断分类术语。肺气肿是一个病理学术语，美国胸科学会定义其为终末细支气管远端气腔的异常永久性扩大，并伴有壁的破坏。简单来说，阻塞性气流受限产生空气潴留，进而气腔过度充气，同时合并炎性肺损伤，最终导致肺实质破坏。可用于 COPD 肺功能严重程度评估的测试有第 1 秒用力呼气容积(FEV_1)、FEV_1/FVC(用力肺活量)和一氧化碳弥散量(DLco)。然而，肺功能检查(PFT)只能提供一个整体的测量结果，而没有局部的信息，不能确定结构异常或判断气体流出受阻的原因。尽管肺功能检查在临床实践和患者的整体管理中非常有用，但它对病变的早期阶段和轻微变化不敏感。此外，PFT 还需要患者的良好配合，所以在儿童难以顺利完成。慢性过度充气会影响膈肌的几何形态，扰乱正常的呼吸力学而导致呼吸功能障碍。COPD 还会影响肺动脉，包括血管内膜增厚、平滑肌肥大和炎症反应，最终导致血管重塑(Szilasi 等，2006)。血管改变和过度充气可导致毛细血管前性的肺动脉高压和肺血流紊乱(Rosenkranz，2007)。

同肺功能检查相比，影像学方法可在区域水平上区分阻塞性肺疾病与正常肺，并有可能在症状出现之前发现早期病变。CT 是该病的主要诊断手段，着重于肺实质和气道的结构成像。MRI 没有电离辐射，可提供肺部的局部信息，但仍面临多方面的挑战：肺组织及所含氢质子数量少导致肺部信号低、大量空气-组织界面导致明显的磁敏感伪影、呼吸和心脏的运动导致运动伪影。在一些肺部疾病中，如肿瘤的质子数量或血容量增加，同时运动伪影减少，这为 MRI 提供较好的先决条件。然而，在阻塞性肺疾病中，由于肺组织减少，缺氧性血管收缩导致血容量减少，以及过度充气的程度均会导致磁共振信号减低，从而不利于病变的成像。MRI 对气道的显示也仅限于中央支气管。幸运的是，MRI 超越了有限的结构显像，在提供全面的“功能”信息方面，如灌注、血流动力学、通气和呼吸力学上展现出卓越的潜能。

2 肺实质

COPD 的常用 MRI 序列要求在单次屏气中完成。T2 加权单次激发部分傅里叶采集(HASTE)序列在冠状位和(或)轴位上可显示肺浸润、支气管壁炎性增厚和黏液潴留(图 12.1 和图 12.2)。T1 加权三维梯度回波序列，如容积插入式屏气检查(VIBE)，适用于纵隔和常见淋巴结病变的评估。静脉注射对比剂可更加清晰地显示血管、肺门结构和实性病变，从而明显提高 T1 加权序列的诊断效能。CT 无法将炎症性阻塞性气道疾病中壁内炎症与平滑肌肥大、水肿、黏液聚集区分开来，而 MRI 可通过 T1 和 T2 加权成像，以及增强扫描来实现 (Ley-Zaporozhan 等，2008)。将不同的 MRI 序列与 CT 进行比较，在肺叶水平上检测肺气肿的严重程度及肺气肿的主要类型，只有一半的病例 MRI 与 CT 相符：T2W-HASTE、T1W-VIBE 和 T1W-ceVIBE 对肺气肿严重程度的敏感性分别为 44%、48%和 41%，对肺气肿主要类型的敏感性分别为 68%、55%和 60%(Ley-Zaporozhan 等，2010)。虽然所有序列都显示出相似的诊断性能，但建议联合使用 T2W-HASTE 和 T1W-ceVIBE。该方法重复性很好，19 例患者前后 2 天分次成像的 k 指数为 0.86，95% CI=0.81~0.91(Jobst 等，2015a)。

肺部过度充气及低氧性血管收缩的程度与信号缺失直接相关(Bankier 等，2004)。虽然能通过信号缺失来诊断气肿性肺破坏，但通过观察胸廓大小或体积的改变更容易发现过度充气。一项早期的研究发现，通过呼吸双相多反转恢复序列并 HASTE 采集测

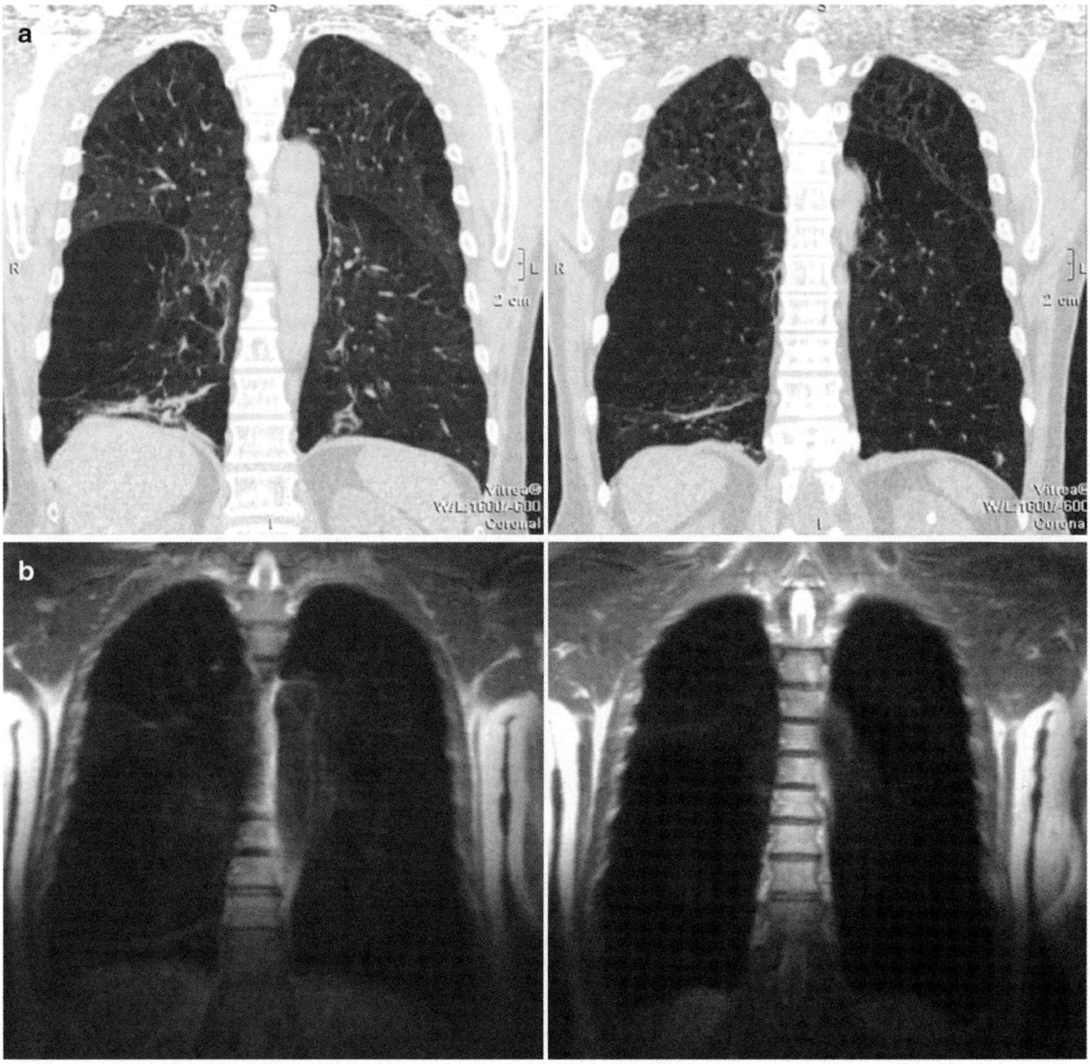

图 12.1 冠状位 CT 重建(a)和相应的冠状位 T2 加权(HASTE)图像(b):CT 显示严重的肺气肿,以右下肺为著,对应部位 MR 信号缺失,反映了肺实质破坏和肺血管结构稀疏。

量的肺实质信号强度变化与 FEV_1 相关(r=0.508),可作为气流受阻的预测因素,值得进一步研究(Iwasawa 等,2007)。

最近有研究对一些患者在不同肺容量时进行 T1W-VIBE(Pennati 等,2014)。将肺实质从周围软组织中半自动分割出来后,采用可变性图像配准算法跟踪不同充气容积时的信号变化,得到 ^{1}H 信号变化图,并用于评价区域肺功能。

在过去的几年,超短 TE 序列在测量肺密度上获得了令人振奋的结果。这些序列极大地提高了肺部信号,即使肺实质很少的区域也可显示和量化(Hoffman 等,2016)。15 例 COPD 患者冠状位中央层面的超短 TE 序列平均信号强度与 CT 上基于密度的肺气肿量有良好的相关性(r=−0.71)(Ma 等,2015)。另一项对 10 例患者的研究采用三维的方法,将<10%胸廓软组织平均信号的区域定义为肺气肿,从而从正常肺组织中分割出来。研究发现,MRI 和 CT 测量的肺气肿量呈

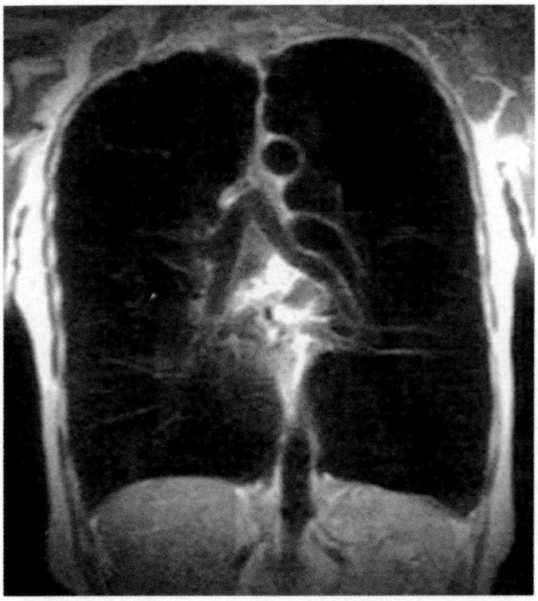

图 12.2　冠状位 T2 加权(HASTE)图像显示肺气肿中典型的膈肌低平。

高度相关(r^2=0.79)(Roach 等,2016)。在一项更大的研究中,对 40 例无 COPD 的吸烟者进行了分析,发现 UTE 与 COPD 不同临床分期有相关性(Ohho 等,2011)。对 60 例不伴或伴不同 COPD 分期的吸烟者进行研究发现,短期 UTE MRI 的测量结果与 CT (r=0.65)和 $FEV_1/FVC\%$ 呈中度相关(r=0.62),与 $FEV_{1\%}$ (r=0.75)和 $DL_{CO}\%$ (r=0.79)有较好的相关(Ohho 等,2014)。

更多近期的研究认为,快速小角度激发(FLASH) 的 T1 mapping 可作为 COPD 的生物标志物。与 12 岁相同年龄的健康志愿者相比,24 例 COPD 患者的 T1 时间明显缩短(Alamidi 等,2016)。在一组 20 例 COPD 患者的研究中,使用基于区域的方法发现,T1 值异常与 MR 灌注异常有明显相关性(r=0.81)(图 12.3)(Jobst,2015b)。

3　气道

多项病理研究表明,COPD 患者气道阻塞的主要部位是内径小于 2mm 的气道(Hogg 等,2004)。2mm 气道位于气管支气管树的第 4~14 级之间。气流受限与炎性渗出或气管壁重塑增厚所致管腔阻塞的严重程度密切相关。严重的周围气道阻塞也可影响从亚段支气管到气管的近端气道。

为了评估气管的不稳定性,建议在持续呼吸或用力呼气时采集 MR 电影图像(Heussel 等,2004)。在生理条件下,MRI 只能评估中央支气管的气道径线和管壁厚度。观察支气管扩张需要高空间分辨率的图像。在显示支气管扩张上,体素大小约 $0.9 \times 0.88 \times 2.5mm^3$ 的 3D VIBE 序列与 CT 比较,敏感性为 79%,特异性为 98%(Biederer 等,2003)。

4　呼吸力学

呼吸是胸壁和膈肌复杂的相互作用结果,可使用 2D 和 3D 的动态 MR 技术来观察(Cluzel 等,2000;Plathow 等,2004,2005)。需要使用基于时间分辨率高达 100ms/帧的 FLASH 或 trueFISP 序列来采集数据。

肺部过度充气会严重影响膈肌的几何形状而降低其力学特性,而对颈部和肋间肌的影响较小(Decramer,1997)。一般临床检查不会深入探究 COPD 的肺部结构改变如何导致呼吸功能障碍,但肺减容手术(LVRS)等治疗可通过促进呼吸功能和增加弹性回缩来改善肺功能(Henderson 等,2007)。

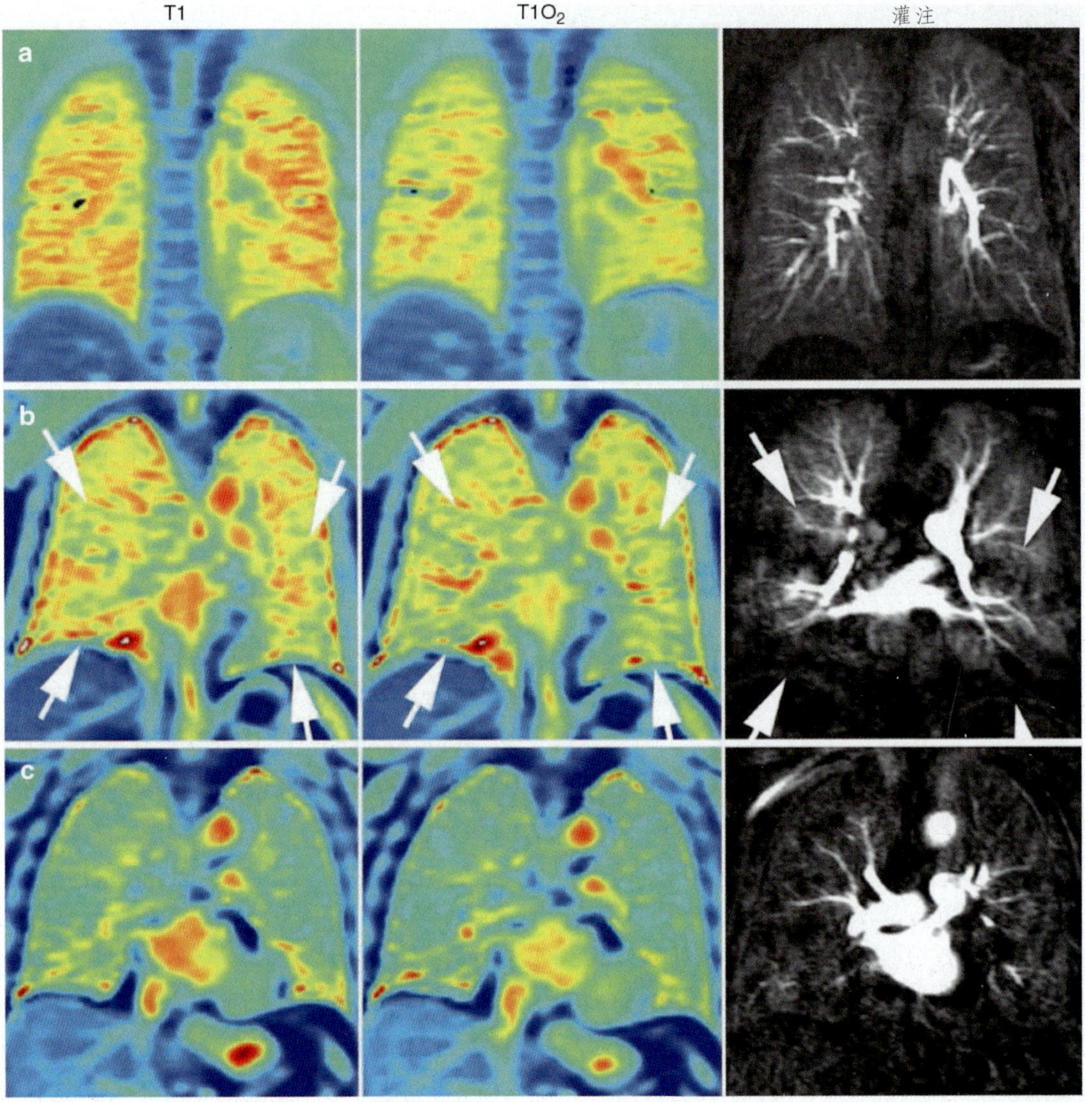

图 12.3 T1 与灌注特征的比较。(a)29 岁健康志愿者，正常室内空气下的正常 T1 mapping(左)、100% O_2 条件下的 T1 mapping(中)，以及动态增强肺灌注图(右)(区域评分均为 0 分)。(b)59 岁 GOLD 2 级患者，正常室内空气下的 T1 mapping 显示轻微异常(1 分)，100% O_2 下 ΔT1 表现为正常(0 分)，以及中下肺野(白箭之间的区域)显示轻微灌注异常(1 分)，反映通气正常但灌注缺损的区域。(c)75 岁 GOLD 2 级患者，正常室内空气下的 T1 mapping 显示严重的异常，100% O_2 下 ΔT1 表现为异常，以及灌注异常(评分均各为 2 分)，病变累及全肺。[Reprinted with permission from Jobst et al. (2015a, b)]

不同于正常受试者规则的、同步的膈肌和胸壁运动，肺气肿患者的动态 MRI 常常表现出减弱的、不规则的或者不同步的运动，以及膈肌最大运动幅度和并列长度明显减低(Suga 等，1999)。MRI 可发现一些患者腹侧膈肌向下运动而背侧膈肌向上运动，形状就如同跷跷板那样(Iwasawa 等，2000)。膈肌的反常运动与过度充气有关，但严重的过度充气会同时限制膈肌的正常和反常运动(Iwasawa 等，2002)。另一项研究发现肺气肿的分布可能对膈肌运动有影响。CT 显示的下肺野肺气肿与 MR 显示的膈肌扁平和胸壁反常运动显著相关，而上肺野的肺气肿则与这些参数无相关性(Iwasawa 等，2011)。LVRS 术后，MRI 显示患者的膈肌和胸壁的形态和活动性均有改善(Suga 等，1999)。超快速动态质子 MRI 可显示出用力肺活量过程中肺容积的快速变化(图 12.4)，不但与肺功能检查密切相关，更能显示肺功能检查无法提供的肺容积变化的区域信息(Swift 等，2007；Eichinger 等，2007)。

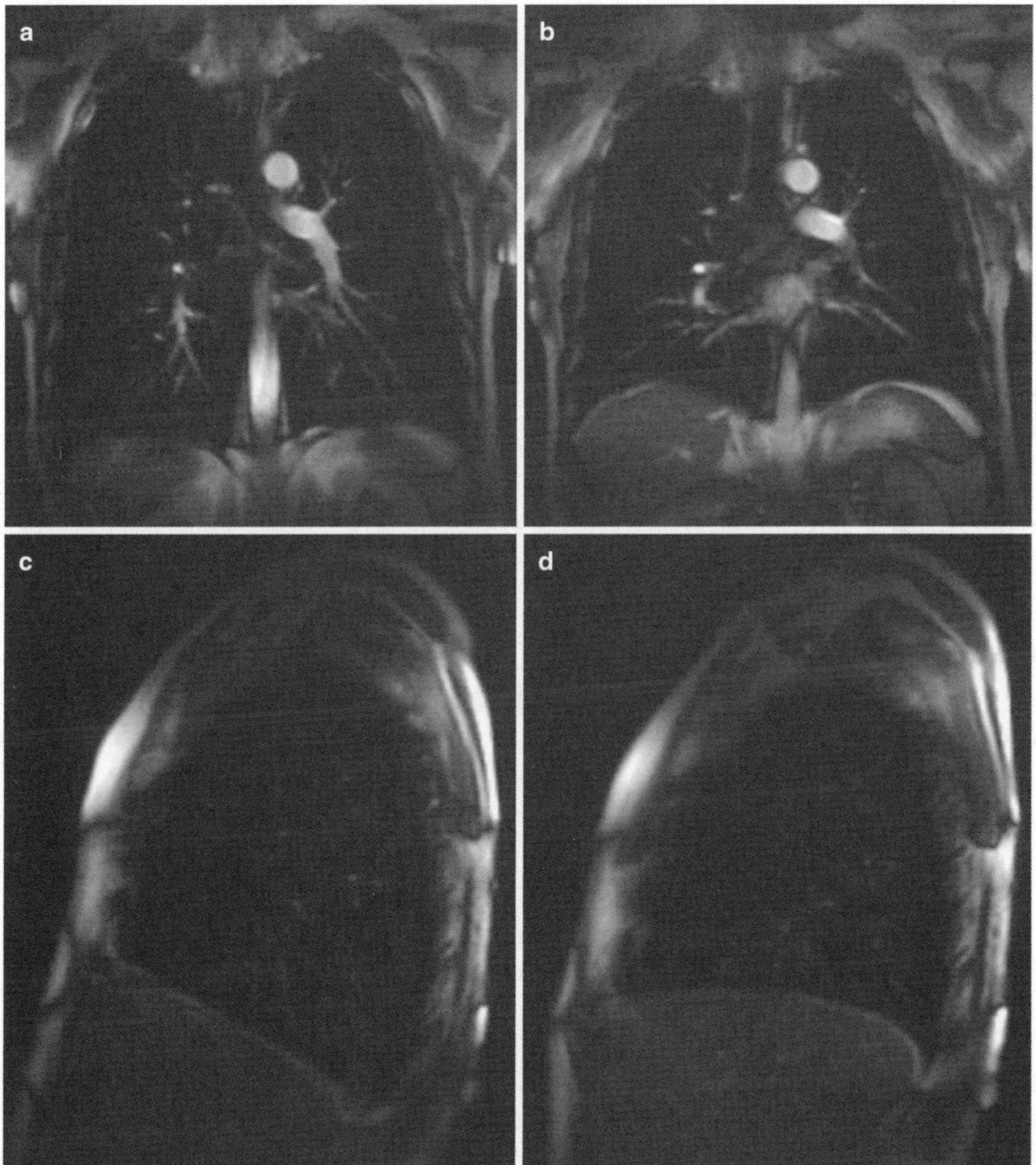

图 12.4 COPD 患者用力呼气时的动态序列中采集的最大吸气相(a，c)和最大呼气相(b，d)冠状位和矢状位 MRI 显示了膈肌和胸壁的运动。

5 通气

有效的气体交换依赖于灌注和通气相匹配，区域通气评估对肺气肿的诊断和评价具有重要意义。应用 ^{81m}氪（Kr–81m）、^{133}氙（Xe–133），放射性标记气溶胶（Technegas）和 ^{99m}锝（Tc–99m）标记的二乙三胺乙酸（DTPA）的核素显像是区域肺通气显像最成熟的方法。核医学在肺部疾病中的作用毋庸置疑，但却因空间、时间分辨率低及必须吸入放射性示踪剂而受到限制。三维 SPECT 成像大约需要 20 分钟的成像时间，导致该项技术的诊断效能受限。

虽然肺功能检查和核医学成像是最常用和可靠的肺功能评价方法，但其他技术如对比剂增强质子和超极化惰性气体 MRI，都是肺功能成像领域里强有力的竞争者。它们在无须电离辐射示踪剂的情况下，能为疾病的发生和发展提供快速地、高分辨率的区域量化信息。

正常呼吸过程中肺组织的扩张和收缩使自身的 MRI 信号发生改变，可用来生成通气和灌注图。可通过对肺实质收缩扩张和肺血流产生的 ^{1}H 信号强度进行傅里叶分解来评价肺通气和灌注（Bauman 等，2013）。这种方法的主要优势为不需要吸入气体或注射对比剂，但至今尚无大型 COPD 临床研究采用这种新的肺部 ^{1}H MRI 方法（Coxson 等，2014）。

5.1 氧增强成像

氧增强 MRI 不需要特殊的扫描硬件，易于使用，与惰性气体成像相比总的材料成本较低。这项技术的主要成像原理是利用吸入氧气（O_2）的顺磁性来获取有关肺血流容量和肺实质完整性的信息。多名研究者报道氧增强 MRI 可显示肺局部通气（Edelman 等，1996；Loffler 等，2000；Ohno 等，2001）。仅有少数研究在临床上成功应用氧增强 MRI 评估肺部疾病。其中一个原因可能是重度 COPD 患者使用高浓度氧（15L/min）是存在风险的，因此，在检查过程中需要监测生命指标。

一些基本测量结果表明，肺气肿患者肺实质的 T1 明显短于志愿者（Stadler 等，2008）。一项初步的研究发现，与健康志愿者相比，肺气肿患者吸氧后肺实质的 T1 信号强度会不均匀地稍微增高（Muller 等，2002）。Ohno 等研究结果表明，氧增强 MR 所观察到的局部通气变化反映了局部肺功能。最大平均相对增强率与一氧化碳的扩散容量相关（r^2=0.83），相对增强的平均斜率与 FEV_1 显著相关（r^2=0.74），最大平均相对增强与高分辨率 CT 肺气肿评分密切相关（r^2=0.38）（Ohno 等，2003）。其原因可能是吸入纯氧后肺动脉扩张、肺血流量增加，进而引起 T1 信号强度的增加（Ley 等，2007）。

这项技术可通过氧气洗入和洗出期间的时间分辨采集来进一步完善。一项纳入 10 名非吸烟者、61 名没有或伴有轻到重度 COPD 吸烟者的队列研究结果显示，平均洗入时间与 FEV_1/FVC% 和 $FEV_{1\%}$ 有良好的相关性（r=–0.74），与 DL_{CO}% 呈中度相关（r=–0.57）（Ohno 等，2008a）。非吸烟者（最小）与有风险或轻度 COPD 患者的平均洗入时间有显著性差异，而中和重度 COPD 与其他亚组相比也有显著性差异。一项较大样本量的研究也发现了类似的结果，160 名没有和伴有轻到重度 COPD 吸烟者的平均相对增强率与 FEV_1/FVC%（r=0.68）、$FEV_{1\%}$（r=0.65）有良好相关性，与 DL_{CO}% 呈中度相关（r=0.61），均略高于 CT 定量与肺功能检查的相关系数（Ohno 等，2008b）。这些结果也在另一项 187

名吸烟者的研究中被证实(Ohno 等,2012)。各临床亚组间的肺功能参数和平均相对增强率均有显著差异,提示氧增强 MRI 能有效评估吸烟相关 COPD 患者的肺功能损害及临床分期、分类。

最近一项研究测试了氧增强 MRI 监测单剂量支气管扩张剂治疗和 8 周吸入皮质类固醇联合支气管扩张剂治疗反应的可行性,并证明了 FEV_1 和 MRI 通气参数均得到改善(Morgan 等,2014)。

5.2　超极化惰性气体成像

近 10 年来使用超极化惰性气体如 ^3He 和 ^{129}Xe 的 MRI 得以开发、应用,从而改善肺部结构、通气、动力学和氧摄取的成像(Ley-Zaporozhan 和 van Beek,2010)。^3He 是这些研究中应用最广泛的气体,因为它的固有旋磁比较低,而且局限于气道和气腔中而不溶于周围的组织和血流,因此能较 ^{129}Xe 提供更高的信噪比(van Beek 等,2004)。该技术唯一的局限性是气道阻塞和肺气肿引起的通气缺损区域,因为没有示踪气体进入,所以无法评估这些区域的信息。总的来说,惰性气体成本高,需要激光诱导的超极化硬件和非氢质子成像的软硬件,这些主要缺点限制了这项技术在临床中的广泛应用。目前由于 ^3He 的供应问题,而新型极化系统提供了更高的极化水平和信号,使得 ^{129}Xe 不断得以发展,因而超极化惰性气体成像领域正在发生变化(Ley-Zaporozhan 和 van Beek,2010)。

5.2.1　静态通气

气流阻塞导致远端肺组织 ^3He 含量降低,从而可敏感地检测出通气异常(图 12.5 和图 12.6)(Kauczor 等,1996)。即使在肺功能正常的健康吸烟者也可发现微小的缺损区,证明此技术有很高的敏感性(Guenther 等,2000)。重度肺气肿行单侧肺移植的患者的通气缺损区与 HRCT 上的肺实质破坏情况之间有良好相关性(Gast 等,2002)。迄今为止,最大的多中心试验由 3 个欧洲中心完成,该研究纳入了 COPD 患者、α_1-抗胰蛋白酶缺乏患者和健康的年龄匹配的非吸烟者,共 94 例(van Beek 等,2009)。将视觉评估的 ^3He-MRI 缺损区与 HRCT 上病变肺的百分比进行比较。以 PFT 为参考,^3He-MRI 区域分析和 HRCT 能正确识别正常志愿者的比率分别为 100%和 97%,正确识别 COPD 患者的比率分别为 42%和 69%,正确识别 α_1-抗胰蛋白酶缺乏患者的比率分别为 69%和

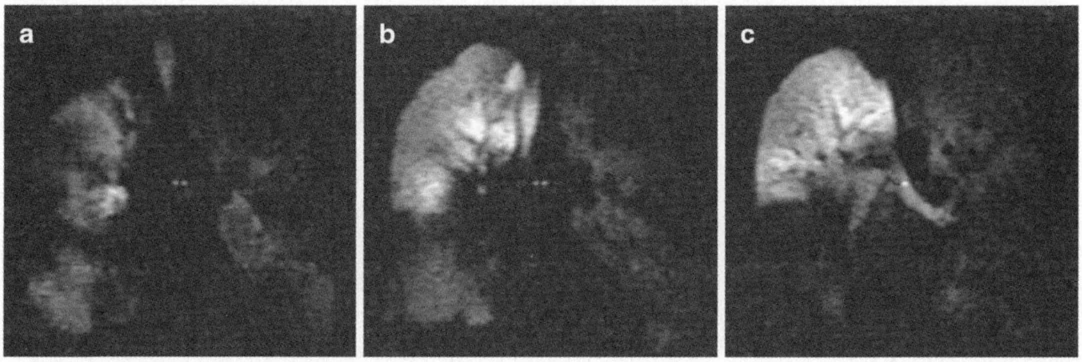

图 12.5　1 例 α_1-抗胰蛋白酶缺乏患者的超级化 ^3He MR 通气图像:除右上叶通气良好外,其余肺部区域均可见大片状楔形通气缺损。

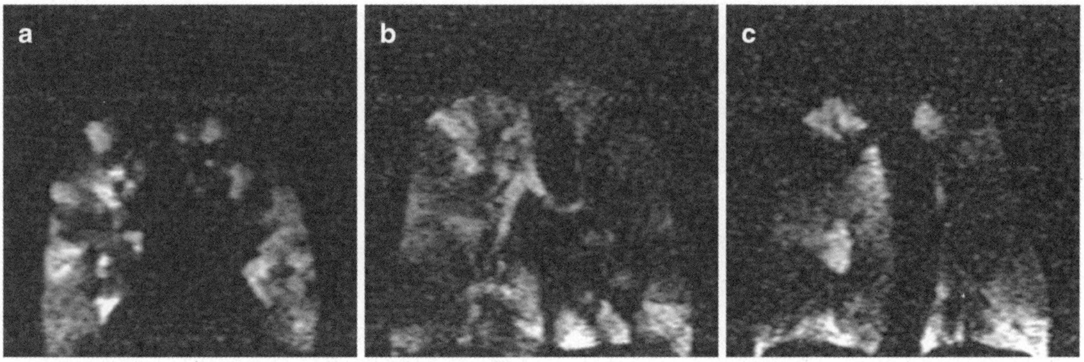

图 12.6 1 例 COPD 患者的超级化 ^{3}He-MR 通气图像：肺部各区域均有局灶性楔形通气缺损。

85%。总的来说，^{3}He-MRI 和 HRCT 之间仅有中度的一致性（k=0.43）。直接比较显示，23%的中度/重度结构异常患者仅存在轻度通气缺损。

早期文献中最常使用的测量方法是计算每层面通气缺损的平均数量，而没有记录缺损区大小和区域分布的信息（Fain 等，2010）。通过使用估算的肺边界，重度肺气肿行单肺移植患者的 ^{3}He-MRI 通气肺容积与肺活量（r=0.9）、CT 上非肺气肿容积（r=0.7）有良好的相关性（Zaporozhan 等，2004）。现有的方法是计算通气肺容积并用肺总容积进行标化，得到肺通气容积百分比或者通气缺损容积百分比。通过半自动分割 ^{3}He-MR 通气图像并进一步与质子 MRI 图像配准，划分出正常肺部和通气缺损区的边界，从而得到这些量化数值。这种计算方法的可重复性和有效性在几种疾病的研究中得到验证（Kruger 等，2016）。在小样本研究中使用这种方法，Kirby 等（2012a）发现通气缺损百分比与 $FEV_{1\%}$和 FEV_1/FVC 存在良好相关性（r=−0.84），但 Mathew 等（2011）的研究显示相关性一般（分别为 r=−0.58 和 r=−0.54）。通过在同一次屏气中获取 ^{3}He-MRI 和解剖质子图，可实现对通气容积率更多可重复量化（Horn 等，2014）。

通气图像的体素强度可进一步按信号强度梯度划分为无信号、低信号到高信号的簇，并生成通气簇图像（Kirby 等，2011）。这种深入的分布分析可能对监测治疗有一定的价值。在一项对中到重度 COPD 患者的小样本研究中，这种评价方式的优势就得以体现，患者在使用支气管扩张剂治疗后，无论 FEV_1 有无明显的临床改善，^{3}He-MRI 均显示全肺局部气体分布出现明显的改善（Kirby 等，2011）。在对轻到中度 COPD 患者进行为期 2 年的纵向研究中发现，在 FEV_1 尚无明显下降时，通气缺损百分比已显示出明显下降，表明 ^{3}He-MRI 在显示疾病进展方面的敏感性（Kirby 等，2010）。

由于 ^{129}Xe 更容易获得、成本更低廉，可替代 ^{3}He-MRI。^{129}Xe 图像的信噪比较低，需要将肺部从背景噪声中仔细分割出来（Kaushik 等，2011）。在 COPD 患者中，^{129}Xe-MRI 较 ^{3}He-MRI 的气体分布更不均匀，通气缺损百分比增高更明显，而在正常志愿者身上却没有这种改变，提示肺区充气不全或充气延迟（Kirby 等，2012a）。氙气对比于氦气而言，扩散系数较低，黏度较高，因而气体流动并填充远端病变区域更加缓慢。在一项小样本的 COPD 患者和年龄匹配的对照组研究中，^{129}Xe-MRI 的通气缺损百分比与

$FEV_{1\%}$和 FEV_1/FVC 有良好的相关性($r=-0.79$ 和 $r=-0.71$)，另一项小样本的 COPD 患者和健康志愿者研究也有类似结果($r=-0.89$ 和 $r=-0.95$)(Kirby 等,2012a;Virgincar 等,2013)。

5.2.2 动态通气

通过超快平面回波(EPI)、梯度回波和交错螺旋序列获取的高时间分辨率 ^{3}He-MRI，可显示和评估呼吸过程中的不同吸气和呼气相。通过实时显示团注的运动,可直接评估肺内通气的区域分布情况,以及使用区域评估进行量化(Lehmann 等,2004)。这项技术可用于显示肺部疾病导致的明显气流异常和正常肺的呼吸情况 (Slaerno 等,2011;Wild 等,2003)。正常呼吸时,气体在整个肺部快速均匀分布，而在病变肺组织中，由于气道受阻、肺部顺应性下降等因素,气流不均匀,导致散在的通气缺损(图 12.7)。通气缺损的原因可以是流入气体的减少,也可以是呼吸末期观察到的空气潴留,后者在经 CT 证实的小叶中心型肺气肿中表现更为明显 (Wild 等,2003;Gierada 等,2000;Gast 等,2003)。

另一种最近使用的方法是利用时间分辨梯度回波序列行三维全肺容积成像,对屏气成像过程中的延迟通气进行评价(Marshall 等,2012)。极化气体流入最初非通气缺损区表示可能存在侧支通气,外周气腔缓慢充填则是流动阻力增加所致。本研究 10 例 COPD 患者中有 8 例存在延迟充气的现象。

5.2.3 ^{3}He 表观扩散系数(ADC)

由于 ^{3}He 气体扩散系数高,非常适用于全面评估肺部微小结构、连接孔和通道的完整性和大小。ADC 反映了 ^{3}He 气体在正常气道系统中的扩散受限,与气体扩散的气道相对较小有关。

类似于其他所有的 ^{3}He 技术,ADC 也是单次屏气完成,并基于体素采集及评价一系列图像。序列中引入的附加梯度,通过检测氦分子运动引起的信号衰减来评估扩散,并创建一个代表肺局部和整体完整性的扩散值图。

正常健康志愿者的 ADC 图是均匀一致的,而肺气肿患者的 ADC 图是不均匀的,并且扩散值较大。ADC 值的不均匀性与病变的特点密切相关,即肺组织破坏的程度和位置在整个肺内不尽相同 (Salerno 等,2002;Ley 等,2004a;Conradi 等,2005)。区分正常肺和肺气肿的能力反映了判断和量化气道增大及肺组织破坏的总体效能。有研究发现,肺气肿患者的平均 ADC 值(0.452cm^2/s)较正常志愿者的(0.225cm^2/s)明显增高($P<0.002$)(Salerno 等,2002)。在其他研究中,肺气肿患者的平均 ADC 值有低至 0.24cm^2/s 的，也有高达 0.55cm^2/s 的 (Conradi 等,2005;Swift 等,2005;Diaz 等,2009)。肺气肿患者的 ADC 值分布如此之广,可能归因于气腔大小的变异度及病变所致远端气腔形态的改变。由于氙气密度较高,^{129}Xe-ADC 值比 ^{3}He-ADC 值低一个数量级(Kruger 等,2016)。肺气肿患者的 ^{129}Xe-ADC(0.056cm^2/s)与年龄匹配的对照组(0.043cm^2/s)和健康志愿者(0.036cm^2/s)均有显著性差异(Kaushik 等,2011)。

据研究证实,ADC 值的可重复性非常高，同一天连续扫描的变化率在 6%以内(Morbach 等,2005),另一项研究显示,同一天和一周间隔重复扫描的相关性 $r^2>0.9$(Mathew 等,2008)。在一项对 10 例患者行 ^{3}He 和 ^{129}Xe 联合成像的小样本研究中,仅用氦气评估的区域平均 ^{3}He-ADC 值明显高于两种气体联合评估的区域 (0.503cm^2/s vs. 0.470cm^2/s)(Kirby 等,2013)。^{3}He-ADC 值与

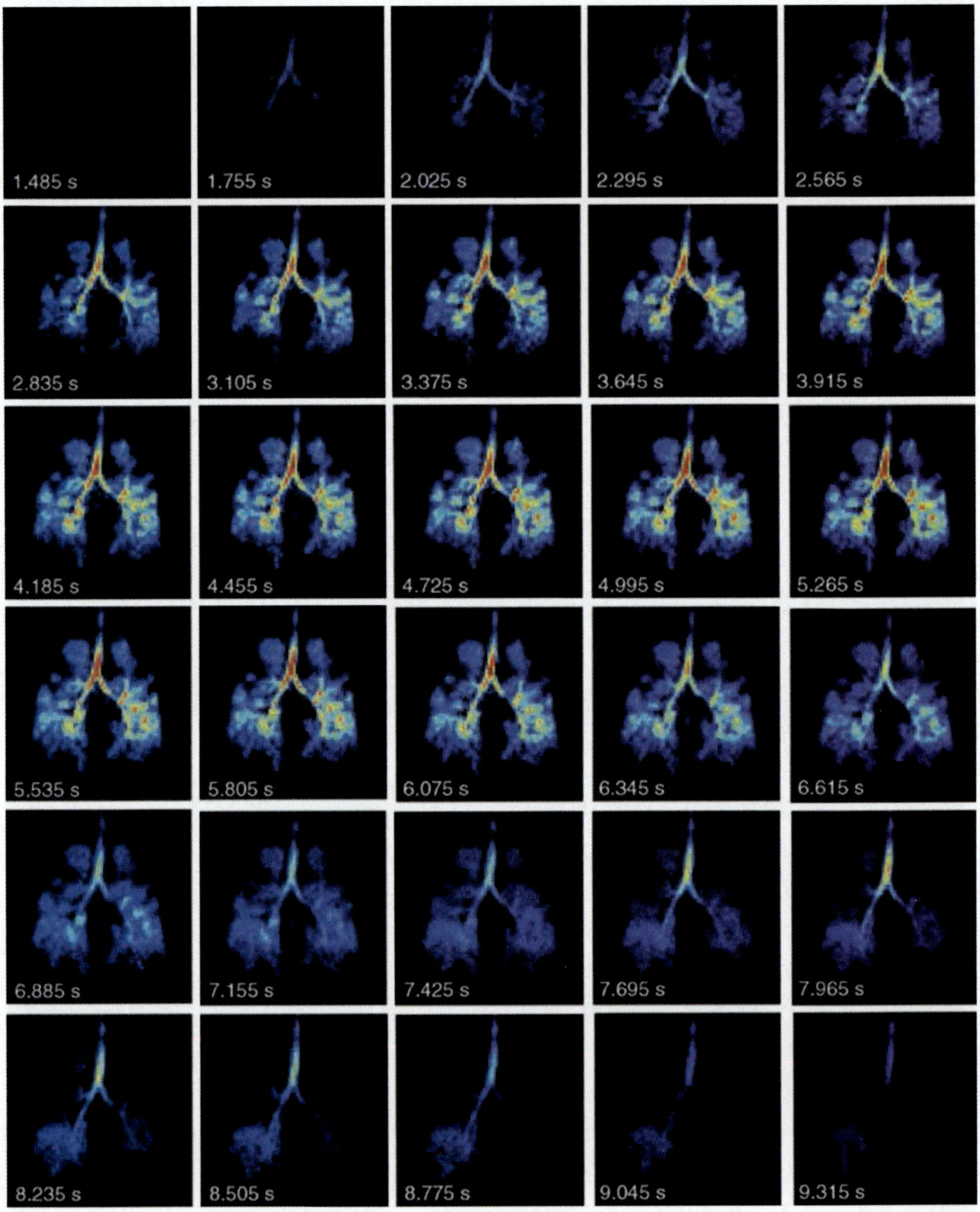

图 12.7 1 例 COPD 患者的超极化 ^{3}He 动态 MR 通气图像显示，双肺多发通气阻塞区，以双上叶为著，左下叶可见气体延迟排空/去极化，提示存在空气潴留。[Reprinted with permission from van Beek et al.(2004)]

$FEV_{1\%}$呈中度相关(r=-0.6)，与 $DL_{CO}\%$有良好的相关性(r=-0.82)(Diaz 等，2009)。在一项 COPD 患者和年龄匹配对照组的研究中，^{129}Xe-ADC 与 FEV_1，$FEV_1/FVC\%$，$DL_{CO}\%$呈良好的相关性(r 均为-0.77)(Kaushik 等，2011)，以及一项 COPD 患者和健康志愿者的研究

中，^{129}Xe-ADC 与 FEV_1，FEV_1/FVC%，DL_{CO}% 呈良好到中度相关（r=-0.67、r=-0.77、r=-0.79）（Kirby 等，2012a）。

由于通气缺损区不能测出 ADC 值，导致一些破坏最严重的肺气肿区域被排除分析之外，因此平均 ADC 值可能会低估肺组织的破坏程度。

在一项小样本 ^{3}He-ADC 的研究中，在使用支气管扩张剂前后的两个时间点，含有 ^{3}He 信号的肺区域 ADC 值明显减低（Kirby 等，2012b）。支气管扩张剂给药前的通气区与给药后新出现的通气区间 ADC 无明显差异，说明这两个区域的病情程度相似。

6 肺灌注

肺灌注和通气正常处于平衡状态，低氧性血管收缩是肺功能最优化的方法之一。COPD 患者的通气功能由于气道阻塞和肺实质破坏而受损，使得肺血流灌注移至更好的肺通气区域或发生血液分流（血流通过肺但未经毛细血管床进行气体交换）（Moonen 等，2005）。肺部血管床的减少与肺实质破坏严重程度相关（Thabut 等，2005），然而，肺灌注分布不一定与肺实质破坏相匹配（Sandek 等，2002；Ley-Zaporozhan 等，2007）。常规的放射性核素灌注显像已用于评估肺灌注的异常，但它在空间和时间分辨率方面有很大的局限性。SPECT 是一种更好的技术，但因为其扫描非常耗时且没有常规应用，所以很少在临床上使用。炎症似乎在维持低氧性血管收缩反应中发挥至关重要的作用，一项 PET 的研究表明，内毒素攻击后发生炎症和肺损伤时不会出现这种反应（Schuster 和 Marklin，1986；Gust 等，1998）。

增强灌注 MRI 的基本原理是在静脉团注顺磁性对比剂期间和之后进行动态扫描。结合并行采集技术的应用，三维灌注成像可获得更高的空间和时间分辨率、更大的扫描覆盖范围和 z 轴分辨率（Ley 等，2004b；Fink 等，2004，2005）。这些数据集也非常适合于高质量的多平面重建。由于空间分辨率高，可实现在肺叶甚至分段水平对肺灌注进行详细的分析，以及对灌注缺损区进行精确的解剖定位（图 12.8）。应用示踪稀释原理可获取肺灌注的定量值。从 MR 灌注动态序列的时间信号曲线中可得到一系列定量指标，例如平均通过时间（MTT）、肺血流容量（PBV）、肺血流量（PBF）。

MR 灌注可非常准确地发现灌注异常（Fink 等，2004；Sergiacomi 等，2003）。此外，MR 灌注率与放射性核素显像灌注率有很好的相关性（Ohno 等，2004a；Molinari 等，2006）。可在肺叶和肺段水平上分析肺灌注缺损。在严重的肺气肿患者中，肺实质破坏和灌注减少明显相匹配，而肺气肿分布模式与灌注受损不一定一致（Ley-Zaporozhan 等，2007）。在此 CT 严重程度评分中，16%的肺叶评分更高，而 MRI 上有 5%肺叶评分更高。在其他方面，健康吸烟者中 MR 灌注缺损多于 CT 所见的肺实质异常，这表明 MR 灌注是发现早期 COPD 的好方法（Fan 等，2013）。

COPD 和血管阻塞所致的灌注异常明显不同。血栓性肺血管阻塞病变区呈楔形灌注缺损，而 COPD/肺气肿患者灌注异常区呈轻度强化（Amundsen 等，2002；Morino 等，2006）。此外，栓塞性肺血管阻塞病变的峰值信号强度通常会减低。这些特征使观察者可简单地通过肉眼辨别二者。COPD 患者的三维灌注定量评估显示平均 PBE、PBV 和 MTT 明显降低，并且呈明显不均匀分布（Ohno 等，2004b）。讨论中指出，肺气肿患者存在缺氧、肺实质破坏及肺泡毛细血管床减少等问题，这些因素增加了肺动脉阻力，继而出现自适

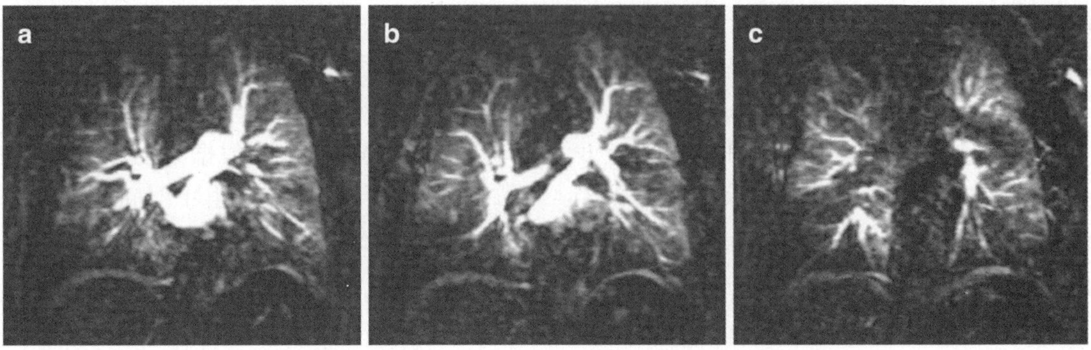

图 12.8　1 例 COPD 患者在吸气后屏气采集的冠状位对比剂增强 MR 灌注图像显示沿胸膜下分布的灌注缺损区。

应过程，以及肺动脉高压和右心衰竭。最终导致肺血流减少，肺不均匀灌注和 PBV 减少。MTT 由 PBV 和 PBF 比率决定。该研究结果显示，MTT 明显减低，反映了 PBV 减低程度较 PBF 更明显，伴随局部 PBV 不均匀性增加。显然，准确定量地测量这些区域的变化对深入理解 COPD 的肺病理生理学极为重要。

将胸部 10~15cm 扫描范围的彩色编码不均匀灌注缺损区与定量 CT 图上相同区域的肺气肿进行视觉评价比较，结果在 14 例患者中有 9~10 例的 PBF 及 11 例的 PBV 表现出非常好或良好的一致性（2 名观察者）（Jang 等，2008）。定量评估的方法为分别在上、中、下肺野每个层面的外周放置小 ROI 进行测量。结果显示，PBV 与容积 CT 上的肺气肿分数（r=–0.61）及 FEV_1/FVC（r=0.69）仅呈中度相关。

有研究从肺段水平分析了重度肺气肿患者 CT 上肺气肿类型和 MR 灌注模式的关系（Bryant 等，2015）。70%的小叶中心型肺气肿表现为肺灌注不均匀并伴有局部灌注缺损（图 12.9a），而 42%和 43%的全小叶型肺气肿分别表现为均匀和不均匀灌注缺损（图 12.9b，c）。

2 名观察者分析了健康志愿者呼吸双相全肺定量灌注的可重复性（Ley-Zaporozhan 等，2011）。2 名观察者对初始和 24 小时后测量的 PBV、MTT 和 TTP 的观察者内一致性无显著性差异，但 PBF 在 2 名观察者均发现显著性差异，且仅发生在吸气相。在观察者间的一致性评价中，除了吸气相 PBF 外，所有参数均发现显著性差异（P<0.0001）。因此，研究结果显示定量灌注 MRI 具有可重复性，但其评估高度依赖于观察者，系列检查的定量分析应由同一人完成。

迄今为止最大的一项研究显示，相比于健康吸烟者，轻及更严重的 COPD 患者的定

图 12.9　(a)CT 可见中下叶的肺段以小叶中心型肺气肿为主，对应彩色编码图的最大值。MR 灌注强化峰值图主要表现为不均匀灌注并缺损。(b)CT 可见两肺尖段以小叶中心型肺气肿为主（箭头），对应彩色编码图的最大值。MR 灌注强化峰值图主要表现为不均匀灌注缺损。(c)CT 可见两下肺叶以全小叶型肺气肿为主（箭头），对应彩色编码图的最大值。MR 灌注强化峰值图主要表现为均匀的灌注缺损（箭头）。[Reprinted with permission from Bryant et al.(2015)]

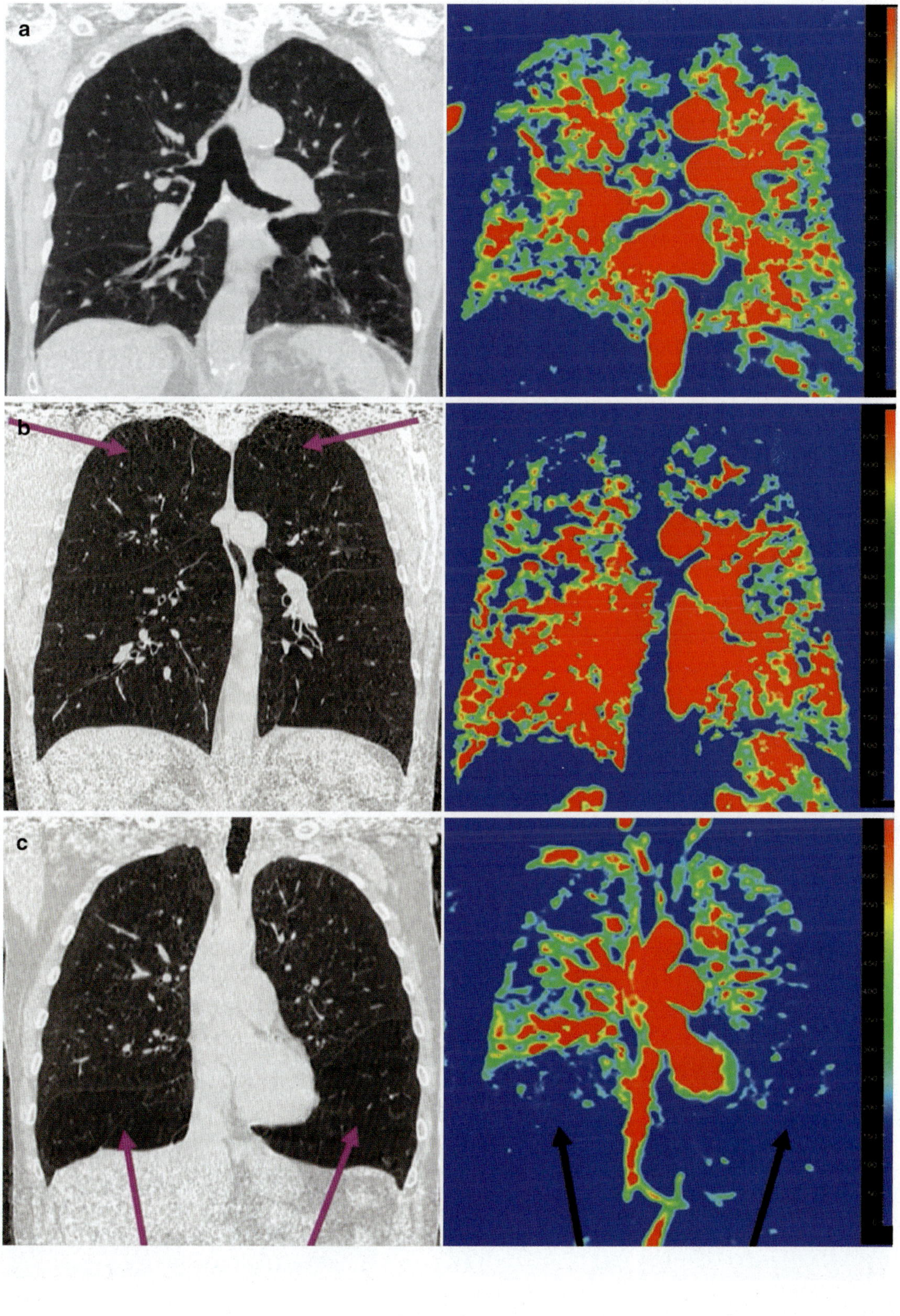
a
b
c

量灌注参数明显降低,但这仅仅是单层冠状位的结果(Hueper 等,2015)。因此,需要一种快速的、专用的全肺评估后处理软件,特别在纵向研究或筛选试验中尤为必要,从而将MR 灌注作为一种潜在的图像生物标志物进行研究。Kohlmann 等(2015)最近提出了一种全自动的方法。与通气成像类似,在具有较高空间分辨率的形态学 MRI 上对肺部进行分割,然后通过非线性配准将分割部分转移到灌注图像中。自动分割大约耗时 1 分钟,无须操作者介入,而人工分割则需要耗时 12~25 分钟。自动肺分割代替人工分割也可提高定量分析的可重复性。

在最近一项评估 COPD 急性加重期肺灌注的研究中,将患者分为两组,一组在临床稳定期后肺灌注定量参数得到了改善,而另一组则无改善(Sergiacomi 等,2014)。这项研究有助于预测治疗的早期反应,对无改善患者采取更积极的治疗方法。

7 血流动力学

由于肺灌注障碍和肺动脉高压最终会导致患者死亡, 因此右心功能评估非常重要。MRI 可通过相位对比法测量肺动脉干(图 12.10)或右心室短轴电影来评估右心功能(Vonk-Noordegraaf 等,2005;Gatehouse 等,2005),因此,可准确地测量右室壁几何形态及室腔容量的早期改变。

虽然肺动脉高压和肺心病是 COPD 的常见并发症,但其直接机制尚不清楚(Szilasi 等,2006)。在 COPD 患者中,由于一氧化氮合成和(或)释放的缺陷,肺血管的血管扩张能力降低。在临床症状出现之前,患者出现血管床阻塞和肺动脉压力升高的征象,包括主肺动脉扩张。肺动脉高压通常为轻中度(平均肺动脉压力在 20~35mmHg 之间),但在急性加重期、睡觉和运动时可明显恶化。有必要对 COPD 患者的肺动脉压力进行评估,原因如下:这类患者预后不良;他们需要适当的治疗,其中可能包括肺血管扩张剂。

多项研究表明, 肺动脉高压的程度对 COPD 患者预后有影响。其中一项研究表明,轻度肺动脉高压(20~30mmHg)患者的 5 年生存率是 50%,而中到重度肺动脉高压(30~50mmHg)的是 30%,一小部分(n=15)非常严重的肺动脉高压(>50mmHg)是 0。因此,重

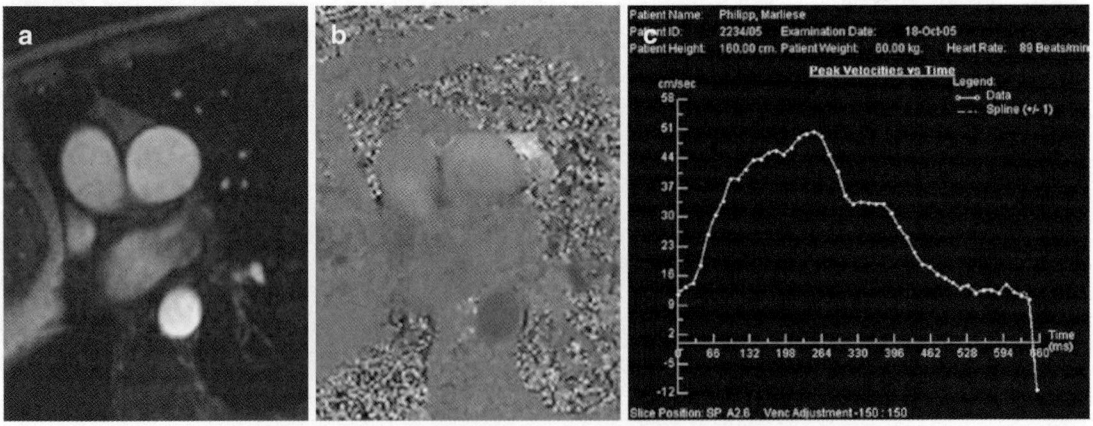

图 12.10 肺血流定量测定。肺动脉干的幅度图(a)和速度编码图(b)。峰值速度随时间变化曲线图(c)显示收缩期开始时速度上升延迟,随后在舒张期出现异常平台。

度肺动脉高压的预后很差，在接受长期氧疗的 COPD 患者身上也是如此（Weitzenblum 和 Chaouat，2005）。

最初，肺动脉压力升高使肺动脉扩张，但右心功能尚能维持。由于声窗受限，超声心动图难以评价肺气肿患者的右心室和肺血流。因此，MRI 被用于右心室成像，并发现右心室质量增加与肺气肿的严重程度之间有较低相关性（Boxt，1996）。

COPD 合并低氧血症的患者会出现右心室容积增加、右心室功能下降和左心室舒张功能受损（Budev 等，2003）。Vonk-Nordegraaf 等研究了 25 例临床稳定的、氧含量正常、伴肺气肿的 COPD 患者，分析了其右心室质量和射血分数。由于肺过度充气及胸骨后间隙增宽，心脏位置出现旋转并移至胸腔内更垂直的位置。患者组的右心室壁质量（68g）较志愿者组（59g）明显增加，而右心射血分数未见改变（53%）（Vonk-Nordegraaf 等，1997）。同一研究小组的另一项研究分析了正常氧分压且没有右心功能衰竭征象的 COPD 患者的心脏结构和功能变化。这些患者无肺动脉高压，但右心室收缩末期和舒张末期容积均明显减少（射血分数正常），右心室质量明显增加，而左心室重量在正常范围内。作者认为右室向心性肥厚是 COPD 患者右心室压升高的最早期征象。心脏早期结构性适应不会改变右心和左心收缩功能（Vonk-Nordegraaf 等，2005）。由于这是迄今为止对轻度肺气肿患者的仅有研究，尚不能明确推论血氧含量正常或轻度低氧血症患者右心室的早期适应机制，以及任何结构改变对右心室和左心室功能的影响。

（包盈莹 译　邓宇 审校）

参考文献

Alamidi DF, Morgan AR, Hubbard Cristinacce PL, Nordenmark LH, Hockings PD, Lagerstrand KM et al (2016) COPD patients have short lung magnetic resonance T1 relaxation time. COPD 13(2):153–159. doi:10.3109/15412555.2015.1048851

Amundsen T, Torheim G, Kvistad KA, Waage A, Bjermer L, Nordlid KK et al (2002) Perfusion abnormalities in pulmonary embolism studied with perfusion MRI and ventilation-perfusion scintigraphy: an intra-modality and inter-modality agreement study. J Magn Reson Imaging 15(4):386–394

Bankier AA, O'Donnell CR, Mai VM, Storey P, De Maertelaer V, Edelman RR et al (2004) Impact of lung volume on MR signal intensity changes of the lung parenchyma. J Magn Reson Imaging 20(6):961–966

Bauman G, Scholz A, Rivoire J, Terekhov M, Friedrich J, de Oliveira A et al (2013) Lung ventilation- and perfusion-weighted Fourier decomposition magnetic resonance imaging: in vivo validation with hyperpolarized 3He and dynamic contrast-enhanced MRI. Magn Reson Med 69(1):229–237. doi:10.1002/mrm.24236

van Beek EJ, Wild JM, Kauczor HU, Schreiber W, Mugler JP III, de Lange EE (2004) Functional MRI of the lung using hyperpolarized 3-helium gas. J Magn Reson Imaging 20(4):540–554

van Beek EJ, Dahmen AM, Stavngaard T, Gast KK, Heussel CP, Krummenauer F et al (2009) Hyperpolarised 3He MRI versus HRCT in COPD and normal volunteers: PHIL trial. Eur Respir J 34(6):1311–1321. doi:10.1183/09031936.00138508

Biederer J, Both M, Graessner J, Liess C, Jakob P, Reuter M et al (2003) Lung morphology: fast MR imaging assessment with a volumetric interpolated breath-hold technique: initial experience with patients. Radiology 226(1):242–249

Boxt LM (1996) MR imaging of pulmonary hypertension and right ventricular dysfunction. Magn Reson Imaging Clin N Am 4(2):307–325

Bryant M, Ley S, Eberhardt R, Menezes R, Herth F, Sedlaczek O et al (2015) Assessment of the relationship between morphological emphysema phenotype and corresponding pulmonary perfusion pattern on a segmental level. Eur Radiol 25(1):72–80. doi:10.1007/s00330-014-3385-5

Budev MM, Arroliga AC, Wiedemann HP, Matthay RA (2003) Cor pulmonale: an overview. Semin Respir Crit Care Med 24(3):233–244

Cluzel P, Similowski T, Chartrand-Lefebvre C, Zelter M, Derenne JP, Grenier PA (2000) Diaphragm and chest wall: assessment of the inspiratory pump with MR imaging-preliminary observations. Radiology 215(2):574–583

Conradi MS, Yablonskiy DA, Woods JC, Gierada DS, Jacob RE, Chang YV et al (2005) 3He diffusion MRI

of the lung. Acad Radiol 12(11):1406–1413
Coxson HO, Leipsic J, Parraga G, Sin DD (2014) Using pulmonary imaging to move chronic obstructive pulmonary disease beyond FEV1. Am J Respir Crit Care med 190(2):135–144. doi:10.1164/rccm.201402-0256PP
Decramer M (1997) Hyperinflation and respiratory muscle interaction. Eur Respir J 10(4):934–941
Diaz S, Casselbrant I, Piitulainen E, Magnusson P, Peterson B, Wollmer P et al (2009) Validity of apparent diffusion coefficient hyperpolarized 3He-MRI using MSCT and pulmonary function tests as references. Eur J Radiol 71(2):257–263. doi:10.1016/j.ejrad.2008.04.013
Edelman RR, Hatabu H, Tadamura E, Li W, Prasad PV (1996) Noninvasive assessment of regional ventilation in the human lung using oxygen-enhanced magnetic resonance imaging. Nat Med 2(11):1236–1239
Eichinger M, Tetzlaff R, Puderbach M, Woodhouse N, Kauczor HU (2007) Proton magnetic resonance imaging for assessment of lung function and respiratory dynamics. Eur J Radiol 64(3):329–334
Fain S, Schiebler ML, McCormack DG, Parraga G (2010) Imaging of lung function using hyperpolarized helium-3 magnetic resonance imaging: review of current and emerging translational methods and applications. J Magn Reson Imaging 32(6):1398–1408. doi:10.1002/jmri.22375
Fan L, Xia Y, Guan Y, Yu H, Zhang TF, Liu SY et al (2013) Capability of differentiating smokers with normal pulmonary function from COPD patients: a comparison of CT pulmonary volume analysis and MR perfusion imaging. Eur Radiol 23(5):1234–1241. doi:10.1007/s00330-012-2729-2
Fink C, Puderbach M, Bock M, Lodemann KP, Zuna I, Schmahl A et al (2004) Regional lung perfusion: assessment with partially parallel three-dimensional MR imaging. Radiology 231(1):175–184
Fink C, Ley S, Kroeker R, Requardt M, Kauczor HU, Bock M (2005) Time-resolved contrast-enhanced three-dimensional magnetic resonance angiography of the chest: combination of parallel imaging with view sharing (TREAT). Investig Radiol 40(1):40–48
Gast KK, Viallon M, Eberle B, Lill J, Puderbach MU, Hanke AT et al (2002) MRI in lung transplant recipients using hyperpolarized (3)He: comparison with CT. J Magn Reson Imaging 15(3):268–274
Gast KK, Puderbach MU, Rodriguez I, Eberle B, Markstaller K, Knitz F et al (2003) Distribution of ventilation in lung transplant recipients: evaluation by dynamic 3He-MRI with lung motion correction. Investig Radiol 38(6):341–348
Gatehouse PD, Keegan J, Crowe LA, Masood S, Mohiaddin RH, Kreitner KF et al (2005) Applications of phase-contrast flow and velocity imaging in cardiovascular MRI. Eur Radiol 15(10):2172–2184
Gierada DS, Saam B, Yablonskiy D, Cooper JD, Lefrak SS, Conradi MS (2000) Dynamic echo planar MR imaging of lung ventilation with hyperpolarized (3) He in normal subjects and patients with severe emphysema. NMR Biomed 13(4):176–181
Guenther D, Eberle B, Hast J, Lill J, Markstaller K, Puderbach M et al (2000) (3)He MRI in healthy volunteers: preliminary correlation with smoking history and lung volumes. NMR Biomed 13(4):182–189
Gust R, Kozlowski J, Stephenson AH, Schuster DP (1998) Synergistic hemodynamic effects of low-dose endotoxin and acute lung injury. Am J Respir Crit Care Med 157(6 Pt 1):1919–1926
Henderson AC, Ingenito EP, Salcedo ES, Moy ML, Reilly JJ, Lutchen KR (2007) Dynamic lung mechanics in late-stage emphysema before and after lung volume reduction surgery. Respir Physiol Neurobiol 155(3):234–242
Heussel CP, Ley S, Biedermann A, Rist A, Gast KK, Schreiber WG et al (2004) Respiratory lumenal change of the pharynx and trachea in normal subjects and COPD patients: assessment by cine-MRI. Eur Radiol 14(12):2188–2197
Hoffman EA, Lynch DA, Barr RG, van Beek EJ, Parraga G (2016) Pulmonary CT and MRI phenotypes that help explain chronic pulmonary obstruction disease pathophysiology and outcomes. J Magn Reson Imaging 43(3):544–557. doi:10.1002/jmri.25010
Hogg JC, Chu F, Utokaparch S, Woods R, Elliott WM, Buzatu L et al (2004) The nature of small-airway obstruction in chronic obstructive pulmonary disease. N Engl J Med 350(26):2645–2653
Horn FC, Tahir BA, Stewart NJ, Collier GJ, Norquay G, Leung G et al (2014) Lung ventilation volumetry with same-breath acquisition of hyperpolarized gas and proton MRI. NMR Biomed 27(12):1461–1467. doi:10.1002/nbm.3187
Hueper K, Vogel-Claussen J, Parikh MA, Austin JH, Bluemke DA, Carr J et al (2015) Pulmonary microvascular blood flow in mild chronic obstructive pulmonary disease and emphysema. The MESA COPD study. Am J Respir Crit Care Med 192(5):570–580. doi:10.1164/rccm.201411-2120OC
Iwasawa T, Yoshiike Y, Saito K, Kagei S, Gotoh T, Matsubara S (2000) Paradoxical motion of the hemidiaphragm in patients with emphysema. J Thorac Imaging 15(3):191–195
Iwasawa T, Kagei S, Gotoh T, Yoshiike Y, Matsushita K, Kurihara H et al (2002) Magnetic resonance analysis of abnormal diaphragmatic motion in patients with emphysema. Eur Respir J 19(2):225–231
Iwasawa T, Takahashi H, Ogura T, Asakura A, Gotoh T, Kagei S et al (2007) Correlation of lung parenchymal MR signal intensity with pulmonary function tests and quantitative computed tomography (CT) evaluation: a pilot study. J Magn Reson Imaging 26(6):1530–1536
Iwasawa T, Takahashi H, Ogura T, Asakura A, Gotoh T, Shibata H et al (2011) Influence of the distribution of emphysema on diaphragmatic motion in patients with chronic obstructive pulmonary disease. Jpn J Radiol 29(4):256–264. doi:10.1007/s11604-010-0552-8
Jang YM, Oh YM, Seo JB, Kim N, Chae EJ, Lee YK et al (2008) Quantitatively assessed dynamic contrast-enhanced magnetic resonance imaging in patients with chronic obstructive pulmonary disease: correlation of perfusion parameters with pulmonary function test and quantitative computed tomography. Investig Radiol

43(6):403–410. doi:10.1097/RLI.0b013e31816901ab

Jobst BJ, Wielputz MO, Triphan SM, Anjorin A, Ley-Zaporozhan J, Kauczor HU et al (2015a) Morpho-functional 1H-MRI of the lung in COPD: short-term test-retest reliability. PLoS One 10(9):e0137282. doi:10.1371/journal.pone.0137282

Jobst BJ, Triphan SM, Sedlaczek O, Anjorin A, Kauczor HU, Biederer J et al (2015b) Functional lung MRI in chronic obstructive pulmonary disease: comparison of T1 mapping, oxygen-enhanced T1 mapping and dynamic contrast enhanced perfusion. PLoS One 10(3):e0121520. doi:10.1371/journal.pone.0121520

Kauczor HU, Hofmann D, Kreitner KF, Nilgens H, Surkau R, Heil W et al (1996) Normal and abnormal pulmonary ventilation: visualization at hyperpolarized He-3 MR imaging. Radiology 201(2):564–568

Kaushik SS, Cleveland ZI, Cofer GP, Metz G, Beaver D, Nouls J et al (2011) Diffusion-weighted hyperpolarized 129Xe MRI in healthy volunteers and subjects with chronic obstructive pulmonary disease. Magn Reson Med 65(4):1154–1165. doi:10.1002/mrm.22697

Kirby M, Mathew L, Wheatley A, Santyr GE, McCormack DG, Parraga G (2010) Chronic obstructive pulmonary disease: longitudinal hyperpolarized (3)He MR imaging. Radiology 256(1):280–289. doi:10.1148/radiol.10091937

Kirby M, Mathew L, Heydarian M, Etemad-Rezai R, McCormack DG, Parraga G (2011) Chronic obstructive pulmonary disease: quantification of bronchodilator effects by using hyperpolarized (3)He MR imaging. Radiology 261(1):283–292. doi:10.1148/radiol.11110403

Kirby M, Svenningsen S, Owrangi A, Wheatley A, Farag A, Ouriadov A et al (2012a) Hyperpolarized 3He and 129Xe MR imaging in healthy volunteers and patients with chronic obstructive pulmonary disease. Radiology 265(2):600–610. doi:10.1148/radiol.12120485

Kirby M, Heydarian M, Wheatley A, McCormack DG, Parraga G (2012b) Evaluating bronchodilator effects in chronic obstructive pulmonary disease using diffusion-weighted hyperpolarized helium-3 magnetic resonance imaging. J Appl Physiol (1985) 112(4):651–657. doi:10.1152/japplphysiol.01295.2011

Kirby M, Svenningsen S, Kanhere N, Owrangi A, Wheatley A, Coxson HO et al (2013) Pulmonary ventilation visualized using hyperpolarized helium-3 and xenon-129 magnetic resonance imaging: differences in COPD and relationship to emphysema. J Appl Physiol (1985) 114(6):707–715. doi:10.1152/japplphysiol.01206.2012

Kohlmann P, Strehlow J, Jobst B, Krass S, Kuhnigk JM, Anjorin A et al (2015) Automatic lung segmentation method for MRI-based lung perfusion studies of patients with chronic obstructive pulmonary disease. Int J Comput Assist Radiol Surg 10(4):403–417. doi:10.1007/s11548-014-1090-0

Kruger SJ, Nagle SK, Couch MJ, Ohno Y, Albert M, Fain SB (2016) Functional imaging of the lungs with gas agents. J Magn Reson Imaging 43(2):295–315. doi:10.1002/jmri.25002

Lehmann F, Knitz F, Weiler N, Gast KK, Ley S, Schmiedeskamp J et al (2004) A software tool for analysis and quantification of regional pulmonary ventilation using dynamic hyperpolarised-(3) He-MRI. Fortschr Röntgenstr 176(10):1399–1408

Ley S, Zaporozhan J, Morbach A, Eberle B, Gast KK, Heussel CP et al (2004a) Functional evaluation of emphysema using diffusion-weighted 3Helium-magnetic resonance imaging, high-resolution computed tomography, and lung function tests. Investig Radiol 39(7):427–434

Ley S, Fink C, Puderbach M, Plathow C, Risse F, Kreitner KF et al (2004b) Contrast-enhanced 3D MR perfusion of the lung: application of parallel imaging technique in healthy subjects. Fortschr Röntgenstr 176(3):330–334

Ley S, Puderbach M, Risse F, Ley-Zaporozhan J, Eichinger M, Takenaka D et al (2007) Impact of oxygen inhalation on the pulmonary circulation: assessment by magnetic resonance (MR)-perfusion and MR-flow measurements. Investig Radiol 42(5):283–290

Ley-Zaporozhan J, van Beek EJ (2010) Imaging phenotypes of chronic obstructive pulmonary disease. J Magn Reson Imaging 32(6):1340–1352. doi:10.1002/jmri.22376

Ley-Zaporozhan J, Ley S, Eberhardt R, Weinheimer O, Fink C, Puderbach M et al (2007) Assessment of the relationship between lung parenchymal destruction and impaired pulmonary perfusion on a lobar level in patients with emphysema. Eur J Radiol 63(1):76–83

Ley-Zaporozhan J, Puderbach M, Kauczor HU (2008) MR for the evaluation of obstructive pulmonary disease. Magn Reson Imaging Clin N Am 16(2):291–308

Ley-Zaporozhan J, Ley S, Eberhardt R, Kauczor HU, Heussel CP (2010) Visualization of morphological parenchymal changes in emphysema: comparison of different MRI sequences to 3D-HRCT. Eur J Radiol 73(1):43–49. doi:10.1016/j.Ejrad.2008.09.029

Ley-Zaporozhan J, Molinari F, Risse F, Puderbach M, Schenk JP, Kopp-Schneider A et al (2011) Repeatability and reproducibility of quantitative whole-lung perfusion magnetic resonance imaging. J Thorac Imaging 26(3):230–239. doi:10.1097/RTI.0b013e3181e48c36

Loffler R, Muller CJ, Peller M, Penzkofer H, Deimling M, Schwaiblmair M et al (2000) Optimization and evaluation of the signal intensity change in multisection oxygen-enhanced MR lung imaging. Magn Reson Med 43(6):860–866

Ma W, Sheikh K, Svenningsen S, Pike D, Guo F, Etemad-Rezai R et al (2015) Ultra-short echo-time pulmonary MRI: evaluation and reproducibility in COPD subjects with and without bronchiectasis. J Magn Reson Imaging 41(5):1465–1474. doi:10.1002/jmri.24680

Marshall H, Deppe MH, Parra-Robles J, Hillis S, Billings CG, Rajaram S et al (2012) Direct visualisation of collateral ventilation in COPD with hyperpolarised gas MRI. Thorax 67(7):613–617. doi:10.1136/thoraxjnl-2011-200864

Mathew L, Evans A, Ouriadov A, Etemad-Rezai R, Fogel R, Santyr G et al (2008) Hyperpolarized 3He magnetic resonance imaging of chronic obstructive pulmonary

disease: reproducibility at 3.0 tesla. Acad Radiol 15(10):1298–1311. doi:10.1016/j.acra.2008.04.019
Mathew L, Kirby M, Etemad-Rezai R, Wheatley A, McCormack DG, Parraga G (2011) Hyperpolarized (3)He magnetic resonance imaging: preliminary evaluation of phenotyping potential in chronic obstructive pulmonary disease. Eur J Radiol 79(1):140–146. doi:10.1016/j.ejrad.2009.10.028
Molinari F, Fink C, Risse F, Tuengerthal S, Bonomo L, Kauczor HU (2006) Assessment of differential pulmonary blood flow using perfusion magnetic resonance imaging: comparison with radionuclide perfusion Scintigraphy. Investig Radiol 41(8):624–630
Moonen M, Xu J, Johansson A, Thylen A, Bake B (2005) Effects of lung volume reduction surgery on distribution of ventilation and perfusion. Clin Physiol Funct Imaging 25(3):152–157
Morbach AE, Gast KK, Schmiedeskamp J, Dahmen A, Herweling A, Heussel CP et al (2005) Diffusion-weighted MRI of the lung with hyperpolarized helium-3: a study of reproducibility. J Magn Reson Imaging 21(6):765–774
Morgan AR, Parker GJ, Roberts C, Buonaccorsi GA, Maguire NC, Hubbard Cristinacce PL et al (2014) Feasibility assessment of using oxygen-enhanced magnetic resonance imaging for evaluating the effect of pharmacological treatment in COPD. Eur J Radiol 83(11):2093–2101. doi:10.1016/j.Ejrad.2014.08.004
Morino S, Toba T, Araki M, Azuma T, Tsutsumi S, Tao H et al (2006) Noninvasive assessment of pulmonary emphysema using dynamic contrast-enhanced magnetic resonance imaging. Exp Lung Res 32(1–2):55–67
Muller CJ, Schwaiblmair M, Scheidler J, Deimling M, Weber J, Loffler RB et al (2002) Pulmonary diffusing capacity: assessment with oxygen-enhanced lung MR imaging preliminary findings. Radiology 222(2):499–506
Ohno Y, Chen Q, Hatabu H (2001) Oxygen-enhanced magnetic resonance ventilation imaging of lung. Eur J Radiol 37(3):164–171
Ohno Y, Sugimura K, Hatabu H (2003) Clinical oxygen-enhanced magnetic resonance imaging of the lung. Top Magn Reson Imaging 14(3):237–243
Ohno Y, Hatabu H, Higashino T, Takenaka D, Watanabe H, Nishimura Y et al (2004a) Dynamic perfusion MRI versus perfusion scintigraphy: prediction of postoperative lung function in patients with lung cancer. AJR Am J Roentgenol 182(1):73–78
Ohno Y, Hatabu H, Murase K, Higashino T, Kawamitsu H, Watanabe H et al (2004b) Quantitative assessment of regional pulmonary perfusion in the entire lung using three-dimensional ultrafast dynamic contrast-enhanced magnetic resonance imaging: preliminary experience in 40 subjects. J Magn Reson Imaging 20(3):353–365
Ohno Y, Koyama H, Nogami M, Takenaka D, Matsumoto S, Obara M et al (2008a) Dynamic oxygen-enhanced MRI versus quantitative CT: pulmonary functional loss assessment and clinical stage classification of smoking-related COPD. AJR Am J Roentgenol 190(2):W93–W99. doi:10.2214/AJR.07.2511
Ohno Y, Iwasawa T, Seo JB, Koyama H, Takahashi H, Oh YM et al (2008b) Oxygen-enhanced magnetic resonance imaging versus computed tomography: multicenter study for clinical stage classification of smoking-related chronic obstructive pulmonary disease. Am J Respir Crit Care Med 177(10):1095–1102. doi:10.1164/rccm.200709-1322OC
Ohno Y, Koyama H, Yoshikawa T, Matsumoto K, Takahashi M, Van Cauteren M et al (2011) T2* measurements of 3-T MRI with ultrashort TEs: capabilities of pulmonary function assessment and clinical stage classification in smokers. AJR Am J Roentgenol 197(2):W279–W285. doi:10.2214/AJR.10.5350
Ohno Y, Koyama H, Yoshikawa T, Matsumoto K, Aoyama N, Onishi Y et al (2012) Comparison of capability of dynamic O(2)-enhanced MRI and quantitative thin-section MDCT to assess COPD in smokers. Eur J Radiol 81(5):1068–1075. doi:10.1016/j.ejrad.2011.02.004
Ohno Y, Nishio M, Koyama H, Yoshikawa T, Matsumoto S, Seki S et al (2014) Pulmonary 3 T MRI with ultrashort TEs: influence of ultrashort echo time interval on pulmonary functional and clinical stage assessments of smokers. J Magn Reson Imaging 39(4):988–997. doi:10.1002/jmri.24232
Pennati F, Quirk JD, Yablonskiy DA, Castro M, Aliverti A, Woods JC (2014) Assessment of regional lung function with multivolume (1)H MR imaging in health and obstructive lung disease: comparison with (3)He MR imaging. Radiology 273(2):580–590. doi:10.1148/radiol.14132470
Plathow C, Fink C, Ley S, Puderbach M, Eichinger M, Schmahl A et al (2004) Measurement of diaphragmatic length during the breathing cycle by dynamic MRI: comparison between healthy adults and patients with an intrathoracic tumor. Eur Radiol 14(8):1392–1399
Plathow C, Schoebinger M, Fink C, Ley S, Puderbach M, Eichinger M et al (2005) Evaluation of lung volumetry using dynamic three-dimensional magnetic resonance imaging. Investig Radiol 40(3):173–179
Rabe KF, Hurd S, Anzueto A, Barnes PJ, Buist SA, Calverley P et al (2007) Global strategy for the diagnosis, management, and prevention of chronic obstructive pulmonary disease: GOLD executive summary. Am J Respir Crit Care Med 176(6):532–555
Roach DJ, Cremillieux Y, Serai SD, Thomen RP, Wang H, Zou Y et al (2016) Morphological and quantitative evaluation of emphysema in chronic obstructive pulmonary disease patients: a comparative study of MRI with CT. J Magn Reson Imaging 44(6):1656–1663. doi:10.1002/jmri.25309
Rosenkranz S (2007) Pulmonary hypertension: current diagnosis and treatment. Clin Res Cardiol 96:527–541
Salerno M, Altes TA, Brookeman JR, de Lange EE, Mugler JP III (2001) Dynamic spiral MRI of pulmonary gas flow using hyperpolarized (3)He: preliminary studies in healthy and diseased lungs. Magn Reson Med 46(4):667–677
Salerno M, de Lange EE, Altes TA, Truwit JD, Brookeman JR, Mugler JP III (2002) Emphysema: hyperpolarized

helium 3 diffusion MR imaging of the lungs compared with spirometric indexes – initial experience. Radiology 222(1):252–260

Sandek K, Bratel T, Lagerstrand L, Rosell H (2002) Relationship between lung function, ventilation-perfusion inequality and extent of emphysema as assessed by high-resolution computed tomography. Respir Med 96(11):934–943

Schuster DP, Marklin GF (1986) Effect of changes in inflation and blood volume on regional lung density – a PET study: 2. J Comput Assist Tomogr 10(5):730–735

Sergiacomi G, Sodani G, Fabiano S, Manenti G, Spinelli A, Konda D et al (2003) MRI lung perfusion 2D dynamic breath-hold technique in patients with severe emphysema. In vivo 17(4):319–324

Sergiacomi G, Taglieri A, Chiaravalloti A, Calabria E, Arduini S, Tosti D et al (2014) Acute COPD exacerbation: 3 T MRI evaluation of pulmonary regional perfusion – preliminary experience. Respir Med 108(6):875–882. doi:10.1016/j.rmed.2014.04.002

Stadler A, Jakob PM, Griswold M, Stiebellehner L, Barth M, Bankier AA (2008) T(1) mapping of the entire lung parenchyma: influence of respiratory phase and correlation to lung function test results in patients with diffuse lung disease. Magn Reson med 59(1):96–101

Suga K, Tsukuda T, Awaya H, Takano K, Koike S, Matsunaga N et al (1999) Impaired respiratory mechanics in pulmonary emphysema: evaluation with dynamic breathing MRI. J Magn Reson Imaging 10(4):510–520

Swift AJ, Wild JM, Fichele S, Woodhouse N, Fleming S, Waterhouse J et al (2005) Emphysematous changes and normal variation in smokers and COPD patients using diffusion 3He MRI. Eur J Radiol 54(3):352–358

Swift AJ, Woodhouse N, Fichele S, Siedel J, Mills GH, van Beek EJ et al (2007) Rapid lung volumetry using ultrafast dynamic magnetic resonance imaging during forced vital capacity maneuver: correlation with spirometry. Investig Radiol 42(1):37–41

Szilasi M, Dolinay T, Nemes Z, Strausz J (2006) Pathology of chronic obstructive pulmonary disease. Pathol Oncol Res 12(1):52–60

Thabut G, Dauriat G, Stern JB, Logeart D, Levy A, Marrash-Chahla R et al (2005) Pulmonary hemodynamics in advanced COPD candidates for lung volume reduction surgery or lung transplantation. Chest 127(5):1531–1536

Virgincar RS, Cleveland ZI, Kaushik SS, Freeman MS, Nouls J, Cofer GP et al (2013) Quantitative analysis of hyperpolarized 129Xe ventilation imaging in healthy volunteers and subjects with chronic obstructive pulmonary disease. NMR Biomed 26(4):424–435. doi:10.1002/nbm.2880

Vonk Noordegraaf A, Marcus JT, Roseboom B, Postmus PE, Faes TJ, de Vries PM (1997) The effect of right ventricular hypertrophy on left ventricular ejection fraction in pulmonary emphysema. Chest 112(3):640–645

Vonk-Noordegraaf A, Marcus JT, Holverda S, Roseboom B, Postmus PE (2005) Early changes of cardiac structure and function in COPD patients with mild hypoxemia. Chest 127(6):1898–1903

Weitzenblum E, Chaouat A (2005) Severe pulmonary hypertension in COPD: is it a distinct disease? Chest 127(5):1480–1482

Wild JM, Paley MN, Kasuboski L, Swift A, Fichele S, Woodhouse N et al (2003) Dynamic radial projection MRI of inhaled hyperpolarized 3He gas. Magn Reson Med 49(6):991–997

Zaporozhan J, Ley S, Gast KK, Schmiedeskamp J, Biedermann A, Eberle B et al (2004) Functional analysis in single-lung transplant recipients: a comparative study of high-resolution CT, (3)He-MRI, and pulmonary function tests. Chest 125(1):173–181

第 13 章

肺部MRI：囊性纤维化

Scott K. Nagle, Michael Puderbach, Monika Eichinger, Talissa A. Altes

目录

S.K. Nagle (✉)
Department of Radiology, University of Wisconsin, Madison, WI, USA
e-mail: SNagle@uwhealth.org

M. Puderbach
Department of Radiology, Community Hospital Bad Langensalza, Bad Langensalza, Germany

Translational Lung Research Center Heidelberg (TLRC), German Center for Lung Research (DZL), Heidelberg, Germany

Department of Diagnostic and Interventional Radiology with Nuclear Medicine, Thoraxklinik at University Hospital Heidelberg, Heidelberg, Germany

Department of Diagnostic and Interventional Radiology, University Hospital Heidelberg, Heidelberg, Germany

要点

质子MRI在显示肺囊性纤维化的主要病变与CT相仿，但在发现更细微异常上仍存在不足。仍需进一步研究来明确评估肺囊性纤维化的严重程度及其进展是否需要CT提供更多的解剖细节。同时质子和超极化气体MRI可为肺囊性纤维化提供大量的功能信息，这些新的成像技术需要进一步研发以推广应用及评估其潜在价值。目前在肺囊性纤维化的临床评估中，MRI获取的结构及功能信息是否优于CT提供的单纯结构信息亦尚需求证。可想而知，MRI与CT在解释肺部结构和功能的相互关系时各具优劣，相互补充。

M. Eichinger
Translational Lung Research Center Heidelberg (TLRC), German Center for Lung Research (DZL), Heidelberg, Germany

Department of Diagnostic and Interventional Radiology with Nuclear Medicine, Thoraxklinik at University Hospital Heidelberg, Heidelberg, Germany

Department of Diagnostic and Interventional Radiology, University Hospital Heidelberg, Heidelberg, Germany

T.A. Altes
Department of Radiology, University of Missouri, Columbia, MO, USA

1 引言

囊性纤维化(CF)是由 7 号染色体长臂基因突变引起的一种常染色体隐性遗传病。这个基因编码囊性纤维化跨膜调节蛋白(CFTR)，后者为细胞膜中的阴离子通道。CFTR 功能受损引起气道表面液体的体积和离子组成异常，导致黏液分泌，继发细菌定植、肺部慢性感染、气道阻塞和肺实质的持续性破坏(Gibson 等，2003)。尽管 CF 潜在的病理生理机制已得到深入了解并有新的疗法诞生，但该病仍是白种人群中最能缩短寿命的遗传病之一。CF 患者的中位生存期约 40 年(Stern 等，2008；Beall，2005)。CF 可累及人体大部分器官，但其最主要的发病率和死亡率是由慢性进行性肺疾病所致。

监测 CF 肺疾病的标准临床工具是肺功能测试。肺功能测试提供了气流阻塞和(或)限制的整体信息，但缺少区域性肺功能或肺结构的信息。虽然肺功能测试非常有用，但对早期肺疾病和病程中的微小变化比较不敏感。另外，肺功能测试取决于患者依从性，对儿童来说很难进行。但肺功能测试仍然是 CF 肺疾病的主要预后指标之一。一项 673 例 CF 患者的研究发现，第 1 秒用力呼气容积(FEV_1)的减少是病程最重要的预后因素，也是死亡率最重要的预测指标(Kerem 等，1992)。在过去 10 年特别是近 5 年来，重复呼吸法弥散功能测定如肺清除指数(LCI)有望克服传统肺量测定法在轻症或年幼患者中的局限性。多个文献数据表明，在儿童的 CF 肺疾病检测和分级中，LCI 比 FEV_1 更敏感(Lum 等，2007；Aurora 等，2005；Amin 等，2010；Belessis 等，2012；Hoo 等，2012；Davies 等，2013；Subbarao 等，2013；Stahl 等，2014)。

胸部 X 线和薄层 CT 是监测 CF 患者肺部疾病的标准方法，可使用不同的评分系统进行评估，如对胸片可用 Chrispin-Norman 评分 (Chrispin 和 Norman，1974) 或 Wisconsin 评分(Weatherly 等，1993)，对薄层 CT 可用 Bhalla(Bhalla 等，1991)、Helbich(Helbich 或 Brody(Brody 等，2006)评分。胸部 CT 提供了亚毫米级分辨率的肺部结构图像，可评价 CF 肺疾病的预后(Brody 等，2005)。由于 CT 可获得区域性信息，因此对早期 CF 肺疾病较肺功能检测更为敏感(Brody 等，2005)。即使早期研究证实了 CT 扫描在 CF 肺疾病中的前景，但其最主要的缺点是辐射暴露(Brenner，2002；Frush 等，2003；Huda 和 Vance，2007；Donadieu 等，2007；O'Connell 等，2012；Kuo 等，2014)。即便使用最新的超低剂量 CT 结合基于模型的迭代重建方案(de Jong 等，2006；Loeve 等，2009)，儿童患者仍然会拒绝检查带来的小剂量辐射。此外，现有的 CT 评分系统的敏感性较低，可能难以检测出年幼和轻症患者疾病的细微变化(Thia 等，2014)。目前正在研发更为敏感的手工评分方法(Rosenow 等，2015)或自动化方法(DeBoer 等，2014)来解决这一问题，但因需多次 CT 扫描，辐射安全问题可能最终限制了 CT 在年幼 CF 患者中的应用。

20 世纪 80 年代末，有学者提出胸部 MRI 可作为 CF 患者的替代影像学方法(Fiel 等，1987)，当时的 MRI 技术仍不能生成与 CT 相媲美的图像(Carr 等，1995)。早期部分研究比较了低场 MRI 和胸部 X 线或 CT (Abolmaali 等，2002)。也有其他研究比较了 CT、胸部 X 线和 1.5 T 的质子 MRI(Puderbach 等，2007a，b；Sileo 等，2014；Renz 等，2015；Tepper 等，2016)。实际上，MRI 相对于 CT 的主要优势是可在无电离辐射的情况下获取肺功能(如通气和灌注)信息。由于囊性纤维化的肺部不均匀，所以 MRI 的优势在于显示功能异常的空间分布情况。功能 MRI 技术如氧增强 MRI(Jakob 等,2004)、超极化氦(^3He)–MRI(Donnelly 等,1999;Koumellis 等,2005;Mentore 等,2005)或对比增强 MR 灌注(Eichinger,2006)可用于评估囊性纤维化的肺功能损害。近年来技术的进步改善了 MRI 对肺部结构的显示,使得仅用一种横断成像设备来同时评估肺结构和功能成为可能。

目前利用 MRI 对 CF 肺疾病的研究仍落后于 CT,部分原因是 MRI 的应用范围较广。下文我们将回顾肺囊性纤维化的常见功能和结构表现,并讨论一些新兴的 MRI 技术,有望进一步拓展 MRI 对肺囊性纤维化的评价。

2 肺功能 MRI

MRI 可对肺血流动力学和通气进行功能评估。肺灌注显像常需要静脉注射钆对比剂。MRI 肺通气成像需要使用吸入对比剂如氧气或超极化惰性气体。

2.1 肺灌注

在 CF 中,由于缺氧性血管收缩或组织破坏,区域通气缺损可使局部肺灌注发生反应性改变。可用多种 MRI 方法评估肺灌注改变,包括使用血液的内源性信号(Mai 和 Berr,1999)和其他需要静脉注射对比剂的方法(Hatabu 等,1996;Levin 和 Hatabu,2004)。一项对 11 例 CF 患儿使用对比增强的 3D MRI 采集的研究发现,MRI 灌注缺陷与组织破坏程度相关(图 13.1)(Eichinger 等,2006)。最近更大型的研究支持应用灌注 MRI 来判断患儿的疗效(Wielpütz 等,2014;Stahl 等,2017)。由于囊性纤维化的灌注异常很可能与相应的通气缺陷相匹配,因此灌注 MRI 和通气 MRI 均可作为该病的生物标志物。在一项 30 例 CF 患者的研究中,10 例患者在 1~2 周内使用超极化 ^3He 气体行灌注及通气 MRI 的重复扫描,在鉴别广泛 CF 严

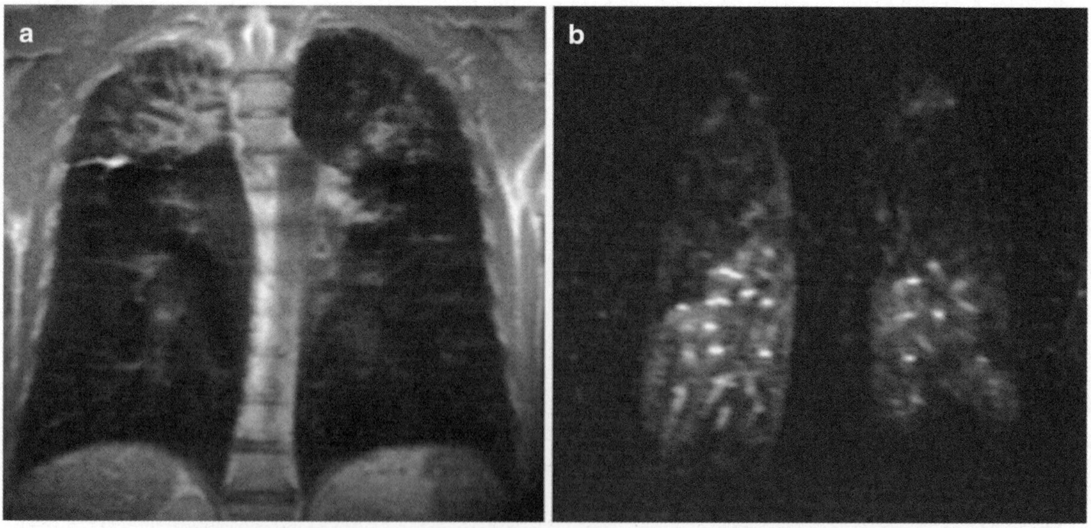

图 13.1 (a)患者 T2 加权 MRI 显示右上叶大叶性破坏,左上叶严重支气管扩张及管壁增厚。(b)相应肺区 MR 灌注图,双肺上叶大片灌注缺损,双肺下叶周边灌注不匀。[Copyright(c)2017 American Thoracic Society. (Altes et al.2007a). Proceedings of the American Thoracic Society is an official journal of the American Thoracic Society.]

重程度上效能与 FEV_1 相当(图 13.2)(Poranski 等,2016)。由于灌注 MRI 比超极化气体通气 MRI 应用更加广泛，可在 MRI 方案中加入更多的功能测量来评估肺囊性纤维化及疗效。通过将时间分辨灌注 MRI 与三维放射超短回波时间采集技术相结合,可在一次屏气下同时获得灌注和高分辨率结构信息(Bell 等,2015a)。

尽管通过动态肺灌注数据集可计算出肺血流量(PBF)、肺血容量(PBV)和平均通过时间(MTT)图,但事实上图像中的信号强度与血液中钆剂的浓度不是线性关系,这就使得绝对定量极具挑战性 (Puderbach 等,2008;Bell 等,2015b)。然而,如果只需定性检出和比较灌注缺损，则使用相对 PBF 和 PBV 非常有用。事实上,在 CF 文献中,大多数灌注 MRI 的分析方法是通过时间维度或减影图像(增强峰值相位–增强前相位)生成最大强度投影,从而定性识别灌注相对减少的区域。

2.2　肺血流测量

肺实质破坏可导致支气管动脉扩张和血流增多。由于支气管动脉是体循环的一部分,并不参与血液氧合,因此支气管动脉较高流速产生的分流量可通过 MRI 的血流测量进行评估。与 15 名健康志愿者相比,10 例 CF 患者的左、右肺动脉流速峰值降低，这可能反映了该组患者早期肺动脉高压的形成(Ley 等,2005)。最近一项纳入 16 例 CF 患者和 17 例年龄、性别相匹配的非 CF 对照组研究表明,采用相位对比 MRI 测量的主肺动脉血流与 FEV_1 呈负相关(Fleck 等,2013)，作者认为这可作为一种轻度肺疾病的敏感性指标。此外,CF 有肺出血的风险，可能与支气管动脉出血有关;因此,支气管动脉相对肺动脉血流的增加有助于预测继发性肺出血的风险。然而,体动脉分流量的临床意义尚未完全知晓,也没有与肺清除率这一肺功能轻度损

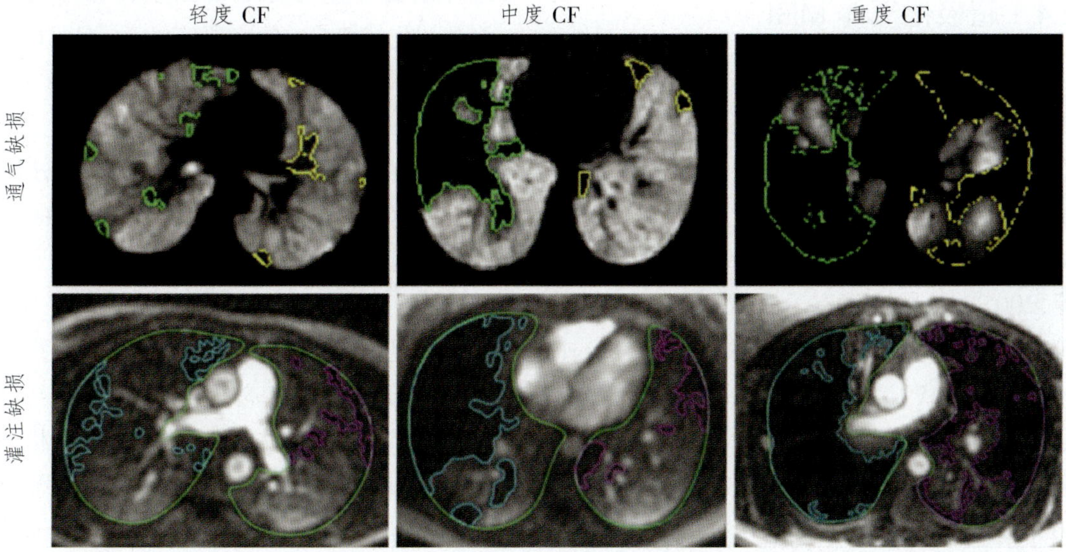

图 13.2　超极化气体 MRI(上排)观察到的通气缺损与动态增强灌注 MRI 观察到的灌注缺损匹配良好。

伤的主要生物标志物进行直接比较。

2.3 氧增强 MRI

气态氧分子的顺磁性较弱，如果吸入高浓度氧，可作为诱导 T1 信号增加的对比剂，可用于评估肺通气(Edelman 等，1996)。在一项对 5 例 CF 患者和 5 名健康志愿者的初步研究中，CF 患者在吸入高浓度氧气后肺部信号不均匀，提示肺通气不均(Jakob 等，2004)。由于氧在血液中溶解很快，氧增强的 MRI 反映了通气、扩散和灌注的综合(Keilholz 等，2002)。与时间分辨灌注成像一样，可使用 3D 径向超短回波时间(UTE)技术，通过单次激发过程中的可同时采集结构和功能图像 (Kruger 等，2014)。一般来说，氧增强 MRI 的困难在于肺实质的信号差异，即 21%的吸入氧浓度与 100%的吸入氧浓度之间有一个相对较低的信号差异。此外，不同的面罩系统，氧气输送也有差异，峰值吸入氧气浓度很少达到名义上的 100%目标。这导致了一个相对较低的信号噪声水平，从而产生的磁共振氧增强图像。

2.4 超极化气体 MRI

超极化 ^{3}He 或 ^{129}Xe 是一种气体 MRI 对比剂，吸入后使用专用的线圈系统成像，肺气腔可出现极高的 MR 信号。超极化气体 MRI 可通过静态自旋质子密度成像 (de Lange 等，1999；Kauczor 等，1996；Woodhouse 等，2005)、动态自旋质子密度成像(Gast 等，2002；Salerno 等，2001)或氧敏感成像(Eberle 等，1999)获得肺功能信息。此外，肺泡和末端小气道水平的肺结构可通过扩散加权成像进行评估(Morbach 等，2005；Salerno 等，2002)。

大多数 CF 的超极化气体 MRI 研究中都使用了静态自旋质子密度成像。静态自旋质子密度成像，通常称为通气成像，是在吸入超极化气体后屏气完成的(Altes 等，2004)。在 MRI 上，肺通气良好的区域由于吸入更多气体，因此信号高于肺通气不良的区域。一般来说，全肺容积成像可在屏气 4~20 秒内完成，但层内的空间分辨率通常在 3mm 左右，低于 CT。由于儿童的肺容积比成人小，需要屏气的时间较短，因此只要能屏住呼吸，即便 4 岁的儿童也能完成超极化气体 MRI (Altes 等，2008)。

首个超极化 ^{3}He-MRI 在 CF 的研究发现，4 例中到重度 CF 并异常 FEV_1%预测值的患者在静态自旋质子密度图像上有广泛的通气异常(Donnelly 等，1999)。另一项对 31 名受试者(16 名健康志愿者和 15 名 CF 患者) 同样使用静态自旋质子密度成像的研究发现，^{3}He-MRI 上 CF 患者较健康受试者有更多的通气缺损(Mentore 等，2005)。即使是 $FEV_{1\%}$预测值正常的 4 名 CF 受试者，其通气缺损评分也明显高于正常受试者，这表明超级化气体 MRI 对通气异常的敏感性可能高于肺活量测定法。^{3}He-MRI 通气缺损评分与肺活量测定存在一定的相关性(图 13.3)。在该研究中，8 名 CF 患者首先接受了雾化沙丁胺醇治疗干预，然后行脱氧核糖核酸酶和胸部物理治疗，治疗后复查 ^{3}He 检查发现通气缺损评分的改变。因此，该研究证明了用超极化 ^{3}He-MRI 评估气道清除方法疗效的可行性。另一项对 18 名 CF 儿童(5~17 岁)的研究证实，CF 儿童可进行超极化 ^{3}He-MRI 检查，并发现静态自旋质子密度超极化 ^{3}He-MRI 与肺活量测定或胸片之间存在轻至中度的相关性 (van Beek 等，2007)。作者认为，这种弱相关性是超极化 ^{3}He-MRI 对通气异常的敏感性更高所致。另一项研究对 8 例 CF 患者的

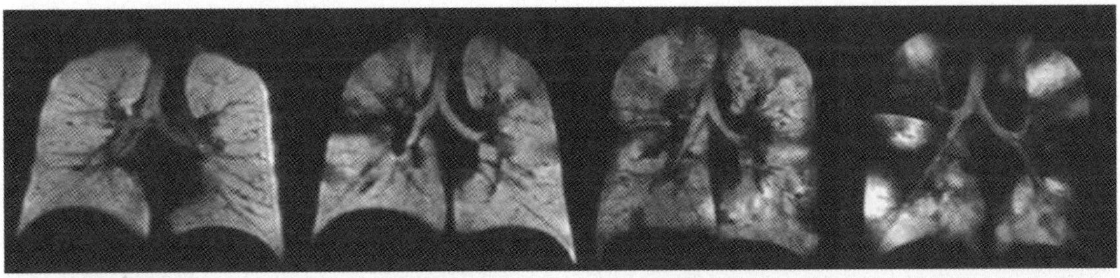

图 13.3 冠状超极化氦 MR 通气图像来自一个正常的受试者和3个不同的 CF 患者。与正常受试者相比,CF 患者存在较多的通气缺陷,且缺陷的数量随着 FEV_1(%预测)的恶化而增加。[Copyright (c)2017 American Thoracic Society.(Altes et al. 2007a). Proceedings of the American Thoracic Society is an official journal of the American Thoracic Society.]

静态自旋质子密度 MRI 与 CT 进行对比,发现 MRI 的通气率和 CT 的 Bhalla 评分(Bhalla 等,1991)有很强的相关性(McMahon 等,2006)。此外,超极化 ^{3}He-MRI 与肺活量测定之间的相关性高于 CT 与肺活量测定的相关性。因此,本研究提示超极化的 ^{3}He-MRI 可能可替代 CT 对 CF 肺部疾病进行评估。最近一项针对8例接受依法卡托治疗的 CF 患者的初步研究显示,^{3}He-MRI 可在个体上显示出明显的治疗效果(图 13.4)(Altes 等,2007b)。

由于 ^{3}He 的供应量有限,许多研究团队已转向使用天然存在的 ^{129}Xe 进行研究成像。在最近的一项研究中,将11例患有轻度 CF 的儿童患者和11名健康对照者进行比较,^{129}Xe-MRI 比 FEV_1 更有效地将 CF 与正常受试者区分出来,甚至在 FEV_1 正常的患者中也显示出了通气缺损(Thomen 等,2017)。与 ^{3}He 不同,^{129}Xe 可溶于血液。事实上,它的共振频率在气相和血相略有不同,因此有潜力在一次吸气后分别得到通气和灌注的图像(Mugler 和 Altes,2013)。最初考虑 ^{129}Xe 在儿童群体中有潜在的麻醉效果,但最近的文献证实了 ^{129}Xe 在6岁及以上儿童中的可行性、安全性和耐受性(Walkup 等,2016)。

迄今为止,很少有研究在 CF 中对超极化气体 MRI 的其他对比机制进行研究,包括动态通气(Koumellis 等,2005)、扩散加权、氧敏感成像。此外,超极化气体 MRI 所需的设备比较昂贵,没有广泛应用,且超极化气体作为磁共振对比剂尚未得到食品药品监督管理局的批准,因此这种技术仅有少数学术医疗中心使用。更多关于 ^{3}He-和 ^{129}Xe-MRI 的详细信息将在本书的相应章节中讨论。在 CF 中不使用外源性对比剂行联合通气和灌注成像的新技术(例如 MRI 傅里叶分解)也会在单独的章节中进一步说明。

3 肺囊性纤维化 MRI 上的结构改变

除了显示肺功能外,常用的 MRI 序列尽管空间和时间分辨率比 CT 低,但也可观察 CF 患者肺疾病的结构变化,包括支气管壁增厚、黏液嵌塞、支气管扩张、气液平面、实变和肺段/肺叶破坏(Puderbach 等,2007a)。

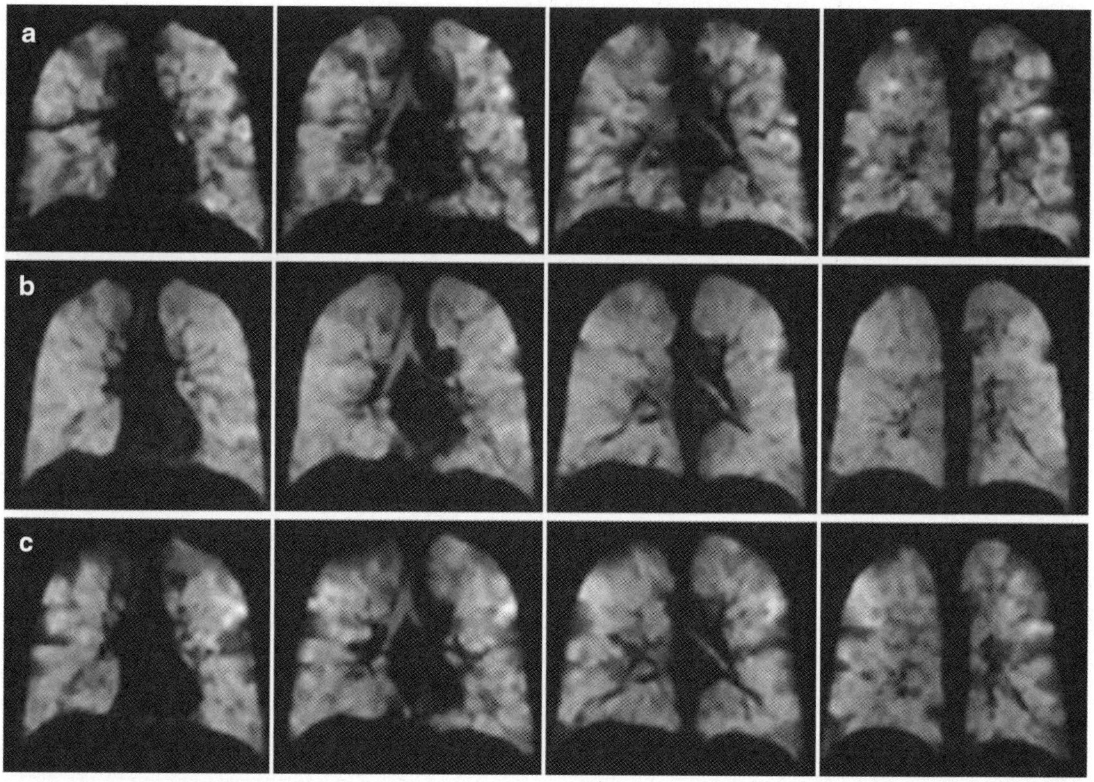

图 13.4 吸入超级化气体后，通气良好的肺区呈高信号，通气不良区域（称为“通气缺损”）呈深灰色/黑色。(a)基线：ppFEV$_1$ 62.2、TVDH 51.7%、TVDC 48.4%。(b)4 周依法卡托治疗结束后：ppFEV$_1$ 83.0、TVDH 27.1%、TVDC 17.4%。(c)安慰剂用药 2 周后：ppFEV$_1$ 71.6、TVDH 57.4%、TVDC 40.9%。（ppFEV$_1$，第 1 秒内用力呼气容积占预测百分比；TVDH，人工计算总体通气缺损；TVDC、电脑计算总体通气缺损）。[Reprinted with permission of Elsevier.(Altes 2007b)]

由于 MRI 空间和时间分辨率较低，某些特定的影像学特征敏感性不如 CT，比如远端支气管扩张。然而，这并不意味着 MRI 提供的信息帮助不大，因为这些影像学特征的敏感性不是评估疾病总体负荷的决定性因素（Puderbach 等，2007b）。事实上，最近的一些研究表明，MRI 和 CT 效能相当（Teufel 等，2012；Sileo 等，2014；Renz 等，2015；Tepper 等，2016）。此外，超短回波时间 MRI 的最新发展（Johnson 等，2013；Dournes 等，2016；Roach 等，2016）已使肺实质和马赛克密度的直接显示得到了极大的改善，进一步缩小了 MRI 与 CT 对肺结构评估的差距（图 13.5）（Nagle 等，2016）。

3.1 支气管壁增厚

支气管壁增厚的表现取决于支气管的大小、支气管壁的厚度和支气管壁的信号。在正常肺 MRI 研究中，常规序列仅能观察叶支气管水平以上的中央气道，常规回波时间可识别部分肺段支气管。最新的超短回波时间方法（TE<0.1ms）有望显示更小的气道。相比之下，CT 可显示第 6~8 级支气管。然而，在 CF 患者中，小气道的支气管壁增厚更容易被 MRI 检出，因此可在肺外周看到管壁增厚的小气道（图 13.6）（Puderbach 等，2007a）。

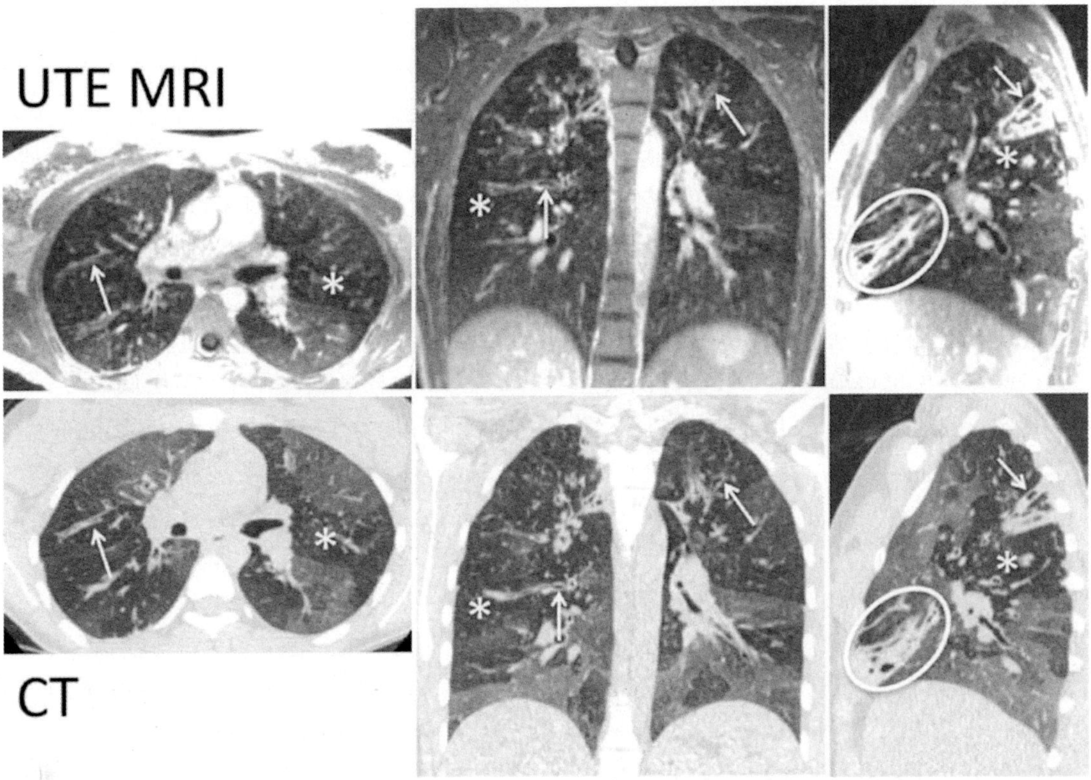

图13.5　囊性纤维化的超短回波时间(TE<0.1ms)肺部MRI清楚地显示马赛克征(*)，与呼气相CT图像比较后可能是空气潴留，明显优于传统回波时间的显示。虽然UTE MRI的层内空间分辨率略低于CT，但在支气管扩张和支气管壁增厚(箭头)的显示上与CT相似。与传统回波时间MRI方法一样，实变(椭圆形)在黑肺背景下显示清晰。这些UTE图像是在平静呼吸状态下，使用基于呼吸波的回顾性呼吸门控采集5分钟获得的。[Details of the pulse sequence can be found in Johnson KM, et al., Magn Res Med 70(5):1241-1250(2013)]

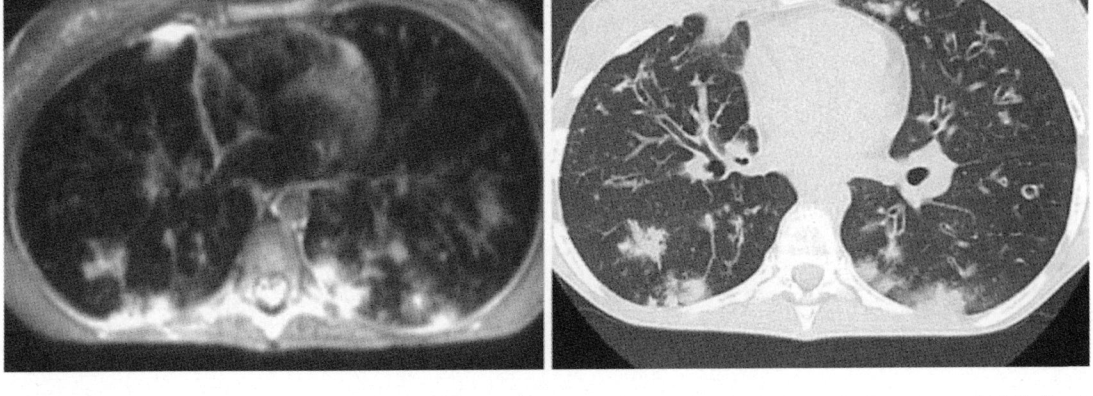

图13.6　患者，女性，14岁，CF。横断位MR T2加权(HASTE)图像(a)和相应的CT图像(b)。两种图像均可显示支气管壁增厚、支气管扩张、周围黏液嵌塞及背侧实变。[Reprinted with permission of the American Thoracic Society. Copyright (c)2017 American Thoracic Society.(Altes et al. 2007a). Proceedings of the American Thoracic Society is an official journal of the American Thoracic Society]

有趣的是,CF 患者中增厚的支气管壁在 T2 加权上表现为高低不等的信号。由于水肿在 T2 加权上呈高信号,因此由活动性炎症产生的水肿使支气管壁呈高信号,这一现象不能在 CT 上观察到。T1 加权序列可用于评估支气管壁的对比增强。在 CF 中,可观察到支气管壁不同的对比增强特点。在一些肺区域,支气管表现出明显的增强，而在其他区域强化较弱。这种现象也可能与支气管壁内的炎症活动有关，但还需要进一步的研究来深入理解这一现象(图 13.7)。

3.2　黏液嵌塞

由于黏液中的液体 T2 加权表现为高信号,MRI 可很好地显示黏液嵌塞（图 13.6)。在 MRI 上可观察到中央大支气管和周围小支气管的黏液嵌塞。在中央黏液嵌塞时,支气管行程内有 T2 高信号充填。外周黏液嵌塞表现类似葡萄的小 T2 高信号区，类似于 CT 上小气道炎症的“树芽征”。黏液嵌塞不会强化，故联合 T2 加权和对比增强序列可鉴别黏液嵌塞和支气管壁增厚。由于黏液和软组织的 CT 密度相似，这两种病理变化在 CT 上不能可靠地区分。

取决于疾病的阶段,CF 患者咯血的风险相应增加。定位出血来源对患者的预后至关重要。在 CT 上,黏液和血液的密度相似,无法区分。在 MRI 上,结合 T1、T2 加权和对比增强序列可区分黏液和新鲜血液。黏液通常为 T2 加权高信号和 T1 加权低信号,而新鲜血液通常为 T2、T1 加权低信号。这种鉴别方法是否足够可靠仍需进一步研究及观察。

3.3　支气管扩张

支气管扩张的 MRI 表现与支气管水平、支气管直径、管壁厚度、管壁信号、支气管腔内信号有关。由于中央支气管的管壁厚,因此在 MRI 上可清楚地看到中央支气管扩张,而与管壁增厚或管壁信号无关。如果没有病理性的支气管壁增厚和(或)黏液堵塞,则 MRI 显示从 3~4 级起的外周支气管不佳。

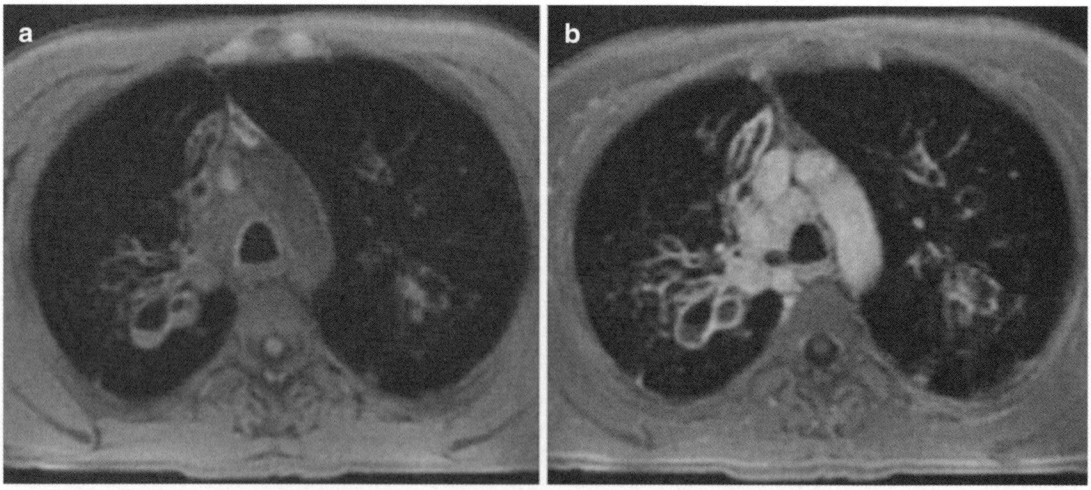

图 13.7　CF 患者,43 岁。增强前(a)和增强后(b)T1 加权 MRI。增强后的图像显示广泛的支气管壁增强,并可鉴别增厚的支气管壁与支气管内分泌物，同时支气管内液体可见气液平面。[Reprinted with permission of the American Thoracic Society. Copyright (c)2017 American Thoracic Society.(Altes et al. 2007a). Proceedings of the American Thoracic Society is an official journal of the American Thoracic Society]

3.4　气液平面

气液平面提示活动性感染，常见于囊状或静脉曲张样的支气管扩张。由于支气管内液体具有高 T2 加权信号，MRI 可显示支气管内气液平面。然而，鉴别支气管气液平面和支气管部分黏液嵌塞或管壁明显增厚有一定的困难。通过对 T1、T2 加权序列和增强序列的信号特征进行评价，通常可区分气液平面(图 13.7)。

3.5　实变

肺囊性纤维化的实变主要是由炎性渗液填充肺泡引起的。实变内炎性渗液 T2 加权呈高信号，肺泡内的质子密度也高于正常肺组织，因此可在 MRI 上显示。与 CT 类似，MRI 可观察到实变中的空气支气管征，表现为沿支气管走行的低信号(Eibel 等，2006；Rupprecht 等，2002)。随着疾病的进展，可能出现肺段或全肺叶的完全破坏，这些破坏的肺区域在 MRI 与 CT 上的表现相似。

3.6　马赛克征

肺马赛克密度是 CF 患者的常见 CT 表现。吸气扫描中可观察到这一征象，呈相对高透亮区，可能是由于空气潴留或局部低灌注(马赛克灌注)所致。这两种情况可通过呼气 CT 区分，因为空气潴留区域在容积上不会有显著变化，因此 CT 值变化不大。相反，在没有空气潴留的低灌注区，肺密度会随着呼气而增加。

在 MRI 上，即使是正常的肺实质信号也很低，且空气含量的增加并不会引起肺实质信号明显减低，所以空气潴留这种现象在 MRI 上并不明显。然而，有两种方法有可能克服这一缺点：直接测量 T1 弛豫时间(Stadler 等，2005)和超短回波时间方法(图 13.5)。超短回波时间法增加了正常肺的信号，空气潴留区因质子密度减低而呈低信号，被周围稍高信号的正常肺组织包绕。之前所述的时间分辨肺灌注 MRI 技术能直接显示马赛克灌注区域(图 13.1)(Eichinger 等，2006)。

4　MRI 生物标志物的验证

最近的两项主要研究在验证肺囊性纤维化基于 MRI 的生物标志物方面取得了重要进展。2014 年，Wielpütz 等发表的一项关键研究结果表明了 MRI 在显示 CF 结构和功能方面的能力，对于 0~6 岁的患者人群，不但可区分疾病严重程度，还可显示肺疾病加重的治疗效果(Wielpütz 等，2014)。他们的研究有 50 例 CF 患儿和 26 例对照组，使用一种由 Brody CT 评分简化而来的混合评分系统，剔除了空气潴留，并增加了肺灌注的功能分类，即使是非常轻症的年轻患者也能发现异常。最重要的是，他们纳入的肺疾病加重期受试者(n=10)显示出明显的治疗效果(图 13.8)。这是一项中等大小样本量的研究，首次证实了 MRI 可作为轻症年幼 CF 患者的生物标志物。LCI 和 CT 同样可作为此类患者的肺部疾病生物标志物。第二项主要研究是 Stahl 等在 2017 年发表的，证实了 MRI 的潜能(Stahl 等，2017)。在本研究中，使用与 2014 年 Wielputz 相同的 MRI 研究方法，将 122 例 0.2~21.1 岁的 CF 患者与 LCI 进行比较。在这些患者中，97 例在稳定的健康基线状态下进行评估，25 例在肺恶化治疗前和治疗后进行评估。虽然其中一些受试者也包括在 2014 年 Wielputz 的早期研究中，但两项研究都没有使用 MRI 检查。研究结果表明，LCI 和 MRI 均对轻度肺疾病敏感，对治疗有反应。MRI 还有另一个优点，它可显

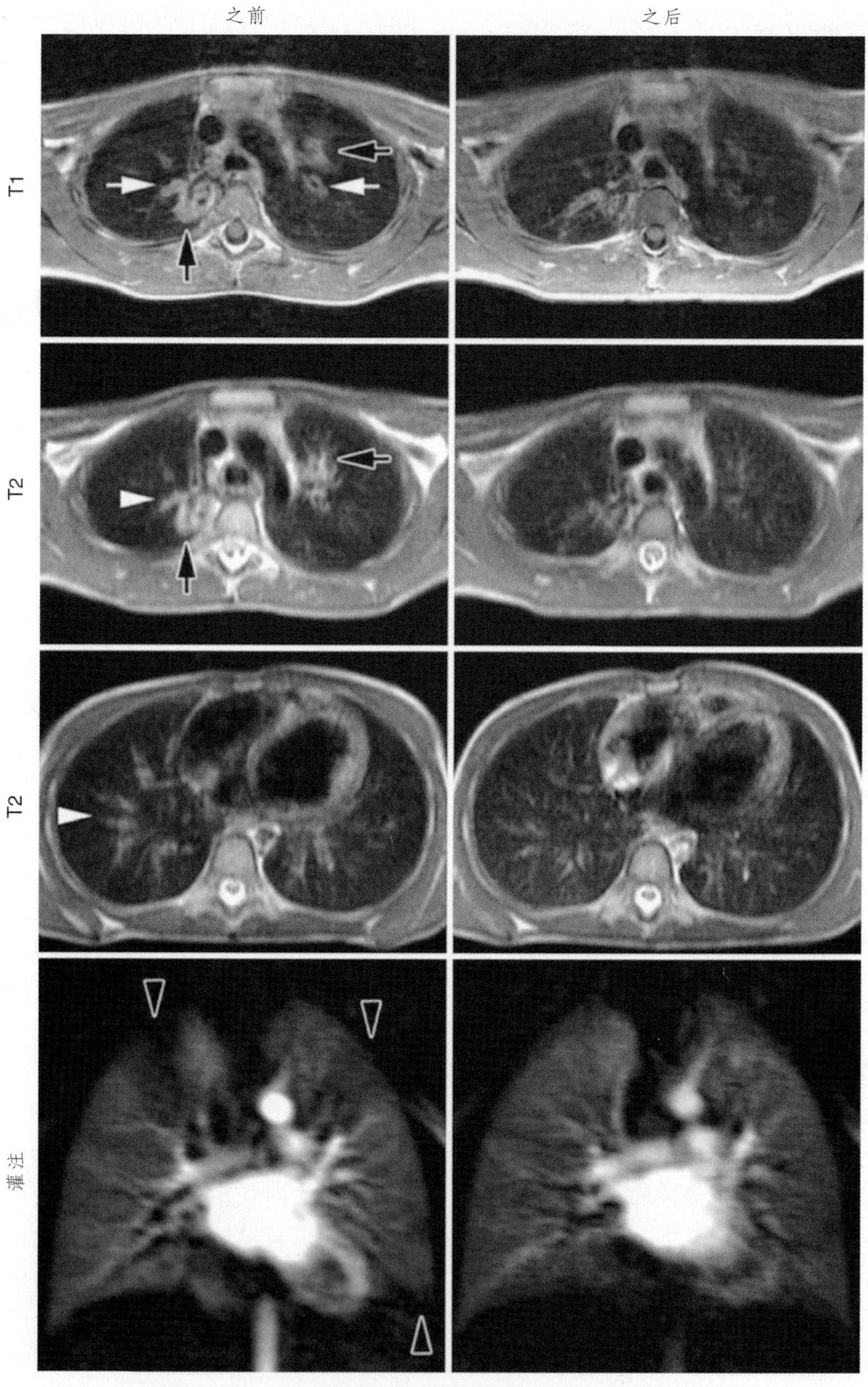

图 13.8 结构和功能 MRI 可显示肺疾病恶化的治疗效果，包括 T1 加权、T2 加权和灌注加权方法。[Reprinted with permission of the American Thoracic Society. Copyright (C)2017 American Thoracic Society.(Wielputz et al. 2014). The American Journal of Respiratory and Critical Care Medicine is an official journal of the American Thoracic Society.]

示肺疾病的空间位置,从而在区域基础上进行更精确的测量。

5 肺囊性纤维化 MRI 的未来方向

肺 MRI 是一个充满前景的较新领域。因此,大多数肺 CF 的 MRI 研究仅纳入了少量受试者,只是观察性地简单描述了 CF 的影像学表现。使用影像作为研究终点的相关问题之一是影像本身并不是终点。通常有关疾病的信息必须从图像中提取。对于胸部 CT,人们提出了多种 CF 评分系统来实现这一点,将大量的图像减少到一个或几个数字来描述疾病的严重程度/活动性。肺囊性纤维化基于MR图像的终点或评分系统的开发尚处于起步阶段,因此,首先需确定主要的影像特征,并且设计一种基于人工评分或计算机图像分析的方法来量化这些特征。对于质子 MRI,可根据 CT 评分方案来开发。对于功能肺 MRI 技术,需要开发新的分析方法,并在 CF 患者中进行相对应的验证。有人提出,要验证一个终点或替代指标,必须证明其准确性、可重复性、长期可行性、生物学可信性、反映疾病的严重程度、有效治疗后迅速改善,并与真实的临床结果相关(Brody,2004;Smith 等,2003)。在这些特征中,肺 MRI 在生物学上是可信的,并且随着时间的推移也长期可行。将来需要进一步临床试验,以确定本章所述任何一种肺 MRI 方法得到的终点是否具有其他的上述特征。

(邹乔 译 邓颖诗 邓宇 审校)

参考文献

Abolmaali N et al (2002) Chrispin-Norman-score and Ghalla-score of patients with cystic fibrosis: comparative study of chest radiographs and MR-Imaging. In: Presented at European congress of radiology 2002

Altes T et al (2008) Abnormalities of lung structure in children with bronchopulmonary dysplasia as assessed by diffusion hyperpolarized helium-3 MRI. In: International society of magnetic resonance in medicine

Altes TA et al (2004) Ventilation imaging of the lung: comparison of hyperpolarized helium-3 MR imaging with Xe-133 scintigraphy. Acad Radiol 11(7):729–734

Altes TA, Eichinger M, Puderbach M et al (2007a) Magnetic Resonance Imaging of the Lung in Cystic Fibrosis: Proceedings of the American Thoracic Society 4(4):322–325

Altes TA, Johnson M, Fidler M et al (2007b) Use of hyperpolarized helium-3 MRI to assess response to ivacaftor treatment in patients with cystic fibrosis. J Cyst Fibros 16(2):267–274

Amin R et al (2010) Hypertonic saline improves the LCI in paediatric patients with CF with normal lung function. Thorax 65(5):379–383

Aurora P et al (2005) Multiple-breath washout as a marker of lung disease in preschool children with cystic fibrosis. Am J Respir Crit Care Med 171(3):249–256

Beall RJ (2005) Executive vice president for medical affairs of the cystic fibrosis foundation. Statement at NACFC 2005

Belessis Y et al (2012) Early cystic fibrosis lung disease detected by bronchoalveolar lavage and lung clearance index. Am J Respir Crit Care Med 185(8):862–873

Bell LC, Johnson KM et al (2015a) Simultaneous MRI of lung structure and perfusion in a single breathhold. J Magn Reson Imaging 41(1):52–59

Bell LC, Wang K et al (2015b) Comparison of models and contrast agents for improved signal and signal linearity in dynamic contrast-enhanced pulmonary magnetic resonance imaging. Investig Radiol 50(3):174–178

Bhalla M et al (1991) Cystic fibrosis: scoring system with thin-section CT. Radiology 179(3):783–788

Brenner DJ (2002) Estimating cancer risks from pediatric CT: going from the qualitative to the quantitative. Pediatr Radiol 32(4):228-1. discussion 242-4

Brody AS (2004) Scoring systems for CT in cystic fibrosis: who cares? Radiology 231(2):296–298

Brody AS et al (2005) Computed tomography in the evaluation of cystic fibrosis lung disease. Am J Respir Crit Care Med 172(10):1246–1252

Brody AS et al (2006) Reproducibility of a scoring system for computed tomography scanning in cystic fibrosis. J Thorac Imaging 21(1):14–21

Carr DH et al (1995) Magnetic resonance scanning in cystic fibrosis: comparison with computed tomography. Clin Radiol 50(2):84–89

Chrispin AR, Norman AP (1974) The systematic evaluation of the chest radiograph in cystic fibrosis. Pediatr Radiol 2(2):101–105

Davies J et al (2013) Assessment of clinical response to ivacaftor with lung clearance index in cystic fibrosis patients with a G551D-CFTR mutation and preserved spirometry: a randomised controlled trial. Lancet Respir Med 1(8):630–638

de Jong PA, Long FR, Nakano Y (2006) Computed tomography dose and variability of airway dimension measurements: how low can we go? Pediatr Radiol

36(10):1043–1047
de Lange EE et al (1999) Lung air spaces: MR imaging evaluation with hyperpolarized 3He gas. Radiology 210(3):851–857
DeBoer EM et al (2014) Automated CT scan scores of bronchiectasis and air trapping in cystic fibrosis. Chest 145(3):593–603
Donadieu J et al (2007) Estimation of the radiation dose from thoracic CT scans in a cystic fibrosis population. Chest 132(4):1233–1238
Donnelly LF et al (1999) Cystic fibrosis: combined hyperpolarized 3He-enhanced and conventional proton MR imaging in the lung--preliminary observations. Radiology 212(3):885–889
Dournes G et al (2016) Lung morphology assessment of cystic fibrosis using MRI with ultra-short echo time at submillimeter spatial resolution. Eur Radiol 26(11):3811–3820
Eberle B et al (1999) Analysis of intrapulmonary O(2) concentration by MR imaging of inhaled hyperpolarized helium-3. J Appl Physiol (Bethesda, Md: 1985) 87(6):2043–2052
Edelman RR et al (1996) Noninvasive assessment of regional ventilation in the human lung using oxygen-enhanced magnetic resonance imaging. Nat Med 2(11):1236–1239
Eibel R et al (2006) Pulmonary abnormalities in immunocompromised patients: comparative detection with parallel acquisition MR imaging and thin-section helical CT. Radiology 241(3): 880–891
Eichinger M et al (2006) Contrast-enhanced 3D MRI of lung perfusion in children with cystic fibrosis--initial results. Eur Radiol 16(10):2147–2152
Fiel SB et al (1987) Magnetic resonance imaging in young adults with cystic fibrosis. Chest 91(2):181–184
Fleck R et al (2013) Aortopulmonary collateral flow in cystic fibrosis assessed with phase-contrast MRI. Pediatr Radiol 43(10):1279–1286
Frush DP, Donnelly LF, Rosen NS (2003) Computed tomography and radiation risks: what pediatric health care providers should know. Pediatrics 112(4):951–957
Gast KK et al (2002) Dynamic ventilation (3)He-magnetic resonance imaging with lung motion correction: gas flow distribution analysis. Investig Radiol 37(3):126–134
Gibson RL, Burns JL, Ramsey BW (2003) Pathophysiology and management of pulmonary infections in cystic fibrosis. Am J Respir Crit Care Med 168(8):918–951
Hatabu H et al (1996) Pulmonary perfusion: qualitative assessment with dynamic contrast-enhanced MRI using ultra-short TE and inversion recovery turbo FLASH. Magn Reson Med 36(4):503–508
Helbich TH et al (1999) Cystic fibrosis: CT assessment of lung involvement in children and adults. Radiology 213(2):537–544
Hoo A-F et al (2012) Lung function is abnormal in 3-month-old infants with cystic fibrosis diagnosed by newborn screening. Thorax 67(10):874–881
Huda W, Vance A (2007) Patient radiation doses from adult and pediatric CT. Am J Roentgenol 188(2):540–546
Jakob PM et al (2004) Assessment of human pulmonary function using oxygen-enhanced T(1) imaging in patients with cystic fibrosis. Magn Reson Med 51(5):1009–1016
Johnson KM et al (2013) Optimized 3D ultrashort echo time pulmonary MRI. Magn Reson Med 70(5):1241–1250
Kauczor HU et al (1996) Normal and abnormal pulmonary ventilation: visualization at hyperpolarized He-3 MR imaging. Radiology 201(2):564–568
Keilholz SD et al (2002) The contributions of ventilation and perfusion in oxygen-enhanced pulmonary MR imaging. Proc Int Soc Mag Reson Med 10:409
Kerem E et al (1992) Prediction of mortality in patients with cystic fibrosis. N Engl J Med 326(18):1187–1191
Koumellis P et al (2005) Quantitative analysis of regional airways obstruction using dynamic hyperpolarized 3He MRI-preliminary results in children with cystic fibrosis. J Magn Reson Imaging 22(3):420–426
Kruger SJ et al (2014) Oxygen-enhanced 3D radial ultrashort echo time magnetic resonance imaging in the healthy human lung. NMR Biomed 27(12):1535–1541
Kuo W et al (2014) Monitoring cystic fibrosis lung disease by computed tomography. Radiation risk in perspective. Am J Respir Crit Care Med 189(11):1328–1336
Levin DL, Hatabu H (2004) MR evaluation of pulmonary blood flow. J Thorac Imaging 19(4):241–249
Ley S et al (2005) Assessment of hemodynamic changes in the systemic and pulmonary arterial circulation in patients with cystic fibrosis using phase-contrast MRI. Eur Radiol 15(8):1575–1580
Loeve M et al (2009) Cystic fibrosis: are volumetric ultra-low-dose expiratory CT scans sufficient for monitoring related lung disease? Radiology 253(1):223–229
Lum S et al (2007) Early detection of cystic fibrosis lung disease: multiple-breath washout versus raised volume tests. Thorax 62(4):341–347
Mai VM, Berr SS (1999) MR perfusion imaging of pulmonary parenchyma using pulsed arterial spin labeling techniques: FAIRER and FAIR. J Magn Reson Imaging 9(3):483–487
McMahon CJ et al (2006) Hyperpolarized 3helium magnetic resonance ventilation imaging of the lung in cystic fibrosis: comparison with high resolution CT and spirometry. Eur Radiol 16(11):2483–2490
Mentore K et al (2005) Hyperpolarized HHe 3 MRI of the lung in cystic fibrosis: assessment at baseline and after bronchodilator and airway clearance treatment. Acad Radiol 12(11):1423–1429
Morbach AE et al (2005) Diffusion-weighted MRI of the lung with hyperpolarized helium-3: a study of reproducibility. J Magn Reson Imaging 21(6):765–774
Mugler JP, Altes TA (2013) Hyperpolarized 129Xe MRI of the human lung. J Magn Reson Imaging 37(2):313–331
Nagle SK et al (2016) Conventional versus ultrashort echo time MRI of cystic fibrosis. In: Presented at the North American cystic fibrosis conference, Orlando, FL
O'Connell OJ et al (2012) Radiological imaging in cystic fibrosis: cumulative effective dose & changing trends

over 2 decades. Chest 141(6):1575–1583

Poranski ME et al (2016) Ventilation and perfusion MRI of cystic fibrosis. In: Presented at North American cystic fibrosis conference, Orlando, FL

Puderbach M et al (2008) In vivo Gd-DTPA concentration for MR lung perfusion measurements: assessment with computed tomography in a porcine model. Eur Radiol 18(10):2102–2107

Puderbach M, Eichinger M, Gahr J et al (2007a) Proton MRI appearance of cystic fibrosis: comparison to CT. Eur Radiol 17(3):716–724

Puderbach M, Eichinger M, Haeselbarth J et al (2007b) Assessment of morphological MRI for pulmonary changes in cystic fibrosis (CF) patients: comparison to thin-section CT and chest x-ray. Investig Radiol 42(10):715–725

Renz DM et al (2015) Comparison between magnetic resonance imaging and computed tomography of the lung in patients with cystic fibrosis with regard to clinical, laboratory, and pulmonary functional parameters. Invest Radiol 50(10):733–742

Roach DJ et al (2016) Ultrashort echo-time magnetic resonance imaging is a sensitive method for the evaluation of early cystic fibrosis lung disease. Ann Am Thorac Soc 13(11):1923–1931

Rosenow T et al (2015) PRAGMA-CF. A quantitative structural lung disease computed tomography outcome in young children with cystic fibrosis. Am J Respir Crit Care Med 191(10):1158–1165

Rupprecht T et al (2002) Steady-state free precession projection MRI as a potential alternative to the conventional chest X-ray in pediatric patients with suspected pneumonia. Eur Radiol 12(11):2752–2756

Salerno M et al (2001) Dynamic spiral MRI of pulmonary gas flow using hyperpolarized (3)He: preliminary studies in healthy and diseased lungs. Magn Reson Med 46(4):667–677

Salerno M et al (2002) Emphysema: hyperpolarized helium 3 diffusion MR imaging of the lungs compared with spirometric indexes – initial experience. Radiology 222(1):252–260

Sileo C et al (2014) HRCT and MRI of the lung in children with cystic. J Cyst Fibros 13(2):198–204

Smith JJ, Sorensen AG, Thrall JH (2003) Biomarkers in imaging: realizing radiology's future. Radiology 227(3):633–638

Stadler A et al (2005) T1 mapping of the entire lung parenchyma: influence of the respiratory phase in healthy individuals. J Magn Reson Imaging 21(6):759–764

Stahl M et al (2014) Multiple breath washout is feasible in the clinical setting and detects abnormal lung function in infants and young children with cystic fibrosis. Respiration 87(5):357–363

Stahl M et al (2017) Comparison of lung clearance index and magnetic resonance imaging for assessment of lung disease in children with cystic fibrosis. Am J Respir Crit Care Med 195(3):349–359

Stern M et al (2008) From registry to quality management: the German cystic fibrosis quality assessment project 1995–2006. Eur Respir J 31(1):29–35

Subbarao P et al (2013) Lung clearance index as an outcome measure for clinical trials in young children with cystic fibrosis. A pilot study using inhaled hypertonic saline. Am J Respir Crit Care Med 188(4):456–460

Tepper LA et al (2016) Validating chest MRI to detect and monitor cystic fibrosis lung disease in a pediatric cohort. Pediatr Pulmonol 51(1):34–41

Teufel M et al (2012) Comparison between high-resolution CT and MRI using a very short Echo time in patients with cystic fibrosis with extra focus on mosaic attenuation. Respiration 86(4):302–311

Thia LP et al (2014) Is chest CT useful in newborn screened infants with cystic fibrosis at 1 year of age? Thorax 69(4):320–327

Thomen RP et al (2017) Hyperpolarized 129Xe for investigation of mild cystic fibrosis lung disease in pediatric patients. J Cyst Fibros 16(2):275–282

van Beek EJR et al (2007) Assessment of lung disease in children with cystic fibrosis using hyperpolarized 3-Helium MRI: comparison with Shwachman score, Chrispin-Norman score and spirometry. Eur Radiol 17(4):1018–1024

Walkup LL et al (2016) Feasibility, tolerability and safety of pediatric hyperpolarized (129)Xe magnetic resonance imaging in healthy volunteers and children with cystic fibrosis. Pediatr Radiol 46(12):1651–1662

Weatherly MR et al (1993) Wisconsin cystic fibrosis chest radiograph scoring system. Pediatrics 91(2):488–495

Wielpütz MO et al (2014) Magnetic resonance imaging detects changes in structure and perfusion, and response to therapy in early cystic fibrosis lung disease. Am J Respir Crit Care Med 189(8):956–965

Woodhouse N et al (2005) Combined helium-3/proton magnetic resonance imaging measurement of ventilated lung volumes in smokers compared to neversmokers. J Magn Reson Imaging 21(4):365–369

第 14 章

肺癌

Yoshiharu Ohno, Hisanobu Koyama, Julien Dinkel

目录

摘要

自1991年放射诊断肿瘤学组(RDOG)报道发表以来,肺部磁共振(MR)成像对肺癌患者的临床应用一直受到限制。MDCT已被广泛应用于肺癌的临床分期。传统上,FDG-PET或PET/CT是揭示肺癌生物糖代谢的唯一成像方式,而通气和(或)灌注显像是显示肺功能的唯一方式。然而,近年来MR系统的发展和对比剂的应用使得克服胸部MRI的局限性成为可能。因此,在过去的几年里,一些研究者已证明了MRI在肺癌分期中具有替代MDCT和核医学检查的巨大潜力。目前MRI在肺癌患者中可以应用于:①肺结节的检测;②孤立性肺结节的表征;③在常规临床实践中评估TNM分期。我们相信进一步的基础研究及MR新技术的临床应用,将在未来肺癌患者的管理中发挥重要作用。

Y. Ohno, MD, PhD (✉) • H. Koyama, MD
Department of Radiology, Kobe University Graduate School of Medicine, 7-5-2 Kusunoki-cho, Chuo-ku, Kobe 650-0017, Japan
e-mail: yosirad@kobe-u.ac.jp; yosirad@med.kobe-u.ac.jp

J. Dinkel, MD, MSc
Department of Clinical Radiology, University of Munich Hospital (LMU), Marchioninistraße 15, 81377 Munich, Germany

1 引言

肺癌是西方国家、日本和韩国癌症相关死亡的最常见原因。非小细胞肺癌(NSCLC)约占所有肺癌的 80%, 其余为小细胞肺癌

(SCLC)。尽管近年来为提高肺癌生存率做出了重大努力,但所有分期的整体生存率仍然很低,仅约为 14%。目前影像学技术对肺癌的诊断、分期和随访至关重要。肺癌的诊断依赖于胸部 X 线片(CXR)和痰液或活检标本中的细胞检测结果。然而,或许更重要的是胸部计算机断层扫描(CT)的特定发现,以及 FDG-PET 或者 PET/CT 的代谢信息。此外,肺癌的分期和随访更多地依赖于 CT、FDG-PET 和(或)FDG-PET/CT,而不是胸片。肺结节的诊断和管理的目标是及时为所有可手术的恶性结节患者进行手术,同时避免对良性病变患者进行不必要的开胸手术。因此,以最小的侵袭性方式鉴别良恶性结节并做出尽可能具体和准确的诊断至关重要。此外,肺癌治疗前评估的初步目标是避免对局部不可切除的肿瘤和(或)结节或转移性疾病患者进行不必要的手术,因为肿瘤是否可切除是肺癌生存率最有力的预后指标。

目前 CT 被认为是应用最广泛的肺癌评估方式,CT 技术的一大突破是引入了多排螺旋 CT(MDCT),多排探测器同时曝光。与单排 CT 相比,MDCT 的性能提高了数倍(约等于排数)。此外,FDG-PET 或 PET/CT 可作为肺癌诊断的另一项重要革新手段。标准的成像技术是基于组织形态结构的差异,而 FDG-PET 或 PET/CT 可显示肺癌细胞糖代谢增强。由于这些原因,MRI 一直只应用于少数情况,如肺上沟瘤(Pancoast)、纵隔侵犯和胸壁侵犯。自 1991 年以来,放射诊断肿瘤学组(RDOG)报道,除了纵隔侵犯外,CT 和常规 T1 加权成像对肺癌分期的诊断能力没有显著差异(Webb 等,1991)。然而,近年来 MRI 技术的进步和对比剂的应用,使肺癌患者的 MRI 质量和诊断能力进一步提高。

本章中,我们描述了 MRI 在肺结节的检测、肺结节的表征和管理、肺癌患者 TNM 分期评估中的作用和能力。

2 肺结节的检测

肺结节的影像学定义为直径小于 30mm 肺实质内的病变,不伴有肺不张或淋巴结肿大(Tuddenham,1984)。虽然每 500 张胸片检查中就有一个检查出肺结节,但这些结节中 90%是在不相关的诊断检查中偶然发现的。在美国,每年有超过 15 万的患者由于难以诊断的肺小结节而向他们的医生咨询。由于胸部 CT 的应用,偶然发现的肺结节数量进一步增加(Tuddenham,1984)。肺癌的毁灭性影响与它较晚被发现直接相关。约有一半的肺癌在被诊断时已表现出胸外转移,但 IA 期患者仍具有最佳的预后。因此,及时准确地发现和诊断肺结节对于恶性肿瘤患者的治愈至关重要。

螺旋 CT 或 MDCT 可被认为是目前检测肺结节的金标准(Davis,1991;Costello,1994;Henschke 等,2001;Schaefer-Prokop 和 Prokop,2002;Swensen 等,2005;Bach 等,2007)。然而,由于辐射暴露的原因,对于患者,尤其是年轻患者来说,反复 CT 随访复查肺结节可能是不可取的。虽然辐射暴露通常不是癌症患者的主要问题,且低剂量 CT 技术可降低辐射剂量,但 MRI 完全不存在任何电离辐射。因此,如果 MRI 能在不使用对比剂的情况下检测肺结节将是非常有利的。

自 1997 年以来,一些研究人员通过使用 1.5 和 3T 扫描仪的各种序列解决了这个问题。然而,与 CT 相比,患者相关的运动伪影、来自肺部的磁敏感伪影及较差的空间和时间分辨率降低了肺部 MRI 的质量(Kersjes 等,1997;Vogt 等,2004;Schroeder 等,2005;Luboldt 等,2006;Bruegel 等,2007;Regier 等,2007;Yi 等,2007)。所有这些研究都经过单排或 MDCT 对比验证，评估了肺结节（主要是肺转移瘤）的检出率（敏感性）。据报道，尽管各种序列如心电（ECG）触发的质子密度加权（PDW）或 T2W TSE、ECG-触发 PDW 黑血预备半傅里叶单次激发快速自旋回波（HASTE）、呼吸触发 T2 加权短时反转恢复序列（STIR）TSE、增强前后梯度回波容积插值屏息扫描（VIBE）、T2 加权三重反转黑血 TSE 等，以≥5mm 的层厚在 1.5 或 3T 扫描仪上进行了试验，但各序列对直径≤5mm 的结节的检出率仍旧小于 45%。

在 1.5 和 3T MRI 上使用各种序列成像的肺结节检出率或敏感性范围为 36%~96%（Kersjes 等，1997；Vogt 等，2004；Schroeder 等，2005；Luboldt 等，2006；Bruegel 等，2007；Regier 等，2007；Yi 等，2007；Frericks 等，2008；Koyama 等，2008；Sommer 等，2014）。目前有一项样本量相对较大的研究对 150 例受试者的 CT 与 1.5T MRI 进行了对比，结果表明薄层 CT 的总体结节检出率（97%）优于呼吸触发的 STIR-TSE 成像（82.5%），但两种方法对恶性结节的检出率没有显著性差异（Koyama 等，2008）。因此，MR 技术可作为当前检测胸腔内转移的一种补充，而放射科医生需仔细甄别肿瘤患者胸部 MRI 上的结节。

此外，近期越来越多的研究表明，在常规临床实践中使用超短回波时间（UTE）的肺薄层 MRI 相较于常规和低剂量薄层 CT 相比，具有几乎一致的结节检出能力（Ohno 等，2016）。因此，在不久的将来，随着 MRI 系统和序列的进一步完善，有望在胸部 MRI 甚至全身 MRI 上实现肺转移结节的监测、肺癌筛查，以及肺结节形态特征评估等类似于 CT 的作用（图 14.1）。

3 肺结节或肿块的 MRI 表现及处理

由于肺结节是胸片和 CT 上最常见的表现之一，因此，以最小侵袭性的手段对良恶性结节进行鉴别，做出尽可能具体、准确的诊断是非常重要的。有研究利用 CT、MRI、FDG-PET 或 PET/CT 对肺结节的影像学特征、弛豫时间、血供、代谢等进行评估，以鉴别肺结节的良恶性，结果令人满意（表 14.1）。

3.1 增强与非增强的常规 T1 和 T2 加权 MRI

CT 和 MRI 对原发肿瘤的定性是基于结节或肿块本身的影像学特征，与胸膜、胸壁、气道、纵隔的关系，以及注入对比剂后病灶的相对强化程度。在过去由于肺实质本身信号强度较低、相对较低的空间分辨率及患者相关的运动伪影，非增强 MRI 在表征周围型肺结节和肿块，以及识别良性结节方面的能力有限（Caskey 等，1990；Feuerstein 等，1992；Kono 等，1993；Kersjes 等，1997；McLoud 和 Swenson，1999）。一般来说，包括肺癌、肺转移瘤和低级别恶性肿瘤如类癌及淋巴瘤在内的多种肺结节在使用 SE 或 TSE 序列时，T1 加权图像上表现为低或中等信号强度，而 T2 加权图像上则表现为稍高信号强度（Caskey 等，1990；Feuerstein 等，1992；Kono 等，1993；Kersjes 等，1997；McLoud 和 Swensen，1999）（图 14.2）。直径小于 30mm 的恶性肺结节通常不出现肉眼可见的坏死（Caskey 等，1990；Feuerstein 等，1992；Kono 等，1993；

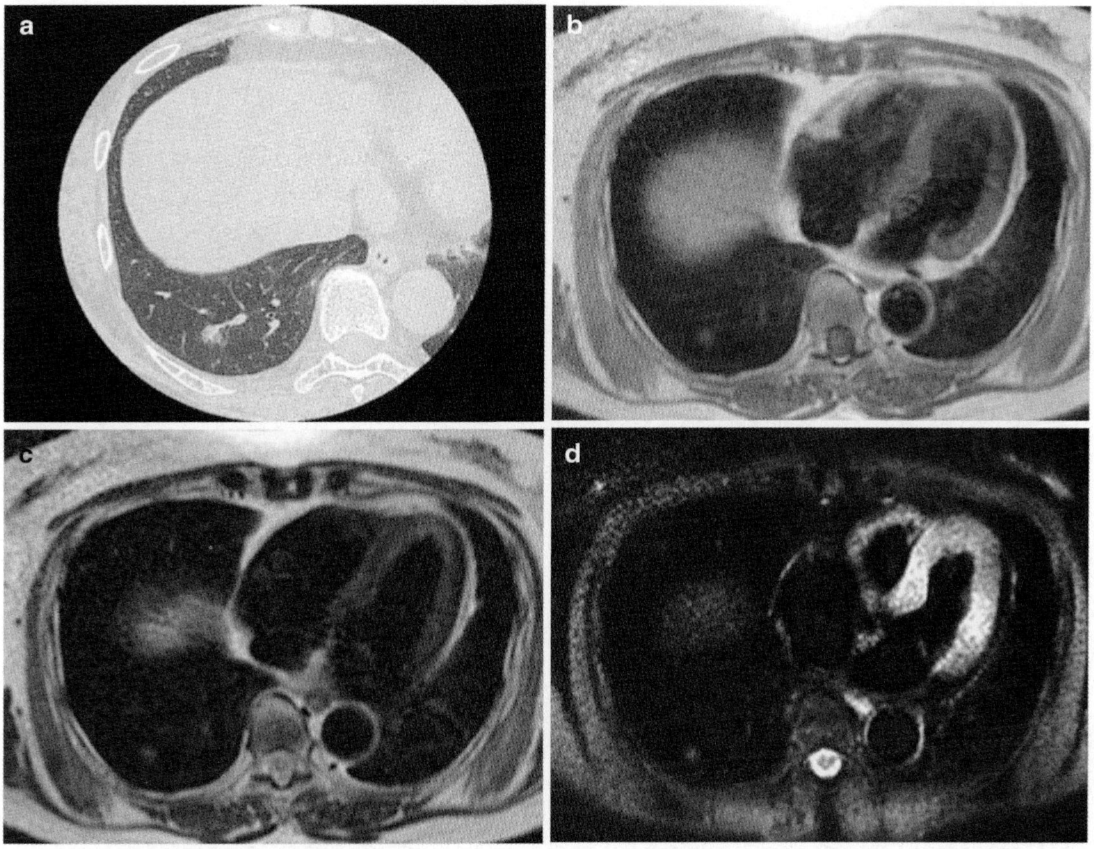

图 14.1 患者,71 岁,女性,右肺下叶腺瘤性增生。薄层 CT 示右肺下叶磨玻璃结节(a),右肺下叶黑血 T1 加权 TSE(b)、T2 加权 TSE(c)、STIR TSE(d)。在 b–d 图像上病灶分别表现为低、中、高信号强度结节。

Kersjes 等,1997;McLoud 和 Swensen,1999)。尽管强化程度因镜下病理状况(如肿瘤血管生成、肿瘤间质间隙、纤维化存在与否及肿瘤内的瘢痕和坏死)而有所不同,但注射对比剂后恶性肺结节在 T1 加权图像上表现为不同程度的均匀强化(Caskey 等,1990;Feuerstein 等,1992;Kono 等,1993;Kersjes 等,1997;McLoud 和 Swensen,1999),因此,在使用增强前后的常规 T1 和 T2 加权像时,医生在临床实践中常常面临诊断上的两难境地,即无法区分恶性与良性肺结节,如机化性肺炎、良性肿瘤和炎性结节(Caskey 等,1990;Feuerstein 等,1992;Kono 等,1993;Kersjes 等,1997;McLoud 和 Swensen,1999)(图 14.2 和图 14.3)。因此,有学者建议用动态对比增强 MRI 评估结节的强化模式及血供情况,这可能有助于肺结节的诊断和治疗(Kono 等,1993,2007;Kusumoto 等,1994;Hittmair 等,1995;Gückel 等,1996;Fujimoto 等,2003;Ohno 等,2002,2004a;Schaefer 等,2004,2006;Donmez 等,2007)。然而,在增强前后的 T1 和 T2 加权像上,可能只能诊断几种特定组织学类型的肺结节,如支气管囊肿、结核瘤、黏液性支气管肺泡癌(BAC)、错构瘤、曲霉菌球等,因为它们有特殊的 MR 表现。

表 14.1 肺结节检测和评估推荐的 MR 扫描方案

序号	推荐序列	TR(ms)	TE(ms)	FA(°)	黑血 TI(ms)	TI(ms)	矩阵	呼吸状态	建议
1	增强前心电门控 T1 加权 SE 或 TSE	1 倍 R–R 间期	15~25	N/A	N/A	N/A	256×256	RT 或 RG	N/A
	增强前心电门控黑血 T1 加权 TSE	1 倍 R–R 间期	8	N/A	800~1000	N/A	256×256	屏气扫描	并行成像应适用。ETL 应小于 20
	增强前 3D T1–GRE (VIBE、THRIVE、Quick 3D 等)	4	≤2	15	N/A	N/A	256×256	屏气扫描	应用脂肪抑制技术
2	心电和呼吸门控 T2 加权 TSE	2 或 3 倍 R–R 间期	90~100	N/A	N/A	N/A	256×256	RT 或 RG	ETL 应小于 15
	增强前心电门控黑血 T2 加权 TSE	2 或 3 倍 R–R 间期	102	N/A	2000~3000	N/A	256×256	屏气扫描	应用并行成像技术。ETL 应小于 45
3	呼吸门控 STIR TSE	取决于呼吸周期	15	N/A	N/A	150~240	256×256	RG	如果使用顺序重排相位编码方案,ETL 应小于 5
	心电门控黑血 STIR TSE	2 倍 R–R 间期	5	N/A	1000~2000	150~240	256×256	屏气扫描	应用并行成像。ETL 应小于 8
4	EPI 扩散加权成像	∞	65	N/A	N/A	150~240	256×256	自由呼吸	激励的数量应该是≥6

(待续)

表 14.1(续)

序号	推荐序列	TR(ms)	TE(ms)	FA(°)	黑血 TI(ms)	TI(ms)	矩阵	呼吸状态	建议
5	3D 超快 T1-GRE 动态增强	2.4~2.7	0.6~0.7	20~40	N/A	N/A	128×128~256×256	屏气扫描	动态 MRI 应对比剂注射后每 1.1 秒采集一次。通过并行采集技术提高时间分辨率
	心电门控 T1 加权 SE MRI 动态增强	150–1 倍 R–R 间期	10~15	N/A	N/A	N/A	128×128~256×256	屏气扫描	动态 MRI 应当在对比剂注射后 0、1、2、3、4、5、6 及 8 分钟采集
6	增强后心电门控 T1 加权SE 或 TSE	1 倍 R–R 间期	15~25	N/A	N/A	N/A	256×256	RT 或 RG	N/A
	增强后心电门控黑血 T1 加权 TSE	1 倍 R–R 间期	8	N/A	800~1000	N/A	256×256	屏气扫描	应用并行成像技术 ETL 应少于 20
	增强后 3D T1–GRE (VIBE、THRIVE、Quick 3D 等)	4	≤2	15	N/A	N/A	256×256	屏气扫描	应用脂肪抑制技术

SE,自旋回波;TSE,快速自旋回波;GRE,梯度回波;TR,重复时间;TE,回波时间;FA,翻转角;RT,呼吸触发;RG,呼吸门控;ETL,回波链长度;VIBE,梯度回波容积插值屏息扫描;THRIVE T1,高分辨各向同性容积激发;Quick 3D,分段三维 T1 加权毁损梯度回波。

3.1.1 支气管囊肿

支气管闭锁是一种可通过非增强 T1 和 T2 加权像进行诊断的局灶性肺部病变。支气管闭锁是一种少见的异常，其特征是支气管腔的局部闭塞，导致叶、段或亚段支气管不能与中央气道相沟通(Meng 等，1978；Jederlinic 等，1987；Finck 和 Milne，1988；Naidich 等，1988；Bailey 等，1990；Ko 等，1998；Matsushima 等，2002)。在闭锁点远端气道内分泌的黏液以痰栓或支气管囊肿的形式积聚，表现为肺结节或肿块(Finck 和 Milne，1988；

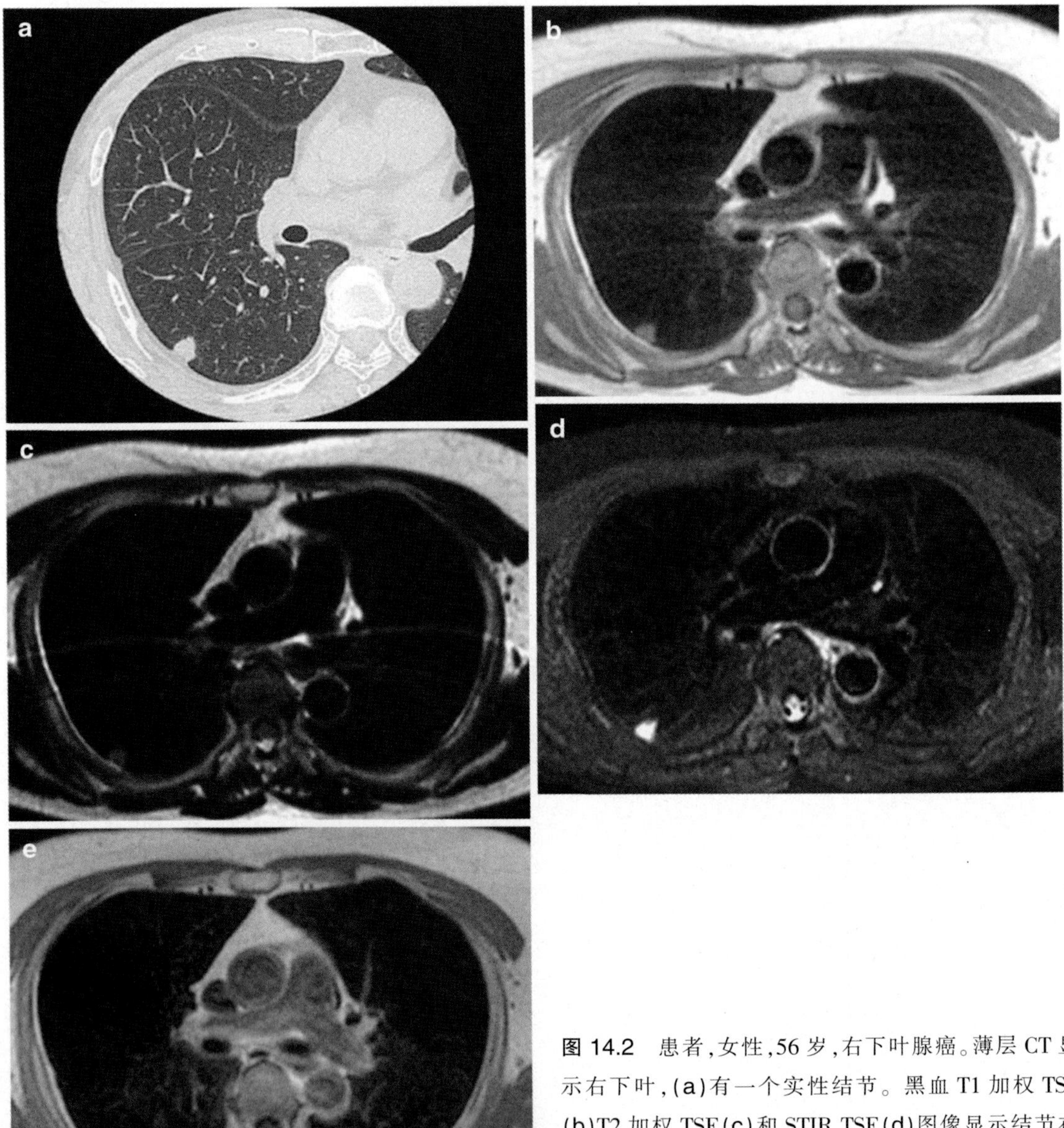

图 14.2 患者，女性，56 岁，右下叶腺癌。薄层 CT 显示右下叶，(a)有一个实性结节。黑血 T1 加权 TSE (b)T2 加权 TSE(c)和 STIR TSE(d)图像显示结节在右下叶分别为低、中、高信号强度。对比后黑血 T1 加权快速 SE 图像(e)显示结节均匀增强。

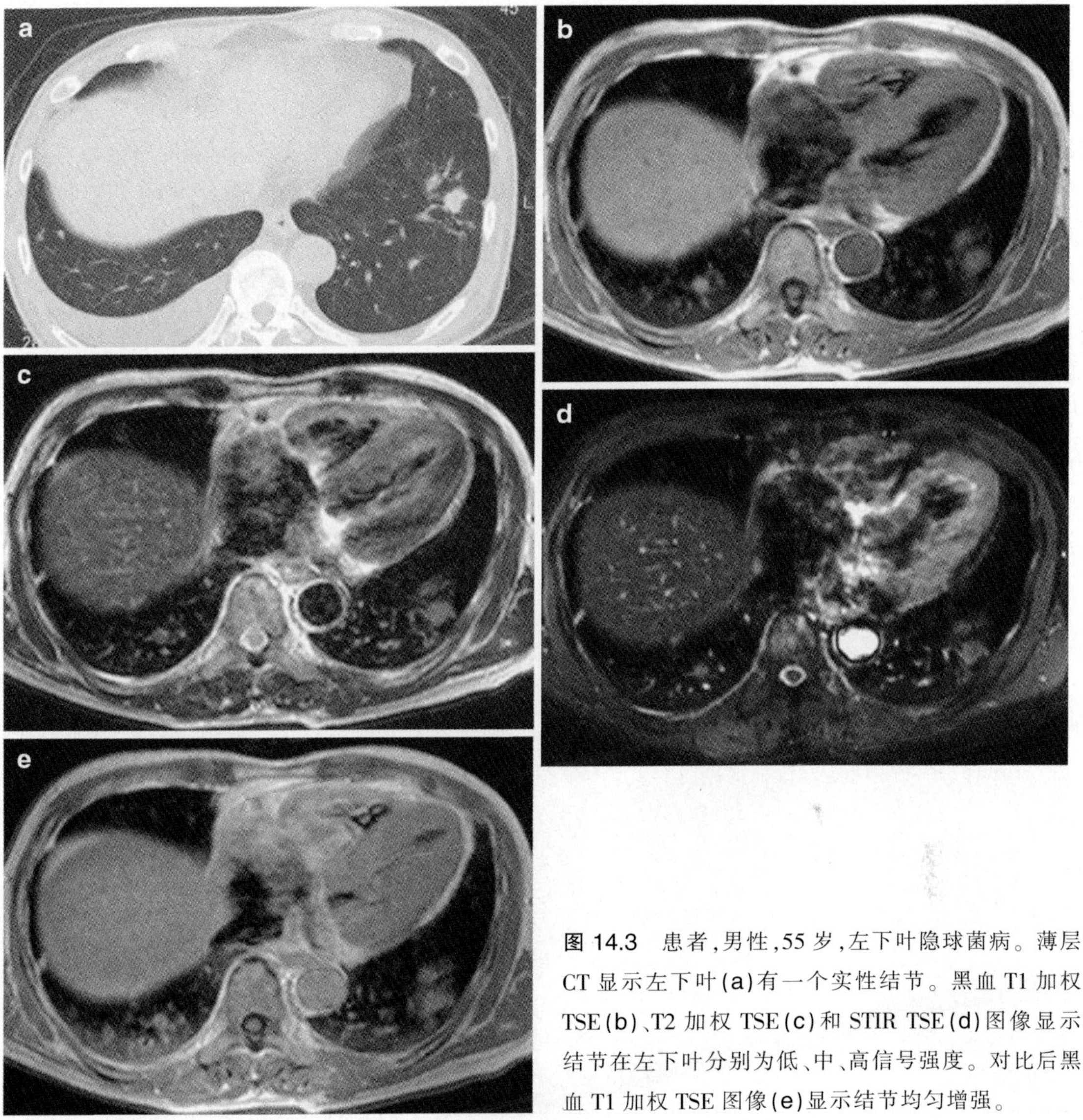

图 14.3　患者，男性，55 岁，左下叶隐球菌病。薄层 CT 显示左下叶(a)有一个实性结节。黑血 T1 加权 TSE(b)、T2 加权 TSE(c)和 STIR TSE(d)图像显示结节在左下叶分别为低、中、高信号强度。对比后黑血 T1 加权 TSE 图像(e)显示结节均匀增强。

Naidich 等，1988；Bailey 等，1990；Ko 等，1998；Matsushima 等，2002)。据报道，支气管囊肿的 MRI 在 T1 和 T2 加权像上表现为一个高信号的分支状病变，这是由于闭锁远端充满黏液的支气管扩张及黏液囊肿形成所致(Finck 和 Milne，1988；Naidich 等，1988；Bailey 等，1990；Ko 等，1998；Matsushima 等，2002)(图 14.4)。

3.1.2　结核瘤

结核瘤主要位于上叶，表现为界限清楚的结节，可在原发性或继发性肺结核后出现。在 20%~30%的病例中可见钙化形成(Sochocky，1958)。CT 能很好地显示钙化和结节的特征。在少数情况下，结节内可见密度减低区域，表示病灶出现干酪样坏死。干酪样坏死有助于结核的诊断，与其他肺结节相比，结核瘤在T2加权SE或TSE图像上具有相对较低的信号强度(Sakai等，1992；Kono等，1993；Kusumoto等，1994；Parmar等，2000；Chung等，2000；Schaefer等，2006)。此外，一些研究者已经报道了结核瘤增强后的典型表现呈“薄壁环状强化”(Sakai等，1992)(图14.5)。结核瘤中心无强化或轻度强化，而瘤体的纤维包膜明显强化。这些MR表现与病理标本的表现相吻合(Sakai等，1992；Kono等，1993；Kusumoto等，1994；Parmar等，2000；Chung等，2000；Schaefer等，2006)。因为结核瘤在FDG-PET上多表现为高摄取，使用FDG-PET或PET/CT可能难以将其与恶性结节区分开来。因此，当怀疑病变是结核瘤，或试图使用无创手段区分结核瘤和恶性结节时，增强前后的常规MRI也许是最适合的手段(Chang等，2006)。

3.1.3　黏液型细支气管肺泡癌

肺腺癌是一类组织学和生物学上具有异质性的肿瘤。除黏液型细支气管肺泡癌(BAC)外，黏液的产生很少是这种腺癌的真正突出特征，因此肺腺癌和其他亚型肺癌的

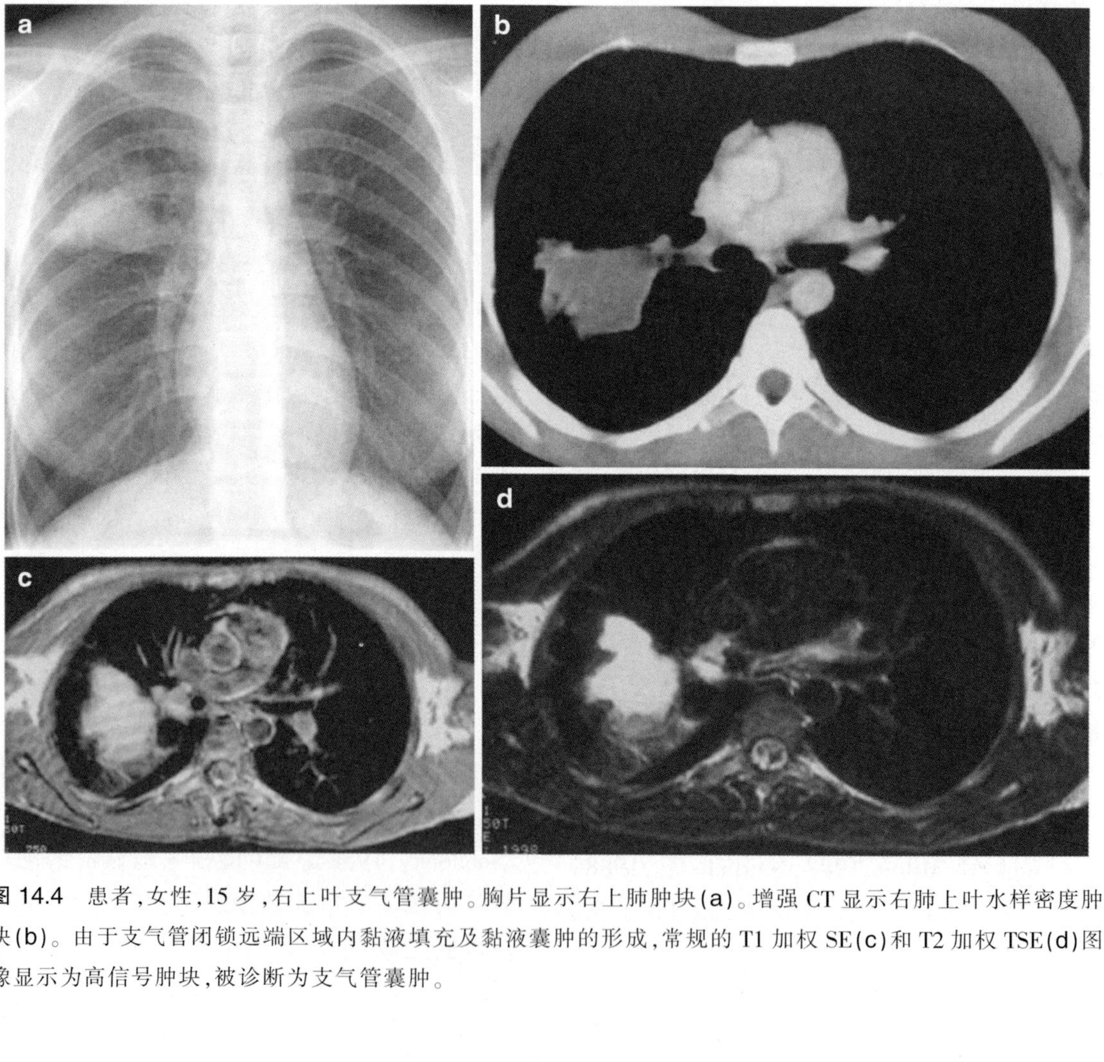

图14.4　患者，女性，15岁，右上叶支气管囊肿。胸片显示右上肺肿块(a)。增强CT显示右肺上叶水样密度肿块(b)。由于支气管闭锁远端区域内黏液填充及黏液囊肿的形成，常规的T1加权SE(c)和T2加权TSE(d)图像显示为高信号肿块，被诊断为支气管囊肿。

MR 表现没有显著差异。黏液型 BAC 偶尔表现为孤立性肺结节，在常规增强的 T1 加权图像中表现为轻度或无强化，因此可能难以将其与其他良性结节区分，如结核瘤。然而，多数黏液型 BAC 则具有实变或弥漫性的影像表现。实变可累及一个肺段或肺叶，但不累及肺血管系统，在 T2 加权 TSE 图像上病灶显示为高信号，称为“白肺征”(图 14.6)。此外，可在增强的 T1 加权图像上看到肿瘤内走行的血管(Gaeta 等，2000，2001，2002)。

3.1.4 错构瘤

肺错构瘤是孤立性肺结节的第三大常见病因，是来源于支气管壁黏膜下纤维结缔组织的良性肿瘤(Bateson，1973；Siegelman 等，1986)。一些研究者报道了错构瘤的 MR 表现。Sakai 等(1994)发现所有错构瘤在 T1 加权 SE 图像上表现为中等信号，而在 T2 加权 SE 图像上表现为高信号；6 个错构瘤中有 4 个在 T1 或 T2 加权 SE 图像上呈分叶状，瘤内可见分隔。此外，病理诊断为脂肪瘤样错构瘤时，病灶在 T1 和 T2 加权 SE 图像上表现出高信号(Yilmaz 等，2004)。因此，当肺结节内出现这些影像学表现时，结节可被推断为错构瘤，结节内的强化模式应在增强后的 T1 加权 SE 图像上进行评估。强化程度较低的区域对应核心软骨组织和分隔，强化程度显著的区域对应于浸润软骨核心的分支裂隙样间充质结缔组织(Sakai 等，1994)(图 14.7)。

3.1.5 曲霉菌球

腐生型曲霉病(曲霉菌球)的特征是没有组织侵犯的曲霉感染。它通常是真菌菌丝与黏液和细胞碎片混杂，在预先存在的肺空洞或扩张支气管内聚集(Gefter，1992；Aquino 等，1994)。典型的曲霉菌球影像学表现为肺空洞内圆形或椭圆形实性软组织肿块。肿块与空腔壁之间通常有一间隙，即所谓的“空气新月征”，通常与空洞壁及相邻胸膜增厚有关(Gefter，1992；Park 等，2007)。最常见的潜在原因是肺结核、支气管扩张、支气管囊肿和结节病。其他偶尔可能与曲菌瘤相关的病因包括支气管源性囊肿、肺隔离症和获得性免疫缺陷综合征(AIDS)患者卡氏肺囊虫肺炎继发性肺气囊。

肺癌内空洞并不少见，据报道有 2%~16%的肺癌病例存在空洞(Felson 和 Wiot，1977)。肺癌空洞一般表现为厚壁，空洞壁超过 4mm，内外缘呈毛刺状或不规则状，可伴淋巴结肿大，以及因空洞壁癌灶浸润邻近胸壁形成的软组织结节或肿块。然而，在一些情况下，空洞型肺癌在胸片或 CT 上可能显示薄壁或“空气新月征”。因此，在空洞型肺癌中出现“空气新月征”时，区分菌球和空洞内壁结节是很重要的，常规的增强前后的 T1 和 T2 加权 SE 或 TSE 成像有助于二者的鉴别。

虽然肺癌内也可见空洞，但癌性空洞的壁和(或)空洞内肿块在常规的增强前后的 T1 和 T2 加权 SE 或 TSE 成像常有典型的信号表现，即在平扫 T1 加权像为中低信号，T2 加权像为中高信号，增强后明显均匀强化(Ma 等，1985；van der Heide 等，1985；Zinreich 等，1988；Herold 等，1989；Fujimoto 等，1994；Blum 等，1994)(图 14.8)。另一方面，在曲霉菌病例中，由于曲霉感染引起的钙、空气或铁磁性物质的存在，空洞内病变的信号强度降低，这在 T2 加权 SE 或 TSE 图像上尤其如此(Herold 等，1989；Fujimoto 等，1994；Blum 等，1994)(图 14.9)。因铁磁性的铁元素及镁、锰等元素的存在对真菌的氨基酸的代谢至关重要，故 Fujimoto 等(1994)表明，T1 加权图像信号强度降低及

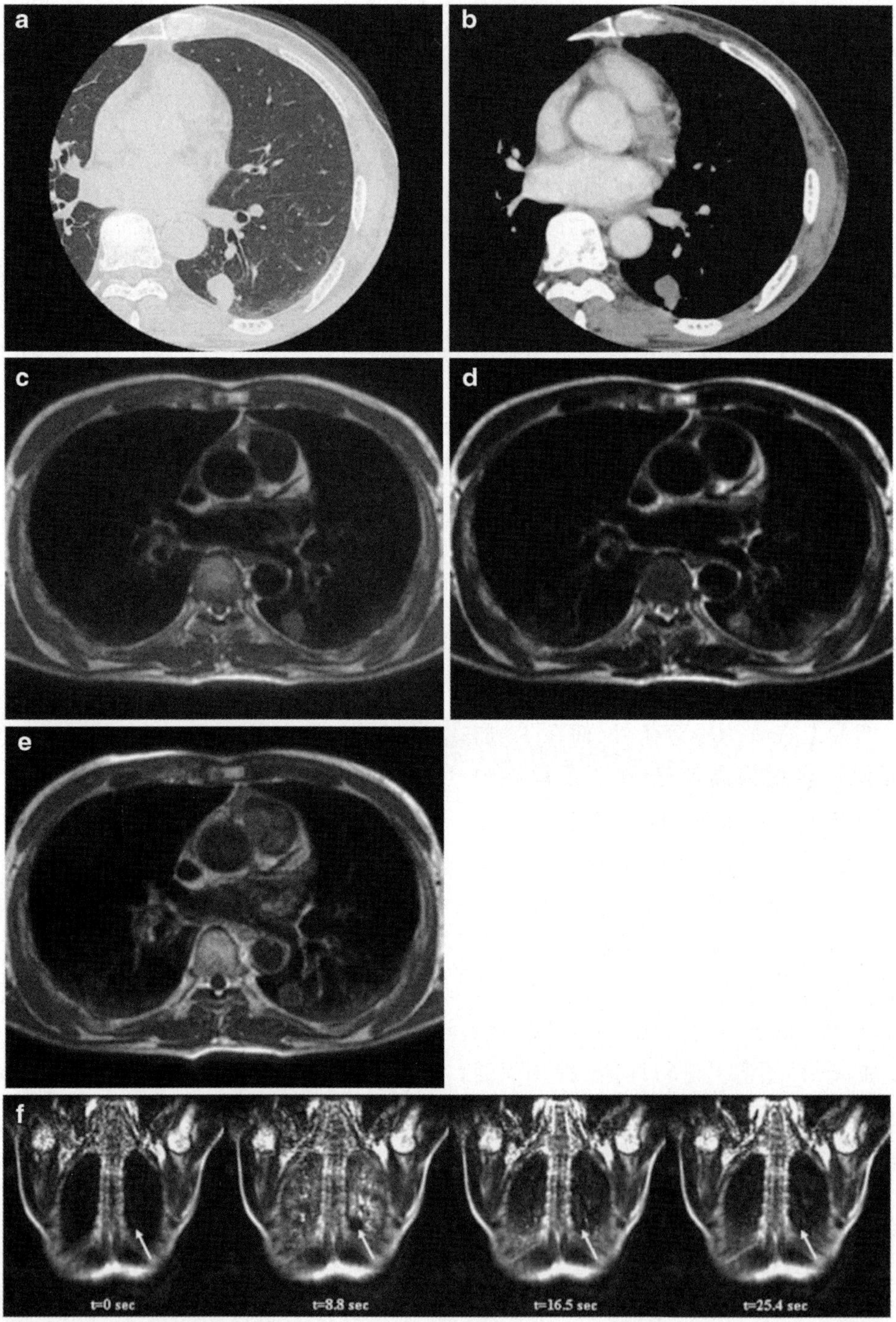

图 14.5 患者，男性，67 岁，左下叶结核瘤。薄层 CT 显示左下叶(a)有一个实性结节。增强 CT 显示结节内均匀，但几乎没有强化(b)。黑血 T1 加权 TSE(c)和 T2 加权 TSE(d)图像显示结节在左下叶分别为低和中等信号强度。对比后黑血 T1 加权 TSE 图像(e)显示边缘薄层增强，诊断为结核瘤。采用超快 GRE 技术(左至右：t=0s，t=8.8s，t=16.5s，t=25.4s)的动态 MRI(f)显示左下肺野有轻微增强的结节。结节在肺实质期(t=8.8s)未增强，在体循环期(t=16.5s 和 25.4s)由于支气管循环的低血供而轻微增强。

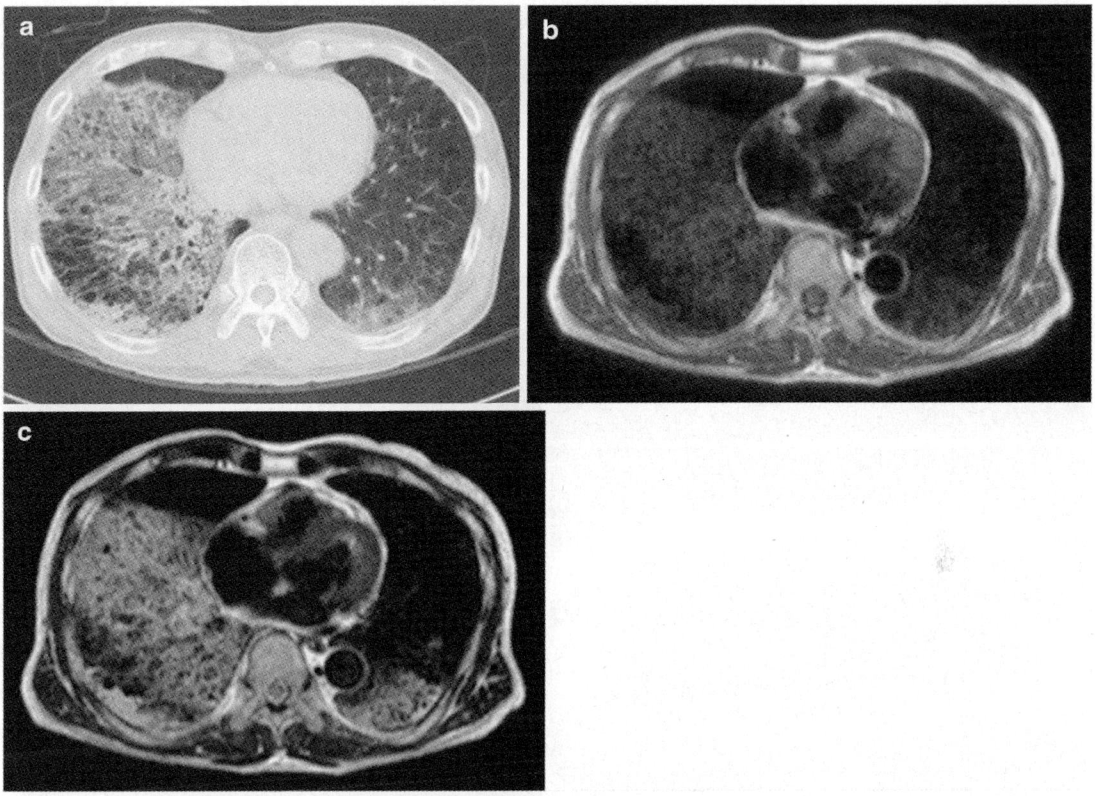

图 14.6 患者，男性，73 岁，右肺中叶和下叶黏液性支气管肺泡癌(BAC)。常规 CT 显示右中叶和 2 个下叶(a)呈磨玻璃样衰减。黑血 T1 加权 TSE(b)图像显示黏液性 BAC 为低信号强度。黑血 T2 加权 TSE(c)图像显示黏性 BAC 信号强度高。这些发现被称为“白肺征”。

T2 加权图像信号强度明显降低是曲霉菌球和足分枝菌病的特征，这可能有助于曲霉菌球与空洞内肿瘤壁结节的鉴别。

3.2 肺结节非增强新序列 MRI

为了克服鉴别良恶性结节的局限性，在 2008 年引入了 STIR TSE 成像和弥散加权成像（DWI）。在肺结节评估方面，这是比 T2WI 和增强及不增强 T1WI 更有前景的一种非增强序列（Koyama 等，2008；Mori 等，2008）。Koyama 等证明，STIR TSE 成像定量鉴别良恶性结节的能力明显优于非增强 T1WI 或 T2WI，其敏感性、特异性和准确性分别为 83.3%、60.6%和 74.5%(Koyama 等，2008)。DWI 通常使用表观扩散系数(ADC)来进行评估，ADC 评估组织内水分子的扩散率，在日常临床应用中通常低 b 值使用 b=0s/mm^2，而高 b 值取在 500~1000s/mm^2 之间。在这种情况下 DWI 的定量和(或)定性敏感性和特异性分别为 70.0%~88.9%及 61.1%~97.0%(Mori 等，2008；Satoh 等，2008；Uto 等，2009)。另一方面，有研究发现病灶信号强度与脊髓信号的比值较 ADC 更有价值，用这个指标鉴别良恶性病变的敏感性、特异性、准确性分别为 83.3%、90.0%和 85.7%；这一新指标的准确性明显高于 ADC(50.0%)(Uto 等，2009)。因此，除 T1WI、T2WI、增强 T1WI 外，将上述两种非增强 MR 技术作为常规临

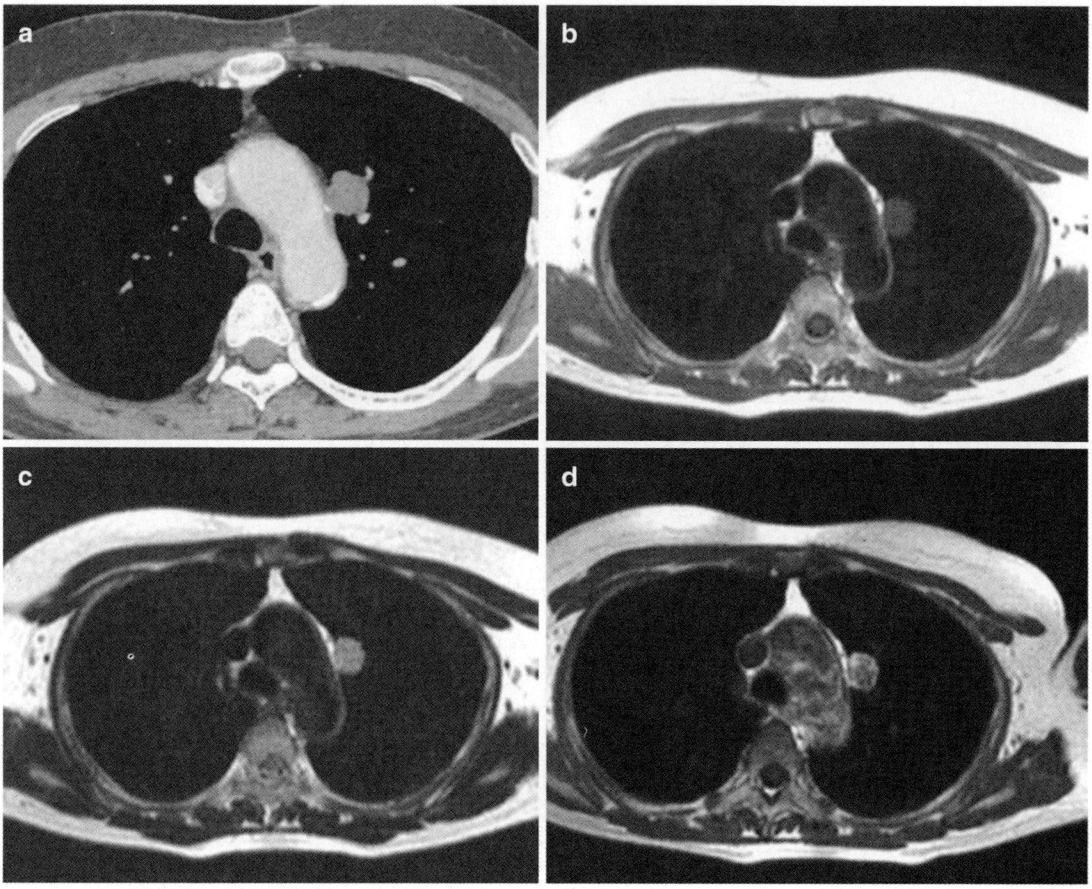

图 14.7 患者，男性，54 岁，左上叶错构瘤。常规增强 CT 显示左上叶有分叶状结节(a)。黑血 T1 加权 TSE(b)和 T2 加权(c)图像显示左上叶分叶状结节，分别为低信号和高信号。对比后黑血 T1 加权 TSE(d)图像显示，与核心软骨组织相对应的增强较少，而对比度显著增强的区域对应于分裂样分支间充质结缔组织。

床扫描方案能更好地提高非增强 MR 鉴别良恶性肺结节的能力。

3.3 肺结节动态增强 MRI

虽然在某些情况下良性或恶性病变可通过增强前后的常规 T1 或 T2 加权 SE 或 TSE 成像进行鉴别，但在日常的临床工作中，良恶性病变的表现仍有很大的重叠(Kono 等，1993；Kusumoto 等，1994)。为了解决这一问题，动态增强 MRI 被提出作为肺结节诊断和(或)指导治疗的一种可选择的技术(表 14.1)。由于磁共振系统和脉冲序列的进步，目前有 3 种主要的肺动态 MRI 方法。许多研究者提出用二维(2D)SE 或 TSE 序列或各种类型的三维(3D)GRE 序列进行动态成像，通过观察结节内强化模式、信号强度-时间曲线相关参数直观地进行评估。信号强度-时间曲线代表了对比剂的首过和(或)再循环和 5 分钟(或更长时间)的流出信息；通常这个序列需要通过多次屏气扫描来实现(Kono 等，1993，2007；Kusumoto 等，1994；Hittmair 等，1995；Gückel 等，1996；Ohno 等，2002，2004a；Fujimoto 等，2003；Schaefer 等，2004，2006；Donmez 等，2007)。考虑到许多

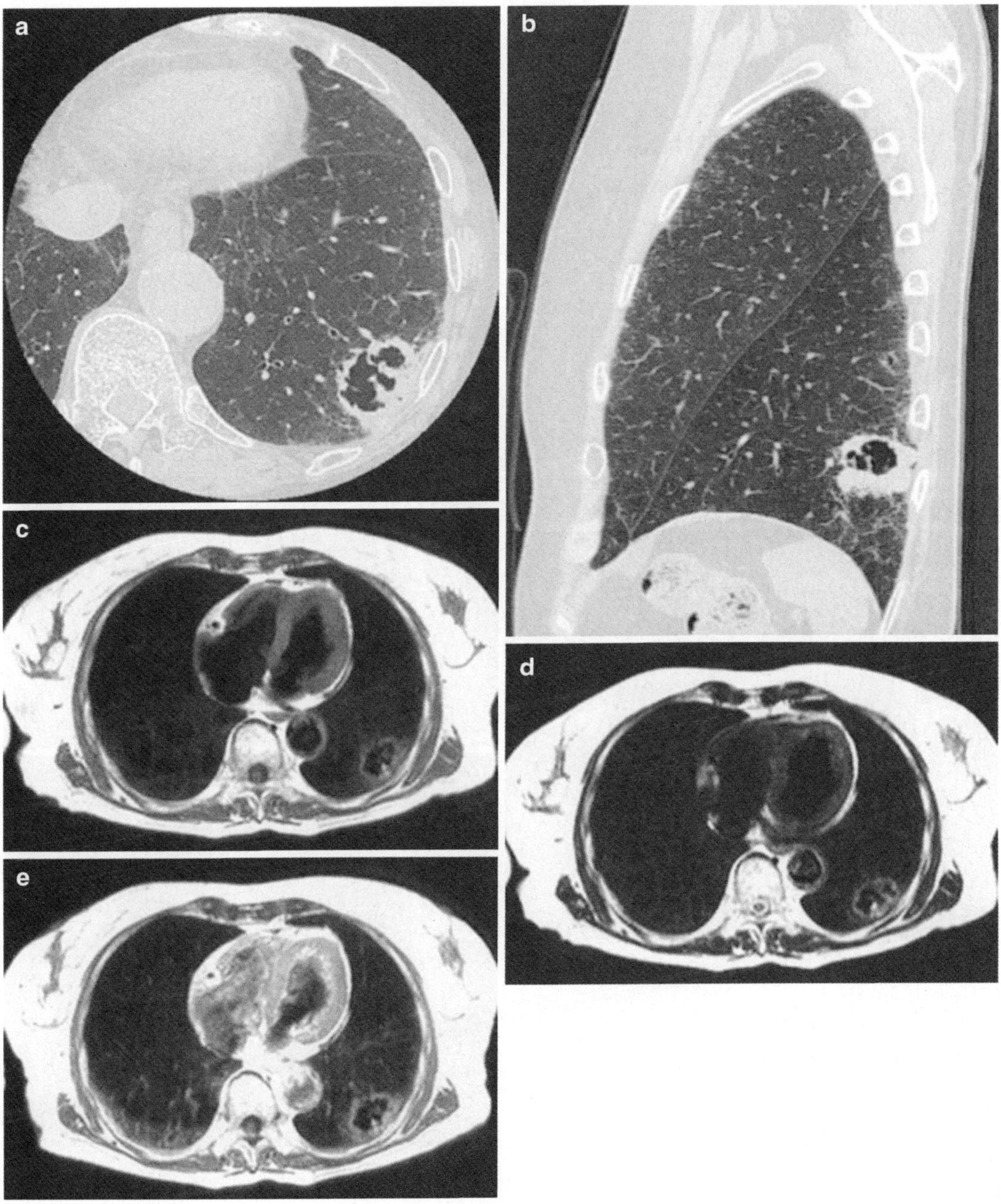

图 14.8 患者，男性，74 岁，左肺下叶鳞状细胞癌。薄层 CT(a)和矢状面重构(b)显示左下叶空洞壁不规则增厚肿块。黑血 T1 加权 TSE(c)和 T2 加权(d)图像显示左下叶稍长 T1、稍长 T2 信号肿块，空腔壁不规则增厚。增强后的黑血 T1 加权 TSE(e)图像显示肺癌相应的腔壁增强。

肺癌甚至在一些良性病变内都存在不均匀的成分(如中央坏死)，只有三维动态增强成像才有可能准确反映这些潜在的组织学变化。这对于病变的初次诊断及后续检查都非常重要，以确保能对相同的感兴趣区内的变化进行动态评估。近年来有学者提出使用动

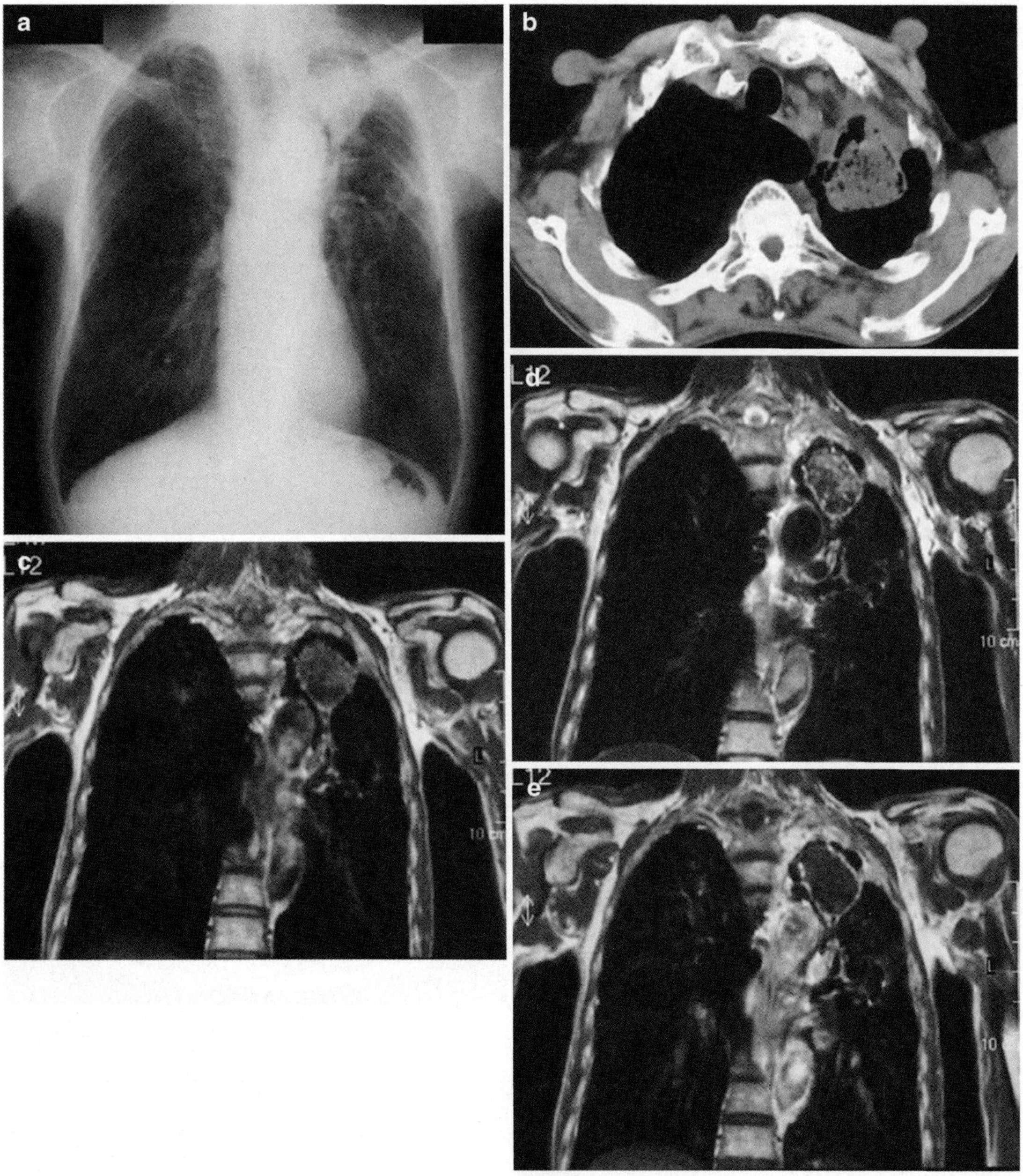

图 14.9 患者，男性，60 岁，左上叶曲霉菌病。胸片(a)显示左上肺野“空气新月征”。常规 CT(b)显示空洞内有菌球。冠状面常规 T1 加权 SE(c)和 T2 加权 TSE(d)显示左上叶空洞内病变为长 T1、短 T2 信号。增强后 T1 加权 SE 图像(e)显示空洞壁强化良好，空洞内病灶未见强化。

态对比增强 MR 灌注成像技术，用于定量和定性地评估局部肺灌注异常，其方法是在快速团注对比剂的同时使用 2D 或 3D 超快 GRE 序列采集 (Hatabu 等，1996，1999；Amundsen 等，1997，2000；Levin 等，2001；Matsuoka 等，2001；Ohno 等，2002，2004c，2005，2007a，b；Fink 等，2004)。该技术允许在一次屏气(少于 35s)内直接评估结节内对比剂的首过，并评估从肺和(或)支气管血管到结节的血液供应(Ohno 等，2002，2004c)。值得注意的是，理想的肿瘤动态增强灌注研究不应局限于对比剂的肺首过效应。因为肿瘤主要由体循环、支气管动脉供血，而不是肺动脉供血 (Milne 和 Zerhouni，1987；Ohno 等，2002，2004c)。另外，由于肿瘤内的血流缓慢，单次屏气检查可能不足以检测对比剂流入和流出的整个灌注周期(Ohno 等，2002，2004c)。延迟期扫描可显示肺动脉和支气管动脉所致的肺组织再灌注。目前常规的灌注量化模型还没有考虑到这种情况。

虽然有多种动态增强 MR 技术，但报道的敏感性为 94%~100%，特异性为 70%~96%，准确性超过 94%(Kono 等，1993，2007；Patz 等，1993；Kusumoto 等，1994；Hittmair 等，1995；Gückel 等，1996；Ohno 等，2002，2004a；Fujimoto 等，2003；Schaefer 等，2004，2006；Donmez 等，2007)。动态 MR 成像的特异性和准确性优于动态 CT，几乎等同或优于 FDG-PET 或 PET/CT(Swensen 等，1992，1996，2000；Dewan 等，1993；Kono 等，1993；Kusumoto 等，1994；Hittmair 等，1995；Yamashita 等，1995；Bury 等，1996；Gückel 等，1996；Zhang 和 Kono，1997；Ohno 等，2002，2004a；Fujimoto 等，2003；Herder 等，2004；Schaefer 等，2004，2006；Yi 等，2004，2006；Jeong 等，2005；Joshi 等，2005；Mori 等，2005；Bryant 和 Cerfolio，2006；Christensen 等，2006；Donmez 等，2007；Kim 等，2007；Kono 等，2007；Lee 等，2007)。因此，动态增强 MRI 可作为 FDG-PET 或 PET/CT 的辅助手段用于肺结节诊断。从已有的文献来看，动态增强 MRI 潜力巨大，但鉴于最近发表的 MR 灌注研究中显示 MR 信号依赖于对比剂浓度，因此，对这一领域的进一步研究可能仍是十分必要的。由于灌注参数的量化依赖于信号与浓度的类线性关系，因此必须非常注意对比剂的剂量和应用(Puderbach 等，2008)。

虽然已有一些研究使用动态 MDCT、动态 MRI、FDG-PET 或 PET/CT 来鉴别良恶性肺结节，但使用动态 CT、MR 参数或 FDG 摄取来准确鉴别活动性炎性结节与恶性肿瘤是极其困难的，因为二者潜在的药物动力学、病理生理学特征具有一定的相似性。另外，考虑到临床实践中肺结节的管理，区分需要进一步干预治疗的肺结节(低级别或高级别恶性肿瘤和活动性的炎性结节)和不需要进一步处理的肺结节(良性肿瘤和慢性炎性结节)是有帮助的，而不单是区分恶性结节和其他结节。对于恶性结节和其他结节的鉴别，超快速动态增强 MRI 可将所有结节分为两类(图 14.5 和图 14.10)(Ohno 等，2002)。

此外，几项动态增强 MR 相关参数和免疫组织病理学检查结果的比较研究显示，前者与肿瘤血管生成具有良好的相关性(Fujimoto 等，2003；Schaefer 等，2006)；同时动态增强 MR 较薄层 CT 能更准确地鉴别周围型小腺癌的亚型及治疗前后的预后评估(Fujimoto 等，2003；Ohno 等，2005；Schaefer 等，2006)。

在过去的几十年里，这些报道的动态增强 MR 技术鉴别良恶性结节的诊断效能的敏感性为 94%~100%，特异性为 70%~96%，准确性超过 94%(Gückel 等，1996；Ohno 等，2002，2004a，2008a，2014；Fujimoto 等，2003；Schaefer 等，2004；Kono 等，2007；Cronin 等，2008)。此外，荟萃分析发现，动态增强 CT、动态增强 MR、FDG-PET 和 SPECT 之间的诊断效能没有明显差异(Cronin 等，2008)。但前瞻性的对比研究显示使用 3D GRE 序列和超短 TE 的动态增强 MRI 的诊断性能优于动态增强 CT 和 PET/CT (Ohno 等，2008a)。因此，使用 3D GRE 序列和超短 TE 的动态增强 MRI 可能比其他方法更有效，并

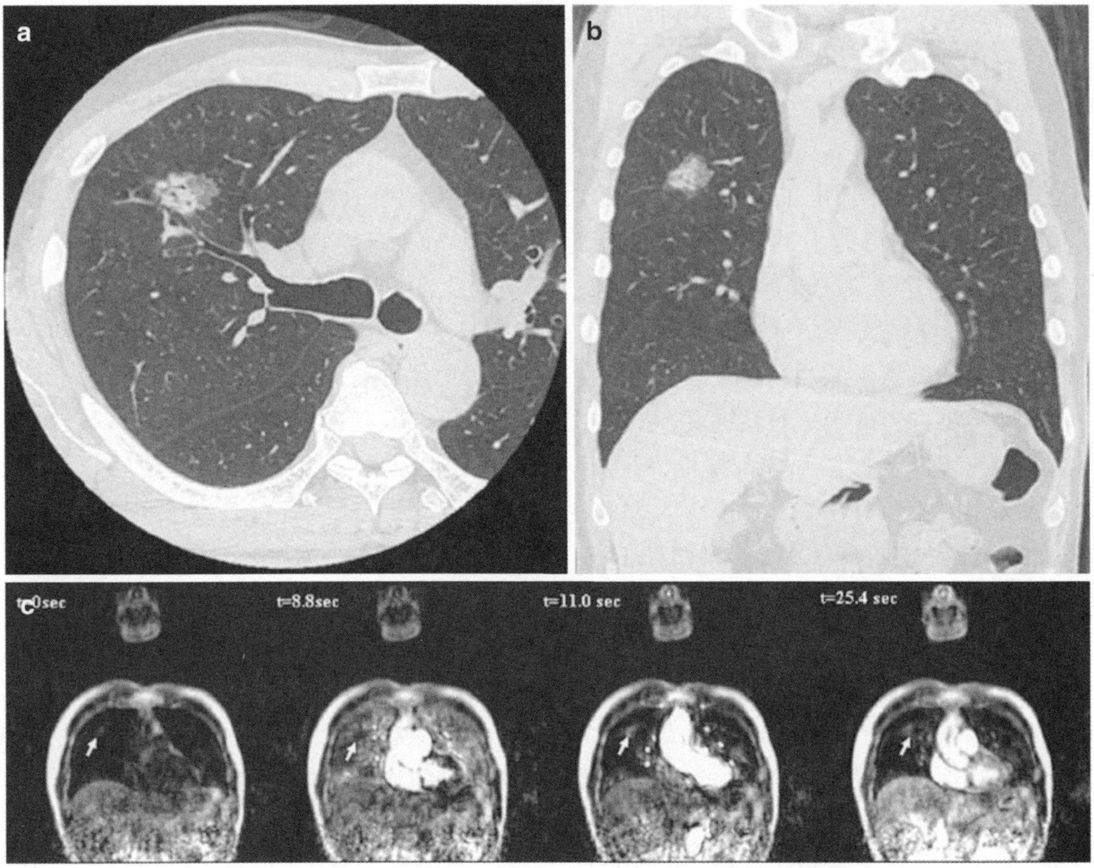

图 14.10 患者,女性,57 岁,侵袭性腺癌。薄层 CT(a)和冠状位重建(b)显示右上叶部分实性结节。采用超快 GRE 技术的动态 MRI(c)显示右上肺野中强化良好的结节(箭头所示)。由于支气管循环血供增强,结节在肺实质期(t=8.8s)未增强,在体循环期(t=11.0 和 25.4s)增强良好。

可提高动态 MRI 的诊断性能。它在动态增强 CT、FDG-PET 和(或)PET/CT 评估肺结节的特征时具有一定的补充或替代作用。

此外,超快速 3D 动态增强 MR 也可用于预测非小细胞肺癌患者术后肺功能(Ohno 等,2004b,2007b,2011a,b)。从超快速动态增强 MR 获得的半定量区域性灌注信息与放射性核素肺灌注扫描之间具有良好的相关性,据报道,二者的一致性界线为±6%,这足以使超快速动态增强 MR 达到临床应用的目的(Ohno 等,2004b)。此外,在预测术后肺功能方面,动态增强 MR 比核素灌注扫描、SPECT、SPECT/CT 或 MDCT 的定性和(或)定量评估更加准确。术后肺功能的预测是根据术前肺功能、肺段的总数量及由胸外科医生评估切除的肺叶数量,而基于动态增强 MR 的预测精度与基于密度标记的 MDCT 的定量评估结果基本一致(Ohno 等,2004b,2007b,2011a)。因此,动态 MRI 不仅可用于肺结节的定性,而且对术后肺功能的预测也可有助于肺结节的管理,包括确定肺癌患者是否需要进一步的干预治疗和(或)是否可手术。

4　TNM 分期评估

国际抗癌联盟(UICC)提出的国际 TNM 分期已广泛应用于肺癌的分期和治疗(表 14.2 至表 14.5)。随着可手术患者与可从化放疗中获益的不可手术患者之间更准确地区分和更精确的分期,肺癌的生存率已得到提高(Sobin 和 Wittekind,2002)。因此,准确的影像学分期可能影响患者的治疗和预后。然而，在过去使用 CT 确定的 TNM 分期中，只有大约一半的分期与手术分期相一致,部分患者的分期很容易被低估或高估(Lewis 等,1990;Gdeedo 等,1997)。

目前新型的具有多平面重建成像的 MDCT、FDG-PET 或 PET/CT,可准确评估肿瘤的范围,并通过分析肺癌患者癌细胞的葡萄糖代谢情况准确诊断转移性淋巴结。然而,自 1991 年起,已有文献表明,MRI 以其多平面成像能力及更好的肿瘤-纵隔或肿瘤-胸壁间对比分辨率，在评估肿瘤的纵隔侵犯、胸壁侵犯及测量一些纵隔淋巴结短径方面可能优于 CT(Webb 等,1991)。近年来，由于 MRI 系统的改进、新脉冲序列的研发及对比剂的应用，使得 MRI 对肺癌患者 TNM 分期的准确性有所提高(表 14.6)。

4.1　MR 评估 T 分期

T 分期是对原发肿瘤及其局部范围的描述(Sobin 和 Wittekind,2002)。定义见表 14.3。虽然 T 分期被细分为四组,但 T3 和 T4 肿瘤之间的区别至关重要,因为它代表了非小细胞肺癌(NSCLC)患者常规手术和非手术治疗之间的分界线(Armstrong,2000)。因此,区分肿瘤 T3 和 T4 期比区分 T1 和 T2 期和判断淋巴结 N 分期更为重要。出于这个原因，

表 14.2　TNM 分期(Goldstraw 等,2007)

TNM 分期	T	N	M
0	Tis	N0	M0
ⅠA	T1a 或 T1b	N0	M0
ⅠB	T2a	N0	M0
ⅡA	T1a、T1b 和 T2a	N1	M0
	T2b	N0	
ⅡB	T2b	N1	M0
	T3	N0	
ⅢA	T1a、T1b、T2a 和 T2b	N2	M0
	T3	N1	
	T3	N2	
	T4	N0	
	T4	N1	
ⅢB	T4	N2	M0
	任意 T	N3	
Ⅳ	任意 T	任意 N	M1a 或 M1b

MRI 可能有助于评估纵隔侵犯和胸壁侵犯情况,并区分原发性肿瘤和继发性改变如肺不张、阻塞性肺炎,虽然它可能很难区分肿瘤是单纯累及纵隔胸膜或心包(T3)还是实际侵犯纵隔或心脏(T4)。

4.1.1　纵隔侵犯

许多外科医生认为肿瘤对纵隔脂肪的最小侵犯是可切除的 (Quint 和 Francis, 1999),因此临床医生在考虑手术切除前,想知道肿瘤对纵隔脂肪是最小侵犯(T3)还是实际侵犯(T4)。在过去的几十年里,CT 对肺癌肺门和纵隔侵犯的准确性进行了广泛的研究。使用或不使用螺旋扫描的单排 CT 评估纵隔侵犯的敏感性范围为 40%~84%,特异性范围为 57%~94%(Baron 等,1982;Martini 等 ,1985;Quint 等 ,1987,1995;Rendina 等,1987;Glazer 等,1989;Herman 等,1994;

表 14.3　原发肿瘤 T 分期(Goldstraw 等,2007)

TX	未发现原发肿瘤,或者通过痰细胞学检测或支气管灌洗发现癌细胞,但影像学及支气管镜无法发现
T0	无原发肿瘤的证据
Tis	原位癌
T1	瘤最大径≤3cm 并被肺组织及脏层胸膜所包绕,支气管镜见肿瘤未侵及叶支气管以上支气管(即未侵及主支气管)[a]
	T1a:肿瘤最大径≤2cm
	T1b:肿瘤最大径>2cm 但≤3cm
T2	肿瘤最大径>3cm 但≤7cm;或肿瘤具有任何以下特征 (具备以下特征的 T2 肿瘤的最大径≤5cm 则被分类为 T2a):侵犯主支气管,距离隆突 2cm 以上;侵入脏层胸膜(PL1 或 PL2);肺不张或阻塞性肺炎,可累及肺门区域但不累及全肺
	T2a:肿瘤最大径>3cm 但≤5cm
	T2b:肿瘤最大径>5cm 但≤7cm
T3	肿瘤最大径>7cm,或直接侵犯以下任何一个组织器官,包括:壁层胸膜(PL3)、胸壁(包括上沟瘤)、膈肌、膈神经、纵隔胸膜、心包壁层;或肿瘤距离主支气管距隆突小于 2cm 但没有累及隆突;或相关整个肺组织继发阻塞性肺炎或肺不张或同侧肺叶(一个或多个)孤立的肿瘤结节
T4	无论肿瘤大小,侵及以下任何一个组织器官,包括:纵隔、心脏、大血管、气管、喉返神经、食管、椎体、隆突;同侧肺不同肺叶内(一个或多个)孤立性癌结节

[a],不常见的表浅扩散型肿瘤,不论体积大小,侵犯限于支气管壁时,虽可能侵犯主支气管,仍为 T1a期。

White 等,1994;Takahashi 等,1997)。

RDOG 研究比较了 170 例 NSCLC 患者的 CT 和 MRI, 本研究只评估了未使用心脏或呼吸门控技术的 T1 加权图像(Webb 等,1991)。虽然在本研究中,二者在区分 T3-T4 期和 T1-T2 期肿瘤之间敏感性(CT 和 MRI 分别为 63%和 56%)和特异性(84%和 80%)

表 14.4　区域淋巴结 N 分期(Goldstraw 等,2007)

NX	区域淋巴结无法评估
N0	无区域淋巴结转移
N1	同侧支气管周围及(或)同侧肺门淋巴结及肺内淋巴结有转移, 包括直接侵犯而累及的
N2	同侧纵隔内及(或)隆突下淋巴结转移
N3	对侧纵隔、对侧肺门、同侧或对侧前斜角肌及锁骨上淋巴结转移

表 14.5　远处转移 M 分期(Goldstraw 等,2007)

MX	远处转移无法评估
M0	无远处转移
M1	有远处转移
	M1a:对侧肺叶单发或多发癌结节,胸膜结节、恶性胸腔积液或心包积液 [a]
	M1b:远处转移(胸部以外器官)

[a],肺癌胸腔(及心包)积液多由肿瘤引起。然而,在少数患者中,胸膜(心包)液的多次细胞病理学检查未能找到癌细胞, 胸腔积液又是非血性、非渗出的,综合这些因素临床判断积液和肿瘤无关,应排除积液作为分期因素,并将患者归类为 M0 期。

没有显著差异, 但 RDOG 报道有 11 例患者表现出纵隔侵犯, 在准确诊断纵隔侵犯方面,MRI 的高对比分辨率比 CT 具有轻微优势,且在统计学上有显著意义。此外,当采用心门控 T1 加权序列来避免心脏运动伪影时,MRI 显示肿瘤侵犯心包 (T3) 或心脏 (T4) 的图像优于 CT 扫描(White,1996)。正常心包信号强度低。心腔的直接侵犯在 T1 加权像上很容易被发现,因为流经心腔的血液是信号流空的,肿瘤因具有相对较高的信号强度而对比明显。然而, 通过 CT 和 MRI 来评估纵隔侵犯的准确性是有限的,因为它依赖于纵隔脂肪内肿瘤的显示 (Wong 等,1999)。不同于纵隔侵犯的评估,Mayr 等(1987)发现 CT 扫描在正常气道和异常气道

表 14.6 肺癌分期的推荐 MR 扫描序列

序号	推荐序列	TR(ms)	TE(ms)	FA(°)	黑血 TI(ms)	TI(ms)	矩阵	呼吸状态	建议
1	增强前心电门控 T1 加权 SE 或 TSE	1 倍 R-R 间期	15~25	N/A	N/A	N/A	256×256	RT 或 RG	N/A
	增强前心电门控黑血 T1 加权 SE 或 TSE	1 倍 R-R 间期	8	N/A	800~1000	N/A	256×256	屏气扫描	需应用并行采集技术。ETL 需小于 20
	增强前 3D T1-GRE (VIBE、THRIVE、Quick 3D 等)	4	≤2	15	N/A	N/A	256×256	屏气扫描	需应用压脂技术
2	心电门控或呼吸门控 T2 加权 TSE	2 或 3 倍 R-R 间期	90~100	N/A	N/A	N/A	256×256	RT 或 RG	ETL 需小于 15
	增强前心电门控 T2 加权 TSE	2 或 3 倍 R-R 间期	102	N/A	2000~3000	N/A	256×256	屏气扫描	需应用并行采集技术。ETL 需小于 45
3	呼吸门控 STIR TSE	取决于呼吸周期	15	N/A	N/A	150~240	256×256	RG	如果使用重新排序的相位编码方案,ETL 应该小于 5
	心电门控黑血 STIR TSE	2 倍 R-R 间期	5	N/A	1000~2000	150~240	256×256	屏气扫描	需应用并行采集技术。ETL 需小于 8
4	扩散加权成像 EPI	∞	65	N/A	N/A	150~240	256×256	自由呼吸	激励次数需≥6 次

(待续)

表 14.6(续)

序号	推荐序列	TR(ms)	TE(ms)	FA(°)	黑血 TI(ms)	TI(ms)	矩阵	呼吸状态	建议
5	心电门控增强 MR 血管造影	5.7	1.9	20	N/A	N/A	256×(128~256)	屏气扫描	k 空间分段采集;动态 MRI 应对比剂注射后每 1.1 秒采集一次。通过并行采集技术提高时间分辨率
	时间分辨增强 MR 血管造影	4	1.2	20~30	N/A	N/A	512×333	屏气扫描	时间分辨率应小于 4 秒;动态 MRI 应当在对比剂注射后 0、1、2、3、4、5、6 及 8 分钟采集
6	增强后心电门控 T1 加权 SE 或 TSE	1 倍 R-R 间期	15~25	N/A	N/A	N/A	256×256	RT 或 RG	N/A
	增强后心电门控黑血 T1 加权 SE 或 TSE	1 倍 R-R 间期	8	N/A	800~1000	N/A	256×256	屏气扫描	需应用并行采集技术。ETL 需小于 20
	增强后 3D T1-GRE (VIBE、THRIVE、Quick 3D 等)	4	≤2	15	N/A	N/A	256×256	屏气扫描	需应用压脂技术

SE,自旋回波;TSE,快速自旋回波;GRE,梯度回波;TR,重复时间;TE,回波时间;FA,翻转角;RT,呼吸触发;RG,呼吸门控;ETL,回波链长度;VIBE,梯度回波容积插值屏息扫描;THRIVE,T1 高分辨各向同性容积激发;Quick 3D,分段三维 T1 加权毁损梯度回波。

的显示和评估方面比MRI更准确。他们评估了支气管镜下319例正常和79例异常的支气管。他们的研究发现,CT扫描在所有病例中都是准确的,而MRI只能正确识别45%的正常支气管和72%的异常支气管(Magdeleinat等,2001)。这种差异既可归因于CT扫描的高空间分辨率,也可归因于空气本身MRI信号低。因此,肺癌与中央支气管腔内延伸的关系在CT扫描上能得到更准确地显示。

近年来MR系统的发展、脉冲序列的改善及对比剂的应用使得新的MRI技术得以应用于肺癌纵隔侵犯的评估。增强MR血管造影已被用于评估心血管或纵隔侵犯(Takahashi等,2000;Ohno等,2001)。Ohno等(2001)描述了50例NSCLC疑似纵隔和肺门侵犯的肺癌患者,通过增强CT扫描、心脏门控MRI和非心脏门控MR增强血管造影来观察(图14.11)。在这一研究中,增强MR血管造影的敏感性、特异性和准确性分别为78%~90%、73%~87%和75%~88%。这些值高于单排螺旋CT增强和常规T1加权成像(Ohno等,2001)。因此,增强MR血管造影被认为能提高MRI对纵隔和肺门侵犯的诊断能力。

2005年,另一项利用稳态自由进动(SSFP)序列获得MR电影成像的新技术被用于评估胸椎肿块患者的心血管侵犯(Seo等,2005)。在此项研究中,新技术对胸腔肿块的相邻纵隔结构侵犯的评估显示出了很高的诊断效能(敏感性100%、特异性92.9%、准确性94.4%)(Seo等,2005),同既往电子束CT或传统MR电影相关研究结果具有良好的一致性(Murata等,1994;Sakai等,1997)。然而此研究中,26例患者中仅有9例为肺癌,其余患者均为纵隔肿瘤。进一步确定MR电影成像对非小细胞肺癌纵隔侵犯的实际诊断能力似乎是必要的。

MDCT在临床上被广泛应用,通过对薄层CT容积扫描进行薄层多平面重建(MPR)对于肺癌T分期很有价值(Higashino等,2005)。Higashino等(2005)建议使用1mm层厚的冠状位MPR重建图像来评估纵隔侵犯,它能较常规5mm横断位CT具有更高的敏感性、特异性和准确性;甚至在特异性和准确性方面较1mm横断位略胜一筹。虽然MRI与MDCT相比具有更好的组织对比度,但与常规MR技术相比,薄层MDCT具有类似的多平面成像能力、更快的扫描时间和更好的空间分辨率,可更好地评估NSCLC患者的纵隔侵犯(图14.12)。因此,将先前描述或新开发的MRI技术与薄层螺旋CT对比研究,从而确定MRI在常规临床实践中评估纵隔侵犯的实际意义与价值是有必要的。

4.1.2 肺癌与继发性病变的鉴别

区分原发肺癌和继发性病变对于评估肿瘤的范围,以及化疗和(或)放疗的疗效具有重要意义。保守治疗的效果可通过WHO标准或实体瘤疗效评价(RECIST)标准进行评估(World Health Organization,1979;Therasse等,2000),然而对于存在肺不张或阻塞性肺炎的患者,应用平片、平扫或增强CT则很难评估肿瘤的范围或疗效。

另一方面,MRI则有可能将肺癌与肺不张或肺炎等继发性改变区分开来(Kono等,1993)。在某些情况下很难将肺癌与阻塞性肺不张或肺炎相区分,因为这些继发性病变的增强程度与病灶内的肿瘤相似。然而,在T2加权MRI上,阻塞性肺不张和肺炎往往比病灶内的肿瘤显示出更高的信号强度。Bourgounin等(1991)评估了接受肺癌手术并在术前进行了MRI检查患者的阻塞性肺炎或肺不张的组织学表现。他们发现,在T2加权像上,胆固醇性肺炎和黏液嵌塞比肿瘤具

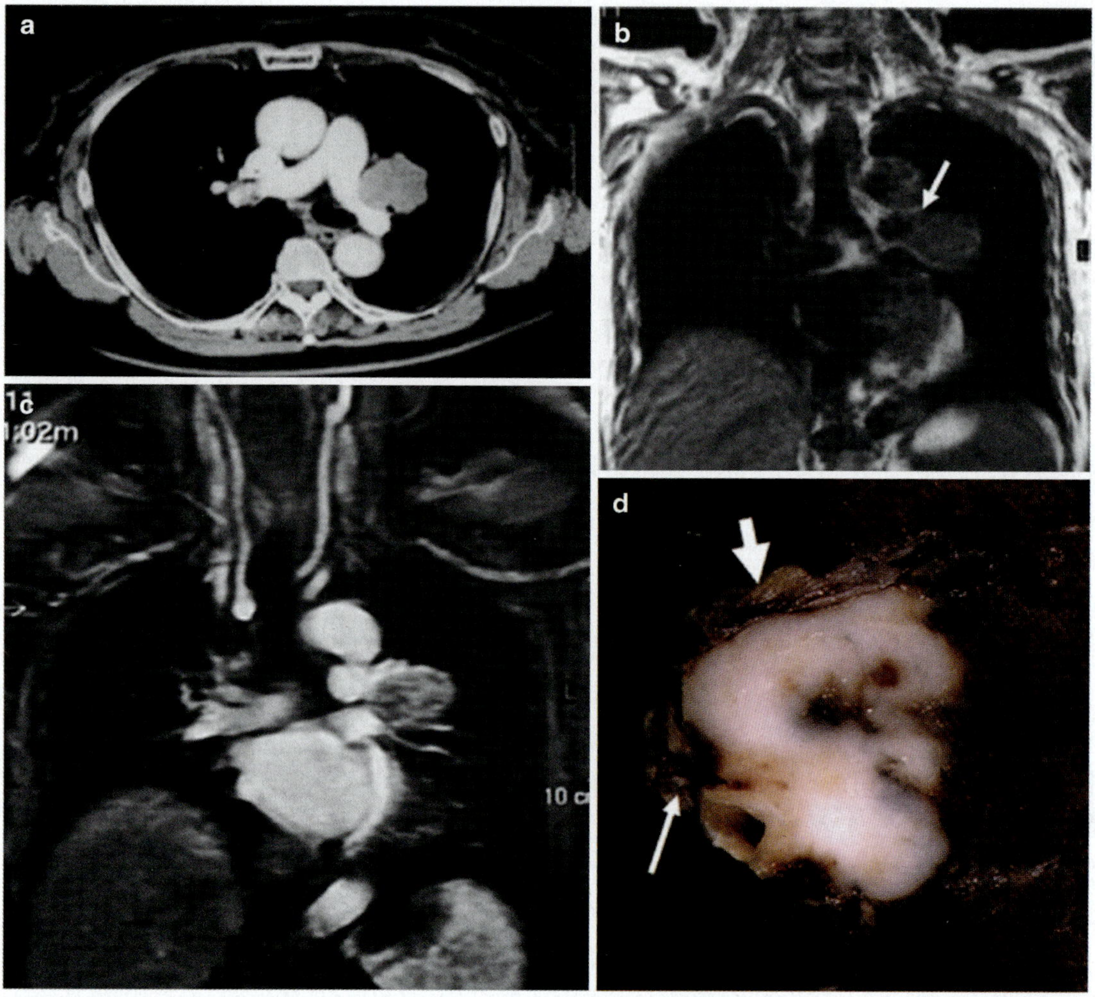

图 14.11 患者，女性，68 岁，左上叶鳞状细胞癌。对比增强薄层 CT(a)显示侵犯肺静脉和纵隔，而冠状面常规 T1 加权成像(b)显示侵犯肺动脉和纵隔。对比增强 MR 血管造影(c)清楚显示侵犯肺动静脉，但由于肺动静脉之间的纵隔脂肪显示为黑色区域因此未显示纵隔侵犯。切除左上叶(d)的大体表现为侵犯左肺动脉(箭头)和左上肺静脉(大箭头)，但无纵隔侵犯。

有更高的信号强度，而肺不张和机化性肺炎与肿瘤呈等信号。Kono 等(1993)报道了 27 例伴有肺不张或阻塞性肺炎的中央型肺癌患者(图 14.13)。对这些患者进行了增强 T1WI MRI 检查，在 27 例患者中有 23 例(85%)中央肿瘤可与邻近的肺实质病变鉴别。18 例(67%)肿瘤信号强度低于邻近肺实质病变，5 例(18%)肿瘤信号强度高于邻近肺实质病变。这些原发肿瘤和继发性病变之间的信号差异被认为是由肿瘤对肺血管的侵犯导致的。因此，使用 T2WI 或 T1WI 增强评估肿瘤大小和继发性病变可能有助于准确评估治疗前肿瘤的范围，并对保守治疗和(或)标准疗法与新型化疗和(或)放疗方案的对比研究进行精准的预后判断(Ohno 等，2000)。

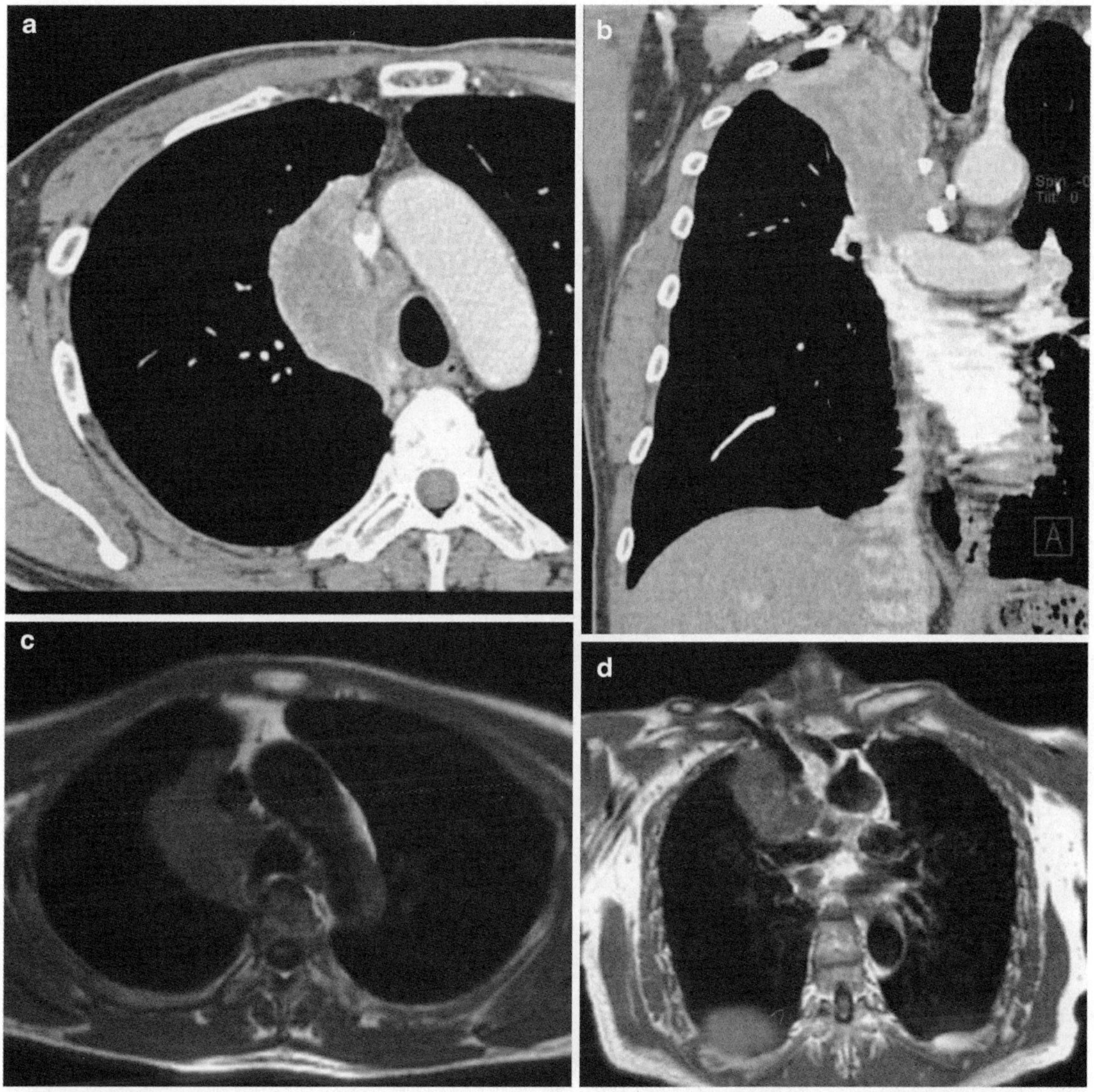

图 14.12 患者，男性，61 岁，右上叶鳞状细胞癌。对比增强 CT(a)显示纵隔侵犯，而对比增强冠状位重建(b)清楚显示纵隔侵犯。轴位(c)和冠状位(d)上的黑血 T1 加权图像也清楚显示侵犯上静脉腔和纵隔。

4.1.3 胸壁侵犯

胸壁侵犯过去被认为是肺癌手术切除的禁忌证，但最近的外科进展使得通过切除胸壁来治疗局部侵袭性肺癌成为可能，有望提高患者的生存机会（Magdeleinat 等，2001）。因此，胸壁侵犯的术前可视化可能有助于手术计划的制订。在常规 CT 扫描中，由于胸壁软组织肿块与胸壁侵犯之间的统计学相关性，肋骨破坏成为胸壁侵犯的唯一可靠征象。然而，对于个别患者来说，它们并不是可靠的指标，而局部胸痛可能仍然是胸壁侵犯最可靠的指标。事实上，肺癌患者胸壁侵犯的常规 CT 评估的可靠性差异很大，报道的敏感性范围为 38%~87%，特异性范围为 40%~90%（Quint 和 Francis，1999）。除了

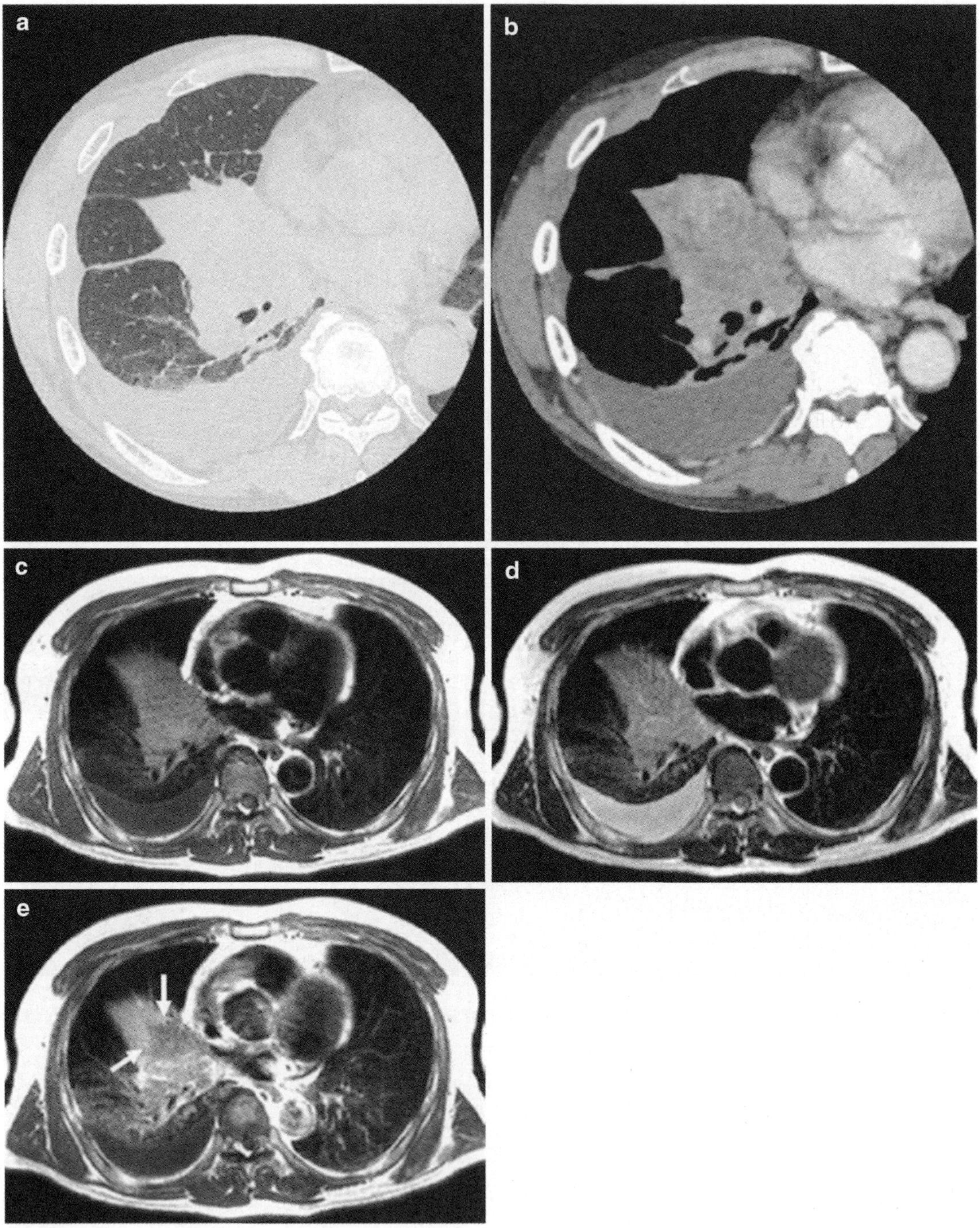

图 14.13 患者,男性,59 岁,腺癌。薄层 CT(a)显示右肺中下叶肺不张。对比增强薄层 CT(b)显示均匀增强的肺不张和胸腔积液,但肿瘤的范围无法确定。黑血 T1 加权(c)和 T2 加权(d)图像分别显示肺不张和肿瘤为低和中等信号强度。怀疑纵隔侵犯,胸腔积液清晰可见。对比后黑血 T1 加权图像(e)清晰显示肺癌和继发性病变(箭头)。

在其他地方描述的人工气胸诱导技术(Watanabe 等,1991;Yokoi 等,1991)之外,Murata 等(1994)报道动态呼气多段 CT 扫描,所得图像在电影模式下评估,能 100%准确地识别肿瘤的胸壁和纵隔侵犯。

另一项研究表明超声(US)是诊断胸壁侵犯的有效技术(Suzuki 等,1993)。该研究对 120 例肺癌患者进行了检查,其中 19 例经病理证实为肺癌侵犯。US 的敏感性、特异性和准确性分别为 100%、98%和 98%,而同一研究中使用的常规 CT 的敏感性、特异性和准确性仅为 68%、66%和 67%(Suzuki 等,1993)。

由于具有多平面成像能力及相较 CT 更好的组织对比分辨率,MRI 也被认为是评估胸壁侵犯的有效方法(Rapoport 等,1988;Heelan 等,1989;Webb 等,1991;Padovani等,1993;Bonomo 等,1996)。矢状面和冠状面图像在显示肿瘤与胸壁结构的解剖关系方面优于轴位 CT 图像(Bonomo 等,1996;Freundlich 等,1996)。MRI 可在 T1WI 上显示正常胸膜外脂肪被侵犯或在 T2WI 上显示壁层胸膜高信号被破坏(图 14.14)。此外,当 STIR TSE 成像用于评估胸壁侵犯时,肺癌肿块表现为高信号,而胸壁正常结构的信号被抑制,这使临床医生能容易地判断肿瘤侵犯胸壁的范围(图 14.14c)。另外,Padovani 等(1993)提出,增强扫描可进一步提高诊断率。此外,肺上沟瘤选择使用 MRI 显示胸壁侵犯尤能取得良好效果。由于肺上沟瘤发生在肺尖部,其成像必须包括评估肿瘤与臂丛、锁骨下动静脉及邻近胸壁之间的关系。使用 CT 轴向扫描检查肺上沟瘤所在的肺尖并非最佳选择,直接的矢状面和冠状面 MRI 在评估

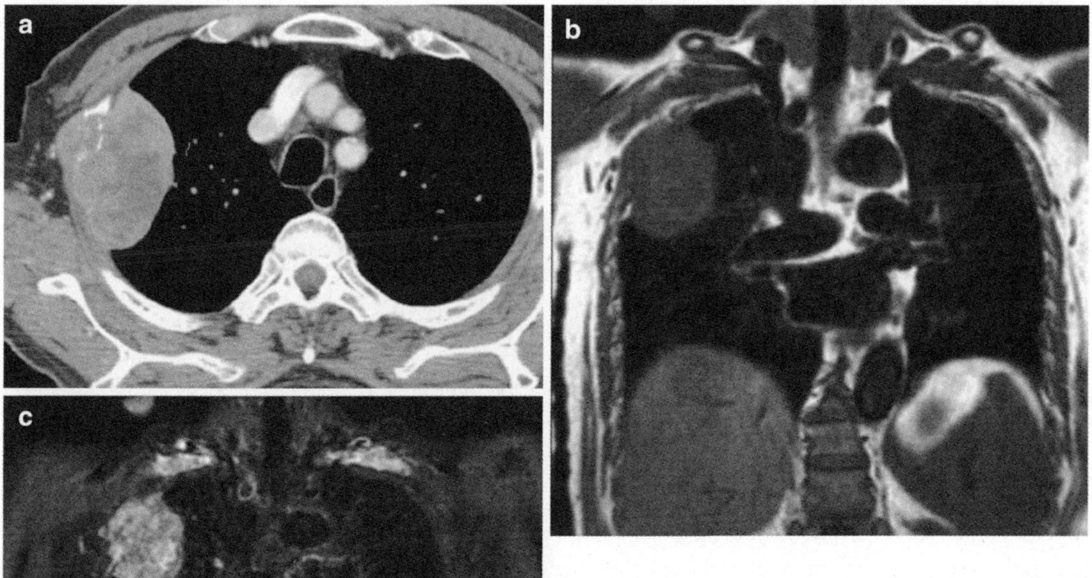

图 14.14 患者,男性,71 岁,右上叶腺癌。对比增强薄层 CT(a)和常规 T1 加权 SE(b)图像提示胸壁侵犯,但两种图像均不能清楚确定肿瘤范围。然而,STIR TSE(c)图像清楚显示胸壁侵犯和肿瘤范围。

肺上沟瘤患者的局部疾病浸润范围方面优于CT（Rapoport等,1988;Heelan等,1989;Webb等,1991;Padovani等,1993;Bonomo等,1996;Freundlich等,1996）。Heelan等（1989）研究了31例肺上沟瘤患者的CT和MRI,发现MRI与手术和临床结果相关性达94%，而CT扫描评估肿瘤浸润的准确性只有63%。

Sakai等(1997)在评估肺癌患者的胸壁侵犯时，使用的是呼吸时动态电影MRI,而非静态MRI。该研究以一种类似动态呼气多段CT的方式评估了肿瘤在呼吸循环中沿胸膜壁层的移动(Murata等,1994)。肿瘤侵及胸壁的部位固定在胸壁上,而在无侵犯的情况下肿瘤会沿壁层胸膜自由移动。在此研究中,动态电影MRI检测胸壁侵犯的敏感性为100%、特异性为70%、准确性为76%,常规CT和MRI的敏感性为80%、特异性为65%、准确性为68%(Sakai等,1997)。特别值得注意的是，在有效避免电离辐射的条件下,此研究中的动态电影MRI的阴性预测值高达100%。因此,当动态电影MR与静态MR序列结合使用时,将有助于进一步改善肺癌患者胸壁侵犯的评估。

目前薄层MDCT图像的多平面重建、更快的扫描时间和更好的空间分辨率可提高CT对NSCLC患者胸壁侵犯的诊断能力,这类似于对纵隔侵犯的评估。与多层螺旋CT相比,MRI仍被认为具有更好的组织对比度。Higashino等(2005)也报道了与常规的5mm横断面MDCT相比,1mm横断面的薄层矢状位MPR重建可显著提高对胸壁侵犯的诊断准确性，其诊断能力略优于1mm横断面的薄层MDCT。因此,需要对薄层MDCT成像和本文所述的MR技术,以及新开发的序列进行研究与对比,以确定MRI在常规临床实践中评估胸壁侵犯的实际意义与价值。

4.1.4 MR评估肿瘤呼吸运动

放射治疗的一般目标是通过对靶体积内进行致死剂量(包括杀灭癌细胞可能的显微扩散)的辐射来实现对肿瘤的控制,同时尽可能保护周围的器官和组织。因此,需要精确定位目标体积。事实上,近年来放射治疗的进展,包括调强放射治疗、适应性放射治疗及影像引导下放射治疗,使得放射治疗的准确性有了很大的提高。然而,患者的运动尤其是呼吸运动已成为实现高精度放疗的一个重要障碍。目前在经典的肺肿瘤放疗中，解决这一问题的方法是扩大靶体积,但这没有考虑到患者呼吸特征和肿瘤活动性的个体差异。肺肿瘤的运动模式和呼吸周期在不同患者中存在很大的差异,这一点已得到广泛认同。这种方法将呼吸周期内任何时间通过靶体积的周围健康肺组织包括在内,以创建一个安全的边界。在这个范围内,即使是多余的正常组织也会受到不必要的辐射,造成组织损伤或限制对癌灶的辐射剂量。因此,通过限制肿瘤在呼吸路径上特定位置的靶区体积(门控技术)或跟踪其呼吸运动(跟踪技术)来确定个性化的治疗方案是很有吸引力的(Li等,2008)。因此,对运动病灶进行放疗的最终目标是在空间和时间上精确定位靶区,以达到对癌灶施加更高的剂量,同时减少对正常组织的最大辐射剂量,特别是对邻近的重要器官。目标组织与正常组织之间的界限越清晰,并发症发生的可能性就越低,肿瘤控制的可能性也就越高,最终通过单独向癌灶提供更高的辐射剂量来增强肿瘤控制的可能性也就越大。对于专门的治疗计划,呼吸门控四维(4D)MRI可在一次检查中准确定义肿瘤的大小及其在呼吸过程中的三维位移。3D空间之外的第4个维度是时间,记录患者的运动和肿瘤位置的变化。理想情况下,4D MRI 不仅可编码肿瘤和器官的运动信息,还可在减少运动伪影的同时提供具有时间分辨的 3D 数据。

在文献中,许多基于 MRI 的肺和肿瘤运动的研究只局限在单一平面或一小部分正交平面。两个非共面影像视图则能提供关键运动的特征,而最显著的位移是在上下方向(Shimizu 等,2000)。为此,应用于心脏成像的 MR 序列已被用于呼吸运动的分析。进一步的对比分析显示,自由进动稳态梯度回波快速成像的信噪比明显高于任何快速小角度激发技术,但后者具有更高的时间分辨率优势。

外部标记(线圈)和内部器官运动之间的相关性也通过单层 4D MRI 进行了研究(Plathow 等,2005)。不同呼吸类型(胸式呼吸、腹式呼吸)在 3 个正交方向上的相关系数约为 0.8,与 4D CT 相似。这一定量信息表明,外部标记可较好地预测器官运动。

在多通道并行检测系统引入之前,容积 4D MRI 是不可能实现的。与单通道 MRI 系统相比,并行采集提高了一个数量级以上的成像性能。使用多单元线圈进行多通道成像时,信噪比通常会降低。因此,为了保证图像质量,牺牲了部分扫描速度增益。与需要多个方向来观察器官运动的单层扫描成像相比,容积 4D 技术在一次采集中就能捕获整个肿瘤体积信息。然而,单层面 4D MRI 具有更高的采集速度,可用来研究快速心脏跳动和强迫呼吸动作。要进一步改进 4D MRI,可在 k 空间中使用可变采样率的视图共享技术并在图像集之间共享元素,通过一个适当的近似值以减少序列采集时间。该技术与并行成像相结合,可在呼吸运动研究中实现容积 4D MRI。这使得 1.5T MRI 扫描仪获得一副 3D 躯干图像的扫描时间可低于 0.7s。

一项有关 4D CT、4D MRI 和锥形束 CT(CBCT)的比较研究显示,4D CT 对病变大小的评估具有良好的重复性,但由于时间和空间分辨率的限制,病变大小在 4D MRI 和 CBCT 中被高估并具有更大的变异性(Biederer 等,2009)。此外,所有 4D 成像方式都低估了病变的位移(Biederer 等,2009)。另一项研究表明,该技术在肺肿瘤患者复杂呼吸模式的分析及基于个体化肿瘤运动的规划放疗中具有良好的应用空间(Dinkel 等,2009)。因此,在过去的几十年里,许多研究人员使用 4D MRI 及不同运动校正方法评估了呼吸运动对放疗及 PET/MRI 的影响(Dikaios 等,2012;Tryggestad 等,2013;Sawant 等,2014;Dutta 等,2015;Fayad 等,2015;Stanescu 和 Jaffray,2016)。因此,这部分对于未来的肺 MRI,尤其是肿瘤领域将会越来越重要。

4.2 MR 评估 N 分期

N 分期指是否存在区域淋巴结转移(Sobin 和 Wittekind,2002)。表 14.4 中给出了 N 分期的定义。在无远处转移的情况下,局部淋巴结转移将决定治疗和预后。对于无阳性淋巴结(N0)或仅有肺内或肺门淋巴结转移(N1)的患者,标准治疗仍是直接切除。对于同侧纵隔淋巴结阳性的患者(N2),术前联合化疗或同期放疗或序贯放疗是合理的选择(Martini 等,1997;Vansteenkiste 等,1998)。然而,如果患者有对侧纵隔淋巴结转移(N3),一般不能手术,但可接受非手术的联合治疗。

CT 已成为肺癌分期的标准无创方式。淋巴结肿大(即淋巴结短径>10mm 或长径>15mm 者)被认为是转移。虽然在肺癌患者中,纵隔淋巴结大小的增加与转移相关,但这一表现的敏感性和特异性并不高,因为淋巴结可因感染或炎症而增大。此外,小淋巴结有时也可能含有转移性沉积物。RDOG 报道，CT 对 N 分期的敏感性和特异性分别为 52%和 69%(Webb 等，1991)，而 Leuven 肺癌组(LLCG)报道的敏感性和特异性分别为 69%和 71%(Dillemans 等，1994)。由于 CT 在描述纵隔淋巴结转移方面有很大的局限性，需要进行额外的纵隔镜活检以充分评估肺门和纵隔淋巴结(Glazer 等，1984，1985；Musset 等，1986；Poon 等，1987；Laurent 等，1988；Webb 等，1991，1993；McLoud 等，1992)。

自 20 世纪 90 年代以来，FDG-PET 被用于区分转移性和非转移性淋巴结，这主要基于葡萄糖代谢增加或肿瘤细胞复制的生化机制 (Wahl 等，1994；Patz 等，1995；Boiselle 等，1998；Higashi 等，1998；Gupta 等，2000)。然而，葡萄糖代谢升高可能继发于肿瘤、感染或炎症 (Dewan 等，1993)，PET 的空间分辨率低于 CT 和 MRI，限制了 FDG-PET 成像的诊断能力(Gupta 等，2000)。大量前瞻性研究比较了 CT 和 FDG-PET 对 N 期评估的诊断能力。荟萃分析表明，FDG-PET 对淋巴结受累的识别明显比 CT 更准确 (Gould 等，2003)。此外，CT 的中位敏感性和特异性分别为 61%(四分位间距 50%~71%) 和 79%(四分位间距 66%~89%)，而 FDG-PET 的中位敏感性和特异性分别为 85%(四分位间距 67%~91%) 和 90%(四分位间距 82%~96%)(Gould 等，2003)。此外，有研究表明，CT 显示淋巴结肿大时，FDG-PET 能更敏感地发现转移，但特异性较差 [中位敏感性 100%(四分位间距 90%~100%)；中位特异性 78%(四分位间距 68%~100%)]，而 CT 未显示淋巴结肿大时，FDG-PET 中位敏感性为 82%(四分位间距 65%~100%)，中位特异性为 93%(四分位间距 92%~100%)(P=0.002)(Gould 等，2003)。

自从引入 MRI 评估肺癌以来，淋巴结转移的标准仅取决于淋巴结大小，这与 CT 标准非常相似。然而，在一些病例中，组织学检查显示，正常大小的区域淋巴结可能有转移，而淋巴结增大可能是由于反应性增生或其他非恶性疾病。与 CT 相比，MRI 对钙化(通常提示良性淋巴结)的显示能力也有限。然而，MRI 能直接进行多平面成像，对于在横断位显示欠佳的区域，如主动脉肺窗和隆突下区，对淋巴结的检测具有优势(Webb 等，1991；Boiselle 等，1998)。

最近心脏和(或)呼吸触发的常规或黑血 STIR TSE 成像已被推荐用于检测肺转移瘤和转移性淋巴结(Fujimoto 等，1995；Eustace 等，1998；Takenaka 等，2002；Ohno 等，2004d，2007c；Kawai 等，2006)。这些新的序列可通过与 0.9%生理盐水水模的比较，定量评估淋巴结的信号强度(Takenaka 等，2002；Ohno 等，2004d，2007c)。STIR TSE 是一个简单的序列，可以很容易地包含在临床扫描方案中并获得真实的 T1 和 T2 弛豫时间。在 STIR TSE 图像上，转移性淋巴结表现为高信号，而非转移性淋巴结表现为低信号 (图 14.15 和图 14.16)。根据以前发表的结果(Fujimoto 等，1995；Takenaka 等，2002；Ohno 等，2004d，2007c，2011b；Yi，2008；Morikawa 等，2009)，STIR TSE 成像进行定量和定性评估的敏感性范围为 83.7%~100.0%，特异性 75.0%~93.1%，准确性 86.0%~92.2%，这些值等于或高于增强 CT、FDG-PET 或 PET/CT。另一项研究表明，STIR TSE 的定性和定量评估的敏感性、特异性和准确性与 FDG-PET/CT 无显著差异。然而，FDG-PET/CT 与 STIR TSE 联合检测每个患者的淋巴结受累情况(特异性 96.9%、准确性 90.3%)明显优于单独使用 FDG PET/CT(特异性 65.6%、准确性 81.7%)(Morikawa 等，2009)。

自 2008 年起，DWI 作为另一种有潜力的

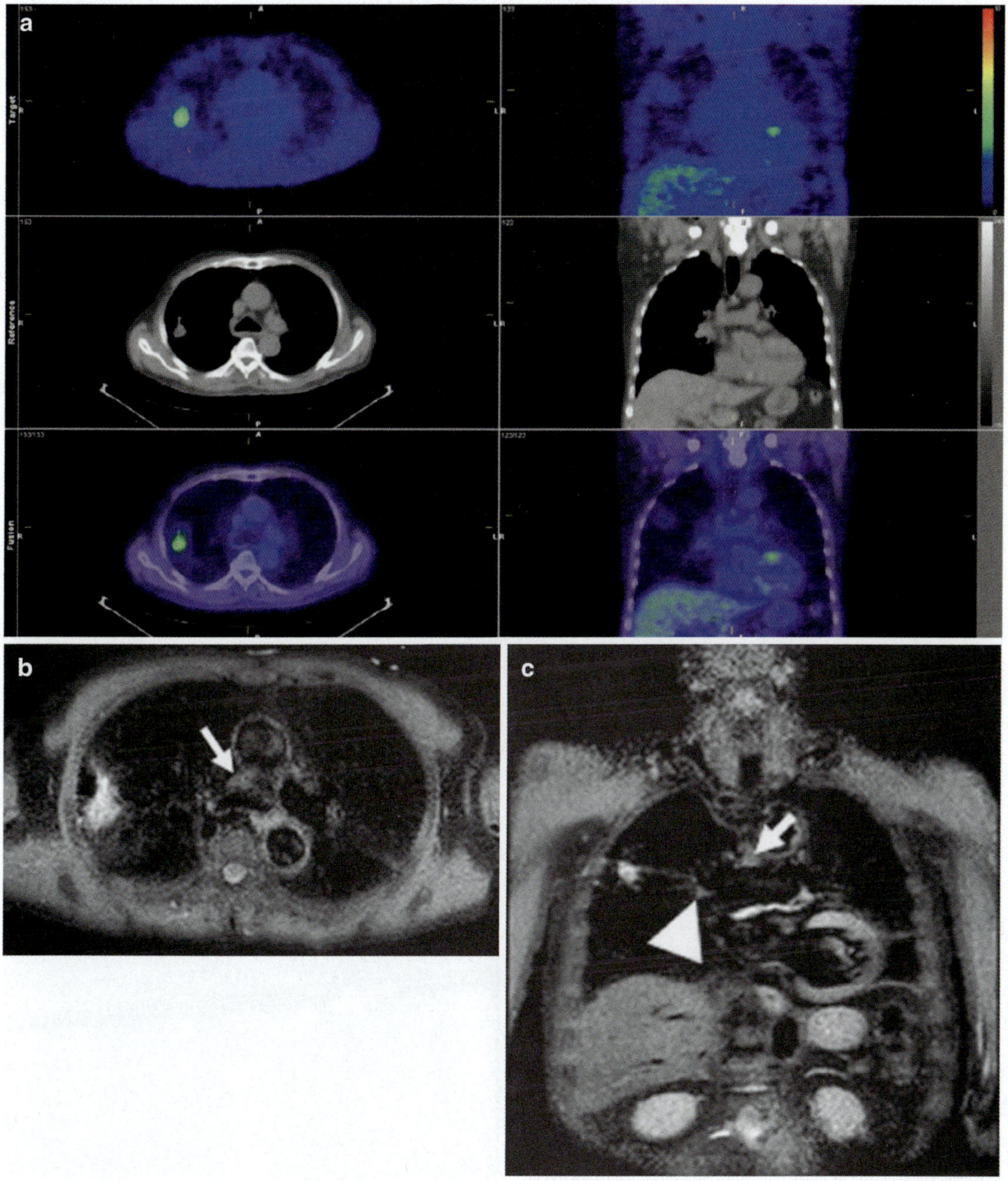

图 14.15 患者，男性，77 岁，腺癌(N0)。综合 FDG-PET/CT(a)显示高摄取 FDG 在原发肿瘤中有表达，但在纵隔和淋巴结中无表达肺门淋巴结，提示 N0。黑血 STIR TSE 轴位图像(b)和冠状位图像(c)平面上显示原发肿瘤为高强度，但纵隔肿瘤(箭头)和肺门(三角箭头)淋巴结为低信号强度，建议为 N0。

MR 技术引入用于淋巴结的评估(Hasegawa 等，2008；Nomori 等，2008；Ohno 等，2011b；Pauls 等，2012)。据报道，DWI 的敏感性、特异性和准确性分别为 77.4%~80.0%、84.4%~97.0%和 89.0%~95.0%，这些结果与 FDG-PET 或 PET/CT 的表现比较大致相同或更好(Hasegawa 等，2008；Nomori 等，2008；Ohno 等，2011b；Pauls 等，2012)。Ohno 等对

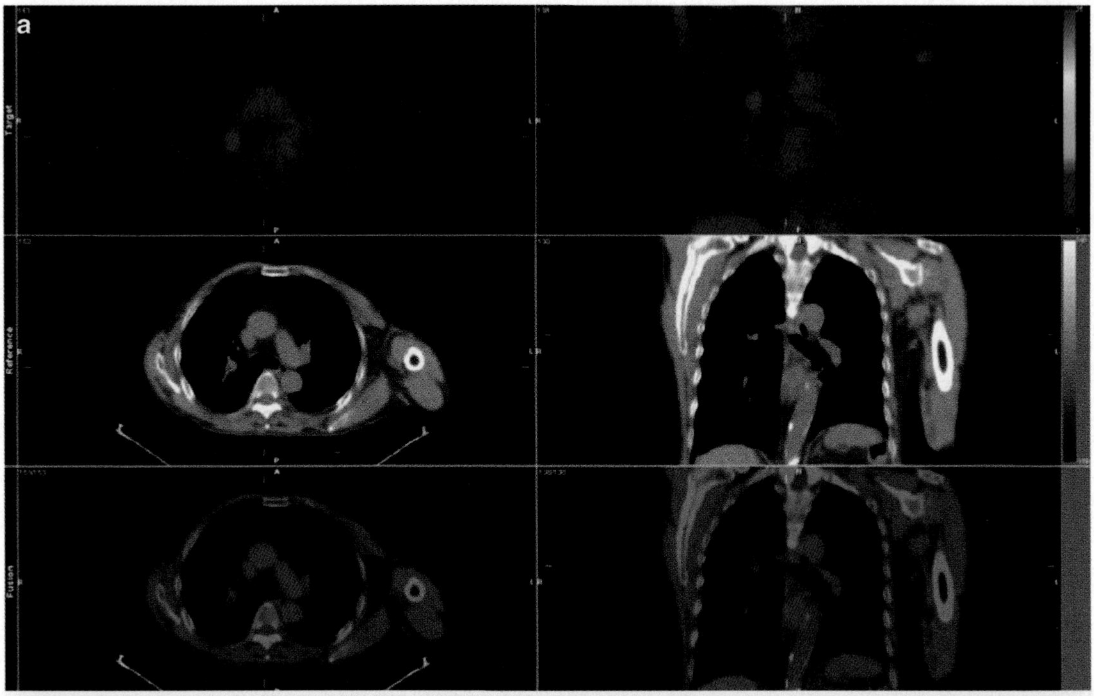

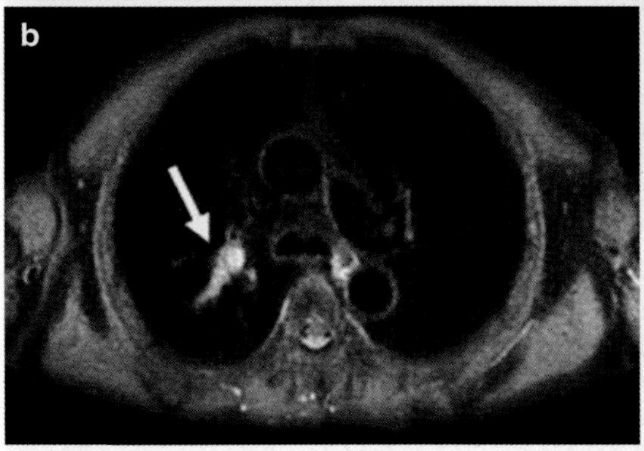

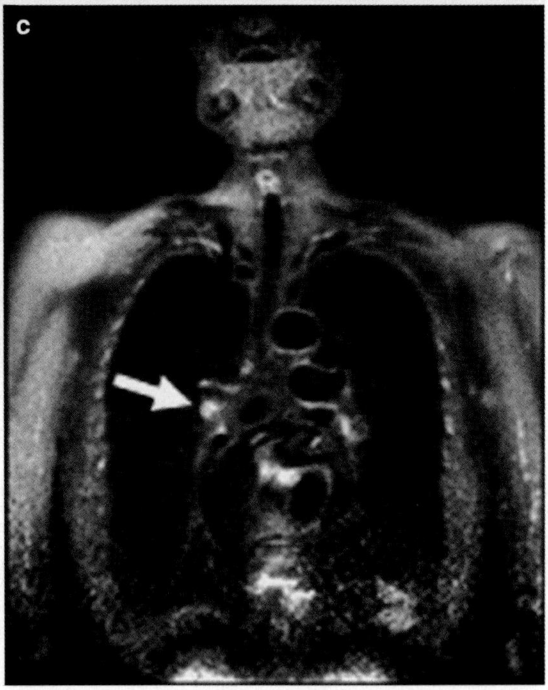

图 14.16 患者，男性，74 岁，腺癌（N1）。综合 FDG-PET/CT（a）纵隔未显示 FDG 摄取，肺门淋巴结见微弱摄取，提示 N0，为假阳性。黑血 STIR TSE 轴位图像（b）和冠状位图像（c）显示肺门淋巴结（箭头）为高信号强度，提示 N1，为真阳性。

MR 及 FDG-PET/CT 进行了前瞻性的直接比较，以确定基于 MR 的 N 分期临床价值。在这个研究中，STIR TSE 成像的敏感性和（或）准确性（定量敏感性 82.8%、定性敏感性 77.4%、定量准确性 86.8%）明显高于 DWI（74.2%、71.0%、84.4%）和 FDG-PET/CT（定量敏感性 74.2%）（Ohno 等，2011b）。这意味着，与 DWI 和 FDG PET/CT 相比，STIR TSE

成像对 NSCLC 患者 N 分期的定量和定性评估更敏感和(或)更准确(Ohno 等,2011b)。根据这些结果，同时考虑 DWI 及 FDG PET/CT 在检测小转移灶或小淋巴结转移的局限性,在手术治疗前或开胸手术或纵隔镜淋巴结活检(以术后获得准确的病理 TNM 分期)或化疗、放疗或放化疗前,STIR TSE 成像可能是更好的 N 分期技术 (Ohno 等,2011b)。然而,DWI 需要进一步技术改进以克服其目前的局限性,使其能在常规临床实践中发挥辅助作用或作为 STIR TSE 成像的补充。因此,STIR TSE 应被视为能提高肺癌 N 分期诊断能力的序列,不仅由于其多平面成像能力,而且能敏感地评估转移淋巴结和非转移淋巴结之间弛豫时间的差异,故在常规的临床实践中能作为 PET、PET/CT 及 DWI 的补充和(或)替代的技术。

近年来,PET/MRI 3T 系统被用于非小细胞肺癌患者的 TNM 分期。虽然 T 分期的价值与 PET/CT 相比无显著性差异，但对 N 分期诊断的准确性 MRI、PET/MRI 及 PET/CT 有一定的区别。MRI(包括 STIR FASE)准确性为 98.6%,PET/MRI 准确性为 98.6%(包含 STIR 信号分析)和 92.1%(不包含 STIR);而 PET/CT 准确性为 92.1%(Ohno 等,2015)。此外,STIR FASE 成像和 PET/MRI(结合 STIR 序列分析)的准确性显著高于未进行 STIR 分析的 PET/MRI 及 PET/CT(Ohno 等,2015)。STIR FASE(100%)和 PET/MRI(结合 STIR)(100%)的敏感性显著高于未结合 STIR 的全身 PET/MRI(93.8%)和 PET/CT(93.8%)(Ohno 等,2015)(图 14.17)。因此,在常规临床实践中,若每个研究者在评估 FDG 摄取时同时评估磁共振信号变化,PET/MRI 可能比 PET/CT 更有用,这不仅在 NSCLC 中如此,在其他肿瘤患者也是如此。

4.3 MR 评估 M 分期

描述符 M 与远处转移的存在(M1)与否(M0) 有关 (Sobin 和 Wittekind,2002)。表 14.5 给出了定义。肺癌可广泛转移,累及脑、骨、肝、肾上腺等多种器官。胸内淋巴结以外的转移被认为是转移性疾病(M1),意味着手术不可切除。远处转移的患者预后很差,通常采用化疗、放疗或二者兼用或给予适宜的支持治疗。在大多数情况下,肺癌患者出现特定器官的局部症状时需要对胸部以外的部位进行检查。然而,当肺癌没有出现特定器官的局部体征或症状时,胸外的检查对大概率可切除的肺癌是否有益尚未达成一致意见(Wong 等,1999)。

观察非小细胞肺癌的转移对治疗和预后有重要意义。约 40%的新诊断肺癌患者在就诊时已发生胸外转移,最常见的转移部位为肾上腺、骨骼、肝脏或大脑 (Pantel 等,1996;Quint 等,1996)。在对“看似”明显局限的肺癌进行根治后,20%的患者出现早期远处复发,这可能是由于在首次分期时就已存在但未被发现或肉眼不可见的全身微转移(Pantel 等,1996)。Silvestri 等(1995)更新了一项关于大概率可手术切除的 NSCLC 患者胸外转移的荟萃分析。该研究得出,临床评估无症状的脑、腹腔或骨转移患者的阴性预测值≥90%。这些发现与一项针对 755 例临床 T1-2、N0 期患者的回顾性分析结果相一致,全面的影像学检查在 T1-2、N0 期患者中仅发现 5 个部位存在无症状转移灶(Tanaka 等,1999)。尽管包括荟萃分析在内的不同研究所报道的阳性预测值具有很大的差异,美国胸科医师学会(ACCP)依然建议只在临床评估有异常发现的患者,才需进行进一步的诊断检查,以确认是否存在转移(Toloza 等,

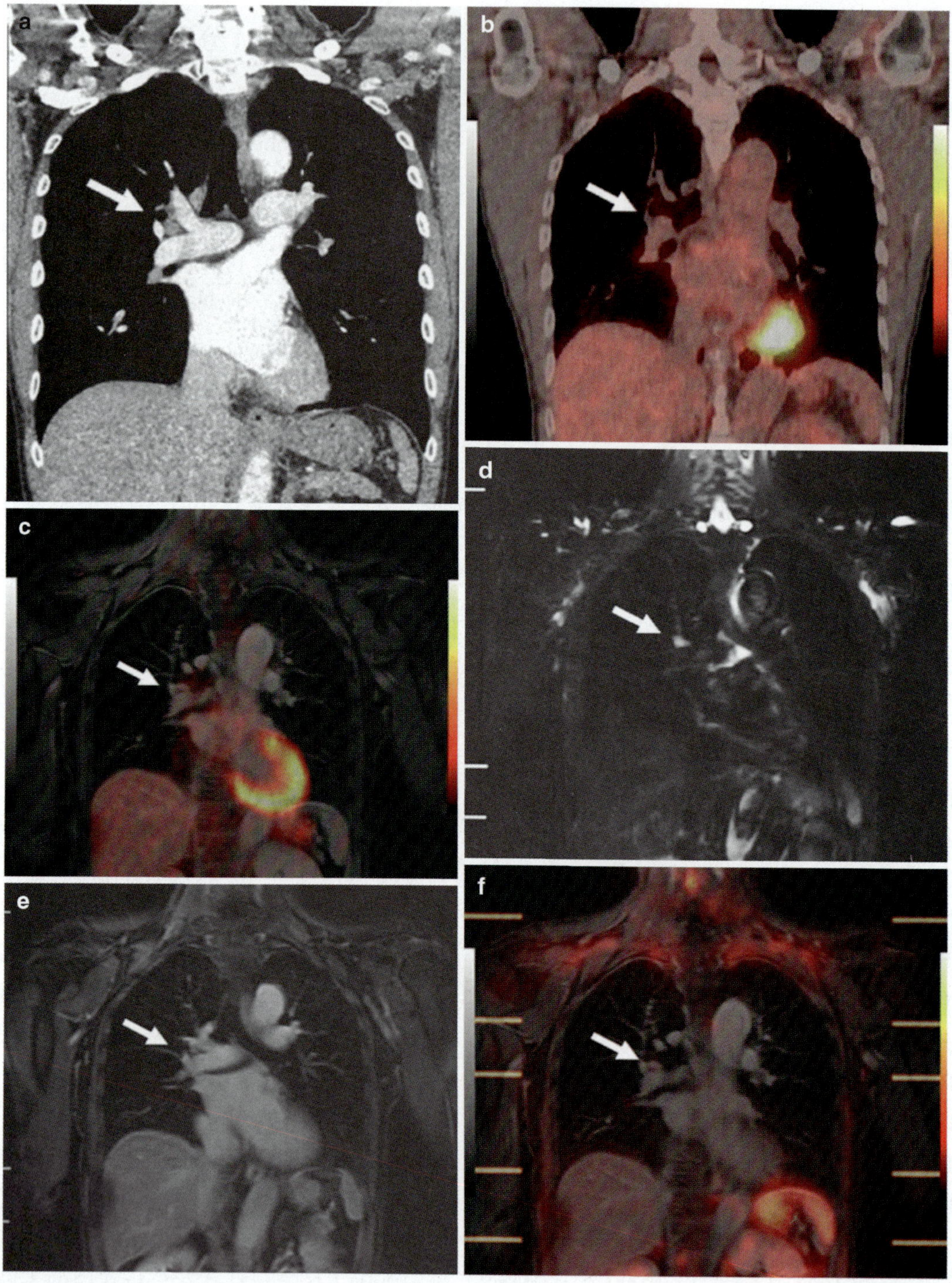

图 14.17　患者，男性，66 岁，因腺癌导致右肺门淋巴结转移。对比增强薄层 MPR 图像(a)显示右肺门淋巴结(箭头)，其短径为 6mm，诊断为 N0 期。本例为 CT 假阳性病例。PET/CT(b)和 PET/MRI 融合在 PET 和对比增强快速 3D 数据(c)之间，显示右肺门的小淋巴结没有高 FDG 摄取(箭头)，也被评为 N0 期。该患者在 PET/CT 和 PET/MRI 均为假阴性。全身 STIR FASE 图像(d)显示右肺门淋巴结转移的高信号强度(箭头)，尽管全身快速 3D 成像(e)显示右肺门小淋巴结(箭头)。此外，扩散加权成像(DWI)和对比增强 Quick 3D 数据(f)融合的全身 MRI 显示右肺门小淋巴结，低信号强度颜色编码 为热结节(箭头)。因此，当应用 STIR FASE 图像时，全身 MRI 可正确诊断本例为 N1 期。

2003;Silvestri 等,2007)。然而,为了进行 TNM 分期,有必要对所有肺癌患者的潜在胸外转移部位进行深入检查。此外,准确诊断肺外转移可能有助于临床医生为肺癌患者提供最合适的治疗和(或)管理。

4.3.1 肾上腺转移

近 10%的 NSCLC 患者在首次 CT 检查上可看到肾上腺增大,其中约 2/3 的肾上腺病变是良性或无症状的(Oliver 等,1984;Ettinghausen 和 Burt,1991)。因此,如果没有病理证据证实为转移性疾病,在可手术的 NSCLC 患者中若存在孤立的肾上腺肿块不应排除根治性治疗的可能。如果在不使用对比剂的 CT 平扫上发现肾上腺病变时,测量 CT 值可帮助区分转移瘤和腺瘤(Boland 等,1998;Szolar 和 Kammerhuber,1998)。PET 在这种情况下也是一个有用的辅助手段,因为在过去的文献中,PET 的敏感性和特异性被报道为 80%~100%。这种高度的敏感性和特异性可减少不必要的活检,因为活检并不是没有风险的,且也存在一些假阴性的情况(Erasmus 等,1997;Marom 等,1999)。然而,由于对这些病变的诊断经验仍然有限,对于直径小于 10mm 的小病变,我们仍需要对 PET 图像进行仔细的观察(Schrevens 等,2004)。此外,PET 出现假阳性的结果也有报道,而且假阳性结果的发生率也在逐步增加。当 CT 上发现肾上腺病变后,进行 MRI 也被认为有助于区分转移和肾上腺腺瘤。使用化学位移 MRI 对肾上腺病变进行评估,当反相位上病变的信号强度低于同相位上的信号强度时,可将病变定性为腺瘤(Korobkin 等,1995;Schwartz 等,1998;Hussain 和 Korobkin,2004)。Korobkin 等(1995)将该技术应用于 51 例肾上腺病变,发现其对腺瘤特征的敏感性为 100%,特异性为 81%。

4.3.2 骨转移

骨转移通常用 ^{99m}Tc-MDP 或 ^{99m}Tc-HMDP 骨显像检查。虽然骨扫描成像的敏感性已被报道高达 90%,但由于放射性核素示踪剂的非选择性摄取所导致的假阳性结果,其特异性仅为 60%左右(Schrevens 等,2004)。因此,通常需要 X 线、骨 CT 和(或)MRI 进行额外评估。据报道 PET 具有相似的敏感性,但特异性和准确性更高(分别为≥90%、≥98%或≥96%)(Bury 等,1998;Marom 等,1999)。因此,PET 被认为在骨转移的检测方面优于骨扫描成像。目前 MRI 使用各种序列如 T1 加权 SE 或 TSE 序列、T2 加权 TSE、STIR TSE、增强 T1 加权 SE 或 TSE、DWI 等,被认为可有效评估骨肌系统肿瘤和转移(Weinberger 等,1995;Vanel 等,1998;Mentzel 等,2004;Park 等,2004;Tokuda 等,2004;Goo 等,2005)。然而,只有一项研究直接比较了 MRI 和骨显像的诊断能力,发现 MRI 的敏感性、特异性和准确性分别为 80%、96%和 93%,优于骨显像(40%、92%和 83%),虽然差异并不显著(Earnest 等,1999)。

4.3.3 脑转移

一些研究人员报道,脑 MRI 对可手术的肺癌患者无症状脑转移的评估是有用的(Hillers 等,1994;Earnest 等,1999;Yokoi 等,1999)。PET 不适合用于检测脑转移瘤,这是由于正常脑组织葡萄糖摄取高,这使得 FDG-PET 检测脑转移瘤的敏感性较低。CT 和(或)MRI 仍是筛查脑转移瘤的首选方法。Yokoi 等(1999)比较了 332 例潜在可手术的无症状 NSCLC 患者的 MRI 和 CT。在诊断后的 12 个月内,7%的患者发现了脑转移。术前,3.4%的患者经 MRI 检查发现脑转移,0.6%的患者经 CT 检查发现脑转移。另有研究报道无症状性脑转移的发生率很高，经增强脑 MRI 确诊的患者中约 28%为无症状转移瘤，这也体现出了增强 MRI 的价值(Earnest 等，1999)。这些发现提示术前脑 MRI 有助于肺癌患者的分期。

4.3.4 全身 MRI 评估肺癌患者的 M 分期

一项随机试验结果表明，在常规检查中增加全身 FDG-PET 扫描可在疑似 NSCLC 患者中发现更多的远处转移(van Tinteren 等，2002)。然而，MRI 技术的最新进展，如快速成像和检查床滑行技术，使得全身 MRI 成为可能。目前已有研究报道了全身 MRI 在乳腺癌分期和检测转移癌患者未知原发灶中的作用(Eustace 等，1998；Walker 等，2000；Antoch 等，2003；Lauenstein 等，2004；Takahara 等，2004；Goehde 等，2005；Schmidt 等，2006)。结果显示对于检测未知原发灶的患者，全身 MRI 可能是一个简单经济的检查(Eustace 等，1998；Walker 等，2000；Antoch 等，2003；Lauenstein 等，2004；Takahara 等，2004；Goehde 等，2005；Schmidt 等，2006)。然而，全身 MRI 对肺癌分期的潜力尚未得到较好的阐述。Ohno 等(2007d)对全身 MRI 和 FDG-PET 对 M 分期的诊断能力进行了直接比较。结果显示，无论基于病灶或患者进行分析，全身 MRI 都具有较好的观察者间一致性，但并不明显优于全身 FDG-PET(Ohno 等，2007d)。对于头颈部转移瘤的评估(基于病灶分析)，全身 MRI 的敏感性(84.6%)和准确性(95.0%)明显高于 FDG-PET(分别为 15.4%和 89.1%)(Ohno 等，2007d)。此外，全身 MRI 对骨转移的特异性(96.1%)和准确性(94.8%)明显高于 FDG-PET(分别为 88.3%和 88.2%)(Ohno 等，2007d)。然而，若将脑转移瘤排除在头颈部转移瘤之外时，全身 MRI 的敏感性、特异性和准确性与 FDG-PET 相比无显著差异(基于病灶分析)，二者对胸、腹和盆腔转移瘤的诊断也无显著差异(Ohno 等，2007d)。同样，基于患者评价时，全身 MRI 的准确性(80.0%)明显优于 FDG-PET(73.3%)，而从头颈部转移中排除脑转移后，二者的敏感性、特异性和准确性没有显著差异(Ohno 等，2007d)。全身 MRI 是一种准确的诊断技术，在肺癌的 M 分期中至少应该被认为与 FDG-PET 一样有效(图 14.18 和图 14.19)。

此外，全身 DWI 已被推荐作为肿瘤患者全身 MR 检查的一种有潜力的新型成像手段(64~66)。将全身 MRI 用于 M 分期评价的诊断性能与 FDG-PET 或 PET/CT 进行比较，结果表明，全身 MRI(包括或不包括全身 DWI)的诊断符合率(敏感性为 52%~80%、特异性 74.3%~94%、准确性 80%~87.7%)，等于或显著高于 FDG-PET 或 PET/CT(敏感性为 48%~80%、特异性 74.3%~96%、准确性 73.3%~88.2%(Ohno 等，2007d，2008b；Yi 等，2008；Takenaka 等，2009；Sommer 等，2012)。然而，全身 DWI 仍有一定的局限性。基于患者分析，全身 DWI 的特异性(87.7%)和准确性(84.3%)明显低于 FDG-PET/CT(特异性 94.5%、准确性 90.4%)(Ohno 等，2008b)。另一方面，联合 DWI 的全身 MRI 的诊断准确性(87.8%)与 FDG-PET/CT 相比无显著差异，但无 DWI 的全身 MRI 的诊断准确性(85.8%)则低于 FDG-PET/CT (Ohno 等，2008b)。因此，建议将全身 DWI 作为全身 MR 检查的一部分，以提高对 NSCLC 患者 M 分期评估的准确性(Ohno 等，2008b)。

最近，全身 PET/MRI 或者 PET 与 MR 融合成像已成为临床可行的检查手段。一些初步的研究显示，PET/CT 与 PET/MRI 在评估 M、T、N 分期的价值没有显著差异(Kohan

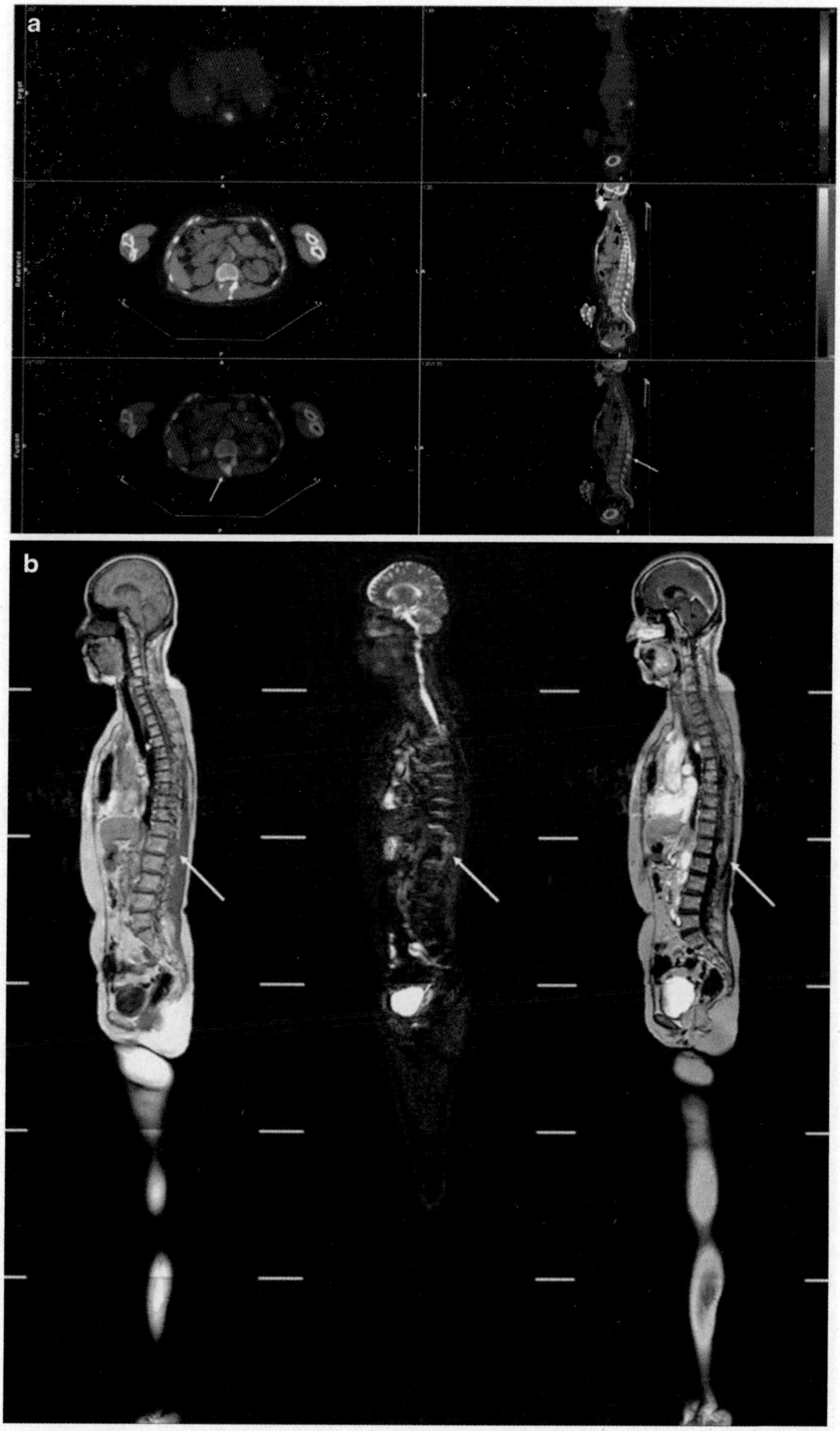

图 14.18　患者，女性，68 岁，腺癌及腰椎(L1)转移。FDG-PET/CT(a)显示椎弓根处 FDG 的高摄取率(箭头)，提示骨转移，真阳性，在矢状位全身 MRI(b)(左至右：非对比增强 T1 加权 GRE 图像、STIR TSE 图像和对比增强 T1 加权 GRE 图像)上，骨转移(箭头)明显，为真阳性。

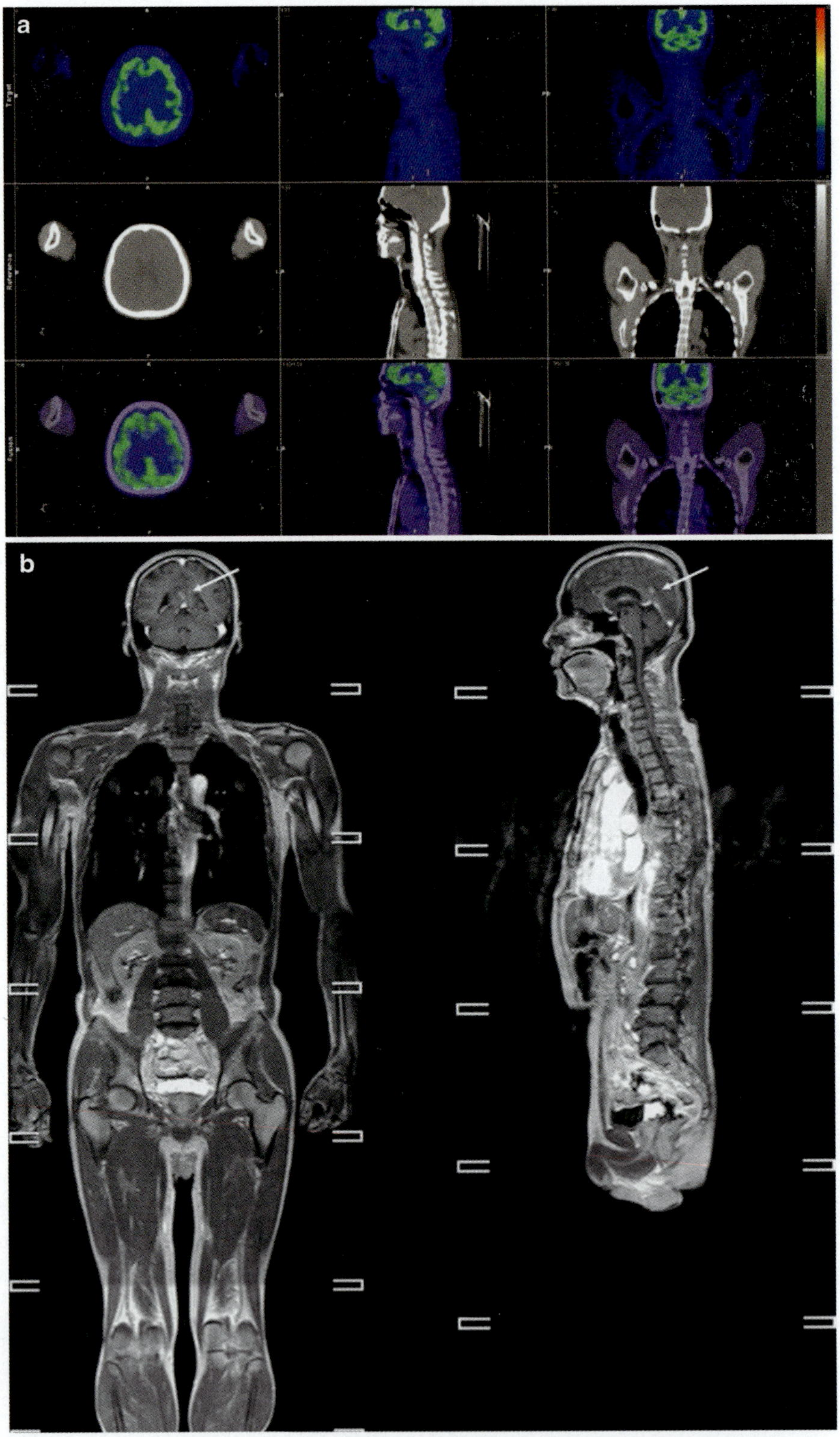

图 14.19 患者，男性，67 岁，腺癌及脑转移。FDG-PET/CT(a)未显示任何异常摄取，提示 M0，为假阴性。对比增强的全身 T1 加权 GRE(b)：左至右，冠状面和矢状面清楚显示脑转移，提示 M1 为真阳性。

等,2013;Heusch 等,2014;Schaarschmidt 等,2015)。然而，所有这些研究只评估了 PET/MRI 和 PET/CT 的 FDG 摄取和解剖信息,而没有评估各种 MR 序列上检测到的所有病灶的信号表现。因此,在不久的将来,正确评估 PET/MRI 中所有可疑部位的信号强度变化可能会比 PET/CT 有更好的诊断性能,尤其当考虑到在过去的几十年里 MR 的研究报道证明了 MRI 能将肺癌患者的转移灶与非转移灶鉴别开来。一项研究直接比较了全身 MRI、PET/MRI、PET/CT 的 TNM 分期的能力(Ohno 等,2015)。此研究证明了各项因素(κ=0.63~0.97)和临床分期(κ=0.65~0.90)的评估之间具备良好的或近乎完美的一致性。在手术的可行性评估方面，全身 MRI 和 PET/MRI 结合信号强度分析的评价准确性(97.1%)显著高于未结合信号强度的 MRI/PET 和 FDG-PET/CT(85.0%,P<0.001)。因此,在此背景下应用 PET/MRI 时,不仅要对解剖结构进行评估,还要对 PET/MRI 中 MR 部分的各种信息进行分析,以提高 PET/MRI 在肺癌患者 TNM 分期中的应用潜力。

(万齐 译　李新春 张冬 审校)

参考文献

Amundsen T, Kvaerness J, Jones RA, Waage A, Bjermer L, Nilsen G, Haraldseth O (1997) Pulmonary embolism: detection with MR perfusion imaging of lung – a feasibility study. Radiology 203:181–185

Amundsen T, Torheim G, Waage A, Bjermer L, Steen PA, Haraldseth O (2000) Perfusion magnetic resonance imaging of the lung: characterization of pneumonia and chronic obstructive pulmonary disease. A feasibility study. J Magn Reson Imaging 12:224–231

Antoch G, Vogt FM, Freudenberg LS, Nazaradeh F, Goehde SC, Barkhausen J, Dahmen G, Bockisch A, Debatin JF, Ruehm SG (2003) Whole-body dual-modality PET/CT and whole-body MRI for tumor staging in oncology. JAMA 290:3199–3206

Aquino SL, Kee ST, Warnock ML, Gamsu G (1994) Pulmonary aspergillosis: imaging findings with pathologic correlation. AJR Am J Roentgenol 163:811–815

Armstrong P (2000) Neoplasms of the lung, airways and pleura. In: Armstrong P, Wilson AG, Dee P, Hansell DM (eds) Imaging of diseases of the chest, 3rd edn. Mosby, London, pp 305–401

Bach PB, Silvestri GA, Hanger M, Jett JR (2007) Screening for lung cancer: ACCP evidence-based clinical practice guidelines (2nd edition). American College of Chest Physicians. Chest 132:69S–77S

Bailey PV, Tracy T Jr, Connors RH, deMello D, Lewis JE, Weber TR (1990) Congenital bronchopulmonary malformations. Diagnostic and therapeutic considerations. J Thorac Cardiovasc Surg 99:597–602

Baron RL, Levitt RG, Sagel SS, White MJ, Roper CL, Marbarger JP (1982) Computed tomography in the preoperative evaluation of bronchogenic carcinoma. Radiology 145:727–732

Bateson EM (1973) So-called hamartoma of the lung – a true neoplasm of fibrous connective tissue of the bronchi. Cancer 31:1458–1467

Biederer J, Dinkel J, Remmert G, Jetter S, Nill S, Moser T, Bendl R, Thierfelder C, Fabel M, Oelfke U, Bock M, Plathow C, Bolte H, Welzel T, Hoffmann B, Hartmann G, Schlegel W, Debus J, Heller M, Kauczor HU (2009) 4D-Imaging of the lung: reproducibility of lesion size and displacement on helical CT, MRI, and cone beam CT in a ventilated ex vivo system. Int J Radiat Oncol Biol Phys 73:919–926

Blum U, Windfuhr M, Buitrago-Tellez C, Sigmund G, Herbst EW, Langer M (1994) Invasive pulmonary aspergillosis. MRI, CT, and plain radiographic findings and their contribution for early diagnosis. Chest 106:1156–1161

Boiselle PM, Patz EF Jr, Vining DJ, Weissleder R, Shepard JA, McLoud TC (1998) Imaging of mediastinal lymph nodes: CT, MR, and FDG PET. Radiographics 18:1061–1069

Boland GW, Lee MJ, Gazelle GS, Halpern EF, McNicholas MM, Mueller PR (1998) Characterization of adrenal masses using unenhanced CT: an analysis of the CT literature. AJR Am J Roentgenol 171:201–204

Bonomo L, Ciccotosto C, Guidotti A, Storto ML (1996) Lung cancer staging: the role of computed tomography and magnetic resonance imaging. Eur J Radiol 23:35–45

Bourgouin PM, McLoud TC, Fitzgibbon JF, Mark EJ, Shepard JA, Moore EM, Rummeny E, Brady TJ (1991) Differentiation of bronchogenic carcinoma from postobstructive pneumonitis by magnetic resonance imaging: histopathologic correlation. J Thorac Imaging 6:22–27

Bruegel M, Gaa J, Woertler K, Ganter C, Waldt S, Hillerer C, Rummeny EJ (2007) MRI of the lung: value of different turbo spin echo, single-shot turbo spin echo, and 3D gradient-echo pulse sequences for the detection of pulmonary metastases. J Magn Reson Imaging 25:73–81

Bryant AS, Cerfolio RJ (2006) The maximum standardized uptake values on integrated FDG-PET/CT is useful in differentiating benign from malignant pulmonary nodules. Ann Thorac Surg 82:1016–1020

Bury T, Dowlati A, Paulus P, Corhay JL, Benoit T, Kayembe

JM, Limet R, Rigo P, Radermecker M (1996) Evaluation of the solitary pulmonary nodule by positron emission tomography imaging. Eur Respir J 9:410–414

Bury T, Barreto A, Daenen F, Barthelemy N, Ghaye B, Rigo P (1998) Fluorine-18 deoxyglucose positron emission tomography for the detection of bone metastases in patients with non-small cell lung cancer. Eur J Nucl Med 25:1244–1247

Caskey CI, Templeton PA, Zerhouni EA (1990) Current evaluation of the solitary pulmonary nodule. Radiol Clin N Am 28:511–520

Chang JM, Lee HJ, Goo JM, Lee HY, Lee JJ, Chung JK, Im JG (2006) False positive and false negative FDG-PET scans in various thoracic diseases. Korean J Radiol 7:57–69

Christensen JA, Nathan MA, Mullan BP, Hartman TE, Swensen SJ, Lowe VJ (2006) Characterization of the solitary pulmonary nodule: 18F-FDG PET versus nodule-enhancement CT. AJR Am J Roentgenol 187: 1361–1367

Chung MH, Lee HG, Kwon SS, Park SH (2000) MR imaging of solitary pulmonary lesion: emphasis on tuberculomas and comparison with tumors. J Magn Reson Imaging 11:629–637

Costello P (1994) Spiral CT of the thorax. Semin Ultrasound CT MR 15:90–106

Cronin P, Dwamena BA, Kelly AM, Carlos RC (2008) Solitary pulmonary nodules: meta-analytic comparison of cross-sectional imaging modalities for diagnosis of malignancy. Radiology 246:772–782

Davis SD (1991) CT evaluation for pulmonary metastases in patients with extrathoracic malignancy. Radiology 180:1–12

Dewan NA, Gupta NC, Redepenning LS, Phalen JJ, Frick MP (1993) Diagnostic efficiency of PET-FDG imaging in solitary pulmonary nodules. Chest 104:997–1002

Dikaios N, Izquierdo-Garcia D, Graves MJ, Mani V, Fayad ZA, Fryer TD (2012) MRI-based motion correction of thoracic PET: initial comparison of acquisition protocols and correction strategies suitable for simultaneous PET/MRI systems. Eur Radiol 22:439–446

Dillemans B, Deneffe G, Verschakelen J, Decramer M (1994) Value of computed tomography and mediastinoscopy in preoperative evaluation of mediastinal nodes in non-small cell lung cancer. A study of 569 patients. Eur J Cardiothorac Surg 8:37–42

Dinkel J, Hintze C, Tetzlaff R, Huber PE, Herfarth K, Debus J, Kauczor HU, Thieke C (2009) 4D-MRI analysis of lung tumor motion in patients with hemidiaphragmatic paralysis. Radiother Oncol 91:449–454

Donmez FY, Yekeler E, Saeidi V, Tunaci A, Tunaci M, Acunas G (2007) Dynamic contrast enhancement patterns of solitary pulmonary nodules on 3D gradient-recalled echo MRI. AJR Am J Roentgenol 189: 1380–1386

Dutta J, Huang C, Li Q, El Fakhri G (2015) Pulmonary imaging using respiratory motion compensated simultaneous PET/MR. Med Phys 42:4227–4240

Earnest F IV, Ryu JH, Miller GM, Luetmer PH, Forstrom LA, Burnett OL, Rowland CM, Swensen SJ, Midthun DE (1999) Suspected non-small cell lung cancer: incidence of occult brain and skeletal metastases and effectiveness of imaging for detection – pilot study. Radiology 211:137–145

Erasmus JJ, Patz EF Jr, McAdams HP, Murray JG, Herndon J, Coleman RE, Goodman PC (1997) Evaluation of adrenal masses in patients with bronchogenic carcinoma using 18F-fluorodeoxyglucose positron emission tomography. AJR Am J Roentgenol 168:1357–1360

Ettinghausen SE, Burt ME (1991) Prospective evaluation of unilateral adrenal masses in patients with operable non-small-cell lung cancer. J Clin Oncol 9: 1462–1466

Eustace S, Tello R, DeCarvalho V, Carey J, Melhem E, Yucel EK (1998) Whole body turbo STIR MRI in unknown primary tumor detection. J Magn Reson Imaging 8:751–753

Fayad H, Schmidt H, Wuerslin C, Visvikis D (2015) Reconstruction-incorporated respiratory motion correction in clinical simultaneous PET/MR imaging for oncology applications. J Nucl Med 56:884–889

Felson B, Wiot JF (1977) Some less familiar roentgen manifestations of carcinoma of the lung. Semin Roentgenol 2:187–206

Feuerstein IM, Jicha DL, Pass HI, Chow CK, Chang R, Ling A, Hill SC, Dwyer AJ, Travis WD, Horowitz ME, Steinberg SM, Frank JA, Doppman JL (1992) Pulmonary metastases: MR imaging with surgical correlation – a prospective study. Radiology 182:123–129

Finck S, Milne EN (1988) A case report of segmental bronchial atresia: radiologic evaluation including computed tomography and magnetic resonance imaging. J Thorac Imaging 3:53–57

Fink C, Puderbach M, Bock M, Lodemann KP, Zuna I, Schmähl A, Delorme S, Kauczor HU (2004) Regional lung perfusion: assessment with partially parallel three-dimensional MR imaging. Radiology 231: 175–184

Freundlich IM, Chasen MH, Varma DG (1996) Magnetic resonance imaging of pulmonary apical tumors. J Thorac Imaging 11:210–222

Frericks BB, Meyer BC, Martus P, Wendt M, Wolf KJ, Wacker F (2008) MRI of the thorax during whole-body MRI: evaluation of different MR sequences and comparison to thoracic multidetector computed tomography (MDCT). J Magn Reson Imaging 27: 538–545

Fujimoto K, Meno S, Nishimura H, Hayabuchi N, Hayashi A (1994) Aspergilloma within cavitary lung cancer: MR imaging findings. AJR Am J Roentgenol 163:565–567

Fujimoto K, Edamitsu O, Meno S, Abe T, Honda N, Ogoh Y, Ohzono H, Nakaoda K, Kojima K, Nishimura H (1995) MR diagnosis for metastasis or non-metastasis of mediastinal and hilar lymph nodes in cases of primary lung cancer: detectability, signal intensity, and MR-pathologic correlation. Nippon Acta Radiol 55:162–171

Fujimoto K, Abe T, Müller NL, Terasaki H, Kato S, Sadohara J, Kono R, Edamitsu O, Ishitake T, Hayashi A, Rikimaru T, Hayabuchi N (2003) Small peripheral

pulmonary carcinomas evaluated with dynamic MR imaging: correlation with tumor vascularity and prognosis. Radiology 227:786–793
Gaeta M, Blandino A, Scribano E, Vinci S, Minutoli F, Pergolizzi S, Pandolfo I (2000) Magnetic resonance imaging of bronchioloalveolar carcinoma. J Thorac Imaging 15:41–47
Gaeta M, Minutoli F, Ascenti G, Vinci S, Mazziotti S, Pandolfo I, Blandino A (2001) MR white lung sign: incidence and significance in pulmonary consolidations. J Comput Assist Tomogr 25:890–896
Gaeta M, Vinci S, Minutoli F, Mazziotti S, Ascenti G, Salamone I, Lamberto S, Blandino A (2002) CT and MRI findings of mucin-containing tumors and pseudotumors of the thorax: pictorial review. Eur Radiol 12:181–189
Gdeedo A, Van Schil P, Corthouts B, Van Mieghem F, Van Meerbeeck J, Van Marck E (1997) Comparison of imaging TNM [(i)TNM] and pathological TNM [pTNM] in staging of bronchogenic carcinoma. Eur J Cardiothorac Surg 12:224–227
Gefter WB (1992) The spectrum of pulmonary aspergillosis. J Thorac Imaging 7:56–74
Glazer GM, Orringer MB, Gross BH, Quint LE (1984) The mediastinum in non-small cell lung cancer: CT-surgical correlation. AJR Am J Roentgenol 142:1101–1105
Glazer GM, Gross BH, Aisen AM, Quint LE, Francis IR, Orringer MB (1985) Imaging of the pulmonary hilum: a prospective comparative study in patients with lung cancer. AJR Am J Roentgenol 145:245–248
Glazer HS, Kaiser LR, Anderson DJ, Molina PL, Emami B, Roper CL, Sagel SS (1989) Indeterminate mediastinal invasion in bronchogenic carcinoma: CT evaluation. Radiology 173:37–42
Goehde SC, Hunold P, Vogt FM, Ajaj W, Goyen M, Herborn CU, Forsting M, Debatin JF, Ruehm SG (2005) Full-body cardiovascular and tumor MRI for early detection of disease: feasibility and initial experience in 298 subjects. AJR Am J Roentgenol 184:598–611
Goldstraw P, Crowley J, Chansky K, Giroux DJ, Groome PA, Rami-Porta R, Postmus PE, Rusch V, Sobin L, International Association for the Study of Lung Cancer International Staging Committee; Participating Institutions (2007) The IASLC Lung Cancer Staging Project: proposals for the revision of the TNM stage groupings in the forthcoming (seventh) edition of the TNM Classification of malignant tumours. J Thorac Oncol 2:706–714
Goo HW, Choi SH, Ghim T, Moon HN, Seo JJ (2005) Whole-body MRI of paediatric malignant tumours: comparison with conventional oncological imaging methods. Pediatr Radiol 35:766–773
Gould MK, Kuschner WG, Rydzak CE, Maclean CC, Demas AN, Shigemitsu H, Chan JK, Owens DK (2003) Test performance of positron emission tomography and computed tomography for mediastinal staging in patients with non-small-cell lung cancer: a meta-analysis. Ann Intern Med 139:879–892
Gückel C, Schnabel K, Deimling M, Steinbrich W (1996) Solitary pulmonary nodules: MR evaluation of enhancement patterns with contrast – enhanced dynamic snapshot gradient – echo imaging. Radiology 200:681–686
Gupta NC, Graeber GM, Bishop HA (2000) Comparative efficacy of positron emission tomography with fluorodeoxyglucose in evaluation of small (<1 cm), intermediate (1 to 3 cm), and large (>3 cm) lymph node lesions. Chest 117:773–778
Hasegawa I, Boiselle PM, Kuwabara K, Sawafuji M, Sugiura H (2008) Mediastinal lymph nodes in patients with non-small cell lung cancer: preliminary experience with diffusion-weighted MR imaging. J Thorac Imaging 23:157–161
Hatabu H, Gaa J, Kim D, Li W, Prasad PV, Edelman RR (1996) Pulmonary perfusion: qualitative assessment with dynamic contrast-enhanced MRI using ultrashort TE and inversion recovery turbo FLASH. Magn Reson Med 36:503–508
Hatabu H, Tadamura E, Levin DL, Chen Q, Li W, Kim D, Prasad PV, Edelman RR (1999) Quantitative assessment of pulmonary perfusion with dynamic contrast-enhanced MRI. Magn Reson Med 42:1033–1038
Heelan RT, Demas BE, Caravelli JF, Martini N, Bains MS, McCormack PM, Burt M, Panicek DM, Mitzner A (1989) Superior sulcus tumors: CT and MR imaging. Radiology 170:637–641
Henschke CI, McCauley DI, Yankelevitz DF, Naidich DP, McGuinness G, Miettinen OS, Libby D, Pasmantier M, Koizumi J, Altorki N, Smith JP (2001) Early lung cancer action project: a summary of the findings on baseline screening. Oncologist 6:147–152
Herder GJ, Golding RP, Hoekstra OS, Comans EF, Teule GJ, Postmus PE, Smit EF (2004) The performance of (18)F-fluorodeoxyglucose positron emission tomography in small solitary pulmonary nodules. Eur J Nucl Med Mol Imaging 31:1231–1236
Herman SJ, Winton TL, Weisbrod GL, Towers MJ, Mentzer SJ (1994) Mediastinal invasion by bronchogenic carcinoma: CT signs. Radiology 190:841–846
Herold CJ, Kramer J, Sertl K, Kalhs P, Mallek R, Imhof H, Tscholakoff D (1989) Invasive pulmonary aspergillosis: evaluation with MR imaging. Radiology 173:717–721
Heusch P, Buchbender C, Köhler J, Nensa F, Gauler T, Gomez B, Reis H, Stamatis G, Kühl H, Hartung V, Heusner TA (2014) Thoracic staging in lung cancer: prospective comparison of 18F-FDG PET/MR imaging and 18F-FDG PET/CT. J Nucl Med 55:373–378
Higashi K, Nishikawa T, Seki H, Oguchi M, Nambu Y, Ueda Y, Yuasa K, Tonami H, Okimura T, Yamamoto I (1998) Comparison of fluorine-18-FDG PET and thallium-201 SPECT in evaluation of lung cancer. J Nucl Med 39:9–15
Higashino T, Ohno Y, Takenaka D, Watanabe H, Nogami M, Ohbayashi C, Yoshimura M, Satouchi M, Nishimura Y, Fujii M, Sugimura K (2005) Thin-section multiplanar reformats from multidetector-row CT data: utility for assessment of regional tumor extent in non-small cell lung cancer. Eur J Radiol 56:48–55
Hillers TK, Sauve MD, Guyatt GH (1994) Analysis of published studies on the detection of extrathoracic metastases in patients presumed to have operable non-

small cell lung cancer. Thorax 49:14–19

Hittmair K, Eckersberger F, Klepetko W, Helbich T, Herold CJ (1995) Evaluation of solitary pulmonary nodules with dynamic contrast-enhanced MR imaging – a promising technique. Magn Reson Imaging 13:923–933

Hussain HK, Korobkin M (2004) MR imaging of the adrenal glands. Magn Reson Imaging Clin N Am 12:515–544

Jederlinic PJ, Sicilian LS, Baigelman W, Gaensler EA (1987) Congenital bronchial atresia. A report of 4 cases and a review of the literature. Medicine 66:73–83

Jeong YJ, Lee KS, Jeong SY, Chung MJ, Shim SS, Kim H, Kwon OJ, Kim S (2005) Solitary pulmonary nodule: characterization with combined wash-in and washout features at dynamic multi-detector row CT. Radiology 237:675–683

Joshi U, Raijmakers PG, van Lingen A, Comans EF, Pijpers R, Teule GJ, Hoekstra OS (2005) Evaluation of pulmonary nodules: comparison of a prototype dual crystal (LSO/NAI) dual head coincidence camera and full ring positron emission tomography (PET). Eur J Radiol 55:250–254

Kawai Y, Sumi M, Nakamura T (2006) Turbo short tau inversion recovery imaging for metastatic node screening in patients with head and neck cancer. AJNR Am J Neuroradiol 27:1283–1287

Kersjes W, Mayer E, Buchenroth M, Schunk K, Fouda N, Cagil H (1997) Diagnosis of pulmonary metastases with turbo-SE MR imaging. Eur Radiol 7:1190–1194

Kim SK, Allen-Auerbach M, Goldin J, Fueger BJ, Dahlbom M, Brown M, Czernin J, Schiepers C (2007) Accuracy of PET/CT in characterization of solitary pulmonary lesions. J Nucl Med 48:214–220

Ko SF, Lee TY, Kao CL, Ng SH, Wan YL, Lin JW, Chen WJ (1998) Bronchial atresia associated with epibronchial right pulmonary artery and aberrant right middle lobe artery. Br J Radiol 71:217–220

Kohan AA, Kolthammer JA, Vercher-Conejero JL, Rubbert C, Partovi S, Jones R, Herrmann KA, Faulhaber P (2013) N staging of lung cancer patients with PET/MRI using a three-segment model attenuation correction algorithm: initial experience. Eur Radiol 23:3161–3169

Kono M, Adachi S, Kusumoto M, Sakai E (1993) Clinical utility of Gd – DTPA – enhanced magnetic resonance imaging in lung cancer. J Thorac Imaging 8:18–26

Kono R, Fujimoto K, Terasaki H, Müller NL, Kato S, Sadohara J, Hayabuchi N, Takamori S (2007) Dynamic MRI of solitary pulmonary nodules: comparison of enhancement patterns of malignant and benign small peripheral lung lesions. AJR Am J Roentgenol 188:26–36

Korobkin M, Lombardi TJ, Aisen AM, Francis IR, Quint LE, Dunnick NR, Londy F, Shapiro B, Gross MD, Thompson NW (1995) Characterization of adrenal masses with chemical shift and gadolinium-enhanced MR imaging. Radiology 197:411–418

Koyama H, Ohno Y, Kono A, Takenaka D, Maniwa Y, Nishimura Y, Ohbayashi C, Sugimura K (2008) Quantitative and qualitative assessment of non-contrast-enhanced pulmonary MR imaging for management of pulmonary nodules in 161 subjects. Eur Radiol 18: 2120–2131

Kusumoto M, Kono M, Adachi S, Yamasaki K, Itouji E, Sakai E, Endo M, Nakamura T, Kimura K (1994) Gadopentetate dimeglumine – enhanced magnetic resonance imaging for lung nodules: differentiation of lung cancer and tuberculoma. Investig Radiol 29:S255–S256

Lauenstein TC, Goehde SC, Herborn CU, Goyen M, Oberhoff C, Debatin JF, Ruehm SG, Barkhausen J (2004) Whole-body MR imaging: evaluation of patients for metastases. Radiology 233:139–148

Laurent F, Drouillard J, Dorcier F, Velly JF, Barat JL, Grelet P, Martigne C, Tavernier J, Couraud L (1988) Bronchogenic carcinoma staging: CT versus MR imaging. Assessment with surgery. Eur J Cardiothorac Surg 2:31–36

Lee KS, Yi CA, Jeong SY, Jeong YJ, Kim S, Chung MJ, Kim HY, Kim YK, Lee KH (2007) Solid or partly solid solitary pulmonary nodules: their characterization using contrast wash-in and morphologic features at helical CT. Chest 131:1516–1525

Levin DL, Chen Q, Zhang M, Edelman RR, Hatabu H (2001) Evaluation of regional pulmonary perfusion using ultrafast magnetic resonance imaging. Magn Reson Med 46:166–171

Lewis JW Jr, Pearlberg JL, Beute GH, Alpern M, Kvale PA, Gross BH, Magilligan DJ Jr (1990) Can computed tomography of the chest stage lung cancer? Yes and no. Ann Thorac Surg 49:591–595

Li G, Citrin D, Camphausen K et al (2008) Advances in 4D medical imaging and 4D radiation therapy. Technol Cancer Res Treat 7:67–81

Luboldt W, Wetter A, Eichler K, Vogl TJ, Wagner TO, Seemann MD (2006) Determination of the optimal MRI sequence for the detection of malignant lung nodules. Eur J Med Res 11:336–342

Ma H, Kubicek CP, Röhr M (1985) Metabolic effects of manganese deficiency in Aspergillus niger: evidence for increased protein degradation. Arch Microbiol 141:266–268

Magdeleinat P, Alifano M, Benbrahem C, Spaggiari L, Porrello C, Puyo P, Levasseur P, Regnard JF (2001) Surgical treatment of lung cancer invading the chest wall: results and prognostic factors. Ann Thorac Surg 71:1094–1099

Marom EM, McAdams HP, Erasmus JJ, Goodman PC, Culhane DK, Coleman RE, Herndon JE, Patz EF Jr (1999) Staging non-small cell lung cancer with whole-body PET. Radiology 212:803–809

Martini N, Heelan R, Westcott J, Bains MS, McCormack P, Caravelli J, Watson R, Zaman M (1985) Comparative merits of conventional, computed tomographic, and magnetic resonance imaging in assessing mediastinal involvement in surgically confirmed lung carcinoma. J Thorac Cardiovasc Surg 90:639–648

Martini N, Kris MG, Ginsberg RJ (1997) The role of multimodality therapy in locoregional non-small cell lung cancer. Surg Oncol Clin N Am 6:769–791

Matsuoka S, Uchiyama K, Shima H, Terakoshi H, Nojiri Y, Oishi S, Ogata H (2001) Detectability of pulmonary perfusion defect and influence of breath holding on contrast-enhanced thick-slice 2D and on 3D MR pulmonary perfusion images. J Magn Reson Imaging 14:580–585

Matsushima H, Takayanagi N, Satoh M, Kurashima K, Kanauchi T, Hoshi T, Kanazawa M (2002) Congenital bronchial atresia: radiologic findings in nine patients. J Comput Assist Tomogr 26:860–864

Mayr B, Heywang SH, Ingrisch H, Huber RM, Haussinger K, Lissner J (1987) Comparison of CT with MR imaging of endobronchial tumors. J Comput Assist Tomogr 11:43–48

McLoud TC, Swenson SJ (1999) Lung carcinoma. Clin Chest Med 20:97–713 , vii

McLoud TC, Bourgouin PM, Greenberg RW, Kosiuk JP, Templeton PA, Shepard JA, Moore EH, Wain JC, Mathisen DJ, Grillo HC (1992) Bronchogenic carcinoma: analysis of staging in the mediastinum with CT by correlative lymph node mapping and sampling. Radiology 182:319–323

Meng RL, Jensik RJ, Faber LP, Matthew GR, Kittle CF (1978) Bronchial atresia. Ann Thorac Surg 25:184–192

Mentzel HJ, Kentouche K, Sauner D, Fleischmann C, Vogt S, Gottschild D, Zintl F, Kaiser WA (2004) Comparison of whole-body STIR-MRI and 99mTc-methylene-diphosphonate scintigraphy in children with suspected multifocal bone lesions. Eur Radiol 14:2297–2302

Milne EN, Zerhouni EA (1987) Blood supply of pulmonary metastases. J Thorac Imaging 2:15–23

Mori K, Niki N, Kondo T, Kamiyama Y, Kodama T, Kawada Y, Moriyama N (2005) Development of a novel computer-aided diagnosis system for automatic discrimination of malignant from benign solitary pulmonary nodules on thin-section dynamic computed tomography. J Comput Assist Tomogr 29:215–222

Mori T, Nomori H, Ikeda K, Kawanaka K, Shiraishi S, Katahira K, Yamashita Y (2008) Diffusion-weighted magnetic resonance imaging for diagnosing malignant pulmonary nodules/masses: comparison with positron emission tomography. J Thorac Oncol 3:358–364

Morikawa M, Demura Y, Ishizaki T, Ameshima S, Miyamori I, Sasaki M, Tsuchida T, Kimura H, Fujibayashi Y, Okazawa H (2009) The effectiveness of 18F-FDG PET/CT combined with STIR MRI for diagnosing nodal involvement in the thorax. J Nucl Med 50:81–87

Murata K, Takahashi M, Mori M, Shimoyama K, Mishina A, Fujino S, Itoh H, Morita R (1994) Chest wall and mediastinal invasion by lung cancer: evaluation with multisection expiratory dynamic CT. Radiology 191:251–255

Musset D, Grenier P, Carette MF, Frija G, Hauuy MP, Desbleds MT, Girard P, Bigot JM, Lallemand D (1986) Primary lung cancer staging: prospective comparative study of MR imaging with CT. Radiology 160:607–611

Naidich DP, Rumancik WM, Ettenger NA, Feiner HD, Harnanz-Schulman M, Spatz EM, Toder ST, Genieser NB (1988) Congenital anomalies of the lungs in adults: MR diagnosis. AJR Am J Roentgenol 151:13–19

Nomori H, Mori T, Ikeda K, Kawanaka K, Shiraishi S, Katahira K, Yamashita Y (2008) Diffusion-weighted magnetic resonance imaging can be used in place of positron emission tomography for N staging of non-small cell lung cancer with fewer false-positive results. J Thorac Cardiovasc Surg 135:816–822

Ohno Y, Adachi S, Kono M, Kusumoto M, Motoyama A, Sugimura K (2000) Predicting the prognosis of non-small cell lung cancer patient treated with conservative therapy using contrast-enhanced MR imaging. Eur Radiol 10:1770–1781

Ohno Y, Adachi S, Motoyama A, Kusumoto M, Hatabu H, Sugimura K, Kono M (2001) Multiphase ECG-triggered 3D contrast-enhanced MR angiography: utility for evaluation of hilar and mediastinal invasion of bronchogenic carcinoma. J Magn Reson Imaging 13:215–224

Ohno Y, Hatabu H, Takenaka D, Adachi S, Kono M, Sugimura K (2002) Solitary pulmonary nodules: potential role of dynamic MR imaging in management initial experience. Radiology 224:503–511

Ohno Y, Hatabu H, Takenaka D, Uematsu H, Ohbayashi C, Higashino T, Nogami M, Yoshimura M, Fujii M, Sugimura K (2004a) Dynamic MR imaging: value of differentiating subtypes of peripheral small adenocarcinoma of the lung. Eur J Radiol 52:144–150

Ohno Y, Hatabu H, Higashino T, Takenaka D, Watanabe H, Nishimura Y, Yoshimura M, Sugimura K (2004b) Dynamic perfusion MRI versus perfusion scintigraphy: prediction of postoperative lung function in patients with lung cancer. AJR Am J Roentgenol 182:73–78

Ohno Y, Hatabu H, Murase K, Higashino T, Kawamitsu H, Watanabe H, Takenaka D, Fujii M, Sugimura K (2004c) Quantitative assessment of regional pulmonary perfusion in the entire lung using three-dimensional ultrafast dynamic contrast-enhanced magnetic resonance imaging: preliminary experience in 40 subjects. J Magn Reson Imaging 20:353–365

Ohno Y, Hatabu H, Takenaka D, Higashino T, Watanabe H, Ohbayashi C, Yoshimura M, Satouchi M, Nishimura Y, Sugimura K (2004d) Metastases in mediastinal and hilar lymph nodes in patients with non-small cell lung cancer: quantitative and qualitative assessment with STIR turbo spin echo MR imaging. Radiology 231:872–879

Ohno Y, Nogami M, Higashino T, Takenaka D, Matsumoto S, Hatabu H, Sugimura K (2005) Prognostic value of dynamic MR imaging for non-small-cell lung cancer patients after chemoradiotherapy. J Magn Reson Imaging 21:775–783

Ohno Y, Hatabu H, Murase K, Higashino T, Nogami M, Yoshikawa T, Sugimura K (2007a) Primary pulmonary hypertension: 3D dynamic perfusion MRI for quantitative analysis of regional pulmonary perfusion. AJR Am J Roentgenol 188:48–56

Ohno Y, Koyama H, Nogami M, Takenaka D, Matsumoto S, Yoshimura M, Kotani Y, Sugimura K (2007b) Postoperative lung function in lung cancer patients: comparative analysis of predictive capability of MRI, CT, and SPECT. AJR Am J Roentgenol 189: 400–408

Ohno Y, Koyama H, Nogami M, Takenaka D, Yoshikawa

T, Yoshimura M, Ohbayashi C, Sugimura K (2007c) STIR turbo SE MR imaging vs. coregistered FDG-PET/CT: quantitative and qualitative assessment of N-stage in non-small-cell lung cancer patients. J Magn Reson Imaging 26:1071–1080
Ohno Y, Koyama H, Nogami M, Takenaka D, Yoshikawa T, Yoshimura M, Kotani Y, Nishimura Y, Higashino T, Sugimura K (2007d) Whole-body MR imaging vs FDG-PET: comparison of accuracy of M-stage diagnosis for lung cancer patients. J Magn Reson Imaging 26:498–509
Ohno Y, Koyama H, Takenaka D, Nogami M, Maniwa Y, Nishimura Y, Ohbayashi C, Sugimura K (2008a) Dynamic MRI, dynamic multidetector-row computed tomography (MDCT), and coregistered 2-[fluorine-18]-fluoro-2-deoxy-D-glucose-positron emission tomography (FDG-PET)/CT: comparative study of capability for management of pulmonary nodules. J Magn Reson Imaging 27:1284–1295
Ohno Y, Koyama H, Onishi Y, Takenaka D, Nogami M, Yoshikawa T, Matsumoto S, Kotani Y, Sugimura K (2008b) Non-small cell lung cancer: whole-body MR examination for M-stage assessment – utility for whole-body diffusion-weighted imaging compared with integrated FDG PET/CT. Radiology 248:643–654
Ohno Y, Koyama H, Nogami M, Takenaka D, Onishi Y, Matsumoto K, Matsumoto S, Maniwa Y, Yoshimura M, Nishimura Y, Sugimura K (2011a) State-of-the-art radiological techniques improve the assessment of postoperative lung function in patients with non-small cell lung cancer. Eur J Radiol 77:97–104
Ohno Y, Koyama H, Matsumoto K, Onishi Y, Takenaka D, Fujisawa Y, Yoshikawa T, Konishi M, Maniwa Y, Nishimura Y, Ito T, Sugimura K (2011b) N stage disease in patients with non-small cell lung cancer: efficacy of quantitative and qualitative assessment with STIR turbo spin echo imaging, diffusion-weighted MR imaging, and fluorodeoxyglucose PET/CT. Radiology 261:605–615
Ohno Y, Nishio M, Koyama H, Miura S, Yoshikawa T, Matsumoto S, Sugimura K (2014) Dynamic contrast-enhanced CT and MRI for pulmonary nodule assessment. AJR Am J Roentgenol 202:515–529
Ohno Y, Koyama H, Yoshikawa T, Takenaka D, Seki S, Yui M, Yamagata H, Aoyagi K, Matsumoto S, Sugimura K (2015) Three-way comparison of whole-body MR, coregistered whole-body FDG PET/MR, and integrated whole-body FDG PET/CT imaging: TNM and stage assessment capability for non-small cell lung cancer patients. Radiology 275:849–861
Ohno Y, Koyama H, Yoshikawa T, Seki S, Takenaka D, Yui M, Lu A, Miyazaki M, Sugimura K (2016) Pulmonary high-resolution ultrashort TE MR imaging: Comparison with thin-section standard- and low-dose computed tomography for the assessment of pulmonary parenchyma diseases. J Magn Reson Imaging 43:512–532
Oliver TW Jr, Bernardino ME, Miller JI, Mansour K, Greene D, Davis WA (1984) Isolated adrenal masses in nonsmall-cell bronchogenic carcinoma. Radiology 153:217–218
Padovani B, Mouroux J, Seksik L, Chanalet S, Sedat J, Rotomondo C, Richelme H, Serres JJ (1993) Chest wall invasion by bronchogenic carcinoma: evaluation with MR imaging. Radiology 187:33–38
Pantel K, Izbicki J, Passlick B, Angstwurm M, Häussinger K, Thetter O, Riethmüller G (1996) Frequency and prognostic significance of isolated tumour cells in bone marrow of patients with non-small-cell lung cancer without overt metastases. Lancet 347:649–653
Park SW, Lee JH, Ehara S, Park YB, Sung SO, Choi JA, Joo YE (2004) Single shot fast spin echo diffusion-weighted MR imaging of the spine; Is it useful in differentiating malignant metastatic tumor infiltration from benign fracture edema? Clin Imaging 28:102–108
Park Y, Kim TS, Yi CA, Cho EY, Kim H, Choi YS (2007) Pulmonary cavitary mass containing a mural nodule: differential diagnosis between intracavitary aspergilloma and cavitating lung cancer on contrast-enhanced computed tomography. Clin Radiol 62:227–232
Parmar H, Shah J, Patkar D, Varma R (2000) Intramedullary tuberculomas. MR findings in seven patients. Acta Radiol 41:572–577
Patz EF Jr, Lowe VJ, Hoffman JM, Paine SS, Burrowes P, Coleman RE, Goodman PC (1993) Focal pulmonary abnormalities: evaluation with F-18 fluorodeoxyglucose PET scanning. Radiology 188:487–490
Patz EF Jr, Lowe VJ, Goodman PC, Herndon J (1995) Thoracic nodal staging with PET imaging with 18FDG in patients with bronchogenic carcinoma. Chest 108:1617–1621
Pauls S, Schmidt SA, Juchems MS, Klass O, Luster M, Reske SN, Brambs HJ, Feuerlein S (2012) Diffusion-weighted MR imaging in comparison to integrated [^{18}F]-FDG PET/CT for N-staging in patients with lung cancer. Eur J Radiol 81:178–182
Plathow C, Zimmermann H, Fink C et al (2005) Influence of different breathing maneuvers on internal and external organ motion: use of fiducial markers in dynamic MRI. Int J Radiat Oncol Biol Phys 62:238–245
Poon PY, Bronskill MJ, Henkelman RM, Rideout DF, Shulman HS, Weisbrod GL, Steinhardt MI, Dunlap HJ, Ginsberg RJ, Feld R (1987) Mediastinal lymph node metastases from bronchogenic carcinoma: detection with MR imaging and CT. Radiology 162:651–656
Puderbach M, Risse F, Biederer J et al (2008) In vivo Gd-DTPA concentration for MR lung perfusion measurements: assessment with computed tomography in a porcine model. Eur Radiol 18:2102–2107
Quint LE, Francis IR (1999) Radiologic staging of lung cancer. J Thorac Imaging 14:235–246
Quint LE, Glazer GM, Orringer MB (1987) Central lung masses: prediction with CT of need for pneumonectomy versus lobectomy. Radiology 165:735–738
Quint LE, Francis IR, Wahl RL, Gross BH, Glazer GM (1995) Preoperative staging of non-small-cell carcinoma of the lung: imaging methods. AJR Am J Roentgenol 164:1349–1359
Quint LE, Tummala S, Brisson LJ, Francis IR, Krupnick AS, Kazerooni EA, Iannettoni MD, Whyte RI, Orringer MB (1996) Distribution of distant metastases from newly diagnosed non-small cell lung cancer. Ann Thorac Surg 62:246–250

Rapoport S, Blair DN, McCarthy SM, Desser TS, Hammers LW, Sostman HD (1988) Brachial plexus: correlation of MR imaging with CT and pathologic findings. Radiology 167:161–165
Regier M, Kandel S, Kaul MG, Hoffmann B, Ittrich H, Bansmann PM, Kemper J, Nolte-Ernsting C, Heller M, Adam G, Biederer J (2007) Detection of small pulmonary nodules in high-field MR at 3 T: evaluation of different pulse sequences using porcine lung explants. Eur Radiol 17:1341–1351
Rendina EA, Bognolo DA, Mineo TC, Gualdi GF, Caterino M, Di Biasi C, Facciolo F, Ricci C (1987) Computed tomography for the evaluation of intrathoracic invasion by lung cancer. J Thorac Cardiovasc Surg 94:57–63
Sakai F, Sone S, Maruyama A, Kawai T, Imai S, Aoki J, Morimoto M, Haniuda M, Ueda H, Honda T (1992) Thin-rim enhancement in Gd-DTPA-enhanced magnetic resonance images of tuberculoma: a new finding of potential differential diagnostic importance. J Thorac Imaging 7:64–69
Sakai F, Sone S, Kiyono K, Maruyama A, Kawai T, Aoki J, Ueda H, Ishii K, Honda T, Morimoto M (1994) MR of pulmonary hamartoma: pathologic correlation. J Thorac Imaging 9:51–55
Sakai S, Murayama S, Murakami J, Hashiguchi N, Masuda K (1997) Bronchogenic carcinoma invasion of the chest wall: evaluation with dynamic cine MRI during breathing. J Comput Assist Tomogr 21:595–600
Satoh S, Kitazume Y, Ohdama S, Kimula Y, Taura S, Endo Y (2008) Can malignant and benign pulmonary nodules be differentiated with diffusion-weighted MRI? AJR Am J Roentgenol 191:464–470
Sawant A, Keall P, Pauly KB, Alley M, Vasanawala S, Loo BW Jr, Hinkle J, Joshi S (2014) Investigating the feasibility of rapid MRI for image-guided motion management in lung cancer radiotherapy. Biomed Res Int 2014:485067
Schaarschmidt B, Buchbender C, Gomez B, Rubbert C, Hild F, Köhler J, Grueneisen J, Reis H, Ruhlmann V, Wetter A, Quick HH, Antoch G, Heusch P (2015) Thoracic staging of non-small-cell lung cancer using integrated (18)F-FDG PET/MR imaging: diagnostic value of different MR sequences. Eur J Nucl Med Mol Imaging 42:1257–1267
Schaefer JF, Vollmar J, Schick F, Vonthein R, Seemann MD, Aebert H, Dierkesmann R, Friedel G, Claussen CD (2004) Solitary pulmonary nodules: dynamic contrast-enhanced MR imaging – perfusion differences in malignant and benign lesions. Radiology 232:544–553
Schaefer JF, Schneider V, Vollmar J, Wehrmann M, Aebert H, Friedel G, Vonthein R, Schick F, Claussen CD (2006) Solitary pulmonary nodules: association between signal characteristics in dynamic contrast enhanced MRI and tumor angiogenesis. Lung Cancer 53:39–49
Schaefer-Prokop C, Prokop M (2002) New imaging techniques in the treatment guidelines for lung cancer. Eur Respir J Suppl 35:71s–83s
Schmidt GP, Haug AR, Schoenberg SO, Reiser MF (2006) Whole-body MRI and PET-CT in the management of cancer patients. Eur Radiol 16:1216–1225
Schrevens L, Lorent N, Dooms C, Vansteenkiste J (2004) The role of PET scan in diagnosis, staging, and management of non-small cell lung cancer. Oncologist 9:633–643
Schroeder T, Ruehm SG, Debatin JF, Ladd ME, Barkhausen J, Goehde SC (2005) Detection of pulmonary nodules using a 2D HASTE MR sequence: comparison with MDCT. AJR Am J Roentgenol 185:979–984
Schwartz LH, Ginsberg MS, Burt ME, Brown KT, Getrajdman GI, Panicek DM (1998) MRI as an alternative to CT-guided biopsy of adrenal masses in patients with lung cancer. Ann Thorac Surg 65:193–197
Seo JS, Kim YJ, Choi BW, Choe KO (2005) Usefulness of magnetic resonance imaging for evaluation of cardiovascular invasion: evaluation of sliding motion between thoracic mass and adjacent structures on cine MR images. J Magn Reson Imaging 22:234–241
Shimizu S, Shirato H, Aoyama H et al (2000) High-speed magnetic resonance imaging for four-dimensional treatment planning of conformal radiation therapy of moving body tumors. Int J Radiat Oncol Biol Phys 48:471–474
Siegelman SS, Khouri NF, Scott WW Jr, Leo FP, Hamper UM, Fishman EK, Zerhouni EA (1986) Pulmonary hamartoma: CT findings. Radiology 160:313–317
Silvestri GA, Littenberg B, Colice GL (1995) The clinical evaluation for detecting metastatic lung cancer. A meta-analysis. Am J Respir Crit Care Med 152:225–230
Silvestri GA, Gould MK, Margolis ML, Tanoue LT, McCrory D, Toloza E, Detterbeck F (2007) Noninvasive staging of non-small cell lung cancer: ACCP evidenced-based clinical practice guidelines, 2nd edn. American College of Chest Physicians. Chest 132:178S–201S
Sobin L, Wittekind C (2002) Lung cancer. In: Sobin L, Wittekind C (eds) TNM classification of malignant tumors, 6th edn. Wiley-Liss, New York, pp 99–103
Sochocky S (1958) Tuberculoma of the lung. Am Rev Tuber 78:403–410
Suzuki N, Saitoh T, Kitamura S (1993) Tumor invasion of the chest wall in lung cancer: diagnosis with US. Radiology 187:39–42
Sommer G, Wiese M, Winter L, Lenz C, Klarhöfer M, Forrer F, Lardinois D, Bremerich J (2012) Preoperative staging of non-small-cell lung cancer: comparison of whole-body diffusion-weighted magnetic resonance imaging and 18F-fluorodeoxyglucose-positron emission tomography/computed tomography. Eur Radiol 22:2859–2867
Sommer G, Tremper J, Koenigkam-Santos M, Delorme S, Becker N, Biederer J, Kauczor HU, Heussel CP, Schlemmer HP, Puderbach M (2014) Lung nodule detection in a high-risk population: comparison of magnetic resonance imaging and low-dose computed tomography. Eur J Radiol 83:600–605
Stanescu T, Jaffray D (2016) Investigation of the 4D composite MR image distortion field associated with tumor motion for MR-guided radiotherapy. Med Phys

43:1550–1562
Swensen SJ, Morin RL, Schueler BA, Brown LR, Cortese DA, Pairolero PC, Brutinel WM (1992) Solitary pulmonary nodule: CT evaluation of enhancement with iodinated contrast media – a preliminary report. Radiology 182:343–347
Swensen SJ, Brown LR, Colby TV, Weaver AL, Midthum DE (1996) Lung nodule enhancement at CT: prospective findings. Radiology 201:447–455
Swensen SJ, Viggiano RW, Midthun DE, Müller NL, Sherrick A, Yamashita K, Naidich DP, Patz EF, Hartman TE, Muhm JR, Weaver AL (2000) Lung nodule enhancement at CT: multicenter study. Radiology 214:73–80
Swensen SJ, Jett JR, Hartman TE, Midthun DE, Mandrekar SJ, Hillman SL, Sykes AM, Aughenbaugh GL, Bungum AO, Allen KL (2005) CT screening for lung cancer: five-year prospective experience. Radiology 235:259–265
Szolar DH, Kammerhuber FH (1998) Adrenal adenomas and nonadenomas: assessment of washout at delayed contrast-enhanced CT. Radiology 207:369–375
Takahara T, Imai Y, Yamashita T, Yasuda S, Nasu S, Van Cauteren M (2004) Diffusion weighted whole body imaging with background body signal suppression (DWIBS): technical improvement using free breathing, STIR and high resolution 3D display. Radiat Med 22:275–282
Takahashi K, Furuse M, Hanaoka H, Yamada T, Mineta M, Ono H, Nagasawa K, Aburano T (2000) Pulmonary vein and left atrial invasion by lung cancer: assessment by breath-hold gadolinium-enhanced three-dimensional MR angiography. J Comput Assist Tomogr 24:557–561
Takahashi M, Shimoyama K, Murata K, Mori M, Nitta N, Mishina A, Matsuo H, Morita R, Fujino S, Inoue S, Kato H (1997) Hilar and mediastinal invasion of bronchogenic carcinoma: evaluation by thin-section electron-beam computed tomography. J Thorac Imaging 12:195–199
Takenaka D, Ohno Y, Hatabu H, Ohbayashi C, Yoshimura M, Ohkita Y, Sugimura K (2002) Differentiation of metastatic versus non-metastatic mediastinal lymph nodes in patients with non-small cell lung cancer using respiratory-triggered short inversion time inversion recovery (STIR) turbo spin echo MR imaging. Eur J Radiol 44:216–224
Takenaka D, Ohno Y, Matsumoto K, Aoyama N, Onishi Y, Koyama H, Nogami M, Yoshikawa T, Matsumoto S, Sugimura K (2009) Detection of bone metastases in non-small cell lung cancer patients: comparison of whole-body diffusion-weighted imaging (DWI), whole-body MR imaging without and with DWI, whole-body FDG-PET/CT, and bone scintigraphy. J Magn Reson Imaging 30:298–308
Tanaka K, Kubota K, Kodama T, Nagai K, Nishiwaki Y (1999) Extrathoracic staging is not necessary for non-small-cell lung cancer with clinical stage T1-2 N0. Ann Thorac Surg 68:1039–1042
Therasse P, Arbuck SG, Eisenhauer EA, Wanders J, Kaplan RS, Rubinstein L, Verweij J, Van Glabbeke M, van Oosterom AT, Christian MC, Gwyther SG (2000) New guidelines to evaluate the response to treatment in solid tumors. J Natl Cancer Inst 92:205–216
Tokuda O, Hayashi N, Matsunaga N (2004) MRI of bone tumors: Fast STIR imaging as a substitute for T1-weighted contrast-enhanced fat-suppressed spin echo imaging. J Magn Reson Imaging 19:475–481
Toloza EM, Harpole L, McCrory DC (2003) Noninvasive staging of non-small cell lung cancer: a review of the current evidence. Chest 123:137S–146S
Tryggestad E, Flammang A, Han-Oh S, Hales R, Herman J, McNutt T, Roland T, Shea SM, Wong J (2013) Respiration-based sorting of dynamic MRI to derive representative 4D-MRI for radiotherapy planning. Med Phys 40:051909
Tuddenham WJ (1984) Glossary of terms for thoracic radiology: recommendations of the Nomenclature Committee of the Fleischner Society. AJR Am J Roentgenol 143:509–517
Uto T, Takehara Y, Nakamura Y, Naito T, Hashimoto D, Inui N, Suda T, Nakamura H, Chida K (2009) Higher sensitivity and specificity for diffusion-weighted imaging of malignant lung lesions without apparent diffusion coefficient quantification. Radiology 252:247–254
van der Heide S, Kauffman HF, de Vries K (1985) Cultivation of fungi in synthetic and semi-synthetic liquid medium. II Immunochemical properties of the antigenic and allergenic extracts. Allergy 40:592–598
van Tinteren H, Hoekstra OS, Smit EF, van den Bergh JH, Schreurs AJ, Stallaert RA, van Velthoven PC, Comans EF, Diepenhorst FW, Verboom P, van Mourik JC, Postmus PE, Boers M, Teule GJ (2002) Effectiveness of positron emission tomography in the preoperative assessment of patients with suspected non-small-cell lung cancer: the PLUS multicentre randomised trial. Lancet 359:1388–1393
Vanel D, Bittoun J, Tardivon A (1998) MRI of bone metastases. Eur Radiol 8:1345–1351
Vansteenkiste J, De Leyn P, Deneffe G, Menten J, Lerut T, Demedts M (1998) Present status of induction treatment in stage IIIA-N2 non-small cell lung cancer: a review. The Leuven Lung Cancer Group. Eur J Cardiothorac Surg 13:1–12
Vogt FM, Herborn CU, Hunold P, Lauenstein TC, Schröder T, Debatin JF, Barkhausen J (2004) HASTE MRI versus chest radiography in the detection of pulmonary nodules: comparison with MDCT. AJR Am J Roentgenol 183:71–78
Wahl RL, Quint LE, Greenough RL, Meyer CR, White RI, Orringer MB (1994) Staging of mediastinal non-small cell lung cancer with FDG PET, CT, and fusion images: preliminary prospective evaluation. Radiology 191:371–377
Walker R, Kessar P, Blanchard R, Dimasi M, Harper K, DeCarvalho V, Yucel EK, Patriquin L, Eustace S (2000) Turbo STIR magnetic resonance imaging as a whole-body screening tool for metastases in patients with breast carcinoma: preliminary clinical experience. J Magn Reson Imaging 11:343–350
Watanabe A, Shimokata K, Saka H, Nomura F, Sakai S (1991) Chest CT combined with artificial pneumothorax: value in determining origin and extent of tumor.

AJR Am J Roentgenol 156:707–710
Webb WR, Gatsonis C, Zerhouni EA, Heelan RT, Glazer GM, Francis IR, McNeil BJ (1991) CT and MR imaging in staging non-small cell bronchogenic carcinoma: report of the Radiologic Diagnostic Oncology Group. Radiology 178:705–713
Webb WR, Sarin M, Zerhouni EA, Heelan RT, Glazer GM, Gatsonis C (1993) Interobserver variability in CT and MR staging of lung cancer. J Comput Assist Tomogr 17:841–846
Weinberger E, Shaw DW, White KS, Winters WD, Stark JE, Nazar-Stewart V, Hinks RS (1995) Nontraumatic pediatric musculoskeletal MR imaging: comparison of conventional and fast-spin echo short inversion time inversion-recovery technique. Radiology 194: 721–726
White CS (1996) MR evaluation of the pericardium and cardiac malignancies. Magn Reson Imaging Clin N Am 4:237–251
White PG, Adams H, Crane MD, Butchart EG (1994) Preoperative staging of carcinoma of the bronchus: can computed tomographic scanning reliably identify stage III tumours? Thorax 49:951–957
Wong J, Haramati LB, Rozenshtein A, Yanez M, Austin JH (1999) Non-small-cell lung cancer: practice patterns of extrathoracic imaging. Acad Radiol 6:211–215
World Health Organization (1979) WHO handbook for reporting the results of cancer treatment. World Health Organization, Geneva
Yamashita K, Matsunobe S, Tsuda T, Nemoto T, Matsumoto K, Miki H, Konishi J (1995) Solitary pulmonary nodules: preliminary study of evaluation with incremental dynamic CT. Radiology 194:399–405
Yi CA, Lee KS, Kim EA, Han J, Kim H, Kwon OJ, Jeong YJ, Kim S (2004) Solitary pulmonary nodules: dynamic enhanced multi-detector row CT study and comparison with vascular endothelial growth factor and microvessel density. Radiology 233:191–199
Yi CA, Lee KS, Kim BT, Choi JY, Kwon OJ, Kim H, Shim YM, Chung MJ (2006) Tissue characterization of solitary pulmonary nodule: comparative study between helical dynamic CT and integrated PET/CT. J Nucl Med 47:443–450
Yi CA, Jeon TY, Lee KS, Lee JH, Seo JB, Kim YK, Chung MJ (2007) 3-T MRI: usefulness for evaluating primary lung cancer and small nodules in lobes not containing primary tumors. AJR Am J Roentgenol 189:386–392
Yi CA, Shin KM, Lee KS, Kim BT, Kim H, Kwon OJ, Choi JY, Chung MJ (2008) Non-small cell lung cancer staging: efficacy comparison of integrated PET/CT versus 3.0-T whole-body MR imaging. Radiology 48:632–642
Yilmaz S, Ekici A, Erdogan S, Ekici M (2004) Endobronchial lipomatous hamartoma: CT and MR imaging features. Eur Radiol 14:1521–1524
Yokoi K, Mori K, Miyazawa N, Saito Y, Okuyama A, Sasagawa M (1991) Tumor invasion of the chest wall and mediastinum in lung cancer: evaluation with pneumothorax CT. Radiology 181:147–152
Yokoi K, Kamiya N, Matsuguma H, Machida S, Hirose T, Mori K, Tominaga K (1999) Detection of brain metastasis in potentially operable non-small cell lung cancer: a comparison of CT and MRI. Chest 115: 714–719
Zhang M, Kono M (1997) Solitary pulmonary nodules: evaluation of blood flow patterns with dynamic CT. Radiology 205:471–4788
Zinreich SJ, Kennedy DW, Malat J, Curtin HD, Epstein JI, Huff LC, Kumar AJ, Johns ME, Rosenbaum AE (1988) Fungal sinusitis: diagnosis with CT and MR imaging. Radiology 169:439–444

第15章

纵隔疾病

K. Takahashi, T. Sasaki, K. Nakajima

目录

K. Takahashi, MD, PhD (✉) • T. Sasaki, MD, PhD
Department of Radiology, Asahikawa Medical College, 2-1-1-1 Midorigaoka-higashi, Asahikawa, Japan
e-mail: taka1019@asahikawa-med.ac.jp

K. Nakajima, MD
Department of Radiation Oncology, Asahikawa Medical College, 2-1-1-1 Midorigaoka-higashi, Asahikawa, Japan

摘要

纵隔囊性肿块通常是先天性的，在纵隔的任何地方都可发生，MRI有助于确定囊肿的性质，特别是对在CT上表现为软组织密度的囊肿。化学位移MRI可检测正常胸腺和胸腺增生内的少量脂肪组织，从而与胸腺肿瘤相鉴别。恶性淋巴瘤是纵隔内较为常见的一种疾病，MR提供了重要的诊断信息，尤其是评估治疗后淋巴瘤残留肿块的存活情况。在神经源性肿瘤的诊断中，MRI可准确评估肿瘤的形态、位置、椎管内延伸情况和内部成分。

1 引言

在评估纵隔疾病时，CT 通常是首选的影像学检查。但 MRI 往往也能提供重要的诊断信息，并有助于精确评估病灶位置、延伸模式及与相邻结构的解剖关系。除了常规的 T1 和 T2 加权自旋回波序列，化学位移成像、二维或三维梯度回波序列的动态研究和扩散加权成像可获得纵隔疾病的特征性表现。

本部分内容为 MRI 在评估各种纵隔疾病中的作用，包括先天性和获得性囊性肿块、胸腺和胸腺肿瘤、生殖细胞肿瘤、霍奇金淋巴瘤和非霍奇金淋巴瘤，以及神经源性肿瘤，重点介绍了它们的特点及在 MRI 上的特征性表现。

2 纵隔囊性肿块

纵隔的囊性肿块有包膜，内含液体并内衬以上皮细胞。大多数囊性病变是先天性的，包括前肠重复囊肿(即支气管源性囊肿、食管重复囊肿及神经肠源性囊肿)、心包囊肿、胸膜囊肿及甲状旁腺囊肿。胸腺囊肿和胸导管囊肿可以是先天性或获得性的。脊膜膨出、胰腺假性囊肿、棘球蚴病、脓肿、血肿和与各种实性病变的囊性退行性变(即神经鞘瘤、生殖细胞肿瘤、胸腺瘤和甲状旁腺腺瘤)也表现为囊性纵隔肿块。

在对 105 例纵隔囊肿的研究中，囊性疾病占纵隔肿块的 13%，成人(14.1%)比儿童(7.7%)多见($P<0.05$)。总体而言，36.2%的患者有症状，常见症状为胸骨后胸痛(14.3%)，其次为呼吸困难(7.6%)、咳嗽(6.7%)、发热(5.7%)和声音嘶哑(4.8%)。支气管源性囊肿的发生率为 45%，胸腺囊肿的发生率为28%，心包囊肿的发生率为 11%，胸膜囊肿的发生率为 7%，食管重复囊肿的发生率为 4%(Takeda 等，2003)。

在 X 线片上，纵隔囊性肿块常表现为纵隔轮廓线的局部变形或消失，可能与正常纵隔结构的位移有关。一般来说，CT 是纵隔囊性肿块的首选诊断方法，其典型的诊断性特征如下：①被包裹的光滑圆形或椭圆形肿块；②均匀的水样密度灶(0~20HU)；③囊内容物无强化；④没有相邻纵隔结构的浸润(Kuhlman 等，1988；Feung 等，2002)。

在 MRI 上，含有浆液的纵隔囊肿由于 T1 和 T2 弛豫时间长，T1 加权图像和 T2 加权图像上分别表现为均匀的低信号和高信号。在一些纵隔囊肿中，由于囊性内容物中含有较多的蛋白质和草酸钙，CT 可能表现为高密度，与实性病变类似(Yemault 等，1986)。在这种情况下，MRI 有助于囊性或实性病变的鉴别。若 T2WI 上表现为与脑脊液一致的高信号、有液-液平面及增强扫描无强化，则高度提示为囊性病变。值得注意的是，纵隔肿块 MRI 上的信号强度也因其内的钙、蛋白质和血液降解产物含量而变化，尤其是 T1 加权图像上(Murayama 等，1995)。含有蛋白或出血的病变在 T1 加权像上表现为高信号。MRI 的缺点之一是不能显示偶尔发生在囊壁和囊内的钙化。

2.1 支气管源性囊肿

支气管源性囊肿是最常见的前肠囊肿，是胎儿期发育不良(腹侧前肠异常出芽)的结果(Ribet 等,1995)。囊壁内衬以呼吸道上皮(假复层纤毛柱状上皮),内含软骨、平滑肌和黏液腺。囊液通常是浆液性的,但可含有不同数量的蛋白质和钙化,并可有出血或囊液高度黏稠。

支气管源性囊肿好发于中青年,大多数在胸片或胸部CT上偶然发现。然而,由于邻近结构受压,偶尔可能出现症状。在一系列手术确诊的病例中,70%~80%的患者有胸痛、咳嗽、呼吸困难、发热和脓痰等症状(St-Georges 等,1991;Ribet 等,1996)。在婴幼儿中,支气管源性囊肿通常有症状,有时甚至危及生命。

支气管源性囊肿最常见于隆突附近(52%)和气管旁区域(19%),较少发生在食管或心脏后区,前纵隔、肺内、胸膜和隔膜等部位罕见(Reed 和 Sobonya,1974;MaAdams 等,2000)。有罕见病例报道了1例支气管源性囊肿表现为纵隔外带蒂的孤立性胸膜结节(Yoshioka 等,2000)。

典型的支气管源性囊肿表现为边界清楚的圆形或椭圆形均匀薄壁肿块。在CT上,50%的支气管源性囊肿表现为典型的水样密度,而另一半的支气管源性囊肿可呈不同程度的高密度影,不易与软组织病变鉴别(Yernault 等,1986)。在T2加权MRI上,支气管源性囊肿的信号强度始终较高,但在T1加权MRI上,不同的信号强度取决于囊内容物,包括蛋白质、出血、黏液样物质和钙(Feung 等,2002)(图15.1和图15.2)。McAdams 等(2000)报道,与脑脊液信号对比,在T1加权MRI上(n=23),18个囊肿为高信号,5个囊肿为等信号;T2加权MRI上(n=18),17个囊肿表现为等信号或高信号,1个囊肿为低信号。T2加权MRI上始终为高信号是病变囊性特征的诊断依据。支气管源性囊肿在MRI上可出现液-液平面(Murayama 等,1995)。少数支气管源性囊肿含有空气,提示继发感染或与气管支气管树相通。支气管源性囊肿的大小通常是稳定的,也可随访数年逐渐增大。病变突然增大提示出血或感染(Feung 等,2002),并可能导致囊肿破裂(图15.3)。

2.2 食管重复囊肿

食管重复囊肿可能是前肠出芽异常或原始实性食管完全空腔化过程失败所致(Salo 和 Ala-Kulju,1987)。囊肿内衬以胃肠道黏膜,具有双层平滑肌。囊肿通常位于下纵隔,毗邻食管。食管重复囊肿的影像学特征与其他纵隔先天性囊肿相似。然而,囊肿壁可能更厚,形态上更像管状,与食管的关系更密切。

2.3 神经肠源性囊肿

神经肠源性囊肿是由于内胚层与脊索不完全分离引起的,通常与脊柱或椎管内成分有纤维连接。该病偶尔伴有各种椎体异常,如半椎体、蝶形椎体或脊柱裂。神经肠源性囊肿的CT和MRI表现与其他前肠囊肿相似。MRI可排除囊肿的椎管内延伸(Strollo 等,1997)。

2.4 心包囊肿

心包囊肿是心包壁层的外翻,与心包腔不相通,是体腔的胚胎发生缺陷所致。这些囊肿通常为圆形或球形、薄壁、单房,并含有透亮或淡黄色的液体。囊肿壁由结缔组织和单层间皮细胞组成。

大多数心包囊肿位于心膈角区,右侧更常见(图15.4)。在一项72例心包囊肿的大样本研究中,54例位于心膈角区,其中2/3位于右侧,其余18例位于纵隔偏上位置,上至心包返折处(Wychulis 等,1971)。患者基

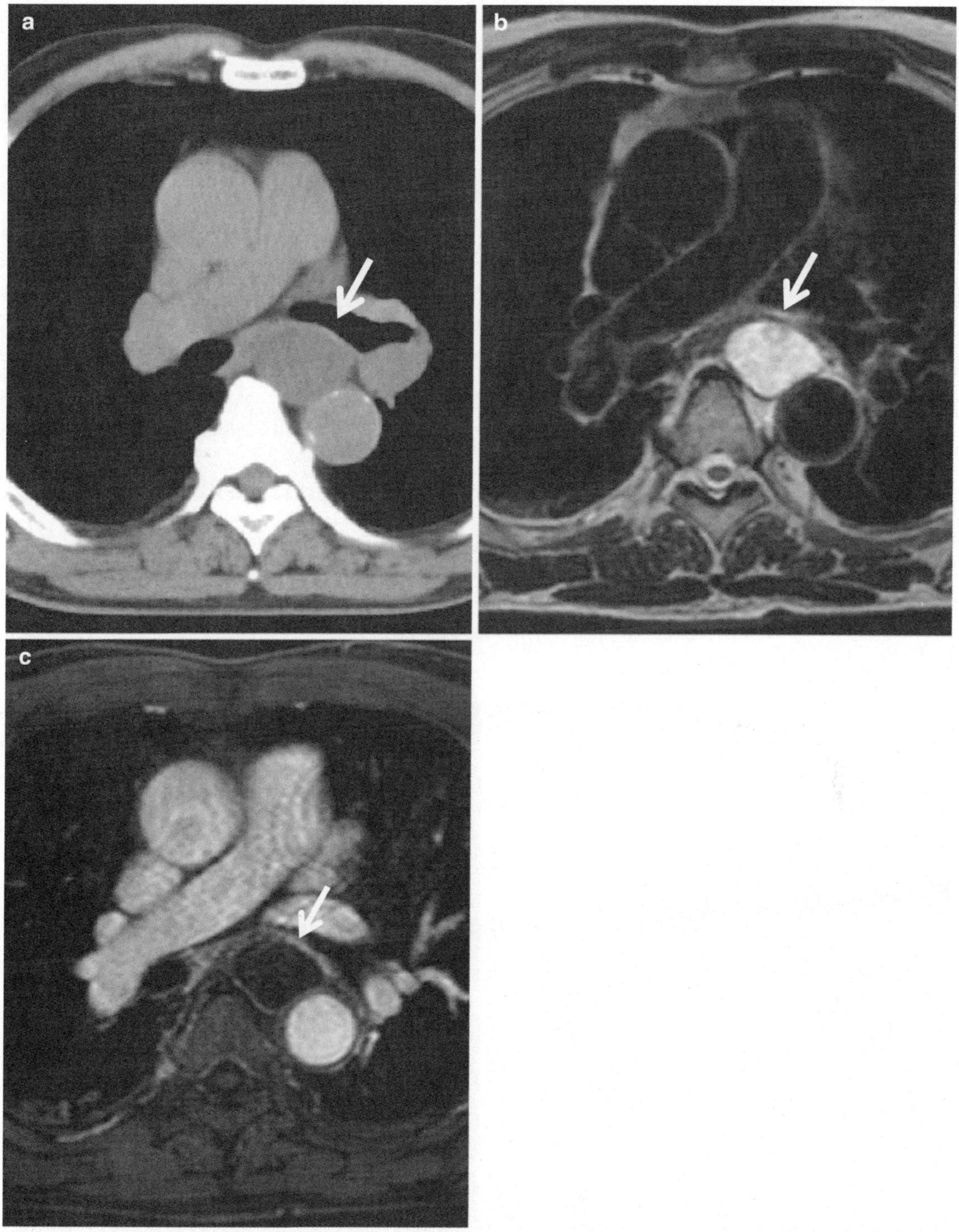

图 15.1 支气管源性囊肿。(a)平扫 CT、(b)T2WI、(c)增强 MRI。在隆突下有一个界限清晰的肿块(箭头)。肿块在 CT 上表现为软组织密度,但在 T2WI 上表现为极高信号(b),没有明显强化(c),提示病变为囊性。

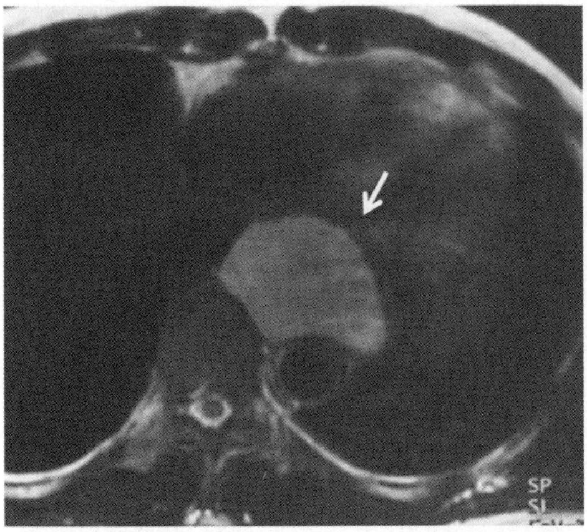

图 15.2 支气管源性囊肿。T2 加权轴位 MRI(箭头)显示椎旁区域有一个中等信号强度的肿块，提示含有蛋白样液体。

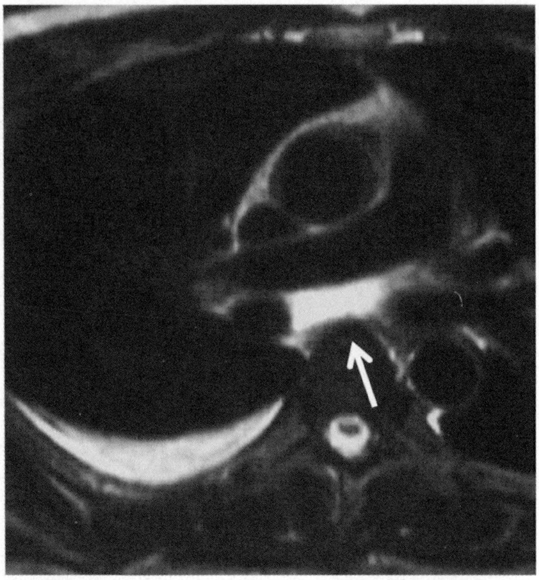

图 15.3 支气管源性囊肿破裂。支气管源性囊肿在突然增大后破裂。T2WI 显示隆突下支气管源性囊肿(箭头)和右侧胸腔积液。

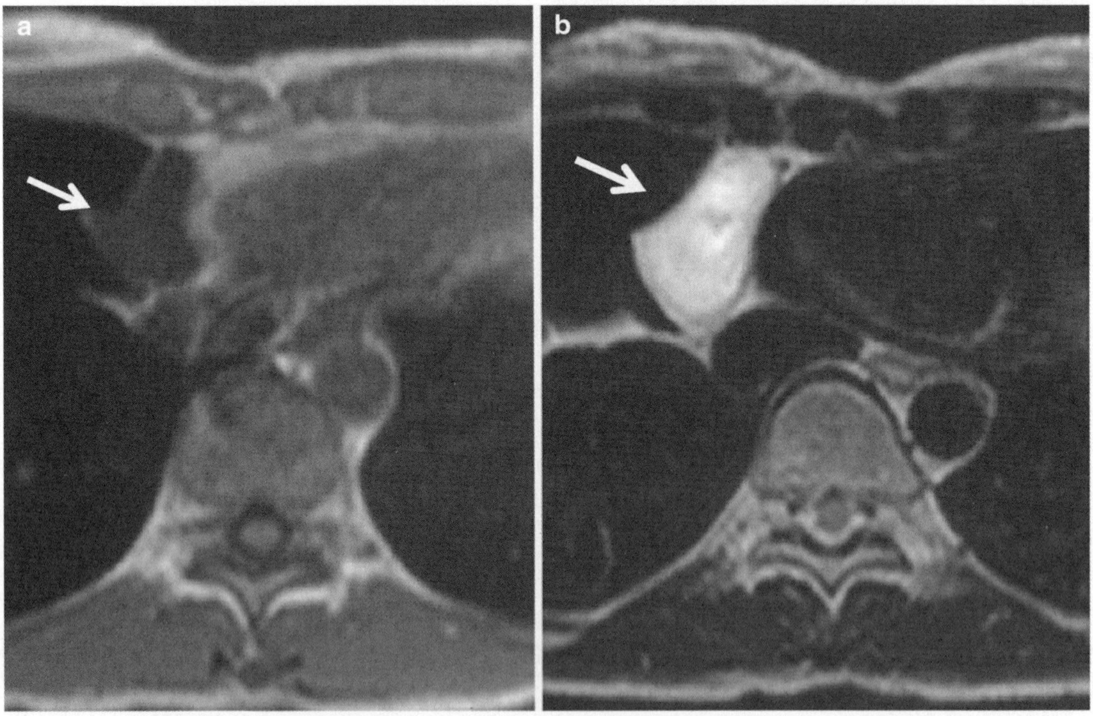

图 15.4 心包囊肿。心包囊肿最常见的部位是右侧心膈角区。囊肿在 T1 加权图像上表现为低信号(a),在 T2 加权图像上表现为高信号(b)(箭头)。

本无症状,偶尔可在胸片筛查时发现囊肿。

在 CT 上,囊肿表现为特征性的水样密度,但偶尔表现为软组织密度。在 MRI 中,囊肿通常在 T1 加权图像上呈低或中等信号,在 T2 加权图像上呈均匀的高信号。含有蛋白质的囊肿在 T1WI 上表现为高信号。注射对比剂后囊肿不强化(Wang 等,2003)。在不常见部位如上纵隔和前纵隔的心包囊肿可能与支气管源性或胸腺囊肿难以区分。

2.5 胸腺囊肿

先天性胸腺囊肿起源于残留的胸腺咽管,通常为单房,一般较小。大多数先天性胸腺囊肿患者无临床症状;然而,如果发生囊内出血,患者可能出现咳嗽、呼吸困难或疼痛。获得性胸腺囊肿亦称为多房性胸腺囊肿,在病理上可能与先天性囊肿无相关性,可能与多种炎症过程或某些胸腺肿瘤有关,包括霍奇金病、精原细胞瘤、胸腺瘤和胸腺癌(Suster 和 Rosai,1991)。虽然有些囊肿发生于纵隔放疗后或化疗后(Baron 等,1981),但胸腺囊肿可与霍奇金病并存,与治疗无关。

胸腺囊肿在 T1 加权 MRI 上表现为低信号,T2 加权 MRI 上表现为高信号(图 15.5)。囊肿出血导致 T1WI 信号增高。如果囊肿表现为多房厚壁或合并软组织成分,需要通过活检或手术切除来排除恶性肿瘤(图 15.6)。

2.6 其他囊肿、囊肿样病变

胸导管囊肿是一种非常罕见的纵隔囊性病变。囊肿可发生在胸导管行程上的任何位置,偶尔与胸导管相通(图 15.7)。在对 29 例胸导管囊肿患者的回顾性分析中,19 例囊肿位于纵隔,9 例位于颈部,1 例位于腹部(Mattila 等,1999)。囊肿可能与多种疾病有关,包括门静脉高压、肝硬化、胸导管阻塞和肺淋巴管平滑肌瘤病。

纵隔胰腺假性囊肿是急性或慢性胰腺炎的罕见并发症,是胰液通过膈肌延伸所致。大多数纵隔假性囊肿位于心后区,由于炎症通过食管或主动脉裂孔向上蔓延所致(Tan 等,2002)。多平面 MRI 有助于治疗前评估假性囊肿的精确位置和扩展范围(Tanaka 等,2000)。

胸腔内脊膜膨出是一种罕见的疾病,常合并Ⅰ型神经纤维瘤病。MRI 可对囊肿性质、与脊膜沟通情况和合并的脊髓异常进行无创的诊断性评估(Nakasu 等,1991)。

3 胸腺及胸腺肿瘤

3.1 正常胸腺

胸腺是一个双叶三角形的器官,位于胸骨后区,可延伸至大血管和心脏上方。正常胸腺的大小和形状随年龄而异(Francis 等,1985)。在婴幼儿中,胸腺在轴面呈四边形而不是三角形。婴儿胸腺的边缘外突,儿童期常变得平直(Baron 等,1982)。胸腺在青春期达到最大重量,由于腺体退化及脂肪浸润,其重量和大小随着年龄的增长而逐渐减小。从青春期到 25 岁左右的成人,胸腺呈双叶三角形结构,外缘平直或凹陷。

普遍采用的胸腺 CT 测量方法是垂直于胸腺叶长轴测量厚度。在 CT 上,正常胸腺最大厚度在 20 岁之前为 18mm,年长患者为 13mm(Baron 等,1982)。在自由呼吸下,MRI 测量的胸腺厚度可能比在 CT 上测量的略大。在 CT 上,婴幼儿的胸腺显示为类似于肌肉的软组织密度。由于脂肪的浸润,它的密度在青春期以后随年龄的增长而降低。在 MRI 上,正常胸腺在 T1WI 上表现为均匀的中等信号,其信号强度低于纵隔脂肪但高于肌肉。青春期以后,由于胸腺开始退化并被

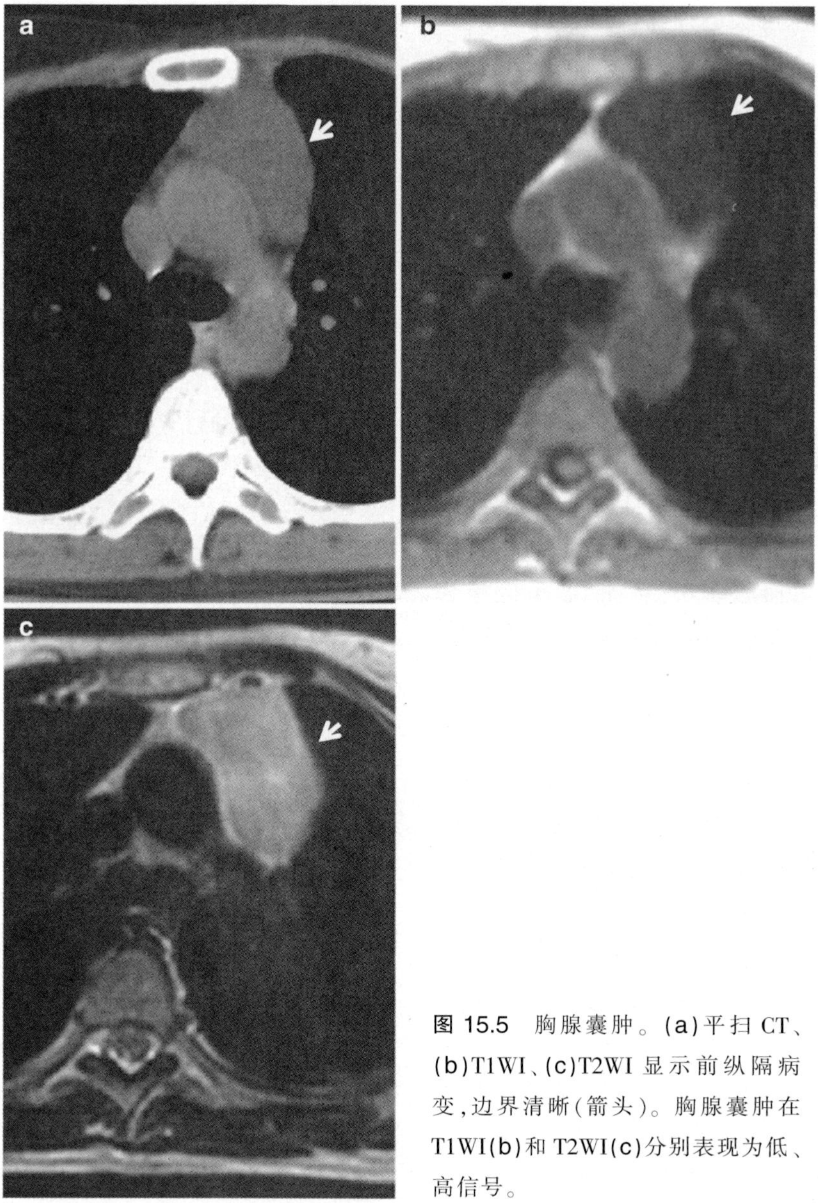

图 15.5 胸腺囊肿。(a)平扫 CT、(b)T1WI、(c)T2WI 显示前纵隔病变,边界清晰(箭头)。胸腺囊肿在 T1WI(b)和 T2WI(c)分别表现为低、高信号。

脂肪取代,在 T1WI 上的信号强度随着年龄的增长而增加。在 T2WI 上,胸腺在所有年龄段均显示出与脂肪相当的高信号(de Geer等,1986;Boothroyd 等,1992)。除了测量大小、CT 密度和 MR 信号强度外,胸腺的形态也是判断其异常的重要指标。胸腺的局部轮廓异常,特别是合并邻近结构位移时,常提示有肿块形成(de Geer 等,1986)。

化学位移 MRI 可检测组织中体素内的脂肪和水,并且在临床上已用于诊断肾上腺腺瘤和评估脂肪肝。最近报道了化学位移 MRI 可通过检测胸腺的体素内脂肪来显示正常胸腺的特征。化学位移 MRI 可显示正常胸腺的生理性脂肪替代,见于近 50%的 11~15 岁受试者和近 100%的15 岁以上受试者(Inaoka 等,2005)(图 15.8)。

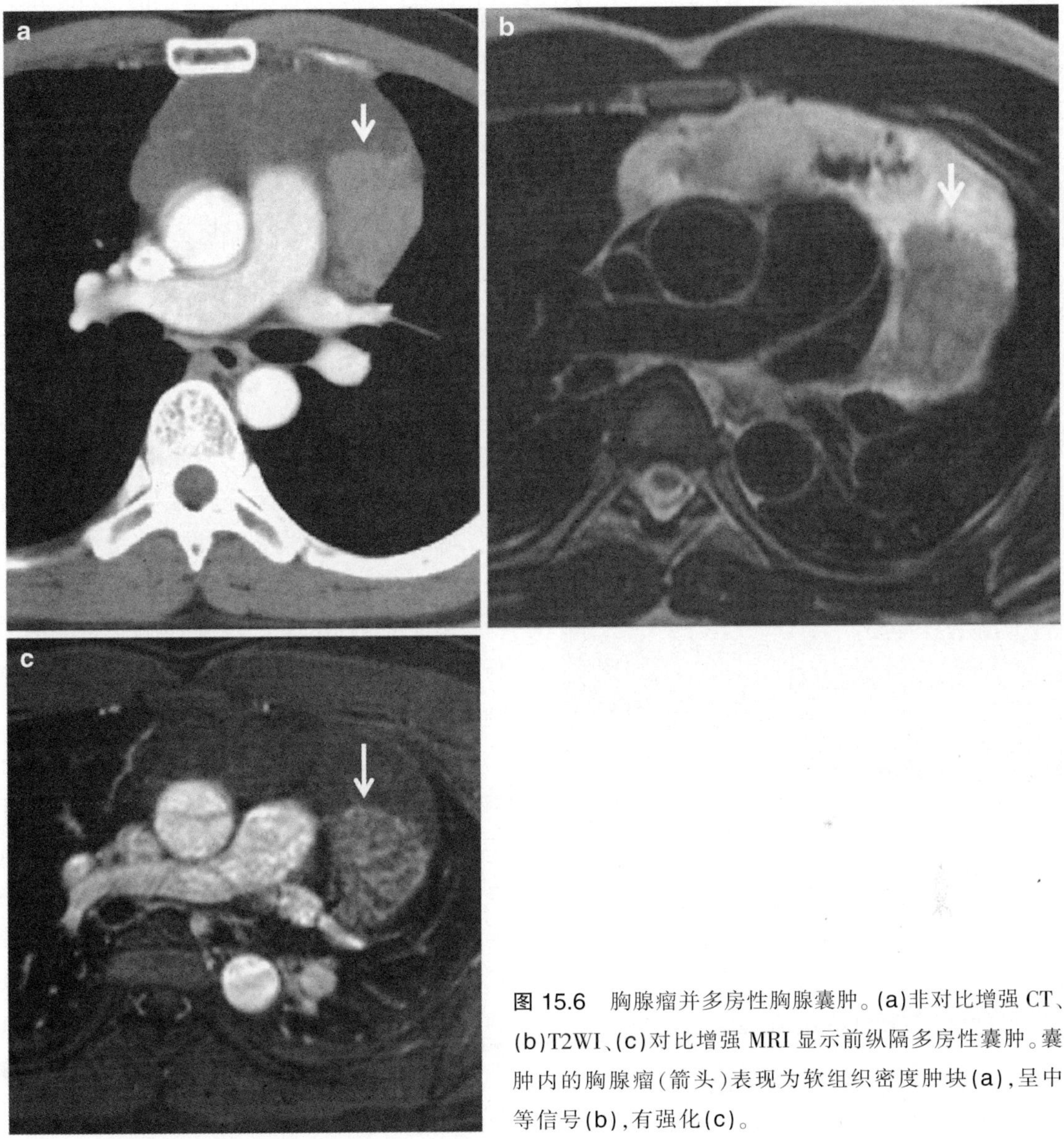

图 15.6　胸腺瘤并多房性胸腺囊肿。(a)非对比增强 CT、(b)T2WI、(c)对比增强 MRI 显示前纵隔多房性囊肿。囊肿内的胸腺瘤(箭头)表现为软组织密度肿块(a),呈中等信号(b),有强化(c)。

异位胸腺是由胚胎发育过程中胸腺下降通道的缺陷引起的,可发生在胸腺咽管的任何位置。异位颈部胸腺通常表现为婴儿、儿童和青壮年无症状的颈部肿块,常位于下颌下区域、甲状腺旁、颈动脉分叉附近(He等,2008;Liu 等,2006;Khariwala 等,2004)。CT 显示密度均匀的软组织肿块,很少或几乎没有强化(Liu 等,2006;Khariwala 等,2004)。在 MRI 上,异位胸腺与肌肉信号相比,T1WI 为等信号,T2WI 为相对高信号, 与纵隔胸腺的信号相同。在诊断异位胸腺时,应注意正常胸腺偶尔会延伸至上纵隔或下颈部(图 15.9)。

虽然之前有报道当儿童颈部病变的表观扩散系数(ADC)低于 $1.22\times10^{-3}mm^2/s$ 时提示恶性可能,但也有个案报道异位颈部胸腺的 ADC 低至 $(0.35\sim0.40)\times10^{-3}mm^2/s$(Liu 等,2006)。作者指出,正常胸腺组织由许多淋巴

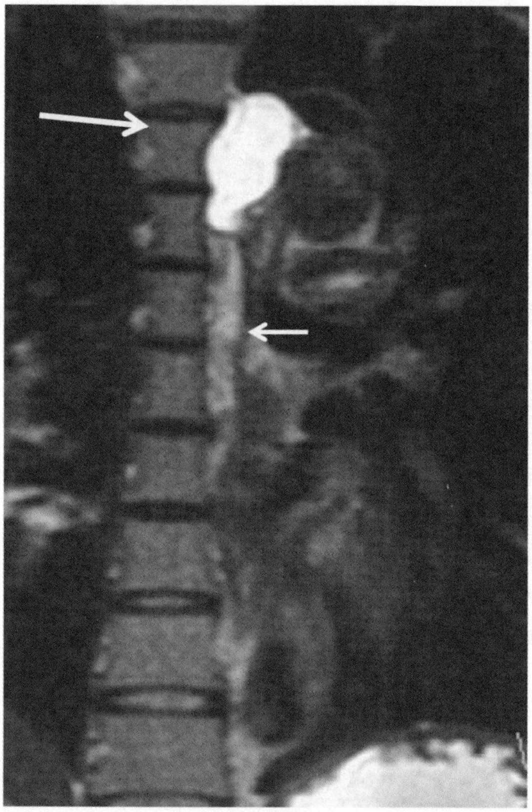

图 15.7 胸导管囊肿。冠状位 T2WI 显示主动脉弓附近的分叶状囊肿(大箭头)和扩张的胸导管(小箭头)。

细胞组成，细胞外的水质子弥散空间受限，可能导致 ADC 降低(Liu 等,2006)。

3.2 胸腺增生与胸腺反弹

淋巴滤泡增生病理学诊断的依据为胸腺髓质内有淋巴生发中心增生,同时合并淋巴细胞和浆细胞浸润(Goldstein 和 Mackey,1969)。胸腺淋巴滤泡性增生见于超过 50% 的重症肌无力患者，并且还与多种疾病有关,包括甲状腺功能亢进、系统性红斑狼疮、桥本甲状腺炎和结节性多动脉炎(Levine 和 Rosai,1978)。

在 22 例重症肌无力和淋巴滤泡增生患者中,胸腺 CT 表现正常的有 10 例,胸腺肿大 7 例,局灶性肿块 5 例(Nicolaou 等,1996)。CT 对胸腺淋巴滤泡增生的诊断价值有限。同样在 MRI 上,胸腺增生表现为胸腺弥漫性增大,MR 信号与正常胸腺相似(Molin 等,1990)。

胸腺真性增生为胸腺增大,但大体和组织学表现正常，通常是因恶性肿瘤化疗、皮质类固醇治疗和放疗导致胸腺萎缩后继发的一种反弹现象(Linegar 等,1993)。35 岁以下的患者,尤其是儿童,胸腺反弹后可能会比原来的明显增大(Chokye 等,1987)。当先前因恶性肿瘤接受化疗的患者发生胸腺反弹性增生时，很难区分胸腺反弹与肿瘤复发。临床上,恶性淋巴瘤患者在接受化疗后是否为胸腺反弹常难以明确。

在 CT 和 MRI 上,反弹性胸腺增生表现为胸腺增大,其 CT 密度和 MR 信号与正常胸腺相似(Siegel 等,1989)。对于 15 岁以上的胸腺增大患者,化学位移 MRI 可通过检测胸腺内脂肪浸润来诊断胸腺增生,并有助于其与肿瘤的鉴别(Takahashi 等,2003;Inaoka 等,2007)。在包括 23 例胸腺增生和 18 例胸腺肿瘤的 41 例患者中，所有患者的胸腺增生与胸腺肿瘤均可通过化学位移 MRI 来鉴别。与同相位图像相比,所有增生的胸腺在反相位图像中的信号强度明显降低,而胸腺肿瘤患者的反相位图像均没有出现信号的降低[化学位移率(CSR),Inaoka 等,2007](图 15.9 和图 15.10)。Priola AM 等也报道了 MR 的化学位移率在区分胸腺增生和胸腺肿瘤方面具有较高的准确性,但在青壮年期这两组患者的表现可能重叠(Priola 等,2015)。由于化学位移 MRI 对胸腺增生的诊断是基于对胸腺脂肪退行性变的检出,我们认为其实用性可能取决于年龄(图 15.11)。实际上,胸腺增生的患儿（特别是年龄小于 15 岁)的 CSR 可能与肿瘤的CSR 重叠。

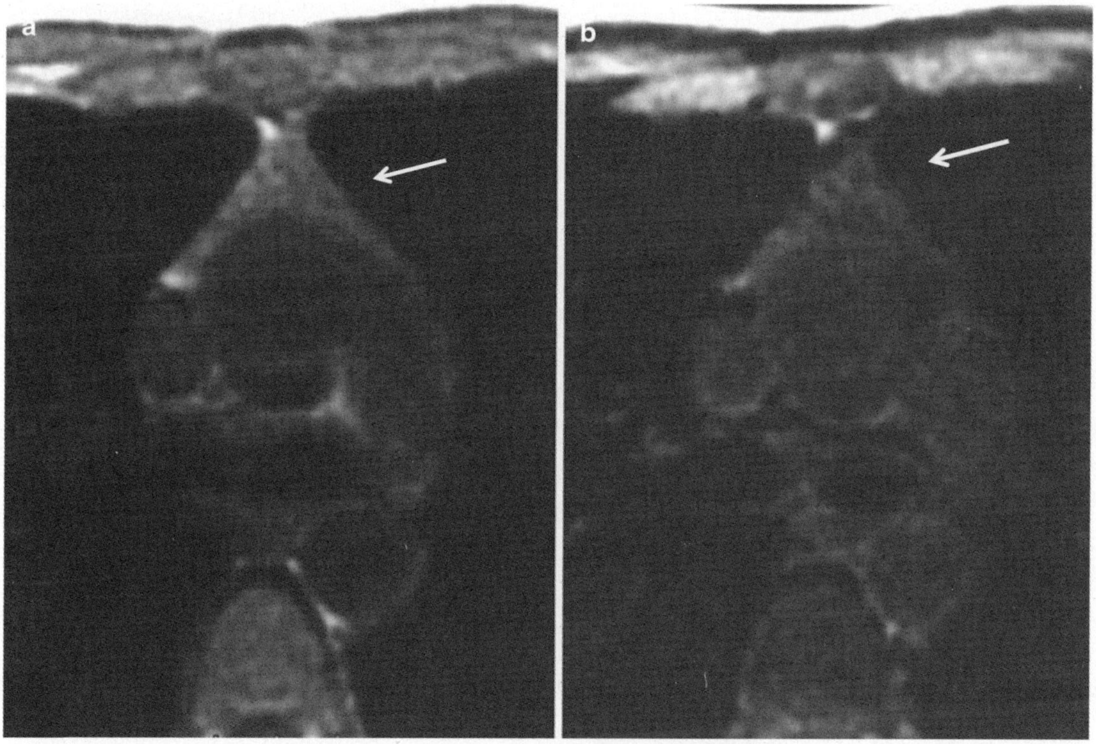

图 15.8　患者,女性,18 岁,正常胸腺。化学位移 T1 加权 MRI。与同相位图像(a)对比,胸腺在反相位图像上的信号强度均匀下降(b)(箭头)。

3.3　胸腺瘤

胸腺瘤是纵隔最常见的原发肿瘤,约占纵隔肿瘤的 20%(Hoffman 等,1993)。胸腺瘤是起源于胸腺上皮的一种良性或低度恶性肿瘤,常合并数量不等的不成熟但非肿瘤性 T 淋巴细胞。它分为有包膜的无侵袭性和扩散至包膜外的侵袭性。15%~40%的胸腺瘤出现包膜外浸润,为侵袭性。侵袭性胸腺瘤最初侵犯邻近的纵隔脂肪,最后蔓延到胸膜、心包、肺或纵隔血管。

胸腺瘤最常见于前纵隔上部:升主动脉、右心室流出道和主肺动脉的前方。胸腺瘤的罕见部位包括低至心膈角区的下纵隔、中纵隔或后纵隔、下颈部、上达下颌下区域的上颈部或肺实质(Nagasawa 等,2004;Yamazaki 等,2006;Huang 等,2007)。

胸腺瘤常发生在中年人,诊断时的平均年龄约为 50 岁(Lewis 等,1987)。胸腺瘤在 20 岁以下少见,在 15 岁以下更为罕见。包膜完整的胸腺瘤患者通常无症状,但可因压迫邻近结构而出现胸痛、咳嗽、呼吸困难、吞咽困难或声音嘶哑等症状。大多数侵袭性胸腺瘤患者由于肿瘤具侵袭性而有临床症状。胸腺瘤有时合并副肿瘤综合征,以重症肌无力最常见。重症肌无力患者中 10%~23%有胸腺瘤,胸腺瘤患者中 35%~40%有肌无力。其他与胸腺瘤相关的副肿瘤综合征包括纯红细胞再生障碍、获得性低丙种球蛋白血症和非胸腺癌。

大多数胸腺瘤边缘呈分叶状,完全或部分被纤维包膜包裹。包膜与肿瘤内的纤维带相连,后者将肿瘤分成多个小叶(图 15.12)。囊变、出血和坏死相对常见,有时肿瘤为囊性。

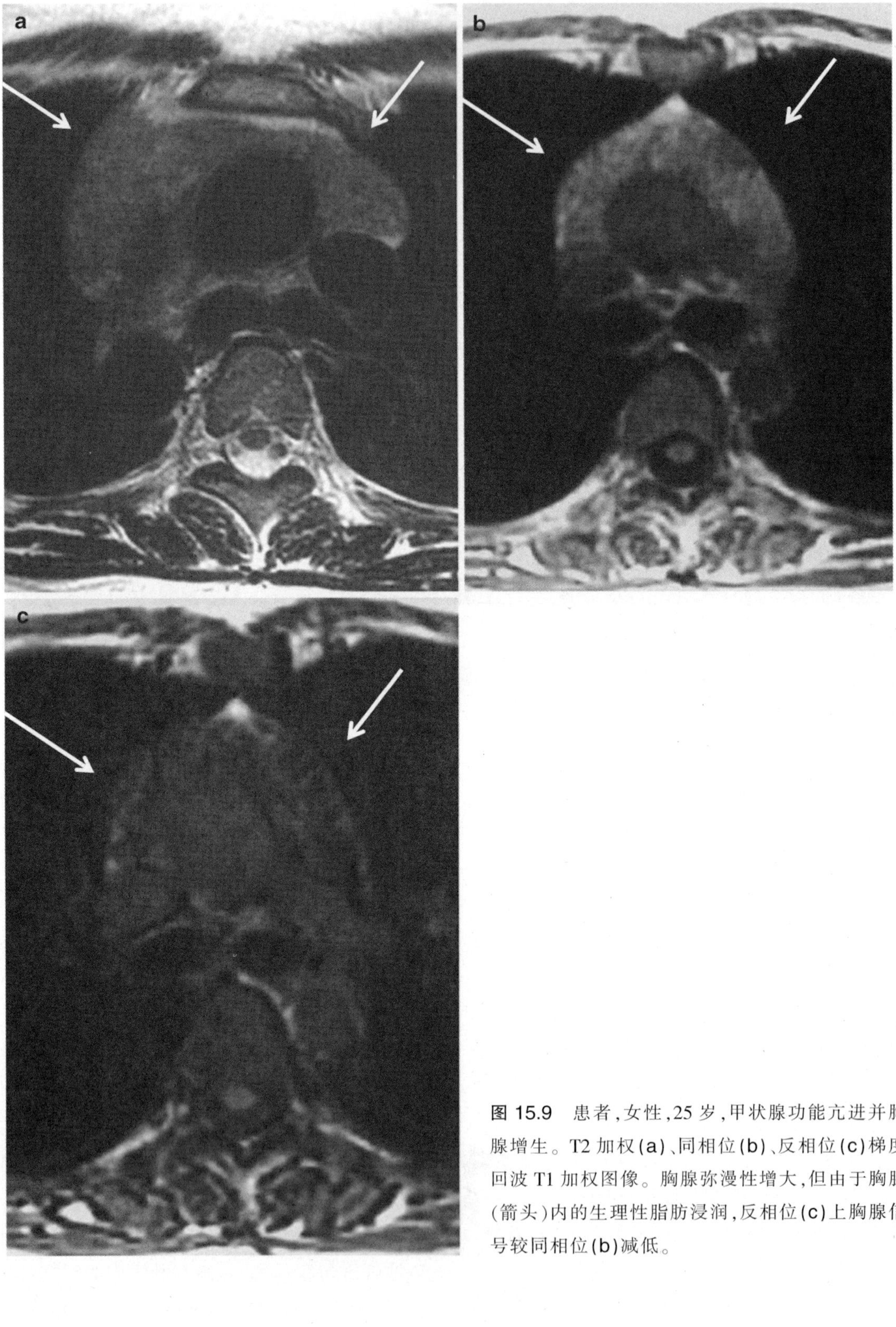

图 15.9 患者,女性,25 岁,甲状腺功能亢进并胸腺增生。T2 加权(a)、同相位(b)、反相位(c)梯度回波 T1 加权图像。胸腺弥漫性增大,但由于胸腺(箭头)内的生理性脂肪浸润,反相位(c)上胸腺信号较同相位(b)减低。

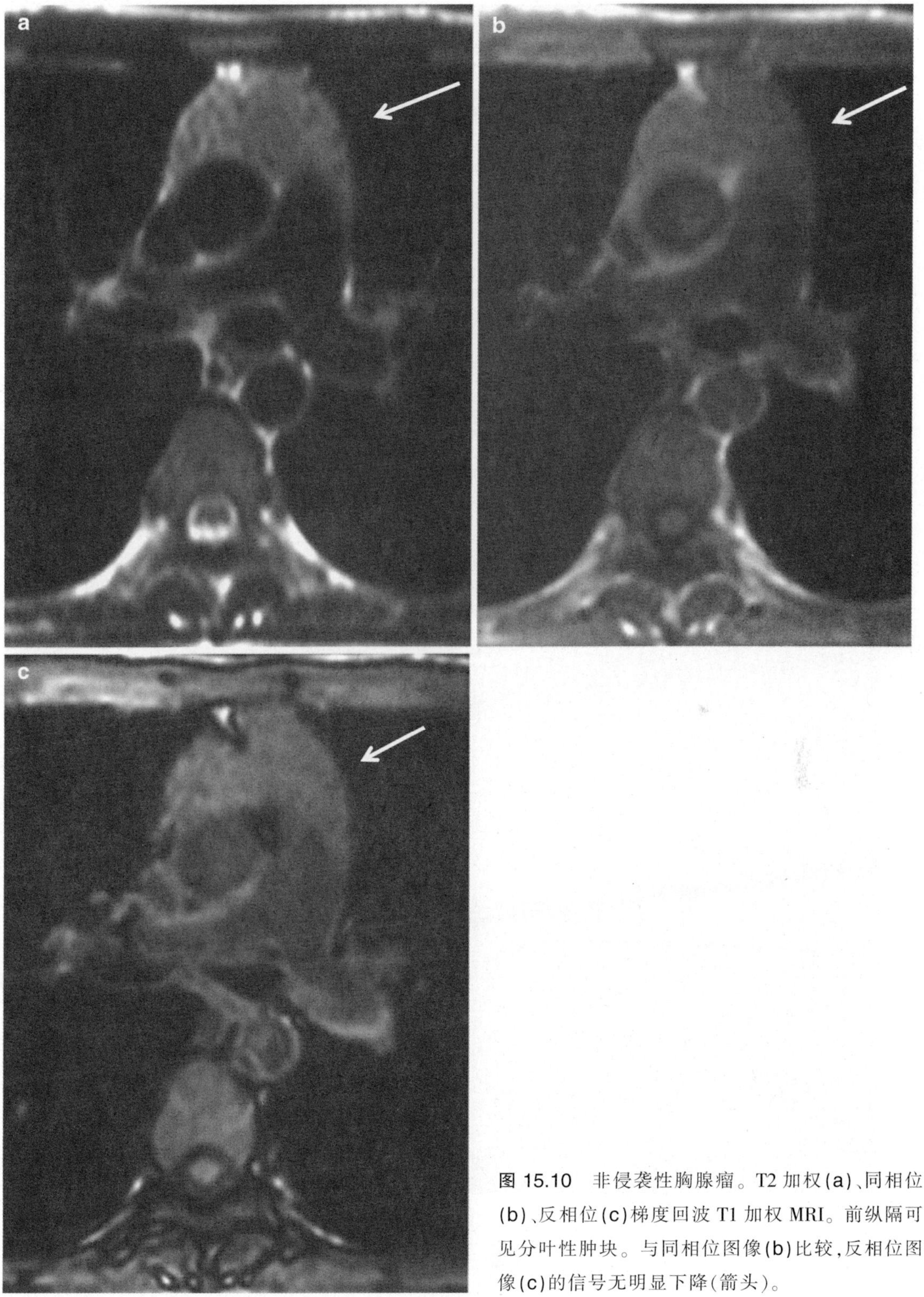

图 15.10　非侵袭性胸腺瘤。T2 加权(a)、同相位(b)、反相位(c)梯度回波 T1 加权 MRI。前纵隔可见分叶性肿块。与同相位图像(b)比较,反相位图像(c)的信号无明显下降(箭头)。

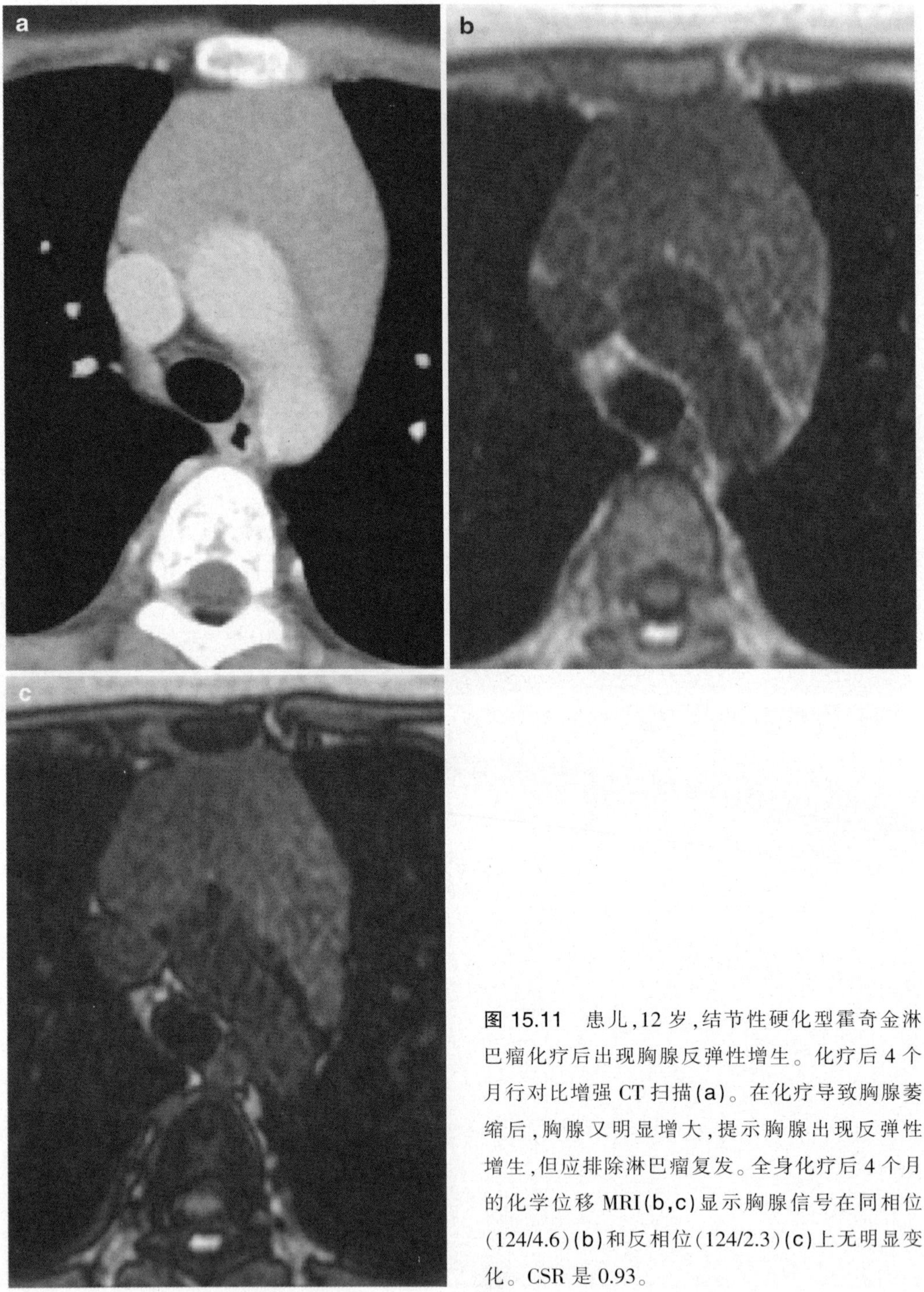

图 15.11 患儿,12 岁,结节性硬化型霍奇金淋巴瘤化疗后出现胸腺反弹性增生。化疗后 4 个月行对比增强 CT 扫描(a)。在化疗导致胸腺萎缩后,胸腺又明显增大,提示胸腺出现反弹性增生,但应排除淋巴瘤复发。全身化疗后 4 个月的化学位移 MRI(b,c)显示胸腺信号在同相位(124/4.6)(b)和反相位(124/2.3)(c)上无明显变化。CSR 是 0.93。

根据上皮细胞的形态和淋巴细胞-上皮细胞的比例，世界卫生组织（WHO）在 1999 年提出了一份胸腺上皮肿瘤分类的专家共识（Rosai 和 Sobin，1999）。2004 年，WHO 对其进行了更新（Travis 等，2004）。在最新的分类（表 15.1）中，胸腺上皮肿瘤分为胸腺瘤和胸腺癌（包括神经内分泌癌在内的各种组织学类型的癌）两大类，胸腺瘤又分为 5 种类型（A 型、AB 型、B1 型、B2 型和 B3 型）。胸腺瘤根据肿瘤上皮细胞及其细胞核形态分为 A、B 两组，呈梭形和（或）椭圆形的为 A 型，呈树突状或饱满（上皮样）的外观为 B 型。同时具有这两种形态的被称为 AB 型。根据肿瘤内上皮成分比例增加及出现异型性肿瘤细胞的情况，B 型胸腺瘤可进一步细分为 B1、B2、B3 3 个亚型。

已有研究表明，WHO 的分类既反映了胸腺上皮肿瘤的临床特征和功能特点，还与

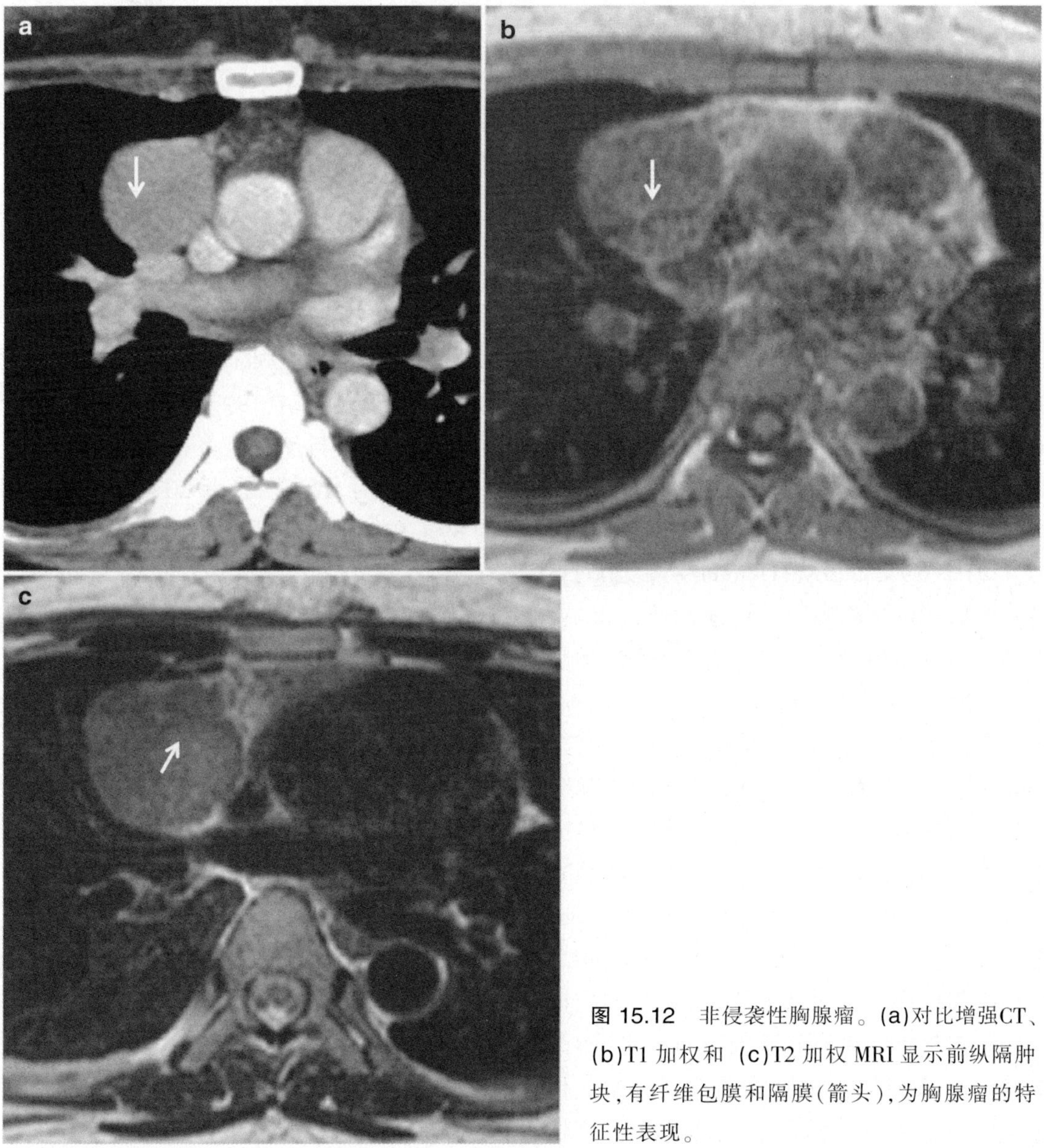

图 15.12　非侵袭性胸腺瘤。（a）对比增强CT、（b）T1 加权和（c）T2 加权 MRI 显示前纵隔肿块，有纤维包膜和隔膜（箭头），为胸腺瘤的特征性表现。

表 15.1 胸腺上皮肿瘤的 WHO 分类

A 型胸腺瘤	典型的胸腺上皮肿瘤，由温和的梭形/椭圆形上皮细胞组成，很少或没有淋巴细胞
AB 型胸腺瘤	典型的胸腺上皮肿瘤，由乏淋巴细胞的 A 型胸腺瘤和富淋巴细胞的 B 型胸腺瘤混合组成。大多数切片都可见两种成分
B1 型胸腺瘤	胸腺上皮细胞肿瘤，其组织学外观几乎与正常胸腺无法区分，主要由类似于皮质和髓质分化的区域组成，在类皮层区，上皮细胞散在大量的未成熟淋巴细胞中；在髓质分化区域，有或没有 Hassall 小体，与正常胸腺髓质相似
B2 型胸腺瘤	典型的胸腺上皮肿瘤，由大的多边形肿瘤细胞组成，细胞排列成松散的组织网络，可见大的血管核心，有明显的大核仁，与正常胸腺皮质的上皮细胞非常相似。背景总是可见未成熟的 T 细胞群，并且数量通常超过肿瘤上皮细胞
B3 型胸腺瘤	典型的胸腺上皮肿瘤，主要由中等大小的圆形或多边形细胞组成，具有轻微的异型性。上皮细胞与少量上皮内淋巴细胞混合，使上皮细胞呈层状生长
胸腺癌	除生殖细胞肿瘤外，所有不典型的上皮性恶性肿瘤均称为胸腺癌。胸腺癌根据其分化类型（鳞状细胞、黏液表皮样细胞等）来命名。不再使用之前分类中的 C 型胸腺瘤这一术语。胸腺癌缺乏未成熟的 T 淋巴细胞

Travis 等(2004)。

肿瘤的侵袭性及预后显著相关(Chen 等，2002；Okumura 等，2002；Kondo 等，2004)。通过分析 WHO 分级对 273 例胸腺瘤患者预后的影响，发现在 A 型、AB 型、B1 型、B2 型和 B3 型肿瘤患者中，肿瘤侵袭性的比例分别为 11.1%、41.6%、47.3%、69.1%和 84.6%；大血管受累的比例分别为 0、3.9%、7.3%、17.5%和 19.2%；20 年生存率分别为 100%、87%、91%、59%和 36%(Okumura 等，2002)。另一项对 200 例胸腺上皮肿瘤的研究报道，每种亚型肿瘤患者的 5 年生存率，A 型胸腺瘤为 100%，AB 型为 100%，B1 型为 94.1%，B2 型为 75.0%，B3 型为 70.0%，胸腺癌为 48.0%(Chen 等，2002)。由于 WHO 组织学分类与预后的显著相关性，胸腺上皮肿瘤可分为三大类：低危胸腺瘤(A 型、AB 型、B1 型)、高危胸腺瘤(B2 型、B3 型)和胸腺癌(Jeong 等，2004)。但 Moran CA 等通过对 250 例患者进行临床病理相关性的研究，认为不应该根据组织活检结果对胸腺瘤进行分型，因为根据分型，50%以上的肿瘤属于混合型。他还指出所有胸腺瘤都有可能演变成侵袭性肿瘤(Moran 等，2012)。

对于胸腺上皮肿瘤的临床分期，目前广泛接受的是基于周围器官是否侵犯的 Masaoka 标准(Masaoka 等，1981)(表 15.2)，Shimosato 和 Mukai(1997a,b,c)提出了修改意见。该分期与预后显著相关，Ⅰ期、Ⅱ期、Ⅲ期、Ⅳa 期、Ⅳb 期患者 20 年生存率分别为 89%、91%、49%、0 和 0(Okumura 等，2002)。在多因素分析中，WHO 组织学分级和 Masaoka 临床分期是独立的预后因素(Chen 等，2002；Okumura 等，2002；Kondo 等，2004)。

在 CT 上，胸腺瘤通常表现为胸腺区界

表 15.2 Masaoka 临床分期

Ⅰ期	肉眼可见包膜完整，镜下包膜无侵犯
Ⅱ期	1.肉眼可见侵犯周围脂肪组织或纵隔胸膜 2.镜下见包膜侵犯
Ⅲ期	肉眼可见侵犯邻近器官，即心包、大血管或肺
Ⅳa 期	胸膜或心包播散
Ⅳb 期	淋巴或血行转移

Masaoka 等(1981)。

限清晰的圆形或椭圆形软组织肿块。肿瘤常为软组织密度,轻至中度强化。有时肿瘤内可见局限性低密度区,反映了出血、坏死或囊变。肿瘤很少呈完全囊性改变。包膜完整和侵袭性胸腺瘤均可见线状或环状钙化。

在 MRI 上,胸腺瘤通常表现为圆形、椭圆形或分叶状肿块,在 T1WI 上呈与肌肉相当的低信号,T2WI 上呈相对高信号。T2WI 偶尔显示肿瘤内散在的高信号区和(或)内部分叶状结构,分别对应病理上的囊变区和纤维间隔(图 15.12)。在 T1WI 上,囊性区域的信号强弱取决于囊液蛋白质的含量或是否存在出血(Sakai 等,1991)。

侵袭性胸腺瘤可跨越包膜侵犯纵隔,偶尔延伸至胸膜和心包。虽然 CT 和 MRI 无法显示轻微的纵隔侵犯,有时也能鉴别侵袭性和非侵袭性胸腺瘤。肿瘤相邻的脂肪界面完全消失高度提示纵隔侵犯,而部分消失不能确定是否侵犯(图 15.13 和图 15.14)。相邻脂肪界面完整存在通常能排除广泛的肿瘤侵袭,但不能排除轻微的包膜侵犯(Chen 等,1988)。胸膜的肿瘤块状或种植转移可作为侵袭性胸腺瘤的诊断依据(图 15.13 和图 15.14)。以前的研究表明,在侵袭性胸腺瘤患者中,MRI 在确定胸膜、肺和心包等相邻结构的浸润方面优于 CT(Fujimoto 等,1992;Gualdi 等,1994;Pirronti 等,2002)。在侵袭性胸腺瘤患者术后随访期间,MRI 可能比 CT 更有效地检测肿瘤复发情况(Pirronti 等,2002)。最近 Marom 等分析 99 例胸腺瘤的 CT 表现,指出影像学上肿瘤大小>7cm,轮廓分叶状,周围脂肪浸润者多有可能为Ⅲ期或Ⅳ期肿瘤(Marom 等,2011)。

在评价前纵隔肿瘤中,动态增强 MRI 有助于鉴别胸腺瘤和胸腺癌、恶性淋巴瘤及恶性生殖细胞瘤。在动态增强 MRI 中,胸腺瘤在时间强度曲线上的达峰时间早于其他纵隔肿瘤。时间强度曲线上的 2~2.5 分钟作为阈值可鉴别胸腺瘤和非胸腺瘤(Sakai 等,2002)。

重症肌无力(MG)通常与胸腺病变有关,包括 65%~77%的淋巴滤泡增生和 15%~30%的胸腺瘤(Pirronti 等,2002)。一般认为青春期和 50~60 岁的全身重症肌无力患者需要进行胸腺切除术。对于持续时间短的年轻女性 MG 患者,胸腺切除术很可能有效,但在血清阴性 MG、眼 MG 和老年 MG 患者中,其有效性仍需讨论研究。此外,所有胸腺瘤患者均需行胸腺切除术。因此,影像学检查在 MG 患者中的作用主要是发现胸腺瘤,并将其与胸腺增生鉴别。

在一项对 104 例接受胸腺切除术的 MG 患者研究中,CT 可诊断 52 例胸腺瘤患者中的 46 例(敏感性为 88.5%,特异性为 95%),44 例胸腺增生症患者中的 16 例(敏感性为 36%,特异性为 95%)(Pirronti 等。2002)。另一项对 16 例 MG 患者的研究表明,与 CT 相比,MRI 并不能提供额外的信息。最近的一份报道表明,化学位移 MRI 有助于非 MG 患者胸腺瘤与胸腺增生的鉴别(Inaoka 等,2007)。尽管尚未有相关研究报告发表,但 MRI 也可能在 MG 患者中提供类似的信息。

3.4 胸腺癌

胸腺癌是一种胸腺上皮性肿瘤,具有高度的组织间变性、明显的细胞异型性、活跃的增殖活性,与未成熟 T 细胞无关(Shimosato 和 Mukai,1997a,b,c)。最常见的组织学类型是表皮样或鳞状细胞癌,其次是淋巴上皮样癌和间变性或未分化癌。

胸腺癌主要发生在成人,即使接受手术和放疗,预后也很差。在诊断时,大多数患者出现胸痛、呼吸困难、咳嗽、发热、体重减轻和上腔静脉综合征(Hartmann 等,1990)。副

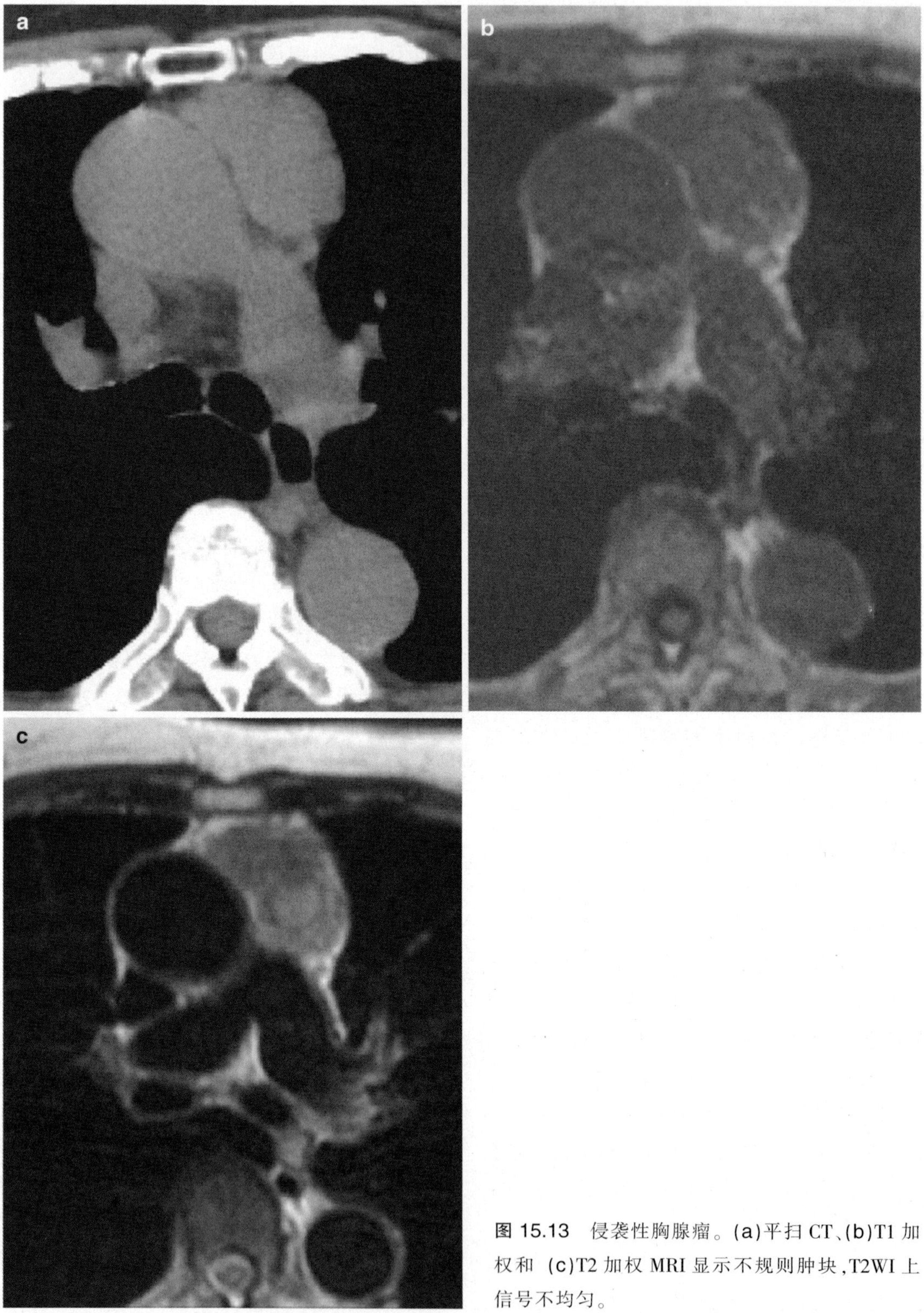

图 15.13 侵袭性胸腺瘤。(a)平扫 CT、(b)T1 加权和 (c)T2 加权 MRI 显示不规则肿块，T2WI 上信号不均匀。

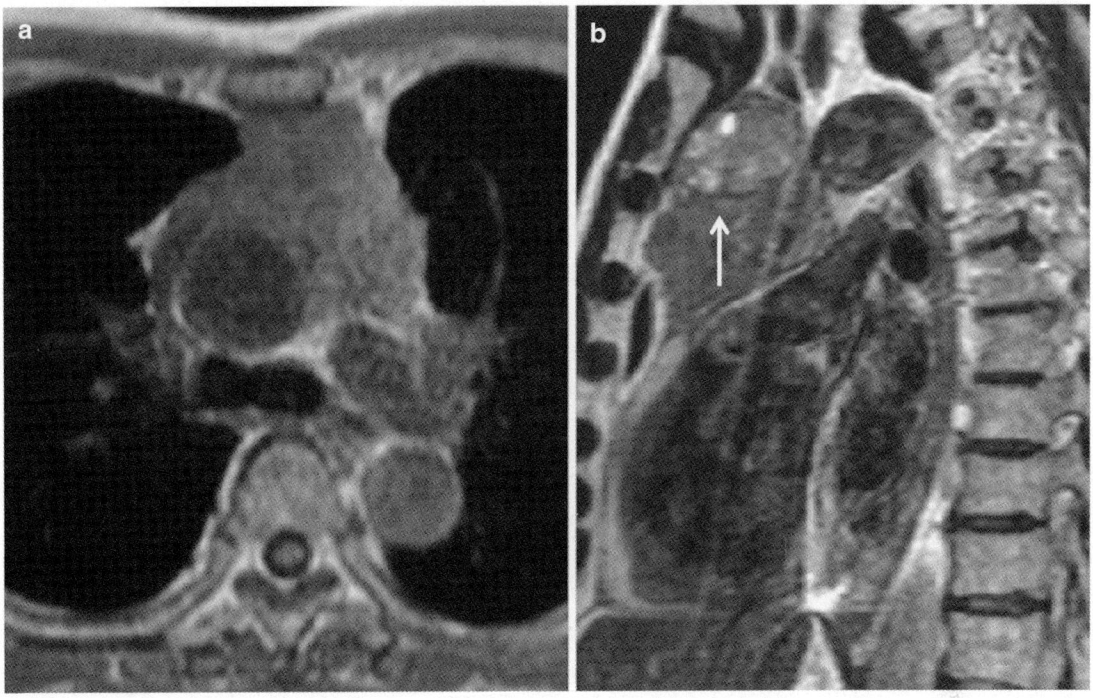

图 15.14　侵袭性胸腺瘤。(a)T1 加权轴位和(b)T2 加权矢状位 MRI 显示前纵隔不规则肿块,包绕大血管。肿块内见局灶性高信号影,代表肿瘤变性(箭头)。

肿瘤综合征在胸腺癌中并不常见。胸腺癌偶尔会浸润邻近组织和纵隔血管结构,或蔓延至胸膜、肺和心包。

虽然胸腺癌的影像学表现与胸腺瘤相似,但与侵袭性胸腺瘤相比,胸腺癌更常出现纵隔淋巴结和胸外转移,较少出现胸膜种植(Do 等,1995)。Jeong 等将胸腺上皮肿瘤的 CT 表现与 WHO 组织病理学亚型进行相关性研究发现,与低危胸腺瘤(A 型、AB 型和 B1 型)相比,高危胸腺瘤(B2 型和 B3 型)和胸腺癌更容易出现分叶状轮廓。纵隔脂肪浸润在胸腺癌中较低危胸腺瘤更常见(Jeong 等,2004)。

通过回顾性分析 64 例胸腺上皮肿瘤的 MRI,T2WI 上出现低信号灶和纵隔淋巴结肿大高度提示胸腺癌(图 15.15)。病理学检查表明,T2WI 上肿瘤内的低信号病灶多为胶原组织(Inoue 等,2006)。

Sadohara 等评估了 MR 表现与三组 WHO 组织学分类的相关性:低危胸腺瘤(A 型、AB 型、B1 型)、高危胸腺瘤(B2 型和 B3 型)和胸腺癌。胸腺癌的轮廓不规则(75%)比低危胸腺瘤(3%)和高危胸腺瘤(22%)更常见。在低危胸腺瘤(27%)和高危胸腺瘤(17%)中可见完整或几乎完整的包膜,而在胸腺癌中则无完整包膜(0)。间隔在低危胸腺瘤(57%)和高危胸腺瘤(44%)中比胸腺癌(8%)更常见。坏死或囊变在胸腺癌(67%)中比低危胸腺瘤(20%)和高危胸腺瘤(28%)更常见。胸腺癌呈混杂信号(100%)改变高于低危胸腺瘤(33%)和高危胸腺瘤(56%)(Sadohara 等,2006)。

3.5　胸腺脂肪瘤

胸腺脂肪瘤是一种罕见的良性肿瘤,由成熟的脂肪组织和正常或退行性变的胸腺

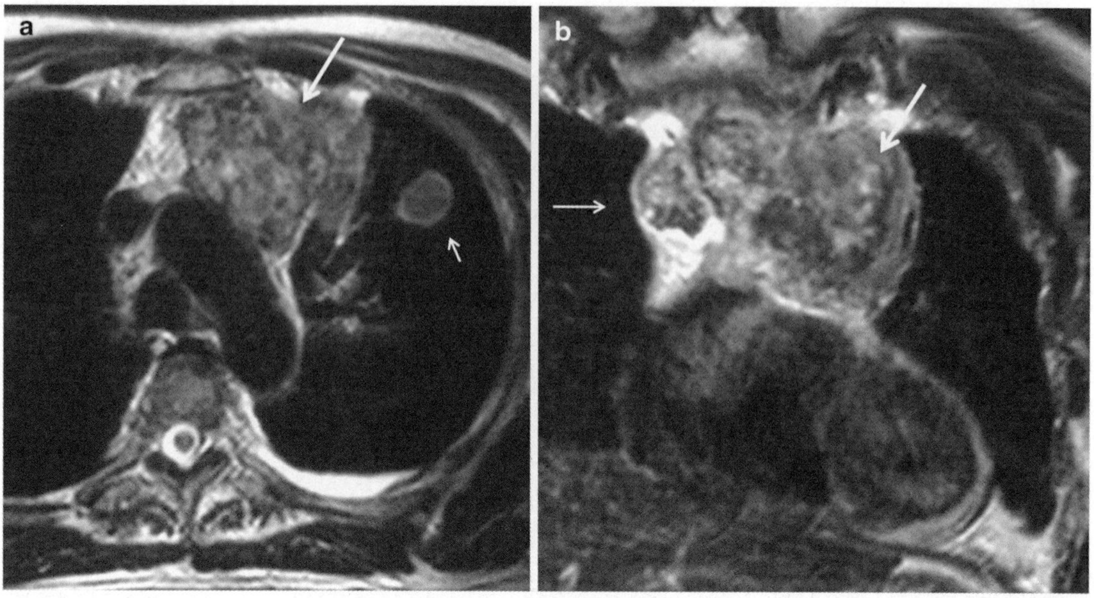

图 15.15 胸腺癌。轴位(a)和冠状位(b)T2 加权 MRI 显示前纵隔不规则肿块。肿瘤(长箭头)在 T2WI 上表现为混杂信号,其中低信号灶代表胶原组织。左侧胸腔积液伴种植转移(a 短箭头)、纵隔淋巴结肿大(b 短箭头)。

组织组成。肿瘤常发生于前下纵隔,尤其是心膈角区。患者平均年龄为 22~26 岁,大多数患者无临床症状(Rosado-de-Christenson 等,1994)。

在 CT 上,胸腺脂肪瘤表现为边界清楚的肿块,内可见脂肪组织,并混杂有条带状软组织影。该软组织在病理上主要为胸腺组织或纤维性隔膜,而相对于胸腺组织,脂肪组织的含量是可变的。

在 MRI 上,肿瘤内的脂肪组织呈高信号,软组织成分呈带状低信号穿过肿块(Rosado-de-Christenson 等,1994;Shirkhoda 等,1987)。

3.6 胸腺神经内分泌肿瘤

原发性胸腺神经内分泌肿瘤,以前称为胸腺类癌,发病十分罕见,占所有前纵隔肿瘤不到 5%。与起源于肺部的类癌不同,发生于胸腺的肿瘤具有高度侵袭性,近 80%的病例为恶性(Chaer 等,2002)。根据组织病理学特征,如有丝分裂计数、坏死区数量、神经内分泌结构完整性和细胞异型性程度等,Klemm 和 Moran 提出了一种分类方法:分化良好的、中等分化的、低分化的神经内分泌肿瘤(Tiffet 等,2003;Klemm 和 Moran 等,1999)。

既往报道的病例平均年龄为 54 岁。接近 1/3 的患者没有症状,其余患者主要由于纵隔肿瘤的快速增大而出现临床症状。至少有 20%的患者在发现时已出现远处转移,最常见的部位是肝脏、肺、骨、胸膜和胰腺(Chaer 等,2002)。约 40%的患者因肿瘤分泌促肾上腺皮质激素而出现库欣综合征(Doppman 等,1989),多达 20%的患者有 Ⅰ 型和 Ⅱ 型多发性内分泌肿瘤(MEN)综合征(Ferolla等,2005)。文献报道 5 年的总体生存率在 31%~82%不等(Tiffet 等,2003)。在预后因素中,肿瘤的不可切除性和临床晚期与预后不良有关(Gal 等,2001)。

胸腺神经内分泌肿瘤与胸腺瘤在 CT 和 MRI 上的影像学表现无明显差异。神经内分泌肿瘤比胸腺瘤具有更强的侵袭性，发现时常为晚期，上腔静脉阻塞也在神经内分泌肿瘤更为常见。在 CT 和 MRI 上，神经内分泌肿瘤表现为分叶状、不均匀强化的胸腺肿块，中心区域的低密度影为出血或坏死所致，可出现局部侵犯表现(Chaer 等，2002)(图 15.16)。骨转移通常为成骨性。

4　纵隔生殖细胞肿瘤

生殖细胞肿瘤起源于生殖细胞，为原始生殖细胞发育为成熟生殖细胞的过程中发展而来。该肿瘤主要发生于性腺，但也可出现在身体中线部位，包括松果体区、前纵隔、腹膜后和骶尾部(Shimosato 和 Mukai，1997a，b，c)。纵隔是性腺外生殖细胞肿瘤最常见的部位。绝大多数纵隔生殖细胞肿瘤发生在前纵隔的胸腺内或邻近部位，只有 3%的病例发生于后纵隔内(Dehner，1983)。生殖细胞肿瘤包括畸胎瘤(成熟的、未成熟的、具有恶性转化的)、精原细胞瘤、胚胎癌、内胚窦瘤、绒毛膜癌和混合生殖细胞肿瘤。成熟畸胎瘤是纵隔生殖细胞肿瘤中最常见的组织学类型，占 75%。精原细胞瘤是最常见的恶性生殖细胞肿瘤。本文我们将纵隔生殖细胞肿瘤分为 3 种亚型：畸胎瘤、精原细胞瘤和非精原细胞性恶性生殖细胞肿瘤。

生殖细胞肿瘤通常发生于青壮年(平均年龄 27 岁)(Erasmus 等，2000)。恶性生殖细胞肿瘤在男性中更常见。临床上诊断原发性纵隔生殖细胞肿瘤，应首先排除性腺生殖细胞肿瘤的可能。重要的鉴别点是，性腺生殖细胞肿瘤累及纵隔的病例几乎都伴有腹膜后淋巴结转移。

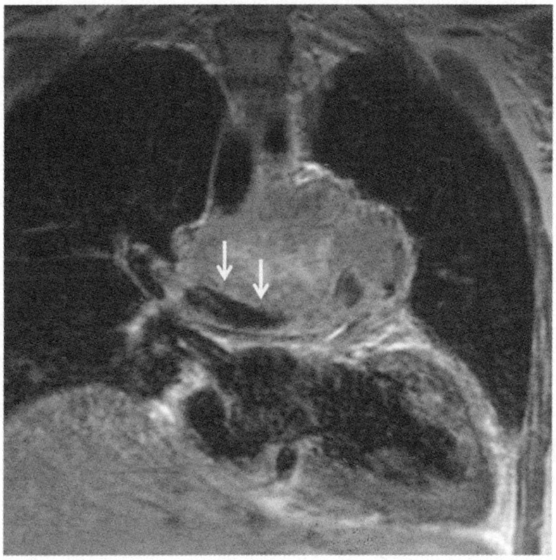

图 15.16　神经内分泌肿瘤。对比增强冠状位 MRI 显示纵隔内分叶状肿块并推压肺动脉移位(箭头)。

4.1　畸胎瘤

畸胎瘤含有内胚层、中胚层、外胚层这 3 个胚层的成分。主要表达外胚层成分的畸胎瘤常被称为“皮样囊肿”。外胚层成分主要有皮肤、牙齿、毛发；骨、软骨和肌肉属于中胚层成分；支气管、胃肠道和胰腺组织为内胚层成分。在组织学上，畸胎瘤可分为成熟畸胎瘤、未成熟畸胎瘤和具有恶性转化的畸胎瘤。

成熟畸胎瘤通常表现为单房或多房的囊性病灶，主要由皮肤及其附属结构在内的外胚层成分组成，其余依次是支气管组织、胃肠黏膜、平滑肌、脂肪、骨、软骨和胰腺组织(Shimosato 和 Mukai，1997a，b，c)。胰腺组织仅见于纵隔内的畸胎瘤，性腺中的畸胎瘤未见报道。成熟畸胎瘤通常是无症状的，如果肿瘤局部压迫、破裂或感染，则可引起胸痛、咳嗽、呼吸困难和发热等症状。

成熟畸胎瘤在影像上主要表现为边界清楚的偶呈分叶状的前纵隔肿块。在 CT 上，成熟畸胎瘤最常表现为边界清楚的囊性病灶，其内含有液体、软组织和脂肪密度。病灶内也可出现各种形态的钙化，牙齿或小块骨比较罕见。成熟畸胎瘤内部成分的常见组合包括软组织、液体、脂肪和钙化，占39%；软组织、液体和脂肪的组合占24%；软组织和液体的组合占15%(Moeller 等,1997)。15%的成熟畸胎瘤可无脂肪或钙化，表现为非特异性囊性病变。畸胎瘤的囊壁一般较厚，而纵隔其他囊性病变的囊壁通常较薄(Takahashi 等,1998)。

在MRI上肿瘤通常显示为不均匀的信号强度，代表不同的组织成分，这有助于畸胎瘤与胸腺瘤和淋巴瘤的鉴别(Erasmus 等,2000;Drevelegas 等,2001)。软组织成分与肌肉比较呈等信号，囊性成分在T1WI上呈低信号，在T2WI上为高信号，脂肪成分在T1WI上呈高信号。脂肪组织的含量因肿瘤而异(图15.17和图15.18)。在MRI上发现病灶内有脂液平面可明确诊断为畸胎瘤。

纵隔内成熟畸胎瘤可合并某些并发症，如压迫气道所致的肺不张或阻塞性肺炎，肿瘤向肺内破溃引起肺炎，向胸膜腔或心包腔破溃引起积液。有近30%的成熟畸胎瘤并发症为肿瘤向邻近结构、肺脏、胸膜腔、心包和脂肪间隙破溃(Sasaka 等,1998)。源自肿瘤的蛋白水解酶或消化酶可能是肿瘤破裂的原因(Drevelegas 等,2001)。

未成熟的畸胎瘤除3个胚层的各种成熟组织外，还含有未成熟的组织，最常见的是原始神经上皮组织。伴有恶性转化的畸胎瘤含有局灶性的恶性肿瘤成分，例如血管肉瘤、横纹肌肉瘤、腺癌和鳞状细胞癌。大多数未成熟畸胎瘤和其他恶性生殖细胞肿瘤的患者都有临床症状，表现为疲劳、体重减轻、胸痛、咳嗽或呼吸困难。与良性畸胎瘤相比，恶性畸胎瘤更有可能表现为偏实性的、边界不清的肿块，推压邻近结构，并且脂肪成分少见(Hoffman 等,1993;Strollo 等,2002)。

纵隔生长性畸胎瘤综合征是一种与恶性畸胎瘤或精原细胞瘤治疗有关的少见现象。当肿瘤由畸胎瘤和其他生殖细胞肿瘤组成且良恶性肿瘤成分混合存在时，肿瘤良性部分可在化疗后增大，即使恶性部分被杀灭，且肿瘤标志物恢复正常水平(Afifi 等,1997;Iyoda 等,2000)。

4.2　精原细胞瘤

精原细胞瘤(纵隔生殖细胞瘤)几乎全部发生于20~40岁的男性患者。大体上，肿瘤一般边界清楚、体积大、柔软。肿瘤的切面通常是均匀的，但可显示小的出血和坏死灶(Shimosato 和 Mukai,1997a,b,c)。症状通常与邻近纵隔结构(气道和血管)受侵犯有关，包括胸痛、呼吸短促和上腔静脉综合征。

肿瘤表现为一个前纵隔的大肿块，突向纵隔的一侧或两侧。CT和MRI显示肿瘤常为边界清楚的前纵隔肿块，内部信号或者密度均匀，在注射对比剂后仅有轻度强化(图15.19)。可有出血和凝固性坏死导致退行性变，但范围通常局限(Drevelegas 等,2001;Lee 等,1989)。精原细胞瘤最常转移到骨骼、肺、肝脏和胸部淋巴结。钙化和侵犯邻近结构并不常见(Drevelegas 等,2001)。MRI能更好地评估肿块向中、后纵隔延伸及邻近脂肪界面消失等情况(Drevelegas 等,2001)。

4.3　非精原细胞性恶性生殖细胞肿瘤

非精原细胞性恶性生殖细胞肿瘤包括胚胎癌、内胚窦(卵黄囊)瘤、绒毛膜癌和混合型，是一种罕见的、高度恶性的肿瘤，通常发生于青壮年，并且男性比女性更常见。肿瘤常有胸痛、咳嗽、发热、呼吸困难等症状，

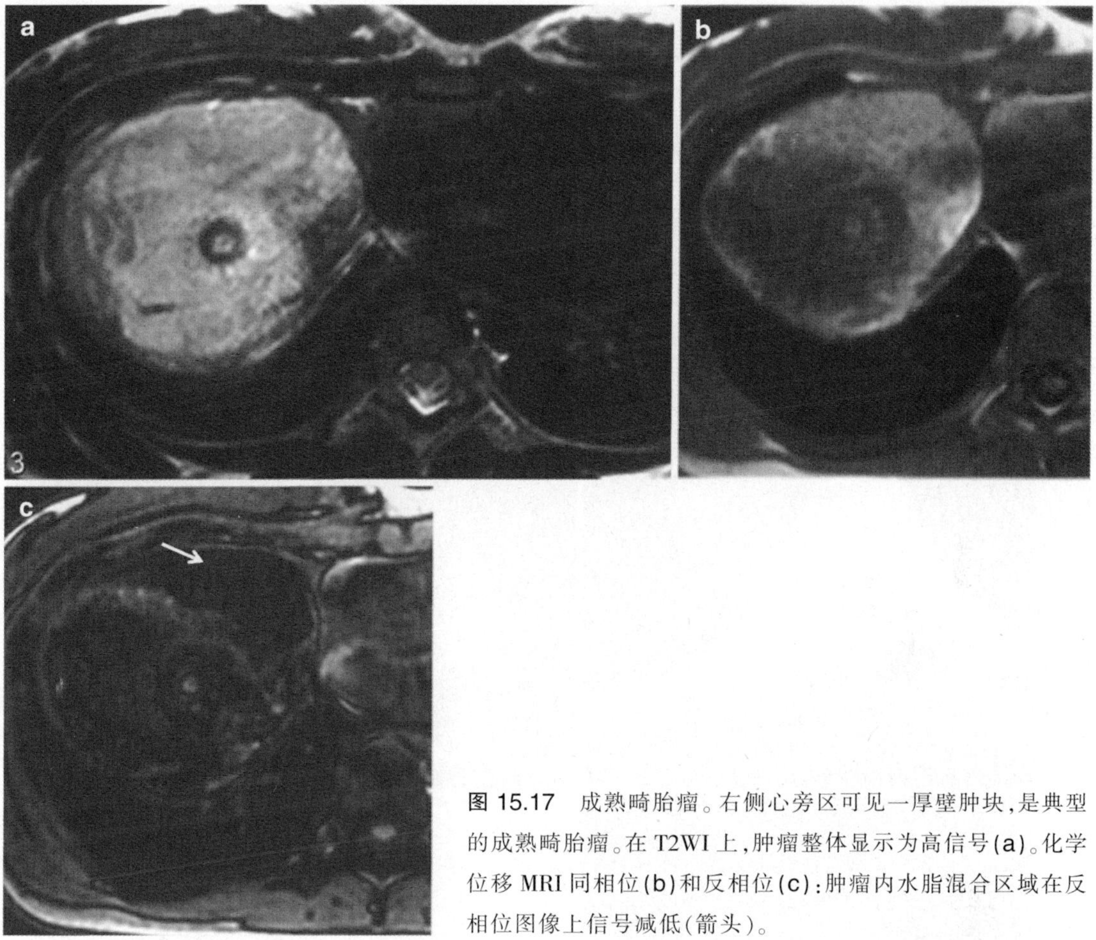

图 15.17 成熟畸胎瘤。右侧心旁区可见一厚壁肿块，是典型的成熟畸胎瘤。在 T2WI 上，肿瘤整体显示为高信号(a)。化学位移 MRI 同相位(b)和反相位(c)：肿瘤内水脂混合区域在反相位图像上信号减低(箭头)。

偶尔可出现肿瘤标志物升高：来源于内胚窦瘤和胚胎性癌的甲胎蛋白(AFP)和来自绒毛膜癌的人绒毛膜促性腺激素(HCG)。

在影像上，肿瘤通常表现为前纵隔的一个大肿块。在 CT 上，肿瘤由不规则的软组织和囊变坏死及出血引起的多个低密度区组成(Drevelegas 等，2001；Lee 等，1989)。偶尔可见肿瘤邻近脂肪界面消失及侵犯邻近组织结构。区域淋巴结和远处转移也很常见(Shimosato 和 Mukai，1997a，b，c)。在 MRI 上，肿瘤内部通常表现为高低信号混杂的不均匀信号影(Shimosato 和 Mukai，1997a，b，c)(图 15.20)。Klinefelter 综合征患者容易发生性腺外生殖细胞肿瘤。

5 纵隔恶性淋巴瘤

恶性淋巴瘤在所有的纵隔肿瘤中，成人和儿童分别约占 20%和 50%。大部分累及纵隔的淋巴瘤继发于全身病变，但纵隔也可以是原发病变。霍奇金淋巴瘤是最常见的原发性纵隔淋巴瘤。在非霍奇金淋巴瘤中，最常见的两种原发性纵隔淋巴瘤是淋巴母细胞性淋巴瘤和弥漫性大 B 细胞淋巴瘤，但实际上几乎任何组织学类型的淋巴瘤均可见到。原发性纵隔淋巴瘤除了在胸内淋巴结多见以外，胸腺受累也很常见。临床上，大多数纵隔恶性淋巴瘤患者会比胸腺瘤患者年轻。霍

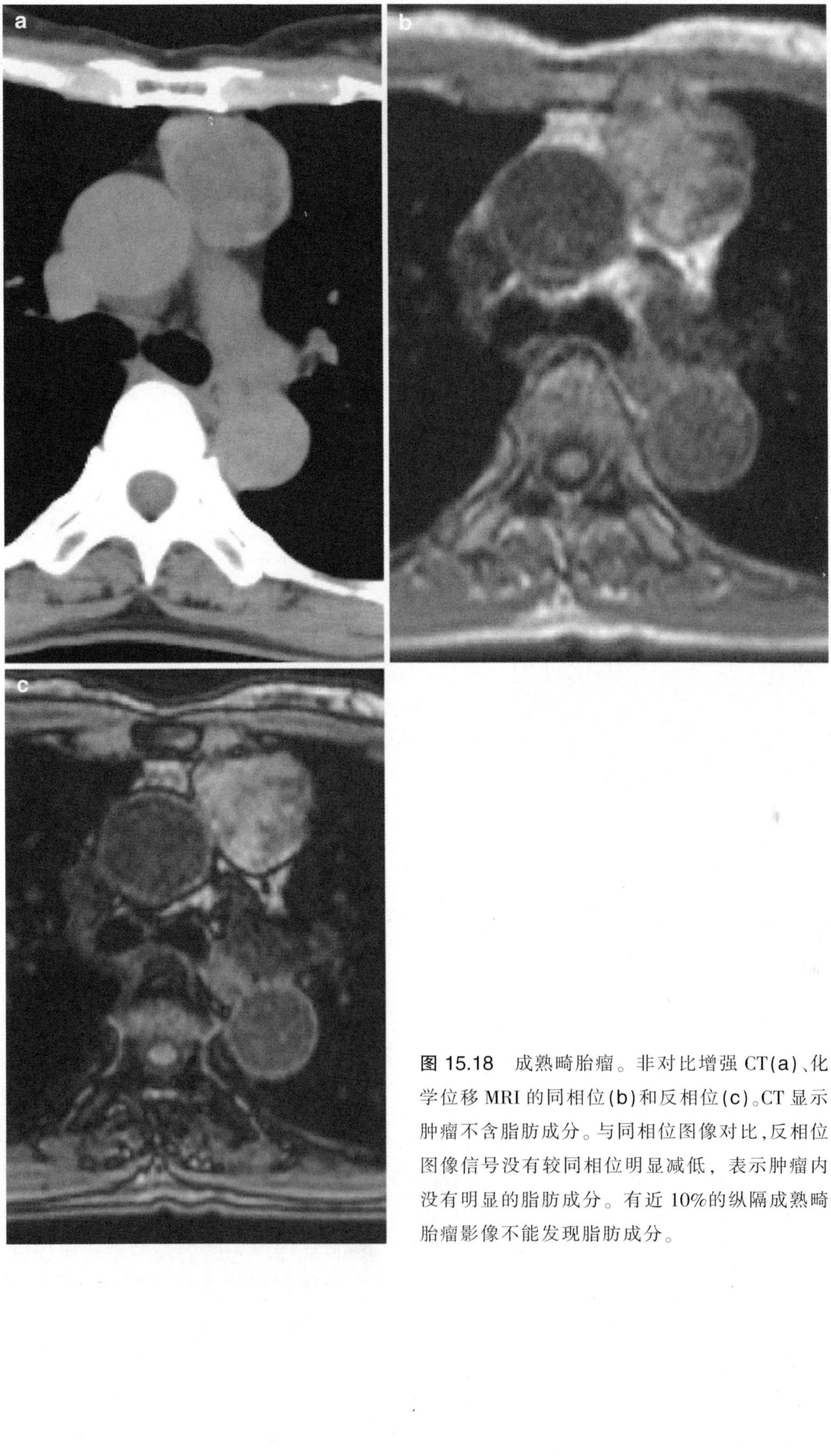

图 15.18 成熟畸胎瘤。非对比增强 CT(a)、化学位移 MRI 的同相位(b)和反相位(c)。CT 显示肿瘤不含脂肪成分。与同相位图像对比，反相位图像信号没有较同相位明显减低，表示肿瘤内没有明显的脂肪成分。有近 10%的纵隔成熟畸胎瘤影像不能发现脂肪成分。

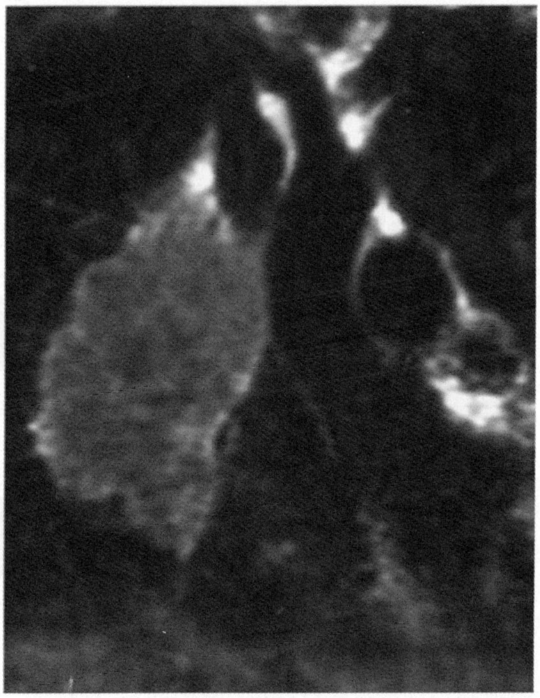

图 15.19 精原细胞瘤。冠状位 T2WI 显示前纵隔一分叶状肿块,呈均匀的中等信号强度。

奇金淋巴瘤临床分期一般采用 Ann Arbor 分类方法，它主要根据淋巴结病变的累及范围、是否存在结外病变和临床症状进行评估(Carbone 等,1971)。在非霍奇金淋巴瘤中,临床病程更多地取决于组织学分级和指标,包括总体和特定器官的受累程度,而非疾病的分期。

5.1 霍奇金淋巴瘤

霍奇金淋巴瘤是最常见的淋巴瘤,表现为纵隔淋巴结肿大。血管前和气管旁的淋巴结最常受累,其次是肺门、锁骨下、心旁、内乳和后纵隔淋巴结。除纵隔淋巴结外,霍奇金淋巴瘤也易累及胸腺。大多数患者是年轻女性。

在组织学亚型方面,结节硬化型是目前最常见的亚型,其特征是排列有序、相互连接的胶原结缔组织带将异常的淋巴组织部分或全部细分为孤立的细胞结节。结节内的

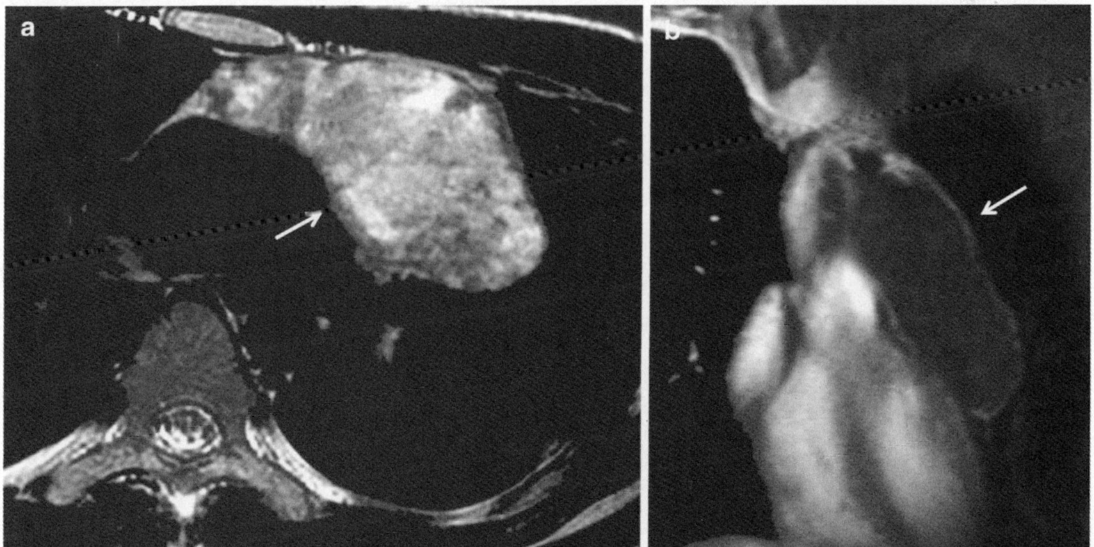

图 15.20 非精原细胞性恶性生殖细胞肿瘤。(a)轴位 T2WI 显示肿瘤信号不均匀,内可见低、中、高信号影(箭头)。(b)对比增强冠位图像显示肿块内无明显强化(箭头),可能与出血和囊变坏死引起的显著退行性变有关。

细胞增殖具有多态性，有大小不一的淋巴细胞、浆细胞、嗜酸性粒细胞和组织细胞。最显著的特征是具有 Reed-Sternberg(R-S)细胞(Shimosato 和 Mukai，1997a，b，c)。

在 CT 上，受累的淋巴结通常轮廓清楚，呈均匀的软组织密度，10%~21%的病例可有囊变和坏死(Pombo 等，1994)。胸腺受累是霍奇金病另一种常见的表现，40%的成年患者出现胸腺增大。典型的胸腺病变表现为前纵隔肿块，CT 上呈均匀的软组织密度，增强后为轻至中度的渐进性强化。纵隔病变较广泛时，常可直接向邻近的肺组织或胸壁蔓延。淋巴结病变通常向邻近的淋巴结群蔓延、播散，而跳跃性播散并不常见。

在 T2WI 上，受累的淋巴结通常表现为均匀的高信号影，信号强度高于肌肉而与脂肪相当(Rahmouni 等，2001)。霍奇金淋巴瘤在 T2WI 上信号不均匀，可表现为高、低混杂信号影，是结节硬化亚型的典型表现，其组织学特征由纤维化区及散在的多细胞区构成。霍奇金淋巴瘤可合并胸腺囊肿(图 15.21)。

5.2 淋巴母细胞淋巴瘤

淋巴母细胞淋巴瘤主要发生在儿童和青少年。免疫学研究发现大多数肿瘤具有胸腺 T 细胞的特征。虽然淋巴母细胞淋巴瘤和淋巴母细胞白血病在临床、病理、细胞遗传学和分子特征上有重叠，但淋巴母细胞淋巴瘤不或极少累及外周血或骨髓，而淋巴母细胞白血病以骨髓和血液系统受累为主(Shimosato 和 Mukai，1997a，b，c)。一般情况下，患者会因巨大的纵隔肿块而出现呼吸窘迫和上腔静脉综合征(Picozzi 和 Coleman，1990)。

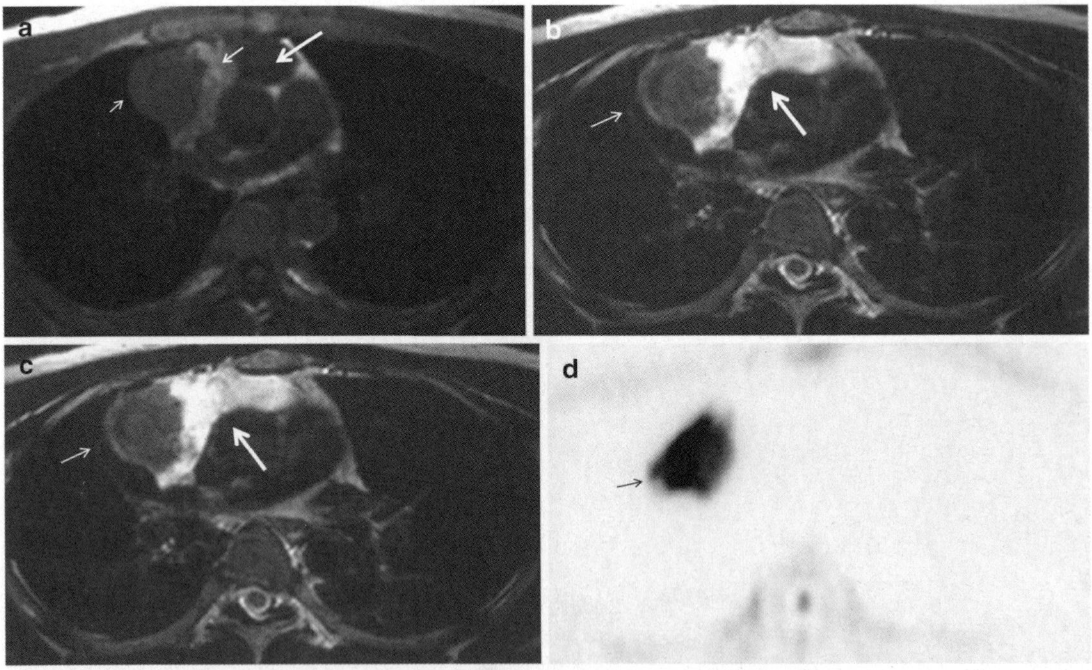

图 15.21 霍奇金淋巴瘤伴胸腺囊肿。在 T1WI 上(a)，淋巴瘤(短箭头)显示与肌肉相似的中等信号，胸腺囊肿由高(中箭头)和低信号(长箭头)组成。在 T2WI 上(b)，淋巴瘤呈中等信号(短箭头)，而胸腺囊肿呈高信号(长箭头)。(c)在对比增强图像上，淋巴瘤(短箭头)可见强化，而胸腺囊肿无强化。(d)在 DWI(b=1000)上，由于细胞密度高，淋巴瘤(短箭头)呈明显高信号。

最常见的 CT 表现为巨大的纵隔肿块，代表胸腺和淋巴结肿大，并压迫气道和心血管结构。增强后常可显示坏死所致的低密度区。胸腔积液和心包积液也很常见。淋巴母细胞性非霍奇金淋巴瘤容易快速播散，在弥漫性病变中肿瘤可扩散到胸外淋巴结、骨髓、中枢神经系统和性腺（Hamrick-Turner 等，1994）。淋巴母细胞性淋巴瘤在治疗后 2~4 年内复发并不少见，因此必须认真随访（Hamrick-Turner 等，1994）。

5.3 原发性纵隔弥漫性大 B 细胞淋巴瘤

原发性纵隔弥漫性大 B 细胞淋巴瘤被认为是非霍奇金淋巴瘤的一种独特亚型（Tateishi 等，2004）。免疫病理学检查显示大多数肿瘤是 B 细胞起源的。大部分肿瘤好发于青中年，平均年龄为 30 岁（Shaffer 等，1996）。常见的症状包括呼吸困难、咳嗽、胸痛、不适和发热。近 40%的患者可发生上腔静脉综合征。

几乎所有患者表现为巨大的、光滑的或分叶状的前纵隔肿块。平均直径为 10cm 或更大（Shaffer 等，1996）。在 CT 上，50%的病例可见出血、坏死或囊变所致的低密度区，40%的病例可见不均匀强化（Tateishi 等，2004；Shaffer 等，1996）。肿瘤体积较大，常累及邻近纵隔结构、胸壁和肺。约有 1/3 的患者可出现胸腔和心包积液。

在一项纳入 21 例患者的研究中，纵隔淋巴结肿大占 67%，但胸外淋巴结肿大并不常见（Tateishi 等，2004）。纵隔最常累及的淋巴结是前纵隔和气管旁淋巴结，随后依次是隆突下、肺门、内乳、心旁和后纵隔淋巴结（Castellino 等，1996）（图 15.22）。

5.4 淋巴瘤的 MRI

一般来说，淋巴瘤在 MRI 上呈相对均匀的信号，T1WI 上低于脂肪信号，稍高于肌肉信号。但在 T2WI 上与脂肪呈等信号且高于肌肉信号（Negendank 等，1990）。Negendank 等报道了一个独特的发现：在 T2WI 上，具有致密纤维化的淋巴瘤可见更高的高信号影，这种现象在霍奇金淋巴瘤较非霍奇金淋巴瘤更明显（1990）。淋巴瘤更高的高信号可能不是由纤维化本身引起的，而是由其他一些 T2 值很长的组织成分引起的，包括水肿、大比例的血管间隙及炎症（Negendank 等，1990）。如果治疗前肿块在 T2WI 上显示高信号，则复发的可能性会更高（Nyman 等，1989）。

在纵隔淋巴瘤中，治疗后肿块残留很常见，特别是治疗前肿块巨大的病例。MRI 可

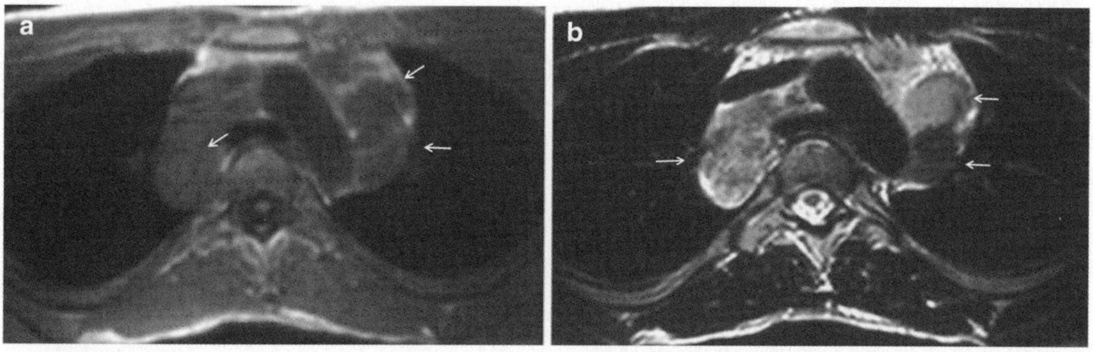

图 15.22 间变性弥漫大 B 细胞淋巴瘤。T1WI(a)和 T2WI(b)显示前纵隔、气管旁和后纵隔区多发肿大的淋巴结（箭头）。

为鉴别存活的肿瘤和残留的良性肿块提供重要的信息。残留肿瘤在 T1WI 和 T2WI 上表现为各种信号。残留和无活性肿瘤在 T1 和 T2 加权 MRI 上均表现为不均匀信号。T2WI 上的高信号影和 T1WI 上的低信号影可能代表残留的存活淋巴瘤、坏死区和炎症。在无活性肿瘤的病灶中,T2WI 和 T1WI 上的不均匀信号为混杂的脂肪和纤维组织。无活性的残余纤维化团块特征为均匀一致的低信号(Rahmouni 等,1993;Rahmouni 和 Zerhouni,1990)。对比增强 MRI 也有助于诊断。在一项纳入 41 例大块纵隔淋巴瘤 (17 例霍奇金淋巴瘤,24 例非霍奇金淋巴瘤)的研究中,经治疗后完全缓解的淋巴瘤患者纵隔肿块的增强程度明显降低,而复发的患者则无此表现(Rahmouni 等,2001)(图 15.23)。

6 神经源性肿瘤

神经源性肿瘤在成人原发性纵隔肿瘤中占 9%~20%,在儿童中占 29%~35%(Strollo 等,1997;Ribet 和 Cardot,1994)。近 90%的神经源性肿瘤发生在后纵隔。肿瘤起源于周围神经和神经鞘(神经鞘瘤、神经纤维瘤、恶性周围神经鞘瘤)、交感神经节(神经母细胞瘤、节细胞神经母细胞瘤、神经节细胞瘤),很少来源于副交感神经节(副神经节瘤)。神经鞘肿瘤在成人中更常见,而交感神经节肿瘤在儿童中更常见。诊断时的平均年龄:神经母细胞瘤为 5.8 岁,节细胞神经母细胞瘤为 8.4 岁,神经节细胞瘤为 19.6 岁,神经纤维瘤为 29.7 岁,神经鞘瘤为 38 岁。

6.1 周围神经鞘瘤

纵隔周围神经鞘瘤通常起源于肋间神经,很少来自迷走神经、膈神经或喉返神经。神经鞘瘤起源于神经鞘膜且有包膜。神经纤维瘤没有包膜,是所有神经成分无序增生所致。恶性周围神经鞘肿瘤对应的是恶性神经鞘瘤和神经纤维瘤,其中近 50%见于神经纤维瘤病的患者。

神经鞘瘤和神经纤维瘤通常表现为在椎旁区或沿其他神经走行的肿块, 表面光滑,边界清楚,呈圆形或椭圆形(图 15.24)。椎旁肿瘤可向椎管内延伸。在 MRI 上,周围神经鞘瘤在 T1WI 上比肌肉信号稍高,在 T2WI 上信号明显增高(Burk 等,1987;Sakai 等,1991)。在 T2WI 上,神经鞘瘤偶见囊变所致的中央高信号,而神经纤维瘤则表现为中央低信号和周围高信号(靶征),病理基础为周围黏液变性包绕中央的肿瘤组织(Sakai 等,1991)。神经纤维瘤可见于 von Recklinghausen 病。发现丛状神经纤维瘤可确诊 von Recklinghausen 病,表现为广泛的梭形或浸润性肿块(图 15.25)。

恶性周围神经鞘瘤表现为后纵隔内圆形、边界清楚的肿块,但可局部侵犯纵隔结构及邻近的胸壁(Strollo 等,1997)。血行转移最常见于肺。病灶内可见出血坏死引起的囊变。

6.2 交感神经节肿瘤

神经母细胞瘤、节细胞神经母细胞瘤和神经节细胞瘤是交感神经系统的肿瘤,它们起源于形成交感神经系统的原始神经嵴细胞。神经节细胞瘤和节细胞神经母细胞瘤最常起源于后纵隔交感神经节。神经母细胞瘤有 50%来自肾上腺,约 30%来自纵隔(Strollo 等,1997)。神经节细胞瘤是最良性的肿瘤,由神经节细胞和成熟基质组成;节细胞神经母细胞瘤具有中度恶性潜能,既有成熟的神经节细胞,也有未成熟的神经母细胞;神经母细胞瘤是三者中恶性度最高的肿瘤,主要由神经母细胞组成。神经节细胞肿瘤通常表

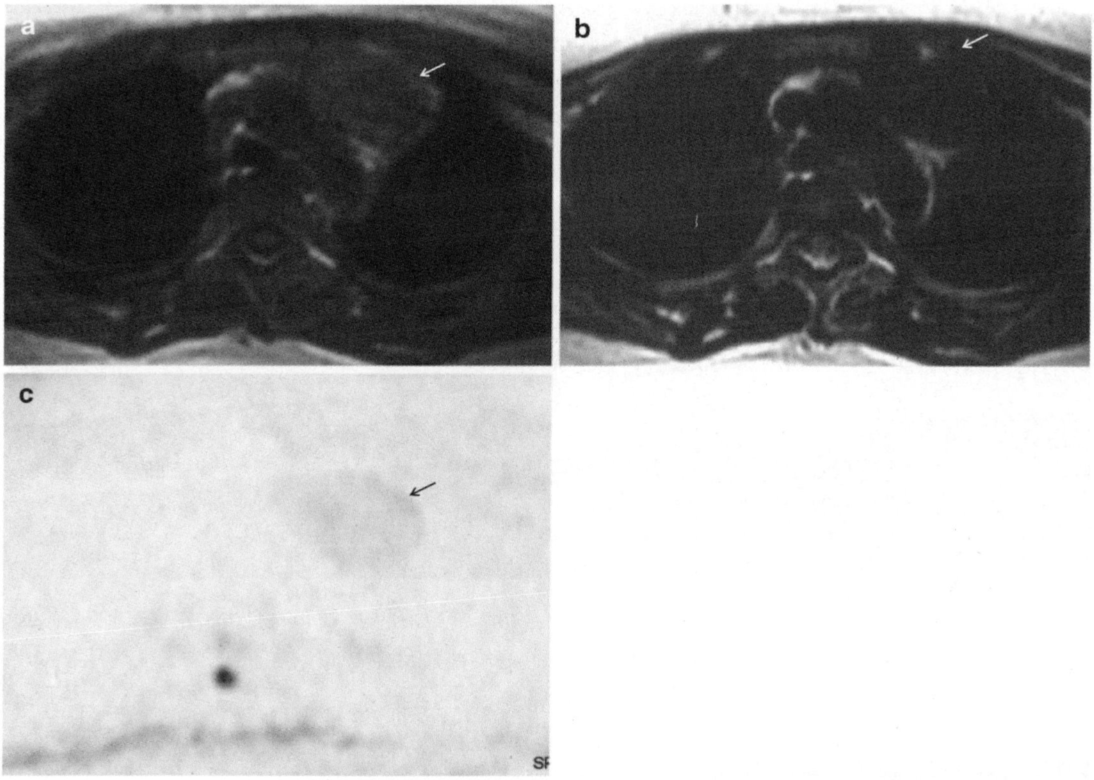

图 15.23　非霍奇金淋巴瘤化疗后残留的肿块。T1WI(a)和 T2WI(b)显示前纵隔有一个边界清晰的低信号肿块(箭头)。(c)肿块在 DWI(b=1000)上没有表现为明显高信号(箭头)。T2WI 和 DWI 上呈低信号,动态增强扫描几乎无强化,提示为无活性的残留肿块。

现为椎旁肿块。

在 MRI 上,神经节细胞瘤通常在 T1WI 上呈低信号,而在 T2WI 上呈不均匀高信号。一般认为,T2WI 上不均匀的高信号是由于神经节细胞瘤内的黏液成分及相对较少的神经节细胞所致(Ichikawa 等,1996;Serra 等,1992;Sakai 等,1991)(图 15.26)。神经节细胞瘤在动态增强 MR 上不表现早期强化,但随着时间的推移而逐渐强化(Lonergan 等,2002;Ichikawa 等,1996;Sakai 等,1991)(图 15.27)。含有脂肪的神经节细胞瘤很少有报道,可能是肿瘤自然退化后纵隔脂肪向病灶浸润所致(Hara 等,1999)(图15.26)。

神经母细胞瘤和节细胞神经母细胞瘤在 T1WI 上呈相对低信号,在 T2WI 上呈高信号(图 15.28 和图 15.29)。由于病灶内出血和囊变而信号不均匀,在 T1WI 和 T2WI 上分别表现为高信号区(Lonergan 等,2002)。

MRI 较 CT 有一定的优势,例如原发性肿瘤向椎管内蔓延的评估、骨髓疾病及弥漫性肝转移的检出(Abramson,1997;Couanet 等,1988;King 等,1975;Siegel 等,1986)。MR 可很好地显示硬膜外肿瘤的延伸范围及其与脊髓和神经根的解剖关系。MR 可发现骨髓病变,在 T1WI 上表现为低信号,在 T2WI 上为高信号。

6.3　副神经节瘤

副神经节瘤是起源于副神经节细胞的一种罕见肿瘤,占胸部神经源性肿瘤的 4%

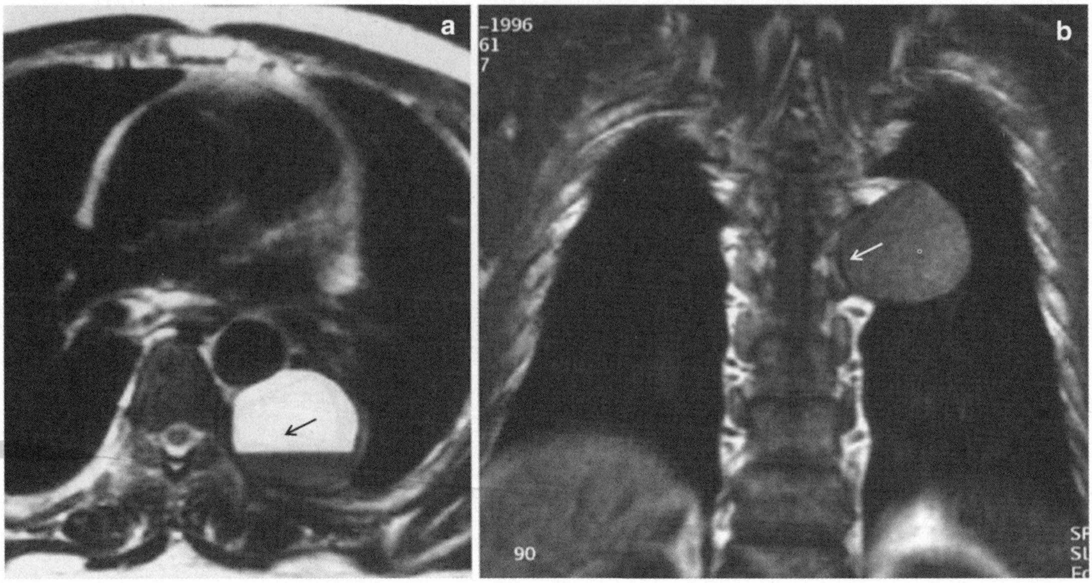

图 15.24　神经鞘瘤并囊变。横断位 T2WI(a)显示椎旁一边界清楚的肿块,其内可见液液平面(箭头),提示病灶的囊性特征。冠状位 T1WI(b)邻近肋骨扁平,代表肿块导致的压迫性吸收。

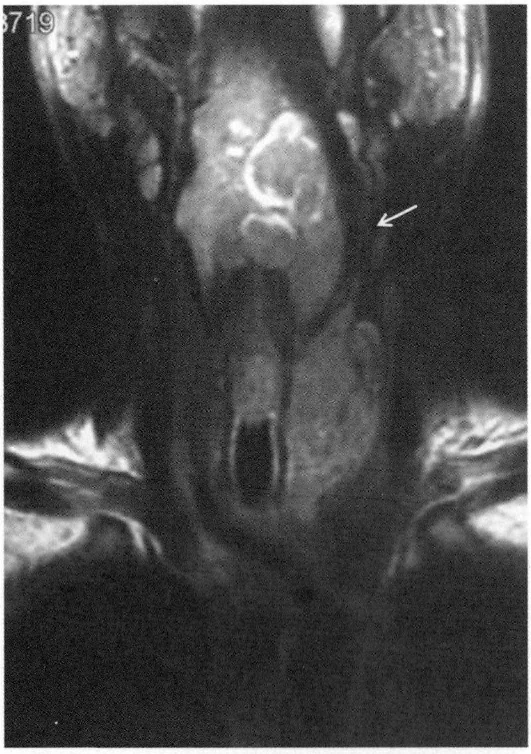

图 15.25　Ⅰ型神经纤维瘤病的丛状神经纤维瘤(von Recklinghausen 病)。冠状位 T2WI 显示气管周围有一个弥漫生长的梭形肿块(箭头)。

(Reed 等,1978)。纵隔副神经节瘤主要发生在两个部位:主动脉弓周围(主动脉体瘤)和椎旁区。主动脉体瘤可发生在以下 4 个部位:头臂动脉侧方、主动脉弓前外侧、动脉导管角或右肺动脉右上方(Olson 和 Salyer,1978)。

胸部副神经节瘤的表现与其他部位的副神经节瘤相似,T1WI 呈中等信号,T2WI 呈高信号(Balcombe 等,2007;Olsen 等,1987)。较小的肿瘤信号往往均匀,较大的肿瘤由于坏死常呈不均匀信号。由于副神经节瘤通常是富血供的,在静脉注射对比剂后,肿瘤在 CT 或 MRI 上一般表现为明显的强化(Balcombe 等,2007;Spizarny 等,1987)。大的肿瘤内可见大量匐行的血管。

7　其他纵隔疾病

7.1　纵隔甲状腺肿

胸内甲状腺肿几乎全是由甲状腺病变

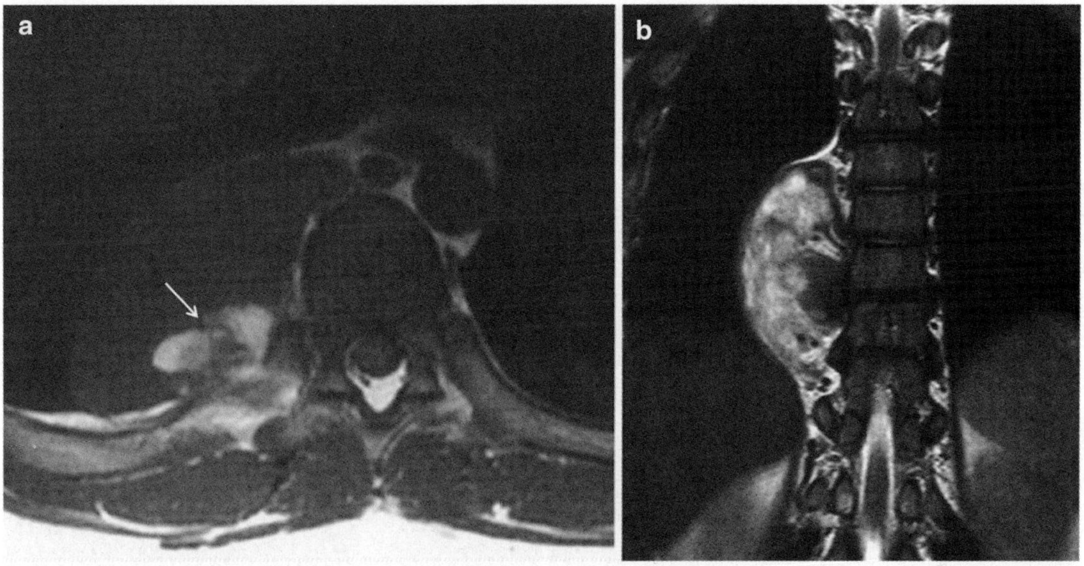

图 15.26　神经节细胞瘤。T1WI(a)显示椎旁与肌肉信号类似的低信号肿块，另可见片状高信号区(箭头)，代表纵隔脂肪突入肿块内。在冠状位 T2WI 上(b)，肿块因其内大量的黏液物质和少量神经节细胞而呈不均匀的高信号。

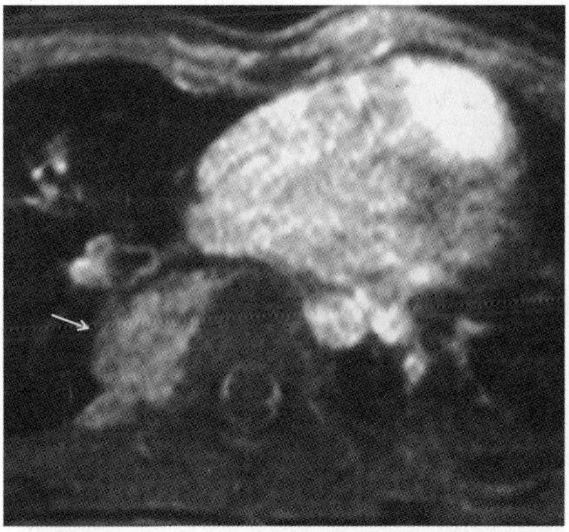

图 15.27　神经节细胞瘤。对比增强动态研究的早期(未显示)和平衡期图像。肿块在早期没有明显的增强，在平衡期呈均匀强化(箭头)。

直接连续延伸至纵隔所致，以良性多结节性甲状腺肿最常见。甲状腺癌和甲状腺炎引起的甲状腺肿大也可延伸到纵隔内。甲状腺肿块的胸内蔓延主要是前纵隔(80%)，以及喉返神经及头臂血管的前方。往后纵隔延伸的甲状腺肿占 10%~25%(Katlic 等，1985；Shahian 和 Rossi，1988)。

在 T1WI 上，肿块通常表现为与肌肉相当的中等信号，偶尔可见高信号区，表示出血或胶样囊肿形成(Higgins 等，1986；Gefter 等，1987)。在 T2WI 上，肿块通常呈不均匀信号。纵隔肿块与颈部甲状腺相连是一条重要的诊断线索，MRI 对其评价具有重要价值(图 15.30)。

7.2　异位甲状旁腺

甲状旁腺 90%位于甲状腺附近，异位的约占 10%。一篇综述报道异位甲状旁腺 81%发生于前纵隔，19%发生于后纵隔(Clark，1988)。

一般来说，甲状旁腺腺瘤在 T1WI 上呈中等信号，在 T2WI 上呈明显高信号(Spritzer 等，1987)。由于纤维化和出血，近 10%的异常腺体在 T2WI 上不显示高信号(Spritzer

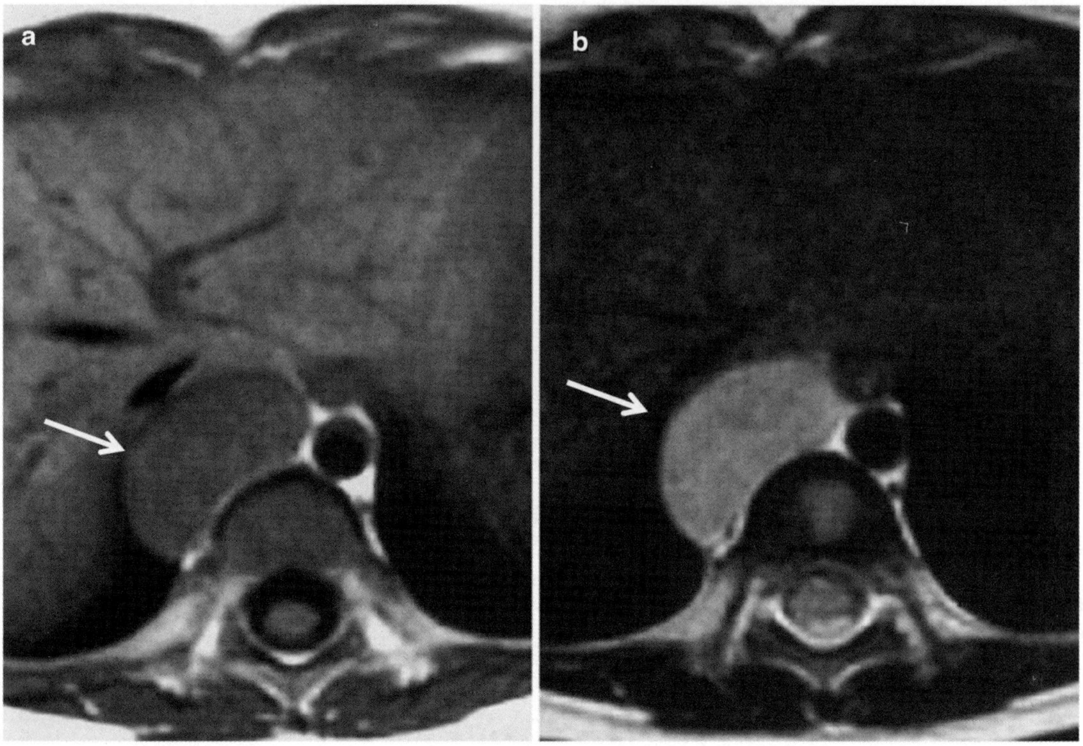

图 15.28　节细胞神经母细胞瘤。椎体右旁肿块在 T1WI(a)上呈低信号强度，在 T2WI(b)上呈高信号强度（箭头）。神经节细胞肿瘤通常发生在椎体旁前方区域。

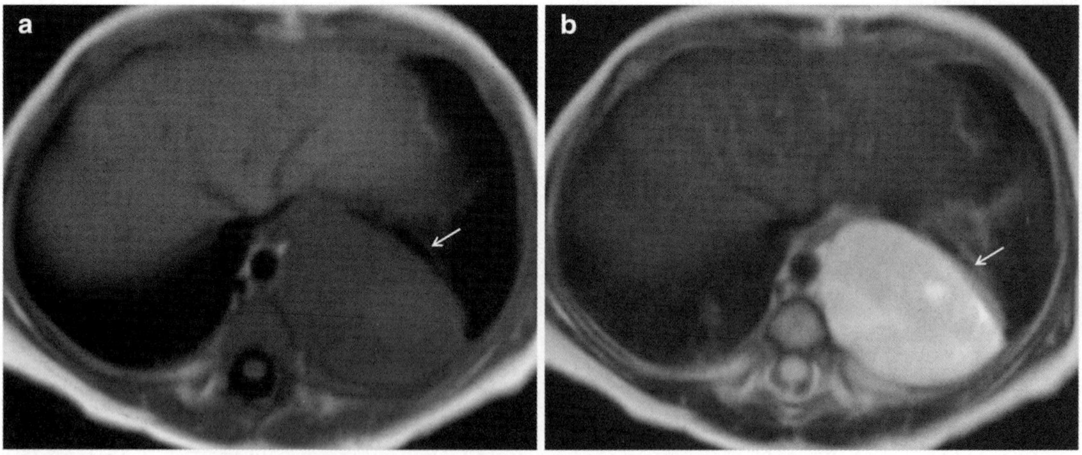

图 15.29　神经母细胞瘤。T1WI(a)和 T2WI(b)轴位图像显示左侧椎旁肿块（箭头）。肿块在 T1WI 上呈低信号，在 T2WI 上呈高信号。

等,1987)。

7.3　纤维性纵隔炎

纤维性纵隔炎是一种以慢性炎症和纤维化为表现的罕见疾病,纵隔局部或弥漫性受累。纤维性纵隔炎最常见的病因是组织胞浆菌病和肺结核,但它也可能与自身免疫性疾病、放射治疗、腹膜后纤维化、二甲麦角新碱治疗有关,也可为特发性(Mole 等,1995)。组织胞浆菌感染通常引起局灶性疾病,而特发性纤维性纵隔炎通常是弥漫性的。阻塞各种纵隔结构可引起相应并发症,最常见为上腔静脉(39%),其次依次是支气管(33%)、肺动脉(18%)和食管(9%)(Sherrck 等,1994)。最常见的临床症状与上腔静脉综合征有关,包括头痛、发绀和面部、颈部及手臂水肿(Schowengerdt 等,1969)。

CT 表现为增大的钙化结节,最常见于

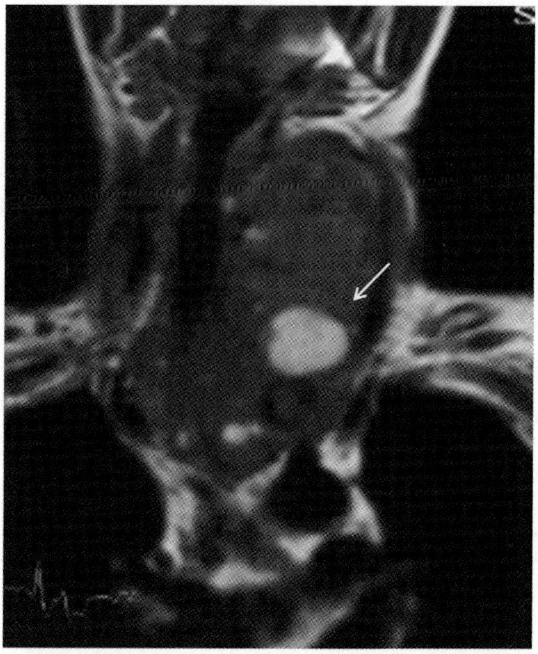

图 15.30　纵隔甲状腺肿。甲状腺肿块向前纵隔延伸。肿块呈中等信号,内可见局灶性高信号影(箭头),代表出血或囊变、坏死。

右侧气管旁区,而左侧气管旁、胸骨下或后纵隔区亦可能受累(Sherrck 等,1994)。弥漫性钙化很少见,通常表现为纵隔脂肪组织的弥漫性密度增高。CT 有助于评估纵隔结构的受累情况,如上腔静脉、气道、肺动脉和静脉的狭窄和受压。虽然 MRI 和 CT 在评估淋巴结肿大或纤维化的范围方面效能相当,但 MRI 可在没有对比剂的情况下评估血管的受累情况。MRI 中,纤维性纵隔炎在 T1WI 和 T2WI 上均呈不均匀信号(Rossi 等,2001)。由于病灶出现纤维化和钙化,在 T2WI 上信号可明显降低(Rholl 等,1985)。MRI 最大的缺点是不能有效识别钙化。

7.4　髓外造血

髓外造血通常见于严重的溶血性贫血患者。胸内主要表现为多发的椎旁分叶状肿块。在 CT 上,它们表现为多发、均匀软组织密度的肿块,有时可见脂肪密度影(Glazer 等,1992)。在 T1WI 上,肿块呈不均匀信号,如含有脂肪组织则信号增高。

8　成像方案

8.1　纵隔 MRI 序列

近年来技术的进展使纵隔的 MRI 得到了改进。一般来说,常规 T1 和 T2 加权的自旋回波成像可提供纵隔肿瘤的基本信息,而纵隔的 MRI 方案与其他器官类似。然而,最大的挑战在于呼吸和心脏运动所致的图像质量下降。可以选择快速成像序列,辅以屏气、呼吸门控或心电门控技术来减少这些伪影(Takahashi 和 Al-Janabi,2010)。化学位移成像包括可单次屏气完成的同相位和反相位梯度回波 T1 加权图像,它在检出肿块内少量体素内脂肪方面具有优势。它在纵隔中的主要应用是显示正常胸腺的特征，并能鉴别胸腺增生和胸腺上皮肿瘤（Inaoka 等，2007；Priola 等，2015）。

MRI 在鉴别囊性和实性病变方面特别有用。纵隔中大部分囊性病变在 CT 上的密度无特异性，MRI 通常更有助于分析囊内容物。T2WI 上的高信号、液液平面、无对比增强是诊断囊性肿块的关键。此外，重 T2 加权成像可作为补充。它一般通过较长的回波时间来获得，从而突出显示明显高信号的囊性成分。T2 加权图像对其他组织成分的判断也有帮助。肿块中的低信号影可能代表出血、血管流空、钙化或纤维化。胸腺癌内的低信号影通常代表胶原纤维组织，在胸腺瘤中少见（Takahashi 和 Al-Janabi，2010）。

最近基于快速梯度回波序列的动态增强成像可在单次屏气获得更高空间分辨率的多组图像。对比增强动态成像使用扰相梯度回波序列，可评估病变随时间变化的强化情况。例如，我们可在动脉期评估肿瘤的血供程度，在平衡期评估肿瘤间质（细胞外间隙）的强化程度。此外，我们还可利用动态增强成像来鉴别囊性和实性病变，以及鉴别治疗后纤维瘢痕和残余存活肿瘤，也可用于肿瘤特征分析。动态增强成像中更早的达峰时间提示胸腺瘤较非胸腺瘤的可能性更大（Sakai 等，2002）。

扩散加权成像（DWI）可反映组织中水分子扩散能力的差异。几篇研究使用的 b 值从 800 到 1000s/mm^2 不等（Abdel 等，2014；Gmustas 等，2011）。高于 1000s/mm^2 的 b 值可能不适用于纵隔肿瘤，因为可能需要更长的成像时间，同时肺部的磁敏感伪影也不容忽略。水分子扩散减低通常与较高的细胞密度有关，提示恶性肿瘤。组织内细胞密度高的区域 DWI 上呈高信号。据文献报道，表观扩散系数（ADC）能反映胸腺上皮性肿瘤的恶性程度。与低危胸腺瘤相比，高危胸腺瘤或胸腺癌的 ADC 值更低（Abdel 等，2014）。

一般认为，纵隔肿瘤的一线影像学检查是 CT，而 MRI 能提供各种独特信息，可对纵隔肿瘤的特征进行分析。因此，放射科医生应该清楚 MRI 不同序列各自的优势和适应证。表 15.3 列举了推荐的纵隔 MRI 方案。

表 15.3 推荐的纵隔 MRI 方案

1.冠状位定位像
2.T1WI：带有流动补偿的梯度重聚焦回波图像、同相位和反相位图像——轴位（冠状位、矢状位）
3.T2WI：首选自旋回波——轴位（冠状位、矢状位），伴/不伴心电门控技术
4.钆剂增强的 T1WI：带有脂肪抑制和流动补偿的梯度重聚焦回波图像——轴位（冠状位、矢状位），动态增强研究可用于评价病变的血供情况
5.血管评价：屏气三维对比增强成像
6.轴位扩散加权图像（b=0，1000）

（梁建业 译 邓宇 万齐 审校）

参考文献

Abdel Razek AA, Khairy M, Nada N (2014) Diffusion-weighted MR imaging in thymic epithelial tumors: correlation with World Health Organization classification and clinical staging. Radiology 273(1):268–275
Abramson SJ (1997) Adrenal neoplasms in children. Radiol Clin N Am 35:1415–1453
Afifi HY, Bosl GI, Burt ME (1997) Mediastinal growing teratoma syndrome. Ann Thorac Surg 64:359–362
Balcombe J, Torigian DA, Kim W, Miller WT Jr (2007) Cross-sectional imaging of paragangliomas of the aortic body and other thoracic branchiomeric paraganglia. Am J Roentgenol 188:1054–1058
Baron RL, Sagel SS, Baglan RJ (1981) Thymic cysts following radiation therapy for Hodgkin disease. Radiology 141:593–597
Baron RL, Lee JK, Sagel SS, Peterson RR (1982) Computed tomography of the normal thymus. Radiology 142:121–125
Boothroyd AE, Hall-Graggs MA, Dicks-Mireaux C, Shaw DG (1992) The magnetic resonance appearances of the normal thymus in children. Clin Radiol 45:378–381

Burk DL Jr, Brunberg JA, Kanal E, Brunberg JA, Latchaw RE, Wolf GL (1987) Spinal and paraspinal neurofibromatosis: surface coil MR imaging at 1.5 T. Radiology 162:797–801
Carbone PP, Kaplan HS, Musshoff K, Smithers DW, Tubiana M (1971) Report of the committee on Hodgkin's disease staging classification. Cancer Res 31:1860–1861
Castellino RA, Hilton S, O'Brien JP, Portlock CS (1996) Non-Hodgkin lymphoma: contribution of chest CT in the initial staging evaluation. Radiology 199:129–132
Chaer R, Massad MG, Evans A, Snow NJ, Geha AS (2002) Primary neuroendocrine tumors of the thymus. Ann Thorac Surg 74:1733–1740
Chen J, Weisbrod GL, Herman SJ (1988) Computed tomography and pathologic correlations of thymic lesions. J Thorac Imaging 3:61–65
Chen G, Marx A, Wen-Hu J (2002) New WHO histologic classification predicts prognosis of thymic epithelial tumors. A clinicopathologic study of 200 thymoma cases from china. Cancer 95:420–429
Choyke PL, Zeman RK, Gootenberg JE, Greenberg JN, Hoffer F, Frank JA (1987) Thymic atrophy and regrowth in response to chemotherapy: CT evaluation. Am J Roentgenol 149:269–272
Clark OH (1988) Mediastinal parathyroid tumors. Arch Surg 123:1096–1100
Couanet D, Geoffray A, Hartmann O, Leclere JG, Lumbroso JD (1988) Bone marrow metastases in children's neuroblastoma studied by magnetic resonance imaging. Prog Clin Biol Res 271:547–555
De Geer G, Webb WR, Gamsu G (1986) Normal thymus: associated with MR and CT. Radiology 158:313–317
Dehner LP (1983) Gonadal and extragonadal germ cell neoplasia of childhood. Hum Pathol 14:493–511
Do YS, Im J-G, Lee BH, Kim KH, Oh YW, Chin SY, Zo JI, Jang JJ (1995) CT findings in malignant tumors of thymic epithelium. J Comput Assist Tomogr 19:192–197
Doppman JL, Nieman L, Miller DL, Pass HI, Chang R, Cutler GB, Schaaf M, Chrousos G, Norton JA, Ziessman HA, Oldfield EH, Loriaux DL (1989) Ectopic adrenocorticotropic hormone syndrome: localization studies in 28 patients. Radiology 172:115–124
Drevelegas A, Palladas P, Scordalaki A (2001) Mediastinal germ cell tumors: a radiologic-pathologic review. Eur Radiol 11:1925–1932
Erasmus JJ, McAdams HP, Donnelly LF, Spritzer CE (2000) MR imaging of mediastinal masses. MRI Clin North Am 8:59–89
Ferolla P, Falchetti A, Filosso P, Tomassetti P, Tamburrano G, Avenia N, Daddi G, Puma F, Ribacchi R, Santeusanio F, Angeletti G, Brandi ML (2005) Thymic neuroendocrine carcinoma (carcinoid) in MEN 1 syndrome: the Italian series. J Clin Endocrinol Metab 90:2603–2609
Feung MY, Gasser B, Gangi A, Bogorin A, Charneau D, Wihlm FM, Dietemann FL, Catherine R (2002) Imaging of cystic masses of the mediastinum. RadioGraphics 22:s79–s93
Francis IR, Glazer GM, Bookstein FL, Gross BH (1985) The thymus: reexamination of age-related changes in size and shape. Am J Roentgenol 145:249–254
Fujimoto K, Nishihara H, Abe T, Edamitsu O, Uchida M, Kumabe T, Ueda H, Sakoda J, Kojima K, Uozumi J, Oshibuchi M, Hayabuchi N (1992) MR imaging of thymoma –comparison with CT, operative, and pathological findings. Nippon Igaku Hoshasen Gakkai Zasshi 25:1128–1138
Gal AA, Kornstein MJ, Cohen C, Duarte IG, Miller JI, Mansour KA (2001) Neuroendocrine tumors of the thymus: a clinicopathological and prognostic study. Ann Thorac Surg 72:1179–1182
Gefter WB, Spritzer CE, Eisenberg B, LiVolsi VA, Axel L, Velchik M, Alavi A, Schenck J, Kressel HY (1987) Thyroid imaging with high-field strength surface-coil MR. Radiology 164:483–490
Glazer HS, Wick MR, Anderson DJ, Semenkovich JW, Molina PL, Siegel MJ, Sagel SS (1992) CT of fatty thoracic masses. Am J Roentgenol 159:1181–1187
Goldstein G, Mackey IR (1969) The human thymus. Warren H. Green, St Louis
Gualdi GF, Volpe A, Polettini E, D'Agostino A, Ceroni AM, Pirolli FM (1994) Role of magnetic resonance in the evaluation of space-occupying mediastinal pathology. Clin Ter 145:141–147
Gumustas S, Inan N, Sarisoy HT (2011) Malignant versus benign mediastinal lesions: quantitative assessment with diffusion weigh ted MR imaging. Eur Radiol 21(11):2255–2260
Hamrick-Turner JE, Saif MF, Powers CI, Blumenthal BI, Royal SA, Iyer RV (1994) Imaging of childhood non-Hodgkin lymphoma: assessment by histologic subtype. RadioGraphics 14:11–28
Hara M, Ohba S, Andoh K, Kitase M, Sasaki S, Nakayama J, Fukai I, Goodman PC (1999) A case of ganglioneuroma with fatty replacement: CT and MRI findings. Radiat Med 17:172–178
Hartmann CA, Roth C, Minck C, Niedobitek G (1990) Thymic carcinoma. J Cancer Res Clin Oncol 116:69–82
He Y, Zhang Z-Y, Zhu H-G, Guo W, Wang L-Z (2008) Infant ectopic cervical thymus in submandibular region. Int J Oral Maxillofac Surg 37:186–189
Hoffman OA, Gillespie DJ, Aughenbaugh GL, Brown LR (1993) Primary mediastinal neoplasms (other than thymoma). Mayo Clin Proc 68:880–891
Huang TW, Cheng YL, Tzao C, Chang H, Tsai WC, Lee SC (2007) Middle mediastinal thymoma. Respirology 12:934–936
Higgins CB, McNamara MT, Fisher MR, Clark OH (1986) MR imaging of the thyroid. Am J Roentgenol 147:1255–1261
Ichikawa T, Ohtomo K, Araki T, Fujimoto H, Nemoto K, Nanbu A, Onoue M, Aoki K (1996) Ganglioneuroma: computed tomography and magnetic resonance features. Br J Radiol 69:114–121
Inaoka T, Takahashi K, Iwata K, Fajardo L, van Beek E, Sato Y, Yamada T, Nagasawa K, Shuke N, Aburano T (2005) Evaluation of normal fatty replacement of the thymus with chemical-shift MR imaging for identification of the normal thymus. J Magn Reson Imaging 22:341–346
Inaoka T, Takahashi K, Mineta M, Yamada T, Shuke N, Okizaki A, Nagasawa K, Sugimori H, Aburano T (2007) Thymic hyperplasia and thymus gland tumors: differentiation with chemical shift MR imaging. Radiology 243:869–876

Inoue A, Tomiyama N, Fujimoto K, Sadohara J, Nakamichi I, Tomita Y, Aozasa K, Tsubamoto M, Murai S, Natsag J, Sumikawa H, Mihara N, Honda O, Hamada S, Johkoh T, Nakamura H (2006) MR imaging of thymic epithelial tumors: correlation with world health organization classification. Radiat Med 24:171–181

Iyoda A, Hiroshima K, Yusa T, Toyozaki T, Fujisawa T, Ohwada H (2000) The primary mediastinal growing teratoma syndrome. Anticancer Res 20:3723–3728

Jeong YJ, Lee KS, Kim J, Shim YM, Han J, Kwon OJ (2004) Does CT of thymic epithelial tumors enable us to differentiate histologic subtypes and predict prognosis. Am J Roentgenol 183:283–289

Katlic MR, Wang C, Grillo HC (1985) Substernal goiter. Ann Thorac Surg 39:391–399

Khariwala SS, Nicollas R, Triglia JM, Garabedian EN, Marianowski R, Van Den Abbeele T, April M, Ward R, Koltai PJ (2004) Cervical presentations of thymic anomalies in children. Int J Pediatr Otorhinolaryngol 68:909–914

King D, Goodman J, Hawk T, Boles ET, Sayers MP (1975) Dumbbell neuroblastomas in children. Arch Surg 110:888–891

Klemm KM, Moran CA (1999) Primary neuroendocrine carcinomas of the thymus. Semin Diagn Pathol 16:32–41

Kondo K, Yoshizawa K, Tsuyuguchi M, Kimura S, Sumitomo M, Morita J et al (2004) WHO classification is a prognostic indicator in thymoma. Ann Thorac Surg 77:1183–1188

Kuhlman JE, Fishman EK, Wang KP, Zerhouni EA, Siegelman SS (1988) Mediastinal cysts; diagnosis by CT and needle aspiration. Am J Roentgenol 150:75–78

Lee KS, Gilm J, Han CH et al (1989) Malignant primary germ cell tumors of the mediastinum: CT features. Am J Roentgenol 153:947–951

Levine GD, Rosai J (1978) Thymic hyperplasia and neoplasia: a review of current concepts. Hum Pathol 9:495–515

Lewis JE, Wick MR, Scheithauer BW, Bernatz PE, Taylor WF (1987) Thymoma: a clinicopathological review. Cancer 60:2727–2743

Linegar AG, Odell JA, Fennell WM, Close PM, De Groot MK, Casserly DR, Perold JI (1993) Massive thymic hyperplasia. Ann Thorac Surg 55:1197–1201

Liu D, Kitajima M, Awai K, Nakayama Y, Tamura Y, Suda H, Asonuma K, Inomata Y, Yamashita Y (2006) Ectopic cervical thymus in an infant. Radiat Med 24:452–455

Lonergan GJ, Schwab CM, Suarez ES, Carlson CL (2002) Neuroblastoma, ganglioneuroblastoma, and ganglioneuroma: radiologic-pathologic correlation. Radiographics 22(4):911–934

Marom EA, Milito MA, Moran CA, Liu P, Correa AM, Kim ES, Komaki R, Erasmus JJ, Hofstetter WL, Rice DC, Swisher SG (2011) Computed tomography findings predicting invasiveness of thymoma. J Thorac Oncol 6:1274–1281

Masaoka A, Monden Y, Nakahara K, Tanioka T (1981) Follow-up study of thymomas with special reference to their clinical stages. Cancer 48:2485–2492

Mattila PS, Tarkkanen J, Mattila S (1999) Thoracic duct cyst: a case report and review of 29 cases. Ann Otol Rhinol Laryngol 108:505–508

McAdams HP, Kirejczyk WM, Posado-de-Christenson ML, Matsumoto S (2000) Bronchogenic cyst: imaging features with clinical and histopathologic correlation. Radiology 217:441–446

Moeller KH, Rosado-de-Christenson ML, Templeton PA (1997) Mediastinal mature teratoma: imaging features. Am J Roentgenol 169:985–990

Mole TM, Glover J, Sheppard MN (1995) Sclerosing mediastinitis: a report on 18 cases. Thorax 50: 280–283

Molica PL, Siegel MJ, Glazer HS (1990) Thymic masses on MR imaging. Am J Roentgenol 155:495–500

Molin PL, Siegel MJ, Glazer HS (1990) Thymic masses on MR imaging. Am J Roentgenol 155:495–500

Moran CA, Weissferdt A, Kalhor N, Solis LM, Behrens C, Wistuba II, Suster S (2012) A clinicopathological correlation of 250 cases with emphasis on the world health organization schema. Am J Clin Pathol 137:444–450

Murayama S, Murakami J, Watanabe H, Sakai S, Hinaga S, Soeda H, Nakata H, Masuda K (1995) Signal intensity characteristics of mediastinal cystic masses on T1-wieghted MRI. J Comput Assist Tomogr 19: 188–191

Nagasawa K, Takahashi K, Hayashi T, Aburano T (2004) Ectopic cervical thymus. Am J Roentgenol 182: 262–263

Nakasu Y, Minouchi K, Hatsuda N, Nakasu S, Handa J (1991) Thoracic meningocele in neurofibromatosis: CT and MR findings. J Comput Assist Tomogr 15:1062–1064

Negendank WG, Al-Katib AM, Karanes C, Smith MR (1990) Lymphomas: MR imaging contrast characteristics with clinical-pathologic correlations. Radiology 177:209–216

Nicolaou S, Muller NL, Li DKB, Oger JJF (1996) Thymus in myasthenia gravis: comparison of CT and pathologic findings and clinical outcome after thymectomy. Radiology 200:471–474

Nyman RS, Rehn SM, Glimelius BLG, Hagberg HE, Hemmingsson AL, Sundstrom CJ (1989) Residual mediastinal masses in Hodgkin disease: prediction of size with MR imaging. Radiology 170:435–440

Okumura M, Ohta M, Tateyama H, Nakagawa K, Matsumura A, Maeda H et al (2002) The world health organization histologic classification system reflects the oncologic behavior of thymoma. A clinical study of 273 patients. Cancer 94:624–632

Olson JL, Salyer WR (1978) Mediastinal paragangliomas (aortic body tumor): a report of four cases and a review of the literature. Cancer 41:2405–2412

Olsen WL, Dillon WP, Kelly WM, Norman D, Brant-Zawadzki M, Newton TH (1987) MR imaging of paragangliomas. Am J Roentgenol 148:201–204

Priola AM, Priola SM, Ciccone G, Evangelsta A, Cataldi A, Gned D, Ducco L, Moretti F, Brundu M, Veltri A (2015) Differentiation of rebound and lymphoid thynic hyperplasia from anterior mrdiastinal tumors with dual-echo chemical-shift imaging in adulthood. Radiology 274:238–248

Picozzi VJ, Coleman CN (1990) Lymphoblastic lym-

phoma. Semin Oncol 17:96–103
Pirronti T, Rinaldi P, Batocchi AP, Evoli A, Di Schino C, Marano P (2002) Thymic lesions and myasthenia gravis. Diagnosis based on mediastinal imaging and pathological findings. Acta Radiol 43:380–384
Pombo F, Rodriquez E, Caruncho MV (1994) CT attenuation values and enhancing characteristics of thoracoabdominal lymphomatous adenopathy. J Comput Assist Tomogr 18:59–64
Rahmouni A, Divine M, Lepage E, Jazaerli N, Belhadj K, Gaulard P, Golli M, Reyes F, Vasile N (2001) Mediastinal lymphoma: quantitative changes in gadolinium enhancement at MR imaging after treatment. Radiology 219:621–628
Rahmouni A, Tempany C, Jones R, Mann R, Yang A, Zerhouni E (1993) Lymphoma: monitoring tumor size and signal intensity with MR imaging. Radiology 188:445–451
Rahmouni AD, Zerhouni EA (eds) (1990) Role of MRI in the management of thoracic lymphoma. Churchill-Livingstone, New York
Rholl KS, Levitt RG, Glazer HS (1985) Magnetic resonance imaging of fibrosing mediastinitis. Am J Roentgenol 145:255–259
Rosado-de-Christenson ML, Pugatch RD, Moran CA, Galobardes J (1994) Thymolipoma: analysis of 27 cases. Radiology 193:121–126
Rosai J, Sobin LH (1999) Histological typing of tumors of the thymus. In: International histological classification of tumors, 2nd edn. Springer, NewYork, pp. 5–14
Rossi SE, McAdams HP, Rosado-de-Christenson ML, Franks TF, Galvin FR (2001) Fibrosing mediastinitis. RadioGraphics 21:737–757
Reed JC, Hallet KK, Feigin DS (1978) Neural tumors of the thorax: subject review from the AFIP. Radiology 126:9–17
Reed JC, Sobonya RE (1974) Morphologic analysis of foregut cysts in the thorax. Am J Roentgenol 120:851–860
Ribet ME, Cardot GR (1994) Neurogenic tumors of the thorax. Ann Thorac Surg 58:1091–1095
Ribet ME, Copin MC, Gosselin BH (1995) Bronchogenic cysts of the mediastinum. J Thorac Cardiovasc Surg 109:1003–1010
Ribet ME, Copin MC, Gossclin BH (1996) Bronchogenic cysts of the lung. Ann Thorac Surg 61:1636–1640
Sadohara J, Fujimoto K, Muller NL, Kato S, Takamori S, Ohkuma K, Terasaki H, Hayabuchi N (2006) Thymic epithelial tumors: comparison of CT and MR imaging findings of low-risk thymomass, high-risk thymomas, and thymic carcinomas. Eur J Radiol 60:70–79
Sakai F, Sone S, Kiyono K, Kawai T, Maruyama A, Ueda H, Aoki J, Honda T, Morimoto M, Ishii K, Ikeda S (1991) MR imaging of thymoma: radiologic-pathologic correlation. Am J Roentgenol 158:751–756
Sakai F, Sone S, Kiyono K, Maruyama A, Ueda H, Aoki J, Kawai T, Ishii K, Morimoto M, Haniuda M, Koizumi T (1992) Intrathoracic neurogenic tumors: MR-pathologic correlation. Am J Roentgenol 159:279–283
Sakai S, Murayama H, Soeda H, Matsuo Y, Ono M, Masuda K (2002) Differential diagnosis between thymoma and non-thymoma by dynamic MR imaging. Acta Radiol 43:262–268
Salo JA, Ala-Kulju K (1987) Congenital esophageal cysts in adults. Ann Thorac Surg 44:135–138
Sasaka K, Kurihara Y, Nakajima Y, Seto Y, Endo I, Ishikawa T, Takagi M (1998) Spontaneous rupture; a complication of benign mature teratomas of the mediastinum. Am J Roentgenol 170:323–328
Schowengerdt CG, Suyemoto R, Main FB (1969) Granulomatous and fibrous mediastinitis – a review and analysis of 180 cases. J Thorac Cardiovasc Surg 57:365–379
Serra AD, Rafal RB, Markisz JA (1992) MRI characteristics of two cases of adrenal ganglioneuromas. Clin Imaging 16:37–39
Shaffer K, Smith D, Kirn D, Kaplan W, Canellos G, Mauch P, Shulman LN (1996) Primary mediastinal large-B-cell lymphoma:radiologic findings at presentation. Am J Roentgenol 167:425–430
Shahian DM, Rossai R (1988) Posterior mediastinal goiter. Chest 94:599–602
Sherrck AD, Brown LR, Harms GF, Myers JL (1994) Radiologic findings of fibrosing mediastinitis. Chest 106:484–489
Shimosato Y, Mukai K (1997a) Epithelial tumors. In: Rosai J (ed) Tumors of the mediastinum, 3rd edn. Armed Forces Institute of Pathology, Washington, DC, pp. 40–157
Shimosato Y, Mukai K (1997b) Germ cell tumors. In: Rosai J (ed) Tumors of the mediastinum, 3rd edn. Armed Forces Institute of Pathology, Washington, DC, pp. 183–206
Shimosato Y, Mukai K (1997c) Malignant lymphoma. In: Rosai J (ed) Tumors of the mediastinum, 3rd edn. Armed Forces Institute of Pathology, Washington, DC, pp. 207–226
Shirkhoda A, Chasen MH, Eftekhari F, Goldman AM, Decaro LF (1987) MR imaging of mediastinal thymolipoma. J Comput Assist Tomogr 11:364–365
Siegel MJ, Glazer HS, Wiener JI, Molina PL (1989) Normal and abnormal thymus in childhood: MR imaging. Radiology 172:367–371
Siegel MJ, Jamroz GA, Glazer HS, Abramson CL (1986) MR imaging of intraspinal extension of neuroblastoma. J Comput Assist Tomogr 10:593–595
Spizarny DL, Rebner M, Gross BH (1987) CT evaluation of enhancing mediastinal masses. J Comput Assist Tomogr 11:990–993
Spritzer CE, Geffer WB, Hamilton R, Greenberg BM, Axel L, Kressel H (1987) Abnormal parathyroid glands: high-resolution MR imaging. Radiology 162:487–491
St-Georges R, Deslauriers J, Duranceau A, Vaillancourt R, Deschamps C, Beauchamp G, Page A, Brisson J (1991) Clinical spectrum of bronghogenic cysts of the mediastinum and lung in the adult. Ann Thorac Surg 52:6–13
Strollo DC, Rosado-de-Christenson ML, Jett JR (1997) Primary mediastinal tumors: part II. Tumors of the middle and posterior mediastinum. Chest 112:1344–1357
Strollo DC, Rosado-de-Christenson ML, Jett JR (2002) Primary mediastinal malignant germ cell neoplasms: imaging features. Chest Surg Clin North Am 12:645–658
Suster S, Rosai J (1991) Multilocular thymic cyst: an

acquired reactive process. Am J Surg Pathol 15: 388–398

Takahashi K, Inaoka T, Kamishima T (1998) Mature teraoma of the mediastinum: relationship of inflammatory process around the tumor with clinical, radiologic, and pathologic findings. Jpn J Clin Radiol 43: 163–170

Takahashi K, Inaoka T, Murakami N, Hirota H, Iwata K, Nagasawa K, Yamada T, Mineta M, Aburano T (2003) Characterization of the normal and hyperplastic thymus on chemical-shift MR imaging. Am J Roentgenol 180:1265–1269

Takahashi K, Al-Janabi NJ (2010) Computed tomography and magnetic resonance imaging of mediastinal tumors. J Magn Reson Imaging 32(6):1325–1339

Takeda S, Miyoshi S, Minami M, Ohta M, Masaoka A, Matsuda H (2003) Clinical spectrum of mediastinal cysts. Chest 124:125–132

Tan MH, Kirk G, Archibold P, Kennedy P, Regan MC (2002) Cardiac compromise due to a pancreatic mediastinal pseudocyst. Eur J Gastroenterol Hepatol 14:1279–1282

Tanaka A, Takeda R, Utsunomiya H, Kataoka M, Mukaihara S, Hayakawa K (2000) Severe complilcations of mediastinal pancreatic pseudocyst: report of esophagobronchial fistula and hemothorax. J Hepato-Biliary-Pancreat Surg 7:86–91

Tateishi U, Muller NL, Johkoh T, Onishi Y, Arai Y, Satake M, Matuno Y, Tobinai K (2004) Primary mediastinal lymphoma: characteristic features of the various histological subtypes on CT. J Comput Assist Tomogr 28:782–789

Tiffet O, Nicholson AG, Ladas G, Sheppard MN, Goldstraw P (2003) A clinicopathologic study of 12 neuroendocrine tumors arising in the thymus. Chest 124:141–146

Travis WD, Brambilla E, Muller-Hermelink HK, Harris CC (2004) WHO classification of tumors. Pathology and genetics of tumors of the lung, pleura, thymus and heart. IARC Press, Lyon

Yamazaki K, Yoshino I, Oba T, Yohena T, Kameyama T, Tagawa T, Kawano D, Koso H, Maehara Y (2006) Ectopic pleural thymoma presenting as a giant mass in the thoracic cavity. Ann Thorac Surg 83: 315–317

Yernault JC, Kuhn G, Dumortier P, Rocmans P, Ketelbant P, De Buyst P (1986) "Solid" mediastinal bronchogenic cyst: mineralogic analysis. Am J Roentgenol 146:73–74

Yoshioka N, Minami M, Inoue Y, Kawauchi N, Nakajima J, Oka T, Yoshioka K, Ohtomo K (2000) Pedunculated Bronchogenic cyst mimicking pleural lesion. J Comput Assist Tomogr 24:581–583

Wang ZF, Reddy GP, Gotway MB, Yeh BM, Hetts SW, Higgins CB (2003) CT and MR imaging of pericardial disease. RadioGraphics 23:s167–s180

Wychulis AR, Payne WS, Clagett OT, Woolner LB (1971) Surgical treatment of mediastinal tumors: a 40-year experience. J Thorac Cardiovasc Surg 62:379–392

第16章

肺部感染:肺炎

Roger Eibel,Jan Mueller

目录

R. Eibel, MD (✉)
Department of Radiology, Pediatric- and Neuroradiology, HELIOS Kliniken Schwerin, Teaching Hospital of the University of Rostock, Wismarsche Str. 393, 19049 Schwerin, Germany
e-mail: roger.eibel@helios-kliniken.de

J. Mueller, MD
Diagnostic and Interventional Radiology, University Hospital Heidelberg,
Im Neuenheimer Feld 110, 69120 Heidelberg, Germany
e-mail: jan.mueller@med.uni-heidelberg.de

摘要

MRI能容易地发现及识别不同表现形式的肺炎,如边界模糊的结节、磨玻璃影和实变影。由于MRI层厚较厚及信号丢失的问题,其对微小结节及钙化的检出具有很大的挑战性。但MRI可避免电离辐射的伤害,因此被强烈推荐作为疾病随访的检查方法。由于T2WI的敏感性和T1WI对比增强的潜力,MRI可提供重要的鉴别诊断信息。此外,MRI也能容易地识别出疾病过程中出现的并发症,如心包积液、胸腔积液、脓胸及肺脓肿。目前和未来的研究旨在证明MRI非常适合作为治疗期间和治疗后的监测和随访工具,并在敏感性和特异性方面优于CT或其他成像方法。

1 定义

肺炎是一种发生在肺部气体交换单位的感染性疾病,最常见由细菌引起,但有时也由病毒、真菌、寄生虫及其他病原体引起。肺炎是美国第六大致死原因,也是感染性疾病致死的主要原因(Niederman 等,2001)。在住院患者中,肺炎是医院感染致死的主要原因，特别是那些需要机械通气的患者（Campbell 等，1996）。

2 发病机制

当患者的肺部防御机制受损或抵抗力降低时可引起肺炎。影响抵抗力的因素一般包括慢性疾病、免疫缺陷、免疫抑制剂治疗、白细胞减少症、罕见致命的传染病。

肺部防御机制受多种因素影响：①咳嗽反射的丧失或抑制（昏迷、药物）；②呼吸道黏膜纤毛损伤（吸烟、吸入有毒气体、病毒性疾病）；③干扰肺泡巨噬细胞的吞噬或杀菌作用（酒、烟）；④肺充血或肺水肿；⑤肺部分泌物积聚（囊性纤维化、支气管阻塞）。

在对肺炎进行分类之前，需要强调的一些要点是：①一种类型的肺炎有时可同时诱发另一种类型的肺炎，尤其是在虚弱的患者中；②虽然大多数肺炎的侵入门户是呼吸道，但来自其他器官的血源性传播也可导致肺炎；③许多慢性疾病患者在住院后期会出现肺炎。

3 分类

根据病原体对肺炎进行分类，因为不同的病原体决定不同的治疗方案，但如果没有分离出病原体，则由感染发生的临床环境来分类。下文将简要讨论各种肺炎综合征，以阐明肺炎综合征的术语、特征和特点。

3.1 社区获得性急性肺炎

社区获得性急性肺炎（CAP）可由细菌或者病毒引起。通常细菌感染在上呼吸道病毒感染后发生。细菌侵入肺组织使肺泡内充满炎性渗出液，从而导致肺实变（Husain 和 Kumar，2005）。疾病诱因：①年龄；②慢性疾病（充血性心力衰竭、慢性阻塞性肺疾病、糖尿病）；③先天性和获得性免疫缺陷；④脾功能下降或缺失（脾切除术后、镰状细胞性贫血）。

探讨不同病原体引起不同肺炎的表现超出本章讨论的范畴，但有必要提及大多数肺炎常见的不同 MRI 影像学表现。

根据肺的解剖特点可将肺炎分为大叶性肺炎和支气管肺炎两大类。大叶性肺炎是指整个肺叶受到炎性浸润，并延伸到胸膜或胸膜裂，这是肺炎链球菌肺炎的典型表现。这类患者的肺炎病理改变依次是：①充血水肿；②红色肝样变期（肺泡纤维素、中性粒细胞、淋巴细胞渗出及肺泡上皮细胞增生）；③灰色肝样变期（以中性粒细胞浸润为主，伴有红细胞和炎性细胞溶解）；④溶解消散期（机化性肺炎，巨噬细胞，远端含气区域周围疏松结缔组织增殖）。

大叶性肺炎的基本影像学特点是伴或不伴支气管气相的均匀一致的实变影。实变影以胸膜裂为界限，与肺不张相比，急性期实变肺组织体积不会缩小。

支气管肺炎又称为小叶性肺炎或局灶性肺炎。其特征是小叶中心炎症，主要集中在呼吸性细支气管周围，并向周围的肺泡管和肺泡腔扩散。当小叶性肺炎的病灶发生融合时，与大叶性肺炎的影像表现难以区分。从临床角度来看，这些经典的分类方法有时候并不适用，而对于影像学来说，更重要的是要确定疾病的范围和发现并发症（肺脓肿、脓胸、机化和散播，见图 16.1）。

支气管肺炎常见的影像学表现是灶状散布的小片状或斑点状影，这是由于肺腺泡的受累及保留所致，有时可发现肺叶体积缩小。

3.2　非典型社区获得性肺炎

“非典型”是指以下几种情况:①中量痰液;②无肺部实变体征;③白细胞计数中度升高;④缺乏肺泡渗出液。

非典型社区获得性肺炎最常见的致病菌是支原体、病毒和衣原体。致病菌主要是在肺泡壁上引起间质性炎症导致肺泡间隔增厚、液体积聚、炎性细胞渗出到肺泡腔内。多重细菌感染会改变组织学表现及相对应的影像学表现(Husain 和 Kumar,2005)。

非典型社区获得性肺炎胸部 CT、X 线影像学表现:支气管周围呈网状或网织结节状增厚,肺泡充满渗出液所形成的磨玻璃密度影,有时可见铺路石征。在一些病例上还可有肺亚段塌陷不张的表现。

3.3　医院获得性肺炎

1995 年,美国胸科学会发表了一份共识声明,将医院获得性肺炎(HAP)定义为患者入院时不存在、也不处于感染潜伏期,而于入院 48 小时后发生的肺炎 (Campbell 等,1996)。

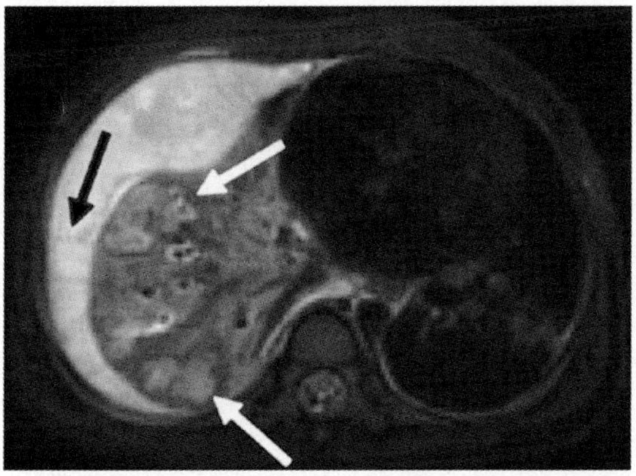

图 16.1　患儿,3 岁,复杂肺炎。T2WI 序列清晰地显示右肺下叶高信号脓肿灶和病灶边缘的低信号环(白色箭头),以及右侧胸腔大量积液并分隔形成,符合脓胸改变(黑色箭头)。

美国每年有 300 000 例 HAP 病例,死亡率为 30% ~70% (McEachern 和 Campbell,1998)。HAP 常见于有严重基础疾病、长期使用抗生素、血管内植入器械和机械通气的患者, 后者也被称为呼吸机相关性肺炎(VAP)。在对 1014 例机械通气患者的前瞻性研究中,177 例发生 VAP, 平均起病时间为 9 天,中位时间为进入 ICU 后 7 天。气管插管后第 5、10、15 天感染风险率分别为 3.3%、2.3%、1.3%(Cook 等,1998)。这证明随着时间的推移,插管后感染肺炎的风险显著降低。插管后早期发生肺炎的风险非常高,插管后前 5 天内发生肺炎(早发感染)占所有 VAP 的 50%, 这种早发性的自然病程及病原体与晚发性的 VAP 不同(Prod'hom 等,1994)。常见病原体是革兰阴性菌和金黄色葡萄球菌。HAP 没有典型的影像学表现,这是因为不同的环境和危险因素都可导致 HAP。另一种解释是不同病原体均可导致医院获得性肺炎。住院最初几天内比较常见的病原体是肺炎链球菌、卡他莫拉菌、金黄色葡萄球菌及流感嗜血杆菌(Craven 和 Steger,1995)。住院后期革兰阴性杆菌则占据优势。

少量吸入受污染的口咽分泌物是引起 HAP 最常见的原因 (McEachern 和 Campbell,1998)。大量误吸则可导致另一种类型肺炎,称为吸入性肺炎。这种肺炎发生的因素部分是化学性的,比如胃酸的强烈刺激作用造成的肺水肿,部分是细菌性的(来自口腔菌群)。这种类型的肺炎常导致肺组织坏死,脓肿形成是其常见的并发症(Husain 和 Kumar,2005), 典型影像学表现为两肺多发斑片状实变影。

因为没有一种方法可以可靠地诊断所有病例,所以诊断 HAP 具有一定的难度。最初的诊断方法是基于临床的基础上发现胸片新发渗出灶、发热、咳脓性痰或其他临床恶化征象。遗憾的是,在 Fagon 等的一系列报道中, 通过这种诊断方法,84 例患者只有 27 例被诊断出来(1993)。这是因为多种其他临床疾病如充血性心力衰竭、肺栓塞、肺不张、急性呼吸窘迫综合征、肺出血或药物反应与肺炎表现相似,尤其在危重患者中。虽然有多种不同的测试方法可用于诊断肺炎,但都有其局限性,没有一种方法能有足够的敏感性及特异性作为诊断肺炎的"金标准"(Rello 等,2001)。

3.4 慢性肺炎

慢性肺炎是由细菌 (如结核分枝杆菌,图 16.2)或真菌(如组织胞浆菌、皮炎芽孢菌、球孢子菌)引起的肉芽肿性炎症。在免疫力正常的机体中通常表现为局灶性病灶。不同于结核杆菌, 上述所提的真菌具有地域性,因为它们只是在美国和墨西哥的一些特定地区引起疾病。

这些感染会在肺部产生上皮样细胞肉芽肿,常发生凝固性坏死并合并形成大的实变病灶。此外,还可液化形成空洞。在自然病程或治疗期间,这些病变可发生纤维化和中心性钙化。因此,该类患者肺炎的典型影像学表现是单发或多发伴有或不伴钙化的肺结节。

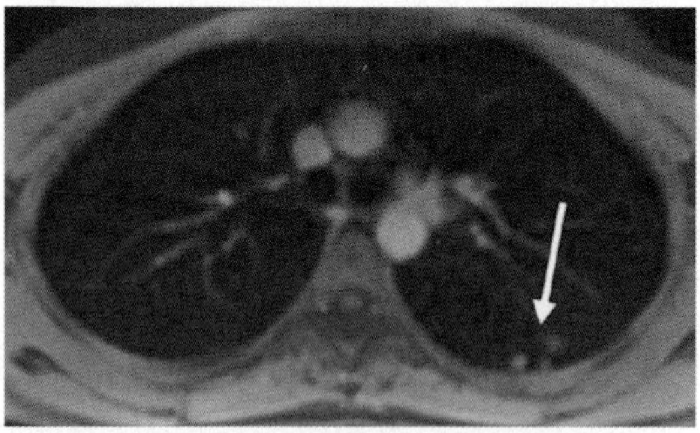

图 16.2 31 岁免疫功能正常的女性,确诊结核病 12 个月。QuantiFERONE 测试阳性。左上肺尖后段长期可见边界清楚的结节影,符合结核瘤改变(箭头)。结核瘤可出现在原发和继发性肺结核中,并最终可能出现钙化。

3.5 宿主免疫功能低下性肺炎

肺部浸润和感染表现(如发热)是免疫和防御系统低下的患者(由疾病、器官移植、肿瘤免疫抑制或放疗造成)最常见和严重的并发症之一(Rosenow,1990)。

宿主防御系统包括针对感染的物理和化学屏障、炎症反应及免疫反应。物理屏障如皮肤和黏膜可防止大多数病原体的入侵。化学屏障包括溶菌酶和盐酸,其中溶菌酶可通过分解细胞壁而杀死细菌,盐酸能分解含有病原体的食物和黏液。炎症反应包括多形核白细胞、嗜碱性粒细胞、肥大细胞及血小板的参与,在一定程度上还包括单核细胞和巨噬细胞。免疫反应主要为淋巴细胞 (T 和 B)、巨噬细胞和巨噬细胞样细胞及其产物的相互作用。这些细胞可能处于循环过程中或定位于免疫系统的组织和器官中(Springhouse,2007)。原发性免疫缺陷病是一类机体免疫系统功能部分缺失或不正常,受自身因素或遗传缺陷影响所致的疾病,而继发性免疫缺陷病是由于免疫系统受到病毒或化疗等免疫系统外部因素损害的疾病。

原发性免疫缺陷病是一类复杂的疾病。这是因为免疫系统的一个或多个环节出现问题都会引起疾病,所以根据免疫系统缺陷的环节对疾病进行分类是一种比较方便的方法:①B 细胞(抗体)缺陷;②T 细胞和 B 细胞(抗体)联合缺陷;③T 细胞缺陷;④吞噬细胞缺陷;⑤补体缺陷;⑥先天缺陷/原因不明。

抗体缺陷会阻碍机体免疫系统识别和标记功能,而这种功能可杀灭细菌、病毒及其他外来入侵的病原体。丙种球蛋白缺乏症是一种与 X 染色体相关的遗传病,在出生后 3 年内婴幼儿会出现耳部、肺、鼻窦和骨头的反复感染,并会增加对肝炎、脊髓灰质炎等病毒的易感性。

联合免疫缺陷常出现于 T 淋巴细胞缺乏的机体,这是因为 T 淋巴细胞既可发育成能杀灭受感染细胞的杀伤细胞,又可发育成能与其他免疫细胞沟通的辅助细胞。X 染色体相关遗传性的严重联合免疫缺陷病通常在出生后一年内被诊断出来,其可导致一些病原体反复地引起危及患者生命的感染,而这些病原体一般不会影响到免疫系统正常的人体。

补体缺陷通常是由于缺乏一种或几种与补体系统功能有关的蛋白质,其可吸附有抗体结合的外来病原体。在儿童或成年早期,补体缺陷会导致严重的感染,如脑膜炎,或者自身免疫性疾病,如系统性红斑狼疮。

吞噬细胞缺陷会导致机体不能吞噬并杀死被抗体包裹的外来病原体,从而不能有效地清除机体内的病原体或受感染的细胞。慢性肉芽肿病是吞噬细胞缺乏症最严重的表现形式,常发生在儿童早期,会反复引起皮肤、肺及骨的严重感染,最终遗留肿胀的炎性组织,即肉芽肿。

与继发性免疫缺陷相比,原发性免疫缺陷更为罕见。

与继发性免疫缺陷有关的情况有很多(Bonilla 等,2014)。

一大类所谓的机会性致病菌,其中大多数在免疫力正常的机体中很少引起感染,而在继发性免疫缺陷者中可引起肺炎,并且往往不止一种病原体,致死率通常很高。另一方面, 这类感染需要鉴别的疾病有很多,包括药物反应、心力衰竭、肺肿瘤或其他潜在因素引起的肺部病变。表 16.1 根据肺部局灶或弥漫性感染常见的致病菌及其流行程度列出了一些机会性致病菌。免疫功能低下的患者有时会分为艾滋病和非艾滋病免疫抑制。随着机体细胞免疫系统杀灭病毒、真菌、原核生物和兼性细胞内细菌(如结核分枝杆菌)的效率降低,HIV 阳性患者的易感性提高。因此,了解 CD4 淋巴细胞计数可有助于解释艾滋病患者的影像学表现(Marguardt 和 Jablonowski,2003)。表 16.2 简要概述了不同 CD4 淋巴细胞含量下及其相应可能出现的疾病。

如前所述,大多数病例的影像学表现并非特异性的,因为会受到潜在疾病和伴发疾病、症状的严重程度、病程及治疗的影响。临床医生通常不可能确定肺部浸润的致病菌,但根据影像学表现及结合临床与实验室检查可缩小鉴别诊断范围。虽然根据影像学表现难以达到具体的病原学诊断,但还是有助于对病因的分类。

一般来说,局部节段性或大叶性阴影通常考虑典型或非典型细菌感染,而两肺弥漫性间质性炎症和(或)间质性肺泡炎最常见是由病毒、非典型细菌和原核生物引起。

微小结节性病变最常见由粟粒性肺结

表 16.1　宿主免疫功能低下肺部浸润的原因

弥漫浸润	局灶浸润
常见	常见
巨细胞病毒	革兰阴性杆菌
肺孢子虫	金黄色葡萄球菌
药物反应	曲霉菌
	假丝酵母菌
	恶性肿瘤
少见	少见
细菌	隐球菌
曲霉菌	毛霉菌
隐球菌	肺孢子虫
恶性肿瘤	嗜肺军团菌

该表格发表自 Husain 和 Kumar(2005)。

表 16.2 CD4 淋巴细胞计数及相应感染

艾滋病：CD4>500/mm³ 并发症	艾滋病：CD4 200~500/mm³ 并发症
感染性疾病	感染性疾病
急性反转录病毒综合征	肺炎链球菌肺炎
假丝酵母菌性阴道炎	结核病
	带状疱疹
	卡波西肉瘤
	口腔毛状白斑(OHL)
	口咽念珠菌病(鹅口疮)
其他	非感染性疾病
全身性淋巴结肿大	宫颈癌
吉兰-巴雷综合征(非常罕见)	淋巴瘤
轻微全身症状	特发性血小板减少性紫癜(ITP)

核(粟粒型)、念珠菌病、组织胞浆菌病(小结节),及病毒如疱疹、水痘带状疱疹病毒(边界模糊的弥漫性结节)所引起。大的结节性病变可能是细菌性脓肿的表现,在免疫功能低下的患者中可能是由侵袭性曲霉菌病或诺卡菌引起的。

因此,肺炎影像学的重点在于:发现肺部异常、缩小鉴别诊断范围、发现并发症及治疗效果的评价(空洞:影像学表现形式可能会发生改变,甚至随着患者免疫状况的改善而恶化)。

本章接下来将阐述 MRI 诊断肺炎的内容,包括过去及近年来 MRI 概念的历史概述,以及比较 MRI 与 CT 对于检出可疑肺部感染灶的差异。

4 MRI:影像学概念的历史发展

Moore 等(1986)用 MRI 研究了不同原因所致肺实变之间的差异,他们分析了肺水肿、阻塞性肺炎、肺泡蛋白沉积症、肺孢子菌肺炎、非阻塞性大叶性肺炎、肺出血及急性放射性肺炎。该研究使用 0.35 T 扫描仪,采用自旋回波脉冲序列,重复时间为 500 和 2000ms、回波时间为 28 和 56ms。作者发现,测量不同原因所致的肺实变区域的 T1 和 T2 值有相当大的重叠。2 例肺泡蛋白沉积症患者的 T1 值较低,这可能反映肺泡内随着脂蛋白出现而水含量相对缺乏。一般来说,T1 和 T2 值随着液体或组织中含水量的增加而增大,但同样受到脂类物质,以及大、小分子和水接触时相互作用的影响(Moore 等,1986)。

高分辨率 CT(HRCT)已成为评价慢性浸润性肺部疾病的金标准,研究表明其能准确反映出病理改变。Muller 等(1992)的一项研究旨在比较 MRI 和 HRCT 评估肺部浸润性病灶的价值。本研究 MR 检查均采用 1.5T 扫描仪,采用心脏门控质子密度加权成像和 T2 加权成像, 在 2~3 个 RR 间期进行采集,层厚为 10mm,层间距为 1~2mm。CT 扫描采用 1.5mm 准直扫描,扫描间隔 10mm。

结果表明,MRI 在显示肺部解剖和间质病变方面比较差,尤其是在肺纤维化上。此外,MRI 通常无法显示 CT 上表现为轻度间质改变的区域。但另一方面,MRI 评价气腔的能力与 CT 相当。在所有患者中,CT 上表现为磨玻璃影或气腔实变影对应在 MRI 上表现为信号增高(Müller 等,1992)。

Primack 等注意到 MRI 评估肺部浸润性疾病的应用受到限制,包括肺组织的低质子密度、生理运动及空气和软组织磁化率差异所致的信号丢失。另一方面,肺部浸润性病变会导致信号强度显著增加,这是因为质子密度增加和磁敏感效应降低。该研究证实

MRI影像表现与病理表现具有相关性,MRI表现为肺部阴影通常提示是可以治愈的炎症性病变(Primack等,1994)。

1999年Haraldseth等早期对有关肺部对比增强MRI进行研究。他们分析了不同形式的肺部增强MRI扫描:MR灌注成像、对比增强MR血管造影、MR通气成像。研究对13例患有肺炎的患者采用标准低翻转角梯度回波序列和反向预脉冲进行MR灌注检查,静脉注射钆类非特异性对比剂后的时间-信号强度曲线显示肺炎病变区域的信号强度急剧增加但无首过高峰,这与正常肺组织不同。作者不建议用MRI替代胸部X线来诊断一般的肺炎,但在一些主要是肺栓塞与肺炎之间鉴别的病例中,MR灌注检查或许可提供帮助(Haraldseth等,1999)。

1999年Kauczor和Kreitner对肺部MRI进行了更加详细的研究,在技术问题的简要总结中,作者注意到以下3个因素阻碍MRI在肺部的应用,并提出了相应的策略解决这些问题:

1.低质子密度:正常肺实质,以及能引起肺组织破坏损失的疾病通常质子密度低,如肺气肿。而在其他所有肺部疾病中,组织、液体和(或)细胞的数量是增加的。推荐解决方法包括:①采用短回波时间(<7ms)的T1加权自旋回波序列;②采用短回波时间(3ms)的T1加权梯度回波序列,如快速小角度拍摄(FLASH);③更多的采集次数;④注射对比剂。

2.生理运动引起的信号丢失:①屏气成像的快速序列,如快速小角度拍摄或半傅里叶采集单发射快速自旋回波序列(HASTE);②采用呼吸导航门控技术,使用束缚带并对呼气进行门控,通过重新排列相位编码顺序进行呼吸补偿;③心电触发。

3.多个空气-组织界面引起的磁敏感伪影:如前所述,这些伪影影响了正常肺组织的成像。肺内气体减少,同时组织、细胞或液体增加,可显著减少肺内空气-组织界面的数量和减低磁敏感伪影程度。①采用短回波时间的T1加权自旋回波或梯度回波序列;②使用T2加权快速自旋回波(TSE)序列或T2加权超快速自旋回波序列。

就肺部浸润性病变而言,作者认为MRI可用于检出及鉴别免疫功能低下患者的圆形的肺部炎症。T1加权增强FLASH序列表现为一个边界模糊的明显强化的圆形肺部浸润病灶(图16.3),HASTE序列上支气管肺炎患者的浸润病灶表现为中等信号(图16.4a-d)(Kauczor和Kreitner,1999)。

2000年Gaeta等再次探讨了钆类对比剂增强MRI在评价慢性肺浸润性疾病中的价值。他们发现在T1增强图像上强化的病变可能是炎症的可靠指标,从而提示疾病是

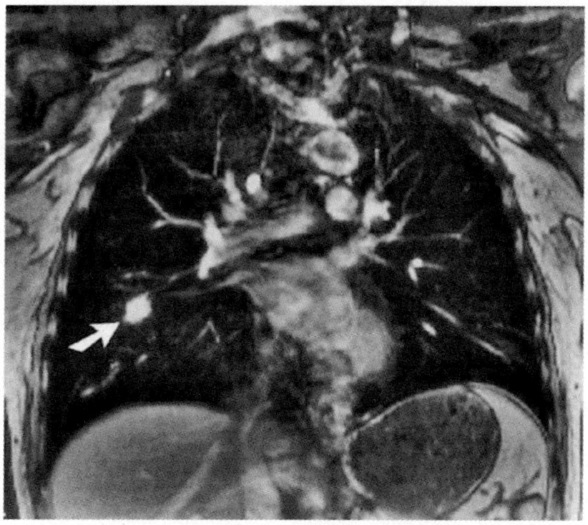

图16.3 患者,男性,45岁,患有侵袭性曲霉菌病。增强FLASH T1WI序列 (TR>200ms,TE 4ms,FA 80°)显示出一个边界模糊的明显强化的圆形浸润病灶(箭头)。(With permission of Springer:Kauczor and Kreitner 1999)

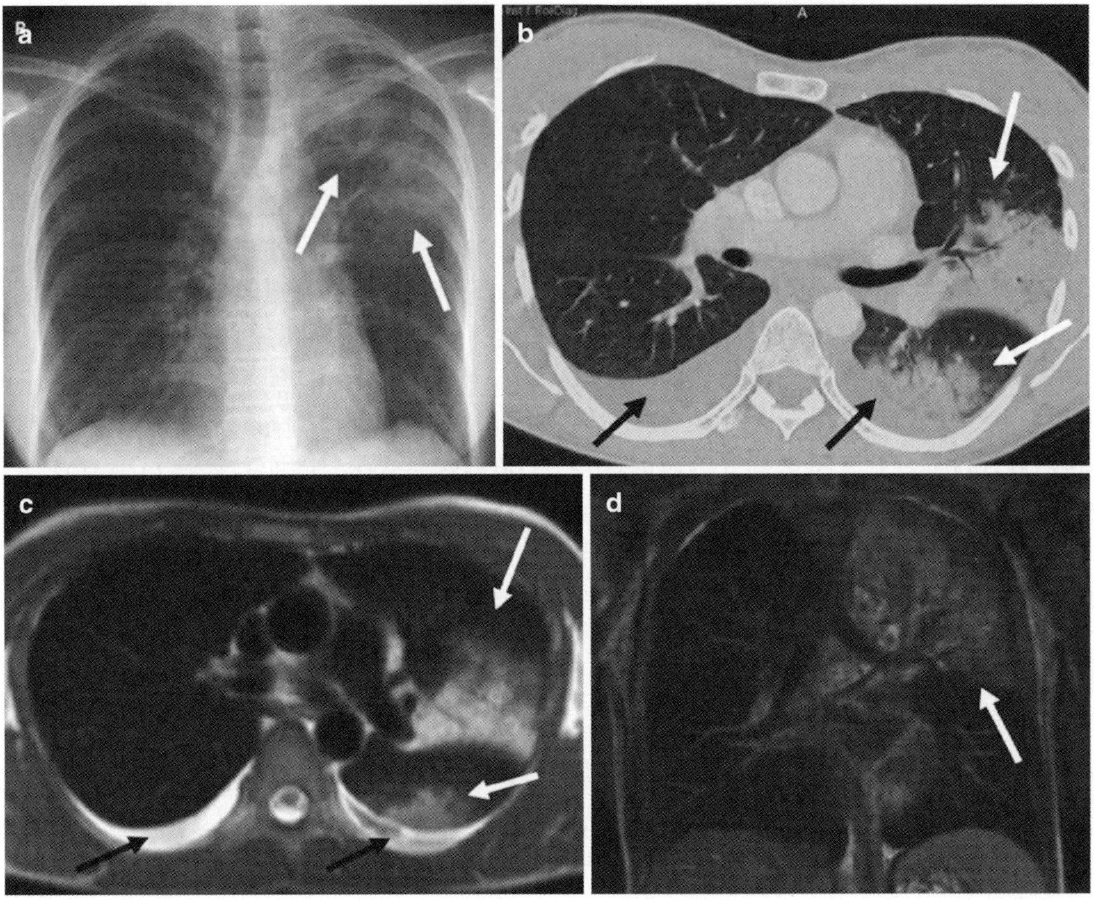

图 16.4 患者,女性,29 岁,左肺多发炎症(白色箭头),双侧胸腔积液(黑色箭头)。无法确定具体病原菌。(a)胸部 X 线片、(b)螺旋 CT(层厚 3mm)、(c)轴位 MRI(HASTE,TE48ms,层厚 6mm)、(d)冠状位 MRI。(With permission of Springer:Kauczor and Kreitner 1999)

可治疗的。他们使用 1.5T 扫描仪进行研究,采用充分吸气下扰相梯度回波 T1 加权序列(TR168ms,TE4.8ms,FA75°,层厚 5mm)(Gaeta 等,2000)。

文献中另一个主题是肺部良恶性结节之间的鉴别。结节增长因素与钙化形态是两个非侵入性诊断标准,能有助于区分良性与可疑的恶性病变,避免不必要的侵入性检查。为了克服形态学特征的限制,2000 年 Li 等对 62 例可疑肺结节患者行 CT 和钆对比剂动态增强 MRI 检查,轴位 T1 加权图像(TR500ms,TE10ms),在 0、15、45、75、110、140 秒,以及 3、5、8、10 分钟采集,层厚为 5mm。T2 加权图像(TR3000ms,TE80ms)在增强扫描前采集。经过与病理结果的相关性分析,他们发现结节纤维化、炎性肉芽肿、隐球菌性肉芽肿和炎性假瘤都或多或少有少量的对比剂摄取。另一方面,局灶性机化性肺炎和硬化性血管瘤早期明显强化。而恶性结节的特征是动态增强扫描第一期信号迅速增高(Guckel 等,1996),故动态增强 MRI 可排除部分恶性结节(Li 等,2000)。

Rupprecht 等(2002)研究出了一种不需要使用对比剂且可能可替代常规 X 线检查的方法—真实稳态进动快速成像(true-FISP),可用于疑似肺炎患儿的检查。之所以选择该序列，是因为true FISP在液体主导，也就是和T2主导的肺部感染性疾病中具有高空间分辨率和高信噪比(SNR)。为了能尽量减少儿童患者的呼吸伪影并增加SNR,他们在0.2T低场强MR扫描仪中采取30~55mm的薄层扫描，真实稳态进动快速成像的参数:TR6ms,TE3ms,FA90°。一次三层图像的扫描采集时间为4.8s,全程检查时间为10~15分钟。所有常规胸片中经病理证实的病变均可在MRI上显示，并且MRI在检出胸腔及心包积液上具有优势。2例心后区少许肺炎仅能被MRI检出。故作者认为MR可替代传统的胸部X线(Rupprecht等,2002)。该替代方法可能对Nijmegen断裂综合征(Nijmegen Breakage syndrome)的患儿具有特殊价值。这是一种常染色体隐性遗传的染色体不稳定综合征，临床特点是小头畸形、生长迟缓、皮肤异常、免疫功能缺陷、放射线高敏感性及易患淋巴恶性肿瘤。由于对电离辐射具有敏感性,因此该类患者应避免X线和CT检查(Alibek等,2007)。

Marzola等(2005)在小鼠模型中研究MRI是否可检出并量化评估肺炎链球菌肺炎所致的肺部病变。首先小鼠分为感染组(n=5)和非感染组(n=5),感染组通过经鼻给予含有肺炎链球菌的悬浮液引起感染,然后在4.7T扫描仪中采用心电门控技术及扰相梯度回波序列进行轴位扫描,获得层厚为1.2mm的图像。经过标本获取和组织学检查后发现，MRI与组织学在解剖定位及肺炎体积的量化上有较好的一致性及相关性(Marzola等，2005)。

Tournebize等(2006)开展了另一项有趣的实验性研究。该研究目的是为了验证MRI是否能清晰显示及动态监测小鼠克雷伯菌肺炎引起的水肿和炎症。这项研究采用7.0TMR扫描仪，首先小鼠分别接种无毒性和有毒性克雷伯菌株后,然后用杀菌剂量的抗生素治疗，并在感染后8天内采集图像。毒性菌株在2天内即可引起两肺严重炎症，而无毒性菌株未引起明显变化。MRI可检测到由于细胞密度增加伴随血管外渗漏而导致的含水量增加。使用抗生素治疗后,炎症在一周后消失。MRI观察到的病变与组织学观察到的损伤具有相关性。总而言之,MRI可观察到肺部炎症的表现及转归(Toumehize等,2006)。

下一个重要的主题是研究MRI对发现肺泡浸润的敏感性。为了获得可靠数据，Biederer等(2002)采用猪肺外植体和专用胸腔模型研究T1WI和T2WI上肺泡浸润的信号强度。通过在气管内灌注100mL或200mL明胶稳定液来模拟肺泡浸润,使用1.5T MRI扫描灌注前后的10例猪肺外植体，对照组采用螺旋CT扫描。

注射明胶稳定液后,CT图像显示双肺散在磨玻璃影，而二维和三维T1WI均不能充分显示出肺泡浸润。而T2WI可清晰地显示出肺部浸润,在灌注100mL时肺泡浸润信号强度增加约30%(P<0.01),200mL时信号强度增加约60%(P<0.01)。因此,在实际工作中可推荐使用T2WI来检出肺部浸润灶，而没有增强的T1WI并不能很好地显示。由于HASTE和T2-TSE耗费的时间相差很大，所以优先选择耗时较短的HASTE。

基于这些技术的发展,有必要评估MRI在检出免疫缺陷患者肺炎方面的价值。尤其是在这个特殊的患者群体中,肺炎是致病和致死的重要原因。由于免疫缺陷降低了肺部对致病源的反应,因此MRI对肺部浸润的检出非常具有挑战性。另一方面,肺炎的表现高度可变并受多种因素影响，如潜在的疾病、病程和治疗。到目前为止,仍有相当一部分癌症患者的肺部真菌感染在临死前未被诊断出来。此外，接受骨髓移植的患者往往比较年轻，而反复的 CT 检查将会带来额外的辐射负担。

Leutner 等(2000)尝试比较 MRI 与 CT 对于描述肺炎的典型特征和检出病变的价值。MRI 采用 1.5T 扫描仪，成像方案包括横断位 T2 加权超短快速自旋回波序列(TR2000~4000ms，TE90ms，层厚 6mm，激励次数 6 次)，与螺旋 CT(层厚 8mm)相比，评估内容包括是否能发现肺部浸润灶及其数量和位置(结节、网状、囊肿、空洞、实变和磨玻璃影)。结果显示在评估机遇性肺炎时，大多数 CT 和 MR 检查(75%)在病灶的数量及形态学表现方面都可得到相同的结果。此外，MRI 能鉴别实变和磨玻璃影(Leutner 等，2000)。

5 MRI 与 CT 比较

多层螺旋 CT 的出现及 MRI 中并行采集成像技术的实现，为检查体积、扫描时间及图像层厚等方面的进步提供了新的可能。多层螺旋 CT 使得我们有机会在几秒钟内对整个肺部以 1mm 甚至更薄的层厚进行检查。MRI 并行采集成像技术大大缩短了检查时间，使得肺部 MRI 在几秒钟内完成成为现实。

薄层螺旋 CT 是评估肺部病变的金标准，即使是非常微小的病变，如肺结节周围的小磨玻璃影，亦能在薄层螺旋 CT 上显示。这就意味着如果想要验证肺部 MRI 的价值，就有必要将 MRI 与目前最佳的 CT 技术进行比较。

Eibel 等(2006b)进行了一项研究，他们同时使用 MRI 和薄层螺旋 CT 研究 30 例有肺部病变的免疫缺陷患者。该研究目的并非在于全面评估肺部情况。为了使检查时间不超过 1 分钟，MRI 检查仅能选择 HASTE 序列，结果显示 MRI 检查时间不超过 10 分钟。MRI 只有在检查时间较短的情况下才能替代 CT。

这项研究的入选标准之一是胸部 X 线正常或者没有提示肺部感染的异常。边界不清的结节影、磨玻璃影及实变影的位置、分布及病变特征(如边缘轮廓、空洞、钙化)都会被系统性地分析。其中 22 例患者肺部 CT 存在异常，MRI 正确诊断 21 例(95%)肺炎。一个假阴性病例是 CT 上一个小于 1cm 的边界不清的结节影。MRI 的一个假阳性结果是由于模糊和呼吸伪影所致。结果显示与 1mm CT 薄层扫描相比，MRI 敏感性为 95%，特异性为 88%，阳性预测值为 95%，阴性预测值为 88%(Eibel 等，2006a)。在检出磨玻璃影(图 16.5 和图 16.6)、实变影(图 16.7)和胸腔积液方面上，MRI 与薄层螺旋 CT 的能力相仿。但 MRI 对结节的总体检出率仅为 72%(186/259)，仔细分析后发现，大于 10mm 的结节均能被检出，而未检出的结节平均大小为 4mm。这种差异可能与 CT(1mm)和MRI(6mm)所使用的层厚不同有关。通过本研究，作者得出结论：使用现代 MR 扫描仪得出的肺部 MRI 可以可靠地检出并量化评估肺部炎症。

尽管有这些令人鼓舞的结果，但需要注意的是，在钙化的监测中，必须首选 CT，因为它可提示一些特殊疾病，并可能是肺组织瘢痕化的表现。

6 不同类型肺炎的 MRI 表现

在简要总结前文所提到的肺炎的不同 MR 表现之前，了解以下内容有助于理解肺炎 MRI。①与 CT 相比，MRI 在检出直径大于

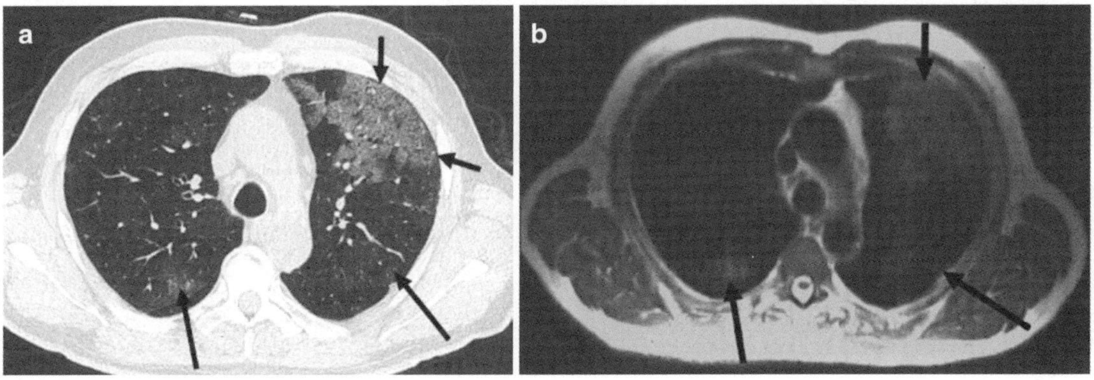

图 16.5 患者,76 岁,脊髓发育不良,罹患肺孢子虫肺炎(With the permission of Springer:Eibel et al. 2006a)。(a)气管隆嵴水平以上的薄层 CT 显示左上肺腹侧磨玻璃影(短箭头),同时两上肺背侧可见更加微小的病灶(长箭头)。(b)同层面轴位 HASTE 序列(TE 27ms)。两上肺的所有病灶均能被检出。

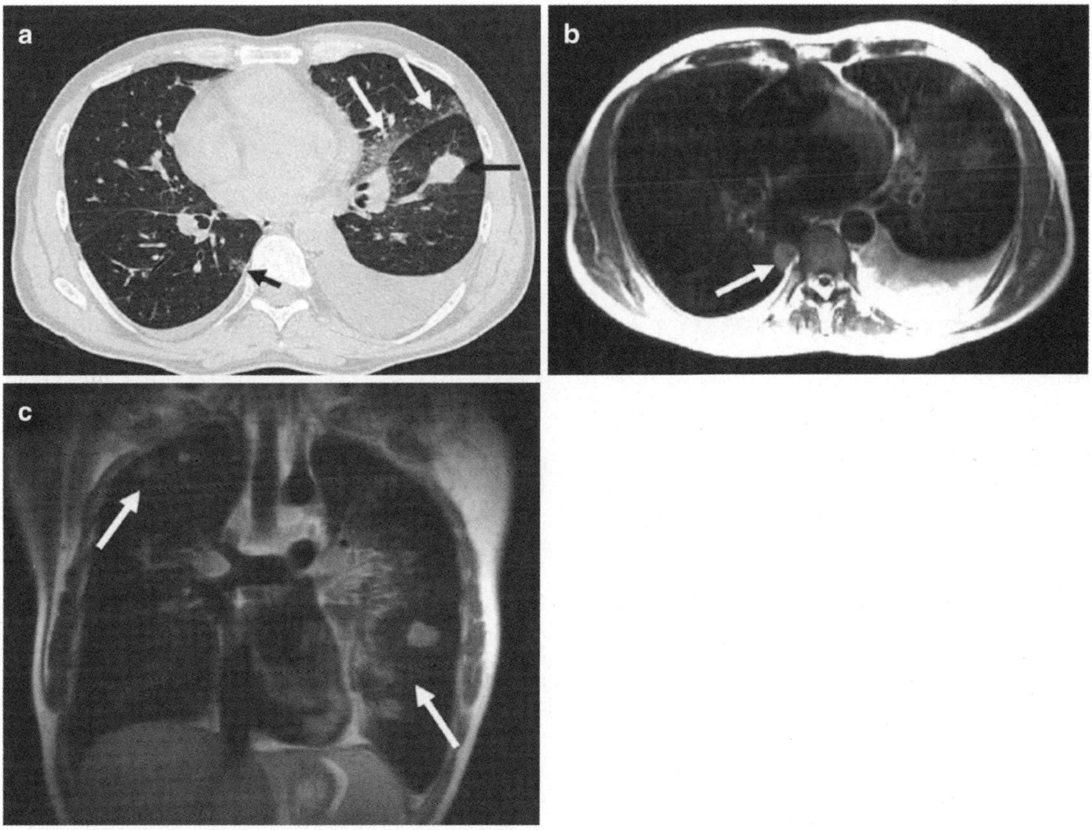

图 16.6 患者,男性,45 岁,患有慢性淋巴细胞白血病合并血管侵袭性曲霉菌病((With the permission of Springer:Eibel et al. 2006a)。(a)气管隆嵴水平以下的薄层 CT 显示左下肺一片实变影(黑箭头)、舌段斜裂旁磨玻璃影(白箭头),以及两侧胸腔积液,同时右下肺脊柱旁可见微小病灶(短箭头)。(b)轴位 HASTE。(c)冠状位 HASTE。MRI 能充分显示出病理检查发现的病变(箭头),右下肺近脊柱旁的微小病变亦能被检出(轴位 HASTE)。

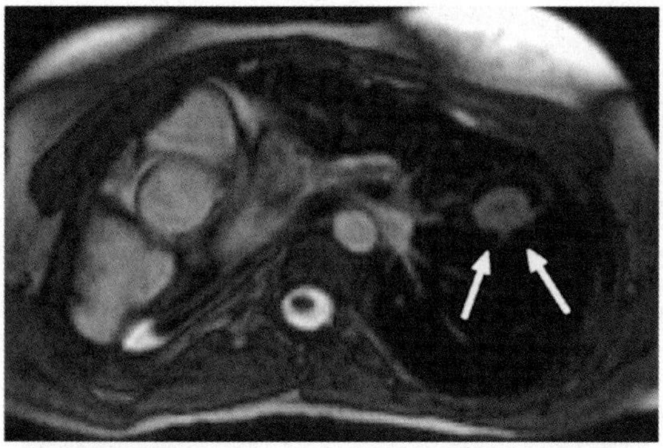

图 16.7 患者,女,15 岁,患有高 IgE 综合征。右肺因反复复杂性肺炎行肺切除术(轴位 true FISP 序列)。左上肺的薄壁空洞内新出现了一个卵圆形结节,该表现在曲霉菌病中称为“空气新月征”(箭头)。当血管侵袭性曲霉菌病中出现“空气新月征”可能是提示病变好转的征象。

表 16.3 MRI 表现及可能致病微生物

MRI 表现	可能致病微生物
肺叶实变=大叶性肺炎	肺炎链球菌、肺炎克雷伯菌、嗜肺军团菌、肺炎支原体
斑片状,可伴双肺小叶间实变影=小叶性肺炎	肺炎链球菌、革兰阴性杆菌嗜肺军团菌、厌氧菌病毒
磨玻璃影和网格影=间质性肺炎	病毒、支原体肺孢子虫(图 16.5)
空洞	金黄色葡萄球菌、结核分枝杆菌、革兰阴性杆菌、厌氧菌
圆形实变影、晕征、空气新月征、反靶征	烟曲霉菌(图 16.7)

1cm 的结节影、实变影及磨玻璃影和显示病灶大小与边缘轮廓上具有几乎相同的敏感性及准确性。Fleischner 学会对结节、实变和磨玻璃影的定义对于 MRI 来说同样成立(Hansell 等,2008)。②与多排螺旋 CT 相比,MR 对于显示肺内小结节(<10mm),尤其是肺结节或实变内含有的少许空气或钙化灶更具有挑战性。

表 16.3 根据 CT 的发现,总结了 MRI 上肺炎最常见和最重要的影像特征,以及相应可能的致病菌。当然宿主的免疫状态也必须考虑在内。

真菌性肺炎是一类重要的疾病,因此有必要更加详细地介绍, 特别是在 MRI 表现上。一些微生物如荚膜组织胞浆菌和球孢子菌是主要病原体,但只出现在特定地区。另一方面,机会致病菌如曲霉菌和假丝酵母菌能感染有肺部基础病变或者免疫功能不全的患者。其中假丝酵母菌具有侵袭性,可引起严重的组织破坏并对临床预后有显著影响。

曲霉菌感染的发病机制复杂,但值得注意的是,这种真菌引起肺实质坏死的原因是广泛的血管渗透和中小动脉闭塞。在患者恢复期,血管渗透及坏死肺组织从存活组织中分离时可能会引起危及生命的肺泡内出血。

由于真菌性肺炎患者的治疗方法不同,以及免疫功能不全的侵袭性曲霉菌病患者的高发病率和死亡率, 故有必要了解这类感染的影像学征象:①单发或多发结节状浸润;②结节伴有晕征;③段或亚段有均匀实变影;④空洞(空气半月征,图 16.7);⑤反靶征。

一些结节周围的磨玻璃影被称为晕征,组织病理学研究表明这一征象的原因是结节周围出血。MRI 可清楚地显示出晕征,故有助于区分病原体。空气半月征通常见于恢复阶段,与病变周围坏死组织的吸收及存活肺组织中坏死组织收缩有关 (Kim 等,2001)。这种新月形的空气聚集与更高的大咯血风险相关。

Blum 等(1994)观察到坏死性肺炎的另

一个特征，即在 T2WI 上中央较高信号与边缘较低信号形成的影像表现，称为“反靶征”。晕征强烈提示侵袭性曲霉菌病的早期阶段，而反靶征见于晚期阶段。Leutner 等(2000)发现，在诊断坏死性肺炎上 MRI 优于增强 CT，可能是因为 MRI 具有良好的软组织对比度。

Barreto 等(2013)总结了肺炎患者的常见 CT 与 MRI 表现之间的相关性。

到目前为止，尚无综合性研究比较不同影像学检查诊断侵袭性曲霉菌病的敏感性及特异性之间的差别。Blum 等(1994)发现 MRI 可能在疾病的晚期具有诊断价值，并对免疫功能不全患者病因不明的结节影的随访有价值。因此，还需要对血管侵袭性肺曲霉菌病进行研究，提高早期诊断，提升诊断的可靠性，从而降低其高死亡率。

7 协议

本段列出了一个简短的 MR 扫描推荐方案(表 16.4)，并通过 1 例上肺肺炎病例来证实和说明(图 16.8)。

T2 加权 HASTE 序列可用于检出和识别肺部感染性病变。对于病情严重、呼吸困难的患者可仅进行定位图和轴位 HASTE 扫描，检查时间在 2 分钟以内。增强和非增强的 T1 加权 FLASH 序列都有助于进一步识别肺部浸润灶，检查时间将延长到 15 分钟。STIR 和 trueFISP 序列可提供额外的信息，但并不是常规扫描序列。

8 未来发展

本章介绍了近年来在肺部感染影像学

表 16.4 1.5T MRI 扫描仪推荐扫描方案

序列	缩略词	加权	层面方向	TR(ms)	TE(ms)	翻转角	脂肪抑制	层厚(mm)	Gd IV
定位									
超快速自旋回波序列	UFSE、HASTE、SS-FSE	T2	轴位	1000	84	180		6	
			冠状位	1000	84	180		6	
			矢状位	1000	84	180		6	
扰相梯度回波序列	T1-FFE、FLASH、SPGR	T1	轴位	118	2	70		6	
			冠状位	78	2	70	+	6	
短时间反转恢复序列	STIR	T2	轴位	3980	100	150	+	6	
平衡式自旋回波序列	BalancedFFE、trueFISP、FIESTA	T2	轴位	3	1	60		6	
			冠状位	3	1	60		6	
扰相梯度回波序列	T1-FFE、FLASH、SPGR	T1	轴位	118	2	70	+	6	+
			冠状位	78	2	70	+	6	+

FFE，快速场回波序列；FIESTA，快速成像稳态采集序列；FLASH，快速小角度激发序列；GdIV，静注钆对比剂；HASTE，半傅里叶单次激发自旋回波序列；SPGR，扰相梯度回波序列；SS-FSE，单次激发快速自旋回波序列；STIR，短 TI 反转恢复序列；TE，回波时间；TR，重复时间；trueFISP，真实稳态进动快速成像序列；UFSE，超快速自旋回波序列。

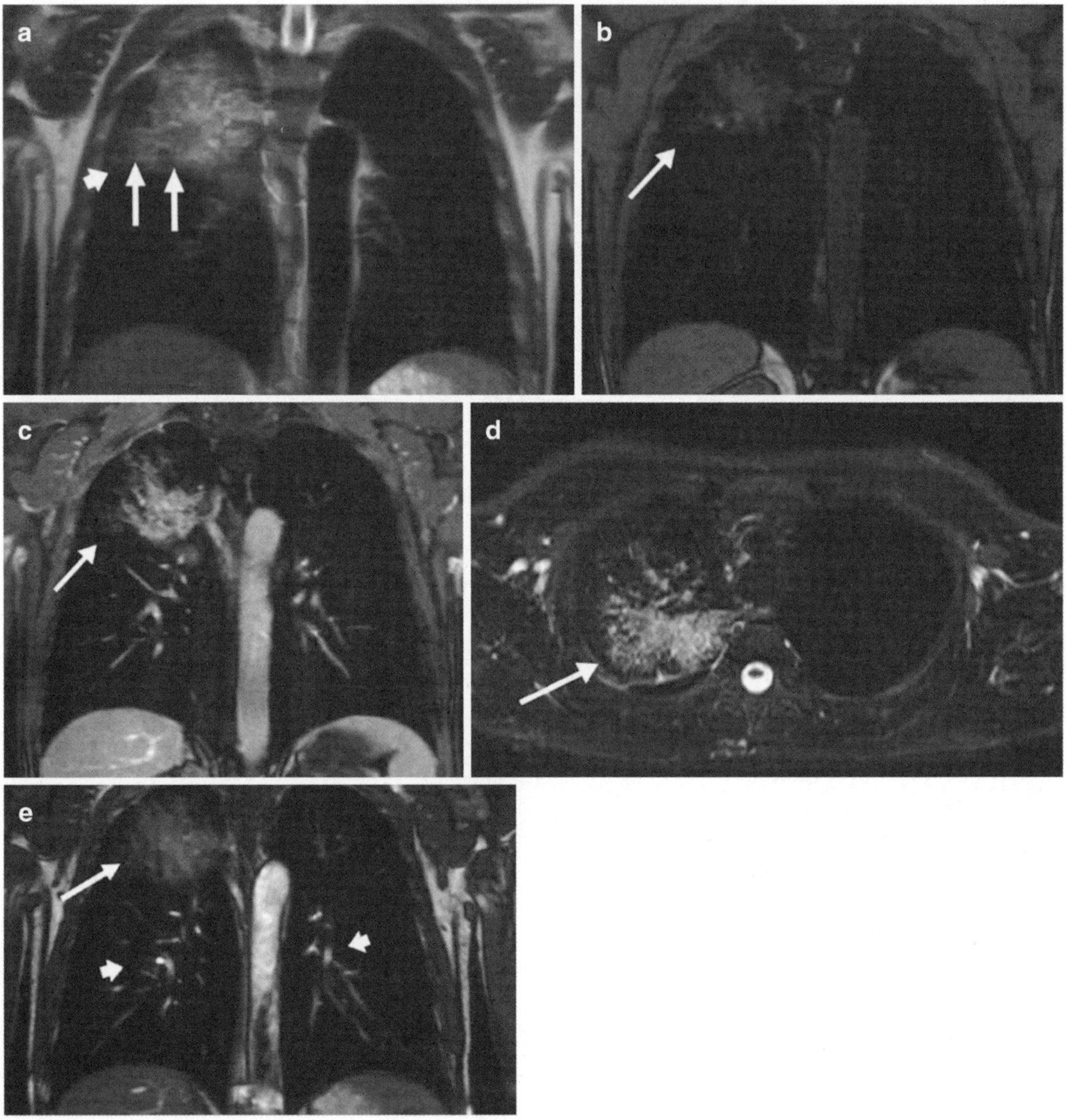

图 16.8 患者,男性,51 岁,患有右上肺肺炎(链球菌)。(a)冠状位 HASTE 显示右上肺肺炎(箭头)未跨越水平裂(短箭头)。(b)增强前冠状位 FLASH 并脂肪抑制。(c)静脉注射 14mL 钆对比剂后(0.1mmol/kg)行冠状位 FLASH。(d)轴位 STIR 清楚显示出右上肺肺炎的水肿区域(箭头),但与 HASTE 相比,图像的伪影及噪声的程度要更高。(e)冠状位 true FISP 清晰显示出肺血管影(短箭头),因此该序列可替代增强 FLASH 来识别血管结构。但该序列对肺炎病灶的显示未优于 HASTE 和对比增强 FLASH。

研究中取得的一些显著成果,以及 MRI 在肺部感染影像中的新应用和序列。尽管 CT 在识别肺实质异常方面具有其优势,但在区分良恶性病变方面的能力是有限的,特别是对于影像表现类似肺炎的黏液腺癌与肺炎之间的鉴别。该肿瘤发病率不断上升且预后较差。这是因为在 X 线和 CT 上与肺炎相似,临床上往往延误诊断。Gaeta 等发现水敏感序列(轴位 HASTE 和冠位 RARE)可提供大量信息。在这项研究中,阅片者 1 在 CT 图像上诊断黏液腺癌和肺炎的准确率分别为74%、73%,阅片者 2 为 65%、80%,而 2 位阅片者在这 2 个 MR 序列的辅助下可达到100%诊断率。其中最重要的发现是所谓的白肺征,这是因为肿瘤内黏液蛋白含量高而表现为白肺,而在肺炎中则不会出现(Gaeta 等,2011)。

MRI 在年轻患者中的应用是一个重要的主题。从 Pearce 等(2012)的一项研究中得知,MDCT 可产生累积辐射剂量,约 50mGy 可使白血病的患病风险增加 3 倍,约 60mGy 的剂量可使儿童患脑部肿瘤的风险增加 3 倍。故 MRI 的一个主要优势是没有电离辐射,因此有必要对 MRI 做出确切的诊断。Gorkem 等指出,以增强 MDCT 为参考标准,非增强的快速 MRI 可准确识别 94%的肺部异常(实变、囊性棘球蚴病、支气管扩张、肺结节和肿块)、100%纵隔肿块、100%胸腔积液和 100%胸壁肿物,另外未被 MRI 检出的 2 例表现分别为轻度支气管扩张和肺小结节(3mm)。根据这些结果,作者认为非增强 MRI 可替代增强 MDCT 成为一线的检查手段,这对于需要多次影像学检查来监测疾病的儿童患者来说具有重要价值(Gorkem 等,2013)。

此外,Wielpütz 等关注的是一种发生在儿童和青少年中的特殊疾病——囊性纤维化(CF)。Demirkazik 等(2001)发现 MDCT 在识别 CF 相关肺部改变上比胸片更敏感。近年来,MRI 越来越多地取代 MDCT 成为诊断并发症或监测疾病的方法(Wielputz 等,2013)。MRI 可敏感地显示出典型的支气管扩张、管壁增厚、黏液栓和浸润阴影,与 MDCT 相比具有相当的临床相关性(Puderbach 等,2007)。此外,利用缺氧性肺血管收缩反应(Euler-Liljestrand 反射)的原理,MR 灌注成像可显示出肺部潜在的可逆性灌注和通气障碍。目前德国多中心研究的新生儿囊性纤维化筛查项目首次使用 MRI,为 CF 预防性治疗提供了二级替代终点(Wielputz 等,2014)。

虽然 MRI 有了进一步的发展,但 CT 在肺部成像方面的进步要远超过 MRI。比如在检查过程中更高的分辨率、更短的扫描时间、实用性及易获得性,当然还包括经济因素。而在 MRI 上,如果想减少伪影,接收更多的信号,并观察到更多的解剖信息,需要更长的检查时间, 这受制于患者的屏气时间。因此,有必要在自由呼吸下进行检查,但这可能导致呼吸和模糊伪影。

为了克服这一问题,Völker 等(2015)发表了一项可行性研究,该研究在自由呼吸条件下使用通用多次激发径向 TSE 序列,并采用改进的基于黄金比率的重新排列,旨在防止相干条纹。他们检查了健康的志愿者和肺癌及肺炎的患者,在自由呼吸下通过 90s 的扫描时间获取图像。综上所述,作者发现这种径向 TSE 序列与改进的基于黄金比率的重新排列相结合,可提供对运动更好的鲁棒性。这使得 MRI 可进行超过几个呼吸周期的长时间扫描,从而提高了图像信噪比并促进高质量形态学肺部 MRI 的发展,这有助于提高对肺部细微病变的诊断。该研究存在一些局限性,对 MRI 更早期、更有信心地诊断肺炎或肺癌方面并未进行评估,故将来有必要进行研究。

(胡剑锋 译 包盈莹 万齐 审校)

参考文献

Alibek S, Holter W, Staatz G (2007) The radiosensitive child: pulmonary MR tomography in EBV-induced lymphoproliferation in Nijmegen-breakage syndrome. FortschrRöntgenstr 179:1075–1077

Barreto MM, Rafful PP, Rodrigues RS, Zanetti G,

Hochhegger B, Souza AS, Guimaraes MD, Marchiori E (2013) Correlation between computed tomographic and magnetic resonance imaging findings of parenchymal lung diseases. Eur J Radiol 82:492–501

Biederer J, Busse I, Grimm J, Reuter M, Muhle C, Freitag S, Heller M (2002) Sensitivity of MRI in detecting alveolar infiltrates: experimental studies. FortschrRöntgenstr 174:1033–1039

Blum U, Windfuhr M, Buitrago-Tellez C, Sigmund G, Herbst EW, Langer M (1994) Invasive pulmonary aspergillosis. MRI, CT, and plain radiographic findings and their contribution for early diagnosis. Chest 106:1156–1161

Bonilla FA, Stiehm ER, Feldweg AM (2014) Secondary immunodeficiency due to underlying disease states, environmental exposures, and miscellaneous causes. In: UpToDate Wolters Kluwer, Alphen aan den Rijn, NL

Campbell GD, Niederman MS, Broughton WA et al (1996) Hospital-acquired pneumonia in adults: diagnosis, assessment of severity, initial antimicrobial therapy, and preventative strategies: a consensus statement. Am J Respir Crit Care Med 153: 1711–1725

Cook DJ, Walter SD, Cook RJ et al (1998) Incidence of and risk factors for ventilator-associated pneumonia in critically ill patients: results from a multicenter prospective study on 996 patients. Ann Intern Med 129:433–440

Craven DE, Steger KA (1995) Epidemiology of nosocomial pneumonia. New perspectives on an old disease. Chest 108:1S–16S

Demirkazik FB, Ariyürek OM, Ozçelik U, Göçmen A, Hassanabad HK, Kiper N (2001) High resolution CT in children with cystic fibrosis: correlation with pulmonary functions and radiographic scores. Eur J Radiol 37(1):54–59

Eibel R, Herzog P, Dietrich O, Rieger C, Ostermann H, Reiser M, Schoenberg S (2006a) Magnetic resonance imaging in the evaluation of pneumonia. Radiologe 46:267–270. , 272–274

Eibel R, Herzog P, Dietrich O, Rieger CT, Ostermann H, Reiser MF, Schoenberg SO (2006b) Pulmonary abnormalities in immunocompromised patients: comparative detection with parallel acquisition MR imaging and thin-section helical CT. Radiology 241:880–891

Fagon JY, Chastre J, Hance AJ, Domart Y, Trouillet JL, Gibert C (1993) Evaluation of clinical judgment in the identification and treatment of nosocomial pneumonia in ventilated patients. Chest 103:547–553

Gaeta M, Blandino A, Scribano E, Minutoli F, Barone M, Andò F, Pandolfo I (2000) Chronic infiltrative lung diseases: value of gadolinium-enhanced MRI in the evaluation of disease activity–early report. Chest 117:1173–1178

Gaeta M, Ascenti G, Mazziotti S, Contiguglia R, Barone M, Mileto A (2011) MRI differentiation of pneumonia-like mucinous adenocarcinoma and infectious pneumonia. Eur J Radiol 81(11):3587–3591

Gorkem SB, Coskun A, Yikilmaz A, Zurakowski D, Mulkern RV, Lee EY (2013) Evaluation of pediatric thoracic disorders: comparison of unenhanced fast-imaging-sequence 1.5-T MRI and contrast-enhanced MDCT. Am J Roentgenol 200(6):1352–1357

Gückel C, Schnabel K, Deimling M, Steinbrich W (1996) Solitary pulmonary nodules: MR evaluation of enhancement patterns with contrast-enhanced dynamic snapshot gradient- echo imaging. Radiology 200:681–686

Hansell DM, Bankier AA, MacMahon H, McLeod TC, Müller NL, Remy J (2008) Fleischner Society: glossary of terms for thoracic imaging. Radiology 246:697–722

Haraldseth O, Amundsen T, Rinck PA (1999) Contrast-enhanced pulmonary MR imaging. MAGMA 8:146–153

Husain AN, Kumar V (2005) The lung. In: Kumar V, Abbas AK, Fausto N (eds) Robbins and Cotran pathologic basis of disease, 7th edn. Elsevier Saunders, Philadelphia, USA. pp 711–772, table 15–9

Kauczor HU, Kreitner KF (1999) MRI of the pulmonary parenchyma. Eur Radiol 9:1755–1764

Kim MJ, Lee KS, Kim J, Jung KJ, Lee HG, Kim TS (2001) Crescent sign in invasive pulmonary aspergillosis: frequency and related CT and clinical factors. J Comput Assist Tomogr 25:305–310

Leutner CC, Gieseke J, Lutterbey G, Kuhl CK, Glasmacher A, Wardelmann E, Theisen A, Schild HH (2000) MR imaging of pneumonia in immunocompromised patients: comparison with helical CT. AJR Am J Roentgenol 175:391–397

Li F, Sone S, Maruyama Y, Takashima S, Yang ZG, Hasegawa M, Honda T, Yamanda T, Kubo K (2000) Correlation between high-resolution computed tomographic, magnetic resonance and pathological findings in cases with non-cancerous but suspicious lung nodules. Eur Radiol 10:1782–1791

Marquardt T, Jablonowski H (2003) Opportunistic diseases. Risk can be estimated. MMW Fortschr Med 145:33–37

Marzola P, Lanzoni A, Nicolato E, Di Modugno V, Cristofori P, Osculati F, Sbarbati A (2005) (1)H MRI of pneumococcal pneumonia in a murine model. J Magn Reson Imaging 22:170–174

McEachern R, Campbell GD Jr (1998) Hospital-acquired pneumonia: epidemiology, etiology, and treatment. Infect Dis Clin North Am 12:761–779

Moore EH, Webb WR, Muller N, Sollitto R (1986) MRI of pulmonary airspace disease: experimental model and preliminary clinical results. AJR Am J Roentgenol 146:1123–1128

Müller NL, Mayo JR, Zwirewich CV (1992) Value of MR imaging in the evaluation of chronic infiltrative lung diseases: comparison with CT. AJR Am J Roentgenol 158:1205–1209

Niederman MS, Mandell LA, Anzueto A et al (2001) Guidelines for the management of adults with communityacquired lower respiratory tract infections: diagnosis, assessment of severity, antimicrobial therapy and prevention. Am J Respir Crit Care Med 163:1730–1754

Pearce MS, Salotti JA, Little MP, McHugh K, Lee C, Kim KP, Howe NL, Ronckers CM, Rajaraman P, Sir Craft AW, Parker L, Berrington de González A (2012) Radiation exposure from CT scans in childhood and subsequent risk of leukaemia and brain tumours: a ret-

rospective cohort study. Lancet 380(9840):499–505
Primack SL, Mayo JR, Hartman TE, Miller RR, Müller NL (1994) MRI of infiltrative lung disease: comparison with pathologic findings. J Comput Assist Tomogr 18:233–238
Prod'hom G, Leuenberger P, Koefer J et al. (1994) Nosocomial pneumonia in mechanically ventilated patients receiving antacid, ranitidine, or sucralfate as prophylaxis for stress ulcer: a randomized controlled trial. Ann Intern Med 120:653–662
Puderbach M, Eichinger M, Haeselbarth J, Ley S, Kopp-Schneider A, Tuengerthal S, Schmaehl A, Fink C, Plathow C, Wiebel M, Demirakca S, Müller FM, Kauczor HU (2007) Assessment of morphological MRI for pulmonary changes in cystic fibrosis (CF) patients: comparison to thin-section CT and chest x-ray. Invest Radiol 42(10):715–725
Rello J, Paiva JA, Baraibar J et al (2001) International conference for the development of consensus on the diagnosis and treatment of ventilator-associated pneumonia. Chest 120:955–970
Rosenow EC III (1990) Diffuse pulmonary infiltrates in the immunocompromised host. Clin Chest Med 11:55–64
Rupprecht T, Böwing B, Kuth R, Deimling M, Rascher W, Wagner M (2002) Steady-state free precession projection MRI as a potential alternative to the conventional chest X-ray in pediatric patients with suspected pneumonia. Eur Radiol 12:2752–2756
Springhouse (2007) Professional guide to disease. An up-todate encyclopedia of illnesses, disorders, and injuries and their treatments. Lippincott Williams and Wilkins, Philadelphia, USA
Tournebize R, Doan BT, Dillies MA, Maurin S, Beloeil JC, Sansonetti PJ (2006) Magnetic resonance imaging of Klebsiella pneumoniae-induced pneumonia in mice. Cell Microbiol 8:33–43
Völker M, Ehses P, Weick S, Breuer FA, Blaimer M, Hintze C, Biederer J, Jakob PM (2015) Free breathing 1H MRI of the human lung with an improved radial turbo spin-echo. MAGMA 28(3):227–238
Wielpütz MO, Eichinger M, Puderbach M (2013) Magnetic resonance imaging of cystic fibrosis lung disease. J Thorac Imaging 28(3):151–159
Wielpütz MO, Heußel CP, Herth FJ, Kauczor HU (2014) Radiologische Diagnostik von Lungenerkrankungen. Betrachtung der Therapieoption bei Wahl des Verfahrens. Dtsch Arztebl Int 111(11):181–187

第 17 章

间质性肺疾病

Francesco Molinari

目录

F. Molinari
Centre Hospitalier de Tourcoing, Lille, France
e-mail: francescomolinari.dr@gmail.com

要点

影像学在间质性肺疾病的鉴别诊断、功能评价及疗效判断方面均发挥重要的作用。影像学评价包括3个主要的内容:①显示并识别形态学变化及特征;②评价肺功能,即限制性通气障碍、灌注下降及气体交换等;③判断炎症活动性。MRI可回答上述问题。MRI可显示典型的征象,如网状和网织结节状改变、磨玻璃影、实变和蜂窝影。功能成像方法,如对比增强灌注MRI和超极化气体或氧通气MRI可评价限制性通气障碍。常规增强MRI在评价不同类型间质性肺疾病的活动性方面优于CT。

1 引言

由于肺部质子密度低,图像信噪比低,同时呼吸和心脏运动伪影及气体-组织界面产生的磁敏感伪影等因素可导致信号丢失,极大地限制了 MRI 在间质性肺疾病(ILD)中的应用(Kauczor 和 Kreitner,1999)。由于MRI的空间分辨率较低,无法像薄层 CT 那样提供接近大体病理改变的影像学细节，故目前薄层 CT 仍为 ILD 诊断及鉴别诊断的首选检查方法。实际上，有研究表明，MRI 可用于评价 ILD 的活动性，近期 MRI 技术的飞速发展也使 MRI 图像质量得到了明显改善，可选择性应用于部分 ILD 患者。本章主要介绍目前 MRI 在不同 ILD 中的应用，以及将来形态学及功能学成像在 ILD 患者中的应用前景。

2 MRI 在 ILD 形态学成像中的作用

自 20 世纪 90 年代早期以来，一些研究已经开始利用 MRI 显示 ILD 的形态学变化。Primack 等（1994）研究了 5 例特发性肺纤维化，3 例过敏性肺炎，4 例结节病和 10 例各种肺浸润性病变的患者，分析在质子加权及 T1 加权像的主要影像学特征（伴或不伴网状影的肺实质阴影、网状阴影、结节影、小叶间隔增厚等）。该研究发现 MRI 征象与肺活检病理学特点有良好的相关性。活检提示大部分患者在 MRI 上的肺实质阴影为活动性炎症，少部分为纤维化。因此，MRI 在判断可治疗性疾病方面具有较高的敏感性（Kauczor 和 Kreitner，1999；Primack 等，1994）。MRI 也可显示肺纤维化所致的肺结构扭曲。所有网状阴影活检提示为肺纤维化。结节影见于结节病患者，小叶间隔增厚则见于癌性淋巴管炎及 Churg-Strauss 综合征的患者（Primack 等，1994）。

另一项研究比较了 MRI 质子加权及 T1 加权成像与薄层 CT 在诊断慢性浸润性肺疾病中的价值，发现 MRI 可评价大部分患者的病变形态及空间分布（Müller 等，1992）。在此项研究中，9 例为普通型间质性肺炎，6 例为结节病，4 例为过敏性肺炎，6 例为其他病变。研究结果表明，在显示肺解剖细节及轻度纤维化方面，MRI 劣于 CT。但 MRI 在评价气腔病变方面与 CT 相当，可用于纵向研究。研究对 6 例气腔病变的患者进行了随访观察，MRI 和 CT 显示病变随时间变化的程度是一致（Müller 等，1992）。

很多学者在鉴别 ILD 的活动期（肺泡性）和非活动期（纤维化）方面展开了研究。在一项早期研究中，McFaddden 等（1987）发现部分间质性肺疾病患者治疗随访中病变的 MRI 信号强度可减低，提示信号强度与疾病的严重程度和疗效相关。也有实验性研究进一步表明 MRI 可评价疾病的活动性。Kersjes 等（1999）建立了博来霉素肺损伤的实验兔模型，并将 MRI 表现与病理学检查行对比研究，发现肺泡炎期病灶在增强前后 T1WI 和 T2WI 上均表现为高信号，而纤维化期病灶的信号强度及强化均有明显减低。具体来说，该研究观察到滴注博来霉素后，T1WI 和 T2WI 上信号强度均有明显升高，反映了间质和肺泡肺水肿（急性肺泡炎）。14 天后，肺实质开始向进行性肺纤维化转变，同时 T1WI 和 T2WI 信号强度出现减低（Kersjes 等，1999）。Vinitski 等（1986）曾在实验鼠上开展类似的实验研究，发现疾病不同分期的信号强度与水含量密切相关。有些研究尝试通过计算 T1 和 T2 弛豫时间来鉴别疾病的急性期和慢性期，但无阳性结果（Shioya 等，1990；Taylor 等，1987）。另一项实验研究发现大分子对比剂有助于鉴别肺泡炎和肺纤维化（Berthezene 等，1992）。大鼠经支气管滴注氯化镉后，早期肺泡炎期呈渐进性持续强化达 45 分钟，提示对比剂外溢至血管外间隙。与之相比，纤维化期强化程度明显减低，其原因为肺组织纤维化后血浆容量明显减少（Berthezene 等，1992）。

博来霉素诱导的肺损伤过程与放射性肺炎类似（Kauczor 和 Kreitner，1999）。初步临床研究证实了 MRI 在评价放射性纤维化及与疾病复发所致纤维化鉴别中的价值。在早期，Glazer 等(1984)研究了 21 例经历放疗的患者，并与未经治疗的 15 例肿瘤患者进行比较。T2WI 可鉴别纤维化和肿瘤，前者在 T1WI 和 T2WI 上均呈低信号，而未治疗的肿瘤信号强度更高。在另一项肺癌放疗的研究中，肺癌周围肺实质在放疗后数月内 T1WI 及 T2WI 上信号强度均有持续增高，然后开始减低(Yankelevitz 等，1994)。

接下来的段落将回顾最重要的间质性肺疾病的 MRI 表现。

3 结节病

结节病是一种系统性疾病，其特征为非干酪性肉芽肿，可自行消散或进展为纤维化(Colby 和 Carrington，1994)。90%的患者有肺部表现(Webb，2001)。病理上，肉芽肿为淋巴管周围或沿淋巴管分布，中央为组织细胞，周围为淋巴细胞和单核细胞包绕(Colby 和 Carrington，1994)。病变间的肺实质正常。

高分辨率 CT(HRCT)能清晰显示肉芽肿性病变，是诊断结节病的最佳方法(Webb，2001)。最具特征性的表现为沿淋巴管周围或支气管血管束旁分布的肺小结节影。结节通常边界清楚，并倾向分布于叶间裂、胸膜下实质及次级肺小叶的中心。结节的大小通常不超过数毫米，但可融合为直径 1~4cm 的大片影，或者融合的团块周围伴有小的融合结节(Grenier 等，1991)。结节病倾向发生于上叶，但并非总是存在。由于结节病肉芽肿特征性的分布，可使支气管血管束旁间质呈光滑或结节状增厚。此外，由于结节沿小叶间隔分布，可使小叶间隔不规则或结节状增厚，这是结节病次要但常见的特征。片状磨玻璃影为间质病变而非肺泡炎症引起的(Leung 等，1993)。气道受累也很常见，表现为支气管壁增厚(与支气管血管束增厚难以鉴别)和支气管腔异常(Webb，2001；Dawson 和 Müller，1990；Miller 等，1995)。

早期的一些研究报道了结节病的 MRI 表现。早在 1988 年，Craig 等(1988)对 9 例结节病患者进行了研究，并与胸片表现进行比较。该研究中，MRI 可检出肺门和纵隔淋巴结增大，以及肺实质融合病灶，但不能显示广泛分布的间质性病变。其他研究对共 10 例结节病患者的 MRI 和 HRCT 表现进行了比较。在 Primack 等(1994)的研究中，结节病的 MRI 表现包括实质病变、支气管血管束增厚及结节状改变、实质病变伴轻度结构扭曲(图 17.1)。实质病变经开胸肺活检证实为非干酪样肉芽肿，5 例患者中有 4 例出现支气管血管束结节状改变，1 例患者 MRI 无异常发现。Müller 等(1992)报道了 1 例结节病的磨玻璃影在随访中有改善，而另 1 例病灶则无明显变化。Gaeta 等(2000)对慢性浸润性肺疾病的活动性进行研究，其中包含了 10 例结节病患者，结果表明对比剂增强 MRI 中病灶无强化则可明确为非活动病变。最近 Chung 等(2013)采用基于肺叶的视觉评分方法，对 29 例肺结节病的 MRI 和 CT 影像学表现的一致性进行了评价，发现两种影像方法在疾病总体评分上有很高的相关性及一致性。有学者应用 MRI 对结节病纵隔、肺门淋巴结的表现和受累情况进行了研究，如 Chung 等(2014)利用对比增强 T1WI(VIBE)和脂肪抑制 T2WI(BLADE)序列，发现接近 50%的患者(25/51)在两种序列上均表现为特征性的外周高信号及中央低信号(即所谓的黑淋巴结征)。Gümüştaş等(2013)对 27 例纵隔和肺门淋巴结增大的患者进行 ADC 值的比较，认为 DWI 有助于鉴别淋巴瘤和结节病。由于 MRI 是诊断心脏结节病的最佳检

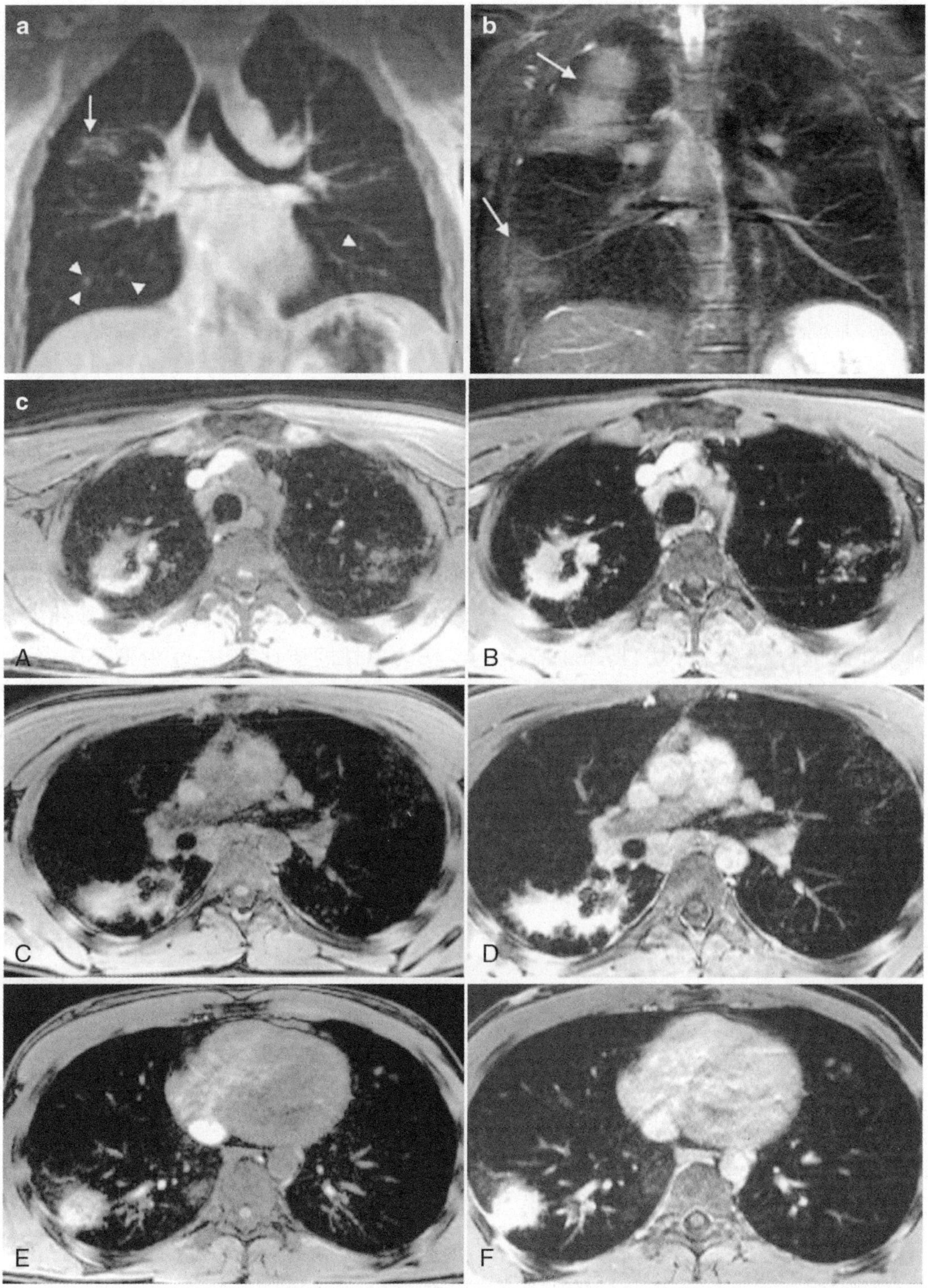

图 17.1　(a–d)患者,男性,26 岁,结节病。(a)增强 3D FLASH T1WI 冠状位图像显示支气管血管束增厚(箭头)及结节状改变(三角箭头)。注意纵隔淋巴结增大。(b)反转恢复单次激发半傅里叶采集快速自旋回波(IR-HASTE)冠状位图像显示实变区(箭头)。(c)增强前(A–C)和增强后(D–F)容积内插式屏气检查(VIBE)T1WI 轴位图像显示右上肺较大结节出现明显强化,左上肺可见弥漫结节。(待续)

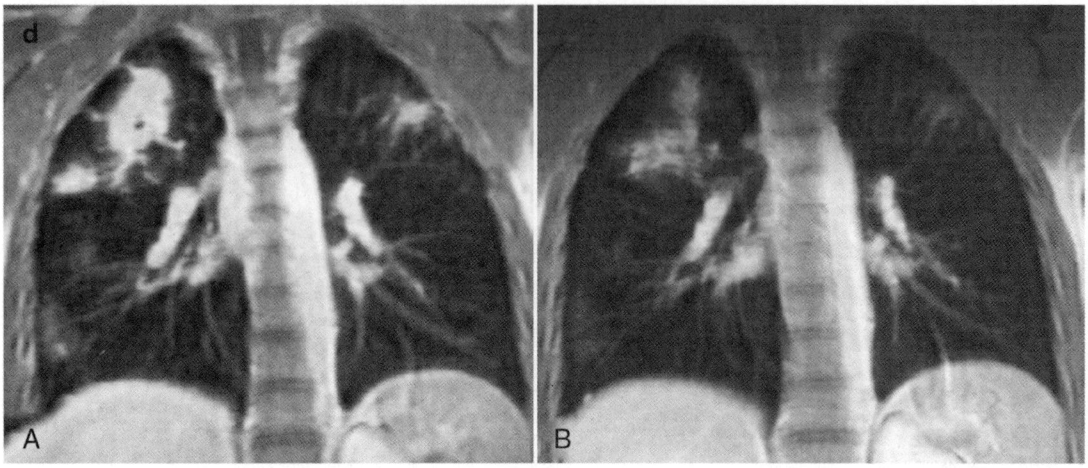

图 17.1(续)　(d)增强 3D FLASH T1WI 冠状位图像(A:激素治疗前;B:8 周后)显示结节病的实质病灶经治疗后吸收消退。

查方法,而结节病在心脏和肺部可同时受累,因而最近有学者推荐 MRI 作为结节病心肺综合评价的影像学方法(Kouranos 等,2015)。总之,尽管 MRI 的空间分辨率不及 HRCT,但 MRI 可显示肺结节病的主要特征,如结节状病灶、支气管血管束增厚和融合性团块等。此外,由于结节病的活动病灶在增强 MRI 中常明显强化,因而 MRI 有助于结节病的活动性分期。由于 MRI 没有电离辐射,也特别适合年轻患者的纵向研究。

4　特发性间质性肺炎

特发性间质性肺炎(IP)包含一组异质性间质性肺疾病。2013 年,美国胸科协会和欧洲呼吸协会将特发性 IP 重新划分为 5 种:①慢性纤维化性 IP,包括病理学特征为普通型间质性肺炎的特发性肺纤维化和病理学特征为非特异性间质性肺炎的特发性 NSIP;②吸烟相关性 IP,包括以脱屑性间质性肺炎为病理学特征的脱屑性间质性肺炎和病理学特征为呼吸性细支气管炎的呼吸性细支气管炎伴间质性肺病;③急性/亚急性 IP,包括病理学特征为机化性肺炎的隐源性机化性肺炎和病理学特征为弥漫性肺泡损伤的急性间质性肺炎;④少见类型,包括病理学特征为淋巴间质性肺炎的特发性淋巴间质性肺炎和病理学特征为胸膜肺实质弹力纤维增生的特发性胸膜肺实质弹力纤维增生;⑤不能分类的特发性 IP(ATS/ERS,2000;ATS/ERS/JRS/ALAT,2011)。

UIP 是特发性间质性肺炎中最常见的类型(McAdams 等,1996)。组织病理学为正常肺组织、炎症、成纤维灶、间质纤维化和蜂窝等构成的异质性改变,“时相不一致性”是其特征性表现(Katzenstein 和 Myers,1998;Kadota 等,1995)。UIP 的纤维化和蜂窝影多分布于肺的基底部和胸膜下。尽管 UIP 是特发性肺纤维化(IPF)患者最常见的组织病理学类型,但它也可继发于环境或药物暴露、放射性损伤或者胶原血管疾病(Colby 和 Carrington,1994)。

HRCT 上,UIP/IPF 的特征为反映肺纤维化的不规则网状影(Webb 等,1988)。最重要的 HRCT 表现是蜂窝影和小叶间隔增厚(Webb 等,1988)。这些表现往往提示疾病的进展性和预后不良(Wells 等,1993;Terriff 等,1992)。磨玻璃影有时并不明显,如果出现可能提示为活动性炎症,或者为目前 HRCT 空间分辨率下不能识别的轻度纤维化(Leung 等,1993)。蜂窝影是指胸膜下分布的厚壁囊腔,直径为 2~20mm,常为多层排列,囊壁共享,但蜂窝影有时较难与牵拉性细支气管扩张区分。小叶内间隔增厚表现为细网状影,常合并牵拉性细支气管扩张(Webb 等,1988)。小叶内间质增厚可导致血管和肺实质的界面不规则。如果纤维化严重,可引起较大的支气管扩张、扭曲,即牵拉性支气管扩张。

MRI 可显示 UIP/IPF 在 HRCT 上的主要特征(图 17.2)。Primack 等(1994)利用 MRI 观察 5 例 IPF 患者,影像学表现为外周肺野网状影,可伴或不伴实质病灶、致密网状影或结构扭曲。所有患者均有肺外周网状影,活检证实为纤维化。如果网状影合并实质病灶,活检提示既有纤维化,也有活动性肺泡炎(Primack 等,1994)。Müller 等(1992)研究表明 MRI 在显示纤维化和蜂窝影方面略逊于 CT:CT 表现为网状影的 15 例患者中,在 T1 加权及质子密度加权 MRI 上显示有异常的分别为 13 例及 12 例;而在 HRCT 表现为蜂窝影的 10 例患者中,有 9 例及 6 例分别在 T1 加权和质子密度加权 MRI 上显示蜂窝影(Müller 等,1992)。King 等也证实了常规

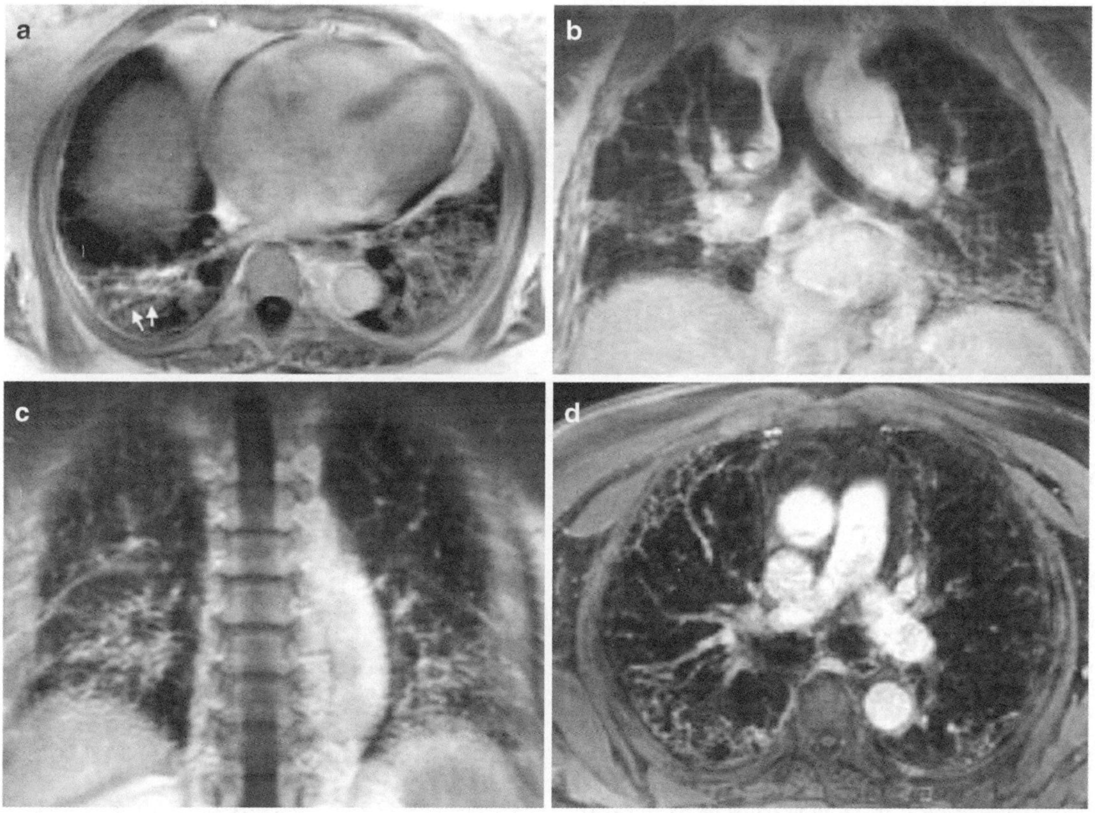

图 17.2 (a–d)患者,女性,74 岁,类风湿关节炎并普通型间质性肺炎。(a)增强 3D FLASH T1WI 横断位图像显示网状影并广泛牵拉性支气管/细支气管扩张(箭头)。(b)增强 3D FLASH T1WI 冠状位图像显示病变呈典型的基底部和胸膜下分布。(c)增强 3D FLASH T1WI 冠状位图像显示肺背侧部分广泛的结构扭曲。(d)增强 3D FLASH T1WI 横断位图像显示 IPF 患者典型的纤维化表现。肺胸膜下区可见广泛的网状影和结构扭曲。

MRI 技术在评价 UIP 的形态学改变方面不及 HRCT(1996)。

最近,Buzan 等(2015)和 Mirsadraee 等(2016)研究了 UIP/IPF 患者肺异常的弛豫特征。通过使用多回波 TSE 序列的 T2 mapping (Buzan 等,2015)和 lock-locker 反转恢复 T1 mapping 技术(Mirsadraee 等,2016),可以得到肺纤维化患者全肺的弛豫时间。使用 MRI 研究 ILD 弛豫特征的意义在于,弛豫图有助于肺纤维化早期肺部改变的鉴别诊断,并可为监测疾病进展和评价疗效提供定量工具。

总之,现代 MRI 扫描仪(尤其是注射钆对比剂后)很容易显示 UIP/IPF 的纤维化改变,但所有常规技术在评价轻度间质性病变(特别是磨玻璃样影)的可靠性方面尚需改善。定量计算肺的 T1 和 T2 弛豫时间仍需进一步验证以应用于临床。

5 胶原血管疾病

间质性肺疾病是胶原血管疾病(CVD)患者的一个共同特征。由于 CVD 具有共同的影像学特征,本节在简要介绍类风湿关节炎、硬皮病、系统性红斑狼疮之后,还总结了这些疾病所合并的间质性肺病的 MRI 表现。

5.1 类风湿关节炎

类风湿关节炎是一种慢性炎症性自身免疫性疾病,常合并间质纤维化、渐进性坏死结节、胸膜疾病、支气管扩张和闭塞性细支气管炎等胸部疾患(Remy-Jardin 等,1994;Perez 等,1998)。有影像学异常的间质性肺疾病约占 10%,其中最常见的组织病理学类型为 UIP。少部分患者的肺活检提示为 NSIP (Katzenstein 和 Fiorelli,1994)。在 Remy-Jardin 等的一项研究中(1994),有 10%的患者在 HRCT 上可见到肺纤维化表现(合并或不合并蜂窝影),14%的患者可见磨玻璃影,21%的患者可见支气管扩张等支气管异常表现,6%有实变,9%有淋巴结增大,16%有胸膜疾病。另一常见表现为胸膜下结节(22%)。

5.2 进行性系统性硬化(硬皮病)

进行性系统性硬化(PSS)是一种以不同器官内大量胶原纤维沉积为特征的自身免疫性疾病。尽管大部分 PSS 患者的肺功能正常,但肺内可找到一定程度的间质纤维化改变(Taorimina,1981;Arroliga 等,1992)。PSS 常表现为 NSIP、肺血管炎和肺高压。HRCT 表现包括胸膜下分布为主的蜂窝影、网状影、磨玻璃影(Webb 等,1988)。最近的一项研究对 PSS 肺部病变与 IPF 和 NSIP 的 CT 特征进行了比较,发现 PSS 的间质性病变范围比 IPF 要小、纤维灶要细、磨玻璃影更多,而与特发性 NSIP 更为类似(Desai 等,2004)。其他的表现包括食管扩张,弥漫胸膜增厚和纵隔淋巴结肿大等。

5.3 系统性红斑狼疮

系统性红斑狼疮(SLE)是一种合并血清抗核抗体增高的多系统自身免疫性疾病。SLE 常合并胸膜及肺异常。多达 85%的尸检病例提示胸膜炎或胸膜纤维化,胸腔积液也是 SLE 患者胸片的常见表现(Wiedemann 和 Matthay,1992)。SLE 常有肺部并发症,包括肺炎、狼疮性肺炎和肺出血(Kim 等,2000),也可发生机化性肺炎和肺纤维化(Gammon 等,1992)。

HRCT 可显示肺纤维化,但发生率低于 IPF、类风湿关节炎或 PSS。其他异常包括磨玻璃影、肺结节、支气管扩张和支气管壁增厚,以及胸膜病变(Bankier 等,1995)。肺纤维化的发生率为 30%~35%(Bankier 等,1995;Fenlon 等,1996;Sant 等,1997)。常见表现有小叶间隔或小叶内间隔增厚(33%)、结构扭曲(88%)(Bankier 等,1995)。蜂窝影并不常见。磨玻璃影和实变影可由肺炎、狼疮性肺炎或肺出血所致,也可见于机化性肺炎(Primack 等,1994)。18%~20%的患者有气道异常,15%~17%的患者有胸膜心包病变(Fenlon 等,1996;Sant 等,1997)。

目前暂时没有应用 MRI 研究胶原血管疾病合并 ILD 的系统性数据。根据我们的经验,MRI 可轻易显示纤维化并结构扭曲及蜂窝影、磨玻璃影等形态学变化(图 17.3 至图 17.5),而轻度的纤维化可能会漏诊。MRI 还能可靠地显示结构扭曲、实变、结节和小叶间隔增厚等其他异常。此外,某些表现可提示具体的疾病,如食管扩张提示 PSS、肺胸膜病变提示 SLE 等。胶原血管疾病的肺部磨玻璃影可表现为明显强化,虽然未经证实,但推测其潜在机制可能是存在活动性炎症,即潜在病理改变为肺泡炎。由此而论,对比增强 MRI 可在研发新治疗方案的纵向研究中发挥重要的作用,因为它可能有助于炎症和纤维化的鉴别。

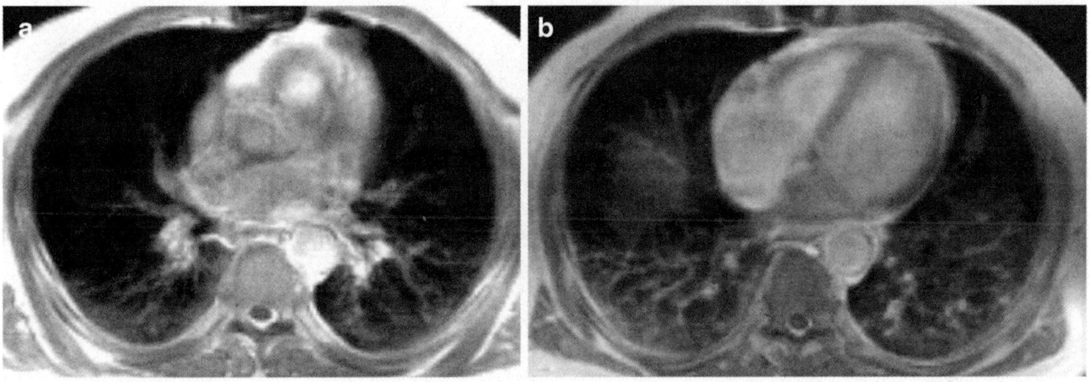

图 17.3 患者,男性,61 岁,类风湿关节炎并间质性肺疾病。MR 表现提示为非特异性间质性肺炎。增强 3D FLASH T1WI 横断位图像显示下叶背段胸膜下磨玻璃影及网状影(a),肺背部及基底部有广泛纤维化,但无蜂窝表现(b)。

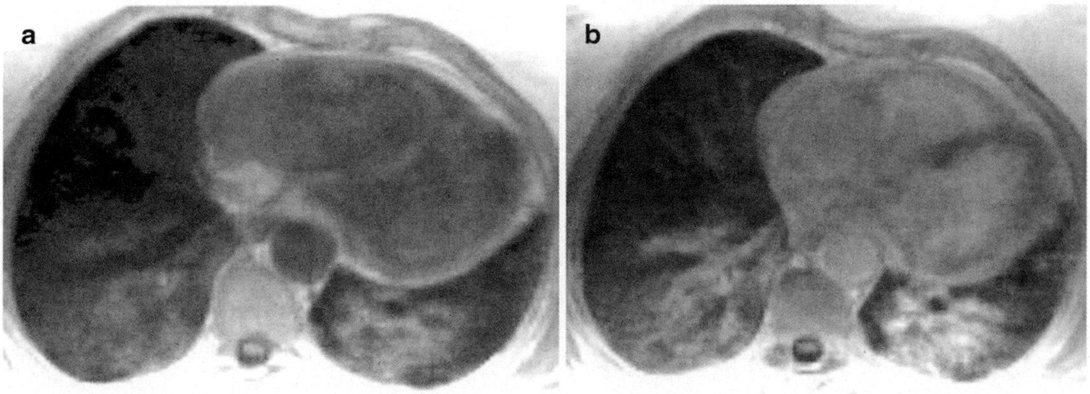

图 17.4 患者,女性,70 岁,系统性红斑狼疮并间质性肺疾病。增强前(a)和增强后(b)3D FLASH T1WI 横断位图像显示双侧胸膜下和基底部致密纤维化并明显强化。

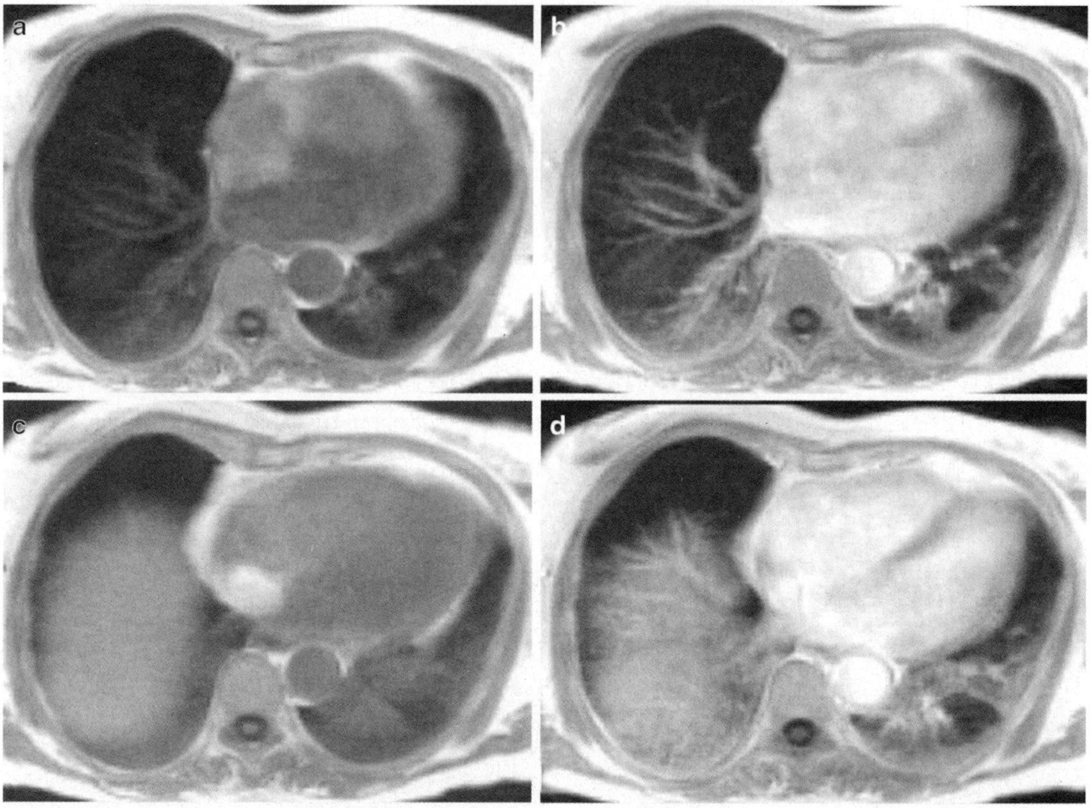

图 17.5 患者,女性,68 岁,进行性系统性硬化病(硬皮病)并间质性肺疾病。增强前(a,b)和增强后(c,d)3D FLASH T1WI 横断位图像显示胸膜下和基底部网状影并结构扭曲,提示纤维化,并可见明显强化。

6 其他间质性肺疾病

有研究应用 MRI 对 12 例煤矿工人尘肺的进行性块状纤维化(PMF)进行了分析,大部分病灶在对比增强 T1WI 上与肌肉信号相当,T2WI 上为低信号,中央坏死区呈高信号(Matsumoto 等,1998)。

MRI 可显示 Wegener 肉芽肿的肺部结节,增强后可有强化(Kalaitzoglou 等,1998)。石棉肺患者 MRI 可显示圆形肺不张和间质纤维化,胸膜斑在 T1WI 和 T2WI 上表现为高信号,但没有强化(Bekkelund 等,1998)。

7 ILD 肺功能的 MR 研究策略

肺功能评价对于 ILD 患者的诊疗极为重要。ILD 包含一大类疾病,临床影像特征常有重叠(ATS/ERS,2002;Wells 和 Hogaboam,2007;ATS/ERS/JRS/ALAT,2011)。起病时诊断困难,通常需要仔细分析临床和 HRCT 数据,并明确肺功能受损的类型。有时需要借助侵入性的诊断方法,比如胸腔镜辅助肺活检(VATS),主要是排除不确定的 IPF/UIP(Hunninghake 等,2001),同时也能提供关于病变活动性的重要信息。但这也可能导致一些并发症,有文献报道 ILD 患者肺活检可导致患者死亡或其他并发症,需要吸氧或有肺动脉高压的患者并发症的发生率更高(Kreider 等,2007)。活检标本需要由经验丰富的病理学家进行评价,但当病灶的分布高度不均时,也可能无法得到明确的结论(Wells 和 Hogaboam,2007)。因此,是否需要行肺活检来明确 ILD 的诊断,很大程度上取决于患者的临床状况。特别是当患者年龄大且合并多种疾病时,肺活检并发症的风险明显超出了获取组织标本的受益,此时疾病的诊断和预后可通过临床上连续的肺功能监测和 HRCT 随访来判断。

有很多方法可评价肺功能,称为肺功能测试(PFT)。ILD 患者通常需要行静态肺容量、气体弥散、动脉血气分析和运动耐量等肺功能检查(Chetta 等,2004)。这些检查的共同缺点为结果有一定程度的变异,同时需要患者配合(Ulmer 等,1993)。技术的标准化和相对低廉的设备确保了评价 ILD 的通气和气体交换异常具有较大的临床适用性。

ILD 的通气障碍是由多种机制共同作用的结果,包括肺容积丧失、肺泡扩张性和(或)直径减小、表面活性物质改变导致肺泡表面张力增加等(Gibson 和 Pride,1977;Knudson 和 Kaltenborn,1981;Thompson 和 Colebatch,1989;McCormack 等,1991)。这些病理生理学变化导致肺力学的总体受损,称为限制性通气障碍。平静状态下,患者表现为呼吸频率加快,从而代偿潮气量减低和肺泡扩张受限。平静状态下肺容积常无改变。由于支气管周围纤维化或肺囊性变导致的小气道过早关闭,功能残气量(FRC)和残气容积(RV)的减少程度不及肺活量(VC)。VC 比肺总量(TLC)的减少也更明显。RV/TLC 比例可大于正常值。由于大气道通畅,动态肺容积特别是容积校正的气流指数(第 1 秒用力呼气容积与 VC 比值,FEV_1/VC)正常或高于正常值。

气体交换受损取决于通气/灌注不匹配和肺泡毛细血管网的破坏程度。一氧化碳弥散(DL_{CO})用于估算肺泡-毛细血管屏障的气体弥散具有很高的敏感性(Chetta 等,2004;Gross 和 Hunninghake,2001)。实际上,DL_{CO} 的下降也在一定程度反映了吸入气体分布欠佳和肺容积减少。一氧化碳传输系数(K_{CO})不依赖于肺容积,可更准确评价弥散障碍(Hughes,2003)。静息状态下氧饱和度可有下降,在活动后更加明显。由于通气和气体交换均存在异常,同时合并心功能不全,患者的总体活动耐量会明显降低。

ILD 具有典型的肺功能改变,但无特异性。这些肺功能变化可见于不同的致纤维化性病变,反映了总体肺功能不全。在对 ILD 患者进行肺功能随访发现,PFT 作为预后因子具有不同的准确性。肺功能预测患者生存期的能力取决于 ILD 的类型。比如结节病患者,使用肺功能测试预测病程尚有争议(Chetta 等,2004)。在实验性治疗研究中,仅凭 PFT 的功能监测难以评价疗效(Wells 和 Hogaboam,2007)。考虑到 ILD 的传统治疗具有很高的风险性,因此,对于患者的治疗和管理来说,亟须一种新的诊断方法来评价肺功能。最近基于抗纤维化药物(如吡非尼酮)的治疗方法可延缓轻中度 IPF 患者的疾病进展及降低死亡率,因此需要一种比 PFT 更有效的疗效评价方法。

过去尽管技术问题限制了肺 MRI 的临床应用,但其在评价肺功能的潜力仍得到了广泛研究。作为无辐射的诊断工具,肺 MRI 除了能提供区域形态学信息外,其最为引人关注的优势是可灵活组合不同的采集技术和新型的对比剂。近年来,特别令人感兴趣的是，使用吸入性顺磁性对比剂，如超极化气体和氧分子，来检测肺通气及弥散功能。同时可通过静脉注射钆对比剂实时三维(3D)显示肺实质来评价肺灌注。由于MR技术的进展，扫描时间大幅减少，目前已有肺形态学和功能学评价的成像序列得以临床应用(Puderbach等，2007)。迄今为止，很少有研究利用MRI对ILD患者的肺功能进行评价。接下来几节的内容将讨论MR技术评价ILD患者的肺功能。

8 超极化气体的肺功能成像

20世纪90年代中期，有学者开始使用外源性吸入性对比剂进行肺MRI，主要是超极化或激光极化惰性气体，如 ^{129}Xe 和 ^{3}He (Albert等，1994；Middleton等，1995；MacFall等，1996；Black等，1996；Kauczor等，1996)。气体的原子核通过光泵进行极化处理后处于非平衡状态，从而产生MR信号(Guenther等，2000)。吸入的气体可用于直接评价通气气道和肺气腔，而无须考虑肺组织(如血液和间质)的质子密度。这一成像方法需要使用和惰性气体共振频率一致的MR系统和专用的射频线圈，成像序列设计主要基于梯度回波序列。有关激光超极化技术的原理、设计和实际操作及超极化气体肺部MRI的设置等内容的详细描述，读者可参看一些综述文献(Goodson，2002；Moller等，2002)或本书的其他章节。

尽管 ^{3}He 的自然丰度不及 ^{129}Xe，但具有更高的旋磁比和极化水平，因而更适合成像(Kauczor等，2002)。超极化气体 ^{3}He 的肺部MRI具有极佳的信噪比和良好的空间及时间分辨率。此外，由于 ^{3}He 不会被肺吸收，因而可较大量吸入而无潜在风险。目前已有多种应用超极化气体 ^{3}He 评价肺功能的方法(Kauczor等，2002)，包括单纯通过信号增强的肺区域来显示通气的肺组织(自旋或气体密度成像)，也可进一步计算通气肺容积，评价肺气腔的气体分子扩散(扩散加权成像)、动态通气成像、测量肺泡 pO_2 等(Kauczor等，2002)。

由于超极化惰性气体的肺功能成像主要用于显示气道和通气气腔，所以大部分研究集中于COPD、哮喘和慢性支气管炎。尽管超极化气体MRI的文献报道持续增加，但大部分仍局限于动物模型和实验研究(Stephen等，2010；Cleveland等，2014)。目前尚无超极化气体MRI应用于ILD患者的系统研究(Kauczor等，2001)。关于该成像方法在肺纤维化中的临床应用研究仅来源于少量报道和一些从单肺移植患者得到的结果(Markstaller等，2002；Gast等，2003，2007；Zaporozhan等，2004，2005；Bink等，2007)。在这些研究中，最典型的改变为肺通气区域中气体信号不均匀分布及扩散成像ADC值的异质性，可能机制为外周支气管纤维性阻塞所致的局部通气缺损。这些不均匀的信号区域既有通气状态信息，也包含了其他参数(比如时间常量、顺应性、肺泡氧浓度)。但这些表现的功能及临床意义还有待深入研究。

9 氧气肺功能成像

Edelman等(1996)最早提出使用氧分子作为吸入对比剂来间接评价肺功能。自那以后，肺部氧增强MRI的研究被应用于动物、健康志愿者及各种肺部疾病患者中，以探索这一方法的技术可行性和临床相关性。氧气在肺部通过肺泡-毛细血管屏障弥散后可导致肺部信号变化(Ohno等，2002；Jakob等，2004)，故而这一技术可适用于评价肺疾病所致的气体弥散功能障碍。本书的其他章节详细解释了氧分子的物理特性及其在肺内表现为顺磁性效应的生理学基础。接下来的部分将对这一研究领域进行纵览，了解氧增强 MRI 在 ILD 功能评价的应用前景。

迄今为止，仅有少量 ILD 患者氧通气成像的研究。Muller 等(2002)首先将这一成像结果与 DL_{CO} 进行了对比研究，他们发现在肺部成像时，氧流入期得到的信号强度(SI)斜率，或者从室内空气通气到最大氧增强的整体 SI 的变化，与 DL_{CO} 相关。最近也有一项关于 IPF 和结节病的研究得到了类似的结果(Molinari 等，2007)。通过分析肺氧增强的区域范围，所得的半定量参数与 DL_{CO}、K_{CO}、动脉分压和氧饱和度等反应 ILD 气体交换障碍的检查结果有良好的相关性。其中 K_{CO} 和氧增强 MRI 结果的相关性更高。而如前所述，现普遍认为 K_{CO} 对肺泡-毛细血管气体交换的变化较其他参数更为敏感。在最近的一项研究中，Ohno 等(2014)对 45 例结缔组织病患者的氧增强 MRI 和薄层 CT 在评价肺功能受损和病变严重程度方面进行了比较，作者发现氧通气后的平均相对增强率在合并间质性肺疾病(36 例)和没有合并间质性肺疾病(9 例)的患者之间存在显著性差异。并且平均相对增强率与肺功能参数和血清 KL-6 相关。这些研究表明，氧增强 MRI 可为临床提供预测 ILD 患者肺功能受损情况的信息。

Jakob 及其同事使用多个氧浓度和 T1 mapping 技术开发了一种定量模型，用于评价肺气体交换功能(Jakob 等，2001，2004；Arnold 等，2007)。根据肺纵向弛豫率(即 R1)和局部氧浓度的线性比例关系，该模型可计算一种“氧传递函数”(OTF)，代表 R1 与氧浓度线性关系的斜率。OTF 被认为是反映肺气体传输能力的一个指标。尽管这是关于囊性纤维化的小样本研究，但其方法是基于肺生理学的普遍原理，因而可考虑用于评价 ILD。这种肺部氧增强 MRI 的定量方法需要更多的研究来证实其临床适用性。此外，氧通气成像的其他方面也需进一步研究(Jakob 等，2004)。特别是肺血液中物理溶解的氧气量不仅与肺的扩散能力有关，还与局部的通气灌注比有关(Jakob 等，2004)，因而氧通气成像不应被视为检测肺弥散功能的直接替代试验。有学者建议将该技术与灌注 MRI 相结合来评估肺功能。

10 ILD 肺部 MRI 序列

有学者总结了 1.5T 肺成像的技术要求和基本 MR 序列(Puderbach 等，2007)。建议在单次或多次连续屏气下采集图像，使用基于短回波(TE)的常规 MRI 序列来减轻肺组织信号的快速衰减。基本扫描计划包括定位像、冠状位 T2 加权单次激发半傅里叶快速自旋回波序列、横断位 T1 加权 3D 梯度回波序列、冠状位稳态自由进动及横断位 T2 加权短反转时间反转恢复(STIR)序列，还可增加横断位 T1 加权 3D 梯度回波增强序列。该扫描计划能在可接受的时间(约 20 分钟)内完成包括 ILD 等多种肺疾病的扫描。

很多 ILD 常见的表现为浸润性和纤维化改变，T2 加权成像如半傅里叶技术(HASTE)可很好地显示这些病变。横断位或冠状位图像可显示间质增厚所致的网状影、磨玻璃影、牵拉性支气管扩张/细支气管扩张、囊性变并蜂窝影、肺结构扭曲等。少量冠状位图像即可立即全面显示肺背侧及基底部分布的外周网状影，以及病变的分布情况(图 17.2)。T1 增强图像显示胸膜下网状影与 CT 类似，还用于评价间质性病变中的局灶性团块(图 17.2)。使用脂肪抑制技术可使胸壁呈低信号，从而突出显示纤维病变的强化及血管结构的扭曲。非增强 3D T1 加权梯度回波序列(T1-GRE)可显示结节影(比如结节病)。在大部分扫描仪上,配备并行采集技术的 3D-T1-GRE 可提供各向同性体素为 $2mm^3$ 甚至更小的层内空间分辨率(Puderbach 等,2007)。T2-HASTE 和非增强 T1 GRE 序列能很好地显示大片局灶性实变及纤维性团块。当实变影诊断不明确时,可以加做对比增强扫描。冠状位稳态自由进动序列在显示肺纤维化所致的肺运动受限方面有很高的敏感性。横断位 T2 加权 STIR 图像常用于显示增大的纵隔和肺门淋巴结。

目前大部分系统配备实时回波共享快速梯度回波技术,可进行肺灌注成像,仅需在基本的增强扫描计划外增加很少的扫描时间。ILD 灌注成像能对结构扭曲区域的肺灌注缺损进行快速的定性评价。某些病例尽管肺实质轻度异常,但由于血管旁纤维化,可显示大片或多发灌注异常。如本书其他章节所述,肺灌注的定量参数可通过后处理获得。

与肺组织的短 T2* 相比,常规 MR 序列有相对长的 TE 值,仅能检出有限的肺组织信号。为了克服肺组织信号的快速衰减,可联合使用半射频激发和 k 空间中心放射状充填技术 (Robson 和 Bydder,2006;Bergin 等,1992;Gewalt 等,1993;Kuethe 等,2007;Takahashi 等,2010;Togao 等,2010;Zurek 等,2010)。这种方法可最小化激励脉冲结束与数据采集之间的延迟,从而减少 TE 使其低于传统梯度回波序列可检出病变的阈值(大约为 0.1ms,而快速自旋回波和梯度回波为 1~2ms)(Robson 和 Bydder,2006)。有研究应用超短回波 MRI(UTE-MRI)在实验和活体上进行肺成像 (Bergin 等,1991;Gewalt 等,1993;Kuethe 等,2007;Takahashi 等,2010;Togao 等,2010;Zurek 等,2010;Molinari 等,2014)。也有报道使用 UTE-MRI 对肺的含水量进行定量分析(Molinari 等,2014)。最近有一项应用 UTE-MRI 的队列研究,研究对象为 85 例包括 ILD 在内的各种肺疾病患者(Ohno 等,2016)。UTE-MRI 和标准剂量及低剂量 CT 在磨玻璃影、网状影、牵拉性支气管扩张和蜂窝影等肺部病变的显示中有很好的一致性 (Ohno 等,2016)。实际上,UTE-MRI 可显著提高轻度间质性肺疾病中磨玻璃影和进展期肺纤维化中囊性改变的显示率。正常来说,囊腔内的气体使质子密度减少及磁敏感伪影增多,导致整体图像质量下降,不利于显示囊性改变。但由于 UTE-MRI 对肺信号的快速衰减相对不敏感,因此可改善间质结构扭曲和囊性变的显示(图 17.6 和图17.7)。

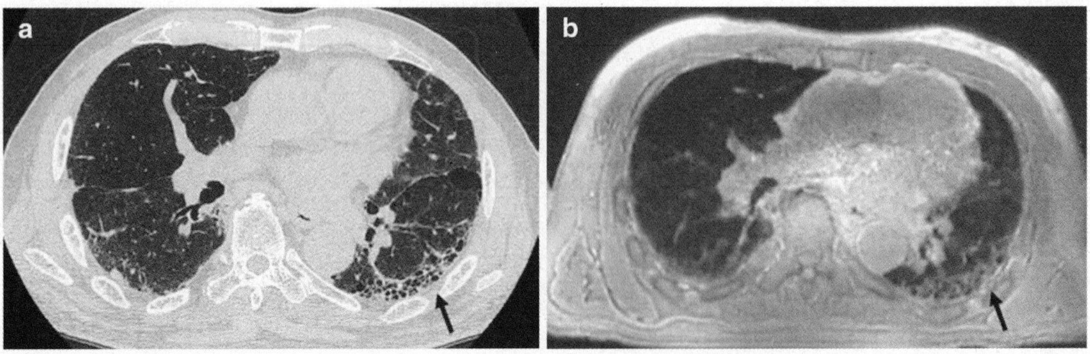

图 17.6 患者,女性,82 岁,UIP。薄层 CT(a)和薄层 UTE-MRI(b)显示蜂窝样病灶(箭头)。(Courtesy of Dr. Y. Ohno, Kobe, Japan.)

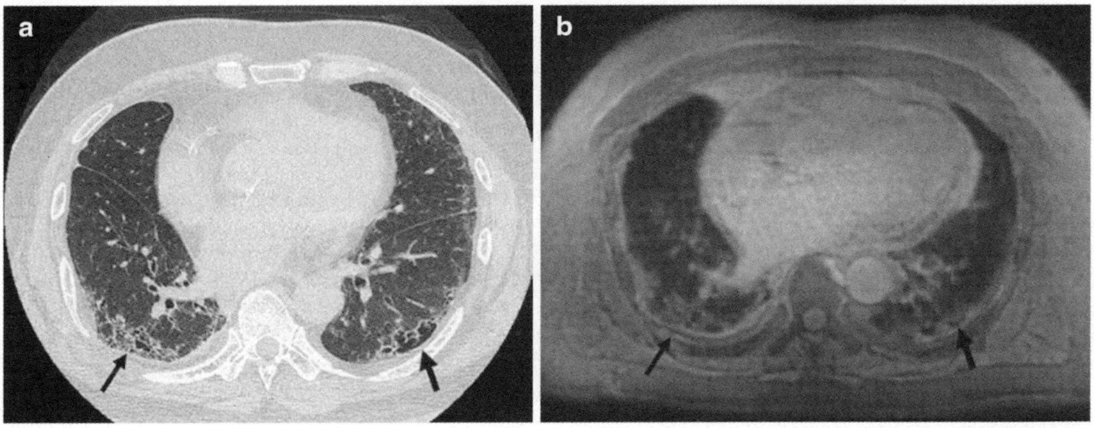

图 17.7 患者，女性，74 岁，混合性结缔组织病（MCTD）。薄层 CT（a）和薄层 UTE-MRI（b）显示网状影（小箭）和次级肺小叶结构破坏（大箭）。（Courtesy of Dr. Y. Ohno，Kobe，Japan.）

（梁建业 译 罗良平 邓宇 万齐 审校）

参考文献

Albert MS, Cates GD, Driehuys B et al (1994) Biological magnetic resonance imaging using laser-polarized 129Xe. Nature 370:199–201

Arnold JF, Kotas M, Fidler F et al (2007) Quantitative regional oxygen transfer imaging of the human lung. J Magn Reson Imaging 26:637–645

Arroliga AC, Podell DN, Matthay RA (1992) Pulmonary manifestations of scleroderma. J Thorac Imag 7:30–45

ATS/ERS (2000) American Thoracic Society. Idiopathic pulmonary fibrosis: diagnosis and treatment. International consensus statement. American Thoracic Society (ATS), and the European Respiratory Society (ERS). Am J Respir Crit Care Med 646–664

ATS/ERS (2002) American Thoracic Society/European Respiratory Society International multidisciplinary consensus classification of the idiopathic interstitial pneumonias. Am J Respir Crit Care Med 165:277–304

ATS/ERS/JRS/ALAT (2011) Statement: idiopathic pulmonary fibrosis: evidence-based guidelines for diagnosis and management. AJRCCM 183:788–824

Bankier AA, Kiener HP, Wiesmayr MN et al (1995) Discrete lung involvement in systemic lupus erythematosus: CT assessment. Radiology 196:835–840

Bekkelund SI, Aasebo U, Pierre-Jerome C et al (1998) Magnetic resonance imaging of the thorax in the evaluation of asbestosis. Eur Respir J 11:194–197

Bergin CJ, Glover GH, Pauly JM (1991) Lung parenchyma: magnetic susceptibility in MR imaging. Radiology 180:845–848

Bergin CJ, Noll DC, Pauly JM et al (1992) MR imaging of lung parenchyma: a solution to susceptibility. Radiology 183:673–676

Berthezene Y, Vexler V, Kuwatsuru R et al (1992) Differentiation of alveolitis and pulmonary fibrosis with a macromolecular MR imaging contrast agent. Radiology 185:97–103

Bink A, Hanisch G, Karg A et al (2007) Clinical aspects of the apparent diffusion coefficient in 3He MRI: results in healthy volunteers and patients after lung transplantation. J Magn Reson Imaging 25:1152–1158

Black RD, Middleton HL, Cates GD et al (1996) In vivo He-3 MR images of guinea pig lungs. Radiology 199:867–870

Buzan MT, Eichinger M, Kreuter M et al (2015) T2 mapping of CT remodelling patterns in interstitial lung disease. Eur Radiol 25:3167–3174

Chetta A, Marangio E, Olivieri D (2004) Pulmonary function testing in interstitial lung diseases. Respiration 71:209–213

Chung JH, Cox CW, Forssen AV et al (2014) The dark lymph node sign on magnetic resonance imaging: a novel finding in patients with sarcoidosis. J Thorac Imaging 29:125–129

Chung JH, Little BP, Forssen AV et al (2013) Proton MRI in the evaluation of pulmonary sarcoidosis: comparison to chest CT. Eur J Radiol 82:2378–2385

Cleveland ZI, Virgincar RS, Qi Y et al (2014) 3D MRI of impaired hyperpolarized 129Xe uptake in a rat model of pulmonary fibrosis. NMR Biomed 27:1502–1514

Colby TV, Carrington CB (1994) Infiltrative lung disease. In: Thurlbeck WM (ed) Pathology of the lung. Thieme Medical Publishers, New York, pp 589–737

Craig DA, Colletti PM, Ratto D et al (1988) MRI findings in pulmonary sarcoidosis. Magn Reson Imaging 6:567–573

Dawson WB, Müller NL (1990) High-resolution computed tomography in pulmonary sarcoidosis. Semin Ultra CT MR 11:423–429

Desai SR, Verraraghavan S, Hansell DM et al (2004) CT features of lung disease in patients with systemic sclerosis: comparison with idiopathic pulmonary fibrosis and nonspecific interstitial pneumonia. Radiology 232:560–567

Edelman RR, Hatabu H, Tadamura E et al (1996)

Noninvasive assessment of regional ventilation in the human lung using oxygen-enhanced magnetic resonance imaging. Nat Med 2:1236–1239
Fenlon HM, Doran M, Sant SM et al (1996) High-resolution chest CT in systemic lupus erythematosus. AJR Am J Roentgenol 166:301–307
Gaeta M, Blandino A, Scribano E et al (2000) Chronic infiltrative lung diseases: value of gadolinium-enhanced MRI in the evaluation of disease activity--early report. Chest 117:1173–1178
Gammon RB, Bridges TA, al-Nezir H et al (1992) Bronchiolitis obliterans organizing pneumonia associated with systemic lupus erythematosus. Chest 102:1171–1174
Gast KK, Biedermann A, Herweling A et al (2007) Oxygensensitive (3)He-MRI in bronchiolitis obliterans after lung transplantation. Eur Radiol 18:530–537
Gast KK, Puderbach MU, Rodriguez I et al (2003) Distribution of ventilation in lung transplant recipients: evaluation by dynamic 3He-MRI with lung motion correction. Investig Radiol 38:341–348
Gewalt SL, Glover GH, Hedlund LW et al (1993) MR microscopy of the rat lung using projection reconstruction. Magn Reson Med 29:99–106
Gibson GJ, Pride NB (1977) Pulmonary mechanics in fibrosing alveolitis: the effects of lung shrinkage. Am Rev Respir Dis 116:637–647
Glazer H, Levitt RG, Lee JK et al (1984) Differentiation of radiation fibrosis from recurrent pulmonary neoplasm by magnetic resonance imaging. AJR Am J Roentgenol 143:729–730
Goodson BM (2002) Nuclear magnetic resonance of laser-polarized noble gases in molecules, materials, and organisms. J Magn Reson 155:157–216
Grenier P, Valeyre D, Cluzel P et al (1991) Chronic diffuse interstitial lung disease: diagnostic value of chest radiography and high-resolution CT. Radiology 179:123–132
Gross TJ, Hunninghake GW (2001) Idiopathic pulmonary fibrosis. N Engl J Med 345:517–525
Guenther D, Hanisch G, Kauczor HU (2000) Functional MR imaging of pulmonary ventilation using hyperpolarized noble gases. Acta Radiol 41:519–528
Gümüştaş S, Inan N, Akansel G et al (2013) Differentiation of lymphoma versus sarcoidosis in the setting of mediastinal-hilar lymphadenopathy: assessment with diffusion-weighted MR imaging. Sarcoidosis Vasc Diffuse Lung Dis 30:52–59
Hughes JM (2003) The single breath transfer factor (Tl, co) and the transfer coefficient (Kco): a window onto the pulmonary microcirculation. Clin Physiol Funct Imaging 23:63–71
Hunninghake GW, Zimmerman MB, Schwartz DA et al (2001) Utility of a lung biopsy for the diagnosis of idiopathic pulmonary fibrosis. Am J Respir Crit Care Med 164:193–196
Jakob PM, Hillenbrand CM, Wang T et al (2001) Rapid quantitative lung (1)H T(1) mapping. J Magn Reson Imaging 14:795–799
Jakob PM, Wang T, Schultz G et al (2004) Assessment of human pulmonary function using oxygen-enhanced T(1) imaging in patients with cystic fibrosis. Magn Reson Med 51:1009–1016
Kadota J, Kusano S, Kawakami K et al (1995) Usual interstitial pneumonia associated with primary Sjögren's syndrome. Chest 108:1756–1758
Kalaitzoglou I, Drevelengas A, Palladas P et al (1998) MRI appearance of pulmonary Wegener's granulomatosis with concomitant splenic infarction. Eur Radiol 8:367–370
Katzenstein AL, Fiorelli RF (1994) Nonspecific interstitial pneumonia/fibrosis: histologic features and clinical significance. Am J Surg Pathol 18:136–147
Katzenstein AL, Myers JL (1998) Idiopathic pulmonary fibrosis: clinical relevance of pathologic classification. Am J Respir Crit Care Med 157:1301–1315
Kauczor HU, Chen XJ, van Beek EJ et al (2001) Pulmonary ventilation imaged by magnetic resonance: at the doorstep of clinical application. Eur Respir J 17:1008–1023
Kauczor HU, Hanke A, Van Beek EJ (2002) Assessment of lung ventilation by MR imaging: current status and future perspectives. Eur Radiol 12:1962–1970
Kauczor HU, Hofmann D, Kreitner KF et al (1996) Normal and abnormal pulmonary ventilation: visualization at hyperpolarized He-3 MR imaging. Radiology 201:564–568
Kauczor U, Kreitner KF (1999) MRI of the pulmonary parenchyma. Eur Radiol 9:1755–1764
Kersjes W, Hildebrandt G, Cagil H et al (1999) Differentiation of alveolitis and pulmonary fibrosis in rabbits with magnetic resonance imaging after intrabronchial administration of bleomycin. Investig Radiol 34:13–21
Kim JS, Lee KS, Koh EM et al (2000) Thoracic involvement of systemic lupus erythematosus: clinical, pathologic, and radiologic findings. J Comput Assist Tomogr 24:9–18
King MA, Bergin CJ, Ghadishah E et al (1996) Detecting pulmonary abnormalities on magnetic resonance images in patients with usual interstitial pneumonitis: effect of varying window settings and gadopentetate dimeglumine. Acad Radiol 3:300–307
Knudson RJ, Kaltenborn WT (1981) Evaluation of lung elastic recoil by exponential curve analysis. Respir Physiol 46:29–42
Kouranos V, Hansell DM, Sharma R et al (2015) Advances in imaging of cardiopulmonary involvement in sarcoidosis. Curr Opin Pulm Med 21:538–545
Kreider ME, Hansen-Flaschen J, Ahmad NN et al (2007) Complications of video-assisted thoracoscopic lung biopsy in patients with interstitial lung disease. Ann Thorac Surg 83:1140–1144
Kuethe DO, Adolphi NL, Fukushima E (2007) Short data-acquisition times improve projection images of lung tissue. Magn Reson Med 57:1058–1064
Leung AN, Staples CA, Müller NL (1993) Parenchymal opacification in chronic infiltrative lung diseases: CT-pathologic correlation. Radiology 188:209–214
MacFall JR, Charles HC, Black RD et al (1996) Human lung air spaces: potential for MR imaging with hyperpolarized He-3. Radiology 200:553–558
Markstaller K, Kauczor HU, Puderbach M et al (2002) 3He- MRI-based vs. conventional determination of lung volumes in patients after unilateral lung trans-

plantation: a new approach to regional spirometry. Acta Anaesthesiol Scand 46:845–852

Matsumoto S, Mori H, Miyake H et al (1998) MRI signal characteristics of progressive massive fibrosis in silicosis. Clin Radiol 53:510–514

McAdams HP, Rosado-de-Christenson ML, Wehunt WD et al (1996) The alphabet soup revisited: the chronic interstitial pneumonias in the 1990s. Radiographics 16:1009–1034

McCormack FX, King TE Jr, Voelker DR et al (1991) Idiopathic pulmonary fibrosis. Abnormalities in the bronchoalveolar lavage content of surfactant protein A. Am Rev Respir Dis 144:160–166

McFadden R, Carr TJ, Wood TE (1987) Proton magnetic resonance imaging to stage activity of interstitial lung disease. Chest 92:31–39

Middleton H, Black RD, Saam B et al (1995) MR imaging with hyperpolarized 3He gas. Magn Reson Med 33:271–275

Miller BH, Rosado-de-Christenson ML, McAdams HP et al (1995) From the archives of the AFIP. Thoracic sarcoidosis: radiologic-pathologic correlation. Radiographics 15:421–437

Mirsadraee S, Tse M, Kershaw L et al (2016) T1 characteristics of interstitial pulmonary fibrosis on 3T MRI-a predictor of early interstitial change? Quant Imaging Med Surg 6:42–49

Molinari F, Eichinger M, Risse F et al (2007) Navigatortriggered oxygen-enhanced MRI with simultaneous cardiac and respiratory synchronization for the assessment of interstitial lung disease. J Magn Reson Imaging 26:1523–1529

Molinari F, Madhuranthakam AJ, Lenkinski R et al (2014) Ultrashort echo time MRI of pulmonary water content: assessment in a sponge phantom at 1.5 and 3.0 Tesla. Diagn Interv Radiol 20:34–41

Moller HE, Chen XJ, Saam B et al (2002) MRI of the lungs using hyperpolarized noble gases. Magn Reson Med 47:1029–1051

Müller N, Mayo JR, Zwirewich CV (1992) Value of MR imaging in the evaluation of chronic infiltrative lung disease: comparison with CT. AJR Am J Roentgenol 158:1205–1209

Muller CJ, Schwaiblmair M, Scheidler J et al (2002) Pulmonary diffusing capacity: assessment with oxygen-enhanced lung MR imaging preliminary findings. Radiology 222:499–506

Ohno Y, Hatabu H, Takenaka D et al (2002) Dynamic oxygen enhanced MRI reflects diffusing capacity of the lung. Magn Reson Med 47:1139–1144

Ohno Y, Koyama H, Yoshikawa T et al (2016) Pulmonary high-resolution ultrashort TE MR imaging: comparison with thin-section standard- and low-dose computed tomography for the assessment of pulmonary parenchyma diseases. J Magn Reson Imaging 43:512–532

Ohno Y, Nishio M, Koyama H et al (2014) Oxygen-enhanced MRI for patients with connective tissue diseases: comparison with thin-section CT of capability for pulmonary functional and disease severity assessment. Eur J Radiol 83:391–397

Perez T, Remy-Jardin M, Cortet B (1998) Airways involvement in rheumatoid arthritis: clinical, functional, and HRCT findings. Am J Respir Crit Care Med 157:1658–1665

Primack S, Mayo JR, Hartman TE et al (1994) MRI of infiltrative lung disease: comparison with pathologic findings. J Comput Assist Tomogr 18:233–238

Puderbach M, Hintze C, Ley S et al (2007) MR imaging of the chest: a practical approach at 1.5T. Eur J Radiol 64:345–355

Remy-Jardin M, Remy J, Cortet B et al (1994) Lung changes in rheumatoid arthritis: CT findings. Radiology 193:375–382

Robson MD, Bydder GM (2006) Clinical ultrashort echo time imaging of bone and other connective tissues. NMR Biomed 19:765–780

Sant SM, Doran M, Fenelon HM et al (1997) Pleuropulmonary abnormalities in patients who have systemic lupus erythematosus: assessment with high resolution computed tomography, chest radiography and pulmonary function tests. Clin Exp Rheumatol 15:507–513

Shioya S, Haida M, Fukuzaki M et al (1990) A 1-year time course study of the relaxation times and histology for irradiated rat lungs. Magn Reson Med 14:358–368

Stephen MJ, Emami K, Woodburn JM et al (2010) Quantitative assessment of lung ventilation and microstructure in an animal model of idiopathic pulmonary fibrosis using hyperpolarized gas MRI. Acad Radiol 17:1433–1443

Takahashi M, Togao O, Obara M et al (2010) Ultra-short echo time (UTE) MR imaging of the lung: comparison between normal and emphysematous lungs in mutant mice. J Magn Reson Imaging 32:326–333

Taorimina VJ (1981) Progressive systemic sclerosis subgroups: variable pulmonary features. AJR Am J Roentgenol 137:277–285

Taylor CR, Sostman HD, Gore JC et al (1987) Proton relaxation times in bleomycin-induced lung injury. Investig Radiol 22:621–626

Terriff BA, Kwan SY, Chan-Yeung MM et al (1992) Fibrosing alveolitis: chest radiography and CT as predictors of clinical and functional impairment at follow-up in 26 patients. Radiology 184:445–449

Thompson MJ, Colebatch HJ (1989) Decreased pulmonary distensibility in fibrosing alveolitis and its relation to decreased lung volume. Thorax 44:725–731

Togao O, Tsuji R, Ohno Y, Dimitrov I et al (2010) Ultrashort echo time (UTE) MRI of the lung: assessment of tissue density in the lung parenchyma. Magn Reson Med 64:1491–1498

Ulmer WT, Gillissen A, Reichel G et al (1993) Lung function and normal values [in German]. Pneumologie 47:403–408

Vinitski S, Pearson MG, Karlik SJ et al (1986) Differentiation of parenchymal lung disorders with in vitro proton nuclear magnetic resonance. Magn Reson Med 3:120–125

Webb WR (2001) Sarcoidosis. In: Webb WR, Müller NL, Naidich DP (eds) High-resolution CT of the lungs. Lippincott William and Wilkins, Philadelphia, pp 286–303

Webb WR, Stein MG, Finkbeiner WE et al (1988) Normal and diseased isolated lungs: high-resolution CT. Radiology 166:81–87

Wells AU, Hogaboam CM (2007) Update in diffuse paren-

chymal lung disease 2006. Am J Respir Crit Care Med 175:655–660
Wells AU, Rubens MB, du Bois RM et al (1993) Serial CT in fibrosing alveolitis: prognostic significance of the initial pattern. AJR Am J Roentgenol 161:1159–1165
Wiedemann HP, Matthay RA (1992) Pulmonary manifestations of systemic lupus erythematosus. J Thorac Imaging 7:1–18
Yankelevitz D, Henschke CI, Batata M et al (1994) Lung cancer: evaluation with MR imaging during and after irradiation. J Thorac Imaging 9:41–46
Zaporozhan J, Ley S, Gast KK et al (2004) Functional analysis in single-lung transplant recipients: a comparative study of high-resolution CT, 3He-MRI, and pulmonary function tests. Chest 125:173–181
Zaporozhan J, Ley S, Gast KK et al (2005) Visual assessment of functional lungs parenchyma on HRCT and (3)He-MRI in patients after single lung transplantation: comparison with quantitative volumetric results. Fortschr Röntgenstr 177:516–523
Zurek M, Bessaad A, Cieslar K et al (2010) Validation of simple and robust protocols for high-resolution lung proton MRI in mice. Magn Reson Med 64:401–407

第 18 章

胸膜和胸壁疾病

Claus Peter Heussel, Mark Oliver Wielpütz, Hans-Ulrich Kauczor

目录

C.P. Heussel • Mark Oliver Wielpütz
Hans-Ulrich Kauczor (✉)
Department of Interventional and Diagnostic Radiology with Nuclear Medicine, Clinic for Thoracic Diseases, University Heidelberg, Heidelberg 69126, Germany

Department of Diagnostic and Interventional Radiology, University Hospital Heidelberg, Heidelberg 69120, Germany

Translational Lung Research Center, Member of the German Center of Lung Research, University of Heidelberg, Heidelberg 69120, Germany
e-mail: heussel@uni-heidelberg.de; Hans-Ulrich.Kauczor@med.uni-heidelberg.de

要点

相对于肺部肿瘤(如支气管肺癌),胸壁及胸膜的原发肿瘤比较少见。胸壁肿瘤是组织来源多样的一组病变,这为放射科医生的诊断带来了有趣的挑战。由于来源于多种胸壁解剖结构,胸壁肿瘤尽管在胸部恶性肿瘤中的比例小于5%,但在病理上却有很大的不同。然而,由于化疗很少有效,局部控制是胸壁肿瘤最重要的预后因素,故广泛的局部切除可能是其唯一有效的治疗方法。因此,手术切除及辅助性放疗前需应用影像学对胸壁肿瘤边界进行确定,尤其是手术切缘阳性的病例。恶性胸膜间皮瘤是一种具有侵袭性生长特征的肿瘤,其发病率预计在未来几十年内会上升。CT是应用于恶性胸膜间皮瘤分期和治疗策略的常规诊断工具。然而,随着近年来MRI新技术的发展,并将其常规应用于临床,可更好地显示肿瘤的边缘及特征,从而优化个体化治疗方案。本章将会对基于现代MRI技术的胸膜及胸壁肿瘤中的典型发现进行讨论,并特别从肿瘤的表征分析、精准勾画、治疗计划及监测等方面对现代MRI技术与CT及现代PET技术进行比较。

1 石棉沉着病

石棉纤维通常会引起壁层胸膜的炎症，进而导致胸膜斑块、弥漫性胸膜纤维化、圆形肺不张、胸腔积液、支气管肺癌和恶性胸膜间皮瘤（MPM）(Schwartz,1991;Mossmann和Gee,1989)。双侧胸膜散在钙化斑块是石棉暴露的特征性改变(Peacock 等,2000)。胸膜斑块是石棉暴露后最常见的征象,在60%~70%石棉暴露工人中可见到（Falaschi 等,1995)。非钙化斑块的平均潜伏期约为15年，钙化斑块则至少为20年(Müller,1993)(图18.1a)。胸膜斑块的检测十分重要,因为具有明显斑块的石棉暴露患者发生肺癌和MPM的风险大约高出3倍（Kishimoto 等,2003)。因此,胸膜斑块可被视为石棉暴露人群中可能发生石棉相关肿瘤的高危指标。从第一次石棉暴露到检测出恶性肿瘤的平均潜伏期为20~43年(Kishimoto 等,2003;Soeberg 等,2016)。由于与石棉暴露相关的胸膜病变可能不易察觉,因此,石棉斑块的检测对于放射科医生来说是一项具有挑战性的任务。在诊断非肺间质性病变的心脏、腹部及胸部影像检查时,胸膜斑块是重要的偶然发现。基于这些特异性征象,放射科医生必

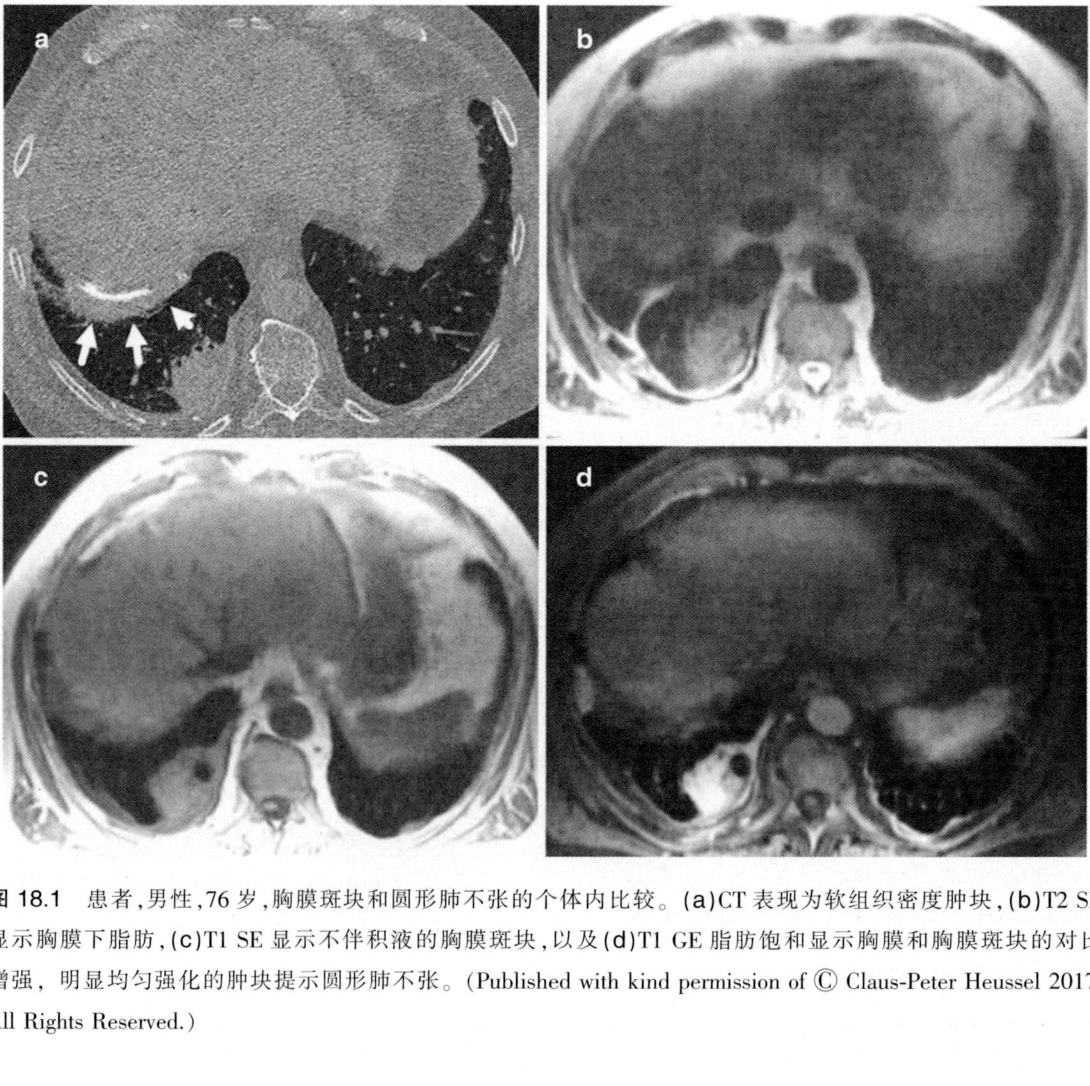

图18.1 患者,男性,76岁,胸膜斑块和圆形肺不张的个体内比较。(a)CT表现为软组织密度肿块,(b)T2 SE显示胸膜下脂肪,(c)T1 SE显示不伴积液的胸膜斑块,以及(d)T1 GE脂肪饱和显示胸膜和胸膜斑块的对比增强，明显均匀强化的肿块提示圆形肺不张。(Published with kind permission of © Claus-Peter Heussel 2017. All Rights Reserved.)

须提高对职业病的怀疑，这可能与患者恶性肿瘤的筛查计划和经济补偿密切相关。重叠效应导致常规胸部 X 线摄影的敏感性低至 13%~53%。同时缺乏准确的密度测量来区分脂肪与软组织往往导致常规胸部 X 线摄影的低特异性，而这一点在 CT 中则很容易实现(图 18.1a)。通常由于对细小斑块的显示缺乏可信度，磁共振成像(MRI)很少用于胸膜斑块的诊断。目前计算机断层扫描(CT)是检测良性石棉诱发性胸膜改变的金标准(Lynch 等，1989)(图 18.1a)。然而，在胸膜斑块合并胸腔积液或圆形肺不张的情况下(图 18.1a–d)，MRI 的高软组织分辨率有助于区分积液与软组织，如恶性肿瘤和癌性肺不张(图 18.1a–d)。

1.1 间皮瘤

恶性胸膜间皮瘤(MPM)是石棉暴露人群中最常见的肿瘤，暴露于石棉者发病率是普通人群的 1000 倍以上，并与吸烟史无相关性。由于在 20 世纪 90 年代引入了监管限制，工业化国家中的发病率预计将在 2020 年达到峰值(Bibby 等，2016)。影像学在可疑 MPM 患者的评估中起主要作用，并且可提供诊断和分期信息。典型的影像征象是胸腔积液、一侧胸腔体积缩小、结节性或局灶性胸膜和叶间裂增厚，最终累及膈肌和胸壁浸润(Bibby等，2016)(图 18.2)。在胸膜癌病里面，最主要的鉴别诊断是转移性腺癌(图 18.3)。即使没有明确的暴露史，胸膜斑块的存在也可能提示曾经有过石棉暴露。然而，放射学难以解释胸膜增厚不显著或无增厚的情况，横断面扫描对于不同生长方式的 MPM 成像也存在挑战。MPM 生物标志物的临床应用有限且细胞学产量低，因此需要活体标本检查来诊断和鉴定其组织学亚型(Bibby 等，2016)。MPM 没有可根治的治疗方法，系统性治疗包括化疗、靶向治疗和放疗。治疗方案需通过间皮瘤多学科专家团队进行讨论后达成共识。手术是有争议的，并且仅限于疾病早

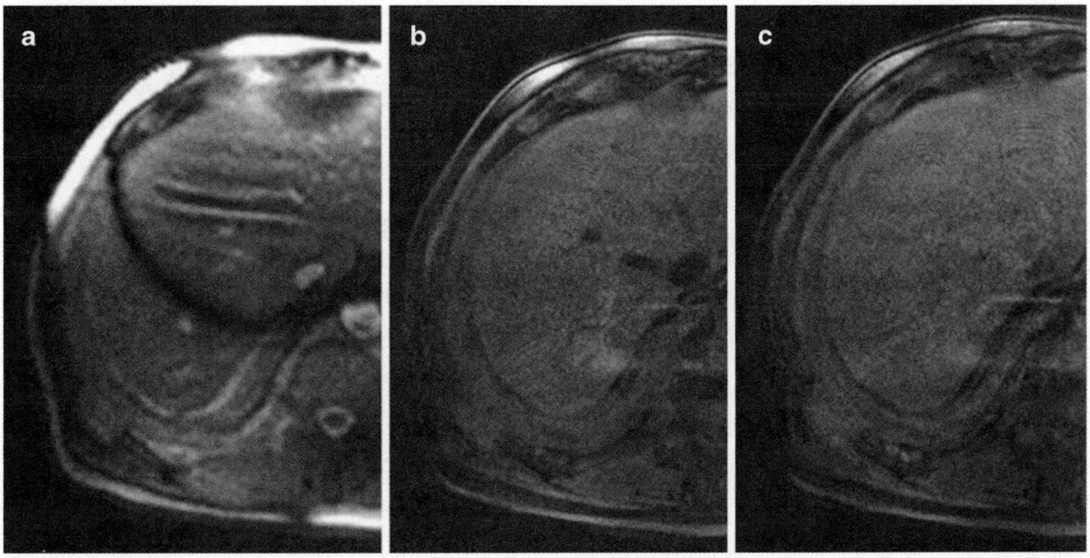

图 18.2 患者，男性，73 岁，间皮瘤侵犯胸壁：T2WI 显示胸膜腔内的软组织信号，提示胸膜肿瘤，并背外侧的肋间肌浸润(a)。T1WI GE 脂肪饱和对比增强前(b)、增强后(c)显示肿瘤强化。(Published with kind permission of © Claus-Peter Heussel 2017. All Rights Reserved.)

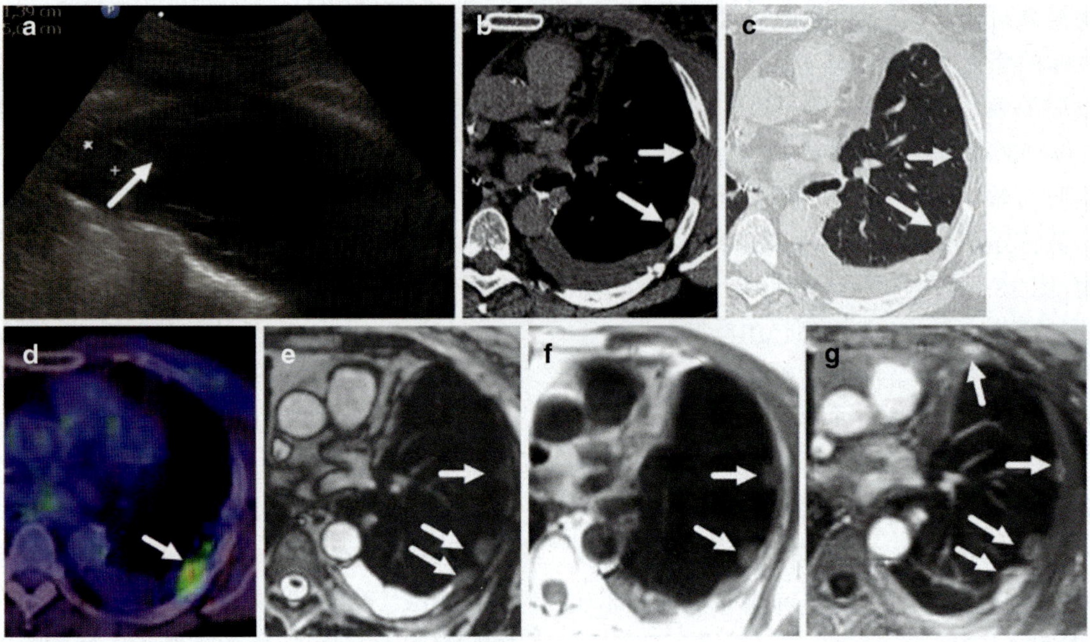

图 18.3 患者，女性，53 岁，非小细胞肺癌胸膜转移的超声(a)、非增强 CT(b,c)、FDG-PET/CT(d)和 MRT(e-g)。注意胸膜结节和积液(e)在 true FISP 序列中的信号差异和显著的强化(g)。(Published with kind permission of © Claus-Peter Heussel 2017. All Rights Reserved.)

期和功能状态良好的患者(Bibby 等,2016)。

2 肿瘤影像

影像学在 MPM 的检出、诊断、分期、反应评估和监测中起重要作用。间皮瘤的病原学、生物学和生长模式对不同影像模态在该病不同方面的评估提出了独特的挑战，包括疾病的早期检测、提高显示受累组织的敏感性和特异性以识别出不可手术与适合手术的患者、改善预后、评估替代疗法的效果。超声、CT、PET/CT 及 MRI 的临床应用与技术进步得益于该领域在世界范围内的积极研究(Armato 等,2016)。胸部超声通常由呼吸科医生进行，用以评估胸腔积液的多少、分布及回声性质，并确定一个安全的引流部位(Havelock 等,2010)。胸部超声还可显示胸膜增厚与结节，其对恶性病变检测的特异性> 95%，而敏感性则低至 40%(Bibby 等,2016)。MRI 的优势包括软组织对比度高、胸膜的早期强化(可能是早期间皮瘤的特征)及用于肿瘤体积估算的扩散加权成像(DWI)(Armato 等,2016)。基于现有文献及自身经验，我们推荐使用一套基本的 MRI 序列方案对 MPM 进行成像(表 18.1)。

2.1 分期

影像学的客观缓解率是开发新疗法的主要疗效终点。然而，间皮瘤的形态和生长特征与许多其他实体肿瘤不同，其通常在胸膜腔周围形成一层壳，以板层状而不是球形的模式生长(Armato 等,2016)。MPM 至少有 5 种不同的分期系统，其中广泛应用的是 Butchart 的四分期法(表 18.2)(Butchart 等,1976)。然而，为了区分治疗性手术切除受益患者与姑息治疗患者，国际间皮瘤兴趣小组

表 18.1 推荐的恶性间皮瘤 MRI 序列方案(http://mriquestions.com)

序列	目的
HASTE,SS-FSE(单次激发快速自旋回波)冠位和轴位	评估整个肺及实质成分并纵览胸部
容积内插屏气检查(VIBE)或 3D 扰相梯度回波对比后冠状位和矢状位	显示灌注良好的肿瘤区域
T1-TSE(Turbo 自旋回波)非屏气冠状位	胸部及 MPM 的高分辨率成像
T2-TSE 呼吸门控冠状位	胸部及 MPM 的超高分辨率成像,检测血管、胸壁、臂丛等潜在的浸润
弥散加权成像(DWI)轴位	测量表观扩散系数(ADC)以评估细胞活性及肿瘤的恶性程度
可选:动态真实稳态进动快速成像(True FISP)或稳态 GRE 序列(例如 GRASS/FISP)冠状	

表 18.2 Butchart 分期系统(1976)

分期	描述
Ⅰ	肿瘤局限于壁层胸膜的"囊"内,即仅涉及同侧胸膜、肺、心包和膈肌
Ⅱ	肿瘤侵入胸壁或累及纵隔结构,如食管、心脏及对侧胸膜。胸腔内淋巴结受累
Ⅲ	肿瘤穿透膈肌累及腹膜,对侧胸膜受累。胸外淋巴结受累
Ⅳ	远处血源性转移

(IMIG)已经为 MPM 引入了一个获得普遍接受的分期系统(表 18.3 和表 18.4)(Rusch,1996;Pass 等,2016)。

T1 期的改变通常提示游离胸膜空间的存在,并且这些患者经常出现大量胸腔积液。然而,胸腔积液的存在不影响肿瘤分期。非侵入性的分期手段很难区分 T1a、T1b 和 T2 期。因此,只有在开胸术中才能正确估计疾病的程度。当肿瘤处于 T1b 期时,胸膜切除术及剥脱术通常是可行的。当肿瘤处于 T2 期时,脏层胸膜和肺会更广泛地受累,通常需要进行胸膜肺切除术。T3 期提示 MPM 局部进展但肿瘤可切除,而 T4 期则意味着不可切除的肿瘤。随着种植转移的进展,肿瘤的肋间浸润对于手术计划至关重要,如经胸引流术后。此外,肿瘤对隐窝的侵犯是一个被低估的问题,因为这对放疗计划的制订很重要。由于 MPM 肿块通常难以在 CT 上与胸壁、膈肌、胸腔积液或肺不张区分,而 MRI 的良好软组织对比对此则非常有用(Plathow 等,2008)。T4 期肿瘤的预后与 M1 期相似,因此将其包括在Ⅳ期。在 IMIG 系统中,淋巴结分期与非小细胞肺癌的分期相似但不相同。N1 期疾病涉及同侧支气管肺和(或)肺门淋巴结的累及。N2 期疾病包括侵入同侧纵隔、隆突下或同侧内乳淋巴结,而 N3 期疾病则包括对侧肺门、纵隔、内乳淋巴结和(或)同侧/对侧锁骨上或斜角肌淋巴结。对于气管旁纵隔淋巴结的精确评估通常需要纵隔镜检查。不仅对于纵隔淋巴结受累,而且在早期间皮瘤病例中,无创(临床、影像)分期和随后的手术分期之间存在差异。IMIG 分期假定通过外科手术评估早期肿瘤以确定局部侵犯范围和随后的治疗。还应该指出,在特定的 T 和 N 分期中可能存在肿瘤生物学中的差异,导致同一分期内的患者预后

表 18.3 国际间皮瘤兴趣小组(IMIG)介绍的弥漫性恶性胸膜间皮瘤分期系统(Rusch,1996)

原发肿瘤(T)	
Tx	原发肿瘤情况无法评估
T0	无原发肿瘤证据
T1	肿瘤累及同侧壁层胸膜，伴或不伴有脏层胸膜的局部受累
	T1a 肿瘤累及同侧壁层(纵隔、膈肌)胸膜。脏层胸膜不受累(即叶间裂无累及)
	T1b 肿瘤累及同侧壁层(纵隔、膈肌)胸膜。脏层胸膜局部受累
T2	肿瘤累及同侧胸膜表面及伴有以下至少一种情况
	融合性脏层胸膜肿瘤(包括叶间裂)
	膈肌或肺实质的侵袭
T3	肿瘤累及同侧胸膜表面及伴有以下至少一种情况
	胸内筋膜或纵隔脂肪受侵
	肿瘤孤立性病灶侵入胸壁软组织
	心包的非透壁性浸润
T4	肿瘤累及同侧胸膜表面及伴有以下至少一种情况
	胸壁或肋骨软组织的弥漫性或多灶性侵犯
	通过横膈膜侵入腹膜，累及脊柱、心肌或臂丛
	直接延伸到对侧胸膜
	延伸到心包的内表面
	具有阳性细胞学特征的心包积液
区域淋巴结	
NX	区域淋巴结情况无法评估
N0	无区域淋巴结转移
N1	同侧支气管肺或肺门淋巴结转移
N2	同侧隆突下内乳或纵隔淋巴结转移
N3	对侧纵隔，内乳或肺门淋巴结、任何锁骨上或斜角肌淋巴结转移
远处转移(M)	
MX	远处转移情况无法评估
M0	无远处转移
M1	远处转移

表 18.4 恶性胸膜间皮瘤的分期分组(Rusch，1996)

Ⅰ	T1	N0	M0
ⅠA	T1a	N0	M0
ⅠB	T1b	N0	M0
Ⅱ	T2	N0	M0
Ⅲ	T1,T2	N1	M0
	T1,T2	N2	M0
	T3	N0,N1,N2	M0
Ⅳ	T4	任意 N	M0
	任意 T	N3	M0
	任意 T	任意 N	M1

可能不同。

2.2 基于改进的 RECIST 的临床疗效评估

目前基于肿瘤大小的疗效评估仍然是许多临床试验中最常用的主要终点，可确定治疗方案的有效性。广泛使用的 1.0 版实体瘤临床疗效评价标准(RECIST)指南(Therasse 等，2000) 及其升级版 1.1 版中使用一维的肿瘤测量。然而，基于球形生长模式的潜在假设，RECIST 需要测量肿瘤的最大径线。这一 RECIST 测量标准并不能很好地适用于间皮瘤，而改进的间皮瘤 RECIST 标准(Byrne 和 Nowak，2004)则可解决这一缺陷(Armato 等，2016)。修改的 RECIST 标准如下。垂直于胸壁或纵隔的肿瘤厚度应在 CT 轴位上 3 个不同层面测量 2 次，可优先选择主支气管分叉水平以上层面(Tsao 等，2011)。以 6 个测量值的总和来定义胸膜的一维参数。相隔至少 1cm 并且与胸腔中的解剖学标记相关的横切面可在之后的时间点进行可重复性评估。如果存在可测量的肿瘤，则优先选择高于主支气管分叉的上胸廓横切面。再次评估时，胸膜厚度应在相同层面的同一位置并由同一观察者测量。该层面上的最大肿瘤厚度并不是必需的。淋巴结、皮下和其他二维病变应根据 RECIST 标准进行一维测量。以所有一维测量值的总和来代表肿瘤的整体参数(Byrne 和 Nowak,2004)。基于 RECIST 系统的 MPM 分期中,CR 定义为所有目标病灶消失并在其他部位未发现肿瘤迹象,PR 定义为肿瘤整体参数至少减少 30%。进展期疾病(PD)则被定义为在最低测量值的基础上肿瘤至少增长 20%,或者出现一个或多个新病灶。稳定期疾病患者则是指既不满足 PR 也不是 PD 的患者(Byrne 和 Nowak,2004)。

3 其他胸膜疾病 MRI

胸腔积液可在一定程度上通过 MRI 确定为漏出液或者渗出液。渗出性胸腔积液在静脉注射钆对比剂后比漏出性胸腔积液表现出更明显的强化(Fiola 等,1997)(图 18.4)。基于回波平面成像序列的弥散加权成像可通过表观扩散系数(ADC)来区分漏出液与渗出液(Baysal 等,2003)。T1 加权成像上高信号改变提示乳糜胸(McLoud 和 Flower,1991)。基于血液分解产物相关的信号特征可识别胸膜腔中的亚急性和慢性血肿(Mitchell,2003)。本文中 MRI 的使用主要是对超声的一种补充。

3.1 胸膜的孤立性纤维瘤

孤立性纤维瘤(SFT),也称为血管外皮细胞瘤,是一种成纤维细胞间质瘤,在所有软组织肉瘤中的比例<2%,绝大多数表现为良性。肿瘤切除时大小不一,平均约 9cm。由于症状的多样性和非特异性,其诊断通常是偶然的。SFT 通常表现为边界清楚的囊性或实性肿块,具有 T1 低信号、不均匀 T2 高信号及不均匀强化特征(Mitchell,2003;Wei Ge 等,2016)。完全性手术切除仍然是良性和恶变病灶的首选治疗方法。与 CT 相比,MRI 可更好地体现较大病灶的形态特征及其与邻近纵隔和主要血管结构的关系。MRI 有助于区分肿瘤与其他结构,实现病灶胸腔内的准确定位(图 18.5 和图 18.6)。通常良性病灶在 T2 加权成像上信号强度较低,而恶性 SFT 由于血管增生、水肿和细胞增殖在 T2 加权成像上表现为高信号强度。良性和恶性病变在 T1 加权成像上均为低信号改变。不幸的是,由于肿瘤内坏死或黏液样变性,胸膜的良性孤立性纤维瘤通常也可能在 T2 加权成像上具有较高信号强度区域,并且在 T1 加权对比增强成像上显示出显著强化,因此难以与恶性病灶区分。

4 胸壁疾病

胸壁肿瘤从良性到恶性,多种多样,在组织学上可起源于任何软组织或骨结构。除了乳腺肿瘤,胸壁的良恶性肿瘤,如弹性纤维瘤(Müller 等,1999)、SAPHO(Laiho 等,2001)和肉瘤(Koenigkam-Santos 等,2014)等,均应根据骨肌系统疾病流程进行成像检查与治疗。然而,超过 50%的胸壁肿瘤是恶性的,通常涉及邻近组织结构的直接侵袭或转移(David 和 Marshall,2011)。一般来说,MRI 和 CT 在胸骨和肋骨肿瘤的评估中具有互补作用:虽然 CT 可用于皮质骨和肿瘤基质钙化的成像,但具有优越组织分辨性能的多平面成像 MRI 在与手术密切相关方面的评估,包括骨髓和骨外侵犯范围,以及与邻近组织结构的关系,仍是首选技术(Aslam 等,2002)。由于胸壁肿瘤少见,PET 还未作为其常规评估的正式手段。但在恶性病变和其他放射学异常时,PET 可有助于分期(David 和 Marshall,2011)。

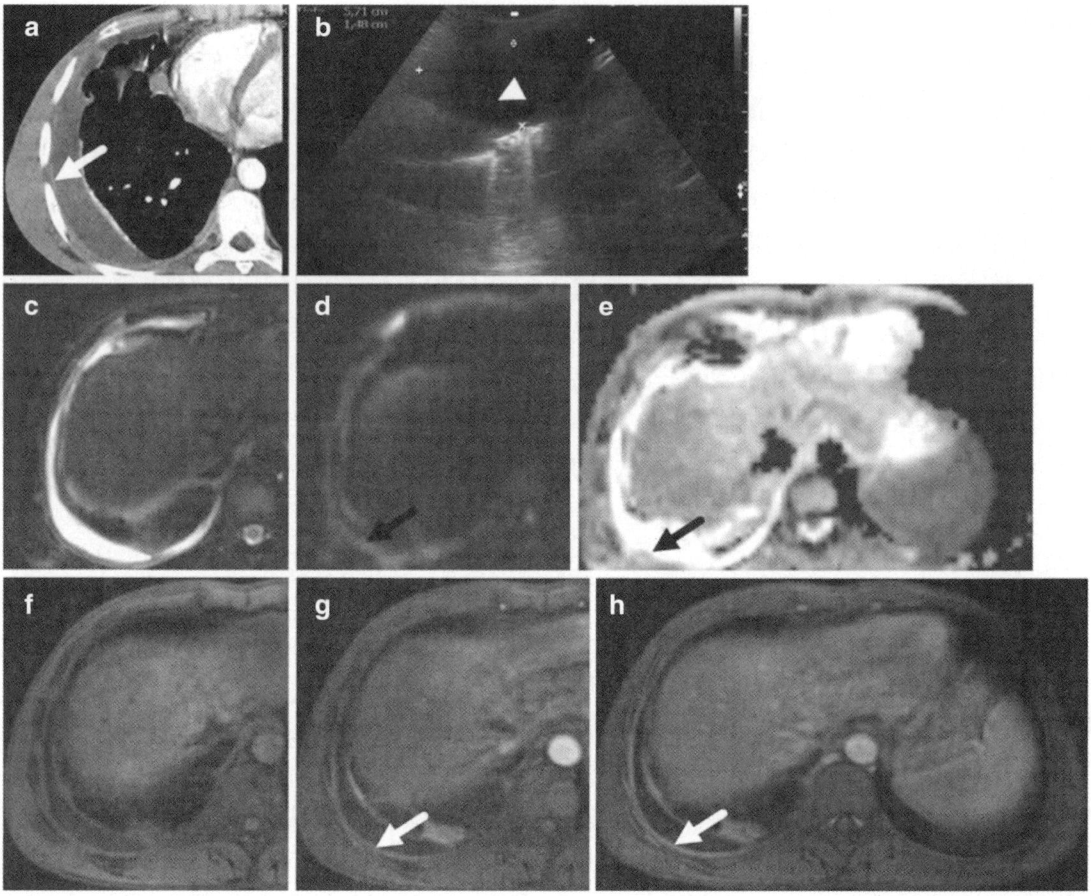

图 18.4 患者，男性，28 岁，CT 显示胸腔积液、胸膜增厚并强化(a，白色箭头)。超声(b)和 T2W MR(c)验证了积液的存在，而超声可显示内部的分隔(三角箭头)。弥散加权 MR 显示胸膜具有较高的细胞密度(d，b=1000ms，黑色箭头)和较低的 ADC 值(e，黑色箭头)。在 T1W MRI 中积液的信号很低，因此可排除血肿与乳糜胸。应用对比剂后胸膜显著强化(g：早期；h：晚期；白色箭头)。虽然胸膜的增厚、弥散受限及对比增强亦可见于恶性肿瘤，但结节灶的缺乏和分隔的存在提示感染。但缺乏感染的临床症状。胸腔穿刺术后，结核分枝杆菌被确定为脓胸的潜在因素。(Published with kind permission of © Claus-Peter Heussel 2017. All Rights Reserved.)

4.1 胸壁成像

通常触诊发现或疼痛是导致患者进行诊断检查的主要症状。应认真对待这些临床信息，因为受累部位的识别有助于快速、可靠地找到肿瘤。之后，我们便可将成像序列局限于肿瘤部位，以更短的采集时间改善图像质量，或者使用更薄的层厚、更高的信号或更小的视野进行成像。MR 可见的标志物应放置在可疑病灶部位，以确保成像的准确定位。MR 序列对组织特征的分析应包括脂肪含量的评估、表观弥散系数的测量及对比增强的量化。为了准确评估对比剂的摄取，对比增强前后的序列设置应保持完全一致，包括 TR、TE、脂肪饱和及定位。仰卧位成像通常需要屏气；然而，对于位于胸壁前方的肿瘤，如果患者情况允许，俯卧位可能有助于减少呼吸伪影(图 18.7)。在 MR 成像序列中需要特别注意肋骨病变，并且可能需要个性化的双角度数据采集。至少两个平面的图

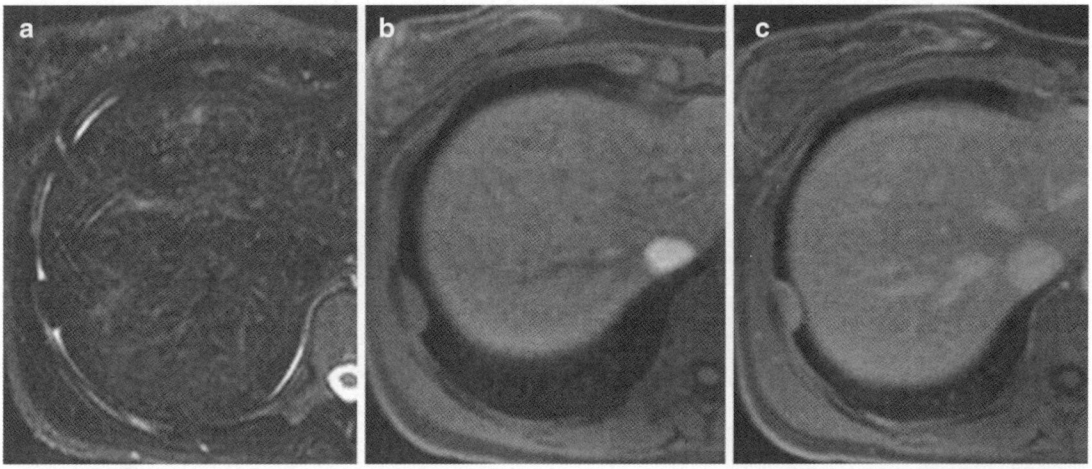

图 18.5　20 岁女性患者中的胸膜病灶，表现为 T2 低信号(a)、T1 等信号(b)及显著强化(c)。未检测到胸腔积液及胸壁的侵犯。手术切除后证实为孤立性纤维瘤(SFT)。(Published with kind permission of © Claus-Peter Heussel 2017. All Rights Reserved)

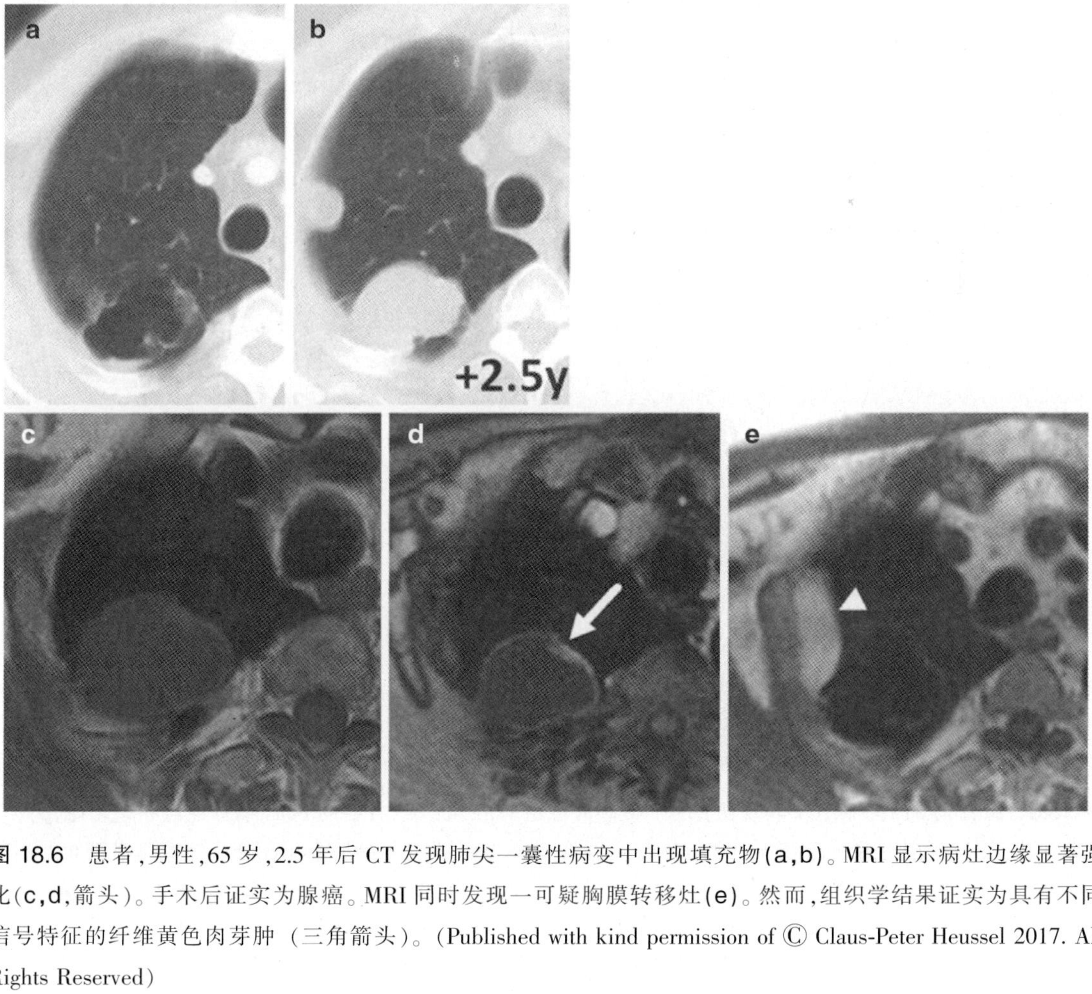

图 18.6　患者，男性，65 岁，2.5 年后 CT 发现肺尖一囊性病变中出现填充物(a,b)。MRI 显示病灶边缘显著强化(c,d,箭头)。手术后证实为腺癌。MRI 同时发现一可疑胸膜转移灶(e)。然而，组织学结果证实为具有不同信号特征的纤维黄色肉芽肿（三角箭头)。(Published with kind permission of © Claus-Peter Heussel 2017. All Rights Reserved)

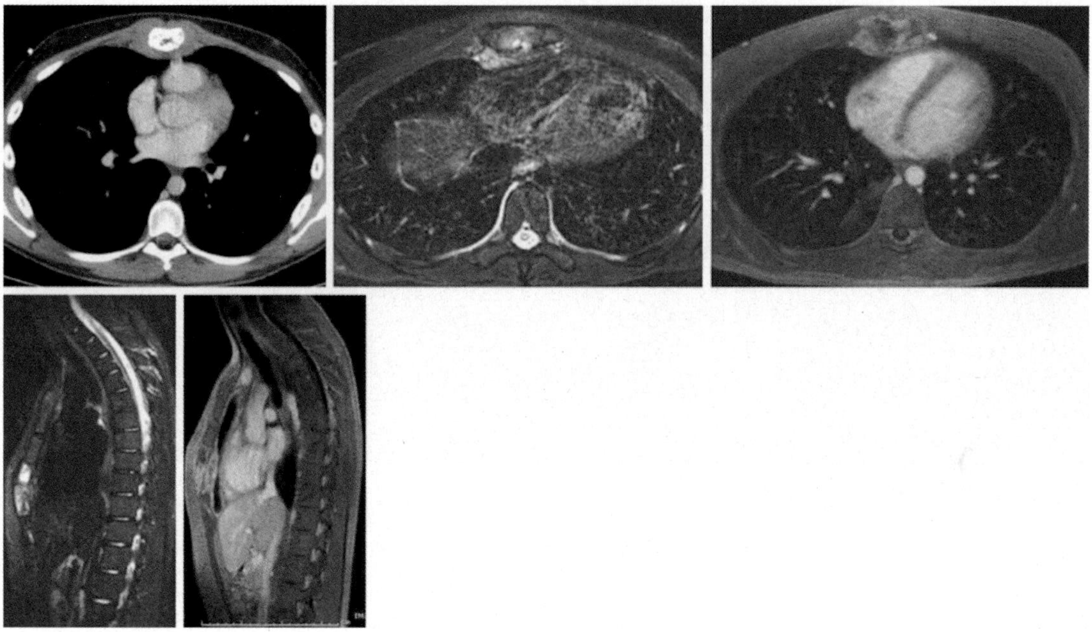

图 18.7 患者,男性,21 岁,CT 发现围绕并浸润胸骨的软组织肿块,并在 T2 及 T1 对比增强后得到了验证。俯卧位获取横轴位和矢状位图形以避免呼吸伪影,在手术切除(尤文肉瘤)前对肿瘤范围进行最佳的可视化评估。(Published with kind permission of © Claus-Peter Heussel 2017. All Rights Reserved)

像采集是必要的,其中一个平面通常是横轴位,而第二个平面应垂直于受累的胸壁。在胸骨或胸锁关节病变时,通常需要附加与胸骨成一定角度的冠状薄层成像。在胸壁的每一个病变中,MRI 有助于显示正常的解剖结构,并指导手术或活检(图 18.7 至图 18.9)。因此,病变与周围结构的解剖关系需要在手术室中可获取并显示。

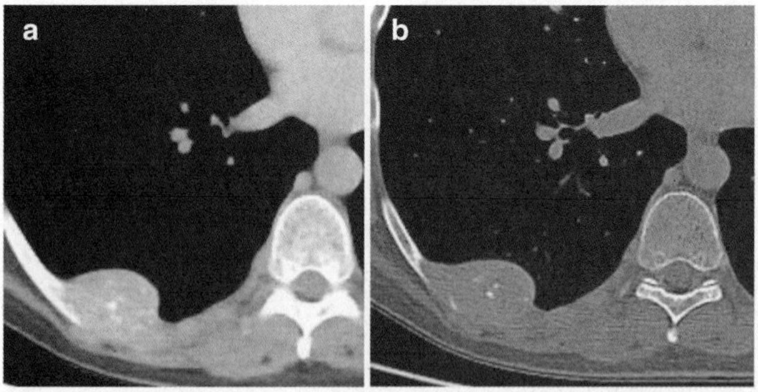

图 18.8 患者,女性,33 岁,CT 发现肋骨骨质破坏并软组织结节形成,直径约 3cm,病灶伴点状钙化(a,b)。T2 呈均匀高信号(c–e),脂肪抑制后(e)信号更高。T1 呈均匀等信号(f)并显著强化(g,h),尤其是在脂肪抑制后(h),并可见肿瘤沿着肋骨向椎体侵犯(e,h,箭头)。完全性手术切除后确定为软骨肉瘤。(Published with kind permission of © Claus-Peter Heussel 2017. All Rights Reserved)(待续)

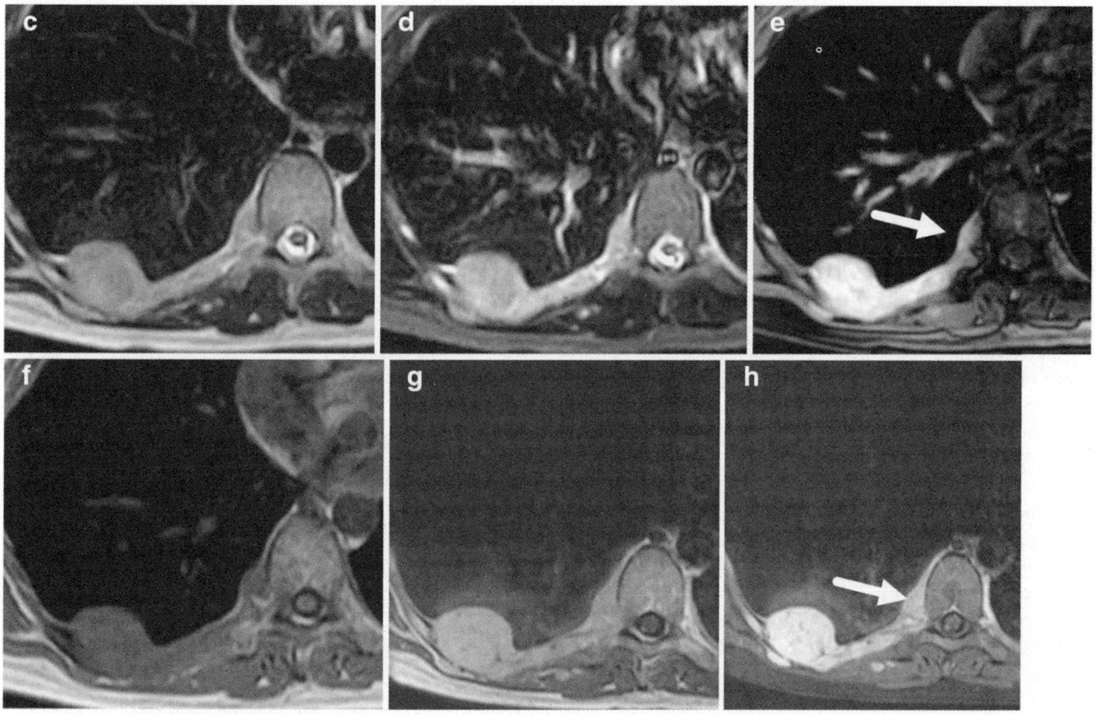

图 18.8(续)

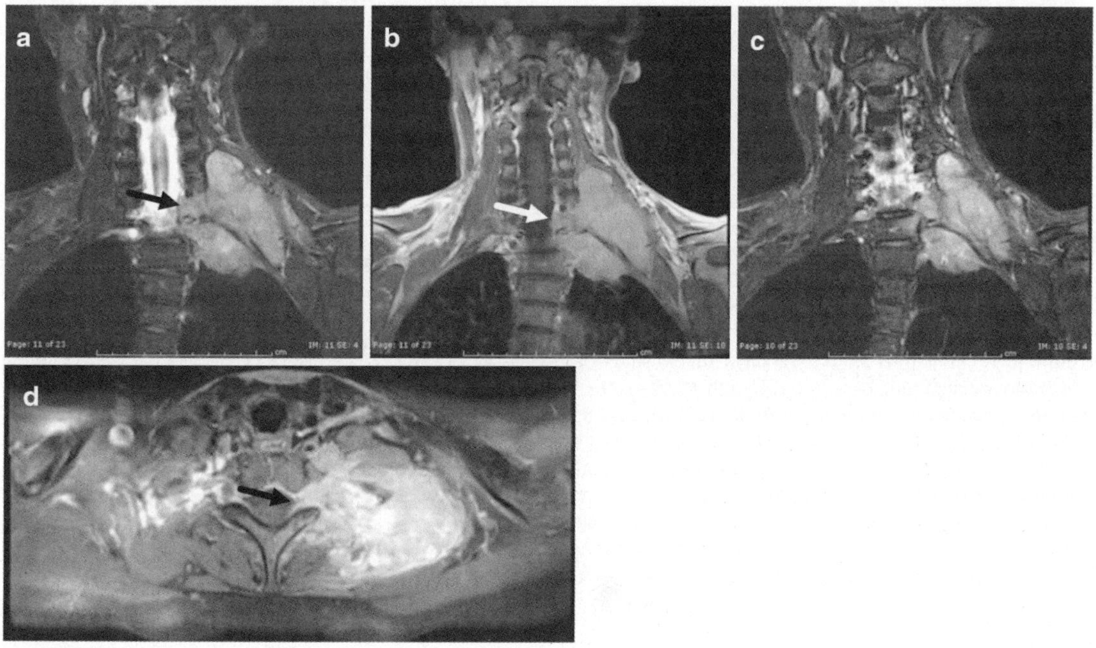

图 18.9　患者,女性,44 岁,肺尖发现 7cm 肿块,病变包绕左侧臂丛神经,浸润数个颈椎并沿椎间孔向硬膜囊生长(a,b,d,箭头)。对计划手术的患者来说,脂肪抑制成像可更好地显示肿瘤的范围(a,c,d)。(Published with kind permission of © Claus-Peter Heussel 2017. All Rights Reserved)

(张冬 雷永霞 译　罗良平 万齐 审校)

参考文献

Armato SG 3rd, Blyth KG, Keating JJ, Katz S, Tsim S, Coolen J, Gudmundsson E, Opitz I, Nowak AK (2016) Imaging in pleural mesothelioma: a review of the 13th international conference of the international mesothelioma interest group. Lung Cancer 101:48–58

Aslam M, Rajesh A, Entwisle J et al (2002) Pictorial review: MRI of the sternum and sternoclavicular joints. Br J Radiol 75:627–634

Baysal T, Bulut T, Gokimak M et al (2003) Diffusion-weighted MR imaging of pleural fluid: differentiation of transudative vs. exudative pleural effusions. Eur Radiol 14:890–896

Bibby AC, Tsim S, Kanellakis N, Ball H, Talbot DC, Blyth KG, Maskell NA, Psallidas I (2016) Malignant pleural mesothelioma: an update on investigation, diagnosis and treatment. Eur Respir Rev 25(142):472–486

Butchart EG, Ashcroft T, Barnsley WC et al (1976) Pleuropneumonectomy in the management of diffuse malignant mesothelioma of the pleura. Experience with 29 patients. Thorax 31:15–24

Byrne MJ, Nowak AK (2004) Modified RECIST criteria for assessment of response in malignant pleural mesothelioma. Ann Oncol 15:257–260

David EA, Marshall MB (2011) Review of chest wall tumors: a diagnostic, therapeutic, and reconstructive challenge. Semin Plast Surg 25(1):16–24

Falaschi F, Boraschi P, Neri S et al (1995) High-resolution computed tomography (HRCT) in the detection of "early asbestosis". Eur Radiol 5:291–296

Fiola C, Cantoni S, Turtulici I et al (1997) Transudative vs exudative pleural effusions: differentiation using Gd-DTPA-enhanced MRI. Eur Radiol 7:860–867

Ge W, Yu D-C, Chen G, Ding Y-T (2016) Clinical analysis of 47 cases of solitary fibrous tumor. Oncol Lett 12:2475–2480

Havelock T, Teoh R, Laws D, Gleeson F (2010) Pleural procedures and thoracic ultrasound: British Thoracic Society pleural disease guideline 2010. Thorax 65:i61–i76

Kishimoto T, Ohnishi K, Saito Y (2003) Clinical study of asbestos-related lung cancer. Ind Health 41:94–100

Koenigkam-Santos M, Sommer G, Puderbach M, Safi S, Schnabel PA, Kauczor HU, Heussel CP (2014) Primary intrathoracic malignant mesenchymal tumours: computed tomography features of a rare group of chest neoplasms. Insights Imaging 5:237–244

Laiho K, Soini I, Martio J (2001) Magnetic resonance imaging findings of manubriosternal joint involvement in SAPHO syndrome. Clin Rheumatol 20:232–233

Lynch DA, Gamsu G, Aberle DR (1989) Conventional and high resolution computed tomography in the diagnosis of asbestos-related diseases. Radiographics 9:523–551

McLoud TC, Flower CD (1991) Imaging of the pleura: sonography, CT, and MR imaging. Am J Roentgenol 156:1145–1152

Mitchell JD (2003) Solitary fibrous tumor of the pleura. Semin Thorac Cardiovasc Surg 15:305–309

Mossman BT, Gee JB (1989) Asbestos-related diseases. N Engl J Med. 320:1721–1730

Müller NL (1993) Imaging of the pleura. Radiology 186:297–309

Müller LP, Wolf HK, Heussel CP et al (1999) Bilateral elastofibroma dorsi. Chirurg 70:1357–1360

Pass H, Giroux D, Kennedy C, Ruffini E, Cangir AK, Rice D, Asamura H, Waller D, Edwards J, Weder W, Hoffmann H, van Meerbeeck JP, Nowak A, Rusch VW IASLC Staging and Prognostic Factors Committee, Advisory Boards and Participating Institutions. The IASLC mesothelioma staging project: improving staging of a rare disease through international participation. J Thorac Oncol 2016;11(12):2082–2088

Peacock C, Copley SJ, Hansell DM (2000) Asbestos-related benign pleural disease. Clin Radiol 55:422–432

Plathow C, Klopp M, Zuna I, Schmähl M, Kauczor HU (2008) Therapy response in malignant pleural mesothelioma – role of MRI using RECIST, Modified RECIST and volumetric approaches in comparison with CT. Eur Radiol 18:1635–1643

Rusch V (1996) A proposed new International TNM Staging System for malignant pleural mesothelioma from the International Mesothelioma Interest Group. Lung Cancer 14:1–12

Schwartz DA (1991) New developments in asbestos-induced pleural disease. Chest 99:191–198

Soeberg MJ, Leigh J, van Zandwijk N (2016) Malignant mesothelioma in Australia 2015: current incidence and asbestos exposure trends. J Toxicol Environ Health B Crit Rev 19(5–6):173–189

Therasse P, Arbuck SG, Eisenhauer EA, Wanders J, Kaplan RS, Rubinstein L, Verweij J, Van Glabbeke M, van Oosterom AT, Christian MC, Gwyther SG (2000) New guidelines to evaluate the response to treatment in solid tumors. J Natl Cancer Inst 92:205–216

Tsao AS, Garland L, Redman M, Kernstine K, Gandara D, Marom EM (2011) A Practical Guide of the Southwest Oncology Group to Measure Malignant Pleural Mesothelioma Tumors by RECIST and Modified RECIST Criteria. J Thorac Oncol 6:598–601

第 19 章

呼吸系统疾病动物模型的MRI

Nicolau Beckmann, Yannick Crémillieux

目录

N. Beckmann (✉)
Novartis Institutes for BioMedical Research,
Musculoskeletal Diseases Department,
CH-4056 Basel, Switzerland
e-mail: nicolau.beckmann@novartis.com

Y. Crémillieux
Institut des Sciences Moléculaires, Université de
Bordeaux, CNRS, F-33076 Bordeaux, France

摘要

呼吸系统疾病在全世界范围内的发病率不断增加,亟须新的治疗方法。本章简要概述了肺疾病领域内药物研发所关注的不同MRI技术。重点讨论涉及病理生理学机制及新药评估方面的动物实验及人体研究。本章内容不强调特定的肺部疾病,而是针对与肺的几种病理状况相关的一系列特征的无创性诊断与量化分析:炎症、黏液分泌和清除、肺气肿、通气、灌注、纤维化、气道重塑和肺动脉高压。本章还将针对药物研发领域当前应用或者具有未来应用潜力的技术展开讨论。

1 引言

哮喘和慢性阻塞性肺疾病(COPD)等气道疾病涉及许多炎性细胞与组织细胞间复杂相互作用及炎症介质的释放,包括细胞因子、趋化因子、生长因子和黏附分子。其中活化的嗜酸性粒细胞在哮喘中起特别重要的作用,其通过释放酶和蛋白质,进而诱导上皮细胞损伤、支气管高反应性、血浆渗出、气道黏膜水肿、平滑肌肥大及黏液堵塞

(Barnes,2008a,b)。而在COPD中,伴有中性粒细胞、巨噬细胞和T淋巴细胞浸润的小气道及肺实质的炎症常导致慢性阻塞性支气管炎、蛋白水解酶诱导的肺实质破坏(肺气肿)及黏液的过量分泌,从而导致严重气流受限(Barnes,2008a,b)。肺纤维化是一种进行性和致命性的肺部疾病,涉及机体过度修复过程,其主要特征包括炎性细胞的积聚、成纤维细胞的过度增殖、胶原蛋白的累积及细胞外基质在肺中的沉积(Strieter和Mehrad,2009;King等,2011)。

实验动物可为人类的气道疾病提供模型,用以辅助新疗法的研发。诸如支气管肺泡灌洗(BAL)流体分析、肺的组织学分析及称重等终末程序通常用于疾病模型的分析研究。动物的肺功能可在自由、清醒状态下进行无创性评估(容积描记术),亦可进行插管或气管切开术及人工通气的侵入性评估(Hoymann,2007)。全身容积描记术的主要问题是其所提供的整体呼吸参数与呼吸机制之间的关系微乎其微,因此其能否作为肺功能评估的意义性指标有待进一步商榷(Hoymann,2007)。然而,出于伦理及科学因素的考量,无创的、具有空间分辨率的指标是亟须的。

在研发呼吸系统疾病新疗法的背景下,诊断性能提升的潜在需求是引入磁共振成像(MRI)的主要动机。本章的主要贡献在于解决动物模型中MRI的使用问题;主要关注点在肺部疾病从炎症到纤维化等各个方面信息获取的应用,最终目的是支持和促进该医学领域的新药研发过程。

2 小型啮齿动物的肺成像:基本注意事项

出于伦理原因,在成像期间应将动物麻醉。值得注意的是,麻醉(尤其是需要重复诱导麻醉的情况下)对功能参数的可能影响,及其是否对建立的疾病模型产生干扰。因此,一般建议在每次成像期间将麻醉时间保持在≤30分钟。

心脏与呼吸运动可能导致的显著图像伪影是肺部成像面临的一个主要挑战。在人体成像中,可通过屏气或者心电门控进行图像采集。而在小型啮齿动物中该问题则更加明显,因为它们的心跳和呼吸频率更高,即使在麻醉下也是如此。为了解决这一问题,动物模型通常在维持恒定呼吸频率的人工通气中进行测量,和(或)通过心电门控来进行图像采集。然而,对于气道疾病动物模型的体内化合物测定,重要的是保持采集条件尽可能简单,以便进行纵向重复测量并将对动物的生理健康的影响降到最低。例如,需要仔细考虑疾病模型的病理生理学变化与机械通气可能引起的肺损伤并发症之间可能存在的干扰(Walder等,2005),特别是需要反复机械通气时。实际上据报道,健康大鼠的机械通气可诱导支气管肺泡灌洗液(BAL)中的中性粒细胞增加、肺水肿甚至低氧血症,进而导致进行性循环衰竭和死亡。因此,应尽可能避免机械通气,以便对具有预期炎症反应的肺病模型进行纵向研究。信号平均法允许我们在不加任何门控的情况下从自由呼吸的大鼠和小鼠中获取肺部图像(Beckmann等,2001a;Blé等,2008;Zurek等,2010)。对自由呼吸动物的肺进行成像的优点有3个:无须使用具有侵入性和潜在创伤性的气管插管、在简化并节省扫描时间的基础上提高实验效率、在成像序列中使用恒定的重复时间。当需要定量分析同一图像对比加权成像前后的特征时,最后一点尤为重要。

除了心脏与呼吸运动外,肺部MRI还面

临两个主要问题，即：①横向磁化矢量的快速失相位（在肺组织中测量的横向弛豫时间通常在 0.5~2ms 之间，这主要取决于静磁场的强度）(Kveder 等，1988；Hatabu 等，1999；Beckmann 等，2001b；Olsson 等，2007）；②与其他组织器官，诸如心脏或大脑相比，由于肺泡腔的存在导致肺组织较低的自旋质子密度（<30%）。我们可使用专门的质子或非质子 MR 技术来帮助克服这些困难。

被称为超短回波时间（UTE）技术的质子 MRI 序列具有低于 1ms 的回波时间，允许在磁化衰减之前从肺实质获取 MRI 信号。与笛卡尔采集相比，当使用 k 空间径向采样时，UTE 序列对呼吸与心脏运动的敏感性减低（Bergin 等，1992；Zurek 等，2010）。UTE 的使用使得自由呼吸的小型啮齿动物肺部的 2D 或 3D 成像可在几分钟内完成（Zurek 等，2010；Zurek 和 Crémillieux，2011；van Echtel-dand Beckmann，2011；Egger 等，2013，2014）。对于 2D 采集，典型的回波时间约为 300μs，对于 3D 采集则需<20μs。

另外，基于气体分子或原子核的 MRI 可对通气状态下的肺进行成像。在动物和人体研究中已经证实了基于 ^{19}F（SF_6、C_2F_6、CF_4 或 C_3F_8）原子核的氟化气体 MRI 的可行性（Mosbah 等，2008）。基于激光光泵的超极化（HP）技术可进一步提高气体的检测敏感性［参见（Goodson，2002；Möller 等，2002）关于 HP 技术的评论］。超极化后的 ^3He 和 ^{129}Xe MR 信号可提升 5 个数量级。超极化气体的 MRI 已应用于气道疾病动物模型，以及肺气肿、囊性纤维化（CF）和哮喘患者中。大多数小型啮齿动物的研究都是在人工通气的动物模型上进行，以便更好地控制气体的输送；同时测量也可在自由呼吸的动物中进行（Stupar 等，2007；Mosbah 等，2010；Imai 等，2011）。

3　呼吸系统疾病小动物模型的 MRI

接下来我们将讨论非侵入性成像在肺部疾病的几种病理特征中的应用。本章节将尽可能参考涉及成像的药理学研究。然而，对于许多技术应用而言，尚未发现涉及化合物的相关研究报道。尽管如此，基于其在未来药物研发中的潜在价值，这些技术的应用依然会在本章中得到阐述。

3.1　气道炎症

肺部炎症的特征在于气道水肿，这是由于微血管系统的渗透性增加所致。质子 MRI 已被用于自由呼吸状态下量化卵清蛋白（OVA）致敏的小鼠（Blé 等，2008；Conti 等，2010）或大鼠（Beckmann 等，2001a；Tigani 等，2002；Quintana 等，2006a）的肺水肿。OVA 作用后肺的 MRI 信号与肺泡灌洗液（从同一动物获得）中确定的各种炎症参数显著相关。重要的是，通过 MRI 检测到的液体信号与组织学评估的血管周围水肿显著相关（Tigani 等，2003a；Blé 等，2008）。

在诱导疾病之前对动物模型施用抗感染药物并评估其效果时发现，一些化合物可引起剂量相关性 MRI 信号的衰减，如糖皮质激素布地奈德（Beckmann 等，2001a；Tigani 等，2003a；Blé 等，2009a）和莫米松（Tigani 等，2003b），以及促分裂原活化的蛋白激酶抑制剂（Tigani 等，2003b）。此外，MRI 已经应用于鞘氨醇-1 受体的体内药理学研究（Blé 等，2009a）。结果显示 MRI 数据与肺泡灌洗液中的炎症参数密切相关。MRI 还可用来评估化合物对已经成功诱导并建立的过敏性炎症模型的作用。在 OVA 作用后 24 小时用布地奈德、莫米松或磷酸二酯酶-4 抑制剂治疗,MRI 信号在给药后 3 小时就已经降低。MRI 信号的降低与组织学定量的血管周围水肿的减少显著相关(Beckmann 等,2001a;Tigani 等,2003a,b)。然而,在这一早期时间点并没有观察到灌洗液炎症参数的变化。这些观察结果表明,与传统的灌洗液分析相比,质子 MRI 更适合于检测化合物对既定炎症的早期影响。通过使用超极化 ^3He MRI(Thomas 等,2012),皮质类固醇治疗对过敏性小鼠模型中的气道炎症和机制的影响亦得到了报道。

经质子 MRI 和肺泡灌洗液分析证实,与单次给药相比,活化致敏大鼠的反复 OVA 刺激可导致炎症反应的衰减(Tigani 等,2007)。此外,MRI 可检测模型中的血管重塑:通过动态对比增强(DCE)-MRI 检测到的血管通透性降低与组织学中直径达 300μm 的血管管壁增厚相一致(Tigani 等,2007)。

尽管 MRI 可有效地对肺部急性炎症的渗出成分进行成像,但很少有相关的成像技术能用于评估急性或慢性肺部炎症中的白细胞活性。据报道,使用 ^{18}氟-脱氧葡萄糖(^{18}FDG)和正电子发射断层扫描(PET)检测 COPD 中的肺部炎症是可行的。由于炎性细胞利用葡萄糖作为激活过程中的能量来源,有人提出肺内炎症细胞对 ^{18}FDG 的摄取可作为体内局部肺部炎症的测量指标(Labiris 等,2003;Chen 和 Schuster,2004;Chen 等,2009)。Ebner 等(2010)应用乳化全氟化碳(PFC)对脂多糖(LPS)诱导的炎症过程进行了研究。^{19}F MRI 可检测到小鼠静脉注射的 PFC 颗粒在肺部炎性区域的积聚。作者发现 PFC 颗粒主要通过循环的单核细胞/巨噬细胞转运到炎症部位。^{19}F MRI 所检测到的 PFC 浸润区域在之后的质子 MRI 上检测到了水肿的出现,表明该方法能选择性地定位肺中炎症细胞相关组分的分布。此外,作者证明了该技术能监测肺炎动物模型中抗感染治疗的效果。

3.2 气道重塑

哮喘是一种以支气管高反应性(BHR)、支气管炎症和重塑为特征的慢性疾病。Bianchi 等(2013)应用 UTE 质子 MRI 研究小鼠 OVA 致敏 75 天后的慢性哮喘模型。评估的参数是炎症体积和支气管重塑(支气管周围信号强度指数,PBSI)。应用容积描记术以评估支气管对醋甲胆碱的高反应性。在第 38 天与第 78 天,通过 MRI 测量的 OVA 致敏小鼠的平均炎症体积相对于对照小鼠显著增加。在第 78 天,OVA 组中 PBSI 显著升高,但在第 38 天却并不显著。致敏后哮喘小鼠在第 39 天和第 79 天显示出支气管对醋甲胆碱的高反应性。Penh 比率与第 39 天的炎症体积和第 79 天的 PBSI 显著相关(Bianchi 等,2013)。这项研究表明,UTE MRI 与肺的功能参数密切相关,可非侵入性地量化伴有气道黏液阻塞的支气管嗜酸性炎症和小鼠哮喘模型的支气管重塑。

质子 MRI 可在自由呼吸状态下检测到 OVA 或 LPS 作用大鼠中支气管调节剂或炎症诱导的气道重塑和低反应性的效果(Beckmann 等,2004,2006)。该方法包括检测由氧合水平变化引起的肺实质质子信号调制(Edelman 等,1996)。

3.3 黏液的分泌与清除

慢性黏液分泌过多和黏膜纤毛清除功能障碍与多种呼吸系统疾病中肺功能的加速丧失有关。LPS 可诱导 Brown Norway 大鼠的气道黏液分泌(Tesfaigzi 等,2000)。MRI 可在单次 LPS 作用后 16 天内检测到自由呼吸的大鼠肺中分泌的黏液(Beckmann 等,2002;

Tigani 等,2002)。应用能与黏液特异性结合的双标记氨基葡聚糖基探针可提取该模型中黏液的动力学信息(Blé 等,2009b)。

感觉传出神经通路的上调与哮喘和 COPD 有关。有学者通过 MRI 研究了辣椒素对大鼠肺感觉神经刺激的急性效应(Karmouty-Quintana 等,2007a)。辣椒素诱导的 MRI 信号反映了感觉神经激活后黏液的分泌。瞬时感受器电位香草酸 1 拮抗剂(Capsazepine)、双重神经激肽-1,2 受体拮抗剂(DNK333)和肥大细胞稳定剂(色甘酸二钠)可阻断辣椒素在气道中的作用。

上皮钠通道(ENaC)调节气道黏膜水化和黏液清除。CF 患者由于缺乏此类调节而导致气道干燥及黏液黏稠,为感染的发生创造了条件(Boucher,2007)。渗透剂和阴性 ENaC 调节剂可用于恢复黏膜水化作用。质子 MRI 已被证明可提供目标相关参数来研究自主呼吸大鼠的肺体液水化调节(Blé 等,2010)。

3.4 肺气肿

肺气肿的特征是肺实质破坏、肺泡腔扩大、通气受损与气体交换减少。基于 CT 评估的肺组织密度被认为是可靠的定量影像学生物标志物。例如,放射科医生和临床医生以 CT 值低于-950HU 的肺的相对面积百分比来评估疾病的程度,并在毫米级空间分辨率下跟踪其进展(Parr 等,2004)。

作为一种无电离辐射的替代方案,人们一直致力于 MRI 新技术的研发。基于极化惰性气体(^{3}He 和 ^{129}Xe)的扩散加权 MRI 可作为亚像素水平评估肺组织结构的一种原始方法。该技术的原理依赖于气体原子的布朗运动在磁敏感梯度场中引发的 MRI 信号衰减。信号的衰减可归因于气体原子的平均扩散距离(或表观扩散系数)。而支气管肺泡结构的大小和边界对气体的平均扩散长度施加了上限。因此,从 MRI 测量的极化气体的扩散受限程度即可得出肺泡尺寸。肺气肿疾病和气腔的扩大可导致受限制的表观扩散系数(ADC)增加。该方法已应用,并且在弹性蛋白酶诱导的大鼠和小鼠肺气肿的组织形态学中得到了验证 (Chen 等,2000;Dugas 等,2004;Peces-Barba 等,2003)。

用于检测肺实质信号的亚毫秒回波时间质子 MRI 序列也已成功应用于小型啮齿动物的肺气肿模型。梯度回波质子 MRI 已被用于检测自由呼吸状态下弹性蛋白酶诱导的大鼠肺部变化(Quintana 等,2006b)。在损伤后 2~8 周检测到的肺实质 MRI 信号强度的降低与通过组织学评估的肺泡结构的丧失显著相关,表明 MRI 信号可反映弹性蛋白酶诱导的肺泡破坏(Beckmann 等,2007)。进一步的 MRI 和组织学测量发现,使用抗氧化剂治疗并不能逆转肺损伤。Olsson 等(2007)使用 T2* 弛豫时间检测可自发形成肺泡增大的紧皮小鼠的肺气肿改变。与年龄匹配的对照小鼠相比, 紧皮小鼠显示出更短的 T2* 值,因为其更大的肺泡可导致空气/组织比率增加,以及相应的内部磁化率梯度的增加。UTE MRI 已被用于比较正常肺组织与突变小鼠(Takahashi 等,2010),以及弹性蛋白酶注入的小鼠(Zurek 等,2012)和大鼠(Bianch 等,2015a,b)的肺气肿。研究结果显示,MR 表现与组织学形态学之间具有极好的一致性,表明质子 MRI 可纵向监测肺泡水平的结构变化。此外,UTE MRI 已被证明与金标准 micro-CT 一样敏感,可检测与弹性蛋白酶肺实质破坏相关的肺密度变化(Bianch 等,2015a)(图 19.1)。

肺气肿动物模型中的近期研究成果说明了 MRI 评估组织密度损失方面的潜力。尽管 MRI 的空间分辨率和敏感性目前仍然低

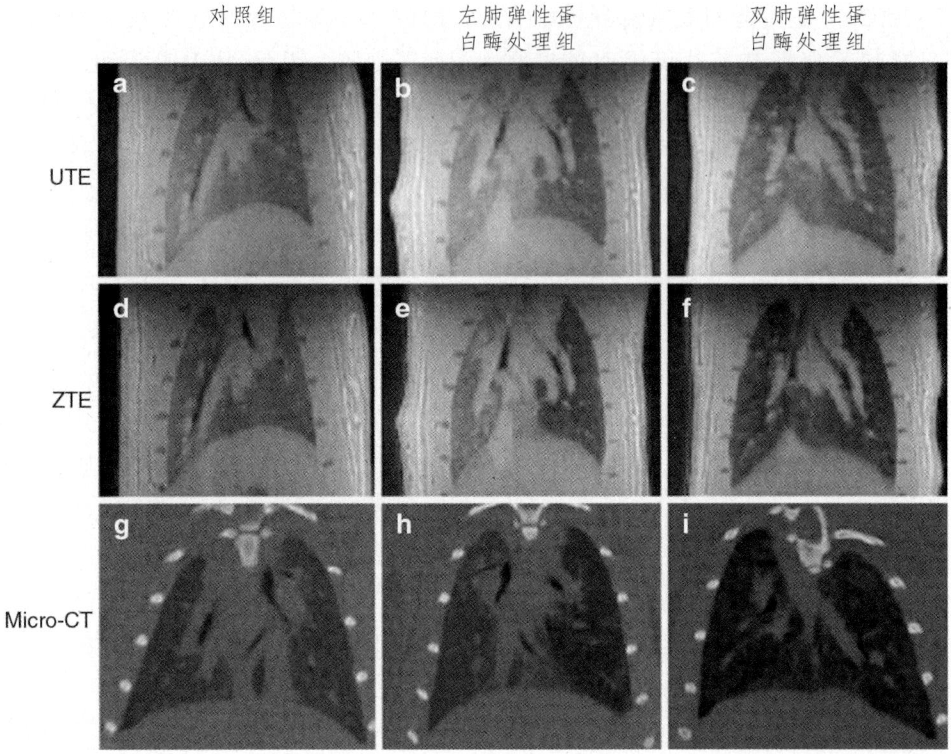

图 19.1 来自雄性 Wistar 大鼠的超短回波时间(UTE)、零回波时间(ZTE)及 μ-CT 图像的比较。从对照组大鼠或在注入 75U/100g(体重)弹性蛋白酶后 4 周获得的图像。弹性蛋白酶处理的肺由于气肿性变化引起质子密度降低而显得更暗。

于金标准 micro-CT,但为了更全面地了解肺功能,灌注或通气 MRI 可作为 MRI 组织密度测量的优势补充。

3.5 肺通气与灌注

肺通气与灌注的分布是肺部生理学和病理学的基础。肺的有效气体交换必须依靠区域通气和灌注的紧密配合来实现。局部肺血流和通气的不均匀分布首次通过放射性示踪剂和外部闪烁探测器对肺内放射性分布的检测而得到了证实。静脉注射后,比红细胞大的颗粒会被困在它们遇到的第一个毛细血管床中。

3.5.1 通气

通气成像已被证明对各种肺疾病模型敏感,包括小鼠哮喘(Haczku 等,2005)、大鼠肺气肿 (Spector 等,2005) 及绵羊肺栓塞(Wellman 等,2010)。通气量的量化可在施加吸入性对比剂后通过图像信号的动态变化来实现。例如,基于 ^{3}He MRI 的通气成像已经在动物中得到了证实(Haczku 等,2005)。

超极化 ^{3}He MRI 已用于测量人工通气的小型啮齿动物的分数通气 (Deninger 等,2002;Emami 等,2008)。该方法可在弹性蛋白酶诱导的轻度和中度肺气肿大鼠模型中检测到肺功能与结构的早期变化(Emami 等,2008)。分数通气的下降主要在弹性蛋白酶注入后的前 5 周,而肺泡直径的增大主要出现在第 5 周和第 10 周之间。此外,HP ^{3}He MRI 研究侧重于化学诱导的气道收缩。高分辨率 ^{3}He MRI 可在乙酰胆碱诱导气道变窄的人工通气小鼠(Mistry 等,2010)或大鼠(Chen 和 Johnson,2004)中反映区域通气变化。Mosbah 等(2010)以空间解析的方式验证了 5-羟色胺诱导的支气管收缩对自由呼吸大鼠肺通气的影响(图 19.2)。使用电影类型的图像重建程序,动态通气 ^{3}He MRI 可获取具有 100ms 时间分辨率的跨越一个呼吸周期的 MR 图像(Stupar 等,2007)。

非对比增强的肺功能成像可基于完全吸气和完全呼气数据集之间的实质信号差异提取相关通气信息(Bauman 等,2009)。这已被证明是诊断人类通气相关变化的有效工具 (Zapke 等,2006;Bauman 等,2009),与其他肺部功能性评估方法之间具有很好的一致性,如 ^{3}He MRI(Bauman 等,2013)。最近,Bianchi 等(2015b)已经应用这种方法来获取弹性蛋白酶诱导大鼠的通气相关图谱。MRI 序列包括 2D UTE 序列(采集时间为 30

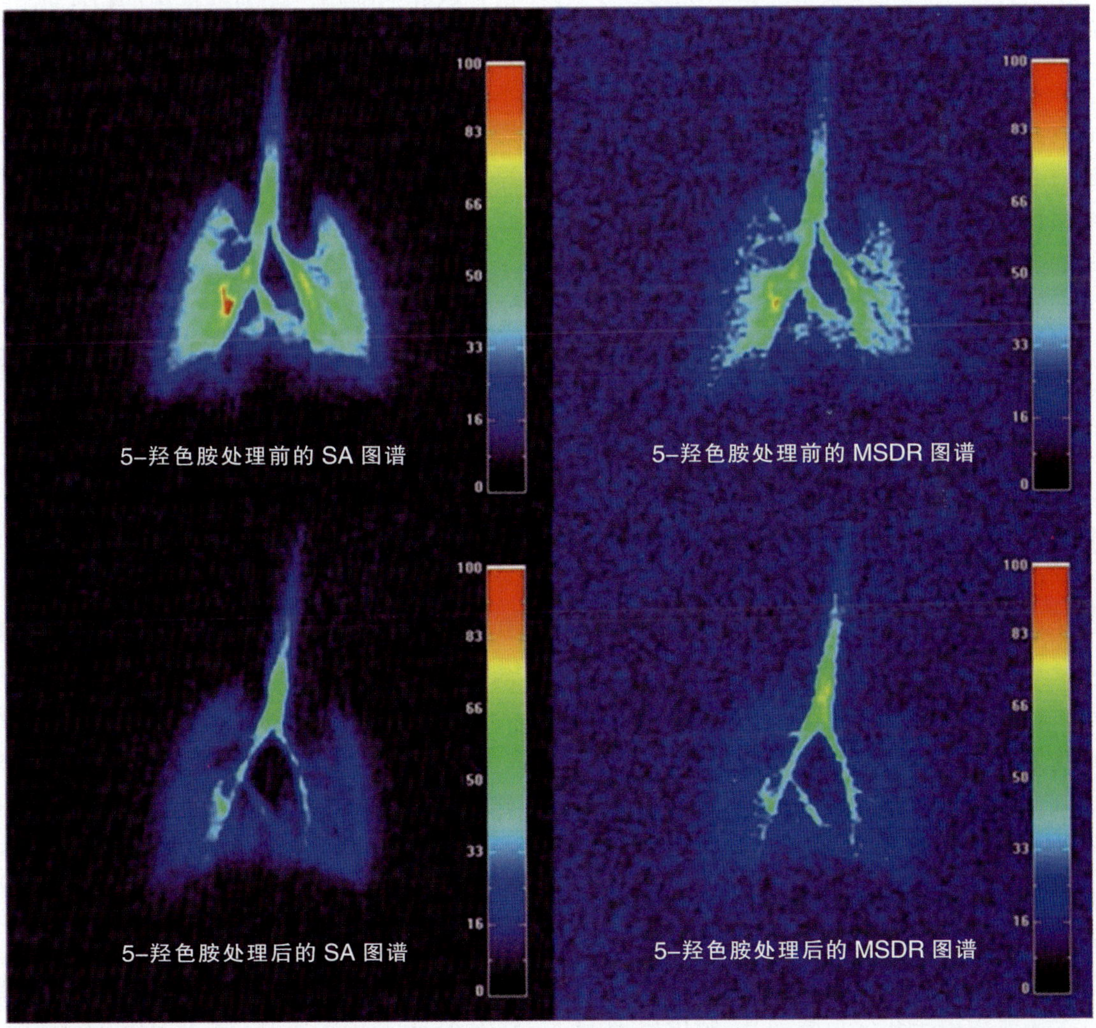

图 19.2 自由呼吸的 Sprague-Dawley 大鼠中获得的 ^{3}He 通气参数图。参数 SA(signal amplitude,信号幅度)与进入肺部的氦气量有关;参数 MSDR(maximum signal decay rate,最大信号衰减率)与最大氦气呼气气流有关。分别获取动物静脉注射 5-羟色胺(50μg/kg)前后的参数图。注射 5-羟色胺后可清楚地观察到参数 SA 和 MSDR 的整体降低,这与注射 5-羟色胺后潮气量和呼气气流的减少有关。

分钟），可在提取自门控信号之后从中重建吸气和呼气图像。吸气图像可配准到呼气图像，并通过计算信号强度的特定差异来创建肺扩张图。基于肺段分割计算所得平均特异性扩张参数可用于替代分数通气。计算所得的通气相关图显示，经弹性蛋白酶处理的肺功能相较于未处理的肺及基线值降低。此外，MRI 测量的平均特异扩张、Micro-CT 和组织学数据之间的良好一致性，定量支持了肺气肿性肺通气缺陷的存在。

3.5.2 灌注

高的时间与空间分辨率要求使得小型啮齿动物的常规定量灌注成像面临挑战。动物的 MRI 灌注评估最初主要通过动态对比增强技术得以实现，即在静脉注射顺磁性对比剂的同时进行动态连续的图像采集（Neeb 等，2009）。这种方法已被用于兔肺栓塞模型（Keilholz 等，2009）和新生仔猪肺动脉高压模型（Ryhammer 等，2007）的分析。Mistry 等（2008）开发了一种基于在反复注射对比剂过程中获取与动物生理相匹配的影像电影技术，使用微注射器，使人工通气的小啮齿动物能在高空间和时间分辨率下进行灌注成像。无须对比剂的、基于动脉自旋标记的肺灌注成像的可行性已经在肺栓塞的兔模型中（Altes 等，2005），以及肺段动脉反复球囊栓塞和药物诱导的猪模型（Roberts 等，2001）中得到了证实。

Driehuys 等（2009）在人工通气大鼠实验中表明，通过静脉注射饱和 ^{129}Xe 的生理盐水，并随后对肺泡内气相进行 MRI 检查，可获得肺泡内灌注和气体交换的局部评估。在单次注射后由于化学位移差异，肺内出现的 ^{129}Xe 气体可与血液中剩余的 ^{129}Xe 相区分并被检测出来。在溶解相 ^{129}Xe MRI 中观察到的特征与依赖于重力的肺部变形相一致，包括坠积部分肺通气的增加、肺泡大小的减小（即更高的表面与体积比）、组织密度的增高及灌注的增加。这些结果表明，溶解相 ^{129}Xe 成像可反映肺的基本功能。

3.6 肺纤维化

目前对于肺纤维化的缓解尚缺乏有效的治疗药物。动物模型对于研究其病理机制和新疗法的临床前评估非常重要。小型啮齿动物中最具特色和最常采用的模型是博来霉素诱导的损伤。作为链霉菌的衍生物，博来霉素是一种用于抗肿瘤的抗生素，已在临床上使用了 30 多年（Lazo 等，1996）。其最广为人知的副作用是产生肺的特异性炎症和纤维化（O'Sullivan 等，2003）。在啮齿动物中通常以局部滴注博来霉素来构建肺纤维化模型（Chua 等，2005；Moore 和 Hogaboam，2008）。

已有报道显示，质子 MRI 能对博来霉素处理的小鼠（Babin 等，2012；Egger 等，2013）和大鼠（Babin 等，2011；Egger 等，2013，2014；Jacob 等，2010；Karmouty-Quintana 等，2007b）引起的肺损伤过程进行无创性量化评估。在博来霉素处理后长达 70 天里检测到的 MRI 信号增加，反映了纤维化发展过程中涉及的组织重塑；进一步的组织学结果显示，体内所检测到的 MRI 异常信号区域中存在显著的胶原沉积。最初，梯度回波序列被用于检测自由呼吸动物中长期博来霉素诱导的肺损伤（Babin 等，2011，2012；Karmouty-Quintana 等，2007b）。UTE 的使用则可显著提高对博来霉素诱导肺损伤检测的敏感性（Egger 等，2013）（图 19.3）。重要的是，在检测博来霉素诱导的肺病变时，质子 MRI 显示出与 micro-CT 相当的敏感性（Vande Velde 等，2014）。

伴随纤维化过程的肺结构改变可导致

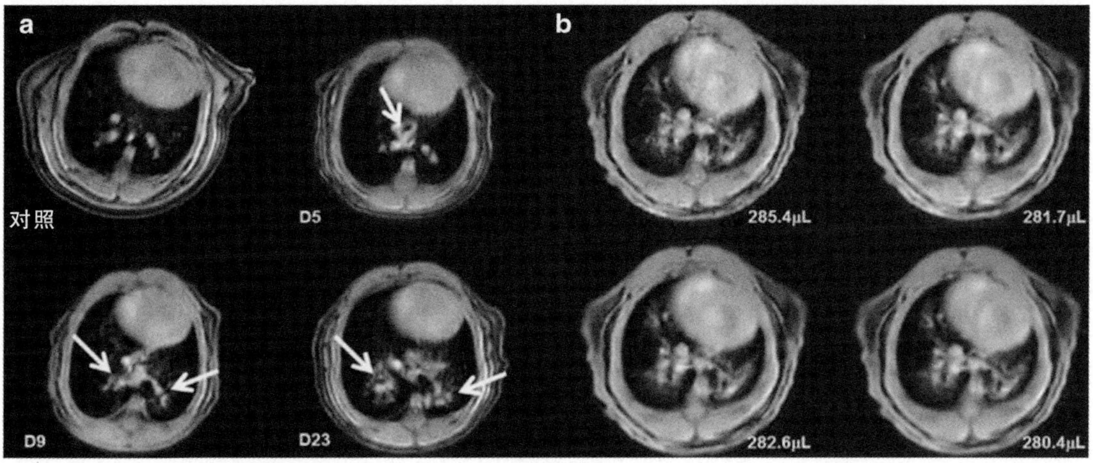

图 19.3　应用 UTE-MRI 检测 BALB/c 小鼠中博来霉素诱导的肺损伤。(a)经口咽吸入 6×1.0mg/kg 博来霉素之前和之后不同时间点(5、9 和 23 天)近似层面的测量(采集时间为 4 分钟)。白色箭头指向博来霉素诱导的肺损伤。(b)博来霉素处理后动物不同采集时间下的 UTE 图像比较。不同 UTE 采集条件下检测到的肺内信号容积基本一致:采集时间 1 分钟(285.4μL)、采集时间 2 分钟(281.7μL)、采集时间 4 分钟(282.6μL)、采集时间 16 分钟(280.4μL)。

与弹性(减低)相关的肺功能的严重损害。实际上,在小型啮齿动物肺纤维化模型中已经报道了肺弹性阻力的增加及顺应性的降低(弹性阻力的倒数)(Ask 等,2008;Manali 等,2011)。Egger 等(2014)报道了在博来霉素诱导的小型啮齿动物中 MRI 测量的总肺容量的增加,其与动物尸检时的干湿肺重量,以及组织学检测的羟脯氨酸和胶原蛋白含量的增加相一致。在博来霉素处理的大鼠中,基于呼吸门控的 MRI 显示在呼吸周期的吸气和呼气相中肺容积的增加及潮气量的暂时减少。使用 flexy Vent®系统评估气管切开和机械通气动物的肺功能(终点实验),发现在博来霉素诱导的大鼠中肺的动态顺应性减低(Egger 等,2014)。总的来说,MRI 检测到的博来霉素诱导动物中肺容量的增加与纤维化过程中的导致肺弹性减低的组织沉积相一致,并且可同时排除肺水肿或气肿的影响(图 19.4)。而在 OVA 诱导的大鼠中 MRI 定量检测的总肺容量保持不变(Egger 等,2014)。

因此,质子 MRI 为博来霉素诱导模型的体内药理学研究提供了一种潜在的方法。可重复的测量为化合物的测试开辟了新的途径,因为可很容易地比较治疗过程中不同时间点的反应。特别是在已经构建肺纤维化模型下的慢性期研究中,可重复的测量可提供更多的便利。MRI 可在博来霉素诱导模型中开展多种化合物的评估,如类固醇、透明质酸酶及生长抑素类似物 SOM230(Babin 等,2011;Egger 等,2014,2015)。值得注意的是,SOM230 在博来霉素诱导的肺纤维化模型中显示出了良好的治疗效果。它可降低病灶容量及整体肺容量,后者的发现提示 SOM230 可通过影响肺组织的弹性进而改善肺功能(Egger 等,2014)(图 19.5)。此外,为了发现潜在的治疗靶点,博来霉素诱导模型在基因敲除小鼠品系中的研究及质子 MRI 应用亦得到了开展(Babin 等,2012)。

有效的肺部气体交换依赖于气体在薄

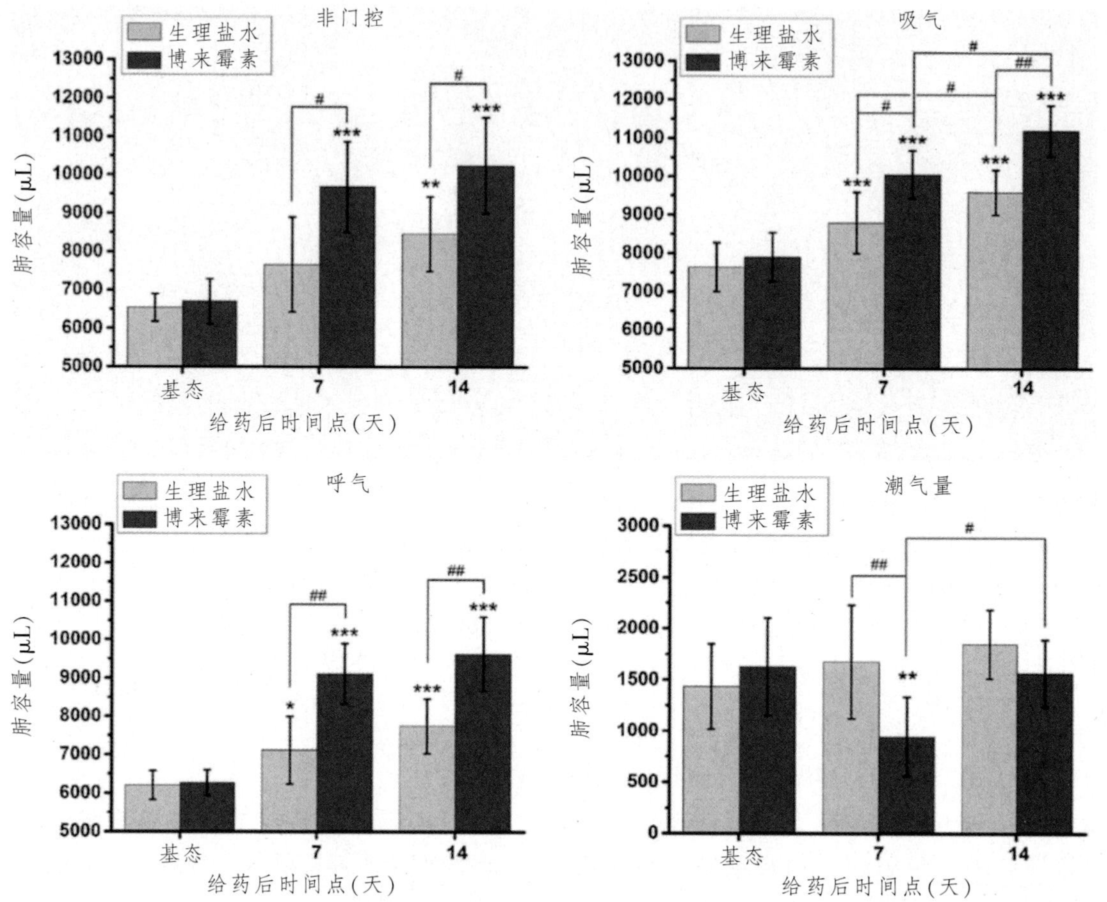

图 19.4 来自非触发性采集，以及吸气和呼气相门控采集的 Sprague-Dawley 大鼠肺容量评估。潮气量是通过吸气相肺容量减去呼气相所得。数值表示为平均值±SD（每组 n=6 只大鼠）。显著统计学意义 *0.01<P<0.05、**0.001<P<0.01、***P<0.001 是指与同一组不同时间点相对于基态值的 ANOVA 比较。#0.01<P<0.05，## 0.001<P<0.01 代表如图所示的组间 ANOVA 比较。

层组织屏障上的自由扩散，这层组织将空气与毛细血管内红细胞分隔开来的。炎症、纤维化和水肿等病理状态可导致肺组织血气屏障厚度的增加。Driehuys 等(2006)在单侧博来霉素肺损伤的大鼠模型中，研究了使用 ^{129}Xe MRI 检测此类损伤的可行性，并利用 ^{129}Xe 在空气、组织屏障和红细胞隔室 3 种不同情况下产生共振的事实。基于一种简单的弥散模型，作者估计应用此 MRI 方法测量 ^{129}Xe 的气血交换对厚度约 5μm 的血气屏障

图 19.5 SOM230 对 Sprague-Dawley 大鼠博来霉素诱导的肺损伤的影响。(a)基于 3D UTE-MRI 数据集的 MRI 信号和肺容量的量化分析。(b)在盐水或博来霉素给药后第 21 天右肺的湿重和干重。(c)在盐水或博来霉素给药后第 21 天的羟脯氨酸水平和天狼猩红染色分析。(d)肺组织中胶原蛋白基因相对表达量。数值表示为平均值±SD（生理盐水组 n=6 只大鼠，博来霉素诱导组 n=9 只大鼠，博来霉素诱导联合 SOM230 治疗组 n=9 只大鼠）。显著统计学意义 *0.01<P<0.05、**0.001<P<0.01、***P<0.001 是指如图所示的组间 ANOVA 比较。

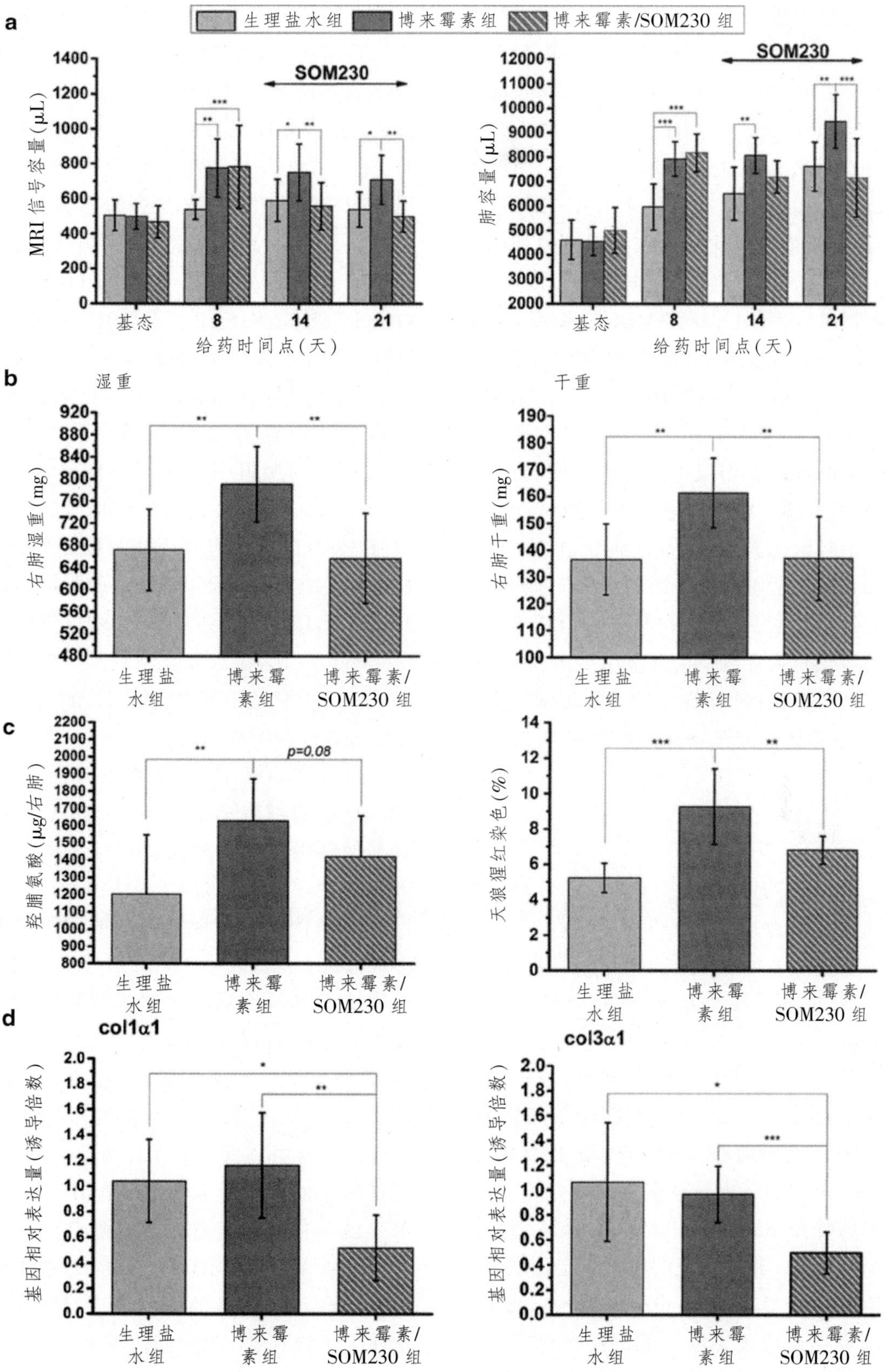
a
生理盐水组
博来霉素组
博来霉素/SOM230 组
SOM230
MRI 信号容量(μL)
肺容量(μL)
基态
8
14
21
给药时间点(天)
b
湿重
干重
右肺湿重(mg)
右肺干重(mg)
生理盐水组
博来霉素组
博来霉素/SOM230 组
c
羟脯氨酸(μg/右肺)
p=0.08
天狼猩红染色(%)
d
col1α1
col3α1
基因相对表达量(诱导倍数)

的变化很敏感。

基于钆(Gd)的对比剂也用于检测和表征动物模型中的肺纤维化。因此,Caravan 等(2013) 对博来霉素滴注小鼠的静脉内分别注射胶原蛋白靶向的 Gd 探针和非靶向 Gd 探针。在注射对比剂并使用 UTE MRI 序列后,作者测得纤维化小鼠在注射胶原靶向探针后肺部的信噪比比非靶向组小鼠高 2 倍。作者指出,这种对比增强 MRI 技术可应用于胶原蛋白的直接成像和肺纤维化的分期。

同样,Tassali 等(2016)研究了 UTE MRI 和基于 Gd 的纳米粒子气管内给药在博来霉素诱导的纤维化小鼠中的应用。作者报道,纤维化病变的 MRI 信号增强 120%,而健康组织信号增强 50%;纤维化病变中的对比噪声比相较于健康组织增加了 2 倍。他们还评估了钆对比剂的清除率,结果显示纤维化病变的清除时间常数较正常组织高出 54%。正如作者所提到的,纤维化病变的被动靶向可能有助于监测抗纤维化药物及靶向治疗分子的疗效。

3.7 感染

能对疾病的病理生理过程进行直接可视化的方法有助于流感和其他新出现的呼吸道病毒感染发病机制和治疗的研究。MRI 有可能促进呼吸道病毒感染动物的体内研究。

MRI 可用于监测肺部病变的发展并表征细菌感染鼠模型中的炎症反应。Marzola 等(2005)的研究显示,在鼻内给予约 10^6 菌落形成单位的肺炎链球菌 48 小时后, 炎性病变的分布主要位于肺的顶端、支气管内侧及周围区域。其中病变的解剖学定位主要通过组织学证实。Tournebize 等(2006)观察了由肺炎克雷伯菌感染引起的小鼠肺部炎症病变的发展与消退。强毒株在 2 天内便可引起整个肺部的严重炎症,而无毒菌株则未表现出明显变化。强毒株感染后经抗生素治疗的小鼠左肺表现出严重的炎症并在 1 周后消失。通过 MRI 观察到的损伤与组织学分析所见相一致,并且肺组织的 3D 成像可更好地实现炎性病变发展与愈合的可视化。

利用 UTE 序列可忽略超顺磁性氧化铁纳米粒子(SPIO)的 T2* 效应,而 T1 缩短效应可用于信号检测。Strobel 等(2012)将 3D UTE 序列应用于金黄色葡萄球菌诱导的肺炎小鼠模型中。该细菌可引起机体的全身感染并导致肺部炎症(Yi 等,2009)。在全身应用 SPIO 后,相较于对照组小鼠,肺部感染小鼠在感染后 24 小时已经检测到肺组织信号的显著增加(17%,$P<0.001$)。组织学进一步证实了由于宿主免疫应答导致肺实质中铁的积累。然而,通过常规 T2* 加权和 T2 加权成像,既没有观察到结构变化,也没有观察到实质性水肿的形成, 这表明基于 SPIO 的 UTE 成像可提高炎症过程检测的敏感性。

这篇文章表明,使用类 UTE 序列结合 MRI 兼容的细胞标记可能为研究肺部流感或其他呼吸道病毒感染提供独特的机会及潜在的治疗方法。例如,离体加载抗病毒药物或纳米颗粒的炎性细胞已被证明定位于感染部位。抗反转录病毒疗法(ART)的有效性取决于其最终清除机体内蓄积的持续性人类免疫缺陷病毒(HIV)感染的能力。Dou 等(2006,2007)的研究显示,作为病毒传播的主要载体,单核巨噬细胞也可作为一种 ART 转运体并以此改善治疗指数。一种已经制备的印地那韦纳米制剂(NP-IDV)可被人单核细胞衍生的巨噬细胞吞噬并经由囊泡释放。在单次 NP-IDV 给药后,单核细胞衍生的巨噬细胞内外的药物水平保持 6 天恒定而无细胞毒性。与相同药物水平的可溶性游离印地那韦相比,NP-IDV 的应用可显著阻断培养液中多核巨细胞的诱导、反转录酶活性的产生及 HIV-1 感染后细胞相关性 HIV-1p24 抗原的产生。单次给药后，单光子发射计算机断层扫描(SPECT)、组织学及反相高效液相色谱显示了骨髓来源巨噬细胞中，以及小鼠肺、肝和脾中丰富的药物分布。这些数据验证了基于巨噬细胞的纳米颗粒递送体系用于治疗人 HIV-1 感染的可行性。例如，用 SPIO 而不是 ^{111} 铟羟喹啉 SPECT 来标记骨髓巨噬细胞，并联合 UTE MRI 的使用，为在更高空间分辨率水平下进行测量提供了一种可能。

3.8 肺癌

肺癌是当今世界上最常见的癌症，占所有新发癌症的 12.6%，以及所有癌症相关死亡的 17.8%(WHO，2004)。非小细胞肺癌(NSCLC)或腺癌是最常见的肺癌类型，其预后的 5 年生存率在过去 20 年中长期持续低于 15%。其中一个主要原因与其病理诊断较晚有关(Molina 等，2008)，而在其第一阶段常常表现为其他肺部疾病中相当普遍的症状(如咳嗽、体重减轻和呼吸短促)。影像学检查在肺癌的诊疗过程中具有重要作用，因为其能进行临床检测，对肺部癌症形成的特征进行无创性评估并对治疗效果进行随访。

与人体研究相比，动物模型中肺癌的 MRI 研究很少。事实上，直到现在还未发现关于肺癌原位动物模型的 DCE-MRI 或 DWI 的研究报道。这类临床前研究的稀缺性可能归因于小型动物肺部 MRI 所面临的挑战。尽管存在这些困难，Garbow 等(2004，2008)的研究依然显示了基于笛卡尔自旋回波采集技术的呼吸门控质子 MRI 用于检测小鼠体内较小肺肿瘤病变，并纵向监测肿瘤进展的可行性。最近，Bianchi 等(2014a)在能表达荧光素酶基因的肺腺癌小鼠模型中证实了肺部 UTE MRI 技术对 NSCLC 的检测及随访评估的潜力。这项研究将自由呼吸采集 UTE MRI 与呼吸门控标准梯度回波肺部 MRI 进行了比较。MRI 结果通过生物荧光成像(BLI)及作为金标准的常规组织病理学分析进行了验证。作者的报道表明，基于门控 FLASH 和非门控 UTE 的 MRI 在所有的小鼠中均成功鉴定出类似腺癌的病理组织，并且在 MRI、BLI 及组织学分析的肿瘤定位结果之间具有良好的一致性。分别用 UTE MRI 或门控 FLASH MRI 定量所得的整体肿瘤体积与所测量的生物发光信号之间表现出极好或良好的相关性。这些结果证实了 UTE MRI 在自由呼吸小鼠中检测、量化及纵向监测亚毫米级 NSCLC 病灶进展的潜力。

为了评估肺肿瘤放疗和化疗的疗效，基于常规 CT 或 X 线应用的肿瘤大小评估已成为广泛使用的生物影像标志物。然而，这些技术无法有效区分肿瘤的坏死和存活组织。基于钆对比剂注射的对比增强 MRI 已被证明更适合于肿瘤疗效的评估(Ohno 等，2000)及坏死与存活肿瘤组织的区分。对比剂对肿瘤组织的被动靶向作用主要归因于增强的渗透性及滞留(EPR)效应，由于肿瘤血管的高渗透性，以及肿瘤淋巴引流途径不良或缺乏，导致延长了对比剂从肿瘤间质引流的滞留时间。同样，诊疗分子可被动地递送至肺部肿瘤组织。Bianchi 等(2014b)报道了在原位肺癌小鼠模型中肺肿瘤的被动靶向性。作者对比了 Gd 纳米颗粒静脉注射和气管内给药两种不同的给药途径，发现气管内给药途径对于肺肿瘤的靶向及检测更为有效(图 19.6)。在肺内给予这些具有放射增敏效果的纳米体后，将动物进行放射治疗后发现其平均存活时间增加了 45%(Dufort 等，2015)。

Togao 等(2013)应用了基于化学交换饱

和转移(CEST)的酰胺质子转移(APT)方法对组织中自由水与内源性可移动蛋白质/肽的酰胺基团(-NH)间的氢质子交换进行成像,并以此为基础对肺肿瘤的类型及分级进行了表征。这项研究证实了小鼠体内原位肺肿瘤 APT 成像,以及区分其中两种恶性肺癌细胞系肿瘤类型的可行性。在增殖更加活跃的肿瘤中测得的 APT 效应更高(图 19.7)。正如作者所强调的,这种方法可能会减少对肺癌侵入性穿刺活检或切除术的需要。

4 结束语

在过去几年中,肺部 MRI 方法得到了相当的改进,使得其可在人类和小型啮齿动物身上实现高空间与时间分辨率的解剖学、功能性甚至分子靶向水平成像。在药物研发领域内此类技术的应用主要面临两个挑战:①与任何生物标志物一样,成像特征需要经过适当的验证与鉴定。在动物模型中,这涉

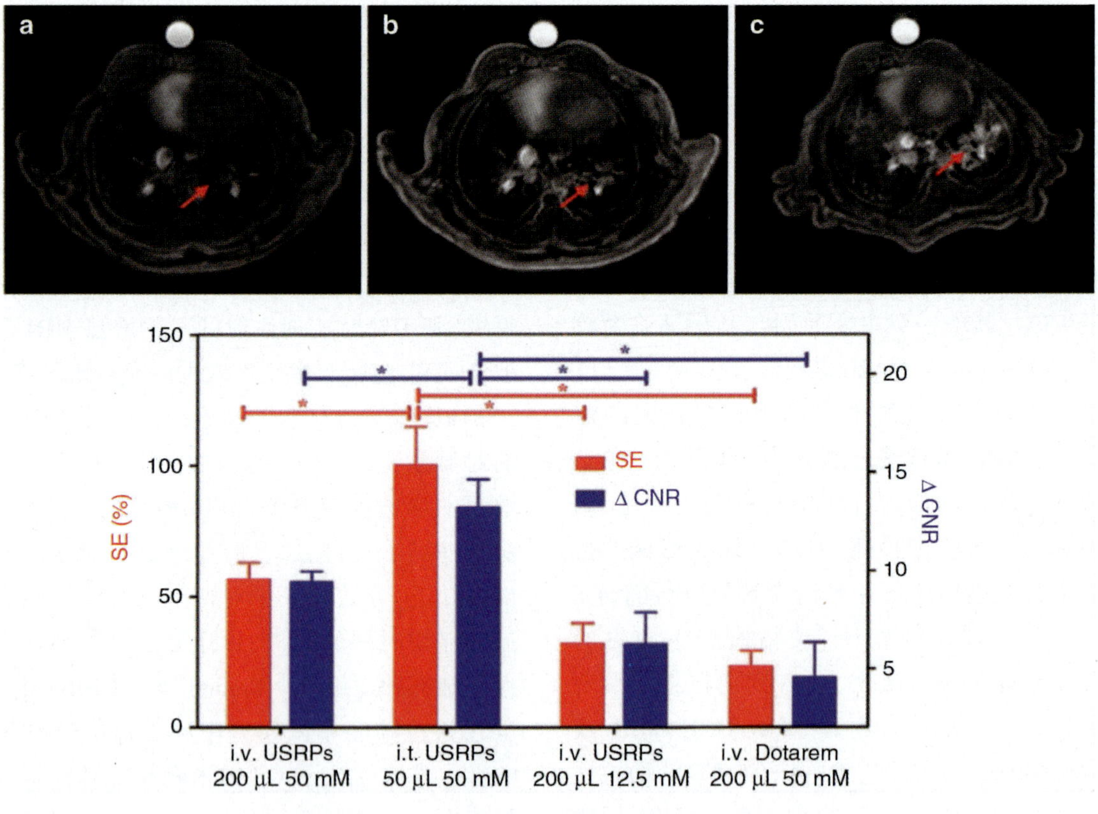

图 19.6 给药前(a)、静脉注射 200μL(含 50mM Gd^{3+})载 Gd 纳米颗粒(USRP)后(b),以及气管内给药 50μL(含 50mM Gd^{3+})USRP 后(c)的荷瘤小鼠轴位 UTE MRI 图像。图像中箭头指向左肺肿瘤。图像下方的条形图对比了气管内(i.t.)、静脉内(i.v.)给予 USRP 及静脉内给予商用对比剂(Dotarem,Guerbet,France)后的信号增强(SE;红色,左标度)和 Δ 对比噪声比(CNR;蓝色,右标度)。星号表示差异具有统计学意义($P<0.05$)。数据以"平均值±SEM"表示。

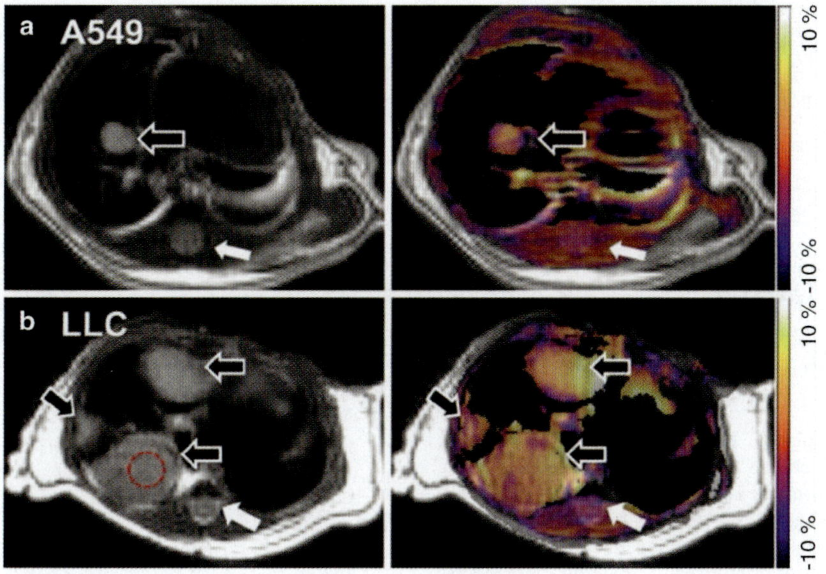

图 19.7　小鼠模型体内原位肺肿瘤的酰胺质子转移(APT)成像。A549(a)和 LLC(b)小鼠原位模型的代表性 T2 加权图像(左)和 APT 加权图像(右,3.5ppm 处的 MTRasym 图谱),其中肿瘤(空心箭头)相较周围的脊髓(闭合箭头)和骨骼肌组织更亮。肿瘤信号强度测定时的典型感兴趣区(b)。

及参数特征与侵入性标记分子之间适当的验证,如支气管肺泡灌洗液中汇集的细胞及组织学标记。然后,利用已知药理学活性的药剂对特定影像标志物进行调试,并以此为基础验证其敏感性。②需要证明,提升的成像技术能力相较于标准方法能有效提高疾病的诊断性能,即希望能通过影像实现疾病的早期诊断及药物的及时干预。此外,在临床前动物实验及临床试验中,影像应当能促进疾病/患者的分级。总体而言,临床前研究与临床实践应当相互支持促进(转化研究)。例如,小动物成像可能有助于改善临床参数的表征,相反人体成像也可能有助于改进动物模型。

MRI 在小型啮齿动物呼吸道疾病模型中的应用可实现动物福利与动物研究数据获取之间的双赢局面。无创性成像可显著减少用于实验的动物数量(80%~90%)。由于可进行多次可重复的测量,因此每只动物可作为其自身的对比, 从而减少数据的变异性。此外,以炎症模型中抗感染化合物的研究为例,影像可提供常规尸检评估无法获取的信息。这样的实验改进往往是因为成像提供了器官原位完整的有机体的信息。因此,与治疗效果更加相关的数据可通过影像来获取。

除了疗效测试,包括空气污染物副作用鉴定的体内毒理学,以及化合物或纳米粒子的医疗应用,均将从影像中获益(Hockings 和 Powell,2013;Reid,2006;Wang 和 Yan,2008)。事实上,小型啮齿动物的无创性成像符合美国国家科学院、美国国家工程院、医学研究所和美国国家研究委员会制定的 21 世纪毒性测试的概念和策略(http://dels.nas.edu/dels/rpt_briefs/Toxicity_Testing_final.pdf)。在一些靶向性测试中需要进行相关的动物实验以充分了解化学物的体内分解机制。在这类分析中应用相关的成像技术可确保对化学物进行充分的毒理学评估。例如,已有研究表明,碳纳米管的体内生物学分布及生物学效应可通过非侵入性 MRI 技术进行检测(Al Faraj 等,2009,2010,2011)。

总之,开发用于呼吸系统疾病生物影像标志物的努力将有益于药物研发和疾病诊断。患者必定会从这一研究领域的进步中获益。

(张冬 胡剑锋 译 罗良平 万齐 审校)

参考文献

Al Faraj A, Cieslar K, Lacroix G et al (2009) In vivo imaging of carbon nanotube biodistribution using magnetic resonance imaging. Nano Lett 9:1023–1027

Al Faraj A, Bessaad A, Cieslar K et al (2010) Long-term follow-up of lung biodistribution and effect of instilled SWCNTs using multiscale imaging techniques. Nanotechnology 21(17):175103

Al Faraj A, Fauvelle F, Luciani N et al (2011) In vivo biodistribution and biological impact of injected carbon nanotubes using magnetic resonance techniques. Int J Nanomedicine 6:351–361

Altes TA, Mai VM, Munger TM et al (2005) Pulmonary embolism: comprehensive evaluation with MR ventilation and perfusion scanning with hyperpolarized helium-3, arterial spin tagging, and contrast-enhanced MRA. J Vasc Interv Radiol 16:999–1005

Ask K, Labiris R, Farkas L et al (2008) Comparison between conventional and "clinical" assessment of experimental lung fibrosis. J Transl Med 6:16

Babin AL, Cannet C, Gérard C et al (2011) Noninvasive assessment of bleomycin-induced lung injury and the effects of short-term glucocorticosteroid treatment in rats using MRI. J Magn Reson Imaging 33:603–614

Babin AL, Cannet C, Gérard C et al (2012) Bleomycin-induced lung injury in mice investigated by MRI: model assessment for target analysis. Magn Reson Med 67:499–509

Barnes PJ (2008a) Immunology of asthma and chronic obstructive pulmonary disease. Nat Rev Immunol 8:183–192

Barnes PJ (2008b) The cytokine network in asthma and chronic obstructive pulmonary disease. J Clin Invest 118:3546–3556

Bauman G, Puderbach M, Deimling M et al (2009) Non-contrast-enhanced perfusion and ventilation assessment of the human lung by means of fourier decomposition in proton MRI. Magn Reson Med 62:656–664

Bauman G, Scholz A, Rivoire J et al (2013) Lung ventilation- and perfusion-weighted Fourier decomposition magnetic resonance imaging: in vivo validation with hyperpolarized 3He and dynamic contrast-enhanced MRI. Magn Reson Med 69:229–237

Beckmann N, Tigani B, Ekatodramis D et al (2001a) Pulmonary edema induced by allergen challenge in the rat: noninvasive assessment by magnetic resonance imaging. Magn Reson Med 45:88–95

Beckmann N, Tigani B, Mazzoni L et al (2001b) MRI of lung parenchyma in rats and mice using a gradient-echo sequence. NMR Biomed 14:297–306

Beckmann N, Tigani B, Sugar R et al (2002) Noninvasive detection of endotoxin-induced mucus hypersecretion in rat lung by MRI. Am J Physiol Lung Cell Mol Physiol 283:L22–L30

Beckmann N, Cannet C, Zurbruegg S et al (2004) Proton MRI of lung parenchyma reflects allergen-induced airway remodeling and endotoxin-aroused hyporesponsiveness: a step toward ventilation studies in spontaneously breathing rats. Magn Reson Med 52:258–268

Beckmann N, Crémillieux Y, Tigani B et al (2006) Lung MRI in small rodents as a tool for the evaluation of drugs in models of airways diseases. In: Beckmann N (ed) In vivo MR techniques in drug discovery and development. Taylor & Francis, New York, pp 351–372

Beckmann N, Cannet C, Karmouty-Quintana H et al (2007) Lung MRI for experimental drug research. Eur J Radiol 64:381–396

Bianchi A, Ozier A, Ousova O et al (2013) Ultrashort-TE MRI longitudinal study and characterization of a chronic model of asthma in mice: inflammation and bronchial remodeling assessment. NMR Biomed 26:1451–1459

Bianchi A, Dufort S, Fortin PY et al (2014a) In vivo MRI for effective non-invasive detection and follow-up of an orthotopic mouse model of lung cancer. NMR Biomed 27:971–979

Bianchi A, Dufort S, Lux F et al (2014b) Targeting and in vivo imaging of non-small-cell lung cancer using nebulized multimodal contrast agents. Proc Natl Acad Sci U S A 111:9247–9252

Bianchi A, Tibiletti M, Kjørstad Å et al (2015a) Three-dimensional accurate detection of lung emphysema in rats using ultra-short and zero echo time MRI. NMR Biomed 28:1471–1479

Bianchi A, Tibiletti M, Kjørstad Å et al (2015b) Functional proton MRI in emphysematous rats. Invest Radiol 50:812–820

Blé FX, Cannet C, Zurbruegg S et al (2008) Allergen-induced lung inflammation in actively sensitized mice assessed with MR imaging. Radiology 248:834–843

Blé FX, Cannet C, Zurbruegg S et al (2009a) Activation of the lung S1P(1) receptor reduces allergen-induced plasma leakage in mice. Br J Pharmacol 158: 1295–1301

Blé FX, Schmidt P, Cannet C et al (2009b) In vivo assessments of mucus dynamics in the rat lung using a Gd-Cy5.5-bilabeled contrast agent for magnetic resonance and optical imaging. Magn Reson Med 62: 1164–1174

Blé FX, Cannet C, Collingwood S et al (2010) ENaC-mediated effects assessed by MRI in a rat model of hypertonic saline-induced lung hydration. Br J Pharmacol 160:1008–1015

Bergin CJ, Noll DC, Pauly JM et al (1992) MR imaging of lung parenchyma: a solution to susceptibility.

Radiology 183:673–676
Boucher RC (2007) Airway surface dehydration in cystic fibrosis: pathogenesis and therapy. Annu Rev Med 58:157–170
Caravan P, Yang Y, Zachariah R et al (2013) Molecular magnetic resonance imaging of pulmonary fibrosis in mice. Am J Respir Cell Mol Biol 49:1120–1126
Chen XJ, Hedlund LW, Moller HE et al (2000) Detection of emphysema in rat lungs by using magnetic resonance measurements of 3He diffusion. Proc Natl Acad Sci U S A 97:11478–11481
Chen BT, Johnson GA (2004) Dynamic lung morphology of methacholine-induced heterogeneous bronchoconstriction. Magn Reson Med 52:1080–1086
Chen DL, Schuster DP (2004) Positron emission tomography with [18F]fluorodeoxyglucose to evaluate neutrophil kinetics during acute lung injury. Am J Physiol Lung Cell Mol Physiol 286:L834–L840
Chen DL, Bedient TJ, Kozlowski J (2009) [18F]fluorodeoxyglucose positron emission tomography for lung antiinflammatory response evaluation. Am J Respir Crit Care Med 180:533–539
Chua F, Gauldie J, Laurent GJ (2005) Pulmonary fibrosis: searching for model answers. Am J Respir Cell Mol Biol 33:9–13
Conti G, Tambalo S, Villetti G et al (2010) Evaluation of lung inflammation induced by intratracheal administration of LPS in mice: comparison between MRI and histology. MAGMA 23:93–101
Deninger AJ, Mansson S, Petersson JS et al (2002) Quantitative measurement of regional lung ventilation using 3He MRI. Magn Reson Med 48:223–232
Dou H, Destache CJ, Morehead JR et al (2006) Development of a macrophage-based nanoparticle platform for antiretroviral drug delivery. Blood 108:2827–2835
Dou H, Morehead J, Destache CJ et al (2007) Laboratory investigations for the morphologic, pharmacokinetic, and anti-retroviral properties of indinavir nanoparticles in human monocyte-derived macrophages. Virology 358:148–158
Driehuys B, Cofer GP, Pollaro J et al (2006) Imaging alveolar-capillary gas transfer using hyperpolarized 129Xe MRI. Proc Natl Acad Sci U S A 103:18278–18283
Driehuys B, Möller HE, Cleveland ZI et al (2009) Pulmonary perfusion and xenon gas exchange in rats: MR imaging with intravenous injection of hyperpolarized 129Xe. Radiology 252:386–393
Dufort S, Bianchi A, Henry M et al (2015) Nebulized gadolinium-based nanoparticles: a theranostic approach for lung tumor imaging and radiosensitization. Small 11:215–221
Dugas JP, Garbow JR, Kobayashi DK et al (2004) Hyperpolarized (3)He MRI of mouse lung. Magn Reson Med 52:1310–1317
Ebner B, Behm P, Jacoby C et al (2010) Early assessment of pulmonary inflammation by 19F MRI in vivo. Circ Cardiovasc Imaging 3:202–210
Edelman RR, Hatabu H, Tadamura E et al (1996) Noninvasive assessment of regional ventilation in the human lung using oxygen-enhanced magnetic resonance imaging. Nat Med 2:1236–1239
Egger C, Cannet C, Gérard C et al (2013) Administration of bleomycin via the oropharyngeal aspiration route leads to sustained lung fibrosis in mice and rats as quantified by UTE-MRI and histology. PLoS One 8(5):e63432
Egger C, Gérard C, Vidotto N et al (2014) Lung volume quantified noninvasively by MRI reflects extracellular-matrix deposition and al-tered pulmonary function in small rodent bleomycin models of fibrosis. Am J Physiol Lung Cell Mol Physiol 306:L1064–L1077
Egger C, Cannet C, Gérard C et al (2015) Hyaluronidase modulates bleomycin-induced lung injury detected non-invasively in small rodents by radial proton MRI. J Magn Reson Imaging 41:755–764
Emami K, Cadman RV, Woodburn JM et al (2008) Early changes of lung function and structure in an elastase model of emphysema –a hyperpolarized 3He MRI study. J Appl Physiol (1985) 104:773–786
Garbow JR, Zhang Z, You M (2004) Detection of primary lung tumors in rodents by magnetic resonance imaging. Cancer Res 64:2740–2742
Garbow JR, Wang M, Wang Y et al (2008) Quantitative monitoring of adenocarcinoma development in rodents by magnetic resonance imaging. Clin Cancer Res 14:1363–1367
Goodson BM (2002) Nuclear magnetic resonance of laser-polarized noble gases in molecules, materials, and organisms. J Magn Reson 155:157–216
Haczku A, Emami K, Fischer MC et al (2005) Hyperpolarized 3He MRI in asthma measurements of regional ventilation following allergic sensitization and challenge in mice–preliminary results. Acad Radiol 12:1362–1370
Hatabu H, Alsop DC, Listerud J et al (1999) T2* and proton density measurement of normal human lung parenchyma using submillisecond echo time gradient echo magnetic resonance imaging. Eur J Radiol 29:245–252
Hockings PD, Powell H (2013) In vivo MRI/S for the safety evaluation of pharmaceuticals. In: Garrido L, Beckmann N (ed) New applications of NMR in drug discovery and develop-ment. Royal Society of Chemistry Publishing, Cambridge, UK, pp 361–375
Hoymann HG (2007) Invasive and noninvasive lung function measurements in rodents. J Pharmacol Toxicol Methods 55:16–26
Imai H, Kimura A, Hori Y et al (2011) Hyperpolarized 129Xe lung MRI in spontaneously breathing mice with respiratory gated fast imaging and its application to pulmonary functional imaging. NMR Biomed 24:1343–1352
Jacob RE, Amidan BG, Soelberg J et al (2010) In vivo MRI of altered proton signal intensity and T2 relaxation in a bleomycin model of pulmonary inflammation and fibrosis. J Magn Reson Imaging 31: 1091–1099
Karmouty-Quintana H, Cannet C, Sugar R et al (2007a) Capsaicin-induced mucus secretion in rat airways assessed in vivo and non-invasively by magnetic resonance imaging. Br J Pharmacol 150:1022–1030
Karmouty-Quintana H, Cannet C, Zurbruegg S et al (2007b) Bleomycin-induced lung injury assessed non-

invasively and in spontaneously breathing rats by proton MRI. J Magn Reson Imaging 26:941–949
Keilholz SD, Bozlar U, Fujiwara N et al (2009) MR diagnosis of a pulmonary embolism: comparison of P792 and Gd-DOTA for first-pass perfusion MRI and contrast-enhanced 3D MRA in a rabbit model. Korean J Radiol 10:447–454
King TE Jr, Pardo A, Selman M (2011) Idiopathic pulmonary fibrosis. Lancet 378:1949–1961
Kveder M, Zupančič I, Lahajnar G et al (1988) Water proton relaxation mechanisms in lung tissue. Magn Reson Med 7:432–441
Labiris NR, Nahmias C, Freitag AP et al (2003) Uptake of 18fluorodeoxyglucose in the cystic fibrosis lung: a measure of lung inflammation? Eur Respir J 21:848–854
Lazo JS, Sebti SM, Schellens JH (1996) Bleomycin. Cancer Chemother Biol Response Modif 16:39–47
Manali ED, Moschos C, Triantafillidou C et al (2011) Static and dynamic mechanics of the murine lung after intratracheal bleomycin. BMC Pulm Med 11:33
Marzola P, Lanzoni A, Nicolato E et al (2005) (1)H MRI of pneumococcal pneumonia in a murine model. J Magn Reson Imaging 22:170–174
Mistry NN, Pollaro J, Song JY et al (2008) Pulmonary perfusion imaging in the rodent lung using dynamic contrast-enhanced MRI. Magn Reson Med 59: 289–297
Mistry NN, Thomas A, Kaushik SS et al (2010) Quantitative analysis of hyperpolarized 3He ventilation changes in mice challenged with methacholine. Magn Reson Med 63:658–666
Molina JR, Yang P, Cassivi SD et al (2008) Non-small cell lung cancer: epidemiology, risk factors, treatment, and survivorship. Mayo Clin Proc 83:584–594
Möller HE, Chen XJ, Saam B et al (2002) MRI of the lungs using hyperpolarized noble gases. Magn Reson Med 47:1029–1051
Moore BB, Hogaboam CM (2008) Murine models of pulmonary fibrosis. Am J Physiol Lung Cell Mol Physiol 294:L152–L160
Mosbah K, Ruiz-Cabello J, Berthezène Y et al (2008) Aerosols and gaseous contrast agents for magnetic resonance imaging of the lung. Contrast Media Mol Imaging 3:173–190
Mosbah K, Stupar V, Berthezène Y et al (2010) Spatially resolved assessment of serotonin-induced bronchoconstrictive responses in the rat lung using 3He ventilation MRI under spontaneous breathing conditions. Magn Reson Med 63:1669–1674
Neeb D, Kunz RP, Ley S et al (2009) Quantification of pulmonary blood flow (PBF): validation of perfusion MRI and nonlinear contrast agent (CA) dose correction with H(2)15O positron emission tomography (PET). Magn Reson Med 62:476–487
Ohno Y, Adachi S, Kono M et al (2000) Predicting the prognosis of non-small cell lung cancer patient treated with conservative therapy using contrast-enhanced MR imaging. Eur Radiol 10:1770–1781
Olsson LE, Lindahl M, Onnervik PO et al (2007) Measurement of MR signal and T2* in lung to characterize a tight skin mouse model of emphysema using single-point imaging. J Magn Reson Imaging 25: 488–494
O'Sullivan JM, Huddart RA, Norman AR et al (2003) Predicting the risk of bleomycin lung toxicity in patients with germ-cell tumours. Ann Oncol 14: 91–96
Parr DG, Stoel BC, Stolk J et al (2004) Influence of calibration on densitometric studies of emphysema progression using computed tomography. Am J Respir Crit Care Med 170:883–890
Peces-Barba G, Ruiz-Cabello J, Crémillieux Y et al (2003) Helium-3 MRI diffusion coefficient: correlation to morphometry in a model of mild emphysema. Eur Respir J 22:14–19
Quintana HK, Cannet C, Schaeublin E et al (2006a) Identification with MRI of the pleura as a major site of the acute inflammatory effects induced by ovalbumin and endotoxin challenge in the airways of the rat. Am J Physiol Lung Cell Mol Physiol 291: L651–L657
Quintana HK, Cannet C, Zurbruegg S et al (2006b) Proton MRI as a noninvasive tool to assess elastase-induced lung damage in spontaneously breathing rats. Magn Reson Med 56:1242–1250
Reid D (2006) MRI in pharmaceutical safety assessment. In: Beckmann N (ed) In vivo MR techniques in drug discovery and development. Taylor & Francis, New York, pp 537–554
Roberts DA, Rizi RR, Lipson DA et al (2001) Dynamic observation of pulmonary perfusion using continuous arterial spin-labeling in a pig model. J Magn Reson Imaging 14:175–180
Ryhammer P, Pedersen M, Ringgaard S et al (2007) Regional pulmonary perfusion using model-free analysis of contrast-enhanced MRI in meconium-aspirated piglets. J Magn Reson Imaging 26:296–303
Spector ZZ, Emami K, Fischer MC et al (2005) Quantitative assessment of emphysema using hyperpolarized 3He magnetic resonance imaging. Magn Reson Med 53:1341–1346
Strieter RM, Mehrad B (2009) New mechanisms of pulmonary fibrosis. Chest 136:1364–1370
Strobel K, Hoerr V, Schmid F et al (2012) Early detection of lung inflammation: exploiting T1-effects of iron oxide particles using UTE MRI. Magn Reson Med 68:1924–1931
Stupar V, Canet-Soulas E, Gaillard S et al (2007) Retrospective cine 3He ventilation imaging under spontaneous breathing conditions: a non-invasive protocol for small-animal lung function imaging. NMR Biomed 20:104–112
Takahashi M, Togao O, Obara M et al (2010) Ultra-short echo time (UTE) MR imaging of the lung: comparison between normal and emphysematous lungs in mutant mice. J Magn Reson Imaging 32:326–333
Tassali N, Bianchi A, Lux F et al (2016) MR imaging, targeting and characterization of pulmonary fibrosis using intra-tracheal administration of gadolinium-based nanoparticles. Contrast Media Mol Imaging 11:396–404. doi:10.1002/cmmi.1703
Tesfaigzi Y, Fischer MJ, Martin AJ et al (2000) Bcl-2 in LPS- and allergen-induced hyperplastic mucous cells in airway epithelia of Brown Norway rats. Am

J Physiol Lung Cell Mol Physiol 279:L1210–L1217
Thomas AC, Kaushik SS, Nouls J et al (2012) Effects of corticosteroid treatment on airway inflammation, mechanics, and hyperpolarized ^{3}He magnetic resonance imaging in an allergic mouse model. J Appl Physiol (1985) 112:1437–1444
Tigani B, Schaeublin E, Sugar R et al (2002) Pulmonary inflammation monitored noninvasively by MRI in freely breathing rats. Biochem Biophys Res Commun 292:216–221
Tigani B, Cannet C, Zurbrugg S et al (2003a) Resolution of the oedema associated with allergic pulmonary inflammation in rats assessed noninvasively by magnetic resonance imaging. Br J Pharmacol 140:239–246
Tigani B, Di Padova F, Zurbrügg S et al (2003b) Effects of a mitogen-activated protein kinase inhibitor on allergic airways inflammation in the rat studied by magnetic resonance imaging. Eur J Pharmacol 482: 319–324
Tigani B, Cannet C, Karmouty-Quintana H et al (2007) Lung inflammation and vascular remodeling after repeated allergen challenge detected noninvasively by MRI. Am J Physiol Lung Cell Mol Physiol 292:L644–L653
Togao O, Kessinger CW, Huang G et al (2013) Characterization of lung cancer by amide proton transfer (APT) imaging: an in-vivo study in an orthotopic mouse model. PLoS One 15:e77019
Tournebize R, Doan BT, Dillies MA et al (2006) Magnetic resonance imaging of *Klebsiellapneumoniae*-induced pneumonia in mice. Cell Microbiol 8:33–43
van Echteld CJ, Beckmann N (2011) A view on imaging in drug research and development for respiratory diseases. J Pharmacol Exp Ther 337:335–349
Vande Velde G, De Langhe E, Poelmans J et al (2014) Magnetic resonance imaging for noninvasive assessment of lung fibrosis onset and progression: cross-validation and comparison of different magnetic resonance imaging protocols with micro-computed tomography and histology in the bleomycin-induced mouse model. Invest Radiol 49:691–698
Walder B, Fontao E, Totsch M et al (2005) Time and tidal volume-dependent ventilator-induced lung injury in healthy rats. Eur J Anaesthesiol 22:785–794
Wang YX, Yan SX (2008) Biomedical imaging in the safety evaluation of new drugs. Lab Anim 42: 433–441
Wellman TJ, Winkler T, Costa EL et al (2010) Measurement of regional specific lung volume change using respiratory-gated PET of inhaled 13 N-nitrogen. J Nucl Med 51:646–653
World Health Organization (2004) Classification of tumours. In: Travis WD, Brambilla E, Müller-Hermelink HK, Harris CC (eds) Pathology and genetics of tumours of the lung, pleura, thymus and heart. IARC Press, Lyon. https://www.iarc.fr/en/publications/pdfs-online/pat-gen/bb10/BB10.pdf
Yi C, Cao Y, Mao SH et al (2009) Recombinant human growth hormone improves survival and protects against acute lung injury in murine *Staphylococcus aureus* sepsis. Inflamm Res 58:855–862
Zapke M, Topf H, Zenker M et al (2006) Magnetic resonance lung function–a breakthrough for lung imaging and functional assessment? A phantom study and clinical trial. Respir Res 7:106
Zurek M, Bessaad A, Cieslar K et al (2010) Validation of simple and robust protocols for high-resolution lung proton MRI in mice. Magn Reson Med 64:401–407
Zurek M, Crémillieux Y (2011) MRI of the lung: non-invasive protocols and applications to small animal models of lung disease. Methods Mol Biol 771: 459–474
Zurek M, Boyer L, Caramelle P et al (2012) Longitudinal and noninvasive assessment of emphysema evolution in a murine model using proton MRI. Magn Reson Med 68:898–904

第 20 章

肺部MRI在临床试验中的应用

Dante P.I. Capaldi, Rachel L. Eddy, Grace Parraga

目录

摘要

到目前为止，肺部MRI在患有慢性肺疾病(如慢性阻塞性肺疾病和哮喘)患者中的临床作用还很有限。其原因是复杂的、多方面的;然而,由于多个重点研究中心的共同努力，肺部MRI作为研究工具和生物标志物被越来越多地用于临床试验中。以前的一些里程碑式的研究主要集中在生物标志物的发展和验证上,以便更好地了解肺的结构和功能信息。目前这些生物标志物在新兴的队列研究中应用,以在横向研究、纵向研究,以及局部治疗和局部治疗反应评估中更好地了解肺部疾病。肺部MRI生物标志物的应用越来越多,但临床研究和患者护理的临床工作流程之间仍存在差距。推进肺部MRI临床应用需要协调一致的全球合作,在多个国家的队列研究和临床试验开发及验证临床相关的生物学标志物。

D.P.I. Capaldi, BSc • R.L. Eddy, BEng
G. Parraga, PhD (✉)
Robarts Research Institute and Department of Medical Biophysics, Western University, 1151 Richmond St N, London, Canada, N6A 5B7
e-mail: gparraga@robarts.ca

1 引言和理论基础

随机对照临床试验为医疗机构、监管机构和其他机构提供了金标准的证据,以提供市场营销批准、开处新的治疗药物和设备方案。此外,这些试验结果也为某些复杂患者(如肺部疾病患者)的治疗决策合理化提供了必要的证据。观察性研究和队列研究虽然通常不被归类为“临床试验”,但也提供了丰富的证据,使我们对疾病机制产生新的认识,并进一步扩展我们在诊断、治疗和预防方面的知识。所有这些研究证据都由专家共识小组及国内外指导委员会进行权衡和辩论,并共同制定了有关治疗和患者管理方法的策略,这些策略旨在指导肺部疾病患者的医疗护理。多国临床研究试验和共识指南再次强调了慢性阻塞性肺疾病(COPD)和哮喘等慢性肺部疾病可以控制但不能治愈的观点(Vestbo 等,2013a)。尽管这是一个非常有希望且实际的观点,但现有的慢性肺疾病患者的管理策略并没有改善大部分患者的长期预后。不幸的是,治疗肺疾病费用、住院费用和死亡率持续上升,卫生经济学家警示,这种上升趋势将持续存在,并将很快击垮全球医疗保健系统(Khakban 等,2015)。鉴于这种严峻的形势,人们迫切需要新的管理策略来应对这一日益严重的个人及公共卫生危机。

在某种程度上,由于对慢性病患者的这些担忧,人们正在开发新的精准医疗方法。重要的是,精准医疗依赖于对个体患者潜在的遗传分子机制的更深入理解,人们认为这可能是在正确的时间向正确的患者提供“正确的”治疗。对潜在疾病的更好理解也将有利于对患者进行管理,也许更重要的是,还可以为开发新药和新的干预措施打开新的大门。这也可能促使更大的队列研究和试验的发展,以评估慢性疾病(包括呼吸系统疾病)的特定潜在病理改变。另一个重要的问题是需要深入了解不同的潜在生物学机制是如何体现在个体患者上的,即疾病的“表型”。目前这种表型测量包括临床和功能的生物标志物,以及最近的肺结构-功能成像表型(包括由肺部 MRI 提供的表型)。

随着技术的发展,MRI 方法和技术的临床和商业转化,以及最近定量成像方法的发展,使得它们在许多慢性疾病的诊断和管理中应用越来越多。然而,直到现在,对于患有慢性肺疾病(如 COPD 和哮喘)的患者,医学影像还没有发挥主要作用。造成这种情况的原因是复杂的、多方面的。虽然临床情况下的原因并不是本章的主要焦点(如图 20.1 所示),但重要且值得注意的是,相对于其他系统来说,肺部 MRI 发展缓慢是由于很少临床试验会利用肺部 MRI 生物标志物进行研究。此外,尽管肺部 MRI 已经在临床上发展了 20 多年,但到目前为止还没有利用 MRI 生物标志物进行肺部疾病新治疗方案的关键性试验。鉴于肺部 MRI 临床试验经验的匮乏,我们在此强调了肺部 MRI 在临床试验中的潜力、局限性和挑战,以及最近的经验和未来发展目标。我们还讨论了如何利用肺部 MRI 来提出新的、局部的、非侵入性的肺部疾病的生长、发展、衰老及疾病进展的生物标志物。最后,我们向各研究和临床领域提出挑战,在未来 5 年内实现 5 个关键要求(称为 Five for Five),我们认为这些要求对于改变目前肺部疾病患者的预后不佳,以及为他们提供治疗的医生和医疗系统是很重要的。

2　目前肺部 MRI 在临床试验中的角色

对于慢性肺疾病患者,肺功能测试为诊断、治疗反应的评估及纵向监测提供了临床标准。肺功能测试具有良好的可重复性(Pauwels 等,2001);由于这些测试实施起来

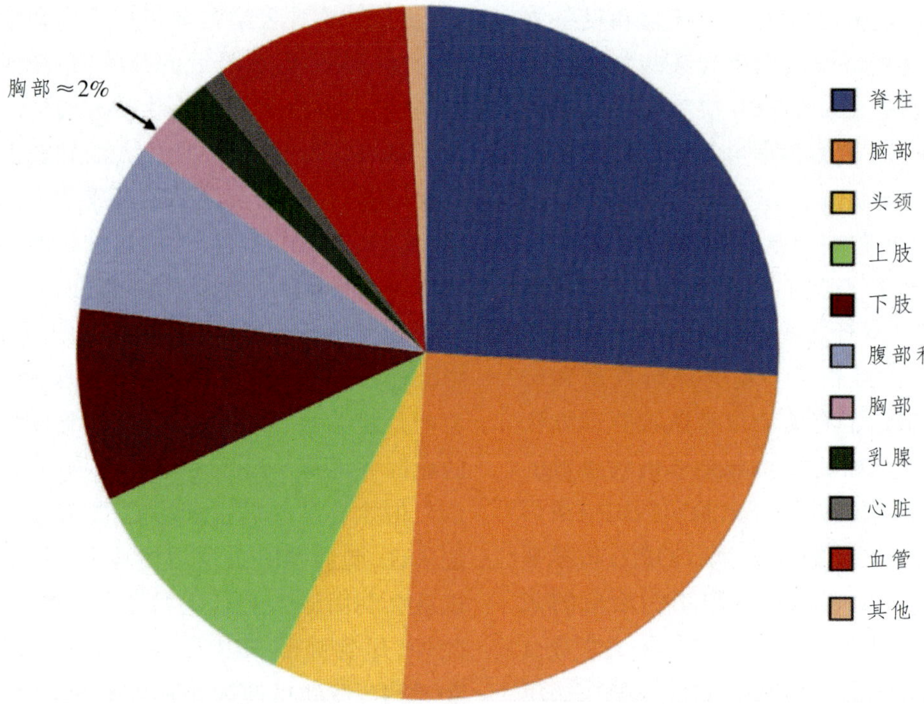

图 20.1 按身体区域进行 MRI 检查。胸部/肺部的 MRI 约占 2%,而所有 MR 检查中有一半是脊柱和脑部的影像。(Source: Magnetic resonance: a peer-reviewed, critical introduction. 9th edn. Chapter 21-01 What is the Organ Distribution of MRI Studies? 2016. http://www. magnetic-resonance.org/ch/21-01.html)

相对简单且价格低廉,因此在临床上被普遍接受。这样测量的肺容积和容量对全局肺测量来说是很重要的,因为最近我们已经了解到,至少对于 COPD 来说,疾病可能以空间异质性的方式开始,并且主要发生在较小的气道内。这一基本信息反映了肺活量测量方面的局限性,包括对疾病早期阶段相对不敏感、与重要临床结果和健康状况(如症状、运动能力、生活质量、恶化和住院)的关系相对较弱。

为了克服这些限制,X 线、计算机断层扫描 (CT) 已经用于大型队列研究中至少10年,包括 CanCOLD(Bourbeau 等,2014)、ECLIPSE (Vestbo 等,2008)、SPIROMICS (Couper 等,2014)、COPDGene(Regan 等,2010)、MESA Lung Study (Bild 等,2002)、SARP (Jarjour 等,2012), 以及来自英国 the Difficult Asthma Clinic(Gupta 等,2009)的一项研究, 这些研究均旨在评估和识别 COPD 和哮喘患者肺部的区域性异常。总体而言,将 CT 纳入 COPD 和哮喘队列研究的主要原因是为了对气管和肺实质中局部的异质病灶进行客观测量, 以更好地了解其临床表型。在较大的临床研究中应用肺部 MRI 存在许多技术障碍,包括肺部质子密度低(Bergin 等,1991)和由多个空气-组织界面引起的磁敏感伪影(Bergin 等,1993)。一些技术挑战在基于新技术应用情况下已经被克服了(Albert 等,1994), 这些技术包括吸入惰性或超极化惰性气体、零或超短回波时间(ZTE/UTE)成像应用(Bergin 等,1991),这在本书的前几章中有详细的描述。然而,有必要强调的是,与 CT 相比(当前的临床标准),MRI 具有显著的优势,部分原因是临床 MRI 系统的可用性增加(OECD,2007),以及MRI不依赖于电离辐射进行对比成像。这对于患者,特别是患有慢性肺疾病的儿童和青年人群,进行疗效评估的序列研究及纵向研究非常重要。在总结肺部MRI在临床试验中的应用之前,了解其优势和局限性是很重要的。

3　优势和局限性

在临床MRI的诸多优势中,一个标志性特征是其具有很好的软组织对比度,这可提供相对较高的空间和时间分辨率,使得MRI成为脑、骨骼肌肉和神经系统检查的首选方式。事实上,如图20.1所示,仅这些系统的成像就占所有临床MRI检查的75%以上,然而胸部MRI仅占每年检查的大约2%。肺部MRI只占临床检查的一小部分,其中的一些原因可从表20.1中总结的肺部MRI关键局限性中得出。这些都值得去讨论,因为这些局限确实减缓了临床转化,使肺部MRI在临床的应用极具挑战。同样重要的是,尽管长期以来胸部X线和CT一直被认为是研究和临床应用肺成像的金标准,但MRI具有可提供肺部影像而没有电离辐射影响的优势。这对于儿童肺部疾病尤为重要,因为MRI可在这个易受伤害的患者群体中进行序列研究和纵向研究成像。此外,肺部MRI是安全的,并在健康志愿者,甚至是患有严重呼吸系统疾病的患者中耐受良好(Lutey等,2008;Driehuys等,2012;Shukla等,2012)。如本书所述,肺部MRI扫描的速度与在CT中单次屏气同时获得胸部的形态和功能图像的速度相似。也有许多对比剂已经用于MRI并产生更多的关于肺的信息,例如用于肺灌注成像的静脉注射钆剂(Hatabu等,1996)和用于通气成像的吸入气体,包括^{3}He(Ebert等,1996)、^{129}Xe(Mugler等,1997)和^{19}F(Soher等,2010)。不可否认这些方法为肺部生物标志物应用于临床提供了机会,尽管如此,一些关键的限制因素仍阻碍了肺部MRI在临床试验中的应用,包括:①技术仍在发展中,并且仅限于少数几个专门的研究中心;②吸入性气体成本相对较高,并且需要获得多核MR硬件和分析软件;③不同的产商平台和知识产权问题使得协调变得复杂且缓慢;④对标准化和验证图像分析软件的需要,以及用于硬件校准的质量控制模型的要求。

与临床上批准用于脑、心脏、体部和肌肉骨骼的MRI脉冲序列及对比剂不同,大多数肺部MRI方法仍处于发展阶段,仅限于研究使用。例如,在英国虽然吸入性超极化气体MRI现在已获准了临床使用,尽管已有许

表20.1　肺部MRI在临床试验中的优势和局限性

优势	局限性
+安全	-多试验中心MR设备的质量控制(校准)
+耐受性良好(即使是非常病重的患者)	-胸部MRI专用阅读器
+快速	-用于图像分析的软件通道
+非常适合小儿	-验证图像生物学标志物
+提供内在匹配的功能图像和解剖图像	-线圈不均匀性
+多种对比剂(Gd、^{3}He、^{129}Xe、^{19}F)	-跨中心/供应商协调
+高时间和空间分辨率	-监管审批(在北美)
	-胸部MRI专用设备的成本/可访问性

多关于慢性肺疾病患者安全性和有效性的证明(Lutey 等,2008;Driehuys 等,2012),但在亚洲、北美或欧盟其他地区尚未批准临床使用。此外,对于吸入性气体 MRI,由于相对较高的成本,以及对应用多核 MR 硬件和分析软件的需求限制了其在欧盟和北美的几个研究中心的使用。然而,传统的质子肺部成像也是有机会的,包括超短回波时间(UTE)(Bergin 等,1991)、傅里叶分解(FD)(Bauman 等,2009)和氧增强 MRI(Edelman 等,1996),以及 MR 血管造影(Meaney 等,1997)和肺部 MR 灌注(Hatabu 等,1996)。还必须考虑和意识到,不同的 MRI 产商平台和知识产权问题使得不同平台和站点之间的协调变得复杂且缓慢。最后,用于分析图像的软件的标准化和用于校准 MR 设备的质量控制模型都是需要的。由于上述和其他原因,在多中心验证肺成像生物标志物一直是一个挑战,并且限制了大规模临床试验中肺部 MRI 的应用。

尽管有这些挑战,如 5.2 和 5.3 所述,目前正在进行一些积极的临床研究观察肺部 MRI 在观察性和介入性研究中的用途。然而,肺科与放射学研究点之间的合作和标准化,以及与产商和临床试验赞助商之间的合作和标准化仍然有很大的机会解决这些障碍。这种持续的协作对于加速肺部 MRI 从研究工作站到临床工作流程的转化是至关重要的。

4 方法学

我们对临床研究进行了系统回顾,使用 PubMed 和 NIH 报告网站(ClinicalTrials.gov)搜索包括肺部 MRI 的研究,使用"MRI"和"肺"进行主题词搜索和文本词搜索,不限制研究日期或目标人群。我们排除了关于技术和脉冲序列设计和开发的研究与试验。基于本章所涉及的研究设计的四大类临床研究和试验,包括:①验证性研究和那些旨在开发和验证肺部疾病的 MRI 生物学标志物的研究;②观察性研究,包括横断面和纵向研究设计;③介入性研究,包括评估治疗反应和利用 MRI 指导肺部疾病治疗的研究;④在肺部疾病诊断和诊断标准中开发或利用 MRI 生物学标志物的研究。在接下来的章节,我们主要强调并总结这些临床研究的目标和他们的主要发现。

5 MRI 在临床试验中的应用

5.1 疾病生物学标志物的发现、发展和验证

到目前为止,肺部 MRI 已经用于一些关键的临床试验,如表 20.2 所示,这些开创性研究和验证性研究为理解从肺部 MRI 中所获得的结构和功能信息提供了必不可少的第一步。从这些最初的研究,延伸出其他的临床研究,主要集中在慢性肺疾病的 MRI 生物学标志物的识别上,如图 20.2 所示,以及它们与肺部疾病临床相关测量参数之间的关系。

肺功能生物学标志物包括反映区域通气的指标,如超极化惰性气体 MRI 百分比通气量(PVV)(Woodhouse 等,2005)和使用通气缺陷百分比(VDP)(Kirby 等,2010b)所测量的通气异常。在这些生物学标志物被证明是客观且定量可测量之前,定性主观评分系统已经就位(Donnelly 等,1999;de Lange 等,2006;McMahon 等,2006)。对于临床试验方案开发而言,定量、连续变量对临床试验方案制订的优势,以及这些变量可被验证和自动测量的事实,不能被高估。肺通气 MRI 测

表 20.2　发展或验证生物学标志物的临床试验和研究

作者	生物学标志物	研究类型	机制
Woodhouse 等	PVV	开发	–
Kirby 等	VDP	开发	–
Parraga 等	^{3}He VDP,健康者	重复性研究	当天,7 天
Mathew 等	^{3}He VDP,ADC,COPD	重复性研究	当天,7 天
de Lange 等	^{3}He VDP,哮喘	重复性研究	7 天
Kirby 等	^{3}He VDP,CF	重复性研究	7 天
Kirby 等	^{129}Xe VDP	验证	^{3}He VDP
Couch 等	^{19}F VDP	验证	^{3}He VDP
Mugler III 等	^{3}He ADC	开发	–
Woods 等	^{3}He ADC	验证	组织学
Diaz 等	^{3}He ADC	重复性研究	7 天
Kirby 等	^{129}Xe ADC	验证	^{3}He ADC
Deninger 等	^{3}He PAO_2	开发并验证	血气
Ishii 等	^{3}He PAO_2	重复性研究	当天
Bauman 等	FD 灌注	验证	DCE MRI
	FD 通气	验证	^{3}HeVDP
Lederlin 等	FD 灌注,通气	重复性研究	1 天
Ma 等	UTE 信号强度	重复性研究	3 周
Jobst 等	^{1}H 通气	重复性研究	24 小时
Edelman 等	O_2 增强通气	开发	–
Hatabu 等	钆灌注	开发	–

量 PVV 和 VDP 分别反映了肺实质通气良好和通气不良区域。将超极化惰性气体 MRI 的功能信息与常规质子 MRI 的结构信息相结合,可以快速、自动地生成这些信息。这些已被研究和证实是与肺功能测试、肺容量和 DL_{CO} 相关的影像学生物标志物(de Lange 等,2006;Mathew 等,2011;Kirby 等,2012)。此外,VDP 的可重复性已经在健康受试者(Parraga 等,2008),以及 COPD(Mathew 等,2008)、哮喘(de Lange 等,2007)和囊性纤维化(Kirby 等,2011b)患者中得到证实。虽然这些研究侧重于 ^{3}He MRI,但它们提供了 ^{129}Xe(Kirby 等,2012)和 ^{19}F(Couch 等,2014)的研究验证框架。利用扩散加权 MRI,可以推导出表观弥散系数(ADC),这是衡量组织(尤其是脑组织)完整性的常用指标。然而,ADC 也已应用于肺部 MRI,使用吸入气体对比剂作为肺部肺气肿程度的生物标志物,通过超极化惰性气体成像产生(Mugler III,1998)。肺中的 ^{3}He ADC 已通过组织学验证,并已证明具有高度的可重复性。此外,^{3}He ADC 值已用于验证 ^{129}Xe ADC 测量。如图 20.3 所示,健康志愿者中 ^{3}He、^{129}Xe 和 ^{19}F 的吸入气体通气图和 ADC 图显示了所吸入对比剂的相关图像质量差异。利用超极化 ^{129}Xe 的组织溶解度产生了另一个重要的生物标志物,使得氙气在空气(气相)和实质/血液(溶解相)之间的交换成像成为可能(Mugler 等,1997)。这提供了一种可同时观察区域通气和灌注功能的方法(Driehuys 等,2006;

技术	生物学标志物	优势	挑战
MRA 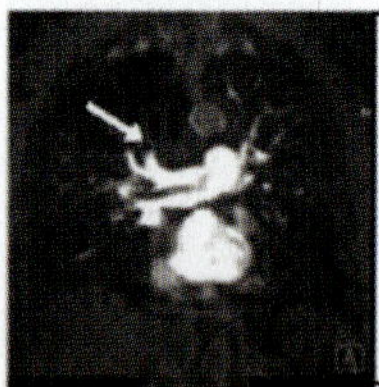	• 肺血分布 • 灌注 • 排除 PE	• 无辐射(与 CTA 相比) • 形态和功能信息	• 较低的空间分辨率 • 较长的扫描/屏气时间 • 禁用于危重患者
MR 灌注 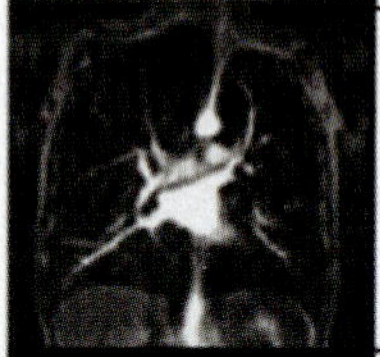	• 肺血流量 • 灌注 • 3D 灌注改变	• 无辐射(与 CTA 相比) • 形态和功能信息 • 快速获取	• 需要较高的分辨率 • 难以量化 • 心脏伪影
^{3}He 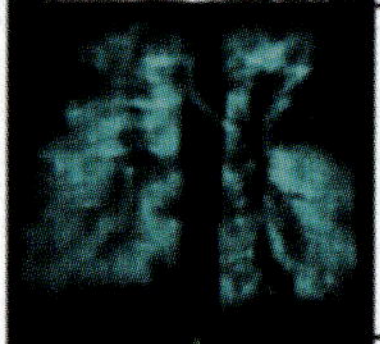	• 换气 • VV • VDP • PVV	• 功能信息 • 高 SNR	• 昂贵 • 需要专门的设备
^{129}Xe 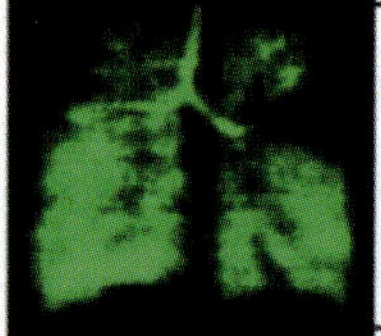	• 换气 • VV • VDP • PVV	• 功能信息 • 比 ^{3}He 便宜 • 可测量气体交换参数	• 需要专门的设备 • 比 ^{3}He 的 SNR 低
^{19}F 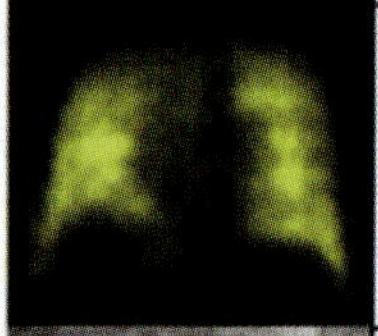	• 换气 • VV • VDP • PVV	• 功能信息 • 无须极化	• 需要专用线圈 • 低 SNR
质子 UTE 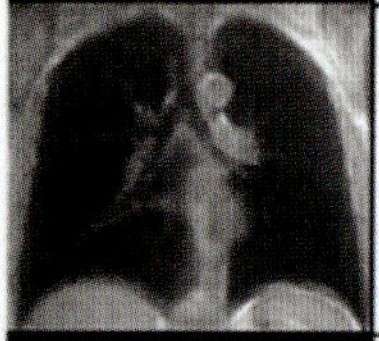	• 组织密度	• 形态信息 • 不昂贵 • 无须对比剂增强	• 无功能信息 • 空间分辨率低 • 信号强度未标准化
质子 FD 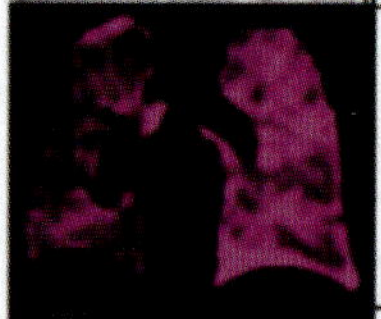	• 换气 • VV • VDP • PVV • 灌注	• 功能信息 • 不昂贵 • 无须对比剂增强 • 动态	• 非直接理解 • 烦琐的后处理
O_2-增强 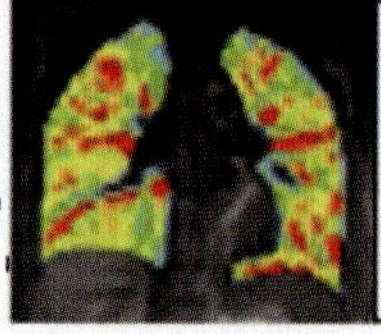	• 换气 • VV • VDP • PVV	• 功能信息 • 不昂贵 • 无须对比剂增强 • 一般可用工具，即 O_2 供应	• 非直接理解 • 低信号增强 • 复杂的对比度机制

图 20.2 肺部 MRI 技术及其相关生物学标志物、优势及局限性。MRA、MR 灌注和氧增强来自第 1 版(^{19}F image courtesy of Mitch Albert)。

Mugler 等，2010)。区域肺泡氧分压(PAO_2)的测量也可从超极化气体肺部 MRI 中得到，并在 1999 年首次使用 ^{3}He 进行了研究和验证(Deninger 等，1999)，并在最近证明了其可重复性(Ishii 等，2015)。

虽然在临床研究中发表的大多数肺部

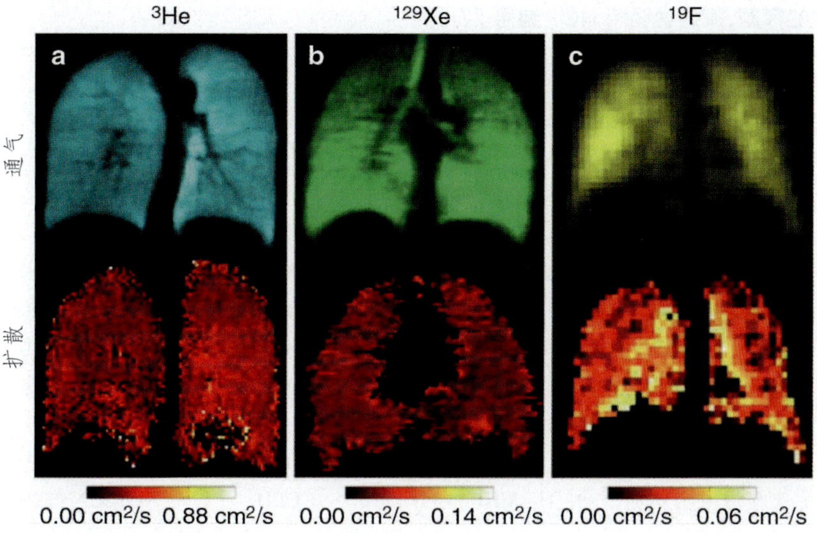

图 20.3 使用吸入气体对比剂的健康志愿者的静态通气和扩散加权图像。(a) 超极化 ^{3}He，(b) 超极化 ^{129}Xe 和 (c) ^{19}F (Albert 女士提供) 吸入气体对比剂增强技术。

MRI 生物学标志物都来源于吸入性气体 MRI 对比剂，但其他基于 ^{1}H MRI 的方法也在开发中。自由呼吸质子 MRI (FDMRI) (Bauman 等，2009) 的傅里叶分解提供了一种在没有外源性对比剂情况下评估肺灌注和通气的方法。从 FDMRI 得到的通气和灌注图像均可使用动态对比增强和超极化 ^{3}He MRI 进行验证 (Bauman 等，2013b)。此外，这种方法在健康的志愿者中是可重复的 (Lederlin 等，2013)，而质子 UTE MRI 的信号强度也可在 COPD 和支气管扩张患者中重复 (Ma 等，2015)。在评估 COPD 患者时，质子灌注 MRI 显示在 24 小时内可重现 (Jobst 等，2015)。氧增强 ^{1}H MRI (Edelman 等，1996) 和钆剂 (Hatabu 等，1996) 也被用于与通气和灌注相关的生物标志物可视化研究。

5.2　观察性研究

表 20.3 总结了一些观察性研究，这些研究分别采用横断面研究和纵向研究的方式研究肺老化、自然疾病进展，以及与临床金标准测量之间的关系。

5.2.1　单个时间点和其他横断面研究

一些涉及健康志愿者和慢性肺疾病患者的人体研究都是首次使用肺部 MRI 对单个时间点和横断面评价的。由于 ^{3}He 气体是完全生物惰性，并且能以相对较低的剂量获得非常好的图像质量，所以首先在使用吸入超极化 ^{3}He 气体 MRI 研究中获得了大量经验。

使用吸入超极化 ^{3}He MRI 研究健康志愿者时发现年轻人群的通气分布均匀 (Kauczor 等，1996)，其他研究也发现不吸烟的健康老年人的外周 ^{3}He 通气缺陷是与衰老相关 (Parraga 等，2008)。此外，另一项研究表明，健康志愿者的 ^{3}He ADC 值随着年龄增加而增加 (Fain 等，2005)。在哮喘 (Teague 等，2014)、COPD (Parraga 等，2007)、肺癌 (Sheikh 等，2015)、放射性肺损伤 (Mathew 等，2010) 和囊性纤维化 (CF) (Bannier 等，2010) 的患者中，用超极化气体成像显示的通气是不均匀的，并用 VDP 进行了量化。与非吸烟者相比，COPD 患者的 PVV 值降低 (Woodhouse 等，2005)，而 VDP 与肺活量、患

表 20.3 纳入为观察性研究的标题、疾病说明和 NCT 编号

标题	疾病	NCT
横断面研究		
正常和异常肺通气:超极化 ^{3}He MR 可视化成像	健康年轻人	–
超极化 ^{3}He MRI 发现健康老年志愿者的通气缺陷:3.0 T 磁共振初步研究	健康老年人	–
用弥散加权 ^{3}He MRI 检测健康成人肺随着年龄的变化	健康	–
联合 ^{3}He/质子 MRI 测量吸烟者和不吸烟者的通气肺容积	COPD	NCT02279329
健康志愿者和慢性阻塞性肺疾病患者的超极化 ^{3}He 和 ^{129}Xe MRI	COPD	NCT02279329
COPD:肺气肿和气道疾病的影像学测量是否能解释临床症状和运动能力?	COPD	NCT02279329
使用超极化 ^{3}He 和 ^{129}Xe MRI 可视化肺通气:COPD 与肺气肿的差异和关系	COPD	NCT02279329
超极化 ^{3}He 通气缺陷用于预测轻中度慢性阻塞性肺疾病的急性加重	COPD	NCT02279329
COPD 中气体潴留和肺气肿的肺部成像生物标志物:^{3}He MRI 和 CT 参数响应图	COPD	NCT02279329
COPD 和正常志愿者的超极化 ^{3}He MRI 与 HRCT 对比:PHIL 试验	COPD	–
评估无症状吸烟者局部肺泡氧分压变化:超极化 ^{3}He MRI	吸烟者	NCT01731015
评估哮喘患者肺内局部气流阻塞变化:超极化 ^{3}He MRI	哮喘	–
超极化 ^{3}He 磁共振成像评价哮喘:临床严重程度与肺功能的相关性	哮喘	–
多层螺旋 CT 和超极化 ^{3}He MRI 评估哮喘的结构与功能关系	哮喘	–
支气管哮喘患者的超极化 ^{3}He MR 肺通气成像:初步研究	哮喘	–
使用超极化 ^{3}He MRI 定量评估哮喘和健康受试者之间的通气异质性差异	哮喘	–
什么是哮喘的通气缺陷?	哮喘	–
通气异质性与控制哮喘相关吗?	哮喘	–
超极化 ^{3}He MRI 检测放射性肺损伤肺结构和功能的纵向变化	RILI	
超极化 ^{3}He MRI 检测非小细胞肺癌的放射性肺损伤	RILI	–
非小细胞肺癌放疗前慢性阻塞性肺疾病的 MRI 生物标志物	NSCLC	NCT02002052
超极化 ^{3}He MRI:与肺癌四维 X 线计算机断层扫描成像的比较	肺癌	–
放射治疗前的超极化 ^{3}He 肺功能磁共振成像	肺癌	–
自由呼吸肺 ^{1}H 和超极化 ^{3}He MRI:COPD 和支气管扩张的比较	COPD,扩张 支气管扩张	NCT02282189 NCT02282202
灌注加权傅里叶分解 MRI 在诊断慢性肺栓塞中的应用	PE	–
傅里叶分解 MRI 对非小细胞肺癌非对比增强的肺灌注术前评估	NSCLC	
超短回波时间肺部 MRI 对有和无支气管扩张的 COPD 受试者的评估及可重复性研究	COPD, 支气管扩张	NCT02282189 NCT02282202
亚毫米空间分辨率超短回波时间 MRI 对肺囊性纤维化的形态学评价	CF	–
应用 PET/MR 超短回波时间序列检测肿瘤患者肺内小结节	结节	–
MRI 检测早期肺囊性纤维化的结构和灌注变化,以及对治疗的反应	CF	NCT00760071

(待续)

表 20.3(续)

标题	疾病	NCT
纵向研究		
加拿大胸部影像网络(TINCan)	COPD	NCT02279329
重症哮喘研究项目(SARP)	哮喘	NCT01716494 NCT01760915
囊性纤维化成人患者 4 年后的超极化 ^{3}He 通气成像变化	CF	–
新生儿筛查后对肺囊性纤维化患者的病程纵向观察研究(TRACK–CF)	CF	NCT02270476
健康肺的 ^{3}He MRI 纵向研究	健康	NCT02483403
哮喘的结构和功能	哮喘	NCT02351141

者的症状和运动能力、CT 衍生的肺气肿测量值，以及吸入 ^{3}He 和 ^{129}Xe 气体后导致的患者急性加重有关。在病情较轻的 COPD 患者中，VDP 还显示与气体潴留的反应参数图(PRM)测量值有关，而在病情较重的 COPD 中，VDP 反映的是气体潴留和肺气肿的 PRM 测量值(Capaldi 等，2016)。此外，肺部极化氦气成像(PHIL)也证明了 ^{3}He MRI 能准确区分 COPD 患者和健康志愿者(van Beek 等，2009)。使用超极化 ^{3}He MRI PAO_2 图也能区分不吸烟者、无症状吸烟者和有症状吸烟者(Hamedani 等，2015)。这项研究提示 PAO_2 测量方差与包括 FEV_1/FVC 和 DL_{CO} 在内的 PFT 测量值相关；与不吸烟者相比，无症状吸烟者的 PAO_2 测量方差显著增高，而在有症状吸烟者中显著减低。

在哮喘患者中，通气缺陷在时间上持续存在(de Lange 等，2007，2009；Wheatley 等，2008)，并与肺功能 (de Lange 等，2006；Tgavalekos 等，2007；Fain 等，2008)、疾病严重程度(de Lange 等，2006)和 CT 测量气体潴留(Fain 等，2008)有显著相关性。重要的是，大量研究表明哮喘患者具有特征性的通气异质性，这种异质性比健康志愿者更为严重(Altes 等，2001；de Lange 等，2006；Tzeng 等，2009；Teague 等，2014)。同样，在气喘患者中，老年患者出现的通气缺陷更大，数量更多，气道炎症和气道重构也更重(Svenningsen 等，2014a)，MRI 通气缺陷也被报道与哮喘控制和生活质量有关(Svenningsen 等，2016a)。

在肺癌患者中，超极化惰性气体 MRI 已开始用于评估放射性肺损伤 (Mathew 等，2010；Ireland 等，2010)，以及对放疗前患者进行表型(Sheikh 等，2015)，并与另一种获得功能信息的方法——四维 CT 进行了比较(Mathew 等，2012c)。研究表明，在接受放疗的肺癌患者中，MRI 能观察到对侧肺功能改善，而同侧肺功能保持稳定 (Mathew 等，2010)。此外，根据先前报道的存活率，使用 ^{3}He MRI 检出的 COPD 患者的 1 年存活率(伴发 COPD 的肺癌患者在放疗 1 年后的存活率，译者注)低于预期(Mathew 等，2012b)。

吸入气体 MRI 衍生的临床相关生物标志物，以及相关成本和感知复杂性，正推动着肺部 ^{1}H MRI 的发展。重要的是，在 COPD 患者中，FDMRI 显示的通气缺陷与吸入气体 MRI 显示的通气缺陷在空间上密切相关(Capaldi 等，2015)。在慢性肺栓塞(Schonfeld 等，2014)、非小细胞肺癌(Sommer 等，2013)和囊性纤维化(Bauman 等，2013a)患者中，FDMRI 测量的灌注缺损区域也与动态对比

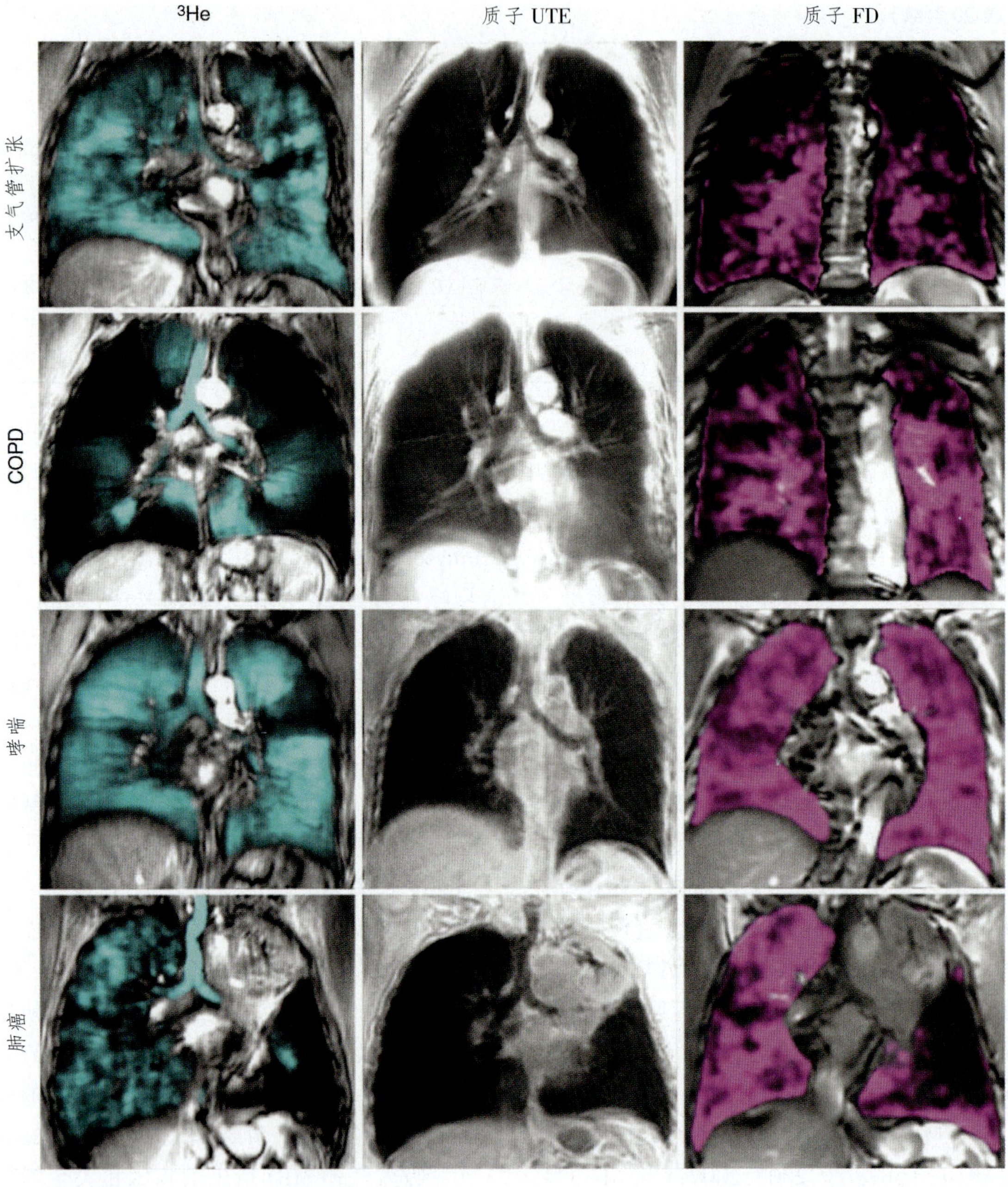

图 20.4 超极化 ³He、质子超短回波时间(UTE)和质子傅里叶分解(FD)MRI 在肺部疾病中的应用。使用超极化 ³He 对比增强 MRI、质子 UTE 和质子 FD MRI 对支气管扩张(62 岁男性)、COPD(50 岁男性)、哮喘(44 岁女性)和肺癌(72 岁女性)进行横断面研究。在这些案例下,超极化 ³He 为验证质子 UTE 和 FD 技术提供了基础。

增强 MRI 显示的灌注缺损区域存在相关性。在 COPD 和支气管扩张患者中,UTE 的信号强度值也与 CT 的组织密度定量值存在相关性(Ma 等,2015)。如图 20.4 所示,同一受试者分别进行了 ³He 通气、¹H UTE 和 FDMRI 检查,结果显示 ³He MRI 上的通气缺陷区域、UTE MRI 信号强度降低区域和 FDMRI 通气缺陷区域存在相似性。其他研究比较了

CF 患者的 UTE 与 CT 测量结果，发现当评估病变时，二者具有较好的一致性（Dournes 等，2016）。在患有胸腔外恶性肿瘤的患者中，UTE 在检测肺内小结节（4~8mm）时优于双回波 GRE 序列，当以 CT 作为参考标准时，UTE 显示直径≥4mm 的肺结节时具有较高检出率（Burris 等，2016）。然而，UTE 和 FDMRI 测量值之间的相关性尚不清楚。CF 患者早期可检测到 MRI 灌注异常（NCT00760071）（Wielputz 等，2014）已在第 13 章“肺囊性纤维化”中详细描述。

5.2.2 纵向研究

由于 MRI 具有良好的安全性，肺部 MRI 对纵向监测呼吸系统的疾病进展过程显得尤为重要。如图 20.5 所示，关于健康肺和患病肺的区域表型和生物标志物，以及它们如何随时间变化的认识已经越来越多。在这种情况下，典型的临床参数显得尤为重要，如 FEV_1、FVC 和肺容积及肺 MRI 生物标志物（如 VDP），以及它们如何随时间而变化。事实上，在一小部分 COPD 戒烟者中，^{3}He VDP 在 2 年内恶化，而 FEV_1 保持相对稳定（Kirby 等，2010a）。一项相对大型的 COPD 队列研究对目前这一结果进行了验证（Kirby 等，2014c）（NCT02279329），该队列研究旨在补充大规模的 CT 研究，如 COPDGene（Regan 等，2010）和 CanCOLD（Bourbeau 等，2014）。总体而言，TINCan 的目的是验证肺部 MRI 生物标志物，来作为未来 COPD 治疗研究的中间终点。目前 NHLBI 的严重哮喘研究项目（SARP）正在进行一项类似的研究，并评估哮喘的气道重构和恶化情况，以及使用超极化气体 MRI 分别在基线与 3 年后评估哪一项促进了疾病的进展（NCT01716494）（Fain 等，2009）。虽然 MRI 仅在研究中的一部分（NCT0760915，NCT01716494）进行，但本研究也是首个在重度哮喘患者中开展的 MRI-CT 比较研究。SARP 旨在将哮喘分型与 CT、MRI 表型相结合，以提高对重症哮喘的认识和进一步开发更好的治疗方法。虽然对 CF 患者随着时间变化的大型研究项目数量非常少，但在一项 CF 的概念验证研究中显示，在一组 5 例 CF 患者中 ^{3}He VDP 与 FEV_1 存在密切的纵向相关（Paulin 等，2015）。另一项针对 1~10 岁 CF 患者（TRACK-CF）的项目研究了胸部 MRI 形态学和灌注变化，但纵向结果尚未发表（NCT02270476）。也有正在进行的为期 3 年的监测健康肺（NCT02483403）和哮喘肺（NCT02351141）的纵向研究，旨在超极化气体 MRI 下追踪肺功能的变化，但结果尚未发表。据我们所知，虽然这些研究大多数采用超极化气体 MRI，但还没有使用其他新型质子 MRI 技术对肺疾病进行纵向研究。

5.3 干预性研究

表 20.4 总结了询问治疗反应的干预性研究和结合 MRI 指导肺部疾病治疗的潜在影响。

5.3.1 治疗反应评价

或许到目前为止，在传统的临床试验中，肺部 MRI 的优点可能是能提供区域信息来说明对各种治疗信息的反应情况，而这些信息是无法使用临床标准的肺活量测定法获得的。例如，由于 FEV_1 对气道清除技术（ACT）相对不敏感，如图 20.6 所示，使用 ^{3}HE MRI 对 COPD（Svenningsen 等，2016b）（NCT02282189）和支气管扩张（Svenningsen 等，2014b）（NCT02282202）患者评估振荡呼气正压（oPEP）装置的疗效。其他研究也表明，COPD 患者服用支气管扩张剂后（Kirby 等，2011a）和进行支气管镜气道旁路术后

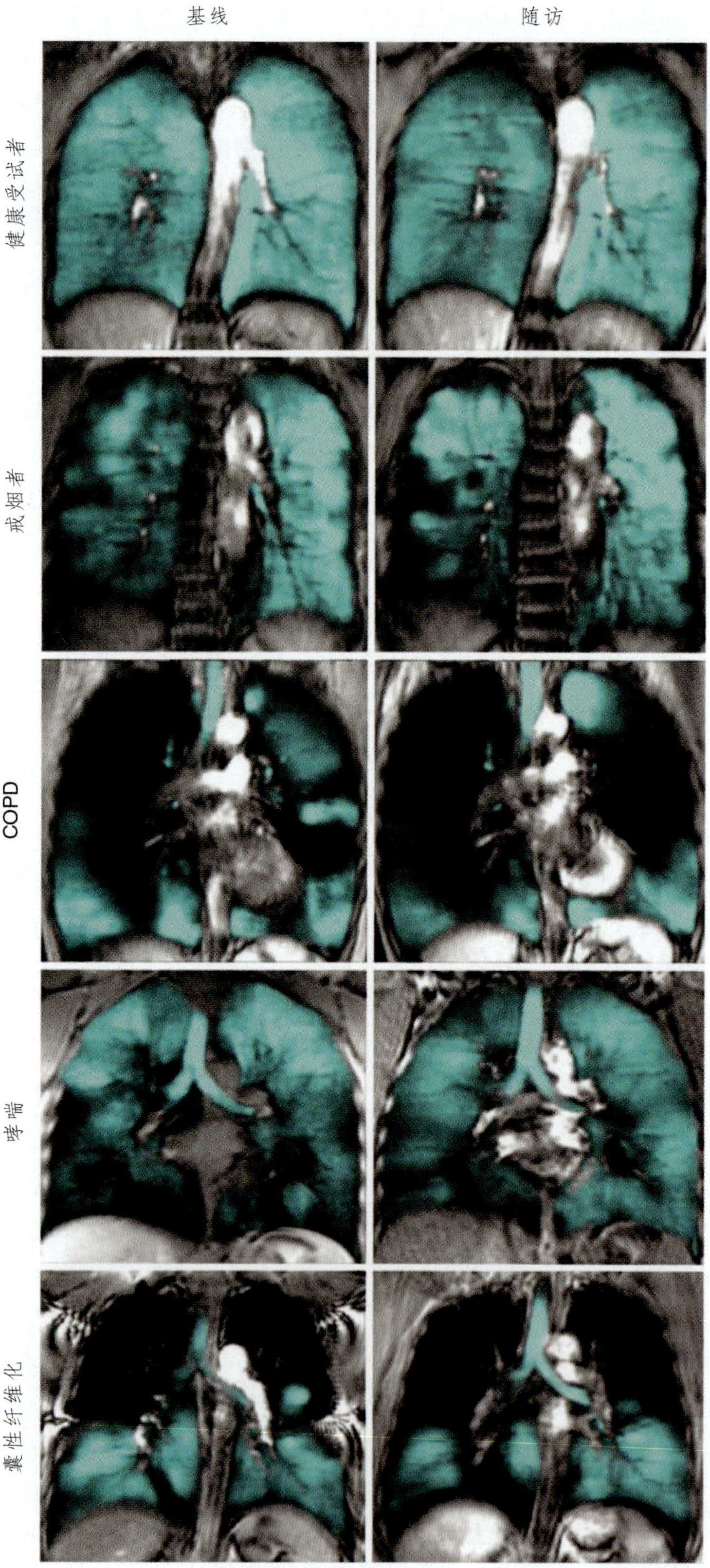

图 20.5 使用吸入 ^{3}He MRI 对肺通气进行纵向研究。健康受试者(62 岁女性,2 年以上)、无疾病戒烟者(72 岁女性,2 年以上)和 COPD(68 岁女性,2 年以上)、哮喘 (26 岁男性,3 年以上)和囊性纤维化(29 岁女性,4 年以上)患者在基线和纵向随访时的静态 ^{3}He 通气。

表 20.4　纳入为干预性研究的标题、疾病说明和 NCT 编号

标题	疾病	NCT
治疗反应评估		
振荡呼气正压(oPEP)的纵向研究	COPD	NCT02282189
	支气管扩张	NCT02282202
慢性阻塞性肺疾病:使用超极化 ^{3}He MRI 量化支气管扩张剂效应	COPD	–
慢性阻塞性肺疾病支气管镜下气道旁路的超极化 ^{3}He 功能 MRI	COPD	–
对哮喘患者肺部进行超极化 ^{3}He MRI:评估醋甲胆碱和运动激发反应	哮喘	
对醋甲胆碱激发的局部肺反应进行超极化 ^{3}He MRI	哮喘	–
超极化 ^{3}He 和 ^{129}Xe MRI:哮喘在支气管扩张前的变化	哮喘	–
超极化 ^{3}He MRI 在运动激发支气管收缩和治疗中的应用	哮喘	–
^{3}He MRI 和 CT 评估严重哮喘患者支气管热成形术后对局部通气功能的影响	哮喘	–
肺囊性纤维化的超极化 ^{3}He MRI: 支气管扩张剂及气道清除治疗前后的评估	CF	–
MRI 检测早期肺囊性纤维化的结构和灌注变化及治疗反应	CF	NCT00760071
MRI 引导下治疗		
超极化 MRI 在哮喘支气管热成形术前后中的应用	哮喘	NCT02263794
HXe MRI 引导下的支气管热成型术治疗重症哮喘(HXe-BT)	哮喘	NCT01832363
个体化放疗的功能性肺规避(FLAIR):随机双盲临床试验	NSCLC	NCT02002052
肺 HeXeRT:质子、超极化 ^{3}He 和 ^{129}Xe MRI 用于肺癌放射计划和评估的深入研究	NSCLC	NCT01859650

(Mathew 等,2012a)出现通气缺陷的现象降低。MRI 首次研究哮喘证实,在醋甲胆碱和运动激发后,超极化气体 MRI 通气测量结果出现恶化的情况(Samee 等,2003),而使用乙酰胆碱激发后 ADC 值更低(Costella 等,2012)。这两项研究与另一项研究(Svenningsen 等,2013)都证明了在支气管扩张后,^{3}He 和 ^{129}Xe 通气缺陷会减轻或缓解。诸如此类的研究促进了 MRI 在评价新药的大规模临床试验中的应用。例如,在一项前瞻性、双盲、安慰剂对照的跨国研究中,使用 ^{3}He MRI 评估了轻度哮喘患者口服孟鲁司特的局部治疗反应(Kruger 等,2014)。如图 20.7 所示,在 2 例有代表性的患者中,与安慰剂相比,运动诱导的支气管收缩通过口服孟鲁司特后可改善 FEV_1 和 MRI 通气。一种较新的治疗重症哮喘的方法——支气管热成形术,也可用肺部 MRI 进行评估。如图 20.8 所示,哮喘患者经全肺治疗后出现节段性 ^{3}He 通气改善(Thomen 等,2015),提示通气异常可能是哮喘临床试验中的中间终点。在囊性纤维化患者中,支气管扩张剂和 ACT 治疗被证实可改善 ^{3}He MRI 通气缺陷(Mentore 等,2005),并且肺部加重期的抗生素治疗也被证实可改善 0~6 岁患者的灌注异常(Wielputz 等,2014)。

如表 20.5 所示,近期大量进行的研究评价了吸入 ^{129}Xe 气体 MRI(NCT01280994、NCT02606487、NCT01833390、NCT02723500、NCT02740868、NCT02723513)。然而,截至 2016 年 5 月,尚未发表使用其他(非吸入气体)肺部 MRI 方法评估治疗反应的文章。尽

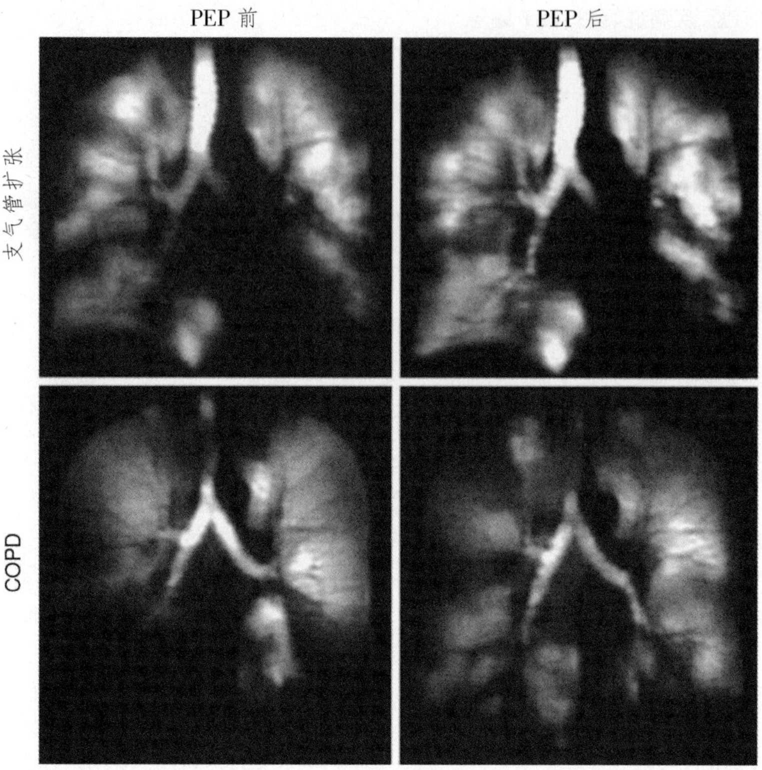

图 20.6 使用超极化 ^{3}He 观察振荡呼气正压(oPEP)装置对支气管扩张和 COPD 的治疗反应。支气管扩张(80 岁女性)和 COPD(56 岁女性)患者在超极化 ^{3}He 对比增强 MRI 中显示通气改善。

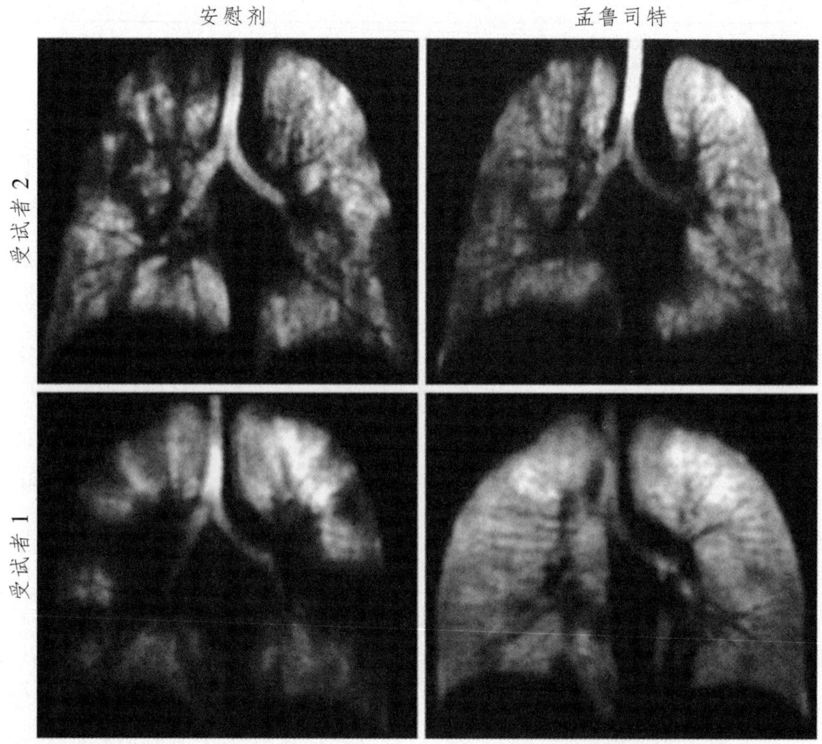

图 20.7 2 例哮喘受试者在运动诱发支气管收缩期间对孟鲁司特的治疗反应。2 例典型的哮喘受试者(受试者 1:21 岁,女性;受试者 2:28 岁,男性)在超极化 ^{3}He 对比增强 MRI 中显示通气改善。

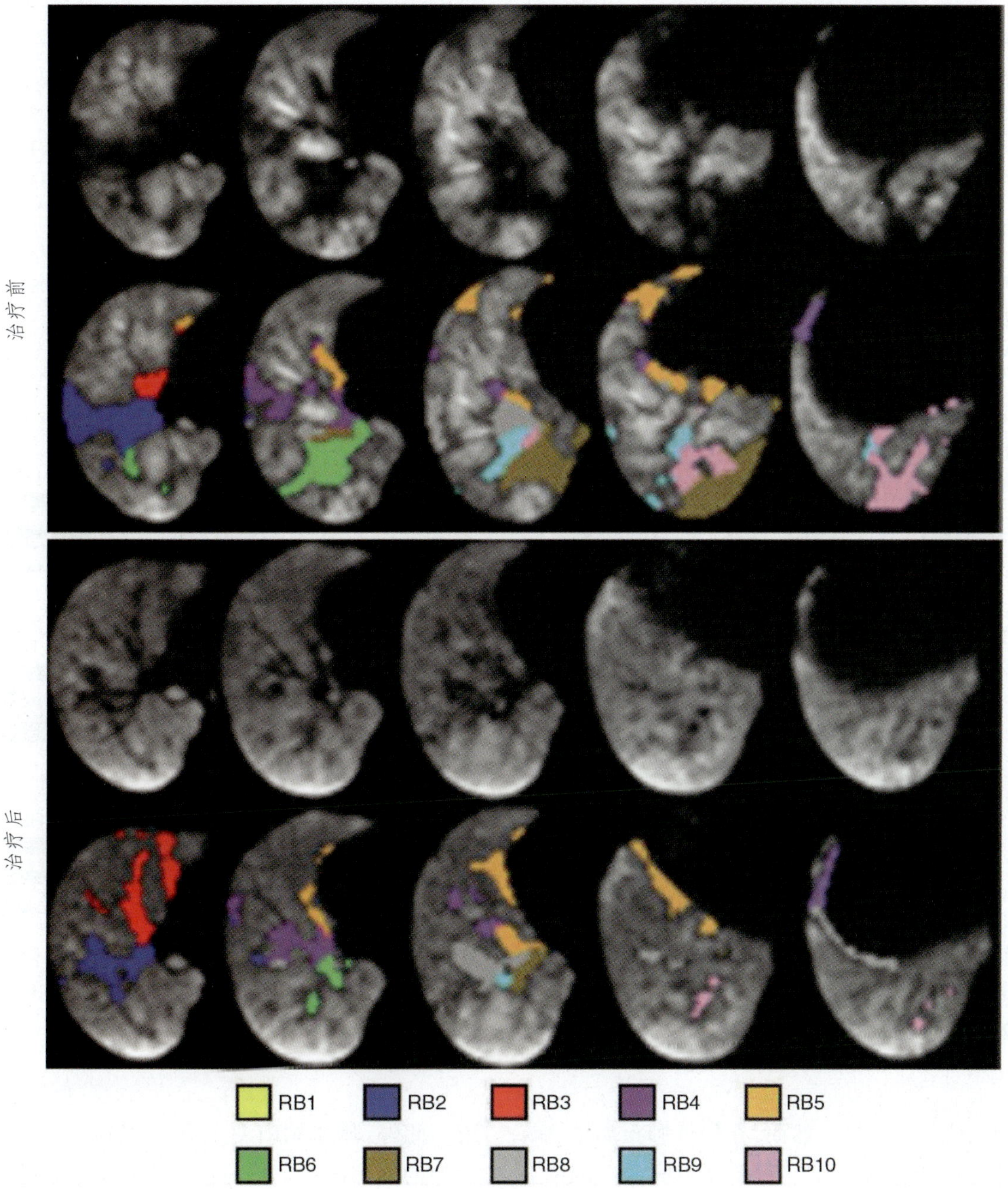

图 20.8　哮喘患者对支气管热成形术后的治疗反应。在支气管热成形术后 91 天，典型的哮喘患者(42 岁男性)显示节段性 ^{3}He 通气改善，不同的颜色代表不同的支气管段。[Adapted from Thomen et al. Radiology. 2015: 274(1);250-259]

管如此，目前的研究旨在提高我们对肺病治疗反应的认识，从而为 MRI 指导局灶性肺治疗提供框架或基础。

5.3.2　影像引导下的 MRI 介入治疗试验

虽然慢性血管疾病的影像引导治疗很常见，但影像引导治疗呼吸系统疾病尚未成

表 20.5 采用 ^{129}Xe MRI 评价肺部疾病治疗反应的研究

标题	疾病	NCT
超极化 ^{129}Xe MRI 用于肺功能成像	所有疾病	NCT01280994
超极化氙气 MRI 在囊性肺纤维化急性加重中的应用	CF	NCT02606487
MagniXene MRI 通过显示通气缺陷来评估哮喘和 COPD 患者的局部肺功能(HXe-VENT)	哮喘、COPD	NCT01833390
^{129}Xe MRI 在慢性肺部疾病中的应用	所有疾病	NCT02723500
^{129}Xe 肺部 MRI:健康志愿者和肺部疾病受试者的研究	哮喘,CF	NCT02740868
支气管发育不良:从新生儿慢性肺疾病到早发性成人 COPD	BPD	NCT02723513

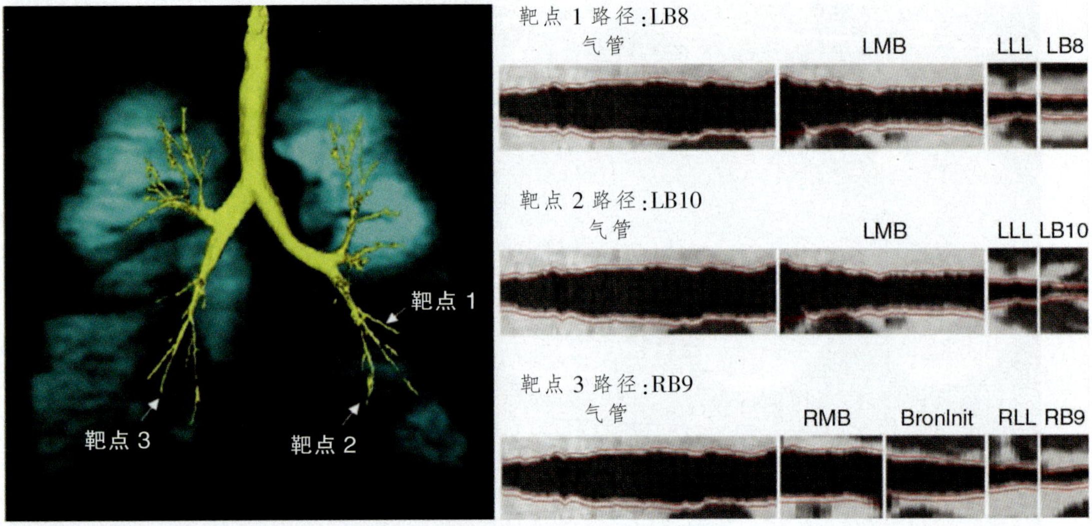

图 20.9 ^{3}He 通气缺陷和相应气道作为 MRI 引导支气管热成形术的靶点。使用 ^{3}He 静态通气(蓝色)与 CT 重建的 3D 气道树(黄色)合成。3 条与局部通气缺陷相对应的异常气道(LB8、LB10 和 RB9)可通过 ^{3}HE MRI 和 CT 勾画和测量,从而确定为 MRI 引导的治疗靶点。

为临床标准治疗。然而,在慢性肺疾病中,肺结构和功能异常在空间上是不同的。因此,MRI 引导手术在呼吸系统疾病中具有巨大的潜力,然而直到现在尚未开发。如图 20.9 所示,在哮喘患者中,两项研究评估超极化惰性气体 MRI 衍生的通气缺陷,以指导特定节段性通气缺陷的治疗(NCT02263794、NCT01832363)。如图 20.10 所示,在这些研究中,基于超极化气体 MRI 得到的节段性 VDP,可生成图形用户界面来识别目标气道。此外,肺部 MRI 还可用于识别应该避免治疗的肺部区域。目前在患有非小细胞肺癌(Hoover 等,2014)或合并 COPD(NCT02002052、NCT01859650)的患者分别开展了两项研究,通过使用超极化气体 MRI 来确定应该避免放疗的通风良好区域。这些研究为 MRI 指导其他局部治疗技术打开了大门,包括支气管镜下肺减容术和支气管镜下瓣膜或支架置入术。使用 MRI 引导靶区治疗或避免靶区治疗的临床试验应遵循图 20.11 所示的总

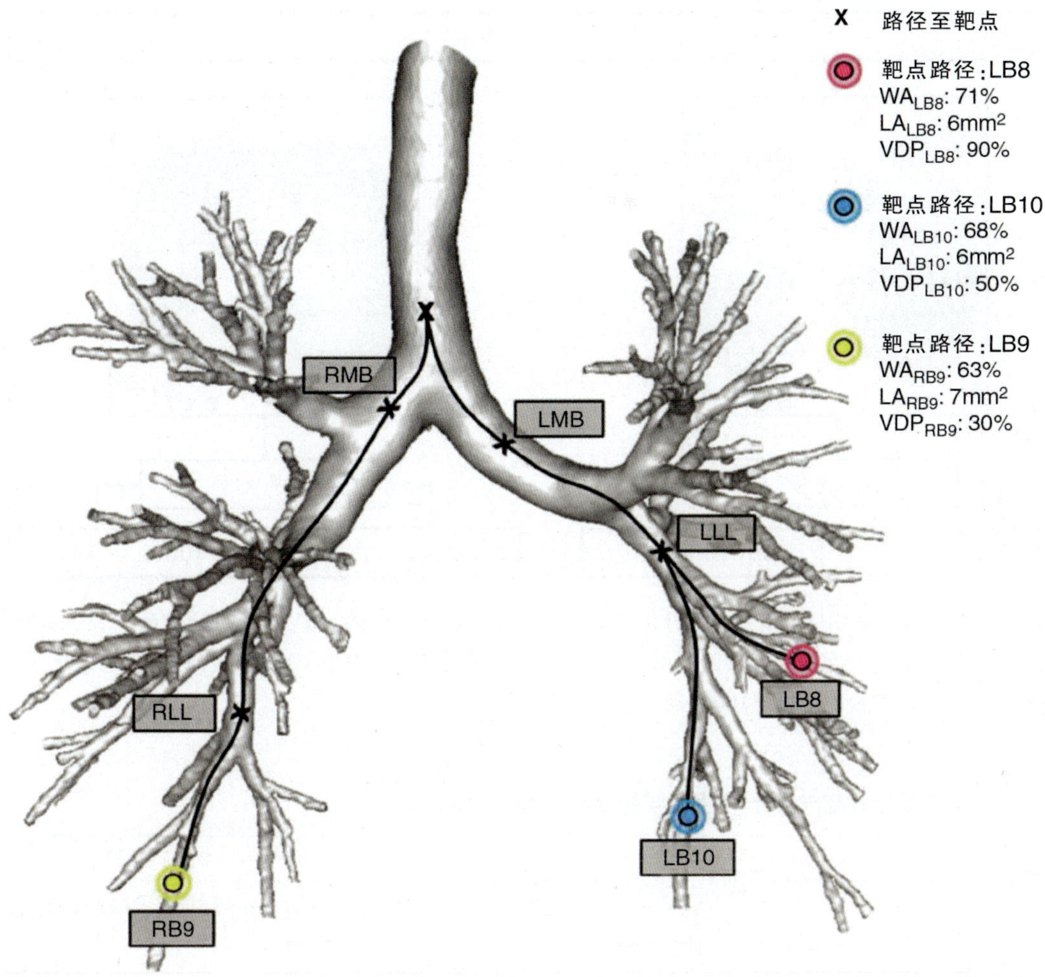

图 20.10　MRI 引导下的支气管热成形术的图形用户界面。如图 20.9 所示，LB8、LB10 和 RB9 是图像引导支气管热成形术的潜在靶点。图形用户界面（GUI）显示每个气道靶点的路径和气道形态测量的结果。WA，壁面积百分比；LA，管腔面积；VDP，节段性通气缺陷百分比。

体路线。

5.4　利用 MRI 生物标志物改变诊断标准和提高诊断水平

如表 20.6 所示，迄今为止诊断性研究是最少使用肺部 MRI 的临床试验。因此问题仍然存在，肺部 MRI 生物标志物是否可用于诊断肺部疾病和区分肺部疾病生物标志物/表型？换句话说，MRI 生物标志物对肺部疾病的重要特征有多敏感，如何利用这些信息帮助患者改善预后？目前诊断肺部疾病的标准依赖于肺活量测定法。我们能很好地理解这种测量方法的局限性，部分原因是肺疾病通常起源于较小气道和腺泡导管的深处（Hogg 等，1968，2004），而肺活量测定法并不是为了发现或测量这些异常而设计的。此外，由于肺功能被过度调节以适应日常工作，患者往往直到疾病晚期才会出现症状。这使得此类疾病的诊断或筛查机会变得更小。鉴于这种情况，肺部 MRI 应该发挥其在早期发现或诊断深层的表现型患者的最大价值，从而使患者得到早期、准确的治疗。在儿童肺部疾

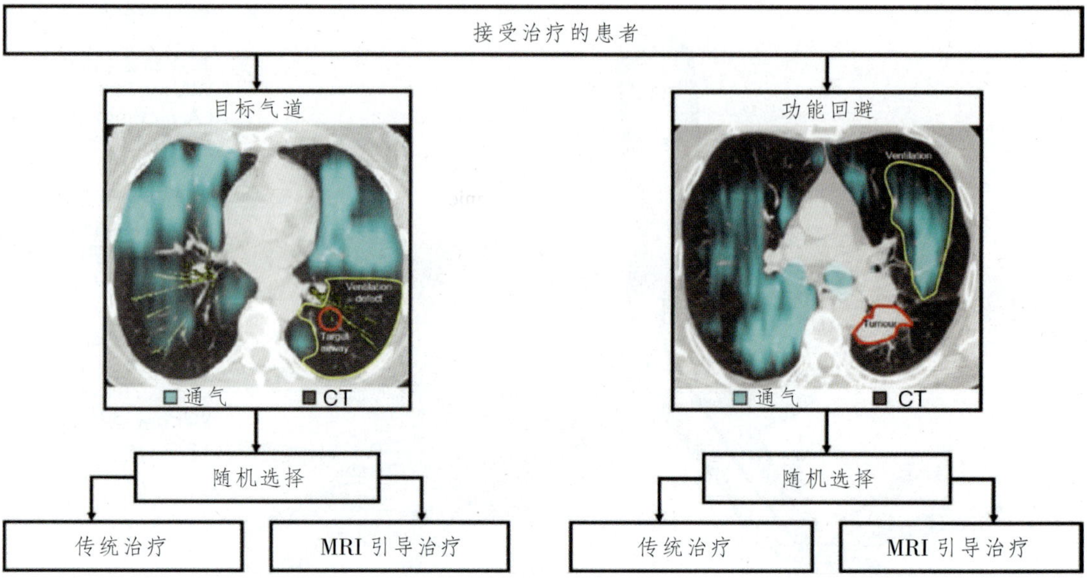

图 20.11 MRI 引导一般临床试验局部治疗的大纲。作为正常临床护理的一部分，接受治疗的患者根据特定疾病的治疗类型随机接受常规治疗或图像引导治疗。例如，通气异常可用于靶向支气管热成形术治疗，或正常通气区域可作为肺癌放疗中应避免的区域。

表 20.6 分类为诊断性临床研究的标题、疾病说明和 NCT 编号

标题	疾病	NCT
NICU 的 MRI 系统	所有疾病	NCT01801865
新生儿重症监护病房支气管发育不良的定量 MRI 研究	BPD	–
MRI 对囊性肺纤维化的形态和功能评分	CF	–
MRI 用于早期诊断囊性纤维化(CF)	CF	NCT00760071
基于 MRI 和 CT 图像研究 COSYCONET 队列的结构和功能表型	COPD	NCT02629432

病中，如支气管发育不良、囊性纤维化和哮喘，肺部 MRI 对于改变患者的预后有着相当显著的潜力。例如，设计成可嵌入新生儿重症监护病房中的小孔径高场强 MRI(Tkach 等，2012)，旨在评价高危新生儿肺发育不全，然而对于这些患儿，纵向 CT 不是一种很好的选择。最近使用这种独特的小尺寸 MRI 研究了肺部 MRI 评估支气管发育不良的作用(Walkup 等，2015)。另一项研究的初步结果显示，^{1}H 胸部 MRI 在显示 CF 形态改变方面与 CT 相当，包括支气管扩张、支气管管壁增厚、黏液堵塞、气液平面、实变和肺段或肺叶破坏(Puderbach 等，2007)，这衍生了使用形态学和功能 MRI 对 CF 患者进行早期诊断的研究(NCT00760071)。重要的是，这项工作可用于生成一个可重复的评分系统，从而对 CF 疾病的严重程度进行评分(Eichinger 等，2012)。另一项针对老年人的研究(Karch 等，2016)比较了 MRI 在大型 COSYCONET COPD 队列中诊断出以肺气肿为主与以气道为主的 COPD 表型的敏感性和特异性。

6 未来的方向和机会

在大多数临床和学术中心，众多小规模的合作单位形成了 MRI 的研究基础，但研究工作台和临床工作流程之间的差距仍然很大。

缩小这一差距的关键就在于建立多中心、大规模的临床试验，因为单中心试验没有能力开发 MRI 生物标志物和建立研究 MRI 生物标志物所需的大量数据集。这一点很重要，因为肺部 MRI 向临床应用的推进是需要开发和验证临床相关的生物标志物。成功启动和完成多中心试验有明确要求，包括配有专业人员和专业设备，以及标准化模型和图像分析软件。目前尚不清楚所有这些关键部分是否均已到位。尽管如此，在欧洲，特别是德国，多个研究中心已经采取措施在每个研究中心实施标准化肺部 MRI 扫描方案，为多中心试验做准备（NCT02629432）（Karch 等，2016）。这一步的关键可为欧盟、亚洲和北美洲的其他中心奠定基础，并包括尽可能提供多的新型 MRI 肺部扫描方案。显而易见，在全球范围内我们即将采取必要的、充分的步骤来验证具有临床意义的肺部 MRI 生物标志物和表型，目前首要的目标是实现临床转化和改善患者预后。

（阮秀杭 黎玉婷 邹乔 译
魏新华 万齐 审校）

参考文献

Agusti A, Calverley PM, Celli B, Coxson HO, Edwards LD, Lomas DA, MacNee W, Miller BE, Rennard S, Silverman EK, Tal-Singer R, Wouters E, Yates JC, Vestbo J, Evaluation of CLtIPSEi (2010) Characterisation of COPD heterogeneity in the ECLIPSE cohort. Respir Res 11:122. doi:10.1186/1465-9921-11-122

Albert MS, Cates GD, Driehuys B, Happer W, Saam B, Springer CS, Wishnia A (1994) Biological magnetic-resonance-imaging using laser polarized Xe-129. Nature 370(6486):199–201. doi:10.1038/370199a0

Altes TA, Powers PL, Knight-Scott J, Rakes G, Platts-Mills TA, de Lange EE, Alford BA, Mugler JP 3rd, Brookeman JR (2001) Hyperpolarized 3He MR lung ventilation imaging in asthmatics: preliminary findings. J Magn Reson Imaging 13(3):378–384

Bannier E, Cieslar K, Mosbah K, Aubert F, Duboeuf F, Salhi Z, Gaillard S, Berthezene Y, Cremillieux Y, Reix P (2010) Hyperpolarized 3He MR for sensitive imaging of ventilation function and treatment efficiency in young cystic fibrosis patients with normal lung function. Radiology 255(1):225–232. doi:10.1148/radiol.09090039

Bauman G, Puderbach M, Deimling M, Jellus V, Chefd'hotel C, Dinkel J, Hintze C, Kauczor HU, Schad LR (2009) Non-contrast-enhanced perfusion and ventilation assessment of the human lung by means of fourier decomposition in proton MRI. Magn Reson Med 62(3):656–664

Bauman G, Puderbach M, Heimann T, Kopp-Schneider A, Fritzsching E, Mall MA, Eichinger M (2013a) Validation of Fourier decomposition MRI with dynamic contrast-enhanced MRI using visual and automated scoring of pulmonary perfusion in young cystic fibrosis patients. Eur J Radiol 82(12):2371–2377. doi:10.1016/j.ejrad.2013.08.018

Bauman G, Scholz A, Rivoire J, Terekhov M, Friedrich J, de Oliveira A, Semmler W, Schreiber LM, Puderbach M (2013b) Lung ventilation-and perfusion-weighted Fourier decomposition magnetic resonance imaging: in vivo validation with hyperpolarized 3He and dynamic contrast-enhanced MRI. Magn Reson Med 69(1):229–237

Bergin CJ, Pauly JM, Macovski A (1991) Lung parenchyma: projection reconstruction MR imaging. Radiology 179(3):777–781. doi:10.1148/radiology.179.3.2027991

Bergin CJ, Glover GM, Pauly J (1993) Magnetic resonance imaging of lung parenchyma. J Thorac Imaging 8(1):12–17

Bild DE, Bluemke DA, Burke GL, Detrano R, Diez Roux AV, Folsom AR, Greenland P, Jacob DR Jr, Kronmal R, Liu K, Nelson JC, O'Leary D, Saad MF, Shea S, Szklo M, Tracy RP (2002) Multi-Ethnic Study of Atherosclerosis: objectives and design. Am J Epidemiol 156(9):871–881

Bourbeau J, Tan WC, Benedetti A, Aaron SD, Chapman KR, Coxson HO, Cowie R, Fitzgerald M, Goldstein R, Hernandez P, Leipsic J, Maltais F, Marciniuk D, O'Donnell D, Sin DD, Cancold Study G (2014) Canadian Cohort Obstructive Lung Disease (CanCOLD): fulfilling the need for longitudinal observational studies in COPD. COPD 11(2):125–132. doi:10.3109/15412555.2012.665520

Burris NS, Johnson KM, Larson PE, Hope MD, Nagle SK, Behr SC, Hope TA (2016) Detection of Small Pulmonary Nodules with Ultrashort Echo Time Sequences in Oncology Patients by Using a PET/MR System. Radiology 278(1):239–246. doi:10.1148/radiol.2015150489

Capaldi DP, Sheikh K, Guo F, Svenningsen S, Etemad-Rezai R, Coxson HO, Leipsic JA, McCormack DG,

Parraga G (2015) Free-breathing pulmonary 1H and Hyperpolarized 3He MRI: comparison in COPD and bronchiectasis. Acad Radiol 22(3):320–329. doi:10.1016/j.acra.2014.10.003

Capaldi DP, Zha N, Guo F, Pike D, McCormack DG, Kirby M, Parraga G (2016) Pulmonary Imaging Biomarkers of Gas Trapping and Emphysema in COPD: (3)He MR Imaging and CT Parametric Response Maps. Radiology 279(2):597–608. doi:10.1148/radiol.2015151484

Costella S, Kirby M, Maksym GN, McCormack DG, Paterson NA, Parraga G (2012) Regional pulmonary response to a methacholine challenge using hyperpolarized (3)He magnetic resonance imaging. Respirology (Carlton, Vic) 17(8):1237–1246. doi:10.1111/j.1440-1843.2012.02250.x

Couch MJ, Ball IK, Li T, Fox MS, Ouriadov AV, Biman B, Albert MS (2014) Inert fluorinated gas MRI: a new pulmonary imaging modality. NMR Biomed 27(12):1525–1534. doi:10.1002/nbm.3165

Couper D, LaVange LM, Han M, Barr RG, Bleecker E, Hoffman EA, Kanner R, Kleerup E, Martinez FJ, Woodruff PG, Rennard S, Group SR (2014) Design of the Subpopulations and Intermediate Outcomes in COPD Study (SPIROMICS). Thorax 69(5):491–494. doi:10.1136/thoraxjnl-2013-203897

de Lange EE, Altes TA, Patrie JT, Gaare JD, Knake JJ, Mugler JP 3rd, Platts-Mills TA (2006) Evaluation of asthma with hyperpolarized helium-3 MRI: correlation with clinical severity and spirometry. Chest 130(4):1055–1062. doi:10.1378/chest.130.4.1055

de Lange EE, Altes TA, Patrie JT, Parmar J, Brookeman JR, Mugler JP, Platts-Mills TAE (2007) The variability of regional airflow obstruction within the lungs of patients with asthma: assessment with hyperpolarized helium-3 magnetic resonance imaging. J Allergy Clin Immunol 119(5):1072–1078. doi:10.1016/j.jaci.2006.12.659

de Lange EE, Altes TA, Patrie JT, Battiston JJ, Juersivich AP, Mugler JP 3rd, Platts-Mills TA (2009) Changes in regional airflow obstruction over time in the lungs of patients with asthma: evaluation with 3He MR imaging. Radiology 250(2):567–575. doi:10.1148/radiol.2502080188

Deninger AJ, Eberle B, Ebert M, Grossmann T, Heil W, Kauczor H, Lauer L, Markstaller K, Otten E, Schmiedeskamp J, Schreiber W, Surkau R, Thelen M, Weiler N (1999) Quantification of regional intrapulmonary oxygen partial pressure evolution during apnea by (3)He MRI. J Magn Reson 141(2):207–216. doi:10.1006/jmre.1999.1902

Diaz S, Casselbrant I, Piitulainen E, Magnusson P, Peterson B, Wollmer P, Leander P, Ekberg O, Akeson P (2009) Validity of apparent diffusion coefficient hyperpolarized 3He-MRI using MSCT and pulmonary function tests as references. Eur J Radiol 71(2):257–263. doi:10.1016/j.ejrad.2008.04.013

Donnelly LF, MacFall JR, McAdams HP, Majure JM, Smith J, Frush DP, Bogonad P, Charles HC, Ravin CE (1999) Cystic fibrosis: combined hyperpolarized 3He-enhanced and conventional proton MR imaging in the lung–preliminary observations. Radiology 212(3):885–889. doi:10.1148/radiology.212.3.r99se20885

Dournes G, Menut F, Macey J, Fayon M, Chateil JF, Salel M, Corneloup O, Montaudon M, Berger P, Laurent F (2016) Lung morphology assessment of cystic fibrosis using MRI with ultra-short echo time at submillimeter spatial resolution. Eur Radiol. doi:10.1007/s00330-016-4218-5

Driehuys B, Cofer GP, Pollaro J, Mackel JB, Hedlund LW, Johnson GA (2006) Imaging alveolar-capillary gas transfer using hyperpolarized 129Xe MRI. Proc Natl Acad Sci U S A 103(48):18278–18283. doi:10.1073/pnas.0608458103

Driehuys B, Martinez-Jimenez S, Cleveland ZI, Metz GM, Beaver DM, Nouls JC, Kaushik SS, Firszt R, Willis C, Kelly KT, Wolber J, Kraft M, McAdams HP (2012) Chronic obstructive pulmonary disease: safety and tolerability of hyperpolarized 129Xe MR imaging in healthy volunteers and patients. Radiology 262(1):279–289. doi:10.1148/radiol.11102172

Ebert M, Grossmann T, Heil W, Otten WE, Surkau R, Leduc M, Bachert P, Knopp MV, Schad LR, Thelen M (1996) Nuclear magnetic resonance imaging with hyperpolarised helium-3. Lancet 347(9011):1297–1299

Edelman RR, Hatabu H, Tadamura E, Li W, Prasad PV (1996) Noninvasive assessment of regional ventilation in the human lung using oxygen-enhanced magnetic resonance imaging. Nat Med 2(11):1236–1239

Eichinger M, Optazaite DE, Kopp-Schneider A, Hintze C, Biederer J, Niemann A, Mall MA, Wielputz MO, Kauczor HU, Puderbach M (2012) Morphologic and functional scoring of cystic fibrosis lung disease using MRI. Eur J Radiol 81(6):1321–1329. doi:10.1016/j.ejrad.2011.02.045

Fain SB, Altes TA, Panth SR, Evans MD, Waters B, Mugler JP 3rd, Korosec FR, Grist TM, Silverman M, Salerno M, Owers-Bradley J (2005) Detection of age-dependent changes in healthy adult lungs with diffusion-weighted 3He MRI. Acad Radiol 12(11):1385–1393. doi:10.1016/j.acra.2005.08.005

Fain SB, Gonzalez-Fernandez G, Peterson ET, Evans MD, Sorkness RL, Jarjour NN, Busse WW, Kuhlman JE (2008) Evaluation of structure-function relationships in asthma using multidetector CT and hyperpolarized He-3 MRI. Acad Radiol 15(6):753–762. doi:10.1016/j.acra.2007.10.019

Fain SB, Peterson ET, Sorkness RL, Wenzel S, Castro M, Busse WW (2009) Severe asthma research program – phenotyping and quantification of severe asthma. Imaging Decis MRI 13(1):24–27. doi:10.1111/j.1617-0830.2009.01124.x

Gupta S, Siddiqui S, Haldar P, Raj JV, Entwisle JJ, Wardlaw AJ, Bradding P, Pavord ID, Green RH, Brightling CE (2009) Qualitative analysis of high-resolution CT scans in severe asthma. Chest 136(6):1521–1528. doi:10.1378/chest.09-0174

Hamedani H, Kadlecek SJ, Ishii M, Xin Y, Emami K, Han B, Shaghaghi H, Gopstein D, Cereda M, Gefter WB, Rossman MD, Rizi RR (2015) Alterations of regional alveolar oxygen tension in asymptomatic current smokers: assessment with hyperpolarized (3)He MR imaging. Radiology 274(2):585–596. doi:10.1148/

radiol.14132809

Hatabu H, Gaa J, Kim D, Li W, Prasad PV, Edelman RR (1996) Pulmonary perfusion: qualitative assessment with dynamic contrast-enhanced MRI using ultra-short TE and inversion recovery turbo FLASH. Magn Reson MedOffJ Soc Magn Reson MedSocMagn ResonMed 36(4):503–508

Hogg JC, Macklem PT, Thurlbeck WM (1968) Site and nature of airway obstruction in chronic obstructive lung disease. N Engl J Med 278(25):1355–1360. doi:10.1056/NEJM196806202782501

Hogg JC, Chu F, Utokaparch S, Woods R, Elliott WM, Buzatu L, Cherniack RM, Rogers RM, Sciurba FC, Coxson HO, Pare PD (2004) The nature of small-airway obstruction in chronic obstructive pulmonary disease. N Engl J Med 350(26):2645–2653. doi:10.1056/NEJMoa032158

Hoover DA, Capaldi DP, Sheikh K, Palma DA, Rodrigues GB, Dar AR, Yu E, Dingle B, Landis M, Kocha W, Sanatani M, Vincent M, Younus J, Kuruvilla S, Gaede S, Parraga G, Yaremko BP (2014) Functional lung avoidance for individualized radiotherapy (FLAIR): study protocol for a randomized, double-blind clinical trial. BMC Cancer 14:934. doi:10.1186/1471-2407-14-934

Ireland RH, Din OS, Swinscoe JA, Woodhouse N, van Beek EJ, Wild JM, Hatton MQ (2010) Detection of radiation-induced lung injury in non-small cell lung cancer patients using hyperpolarized helium-3 magnetic resonance imaging. Radiother OncolJ Eur Soc Ther RadiolOncol 97(2):244–248. doi:10.1016/j.radonc.2010.07.013

Ishii M, Hamedani H, Clapp JT, Kadlecek SJ, Xin Y, Gefter WB, Rossman MD, Rizi RR (2015) Oxygen-weighted Hyperpolarized (3)He MR imaging: ashort-term reproducibility study in human subjects. Radiology 277(1):247–258. doi:10.1148/radiol.2015142038

Jarjour NN, Erzurum SC, Bleecker ER, Calhoun WJ, Castro M, Comhair SA, Chung KF, Curran-Everett D, Dweik RA, Fain SB, Fitzpatrick AM, Gaston BM, Israel E, Hastie A, Hoffman EA, Holguin F, Levy BD, Meyers DA, Moore WC, Peters SP, Sorkness RL, Teague WG, Wenzel SE, Busse WW, Program NSAR (2012) Severe asthma: lessons learned from the National Heart, Lung, and Blood Institute Severe Asthma Research Program. Am J Respir Crit Care Med 185(4):356–362. doi:10.1164/rccm.201107-1317PP

Jobst BJ, Wielputz MO, Triphan SM, Anjorin A, Ley-Zaporozhan J, Kauczor HU, Biederer J, Ley S, Sedlaczek O (2015) Morpho-functional 1H-MRI of the lung in COPD: short-term test-retest reliability. PLoS One 10(9):e0137282. doi:10.1371/journal.pone.0137282

Jones PW (2009) Health status and the spiral of decline. COPD 6(1):59–63. doi:10.1080/15412550802587943

Karch A, Vogelmeier C, Welte T, Bals R, Kauczor HU, Biederer J, Heinrich J, Schulz H, Glaser S, Holle R, Watz H, Korn S, Adaskina N, Biertz F, Vogel C, Vestbo J, Wouters EF, Rabe KF, Sohler S, Koch A, Jorres RA, Group CS (2016) The German COPD cohort COSYCONET: aims, methods and descriptive analysis of the study population at baseline. Respir Med 114:27–37. doi:10.1016/j.rmed.2016.03.008

Kauczor HU, Hofmann D, Kreitner KF, Nilgens H, Surkau R, Heil W, Potthast A, Knopp MV, Otten EW, Thelen M (1996) Normal and abnormal pulmonary ventilation: visualization at hyperpolarized He-3 MR imaging. Radiology 201(2):564–568

Khakban A, Sin DD, FitzGerald JM, Ng R, Zafari Z, McManus B, Hollander Z, Marra CA, Sadatsafavi M (2015) Ten-year trends in direct costs of COPD: apopulation-based study. Chest 148(3):640–646. doi:10.1378/chest.15-0721

Kirby M, Mathew L, Wheatley A, Santyr GE, McCormack DG, Parraga G (2010a) Chronic obstructive pulmonary disease: longitudinal hyperpolarized (3)He MR imaging. Radiology 256(1):280–289. doi:10.1148/radiol.10091937

KirbyM, WheatleyA, McCormackDG, ParragaG (2010b) Development and application of methods to quantify spatial and temporal hyperpolarized 3He MRI ventilation dynamics: preliminary results in chronic obstructive pulmonary disease. In: SPIE Medical Imaging. International Society for Optics and Photonics, pp 762605–762605-762609

Kirby M, Mathew L, Heydarian M, Etemad-Rezai R, McCormack DG, Parraga G (2011a) Chronic obstructive pulmonary disease: quantification of bronchodilator effects by using hyperpolarized (3)He MR imaging. Radiology 261(1):283–292. doi:10.1148/radiol.11110403

Kirby M, Svenningsen S, Ahmed H, Wheatley A, Etemad-Rezai R, Paterson NA, Parraga G (2011b) Quantitative evaluation of hyperpolarized helium-3 magnetic resonance imaging of lung function variability in cystic fibrosis. Acad Radiol 18(8):1006–1013. doi:10.1016/j.acra.2011.03.005

Kirby M, Svenningsen S, Owrangi A, Wheatley A, Farag A, Ouriadov A, Santyr GE, Etemad-Rezai R, Coxson HO, McCormack DG, Parraga G (2012) Hyperpolarized 3He and 129Xe MR imaging in healthy volunteers and patients with chronic obstructive pulmonary disease. Radiology 265(2):600–610. doi:10.1148/radiol.12120485

Kirby M, Svenningsen S, Kanhere N, Owrangi A, Wheatley A, Coxson HO, Santyr GE, Paterson NA, McCormack DG, Parraga G (2013) Pulmonary ventilation visualized using hyperpolarized helium-3 and xenon-129 magnetic resonance imaging: differences in COPD and relationship to emphysema. J Appl Physiol (Bethesda, Md : 1985) 114(6):707–715. doi:10.1152/japplphysiol.01206.2012

Kirby M, Ouriadov A, Svenningsen S, Owrangi A, Wheatley A, Etemad-Rezai R, Santyr GE, McCormack DG, Parraga G (2014a) Hyperpolarized 3He and 129Xe magnetic resonance imaging apparent diffusion coefficients: physiological relevance in older never- and ex-smokers. Physiol Rep 2(7). doi:10.14814/phy2.12068

Kirby M, Pike D, Coxson HO, McCormack DG, Parraga G (2014b) Hyperpolarized (3)He ventilation defects used to predict pulmonary exacerbations in mild to moderate chronic obstructive pulmonary disease. Radiology 273(3):887–896. doi:10.1148/radiol.14140161

Kirby M, Pike D, McCormack DG, Lam S, Sin DD, Coxson HO, Parraga G (2014c) Longitudinal computed tomography and magnetic resonance imaging of COPD: Thoracic Imaging Network of Canada (TINCan) study objectives. Chron Obstruct Pulmon Dis J COPD Found 1(2):200–211

Kirby M, Pike D, Sin DD, Coxson HO, McCormack DG, Parraga G (2015) COPD: do imaging measurements of emphysema and airway disease explain symptoms and exercise capacity? Radiology 277(3):872–880. doi:10.1148/radiol.2015150037

Kruger SJ, Niles DJ, Dardzinski B, Harman A, Jarjour NN, Ruddy M, Nagle SK, Francois CJ, Sorkness RL, Burton RM, Munoz del Rio A, Fain SB (2014) Hyperpolarized Helium-3 MRI of exercise-induced bronchoconstriction during challenge and therapy. J MagnReson Imaging 39(5):1230–1237. doi:10.1002/jmri.24272

Lederlin M, Bauman G, Eichinger M, Dinkel J, Brault M, Biederer J, Puderbach M (2013) Functional MRI using Fourier decomposition of lung signal: reproducibility of ventilation-and perfusion-weighted imaging in healthy volunteers. Eur J Radiol 82(6):1015–1022

Lutey BA, Lefrak SS, Woods JC, Tanoli T, Quirk JD, Bashir A, Yablonskiy DA, Conradi MS, Bartel ST, Pilgram TK, Cooper JD, Gierada DS (2008) Hyperpolarized 3He MR imaging: physiologic monitoring observations and safety considerations in 100 consecutive subjects. Radiology 248(2):655–661. doi:10.1148/radiol.2482071838

Ma W, Sheikh K, Svenningsen S, Pike D, Guo F, Etemad-Rezai R, Leipsic J, Coxson HO, McCormack DG, Parraga G (2015) Ultra-short echo-time pulmonary MRI: evaluation and reproducibility in COPD subjects with and without bronchiectasis. JMagn Reson Imaging 41(5):1465–1474. doi:10.1002/jmri.24680

Mathew L, Evans A, Ouriadov A, Etemad-Rezai R, Fogel R, Santyr G, McCormack DG, Parraga G (2008) Hyperpolarized 3He magnetic resonance imaging of chronic obstructive pulmonary disease: reproducibility at 3.0 tesla. Acad Radiol 15(10):1298–1311. doi:10.1016/j.acra.2008.04.019

Mathew L, Gaede S, Wheatley A, Etemad-Rezai R, Rodrigues GB, Parraga G (2010) Detection of longitudinal lung structural and functional changes after diagnosis of radiation-induced lung injury using hyperpolarized 3He magnetic resonance imaging. Med Phys 37(1):22–31. doi:10.1118/1.3263616

Mathew L, Kirby M, Etemad-Rezai R, Wheatley A, McCormack DG, Parraga G (2011) Hyperpolarized (3)He magnetic resonance imaging: preliminary evaluation of phenotyping potential in chronic obstructive pulmonary disease. Eur J Radiol 79(1):140–146. doi:10.1016/j.ejrad.2009.10.028

Mathew L, Kirby M, Farquhar D, Licskai C, Santyr G, Etemad-Rezai R, Parraga G, McCormack DG (2012a) Hyperpolarized 3He functional magnetic resonance imaging of bronchoscopic airway bypass in chronic obstructive pulmonary disease. Can RespirJ J Can Thorac Soc 19(1):41–43

Mathew L, Vandyk J, Etemad-Rezai R, Rodrigues G, Parraga G (2012b) Hyperpolarized (3)He pulmonary functional magnetic resonance imaging prior to radiation therapy. Med Phys 39(7):4284–4290. doi:10.1118/1.4729713

Mathew L, Wheatley A, Castillo R, Castillo E, Rodrigues G, Guerrero T, Parraga G (2012c) Hyperpolarized (3) He magnetic resonance imaging: comparison with four-dimensional x-ray computed tomography imaging in lung cancer. Acad Radiol 19(12):1546–1553. doi:10.1016/j.acra.2012.08.007

McMahon CJ, Dodd JD, Hill C, Woodhouse N, Wild JM, Fichele S, Gallagher CG, Skehan SJ, van Beek EJ, Masterson JB (2006) Hyperpolarized 3helium magnetic resonance ventilation imaging of the lung in cystic fibrosis: comparison with high resolution CT and spirometry. Eur Radiol 16(11):2483–2490. doi:10.1007/s00330-006-0311-5

Meaney JF, Weg JG, Chenevert TL, Stafford-Johnson D, Hamilton BH, Prince MR (1997) Diagnosis of pulmonary embolism with magnetic resonance angiography. N Engl J Med 336(20):1422–1427. doi:10.1056/NEJM199705153362004

Mentore K, Froh DK, de Lange EE, Brookeman JR, Paget-Brown AO, Altes TA (2005) Hyperpolarized HHe 3 MRI of the lung in cystic fibrosis: assessment at baseline and after bronchodilator and airway clearance treatment1. Acad Radiol 12(11):1423–1429

Morbach AE, Gast KK, Schmiedeskamp J, Dahmen A, Herweling A, Heussel CP, Kauczor HU, Schreiber WG (2005) Diffusion-weighted MRI of the lung with hyperpolarized helium-3: a study of reproducibility. J Magn Reson Imaging 21(6):765–774. doi:10.1002/jmri.20300

Mugler III J(1998) Optimization of gradient-echo sequences for hyperpolarized noble gas MRI. In: Proceedings of the 6th annual meeting of ISMRM, Sydney, p 1904

Mugler JP 3rd, Driehuys B, Brookeman JR, Cates GD, Berr SS, Bryant RG, Daniel TM, de Lange EE, Downs JH 3rd, Erickson CJ, Happer W, Hinton DP, Kassel NF, Maier T, Phillips CD, Saam BT, Sauer KL, Wagshul ME (1997) MR imaging and spectroscopy using hyperpolarized 129Xe gas: preliminary human results. Magn Reson Med 37(6):809–815

Mugler JP 3rd, Altes TA, Ruset IC, Dregely IM, Mata JF, Miller GW, Ketel S, Ketel J, Hersman FW, Ruppert K (2010) Simultaneous magnetic resonance imaging of ventilation distribution and gas uptake in the human lung using hyperpolarized xenon-129. Proc Natl Acad Sci U S A 107(50):21707–21712. doi:10.1073/pnas.1011912107

OECD OfEC-oaD (2007) Computed Tomography (CT) and Magnetic Resonance Imaging (MRI) Census. Benchmark Report: IMV, Limited, Medical Information Division

Parraga G, Ouriadov A, Evans A, McKay S, Lam WW, Fenster A, Etemad-Rezai R, McCormack D, Santyr G (2007) Hyperpolarized 3He ventilation defects and apparent diffusion coefficients in chronic obstructive pulmonary disease: preliminary results at 3.0 Tesla. Invest Radiol 42(6):384–391. doi:10.1097/01.rli.0000262571.81771.66

Parraga G, Mathew L, Etemad-Rezai R, McCormack DG, Santyr GE (2008) Hyperpolarized 3He magnetic resonance imaging of ventilation defects in healthy elderly volunteers: initial findings at 3.0 Tesla. Acad Radiol

15(6):776–785. doi:10.1016/j.acra.2008.03.003

Paulin GA, Svenningsen S, Jobse BN, Mohan S, Kirby M, Lewis JF, Parraga G (2015) Differences in hyperpolarized (3) He ventilation imaging after 4 years in adults with cystic fibrosis. J Magn Reson Imaging 41(6):1701–1707. doi:10.1002/jmri.24744

Pauwels RA, Buist AS, Calverley PM, Jenkins CR, Hurd SS, Committee GS (2001) Global strategy for the diagnosis, management, and prevention of chronic obstructive pulmonary disease. NHLBI/ WHO Global Initiative for Chronic Obstructive Lung Disease (GOLD) Workshop summary. Am J Respir Crit Care Med 163(5):1256–1276. doi:10.1164/ajrccm.163.5.2101039

Puderbach M, Eichinger M, Gahr J, Ley S, Tuengerthal S, Schmahl A, Fink C, Plathow C, Wiebel M, Muller FM, Kauczor HU (2007) Proton MRI appearance of cystic fibrosis: comparison to CT. Eur Radiol 17(3):716–724. doi:10.1007/s00330-006-0373-4

Regan EA, Hokanson JE, Murphy JR, Make B, Lynch DA, Beaty TH, Curran-Everett D, Silverman EK, Crapo JD (2010) Genetic epidemiology of COPD (COPDGene) study design. COPD 7(1):32–43. doi:10.3109/15412550903499522

Samee S, Altes T, Powers P, de Lange EE, Knight-Scott J, Rakes G, Mugler JP 3rd, Ciambotti JM, Alford BA, Brookeman JR, Platts-Mills TA (2003) Imaging the lungs in asthmatic patients by using hyperpolarized helium-3 magnetic resonance: assessment of response to methacholine and exercise challenge. J Allergy Clin Immunol 111(6):1205–1211

Schonfeld C, Cebotari S, Voskrebenzev A, Gutberlet M, Hinrichs J, Renne J, Hoeper MM, Olsson KM, Welte T, Wacker F, Vogel-Claussen J (2014) Performance of perfusion-weighted Fourier decomposition MRI for detection of chronic pulmonary emboli. J Magn Reson Imaging. doi:10.1002/jmri.24764

Sheikh K, Capaldi DP, Hoover DA, Palma DA, Yaremko BP, Parraga G (2015) Magnetic resonance imaging biomarkers of chronic obstructive pulmonary disease prior to radiation therapy for non-small cell lung cancer. Eur J Radiol Open 2:81–89. doi:10.1016/j.ejro.2015.05.003

Shukla Y, Wheatley A, Kirby M, Svenningsen S, Farag A, Santyr GE, Paterson NA, McCormack DG, Parraga G (2012) Hyperpolarized 129Xe magnetic resonance imaging: tolerability in healthy volunteers and subjects with pulmonary disease. Acad Radiol 19(8):941–951. doi:10.1016/j.acra.2012.03.018

SoherBJ, AinslieM, MacFallJ, HashoianR, CharlesHC (2010) Lung imaging in humans at 3 T using perfluorinated gases as MR contrast agents [abstr]. In: Proceedings of the Eighteenth Meeting of the International Society for Magnetic Resonance in Medicine Berkeley, Calif: International Society for Magnetic Resonance in Medicine:3389

Sommer G, Bauman G, Koenigkam-Santos M, Draenkow C, Heussel CP, Kauczor HU, Schlemmer HP, Puderbach M (2013) Non-contrast-enhanced preoperative assessment of lung perfusion in patients with non-small-cell lung cancer using Fourier decomposition magnetic resonance imaging. Eur J Radiol 82(12):E879–E887. doi:10.1016/j.ejrad.2013.06.030

Svenningsen S, Kirby M, Starr D, Leary D, Wheatley A, Maksym GN, McCormack DG, Parraga G (2013) Hyperpolarized (3) He and (129) Xe MRI: differences in asthma before bronchodilation. J Magn Reson Imaging 38(6):1521–1530. doi:10.1002/jmri.24111

Svenningsen S, Kirby M, Starr D, Coxson HO, Paterson NA, McCormack DG, Parraga G (2014a) What are ventilation defects in asthma? Thorax 69(1):63–71. doi:10.1136/thoraxjnl-2013-203711

Svenningsen S, Paulin G, Wheatley A, Pike D, Suggett J, McCormack D, Parraga G (2014b) Oscillating positive expiratory pressure (oPEP) therapy in chronic obstructive pulmonary disease and bronchiectasis. Eur Respir J 44(Suppl 58):P3679

Svenningsen S, Nair P, Guo F, McCormack DG, Parraga G (2016a) Is ventilation heterogeneity related to asthma control? Eur Respir J. doi:10.1183/13993003.00393-2016

Svenningsen S, Paulin GA, Sheikh K, Guo F, Hasany A, Kirby M, Etemad Rezai R, McCormack DG, Parraga G (2016b) Oscillatory positive expiratory pressure in chronic obstructive pulmonary disease. COPD 13(1):66–74. doi:10.3109/15412555.2015.1043523

Teague WG, Tustison NJ, Altes TA (2014) Ventilation heterogeneity in asthma. J Asthma 51(7):677–684. doi:10.3109/02770903.2014.914535

Tgavalekos NT, Musch G, Harris RS, Melo MFV, Winkler T, Schroeder T, Callahan R, Lutchen KR, Venegas JG (2007) Relationship between airway narrowing, patchy ventilation and lung mechanics in asthmatics. Eur Respir J 29(6):1174–1181. doi:10.1183/09031936.00113606

Thomen RP, Sheshadri A, Quirk JD, Kozlowski J, Ellison HD, Szczesniak RD, Castro M, Woods JC (2015) Regional ventilation changes in severe asthma after bronchial thermoplasty with (3)He MR imaging and CT. Radiology 274(1):250–259. doi:10.1148/radiol.14140080

Tkach JA, Hillman NH, Jobe AH, Loew W, Pratt RG, Daniels BR, Kallapur SG, Kline-Fath BM, Merhar SL, Giaquinto RO, Winter PM, Li Y, Ikegami M, Whitsett JA, Dumoulin CL (2012) An MRI system for imaging neonates in the NICU: initial feasibility study. Pediatr Radiol 42(11):1347–1356. doi:10.1007/s00247-012-2444-9

Tzeng YS, Lutchen K, Albert M (2009) The difference in ventilation heterogeneity between asthmatic and healthy subjects quantified using hyperpolarized He-3 MRI. J Appl Physiol 106(3):813–822. doi:10.1152/japplphysiol.01133.2007

van Beek EJ, Dahmen AM, Stavngaard T, Gast KK, Heussel CP, Krummenauer F, Schmiedeskamp J, Wild JM, Sogaard LV, Morbach AE, Schreiber LM, Kauczor HU (2009) Hyperpolarised 3He MRI versus HRCT in COPD and normal volunteers: PHIL trial. Eur Respir J 34(6):1311–1321. doi:10.1183/09031936.00138508

Vestbo J, Anderson W, Coxson HO, Crim C, Dawber F, Edwards L, Hagan G, Knobil K, Lomas DA, MacNee W, Silverman EK, Tal-Singer R, investigators E (2008) Evaluation of COPD Longitudinally to Identify Predictive Surrogate Endpoints (ECLIPSE). Eur Respir J 31(4):869–873. doi:10.1183/09031936.00111707

Vestbo J, Hurd SS, Agusti AG, Jones PW, Vogelmeier C, Anzueto A, Barnes PJ, Fabbri LM, Martinez FJ, Nishimura M, Stockley RA, Sin DD, Rodriguez-Roisin R (2013a) Global strategy for the diagnosis, management, and prevention of chronic obstructive pulmonary disease GOLD executive summary. Am J Respir Crit Care Med 187(4):347–365. doi:10.1164/rccm.201204-0596PP

Walkup LL, Tkach JA, Higano NS, Thomen RP, Fain SB, Merhar SL, Fleck RJ, Amin RS, Woods JC (2015) Quantitative magnetic resonance imaging of bronchopulmonary dysplasia in the neonatal intensive care unit environment. Am J Respir Crit Care Med 192(10):1215–1222. doi:10.1164/rccm.201503-0552OC

Wheatley A, Mckay S, Mathew L, Santyr G, McCormack DG, Parraga G (2008) Hyperpolarized helium-3 magnetic resonance imaging of asthma: Short-term reproducibility – art. no. 69161X. P Soc Photo-Opt Ins 6916:X9161–X9161. doi:10.1117/12.771138

Wielputz MO, Puderbach M, Kopp-Schneider A, Stahl M, Fritzsching E, Sommerburg O, Ley S, Sumkauskaite M, Biederer J, Kauczor HU, Eichinger M, Mall MA (2014) Magnetic resonance imaging detects changes in structure and perfusion, and response to therapy in early cystic fibrosis lung disease. Am J Respir Crit Care Med 189(8):956–965. doi:10.1164/rccm.201309-1659OC

Woodhouse N, Wild JM, Paley MN, Fichele S, Said Z, Swift AJ, van Beek EJ (2005) Combined helium-3/proton magnetic resonance imaging measurement of ventilated lung volumes in smokers compared to never-smokers. J Magn Reson Imaging 21(4):365–369. doi:10.1002/jmri.20290

Woods JC, Choong CK, Yablonskiy DA, Bentley J, Wong J, Pierce JA, Cooper JD, Macklem PT, Conradi MS, Hogg JC (2006) Hyperpolarized 3He diffusion MRI and histology in pulmonary emphysema. Magn Reson Med 56(6):1293–1300. doi:10.1002/mrm.21076

第21章

3T MRI肺部成像的挑战

Yoshiharu Ohno, Masaya Takahashi, Hisanobu Koyama, Takeshi Yoshikawa

目录

Y. Ohno (✉) • T. Yoshikawa
Division of Functional and Diagnostic Imaging Research, Department of Radiology, Kobe University Graduate School of Medicine, Kobe, Japan

Advanced Biomedical Imaging Research Center, Kobe University Graduate School of Medicine, Kobe, Japan
e-mail: yosirad@kobe-u.ac.jp, yosirad@med.kobe-u.ac.jp

M. Takahashi
Advanced Imaging Research Center, Department of Radiology, University of Texas, Southwestern Medical Center at Dallas, Dallas, TX, USA

H. Koyama
Division of Radiology, Department of Radiology, Kobe University Graduate School of Medicine, Dallas, TX, USA

摘要

MRI自临床应用以来已成为重要的诊断工具，但肺部一直是颇具挑战的成像领域。20世纪80年代至90年代早期，有很多物理学家和放射学家尝试使用MRI观察不同的肺部、纵隔和心脏疾病，但在可接受的检查时间内不能提供清晰的图像质量，也不能取代CT、肺血管成像和核医学等其他成像方法。实际上，自20世纪90年代末以来，1.5T MRI系统和序列的改进、并行成像等新技术的临床应用，以及更有效的对比剂的使用等各方面一直在持续发展。这些发展使得肺部MRI不仅能用于肿瘤学研究，也可用于评价其他肺部疾病，还能为不同的心肺疾病提供形态学和功能学信息。进入2000年以来，MRI技术仍不断改进，肺部MRI正逐步向更高场强(≥3T)迈进。

1 引言

MRI 自临床应用以来已成为重要的诊断工具，但肺部一直是颇具挑战的成像领域。20 世纪 80 年代至 90 年代早期，有很多物理学家和放射学家尝试使用 MRI 观察不同的肺部、纵隔和心脏疾病,但在可接受的检查时间内不能提供清晰的图像质量,也不能取代 CT、肺血管成像和核医学等其他成像方法。实际上,自 20 世纪 90 年代末以来,1.5T MRI 系统和序列的改进、并行成像等新技术的临床应用,以及更有效的对比剂的使用等各方面一直在持续发展。这些发展使得肺部 MRI 不仅能用于肿瘤学研究,也可用于评价其他肺部疾病,还能为不同的心肺疾病提供形态学和功能学信息。进入 2000 年以来,MRI 技术仍不断改进,肺部 MRI 正逐步向更高场强(≥3T)迈进。

MRI 上更高的磁场强度由于提高了信号强度(SI),因此可获得更高的图像信噪比(SNR),其中最重要的是减少了获取图像所需的成像时间(Takahashi 等,2003),这样可实现更高的空间分辨率。自 20 世纪 90 年代末至 21 世纪初以来,很多研究报道并讨论了超高场磁共振在脑部及其他器官成像的优势,也有理论和实验研究证实了磁场依赖性的客观存在及重要性。除了 SNR 外,组织弛豫时间(Duewell 等,1995,1996;Jezzard 等,1996)及 MR 对比剂的效率(如 R1、R2 或 R2*弛豫率)(Lauffer,1990;Vander Elst 等,1998)也有磁场依赖性。目前关键在于,3T 与 1.5T 比较,对胸部成像是否有所改善或有实用价值。

本章我们将讨论:①3T MR 的成像基础;②肺部 3T MR 成像在形态学、功能学及代谢评估方面所面临的新挑战。

2 3T MRI 基础

2.1 信号强度(SI)和信噪比(SNR)

10 多年来,最佳磁场强度问题一直是一个颇具争议的话题。对于超高场的兴趣源于当磁场强度(ω)增高时,SNR 可随之增加,且 SI 和噪声具有不同的磁场依赖性。

$$\begin{aligned} SI \propto & (\text{自旋质子数量})\times \\ & (\text{每个自旋质子产生的电压}) \end{aligned} \quad (1)$$

当磁场强度(ω)增加,所能观察到的“自旋质子数量”和“每个自旋质子产生的电压”呈线性增加,则根据公式(1),信号强度 SI 理论上与静态磁场强度的平方(ω^2)成正比。当所有噪声来自一次采样,则噪声与静磁场强度(ω)呈正比,在这种情况下 SNR 与 v 呈正比。另一方面,当所有噪声来源于射频线圈,则噪声与静磁场强度的 1/4($\omega^{1/4}$)成正比,而 SNR 与 $\omega^{7/4}$ 呈正比。因此理论上,3T 的 SNR 至少是 1.5T 的两倍。与弛豫时间和 MR 对比剂效应不同,信号强度在更高场强下的获益应该在基本相同的实验条件下进行比较。因此,有必要对 3T 和 1.5T 场强下不同 MR 序列和检查的 SNR 和对比噪声比(CNR)的实际差别进行量化(Frydrychowicz 等,2010;Londy 等,2012;Nayak 等,2004;Rakow-Penner 等,2006;Yarnykh 等,2006)。实际上,只有少量研究根据几种磁场依赖性参数的联合效应,对不同场强下 SNR 和 CNR 与理论值进行了直接比较。所以当 1.5T 转变为 3T MR 系统后,SNR 能实际改善多少,以及能做什么或需要做什么,目前仍不清楚。

2.2 弛豫时间

生物组织的 SNR 与磁场强度大致呈正比。但实际获得的 SNR 比理论要低,原因是理论假设除场强外,其他所有参数为常量,T1 弛豫时间会随磁场强度增加而增加,这是导致实际和理论值偏差的原因之一(Stanisz 等,2005)。在 1.5T 和 3T MR 弛豫时间直接对比的基础上(Stanisz 等,2005),一些研究发现SI是一种弛豫时间的函数，因而具有磁场依赖性（Noeske，2000；Stanisz等，2005）。表21.1在前文基础上（Stanisz等，2005）修订、总结了两种磁场强度下不同组织弛豫时间的区别，所有组织T1弛豫时间会随磁场强度升高而增加，而T2弛豫时间反之。因此，应用常规黑血快速自旋回波T1WI和T2WI序列时，3T MR下肺部病灶的CNR会低于1.5T MR（图21.1）。从另一方面说，3T MR所增加的T1弛豫时间是非对比增强（non-CE）MR血管成像的优势之一。

由于任何场强下，体模的T2值和T2*值理论上一样，所以体模研究多使用T2值替代T2*值，但在一些组织中的T2*值明显低于T2值（Fernandez-Seara等，2000）。磁敏感强度（g）与磁场强度成正比，可用以下公式表述（Ludeke等，1985）：

$$\gamma = \Delta x/2 \times B_0/RB_z \tag{2}$$

Δx是相邻物质磁敏感性的差异，B_0(=ω)是静磁场强度，R是横截面半径，G_z是读出梯度。实际上，由于1/T2*是T2和T2(R2*=R2+/R2')的函数，因此T2*效应依赖于组织的T2值（Takahashi等，2000）。在高场强下，某些组织的T2和T2*值越低（如肺），SNR和CNR就减少的越明显。之前的研究发现，随着对比剂的剂量增加（范围0.05~0.2mmol/kg），4T下的中央肺动脉CNR增加，而外周肺动脉CNR无增加（Uematsu等，2001）。因此，MR临床应用时需仔细考虑最佳成像参数，特别是存在T2*效应时。

2.3 钆对比剂的弛豫率

钆（Gd）对比剂的R1弛豫率取决于多种参数，如对比剂的类型（Takahashi等，1996；De León-Rodríguez等，2015）、温度、组织环境和磁场强度（Lauffer等，1990；Vander Elst等，1998）。尽管低场强下顺磁性对比剂的R1弛豫率更高（Lauffer等，1990），但在体模实验中R2和R2*值理论上在任何场强下都应相同（Fernandez-Seara等，2000）。Takahashi等使用体模对比研究了不同对比剂的作用（Takahashi等，2003）。为了准确地测量钆复合物的弛豫效能（R1、R2和R2*），在

表21.1 37℃下3T和1.5T的T2和T1弛豫时间

	3T系统		1.5T系统	
	弛豫时间		弛豫时间	
组织	T2(ms)	T1(ms)	T2(ms)	T1(ms)
肝	42±3	812±64	46±6	576±30
骨骼肌	50±4	1412±13	44±6	1008±20
心脏	47±11	1471±31	40±6	1030±34
肾	56±4	1194±31	55±3	690±30
白质	69±3	1084±45	72±4	884±50
灰质	99±7	1820±114	95±8	1124±50
视神经	78±5	1083±39	77±9	815±30
脊髓	78±2	993±47	74±6	745±37
血液	275±50	1932±85	290±30	1441±120

根据Stanisz等(2005)修改。

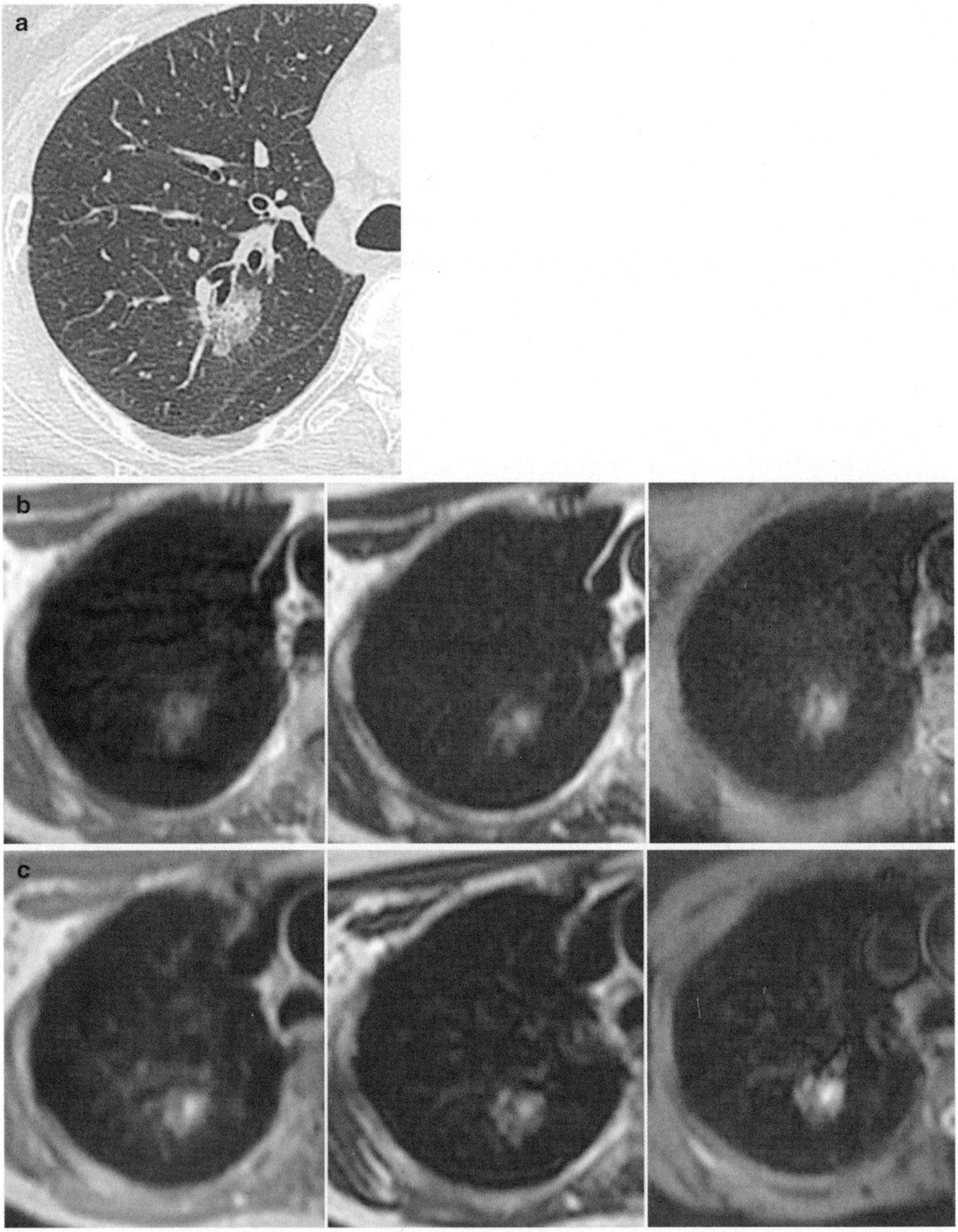

图 21.1 患者,女性,67 岁,微浸润腺癌。(a)薄层 CT 显示右上叶部分实性结节,直径约 21mm,实性成分直径约 5mm。(b)(左到右:1.5T 的 T1 加权,T2 加权和 STIR TSE 图像)T1 加权 TSE 图像上结节呈均匀低信号,T2 加权和 STIR TSE 图像上呈相对高信号,其内可见更高信号区,更高信号成分在病理上与基质浸润密切相关。(c)(左到右:3T T1 加权,T2 加权和 STIR TSE)T1 加权 TSE 上结节呈低信号, 其内可见高信号区,T2 加权和 STIR TSE 呈相对高信号,其内可见更高信号区,更高信号成分在病理上与基质浸润密切相关。

4T 和 1.5T 下，仅有部分曲线拟合度好（$r>0.995$）的弛豫时间（T1、T2）与钆浓度构成反比关系。此外，4T 的 R1 比 1.5T 低（≈25%），而 R2 与 1.5T 接近。因此，当磁场强度增加时，R1 弛豫率会减少，但 R2 弛豫率变化不大（Fernandez-Seara 等，2000；Takahashi 等，2003；DeLeón-Rodríguez 等，2015）。另一方面，根据对比剂类型[比如超顺磁氧化铁（SPI-O）和超小超顺磁氧化铁（USPIO）]和应用场景的不同，R2 和 R2* 可有明显变化。这提示我们，超高场磁共振也应考虑使用 MR 对比剂，尽管目前尚不清楚弛豫率变化在当前临床应用方面是否足够有效。

2.4 安全性考虑

下文回顾了高磁场强度与人体相互作用的理论计算值。就 3T MR 的常规临床应用而言，目前尚未观察到对人体有害的物理或生理现象发生。具体观察的内容包括大分子和膜的方向、对神经传导的影响、心电图和脑电图及血流。

如果希望应用更高场强获得更高的空间分辨率，则梯度场强也必须提高。由于目前 FDA 指南对特定吸收率（SAR）的限制，对于统计学上超高磁场场强和梯度的组合，所用场强在某些临床应用中可能存在问题。SAR 值定义为：

$$SAR = \frac{\sigma \times |E|^2}{2\rho} \times \left(\frac{\tau}{TR}\right) \times N_P \times N_S \quad (3)$$

σ 是导电性，E 是电场，ρ 是组织密度，τ 是脉冲时间，N_p 和 N_s 分别是脉冲数和图像层数。由于 E 与静磁场成正比，更高的场强会使 SAR 值明显增高，从而可能限制某些部位的扫描层数及翻转角的选择等。此外，由于 RF 能量在高频时能被更有效地吸收，RF 的吸收率（用 SAR 表示）必须严格监测。这也是任何高场磁共振应用需重点关注的问题（Bottomley 等，1978；Takahashi 等，2003）。目前所有 3T MR 系统的临床应用均需考虑或者监测 SAR 值水平，必要时需要对序列及参数进行调整优化，以及使用并行成像技术。因此，每个设备厂家在 3T 系统上开发新的临床应用均需考虑安全问题。

3 3T 肺部 MRI 的挑战

根据前述的 3T MRI 基础，目前 3T 也可像 1.5T 一样较好地进行肺部 MRI。基本上，胸部肿瘤和心肺循环疾病的检查计划非常类似，但不同厂家在某些序列参数上会有所调整，或者使用新的线圈或应用新技术来改善 B_0 和 B_1 的不均匀性。因此，其他章节介绍的检查计划也可常规用于 3T 肺 MR 检查，尽管弛豫时间、钆复合物的弛豫率和其他因素改变后会使 SNR、CNR 有所变化。本节重点介绍自 2000 年中期以来，3T MR 系统在肺部形态、功能和代谢成像方面所面临的新挑战。

3.1 非对比剂 MR 血管成像和 MR 灌注成像

自 1994 年，结合检查床移动和并行成像技术的胸腹部 MR 血管成像开展以来，钆对比剂增强（CE-）MR 血管成像开始得以广泛应用（Prince，1994）。然而，在 MRI 临床应用的早期阶段，尚未开发出 CE-MR 血管成像技术之前，传统的非对比剂增强（non-CE）MR 血管成像方法，包括时间飞跃法（TOF）和相位法（PC）已经被开发并广泛应用。三维（3D）TOF 目前主要用于颅内 MR 血管成像，二维（2D）MR 血管成像主要用于颈部和外周血管（Laub，1995；Masaryk 等，1990），而 2D（≈3D）或 3D（≈4D）PC-MR 血管成像主要用于各种血流的定量评价（Dumoulin 等，

1989,1990)。尽管这些传统技术采集时间长,运动伪影也很难避免,但随着MR硬件和序列及并行成像的发展,研究者对非增强MR血管成像在头颅以外的其他部位的应用开始重新产生兴趣(Sodickson等,1997;Pruessmann等,1999)。此外,肾功能不全患者发生的肾源性纤维化(NSF)也引起了高度关注,并进一步促进了无须外源性对比剂血管成像技术的发展(Buhaescu等,2008)。最早的非增强MR血管成像研究始于日本,一是由于钆对比剂费用相对较高和剂量限制(Urata等,2001),另一方面则反映了医护专业人员和患者的基本愿望,即希望接受一种完全无创和无须对比剂的检查方法(Miyazaki等,2012)。

平衡稳态自由进动序列(bSSFP)早在1958年就已提出(Carr),但直到2000年早期才在1.5T和3T系统上得以商业化,广泛应用于包括胸部在内的全身多个部位(Scheffler等,2003)。bSSFP序列具有高信噪比和固有的T2/T1对比,对流动依赖性小,可有效提供高血流信号,是非增强MR血管成像(NC-MRA)的不错选择(Scheffler等,2003)。该序列由一个α/2预脉冲,自旋调节哑脉冲和交替RF激励脉冲链构成,让自旋质子在3个方向完全平衡,产生高SNR和高对比的血流信号。尽管bSSFP有其优点,但它对B_0场不均匀性的敏感性要高于快速自旋回波(TSE或FSE)序列,因而容易产生偏共振带状伪影。实际上,随着近年来软硬件的发展,缩短激励脉冲链的TR有助于提高bSSFP在不均匀B_0场的稳健性。由于3T和1.5T系统的B_0不均匀性存在差异,理论上讲,3T的bSSFP序列图像质量不及1.5T。此外,在3T上将bSSFP序列与CE-MRA比较,前者主要减少了肺外周血管的显示,而肺中央血管的显示差别不大(图21.2),因此这一技术需要结合下述的两种方法。

在21世纪初,基于心电(ECG)门控的3D FSE序列得以研发,通过触发同一心动周期每个层面的编码,提供3D non-CE-MR亮血成像技术(Miyazaki等,2000,2003;Ohno等,2014a)。这一技术后来扩展至使用不同的心脏触发延迟时间来分离动脉和静脉,称为新鲜血液成像(FBI)(图21.3)。此外,和1.5T MR系统比较,3T的血液T1弛豫时间有所延长,这也是该技术的优点之一。

FBI使用心电门控3D半傅里叶FSE序列,成像基础为收缩期和舒张期触发采集的信号差别(Miyazaki等,2000,2003;Ohno等,2014a)。在收缩期,由于动脉快速血流产生的自旋质子失相位效应,动脉表现为黑血信号或血管流空。而在舒张期,动脉特征为血流变缓,因而表现为高信号。另一方面,静脉血由于血流恒定且缓慢,故在整个心动周期均表现为高信号。由于该技术依赖血流速率,需要利用ECG门控或外周脉搏门控(PPG)在所需的心动时相进行选择性数据采集。为了获取同一心动时相的各层图像,需对3D半傅里叶FSE序列在同一心动延迟时间触发层面编码。半傅里叶FSE的图像对比取决于有效回波时间(TE_{eff}),因此可通过选择短或长的TE_{eff}来获得中重度T2加权图像。使用心电门控半傅里叶FSE技术,需要结合以下技术来有效获得亮血图像:短回波链间隔,并行成像以减少采集时间窗,以及k空间直线式采集。最后,根据临床需要,可施加预脉冲如短时反转恢复序列(STIR),获得脂肪抑制的3D半傅里叶FSE图像。此外,基于FSE的序列可通过选择TE_{eff}来控制T2加权图像的对比。就肺FBI而言,需要根据不同的临床需求来选择合适的心电延迟进行收缩期和(或)舒张期触发,因为这是进行准确的肺动脉期、实质期和肺静脉期的non-

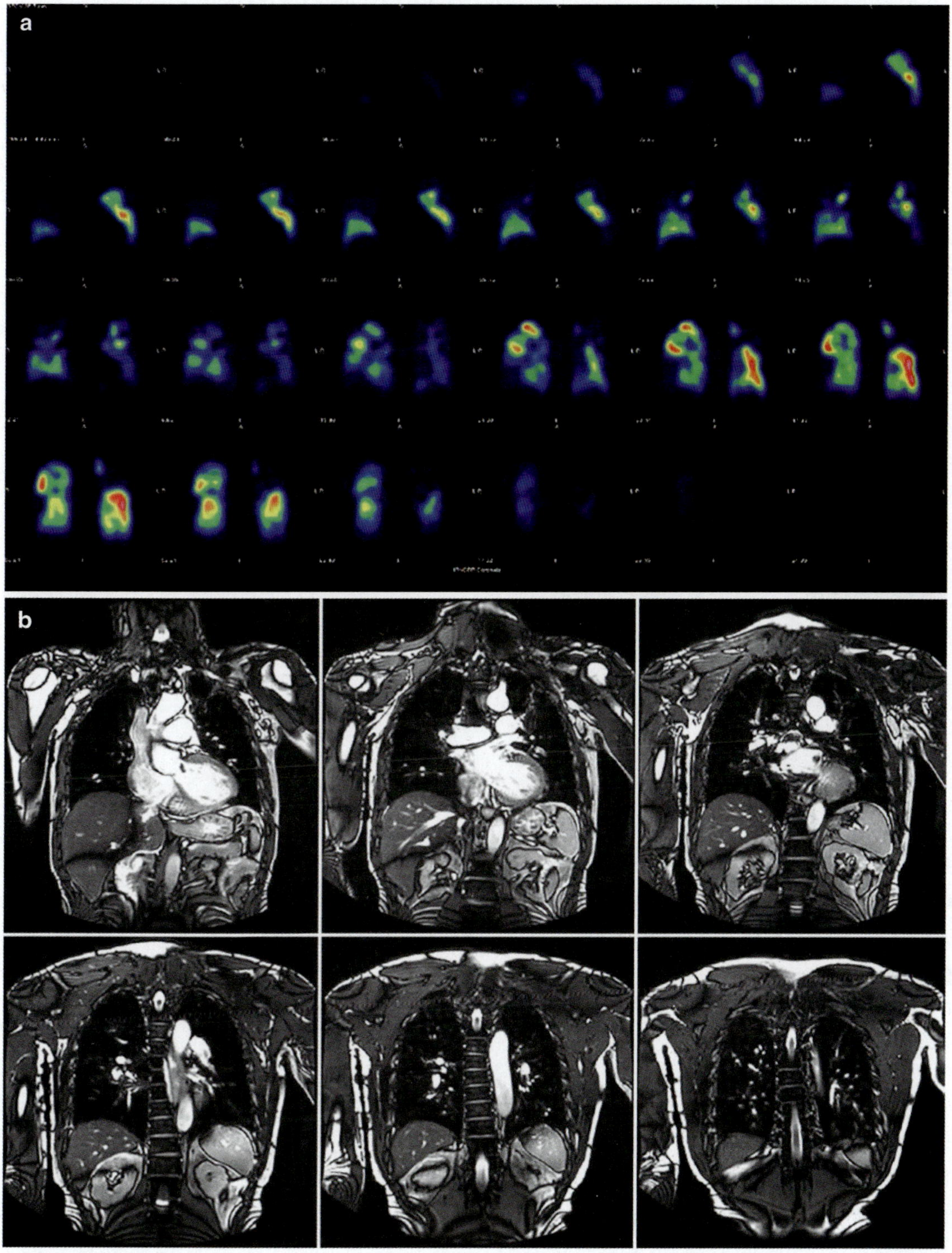

图 21.2　患者，男性，48 岁，慢性动脉栓塞性肺动脉高压。(a)由于慢性肺血栓栓塞，^{99m}Tc-MAA 灌注 SPECT 冠状位重建图像显示肺实质不均匀灌注。(b)(上排图像为从腹侧到中央层面，下排图像为从中央到背侧层面)依次在主干、叶和段水平采集的 3T 平衡 FFE(bFFE)图像能清晰显示大血管如主动脉、上腔静脉和肺动静脉，但不能显示肺实质灌注异常。

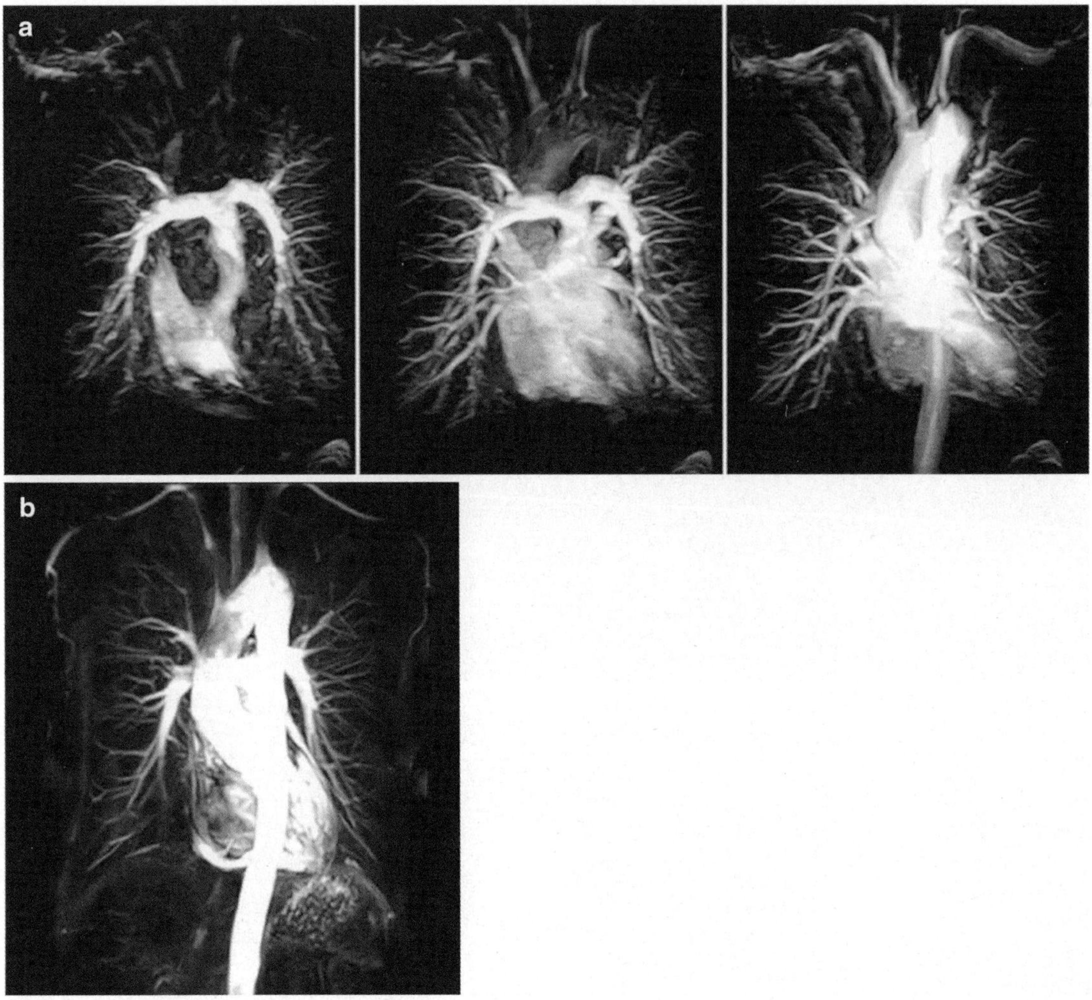

图 21.3 患者,男性,67 岁,健康志愿者。(**a**)(从左到右:肺动脉期、实质期和体循环期)3T 基于时间分辨的 CE-MR 血管成像清晰显示肺动脉期、实质期和体循环期的肺血管结构。(**b**)在同一 3T MR 下使用心电门控新鲜血液成像(FBI)技术的高空间分辨率 non-CE-MR 血管成像显示肺血管结构和升、降主动脉,可与时间分辨的 CE-MR 血管成像相媲美。

CE-MR 血管成像的基本要求。因此,可使用一种预脉冲或"心电预脉冲"序列,通过递增的触发时间来获得一系列 2D 单次激发图像,找到特定的收缩期(动脉血为黑血,流空)和舒张期(动脉血为亮血)触发延迟时间点(TD)(Miyazaki 等,2000)。每个单次激发 2D 图像在 2 个或 3 个 RR 间期内以递增延迟的方式进行采集,以生成不同期相的图像。根据需要,也可使用 2D PC 法确定收缩期和舒张期延迟时间,作为心电预扫描的替代方法。

为显示特定的血管,最早开发了使用自旋回波(SE)和梯度回波(GRE)序列的动脉自旋标记(ASL)技术对颈动脉进行显像(Nishimura 等,1987;Edelman 等,1994)。在 20 世纪 80 年代后期,Nishimura 等研究了一种减影方法,首先采用选择性反转恢复(IR)脉冲来标记兴趣血管,然后采集无选择性

IR 脉冲图像，二者减影后生成血管图像(Nishimura 等，1987)。后来这种方法扩展至ASL 技术，称为交替射频信号标记(STAR)(Edelman 等，1994；Wielopolski 等，1995)。半傅里叶 FSE 和 bSSFP 序列均可使用单次激发多回波采集技术(Stuber 等，2002；Miyazaki 等，2012)，从而缩短扫描时间及增加其他的预脉冲，比如脂肪抑制脉冲、反转脉冲和(或)自旋标记脉冲序列。半傅里叶 FSE 和bSSFP 均能提供亮血图像，但只有结合自旋标记技术，才能消除背景信号对血管的干扰。

对于自旋标记的 non-CE-MR 血管成像和静脉成像而言，半傅里叶 FSE 和 bSSFP 序列有一些特征性差别。如前所述，bSSFP 需要均匀度好的 B_0 场 (Scheffler 等，2003)，而半傅里叶 FSE 不需要。但半傅里叶 FSE 的局限性在于其依赖流速，以及相位编码相对于血管的方向，所以半傅里叶 FSE 适合对血流较慢的血管如肺血管进行成像。相反，bSSFP可在任意心动时相采集数据，而且不依赖流速，可对具有快血流的血管如心脏、主动脉弓、主动脉和肾动脉行 non-CE-MR 血管成像。实际上，应用这些技术还有其他考虑，比如动脉和静脉血流模式，血液和背景组织的T1 和 T2 值差异，身体不同部位的磁敏感性(即肺的空气/组织界面)。因此，3T MR 下基于 ASL 的 non-CE-MR 血管成像仅推荐时间-空间标记反转脉冲方法(time-SLIP)(Ohno 等，2014a)。

目前 time-SLIP 有三种自旋标记技术，分别为流入、流出和交替标记/去标记减影技术(Miyazaki 等，2012)。所有 time-SLIP 技术可结合 2D 或 3D 采集的半傅里叶 FSE 或bSSFP 序列，以及 ECG(或 PPG)和(或)呼吸门控。这些技术的特征性区别在于流入和流出技术需要仔细选择 TI 来消除背景信号，而交替标记/去标减影技术无须考虑 TI，因为背景信号已通过减影去除。由于不依赖 TI的选择，可通过选择不同的 TI 来反复采集图像，达到实时灌注成像。但交替标记/去标技术的主要缺点为扫描时间会增加 1 倍。结合标记部位和选择合适的 TI，non-CE-MR血管成像可显示不同的解剖区域或目标区域肺血管结构(图 21.4)。

过去几年已经开始在 3T MR 系统下使用上述技术对多个器官行 non-CE-MR 血管成像(Ohno 等，2014a，2015a；Albert 等，2015；Kurata 等，2016)。实际上，仅有一项研究利用所有 non-CE-MR 血管成像技术对肺血管结构进行评估，并与 CE-CT 和 CE-MR 血管成像进行了对比。该研究发现在临床常规应用上，non-CE-MR 技术与 CE-CT、CE-MR在显示肺血管结构和异常评估方面没有显著性差异(Ohno 等，2014a)。可以预见，在不久的将来，3T 系统下这些方法的进一步发展将挑战传统的 CE-CT 和 CE-MR 血管成像的地位。

自 1999 年以来，有很多 1.5T 非增强灌注 MR 成像方法的理论研究，包括动脉自旋标记(Roberts 等，1999)，STAR 单次激发半傅里叶采集 TSE(HASTE)(Hatabu 等，2000)，附加或不附加射频脉冲的流动敏感性交替反转恢复 (FAIRER 和 FAIR)，2D 心电门控减影和傅里叶分解等(FD)(Bauman 等，2013；Bauman Puderbach 等，2013；Sommer 等，2013；Kjørstad 等，2014；Schönfeld 等，2015)。但所有的这些方法均为 2D 成像，耗时长，抑或空间分辨率低，因此不能取代动态增强灌注 MRI，无论用于学术还是临床研究。

我们最近在 3T MR 机上研发了一种 3D心电和呼吸门控非增强灌注 MRI 方法，该方法基于 3D FBI 技术，并结合舒张期和收缩期减影进行成像(Ohno 等，2015b)(图 21.5)。这一方法在评价区域灌注上，与动态增强灌

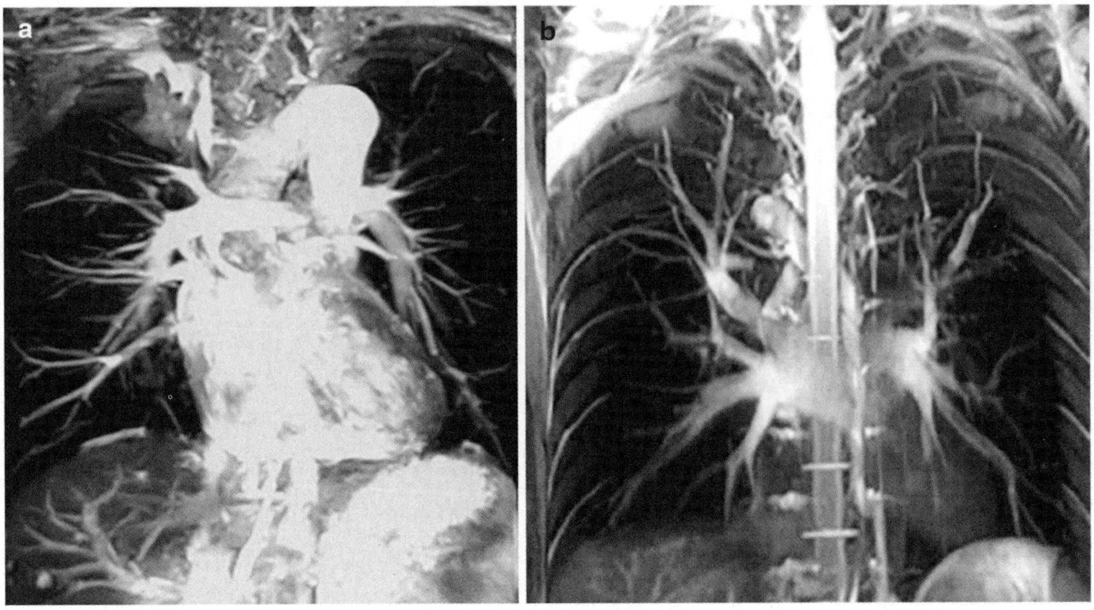

图 21.4 男性,42 岁,健康志愿者。3T 基于 time-SLIP 方法的 non-CE-MR 血管成像通过变换标记脉冲部位和流入时间,清晰分辨肺动脉期(a)和肺静脉期(b)血管图像。

注 MRI 和灌注扫描两种方法有良好的一致性(Ohno 等,2015b)。此外,这种非增强灌注 MRI 方法对术后肺功能的预测能力接近定量薄层 CT 和动态增强灌注 MRI,且优于薄层 CT 和灌注扫描的定性评价(Ohno 等,2015b)。尽管这一方法尚需进一步研究,但其有望成为各种肺疾病灌注评价的又一选择。

3.2 肺癌的全身 MRI 和 PET/MRI

自 2007 年以来,随着快速成像和移动检查床技术的发展,使全身 MRI 的临床应用成为可能,利用 1.5T 和 3T 系统对肺癌患者进行全身成像被认为是一种最具性价比的成像方法(Ohno 等,2007,2008,2013a,2015c;Yi 等,2008,2013;Takenaka 等,2009;Sommer 等,2012),也是肺癌分期,判断复发和(或)转移监控等临床管理的一个补充手段(Ohno 等,2007,2008,2013a,2015c;Yi 等,2008,2013;Takenaka 等,2009;Sommer 等,2012)。此外,PET/MRI 作为种融合成像方法,近年来也在上述临床问题中得以探索、应用,并在最近几年的一些研究中显示了一定的优势(Ohno 等,2015c;Schaarschmidt 等,2015,2016)。

一些研究比较了全身 MRI 和 PET/CT、PET/MRI 在肺癌 T 分期的诊断效能(Yi 等,2008;Sommer 等,2012;Heusch 等,2014;Ohno 等,2015c),发现 3T 全身 MRI 的诊断准确性为 89%~94.3%,PET/CT 为 86%~91.4%(Yi 等,2008;Sommer 等,2012;Heusch 等,2014)。另一研究还评价了由这两种方法提供的形态学和功能学信息(Ohno 等,2015c),全身 MRI 的诊断准确性为 94.3%,结合或不结合 MR 信号强度分析的 PET/MRI 准确性分别为 94.3%和 91.4%,PET/CT 的准确性为 91.4%,提示这 3 种方法的诊断准确性无显著性差异。

2008 年以来,有研究在 1.5T 和 3T MR 上对非小细胞肺癌患者行包含或不包含扩散加权成像(DWI)的全身 MRI,对肿瘤的 N

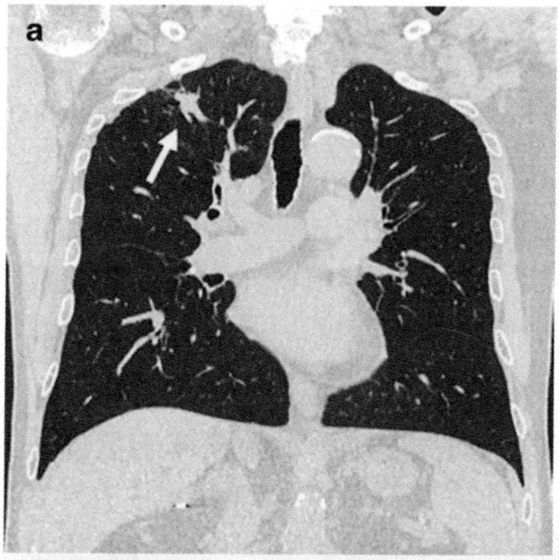

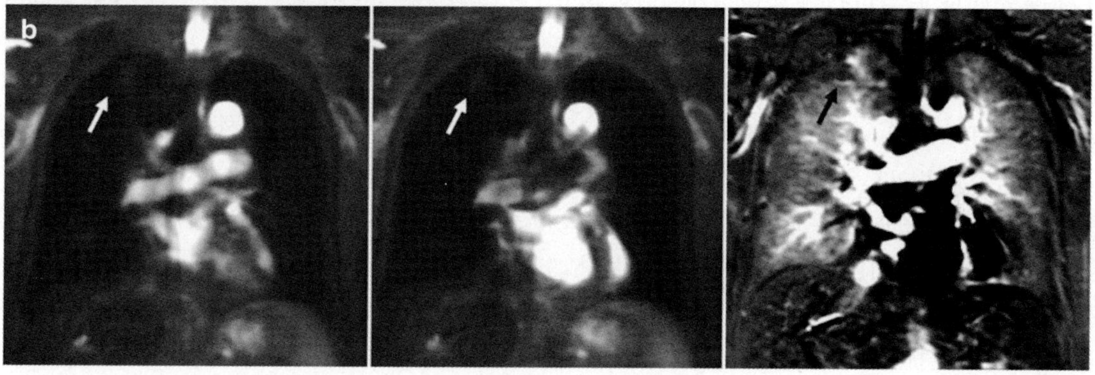

图 21.5 患者，女性，76 岁，浸润性腺癌。(a)薄层多平面重建(MPR)冠状位图像显示右上叶结节(白色箭头)，结节表现出脐凹、毛刺和胸膜牵拉等特征，病理证实为浸润性腺癌。(b)(从左到右：舒张期和收缩期图像，非增强灌注图像)使用 3D 心电门控新鲜血液成像(FBI)方法获得的舒张期和收缩期原始图像显示右上叶腺癌(白色箭头)。通过舒张期和收缩期图像减影所得的非增强灌注 MR 图像清晰显示正常肺实质灌注，而肺腺癌处为灌注缺损(黑色箭头)。

分期进行评价(Yi 等，2008，2013；Sommer 等，2012；Ohno 等，2015c)。Yi 等直接比较了 3T 全身 MRI 和 PET/CT 对 N 分期的诊断效能，发现诊断准确性分别为 68%和 70%，两种方法没有显著性差异(Yi 等，2008)。最近一项研究则直接比较了全身 MRI、PET/MRI 和 PET/CT 对非小细胞肺癌患者 N 分期的诊断效能，全身 MRI 的准确性为 98.6%，结合或不结合信号强度分析的 PET/MRI 准确性分别为 98.6%和 92.1%，PET/CT 的准确性为 92.1%(Ohno 等，2015c)。全身 MRI 和结合信号强度分析的 PET/MRI 的准确性明显高于无信号强度分析的 PET/MRI 和 PET/CT。此外，全身 MRI 和结合信号强度分析的 PET/MRI 敏感性均为 100%，显著高于无信号强度分析的 PET/MRI(93.8%)和 PET/CT(93.8%)。

一项比较全身 MRI 和 FDG PET/CT 对于肺癌患者 M 分期诊断效能的研究发现，两种方法的诊断准确性仅为 86%，与 N 分期的诊断效能有显著的差异(Yi 等，2008)。另一研究发现全身 MRI 和结合信号强度分析的 PET/MRI 敏感性和准确性均分别为 100%和 98.6%，高于无信号强度分析的 PET/MRI(敏感性为 92.7%，准确性为 91.4%）和 PET/CT（敏感性为 92.7%，准确性为 90.7%）（Ohno 等，2015c）。

此外，该研究还比较了对手术可行性的判断，全身 MRI 和结合信号强度分析的 PET/MRI 敏感性和准确性均分别为 100%和 97.1%，高于无信号强度分析的 PET/MRI 和 PET/CT，后两者的敏感性和准确性均分别为 86.3%和 85.0%（Ohno 等，2015c）。

尽管 3T MR 的肺癌研究不多，我们认为在肺癌分期或手术可行性评价方面，结合信号强度分析的全身 MRI 或 PET/MRI 诊断效能要优于单纯评价形态和代谢信息的 PET/MRI 和 PET/CT（Ohno 等，2015c）。

有研究应用 3T 全身 MRI 对非小细胞肺癌患者术后复发进行评价，并与 PET/CT 直接对比（Ohno 等，2013a），也将对比剂增强全身 MRI 与同相位 T1 加权 GRE，新开发的分段 3D T1 加权扰相 GRE 序列 （Quick 3D），增强脂肪抑制能力的双脂肪抑制（DFS）射频脉冲技术进行了对比（Ohno 等，2013a）。使用 CE-Quick 3D 和 DFS 序列的全身 MRI 诊断敏感性（100%）和准确性（95.5%）明显高于 FDG PET/CT（敏感性和准确性分别为 93.6%和 89.6%）和传统放射学检查（敏感性和准确度分别为 92.7%和 91.0%）。此外，使用 CE 同相位 T1-GRE 序列的全身 MRI 特异性为 100%，显著高于 FDG PET/CT 和传统放射学检查（Ohno 等，2013a）。因此，该研究认为全身 MRI 能为肺癌患者提供“一站式”检查，优于传统放射学检查，甚至可媲美 PET/CT（图 21.6）。

就 3T 全身 MRI 和（或）PET/MRI 而言，目前暂无同时辅助应用全身 DWI 的研究。未来需要进一步研究来明确其在肺癌及其他胸部恶性肿瘤中的实际临床应用和成本效益。

3.3 新的 3T 扩散加权 MRI

过去 10 年里，有研究表明 1.5T DWI 可用于胸部肿瘤和肺结节的检测，但很少有应用于 3T 系统的 DWI 研究（Ohno 等，2015d；Yuan 等，2016）。一项研究利用传统的 DWI 技术来行体素内不相干运动（IVIM）成像，并与动态 CE-MRI 比较，评价多个基于 DWI 的参数包括代表单纯分子扩散的扩散系数（D，即扩散加权的慢扩散部分）、代表体素内不相干微循环的假扩散系数（D*，即扩散加权信号衰减的快扩散部分）、灌注分数（f）和表观扩散系数（ADC），以及基于动态 CE-MRI 的参数包括血管外细胞外容积分数（Ve）、血浆容积分数（Vp）、容量转移常数（K^{trans}）和速率常数（K_{ep}）。该研究发现在鉴别肺癌和良性病变方面，D 除了准确性与 K_{ep}（70.8%；$P>0.05$）相当外，其敏感性（72.2%）和准确性（91.3%）均明显优于其他参数（准确性 55.5%~68.0%，敏感性 41.3%~78.3%；所有 $P<0.01$）。此外，K^{trans} 的特异性（84.6%）明显高于其他参数（38.5%~73.1%；$P<0.01$），而 D 和 K^{trans} 二者结合可进一步提高诊断效能，敏感性、特异性和准确性可分别达到 94.2%、92%和 93.5%。根据所使用的序列、SAR 值水平和较长的检查时间，胸部 IVIM 评价尽管或多或少存在多个问题，比如 B_0、B_1 和扩散梯度的不均匀性，心脏和呼吸伪影，磁敏感和（或）模糊伪影，但基于 3T DWI 的 IVIM 作为评价胸部肿瘤的新方法，其临床意义在不久的将来有望得以明确。

当应用 3T 行平面回波（EPI）DWI 时，上述的几个问题将更加显著，这取决于采集方法、SAR 值水平及图像变形。最近有研究发现 3T 计算机化 DWI（computed DWI）和多次激发 EPI 序列有利于 DWI 在其他器官的临床应用（Ueno 等，2013，2015；Filli 等，2016；

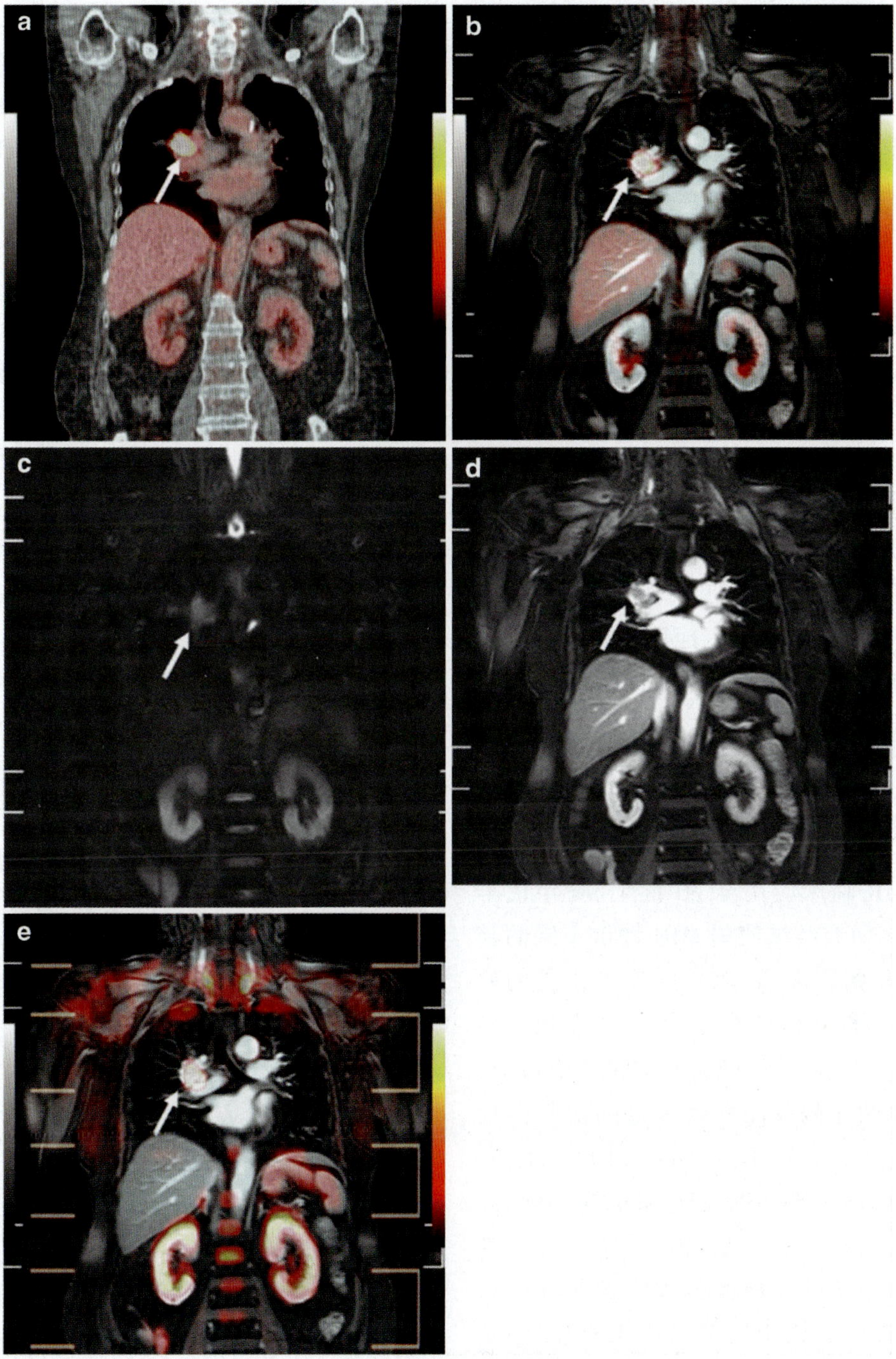

图 21.6　患者，女性，65 岁，鳞癌并右肺门淋巴结转移。(a)PET/CT 显示右肺门肿大的转移性淋巴结(箭头)和 FDG 高摄取。(b)结合 PET 和对比剂增强快速分段 3D T1 加权扰相 GRE(即 Quick 3D)序列的 PET/MRI 显示右上肺门淋巴结转移(箭头)及 FDG 高摄取。(c)全身 STIR FASE 图像显示右肺门肿大的转移性淋巴结(箭头)并呈高信号。(d)全身对比增强(CE)GRE(即 Quick 3D)图像显示右肺门增大的转移淋巴结(箭头)。(e)结合弥散加权成像(DWI)和 CE-Quick 3D 序列的全身 MRI 显示右肺门增大的转移淋巴结(箭头)，DWI 呈高信号。前述 5 种成像方法均准确诊断该患者为 N1 期。

Rosenkrantz 等,2016),但暂无证据表明有助于肺部 MRI 成像。

最近,有研究在 3T MRI 上应用快速高级自旋回波序列(FASE)行 DWI 成像被认为是一种新的 DWI 技术(Ohno 等,2015d)(图 21.7),该研究直接比较了 3T 系统下 STIR、EPI-DWI、FASE-DWI 序列及 FDG PET/CT 对 N 分期的效能,发现 STIR(84.2%)和 FASE-DWI 序列(83.2%)的 N 分期准确性明显高于 EPI-DWI(76.8%)和 PET/CT(73.7%)。因此,FASE-DWI 和 STIR 对肺癌患者 N 分期的定性评价比 EPI-DWI 和 FDG PET/CT 更敏感和(或)准确。FASE-DWI 比 EPI-DWI 更具优势,目前 3T MR 已开始将此技术应用于胸部肿瘤的患者。因此,应用检验新的 DWI 序列是肺部 3T MRI 颇具挑战的领域。

3.4 超短回波(UTE)MRI 和(或)TE

3.4.1 肺 UTE 薄层 MRI

自 MR 临床应用至 20 世纪 90 年代早期,有很多研究尝试使用 MRI 评价不同的肺部、纵隔和胸膜疾病,但当时在可接受的检查时间内不能获得足够的图像质量。由于多种组织/空气界面使得肺实质的 T2* 值极短,传统的脉冲序列仅能获得极低的信号强度 SI(Bergin 等,1991a,b;Mayo 等,1992;Müller 等,1992;Alsop 等,1995;Hatabu 等,1999)。为了克服这一根本问题,MR 系统, 尤其是 1.5T 成像系统的性能改善和成像序列的持续改进,被尝试用于胸部影像学检查,包括短回波(TE)的 TSE 和(或)FSE(Mayo 等,1992;Müller 等,1992;Alsop 等,1995)、单次激发半傅里叶 TSE 和(或)FSE(Hatabu 等,1999)、超短重复时间(TR)和回波时间(TE)的二维(2D)SSFP(Failo 等,2009),射频扰相 3D 脂肪抑制 GRE 序列如容积内插屏气检查(VIBE)(Fink 等,2007;Ley-Zaporozhan 等,2010)。这些研究表明 TE 缩短后肺实质成像得以改善(Takahashi 等,2010),但肺结构的显示和异常发现还不能与 CT 相媲美。

在这种情况下,超短回波(UTE)MRI 被应用于肺实质变化的定性评价,在 1.5T 和 3T 系统上应用于肺部疾病患者。联合 FID 投影采集和放射状读出技术,可使 TE 缩短至 200ms 以内,这样,由短 T2* 引起的信号衰减就可以最小化,并产生比短 TE 常规序列更高的信噪比。此外,运动是肺部 MRI 成像的最大障碍,而该序列对运动相对不敏感。有研究已报道肺 UTE MR 成像可类似 CT 显示肺实质并评价病变(Johnson 等,2013;Dournes 等,2015;Ohno 等,2016a)。

其中一项研究比较了肺部 UTE 薄层 MRI 与标准剂量和低剂量薄层 CT 在显示各种肺疾病的能力(Ohno 等,2016a)(图 21.8)。此研究表明它们在观察肺结节或肿块、磨玻璃样影、微结节、片状阴影或实变、肺气肿和肺大泡、支气管扩张、网状影、蜂窝状影、牵拉性支扩、动脉瘤、心包或胸腔积液、胸膜增厚或肿瘤,以及淋巴结增大等方面,观察者间一致性为"较好"或"极好"(标准剂量 CT, $0.74 \leqslant \kappa \leqslant 0.98$; 低剂量 CT, $0.73 \leqslant \kappa \leqslant 0.98$; 肺部 UTE MRI, $0.66 \leqslant \kappa \leqslant 0.94$)。另一方面,肺部 UTE MRI 与标准剂量和低剂量 CT 成像方法间也具有"较好"或"极好 "的一致性(与标准剂量 CT 对比, $0.67 \leqslant \kappa \leqslant 0.94$;与低剂量 CT 对比, $0.69 \leqslant \kappa \leqslant 0.95$),而标准剂量和低剂量 CT 之间的一致性是极好的($0.85 \leqslant \kappa \leqslant 0.98$)。因此,肺部薄层超短 TE 的 MRI 可与任何一种薄层 CT 成像具有同等的可重复性,其对于异常征象的评估能力足以用于常规的临床实践中。并且该项研究显示这 3 种成像方法对于患者肺结节和(或)肿块、肺气肿和(或)肺大泡、间质性肺部疾病和(或)肺

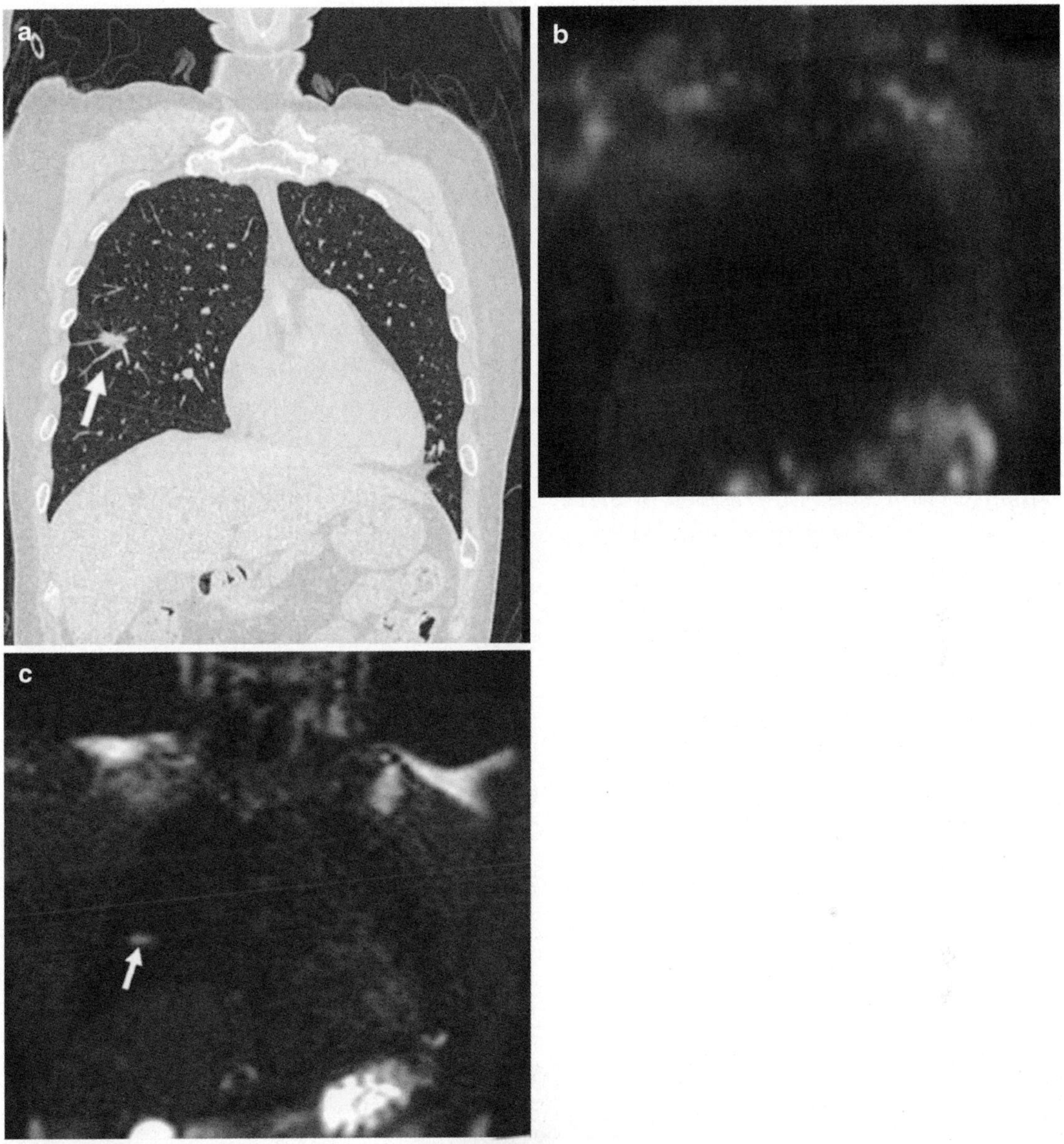

图 21.7 患者,女性,62 岁,浸润性腺癌。(a)薄层冠状位图像显示右中叶结节(箭头),可见毛刺和胸膜牵拉,病理证实为浸润性腺癌。(b)由于严重的图像变形和磁敏感伪影,EPI-DWI 序列不能显示该结节。(c)FASE-DWI 序列可清晰显示该结节(箭头)呈高信号,提示为恶性结节。

部纤维化、感染性疾病的诊断效能没有显著性差异。与 1.5T 比较,3T MR 理论上磁敏感伪影会更明显,病灶的信号强度会增加,但可得到更高的 SNR 和更佳的图像质量。UTE 序列将成为 1.5T 和 3T 肺部 MRI 的基础序列。

3.4.2 肺部 UTE MRI

过去几年的动物和人体的活体研究发现,肺部 UTE MRI 理论上可用于评价病变肺实质的信号强度或 T2* 值的变化,如肺气肿、吸烟相关 COPD 和结缔组织病(CTD)(Togao 等,2010,2011;Takahashi 等,2010;Ohno 等,2011,2013b,2014b)。

其中一项动物研究发现当呼气末正压增加时,信号强度和 T2* 值会减低。而且这些参数与肺容积变化显著相关(肺膨胀的百分比)。这些研究表明 UTE MR 采集的肺实质信号代表了包含血液在内的间质组织密度(Togaoet 等,2010)。另一研究设置不同的回波时间(自 100μs 到 2ms)测量肺实质的 SI 和 T2* 值(Takahashi 等,2010),发现 UTE 为 100μs 时即可采集到足够的肺实质 SI,因此在 3T 上可以测量肺实质的短 T2* 值(<1ms)。此外,由于肺气肿的 SI 和 T2* 减小(尤其在呼气末期),因而可以和正常肺区别。这一研究的结果提示使用 TE=100μs 的 UTE 成像所测量的肺实质 SI 和 T2* 可反映肺实质的容积分数(译者注:肺气肿的低 SI 和 T2* 可能反映了肺泡腔的扩大,从而导致肺实质容积分数的降低)。

这些动物研究结果促使我们将这一技术应用于与吸烟有关的 COPD 和(或)并发于结缔组织病(CTD)的间质性肺疾病(ILD)患者,以确定其在肺实质定量形态学评估及超短回波间隔的潜在用途(Ohno 等,2011,2013b,2014b)。当超短回波间隔从 0.5ms 改到 1.0ms 和 1.5ms 时,UTE 对 T2* 测量有显著影响($P<0.05$)(Ohno 等,2014b)。此外,超短回波间隔的增加在平均 T2* 值与基于 CT 的功能性肺容积(FLV)之间的相关性显著,但相关性较小。本研究结果还表明,超短回波间隔≤1.0ms 时对肺功能丧失和临床分期的评价能力优于 1.5ms($P<0.05$)。这项研究进一步建议,在这种情况下超短回波间隔应设置尽可能短,这与先前的一项动物研究的结果是一致的(Takahashi 等,2010)。此外,两项研究表明,定量 T2* 值与肺功能丧失相关,并能识别与吸烟相关 COPD 患者的临床分期及基于 CT 的 FLV 的显著差异,这些结果是可重复的(Ohno 等,2011,2014b)。

另一项研究发现,用 UTE 肺部 MRI 定量评估 T2* 值,可用于评估 CTD 合并 ILD 患者的肺功能丧失和疾病严重程度(Ohno 等,2013b)。对正常人和这些患者 T2* 值的比较表明,两组在平均 T2* 值、薄层 CT 定性

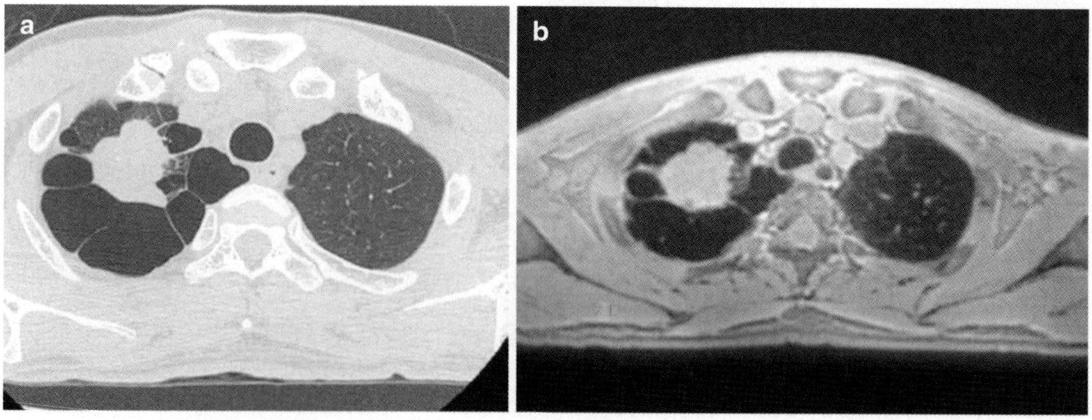

图 21.8 患者,男性,58 岁,侵袭性腺癌。(a)薄层 CT 显示浸润性腺癌有切口和周围的水泡。(b)超短 TE 小于 200μs 的薄层 MRI 也显示有切口和周围大泡的浸润性腺癌。在左肺,周围肺血管清晰显示,与薄层 CT 的结果相似。

评估的放射学参数和其他临床参数(包括肺功能和血液测试结果)上有显著性差异(Ohno 等,2013b)。这表明 UTE 技术可在 CTD 患者的临床管理中起到补充作用。

UTE MRI 在 3T 上的成功将对肺实质结构的直接评估有着积极的意义,有助于检出各种肺部疾病引起的早期及局部的肺组织结构病理性破坏,在不久的将来能作为薄层 CT 的补充。

3.5　化学交换饱和转移成像

MRI 普遍采用对比剂来增强信号,从而更好地分辨正常组织与病变组织,或者有助于显示不同的结构。现今临床使用的对比剂大部分为钆对比剂,可缩短自由水质子的弛豫时间。由于这些对比剂为非选择性对比剂,因此在静脉注射后它们均匀分布于细胞外间隙(Caravan 等,1999)。

除了使用基于弛豫的对比剂外,MR 还有各种基于组织固有特征的对比成像技术,比如相邻原子核偶联、化学交换饱和转移或流动等(Vinogradov 等,2013)。磁化转移(MT)对比通过使用偏共振 RF 脉冲来饱和组织中频谱较宽的水信号(译者注:来源于结合水),该频谱位于一个频峰窄的水信号(译者注:来源于自由水)谱线下方(Henkelman 等,2001)。该方法在临床 MRI 中主要通过偶极交联的饱和转移(ST)来改变原先的组织对比。在 20 世纪 90 年代早期,一种称为化学交换饱和转移(CEST)的新方法得到了高度关注,该技术通过内源性或外源性的可交换质子(-NH,-OH,-SH,其他)来改变组织对比并用于 MRI。这种方法也是一种利用饱和转移的成像技术,但主要通过化学交换的形式进行。它利用一个特定频率的射频脉冲,使目标分子被选择性地饱和,并将饱和转移到大量水分子上(Ward 等,2000a)。和传统 MRI 比较,这一方法提供了更加详细的生理学和功能学信息(比如 pH 值)(Aime 等,2002a,b;Zhou 等,2003a)和代谢物水平(Aime 等,2002c;Zhang 等,2003a,b;Van Zijl 等,2007),在分子影像学领域也颇受关注(Sagiyama 等,2014)。当前该方法已成为各种疾病活体及体外研究的热点(Mcmahon 等,2008;Mcmahon 等,2008;Jones 等,2006;Sun 等,2007a;Ling 等,2008;Sheth 等,2012;Togao 等,2013,2014;Ohno 等,2016b)。

3.5.1　CEST 原理

可交换溶质质子(s)与自由水质子(w)的共振频率不同,可使用射频脉冲选择性饱和。而当溶质质子和水质子发生交换时(交换率),饱和随之传递至自由水,导致水信号轻度减低。考虑到溶质质子的浓度低(μM 至 mM),而水质子的浓度高达 110M,单一的饱和传递不足以使水质子产生可辨识的效应。实际上,由于水池明显大于饱和的溶质质子池,每个发生交换的饱和溶质质子被未饱和的水质子所替代。如果溶质质子具有相对快的交换率(停留时间为毫秒级)而饱和时间又足够长(秒级),延长的交换时间可使饱和效应大大增强,最终在水信号上得以显现,从而使得低浓度溶质得以间接显像。这一频率依赖性饱和效应可通过一个饱和频率函数把无饱和信号(S_0)对水饱和(S_{sat})进行标化、测绘来进行显示。这一处理产生 Z 频谱(Bryant 等,1996)或 CEST 频谱。这个频谱被认为是对称的,其特征是每个水频率周围的频率均有磁化转移率(MTR),水的频率被设定为 0ppm。可通过水饱和的对称性及磁化转移率非对称性分析,来分析 CEST 效应(Guivel-Scharen 等,1998)。这一分析方法假定溶质和水质子是相互独立的,虽然现实情况并不一定完全如此,但它作为一个假设的近似模型是令人满意的。按照文献对 MTR(=1-S_{sat}/S_0)的定义,这一方程可表达为频率差值(Δω)的 MTR 减去对应频率差值负值(-Δω)的 MTR(Guivel-Scharen 等,1998)。

$$MTR_{asym}(\Delta\omega)=MTR(\Delta\omega)-MTR(-\Delta\omega)=S_{sat}(-\Delta\omega)/S_0-S_{sat}(\Delta\omega)/S_0 \quad (4)$$

Δω 表示水的频率差。需要注意的是,这一不对称分析基于假定水信号周围的非 CEST 贡献是对称的,但这个假设通常并不正确(尤其在活体和体外研究中)。因此,很多研究中通常使用目标组织(如病灶)相较于参考组织(如正常组织)的 MTR_{asym} 差异来确定 CEST 效应的幅度(Togao 等,2013)。而且,与 MT 成像类似,我们必须认识到这种定量结果通常很难在不同的实验室得到重复,原因是这一效应取决于施加的射频场强(B_1),除非饱和效率达到 100%。这一困境可通过计算与左侧/右侧信号强度的比率得到改善,但会增加量化交换率和浓度复杂性。

3.5.2 CEST 分类

CEST 技术包含一个强大的敏感性增强机制,可显示水信号中的低浓度溶质。该增强机制取决于药剂质子浓度和交换率,在这两个参数基础上对药剂、结构体和脉冲序列进行特殊的设计可实现信号对比的优化。因此,CEST 本质上适合作为分子和细胞成像方法,并可应用顺磁性物质(外源物)(Aime 等,2002a,b;Zhang 等,2001,2003a,b) 和反磁性物质(内源物)(Ward 等,2000a,b;Goffeney 等,2001;Snoussi 等,2003;Zhou 等,2003a,b)进行分子和细胞成像,可分别命名 paraCEST(Zhang 等,2003b)和 diaCEST (Zhou 等,2006)。这一分类主要与水的化学位移差别大小有关,在使用顺磁性位移药物时这种差别可明显增大,因此,当原先在 MR 的交换级别在低中等水平时,使用顺磁性药物能明显提高质子交换率。就 diaCEST 化合物来说,水的范围一般是 0~7ppm[羟基(-OH)、氨基(-NH_2)、酰胺(-NH)、亚氨基(-SH)组],但通过氢键结合或水分子交换后,这一范围可扩至 18~19ppm 甚至更高(>50ppm)。早期根据分子大小、内源发生和分子结构类型进行分类命名(Terreno 等,2010a,b)。此外,很多方法的命名是将 CEST 加在特定靶分子或机制的后面,比如靶向糖原称为 glycoCEST (Van Zijl 等,2007)、糖胺聚糖为 gagCEST (Ling 等,2008)、脂质体为 lipoCEST(Aime 等,2005)。由于很多建议的方法针对同一交换组,因而根据交换组分类进行命名可能更为合适,也就是 glycoCEST(即-OH 组)、gagCEST[即-OH 和(或)NH 组]、gluCEST (-NH_2 组)和 APT(-CONH$_2$ 组)。这些方法总结于表 21.2。实际上,这些分类有所重叠,因为大分子和脂质体均可作为 paraCEST 和 diaCEST 对比剂,很多相同方法也可用于其中任一组。另一个问题就是饱和转移只是磁化标记转移方法的一种,所以带"CEST"的药物命名法从技术上讲并不正确。尽管还有一种分类方法是基于交换机制的,即原子(质子)交换、分子交换和室间交换,但只有原子(质子)交换不仅在脑部,且在包括胸部的其他部位被检验过 (Togao 等,2014;Yuan 等,2014;Donahue 等,2016;Ohno 等,2016b)。

3.5.3 酰胺质子转移

酰胺质子转移(APT)成像是 CEST 成像的一种,特指自由水质子和酰胺(-NH)键间的化学交换。细胞质内内源性游离蛋白和多肽的酰胺质子可能是组织 APT 信号的主要来源(Zhou 等,2003b),这一假设基于一项核磁共振研究(NMR)的发现,即游离蛋白/多肽侧链(Gln,Asn)的酰胺质子和酰胺主链分别于 6.8ppm 和 8.2~8.4ppm（水峰前 2.1ppm 和 3.5~3.7ppm）发生共振现象（Van Zijl 等，2003）。由于当 pH 减低时-NH 组的质子交换会明显减慢，所以 APT 效应与 pH 高度相关（Vinogradov 等，2013）。pH 和 CEST 效应（MTR_{asym}）的关系可用如下公式表达，细胞内 pH 值可通过磷谱获得：

$$pH = 9.4 + \log\left[MTR_{asym} / 5.73 \right] \quad (5)$$

有很多文献已经把 APT 成像应用于动物脑缺血和人类脑卒中的研究（Zhou 等，2003a，2011；Sun 等，2007a，b）。

这种可交换质子在肿瘤组织比健康组织更为丰富（Zhou 等，2003a，b）。当实验鼠脑内种植 9L 胶质肉瘤后，APT 成像可鉴别病理证实的肿瘤区域和组织水肿，而标准的 T1WI、T2WI 和 FLAIR 甚至 DWI 均无法鉴别。之前也有研究分别应用 4.7T MR 研究实验鼠神经胶质瘤（Van Zijl 等，2003）和 3T MR 研究人脑肿瘤（Gillies 等，2000），发现肿瘤的 APT 信号比瘤周脑组织增加了 3%~4%。另一项弥漫性胶质瘤的研究结果表明，APT 信号随着 WHO 级别（Ⅱ~Ⅳ）增高而增加，并可鉴别低级别（Ⅱ）和高级别肿瘤（Ⅲ和Ⅳ）（Togao 等，2014）。

尽管这一方法对运动和 B_0 场不均匀性敏感，还是有学者对胸部 APT 成像展开了研究。Togao 等进行了动物实验，认为肺即便存在呼吸运动，APT 成像也可以对肺肿瘤进行量化。他们发现在活跃增殖的肿瘤所测得的 APT 效应更高。因而，APT 成像可作为一种特异性检查方法，能无创地对肺癌的类型和级别进行鉴别分类，从而减少肺癌细针穿刺或切除等侵入性检查方法的使用（Togao 等，2013）。此外，我们使用 3.5ppm 作为 MTRasym 的阈值，显示 APT 成像可用于鉴别胸部良恶性病灶，以及鉴别鳞状细胞癌和腺癌（Ohno 等，2016a，b）。这表明 CEST 成像可作为一种全新的基于 MR 的分子成像技术，其潜能有待更多的研究进一步开发（图 21.9）。

结论

尽管与 1.5T 相比，3T MR 在肺部成像方面存在一些理论差别、困难和不足，但 MR 新技术的进展及应用使得肺部 3T MRI 在临床及科研方面更具有吸引力。此外，基础、临床研究人员及相关厂商的持续努力，必将开拓肺部 MRI 的全新领域，作为新的、无创肺部成像方法解决基础和临床需求，使 3T MRI 在各种胸部疾病中展现出临床价值。

表 21.2　内源性 diaCEST 对比、交换组、非共振值和交换率的示例。交换率是近似值，可能强烈依赖于生理条件，如 pH 值和温度

类型	目标	交换组	交换率	非共振值(ppm)
glycoCEST	糖原	–OH	>10³/s	0.5~1.5
gagCEST	糖胺聚糖	–OH	>10³/s	0.9~1.9
		–NH	10~30/s	3.2
gluCEST	谷氨酸	$-NH_2$	5500/s	3
APT	胞内蛋白质	$-CONH_2$	10~200/s	3.5

改编自 Vinogradov 等（2013）的表 1。

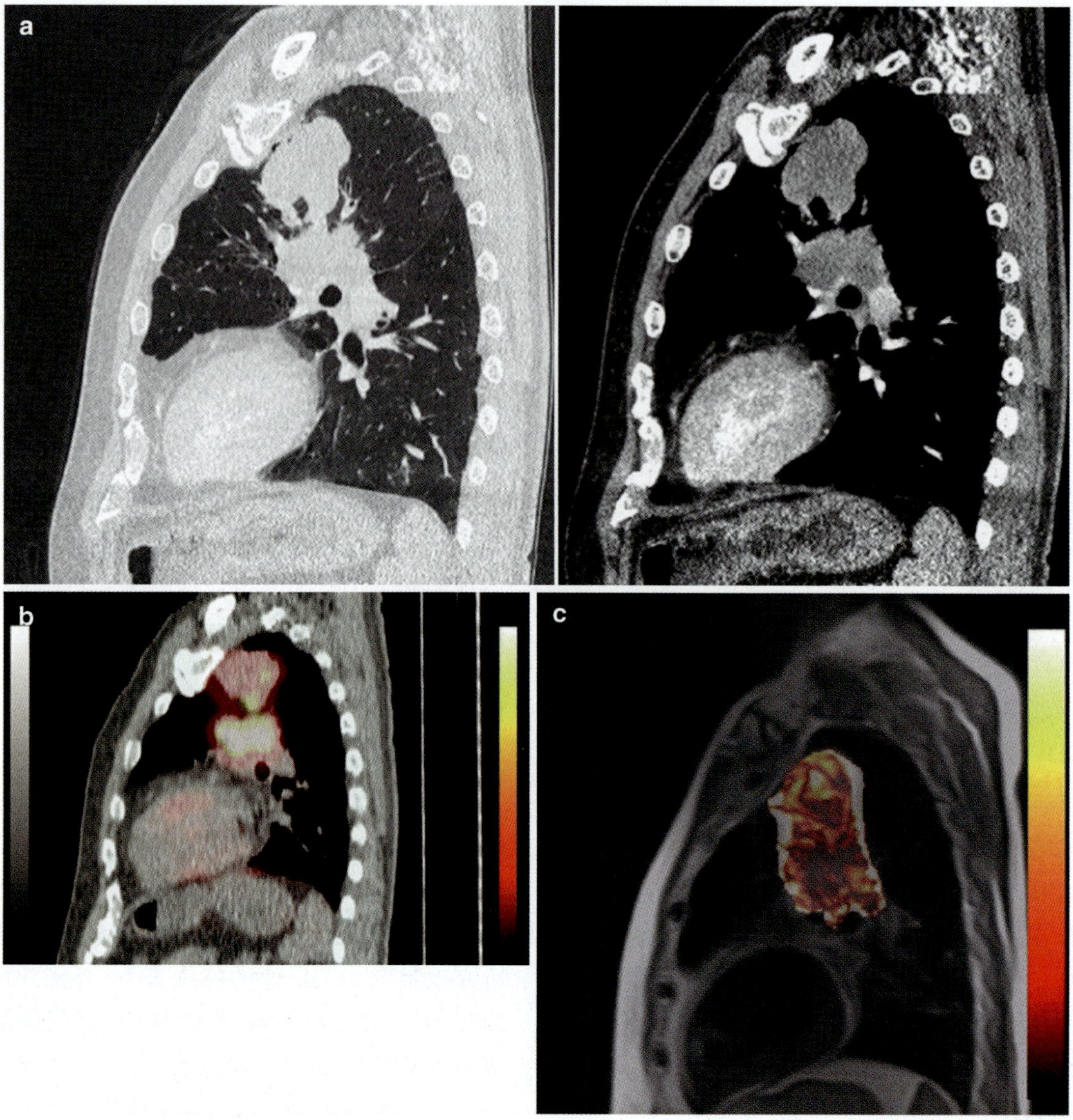

图 21.9 患者，男性，72 岁，鳞状细胞癌并左肺门淋巴结转移。(a)薄层矢状位图像(左到右：肺窗到纵隔窗)显示原发病灶和左肺门淋巴结转移。(b)矢状位 PET/CT 显示原发病灶和转移淋巴结有 FDG 高摄取。(c)矢状位 CEST 成像显示原发病灶和转移淋巴结呈不均匀高 MTR_{asym}。

(梁建业 译 邓宇 万齐 审校)

参考文献

Aime S, Barge A, Delli Castelli D, Fedeli F, Mortillaro A, Nielsen FU, Terreno E (2002a) Paramagnetic lanthanide(III) complexes as pH-sensitive chemical exchange saturation transfer (CEST) contrast agents for MRI applications. Magn Reson Med 47:639–648

Aime S, Delli Castelli D, Terreno E (2002b) Novel pH-reporter MRI contrast agents. Angew Chem Int Ed Eng 41:4334–4336

Aime S, Delli Castelli D, Fedeli F, Terreno E (2002c) A paramagnetic MRI-CEST agent responsive to lactate concentration. J Am Chem Soc 124:9364–9365

Aime S, Delli Castelli D, Terreno E (2005) Highly sensitive MRI chemical exchange saturation transfer agents using liposomes. Angew Chem Int Ed Eng 44:5513–5515

Albert TS, Akahane M, Parienty I, Yellin N, Catalá V, Alomar X, Prot A, Tomizawa N, Xue H, Katabathina VS, Lopera JE, Jin Z (2015) An international multicenter comparison of time-SLIP unenhanced MR angiography and contrast-enhanced CT angiography for assessing renal artery stenosis: the renal artery contrast-free trial. AJR Am J Roentgenol 204:182–188

Alsop DC, Hatabu H, Bonnet M, Listerud J, Gefter W (1995) Multi-slice, breathhold imaging of the lung with submillisecond echo times. Magn Reson Med 33:678–682

Bauman G, Scholz A, Rivoire J, Terekhov M, Friedrich J, de Oliveira A, Semmler W, Schreiber LM, Puderbach M (2013a) Lung ventilation- and perfusion-weighted Fourier decomposition magnetic resonance imaging: in vivo validation with hyperpolarized 3He and dynamic contrast-enhanced MRI. Magn Reson Med 69:229–237

Bauman G, Puderbach M, Heimann T, Kopp-Schneider A, Fritzsching E, Mall MA, Eichinger M (2013b) Validation of Fourier decomposition MRI with dynamic contrast-enhanced MRI using visual and automated scoring of pulmonary perfusion in young cystic fibrosis patients. Eur J Radiol 82:2371–2377

Bergin CJ, Pauly JM, Macovski A (1991a) Lung parenchyma: projection reconstruction MR imaging. Radiology 179:777–781

Bergin CJ, Glover GH, Pauly JM (1991b) Lung parenchyma: magnetic susceptibility in MR imaging. Radiology 180:845–848

Bottomley PA, Andrew ER (1978) RF magnetic field penetration, phase shift and power dissipation in biological tissue: implications for NMR imaging. Phys Med Biol 23:630–643

Bryant RG (1996) The dynamics of water-protein interactions. Annu Rev Biophys Biomol Struct 25:29–53

Buhaescu I, Izzedine H (2008) Gadolinium-induced nephrotoxicity. Int J Clin Pract 62:1113–1118

Caravan P, Ellison JJ, McMurry TJ, Lauffer RB (1999) Gadolinium(III) chelates as MRI contrast agents: structure, dynamics, and applications. Chem Rev 99:22932–22352

Carr HY (1958) Steady-state free precession in nuclear magnetic resonance. Phys Rev 112:1693–1701

De León-Rodríguez LM, Martins AF, Pinho MC, Rofsky NM, Sherry AD (2015) Basic MR relaxation mechanisms and contrast agent design. J Magn Reson Imaging 42:545–565

Donahue MJ, Donahue PC, Rane S, Thompson CR, Strother MK, Scott AO, Smith SA (2016) Assessment of lymphatic impairment and interstitial protein accumulation in patients with breast cancer treatment-related lymphedema using CEST MRI. Magn Reson Med 75:345–355

Dournes G, Grodzki D, Macey J, Girodet PO, Fayon M, Chateil JF, Montaudon M, Berger P, Laurent F (2015) Quiet Submillimeter MR Imaging of the Lung Is Feasible with a PETRA Sequence at 1.5 T. Radiology 276:258–265

Duewell SH, Ceckler TL, Ong K, Wen H, Jaffer FA, Chesnick SA, Balaban RS (1995) Musculoskeletal MR imaging at 4 T and at 1.5 T: comparison of relaxation times and image contrast. Radiology 196:551–555

Duewell S, Wolff SD, Wen H, Balaban RS, Jezzard P (1996) MR imaging contrast in human brain tissue: assessment and optimization at 4 T. Radiology 199:780–786

Dumoulin CL, Souza SP, Walker MF, Wagle W (1989) Three-dimensional phase contrast angiography. Magn Reson Med 9:139–149

Dumoulin CL, Yucel EK, Vock P, Souza SP, Terrier F, Steinberg FL, Wegmuller H (1990) Two- and three-dimensional phase contrast MR angiography of the abdomen. J Comput Assist Tomogr 14:779–784

Edelman RR, Siewert B, Adamis M, Gaa J, Laub G, Wielopolski P (1994) Signal targeting with alternating radiofrequency (STAR) sequences: application to MR angiography. Magn Reson Med 31:233–238

Failo R, Wielopolski PA, Tiddens HA, Hop WC, Mucelli RP, Lequin MH (2009) Lung morphology assessment using MRI: a robust ultra-short TR/TE 2D steady state free precession sequence used in cystic fibrosis patients. Magn Reson Med 61:299–306

Fernandez-Seara MA, Wehrli FW (2000) Postprocessing technique to correct for background gradients in image-based R*(2) measurements. Magn Reson Med 44:358–366

Filli L, Ghafoor S, Kenkel D, Liu W, Weiland E, Andreisek G, Frauenfelder T, Runge VM, Boss A (2016) Simultaneous multi-slice readout-segmented echo planar imaging for accelerated diffusion-weighted imaging of the breast. Eur J Radiol 85:274–278

Fink C, Puderbach M, Biederer J, Fabel M, Dietrich O, Kauczor HU, Reiser MF, Schönberg SO (2007) Lung MRI at 1.5 and 3 Tesla: observer preference study and lesion contrast using five different pulse sequences. Investig Radiol 42:377–383

Frydrychowicz A, Russe MF, Bock J, Stalder AF, Bley TA, Harloff A, Markl M (2010) Comparison of gadofosveset trisodium and gadobenate dimeglumine during time-resolved thoracic MR angiography at 3 T. Acad Radiol 17:1394–1400

Gillies RJ, Bhujwalla ZM, Evelhoch J, Garwood M, Neeman M, Robinson SP, Sotak CH, Van Der Sanden B (2000) Applications of magnetic resonance in model systems: tumor biology and physiology. Neoplasia 2:139–151

Goffeney N, Bulte JW, Duyn J, Bryant LH Jr, van Zijl PC (2001) Sensitive NMR detection of cationic-polymer-based gene delivery systems using saturation transfer via proton exchange. J Am Chem Soc 123:8628–8629

Guivel-Scharen V, Sinnwell T, Wolff SD, Balaban RS (1998) Detection of proton chemical exchange between metabolites and water in biological tissues. J Magn Reson 133:36–45

Hatabu H, Gaa J, Tadamura E, Edinburgh KJ, Stock KW, Garpestad E, Edelman RR (1999) MR imaging of pulmonary parenchyma with a half-Fourier single-shot turbo spin-echo (HASTE) sequence. Eur J Radiol 29:152–159

Hatabu H, Tadamura E, Prasad PV, Chen Q, Buxton R,

Edelman RR (2000) Noninvasive pulmonary perfusion imaging by STAR-HASTE sequence. Magn Reson Med 44:808–812

Henkelman RM, Stanisz GJ, Graham SJ (2001) Magnetization transfer in MRI: a review. NMR Biomed 14:57–64

Heusch P, Buchbender C, Köhler J, Nensa F, Gauler T, Gomez B, Reis H, Stamatis G, Kühl H, Hartung V, Heusner TA (2014) Thoracic staging in lung cancer: prospective comparison of 18F-FDG PET/MR imaging and 18F-FDG PET/CT. J Nucl Med 55:373–378

Jezzard P, Duewell S, Balaban RS (1996) MR relaxation times in human brain: measurement at 4 T. Radiology 199:773–779

Johnson KM, Fain SB, Schiebler ML, Nagle S (2013) Optimized 3D ultrashort echo time pulmonary MRI. Magn Reson Med 70:1241–1250

Jones CK, Schlosser MJ, van Zijl PC, Pomper MG, Golay X, Zhou J (2006) Amide proton transfer imaging of human brain tumors at 3 T. Magn Reson Med 56:585–592

Kjørstad Å, Corteville DM, Fischer A, Henzler T, Schmid-Bindert G, Zöllner FG, Schad LR (2014) Quantitative lung perfusion evaluation using Fourier decomposition perfusion MRI. Magn Reson Med 72:558–562

Kurata Y, Kido A, Fujimoto K, Kiguchi K, Takakura K, Moribata Y, Shitano F, Himoto Y, Fushimi Y, Okada T, Togashi K (2016) Optimization of non-contrast-enhanced MR angiography of the renal artery with three-dimensional balanced steady-state free-precession and time-spatial labeling inversion pulse (time-SLIP) at 3 T MRI, in relation to age and blood velocity. Abdom Radiol (NY) 41:119–126

Laub GA (1995) Time-of-flight method of MR angiography. Magn Reson Imaging Clin N Am 3:391–398

Lauffer RB (1990) Magnetic resonance contrast media: principles and progress. Magn Reson Q 6:65–84

Ley-Zaporozhan J, Ley S, Eberhardt R, Kauczor HU, Heussel CP (2010) Visualization of morphological parenchymal changes in emphysema: comparison of different MRI sequences to 3D-HRCT. Eur J Radiol 73:43–49

Ling W, Regatte RR, Navon G, Jerschow A (2008) Assessment of glycosaminoglycan concentration in vivo by chemical exchange-dependent saturation transfer (gagCEST). Proc Natl Acad Sci U S A 105:2266–2270

Londy FJ, Lowe S, Stein PD, Weg JG, Eisner RL, Leeper KV, Woodard PK, Sostman HD, Jablonski KA, Fowler SE, Hales CA, Hull RD, Gottschalk A, Naidich DP, Chenevert TL (2012) Comparison of 1.5 and 3.0 T for contrast-enhanced pulmonary magnetic resonance angiography. Clin Appl Thromb Hemost 18:134–139

Ludeke KM, Roschmann P, Tischler R (1985) Susceptibility artefacts in NMR imaging. Magn Reson Imaging 3:329–343

Masaryk TJ, Laub GA, Modic MT, Ross JS, Haacke EM (1990) Carotid-CNS MR flow imaging. Magn Reson Med 14:308–314

Mayo JR, MacKay A, Müller NL (1992) MR imaging of the lungs: value of short TE spin-echo pulse sequences. AJR Am J Roentgenol 159:951–956

McMahon MT, Gilad AA, DeLiso MA, Berman SM, Bulte JW, van Zijl PC (2008) New "multicolor" polypeptide diamagnetic chemical exchange saturation transfer (DIACEST) contrast agents for MRI. Magn Reson Med 60:803–812

Miyazaki M, Sugiura S, Tateishi F, Wada H, Kassai Y, Abe H (2000) Non-contrast-enhanced MRA using 3D ECG-synchronized half-Fourier fast spin echo. J Magn Reson Imaging 12:776–783

Miyazaki M, Takai H, Sugiura S, Wada H, Kuwahara R, Urata J (2003) Peripheral MR angiography: separation of arteries from veins with flow-spoiled gradient pulses in electrocardiography-triggered three-dimensional half-Fourier fast spin-echo imaging. Radiology 227:890–896

Miyazaki M, Akahane M (2012) Non-contrast enhanced MR angiography: established techniques. J Magn Reson Imaging 35:1–19

Müller NL, Mayo JR, Zwirewich CV (1992) Value of MR imaging in the evaluation of chronic infiltrative lung diseases: comparison with CT. AJR Am J Roentgenol 158:1205–1209

Nayak KS, Cunningham CH, Santos JM, Pauly JM (2004) Real-time cardiac MRI at 3 tesla. Magn Reson Med 51:655–660

Nishimura DG, Macovski A, Pauly JM, Conolly SM (1987) MR angiography by selective inversion recovery. Magn Reson Med 4:193–202

Noeske R, Seifert F, Rhein KH, Rinneberg H (2000) Human cardiac imaging at 3 T using phased array coils. Magn Reson Med 4:978–982

Ohno Y, Koyama H, Nogami M, Takenaka D, Yoshikawa T, Yoshimura M, Kotani Y, Nishimura Y, Higashino T, Sugimura K (2007) Whole-body MR imaging vs FDG-PET: comparison of accuracy of M-stage diagnosis for lung cancer patients. J Magn Reson Imaging 26:498–509

Ohno Y, Koyama H, Onishi Y, Takenaka D, Nogami M, Yoshikawa T, Matsumoto S, Kotani Y, Sugimura K (2008) Non-small cell lung cancer: whole-body MR examination for M-stage assessment--utility for whole-body diffusion-weighted imaging compared with integrated FDG PET/CT. Radiology 248:643–654

Ohno Y, Koyama H, Yoshikawa T, Matsumoto K, Takahashi M, Van Cauteren M, Sugimura K (2011) T2* measurements of 3-T MRI with ultrashort TEs: capabilities of pulmonary function assessment and clinical stage classification in smokers. AJR Am J Roentgenol 197:W279–W285

Ohno Y, Nishio M, Koyama H, Yoshikawa T, Matsumoto S, Takenaka D, Seki S, Tsubakimoto M, Sugimura K (2013a) Comparison of the utility of whole-body MRI with and without contrast-enhanced Quick 3D and double RF fat suppression techniques, conventional whole-body MRI, PET/CT and conventional examination for assessment of recurrence in NSCLC patients. Eur J Radiol 82:2018–2027

Ohno Y, Nishio M, Koyama H, Takenaka D, Takahashi M, Yoshikawa T, Matsumoto S, Obara M, van Cauteren M, Sugimura K (2013b) Pulmonary MR imaging with ultra-short TEs: utility for disease severity assessment of connective tissue disease patients. Eur J Radiol 82:1359–1365

Ohno Y, Nishio M, Koyama H, Yoshikawa T, Matsumoto S, Seki S, Sugimura K (2014a) Journal Club: Comparison of assessment of preoperative pulmonary vasculature in patients with non-small cell lung cancer by non-contrast- and 4D contrast-enhanced 3-T MR angiography and contrast-enhanced 64-MDCT. AJR Am J Roentgenol 202:493–506

Ohno Y, Nishio M, Koyama H, Yoshikawa T, Matsumoto S, Seki S, Obara M, van Cauteren M, Takahashi M, Sugimura K (2014b) Pulmonary 3 T MRI with ultrashort TEs: influence of ultrashort echo time interval on pulmonary functional and clinical stage assessments of smokers. J Magn Reson Imaging 39:988–997

Ohno T, Isoda H, Furuta A, Togashi K (2015a) Non-contrast-enhanced MR portography and hepatic venography with time-spatial labeling inversion pulses: comparison at 1.5 Tesla and 3 Tesla. Acta Radiol Open 4: 2058460115584110

Ohno Y, Seki S, Koyama H, Yoshikawa T, Matsumoto S, Takenaka D, Kassai Y, Yui M, Sugimura K (2015b) 3D ECG- and respiratory-gated non-contrast-enhanced (CE) perfusion MRI for postoperative lung function prediction in non-small-cell lung cancer patients: a comparison with thin-section quantitative computed tomography, dynamic CE-perfusion MRI, and perfusion scan. J Magn Reson Imaging 42:340–353

Ohno Y, Koyama H, Yoshikawa T, Takenaka D, Seki S, Yui M, Yamagata H, Aoyagi K, Matsumoto S, Sugimura K (2015c) Three-way Comparison of Whole-Body MR, Coregistered Whole-Body FDG PET/MR, and Integrated Whole-Body FDG PET/CT Imaging: TNM and Stage Assessment Capability for Non-Small Cell Lung Cancer Patients. Radiology 275:849–861

Ohno Y, Koyama H, Yoshikawa T, Takenaka D, Kassai Y, Yui M, Matsumoto S, Sugimura K (2015d) Diffusion-weighted MR imaging using FASE sequence for 3 T MR system: preliminary comparison of capability for N-stage assessment by means of diffusion-weighted MR imaging using EPI sequence, STIR FASE imaging and FDG PET/CT for non-small cell lung cancer patients. Eur J Radiol 84:2321–2331

Ohno Y, Koyama H, Yoshikawa T, Seki S, Takenaka D, Yui M, Lu A, Miyazaki M, Sugimura K (2016a) Pulmonary high-resolution ultrashort TE MR imaging: comparison with thin-section standard- and low-dose computed tomography for the assessment of pulmonary parenchyma diseases. J Magn Reson Imaging 43:512–532

Ohno Y, Yui M, Koyama H, Yoshikawa T, Seki S, Ueno Y, Miyazaki M, Ouyang C, Sugimura K (2016b) Chemical exchange saturation transfer MR imaging: preliminary results for differentiation of malignant and benign thoracic lesions. Radiology 279:578–589

Prince MR (1994) Gadolinium-enhanced MR aortography. Radiology 191:155–164

Pruessmann KP, Weiger M, Scheidegger MB, Boesiger P (1999) SENSE: sensitivity encoding for fast MRI. Magn Reson Med 42:952–962

Rakow-Penner R, Daniel B, Yu H, Sawyer-Glover A, Glover GH (2006) Relaxation times of breast tissue at 1.5 T and 3 T measured using IDEAL. J Magn Reson Imaging 23:87–91

Roberts DA, Gefter WB, Hirsch JA, Rizi RR, Dougherty L, Lenkinski RE, Leigh JS Jr, Schnall MD (1999) Pulmonary perfusion: respiratory-triggered three-dimensional MR imaging with arterial spin tagging--preliminary results in healthy volunteers. Radiology 212:890–895

Rosenkrantz AB, Parikh N, Kierans AS, Kong MX, Babb JS, Taneja SS, Ream JM (2016) Prostate cancer detection using computed very high b-value diffusion-weighted imaging: How High Should We Go? Acad Radiol 23:704–711

Sagiyama K, Mashimo T, Togao O, Vemireddy V, Hatanpaa KJ, Maher EA, Mickey BE, Pan E, Sherry AD, Bachoo RM, Takahashi M (2014) In vivo chemical exchange saturation transfer imaging allows early detection of a therapeutic response in glioblastoma. Proc Natl Acad Sci U S A 111:4542–4547

Schaarschmidt BM, Buchbender C, Nensa F, Grueneisen J, Gomez B, Köhler J, Reis H, Ruhlmann V, Umutlu L, Heusch P (2015) Correlation of the apparent diffusion coefficient (ADC) with the standardized uptake value (SUV) in lymph node metastases of non-small cell lung cancer (NSCLC) patients using hybrid 18F-FDG PET/MRI. PLoS One 10:e0116277

Schaarschmidt BM, Grueneisen J, Metzenmacher M, Gomez B, Gauler T, Roesel C, Heusch P, Ruhlmann V, Umutlu L, Antoch G, Buchbender C (2016) Thoracic staging with F-FDG PET/MR in non-small cell lung cancer – does it change therapeutic decisions in comparison to F-FDG PET/CT? Eur Radiol. [Epub ahead of print]

Scheffler K, Lehnhardt S (2003) Principles and applications of balanced SSFP techniques. Eur Radiol 13:2409–2418

Schönfeld C, Cebotari S, Voskrebenzev A, Gutberlet M, Hinrichs J, Renne J, Hoeper MM, Olsson KM, Welte T, Wacker F, Vogel-Claussen J (2015) Performance of perfusion-weighted Fourier decomposition MRI for detection of chronic pulmonary emboli. J Magn Reson Imaging 42:72–79

Sheth VR, Li Y, Chen LQ, Howison CM, Flask CA, Pagel MD (2012) Measuring in vivo tumor pHe with CEST-FISP MRI. Magn Reson Med 67:760–768

Sodickson DK, Manning WJ (1997) Simultaneous acquisition of spatial harmonics (SMASH): fast imaging with radiofrequency coil arrays. Magn Reson Med 38:591–603

Sommer G, Wiese M, Winter L, Lenz C, Klarhöfer M, Forrer F, Lardinois D, Bremerich J (2012) Preoperative staging of non-small-cell lung cancer: comparison of whole-body diffusion-weighted magnetic resonance imaging and 18F–fluorodeoxyglucose-positron emission tomography/computed tomography. Eur Radiol 22:2859–2867

Sommer G, Bauman G, Koenigkam-Santos M, Draenkow C, Heussel CP, Kauczor HU, Schlemmer HP, Puderbach M (2013) Non-contrast-enhanced preoperative assessment of lung perfusion in patients with non-small-cell lung cancer using Fourier decomposition magnetic resonance imaging. Eur J Radiol 82:e879 e8–87

Snoussi K, Bulte JW, Guéron M, van Zijl PC (2003) Sensitive CEST agents based on nucleic acid imino proton exchange: detection of poly(rU) and of a dendrimer-poly(rU) model for nucleic acid delivery and pharmacology. Magn Reson Med 49:998–1005

Stanisz GJ, Odrobina EE, Pun J, Escaravage M, Graham SJ, Bronskill MJ, Henkelman RM (2005) T1, T2 relaxation and magnetization transfer in tissue at 3 T. Magn Reson Med 54:507–512

Stuber M, Börnert P, Spuentrup E, Botnar RM, Manning WJ (2002) Selective three-dimensional visualization of the coronary arterial lumen using arterial spin tagging. Magn Reson Med 47:322–329

Sun PZ, Zhou J, Sun W, Huang J, van Zijl PC (2007a) Detection of the ischemic penumbra using pH-weighted MRI. J Cereb Blood Flow Metab 27:1129–1136

Sun PZ, Zhou J, Huang J, van Zijl P (2007b) Simplified quantitative description of amide proton transfer (APT) imaging during acute ischemia. Magn Reson Med 57:405–410

Takahashi M, Tsutsui H, Murayama C, Miyazawa T, Fritz-Zieroth B (1996) Neurotoxicity of gadolinium contrast agents for magnetic resonance imaging in rats with osmotically disrupted blood-brain barrier. Magn Reson Imaging 14:619–623

Takahashi M, Wehrli FW, Hwang SN, Wehrli SL (2000) Relationship between cancellous bone induced magnetic field and ultrastructure in a rat ovariectomy model. Magn Reson Imaging 18:33–39

Takahashi M, Uematsu H, Hatabu H (2003) MR imaging at high magnetic fields. Eur J Radiol 46:45–52

Takahashi M, Togao O, Obara M, van Cauteren M, Ohno Y, Doi S, Kuro-o M, Malloy C, Hsia CC, Dimitrov I (2010) Ultra-short echo time (UTE) MR imaging of the lung: comparison between normal and emphysematous lungs in mutant mice. J Magn Reson Imaging 32:326–333

Takenaka D, Ohno Y, Matsumoto K, Aoyama N, Onishi Y, Koyama H, Nogami M, Yoshikawa T, Matsumoto S, Sugimura K (2009) Detection of bone metastases in non-small cell lung cancer patients: comparison of whole-body diffusion-weighted imaging (DWI), whole-body MR imaging without and with DWI, whole-body FDG-PET/CT, and bone scintigraphy. J Magn Reson Imaging 30:298–308

Terreno E, Castelli DD, Aime S (2010a) Encoding the frequency dependence in MRI contrast media: the emerging class of CEST agents. Contrast Media Mol Imaging 5:78–98

Terreno E, Castelli DD, Viale A, Aime S (2010b) Challenges for molecular magnetic resonance imaging. Chem Rev 110:3019–3042

Togao O, Tsuji R, Ohno Y, Dimitrov I, Takahashi M (2010) Ultrashort echo time (UTE) MRI of the lung: assessment of tissue density in the lung parenchyma. Magn Reson Med 64:1491–1498

Togao O, Ohno Y, Dimitrov I, Hsia CC, Takahashi M (2011) Ventilation/perfusion imaging of the lung using ultra-short echo time (UTE) MRI in an animal model of pulmonary embolism. J Magn Reson Imaging 34:539–546

Togao O, Kessinger CW, Huang G, Soesbe TC, Sagiyama K, Dimitrov I, Sherry AD, Gao J, Takahashi M (2013) Characterization of lung cancer by amide proton transfer (APT) imaging: an in-vivo study in an orthotopic mouse model. PLoS One 8:e77019

Togao O, Yoshiura T, Keupp J, Hiwatashi A, Yamashita K, Kikuchi K, Suzuki Y, Suzuki SO, Iwaki T, Hata N, Mizoguchi M, Yoshimoto K, Sagiyama K, Takahashi M, Honda H (2014) Amide proton transfer imaging of adult diffuse gliomas: correlation with histopathological grades. Neuro-Oncology 16:441–448

Uematsu H, Dougherty L, Takahashi M, Ohno Y, Nakatsu M, Song HK, Ferrari VA, Gefter WB, Schnall MD, Hatabu H (2001) Pulmonary MR angiography with contrast agent at 4 Tesla: a preliminary result. Magn Reson Med 46:1028–1030

Ueno Y, Takahashi S, Kitajima K, Kimura T, Aoki I, Kawakami F, Miyake H, Ohno Y, Sugimura K (2013) Computed diffusion-weighted imaging using 3-T magnetic resonance imaging for prostate cancer diagnosis. Eur Radiol 23:3509–3516

Ueno Y, Takahashi S, Ohno Y, Kitajima K, Yui M, Kassai Y, Kawakami F, Miyake H, Sugimura K (2015) Computed diffusion-weighted MRI for prostate cancer detection: the influence of the combinations of b-values. Br J Radiol 88:20140738

Urata J, Miyazaki M, Wada H, Nakaura T, Yamashita Y, Takahashi M (2001) Clinical evaluation of aortic diseases using nonenhanced MRA with ECG-triggered 3D half-Fourier FSE. J Magn Reson Imaging 14:113–119

van Zijl PC, Zhou J, Mori N, Payen JF, Wilson D, Mori S (2003) Mechanism of magnetization transfer during on-resonance water saturation. A new approach to detect mobile proteins, peptides, and lipids. Magn Reson Med 49:440–449

van Zijl PC, Jones CK, Ren J, Malloy CR, Sherry AD (2007) MRI detection of glycogen in vivo by using chemical exchange saturation transfer imaging (glycoCEST). Proc Natl Acad Sci U S A 104:4359–4364

Van der Elst L, Laurent S, Muller RN (1998) Multinuclear magnetic resonance characterization of paramagnetic contrast agents. The manifold effects of concentration and counterions. Invest Radiol 33:828–834

Vinogradov E, Sherry AD, Lenkinski RE (2013) CEST: from basic principles to applications, challenges and opportunities. J Magn Reson 229:155–172

Ward KM, Aletras AH, Balaban RS (2000a) A new class of contrast agents for MRI based on proton chemical exchange dependent saturation transfer (CEST). J Magn Reson 143:79–87

Ward KM, Balaban RS (2000b) Determination of pH using water protons and chemical exchange dependent saturation transfer (CEST). Magn Reson Med 44:799–802

Wielopolski PA, Adamis M, Prasad P, Gaa J, Edelman R (1995) Breath-hold 3D STAR MR angiography of the renal arteries using segmented echo planar imaging.

Magn Reson Med 33:432–438

Yarnykh VL, Terashima M, Hayes CE, Shimakawa A, Takaya N, Nguyen PK, Brittain JH, McConnell MV, Yuan C (2006) Multicontrast black-blood MRI of carotid arteries: comparison between 1.5 and 3 tesla magnetic field strengths. J Magn Reson Imaging 23:691–698

Yi CA, Shin KM, Lee KS, Kim BT, Kim H, Kwon OJ, Choi JY, Chung MJ (2008) Non-small cell lung cancer staging: efficacy comparison of integrated PET/CT versus 3.0-T whole-body MR imaging. Radiology 248:632–642

Yi CA, Lee KS, Lee HY, Kim S, Kwon OJ, Kim H, Choi JY, Kim BT, Hwang HS, Shim YM (2013) Coregistered whole body magnetic resonance imaging-positron emission tomography (MRI-PET) versus PET-computed tomography plus brain MRI in staging resectable lung cancer: comparisons of clinical effectiveness in a randomized trial. Cancer 119:1784–1791

Yuan J, Chen S, King AD, Zhou J, Bhatia KS, Zhang Q, Yeung DK, Wei J, Mok GS, Wang YX (2014) Amide proton transfer-weighted imaging of the head and neck at 3T: a feasibility study on healthy human subjects and patients with head and neck cancer. NMR Biomed 27:1239–1247

Yuan M, Zhang YD, Zhu C, Yu TF, Shi HB, Shi ZF, Li H, Wu JF (2016) Comparison of intravoxel incoherent motion diffusion-weighted MR imaging with dynamic contrast-enhanced MRI for differentiating lung cancer from benign solitary pulmonary lesions. J Magn Reson Imaging 43:669–679

Zhang S, Winter P, Wu K, Sherry AD (2001) A novel europium(III)-based MRI contrast agent. J Am Chem Soc 123:1517–1518

Zhang S, Trokowski R, Sherry AD (2003a) A paramagnetic CEST agent for imaging glucose by MRI. J Am Chem Soc 125:15288–15289

Zhang S, Merritt M, Woessner DE, Lenkinski RE, Sherry AD (2003b) PARACEST agents: modulating MRI contrast via water proton exchange. Acc Chem Res 36:783–790

Zhao X, Wen Z, Huang F, Lu S, Wang X, Hu S, Zu D, Zhou J (2011) Saturation power dependence of amide proton transfer image contrasts in human brain tumors and strokes at 3 T. Magn Reson Med 66:1033–1041

Zhou J, Payen JF, Wilson DA, Traystman RJ, van Zijl PC (2003a) Using the amide proton signals of intracellular proteins and peptides to detect pH effects in MRI. Nat Med 9:1085–1090

Zhou J, Lal B, Wilson DA, Laterra J, van Zijl PC (2003b) Amide proton transfer (APT) contrast for imaging of brain tumors. Magn Reson Med 50:1120–1126

Zhou J, van Zijl P (2006) Chemical exchange saturation transfer imaging and spectroscopy. Prog Nucl Magn Reson Spectrosc 48:109–136

索　引

Y

Z

其他